# ÉLÉMENTS

DE

# PATHOLOGIE CHIRURGICALE SPÉCIALE

## ET DE MÉDECINE OPÉRATOIRE

Paris. — Imprimerie de E. Martinet, rue Mignon, 2.

# ÉLÉMENTS

DE

# PATHOLOGIE CHIRURGICALE SPÉCIALE

## ET DE MÉDECINE OPÉRATOIRE

PAR

## W. ROSER

Professeur de chirurgie à l'Université de Marbourg

OUVRAGE TRADUIT DE L'ALLEMAND SUR LA CINQUIÈME ÉDITION

PAR LES DOCTEURS

### CULMANN ET SENGEL

(DE FORBACH)

Avec 90 figures intercalées dans le texte

PARIS

LIBRAIRIE CHAMEROT & LAUWEREYNS

13, RUE DU JARDINET, 13

1870

# PRÉFACE

---

Ayant traduit, il y a deux ans, les *Éléments de pathologie chirurgicale* du professeur Billroth (de Vienne), nous nous sommes demandé si cet ouvrage, accueilli avec tant de faveur en France, ne trouverait pas un complément dans la littérature allemande, s'il n'y avait pas lieu de publier à la suite de ce traité sur les généralités de la chirurgie un traité de pathologie et de thérapeutique chirurgicales spéciales, un livre qui étudierait, au point de vue des régions et des organes les affections qui, dans l'ouvrage de M. Billroth, ne sont exposées qu'au point de vue de leurs traits communs et généraux, et de leurs rapports avec l ensemble de l'economie. Ainsi, ayant lu, par exemple, dans les *Éléments de pathologie chirurgicale générale,* les genéralités sur les fractures, les luxations, les maladies osseuses, les anévrysmes, etc., et n'ayant étudié les tumeurs qu'au point de vue des particularités pathogéniques, étiologiques, anatomiques, symptomatologiques et thérapeutiques, qui en caractérisent les diverses espèces, sans égard à l'organe ou à la région qui en est le siége, et sans se préoccuper des indications thérapeutiques que ce siége comporte par lui-même; ayant appris en outre, à connaître les maladies chirurgicales générales, la fièvre traumatique, la septicémie, la pyémie, etc., le lecteur devait trouver dans le nouvel ouvrage que nous nous proposions de lui offrir une étude purement topographique des affections chirurgicales, et les maladies lui étant connues dans leur essence et dans leurs manifestations générales, il ne devait les étudier que dans leurs rapports avec l'organe ou la région qu'elles occupent et au point de vue des modifications que la différence des organes et des régions tend à imprimer à leur traitement.

Nous croyons avoir trouvé ce que nous cherchions dans le livre de M. Roser, que nous soumettons aujourd'hui à l'appréciation des médecins et chirurgiens français. Quoiqu'il n'ait que les dimensions d'un modeste manuel, ce livre est cependant plus complet que l'exiguïté de ses proportions ne tendrait à le faire supposer. Car le sujet qu'il traite ayant été limité dans le sens indiqué plus haut, il ne fait double emploi avec aucun traité de chirurgie générale. Il n'entre pas non plus dans le plan de cet ouvrage de donner une foule de détails que l'on trouve ailleurs, et nous laissons la parole à l'auteur pour justifier cette sobriété. Dans la préface mise en tête de la seconde édition allemande (1), M. Roser s'exprime ainsi qu'il suit :

« Lorsque Charles Bell publia son mémorable système de la chirurgie, il lui donna pour titre : *Chirurgie fondée sur l'anatomie*. Lorsque Malgaigne eut rédigé son *Manuel de médecine opératoire*, qui au-d'hui se trouve dans toutes les mains, il crut devoir ajouter au titre les mots : *Fondé sur l'anatomie normale et l'anatomie pathologique*. Dans un sens analogue, j'ai choisi pour mon livre le titre de *Chirurgie anatomique*.

» La tendance que devait exprimer ce mot sera aujourd'hui saisie par tout le monde. Il s'agissait avant tout d'opposer l'autorité des faits anatomiques à cette autorité dogmatique dont jouissaient autrefois les doc-

---

(1) Nous ne publions pas *in extenso* la préface de chacune des cinq éditions du livre de M. Roser. Elles sont très-courtes les unes et les autres, l'auteur ayant voulu recommander son ouvrage bien plus par le fond de son contenu que par un exposé minutieux des principes qui l'ont guidé dans sa rédaction.

trines d'hommes célèbres et d'une grande expérience, peut-être aussi d'hommes d'une célébrité usurpée et d'une expérience purement apparente. La raison d'être anatomique et mécanique des préceptes chirurgicaux devait prévaloir sur cette énumération de toute espèce de méthodes en grande partie dépourvues de valeur, et bonnes tout au plus à mettre au jour les aberrations de quelques esprits faibles et qu'une certaine école doctrinaire avait l'habitude de recueillir avec un soin pédantesque et une prétendue fidélité historique. Il s'agissait de délivrer l'élève du dégoût, et le maître de l'entrave qui s'attachaient à ce système aussi impuissant en pratique que funeste pour l'intelligence. »

L'auteur nous apprend en outre qu'il a pu s'étendre davantage sur la chirurgie proprement dite en abandonnant aux traités spéciaux les descriptions anatomiques qui, dans les autres ouvrages, servent ordinairement d'introduction aux articles de pathologie et de médecine opératoire.

Dans ces conditions, il a été possible d'écrire un traité complet, quoique moins volumineux que beaucoup d'autres ouvrages de chirurgie spéciale ; ce livre n'a rien de commun avec les résumés arides de certains manuels qui, sous prétexte d'être succincts, sont trop souvent d'une insuffisance notoire. N'oublions pas, du reste, de rappeler qu'il a été écrit par un professeur aussi savant qu'habile, et connu en Allemagne par les nombreux travaux originaux dont il a enrichi la littérature chirurgicale de son pays, travaux dont les uns concernent des questions de chirurgie pratique, et les autres les problèmes les plus élevés de la chirurgie générale. Aussi ce livre, rapidement arrivé à sa cinquième édition, nous fournit à tout instant la preuve de la vaste expérience de son auteur lorsqu'il s'agit d'apprécier telle ou telle méthode de traitement, telle ou telle opération chirurgicale; car M. Roser ne néglige jamais de nous tenir au courant des faits observés par lui-même, des opérations qu'il a pratiquées, et dont le nombre et la variété sont assez grands pour donner à son jugement une autorité qu'aucun esprit sérieux ne voudrait contester.

Nous présentons donc ce livre comme un ouvrage éminemment original, écrit avec une entière bonne foi par l'homme de l'art qui a voulu y consigner les résultats de sa longue expérience, par le savant qui a voulu y déposer la substance de ses nombreux travaux.

A ce titre nous espérons que l'œuvre fera son chemin, et nous ne craignons pas d'assumer encore une fois la responsabilité de vulgariser en France un livre d'enseignement écrit en Allemagne, pour la raison très-simple que la science et la vérité sont de tous les pays.

Il nous reste à demander pardon à l'auteur de n'avoir pas adopté, pour l'édition française, le titre de *chirurgie anatomique*, qu'il a donné lui-même à son livre, et qui exprime tout un programme ; mais dans notre esprit, cet ouvrage devant former la suite des *Éléments de pathologie chirurgicale générale* de Billroth, nous avons cru mieux exprimer cette idée par le nom d'*Éléments de pathologie chirurgicale spéciale et de médecine opératoire*.

Pour terminer, nous remercions chaleureusement notre éditeur, M. Lauwereyns, de l'intelligent concours qu'il a bien voulu nous prêter dans cette circonstance, et de l'empressement avec lequel il a saisi cette nouvelle occasion de favoriser l'échange international des œuvres scientifiques.

CULMANN ET SENGEL.

Forbach, le 6 novembre 1869.

# ÉLÉMENTS

DE

# PATHOLOGIE CHIRURGICALE SPÉCIALE

## ET DE MÉDECINE OPÉRATOIRE

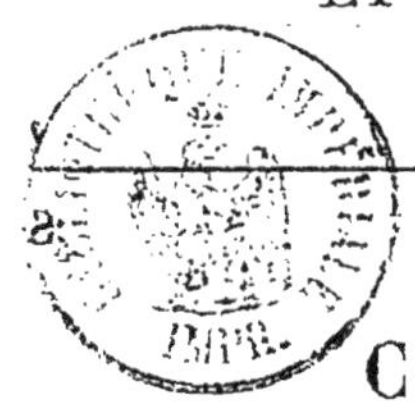

# CHAPITRE PREMIER

### RÉGION CRANIENNE.

..ies de la peau du crâne. — Artères. — Abcès. — Tumeurs. — Tumeur sanguine de la tête. — Maladies du crâne. — Lésions traumatiques du crâne; leur traitement. — Résection des os crâniens. — Trépanation. — Lésions traumatiques des méninges cérébrales. — Fongus de la dure-mère. — Lésions traumatiques du cerveau. — Commotion cérébrale. — Compression du cerveau. — Abcès du cerveau. — Prolapsus du cerveau. — Hydrocéphale. — Hernie cérébrale. — Hydropisie enkystée des méninges.

*Plaies de la peau du crâne.* — La peau du crâne a cela de particulier qu'elle est fortement unie à l'aponévrose; les deux membranes sont si étroitement soudées l'une à l'autre par un tissu cellulaire ferme et à fibres courtes qu'elles glissent sur le crâne comme une membrane unique, et qu'on ne peut les séparer l'une de l'autre que lentement et par une dissection minutieuse. Cette particularité doit fixer à tout instant notre attention lorsqu'il s'agit de *plaies* de la tête : les simples plaies cutanées ont des bords faiblement écartés ; ces lésions traversent pour la plupart les deux membranes à la fois ; les pertes de substance de la peau ne sont pas très-faciles à combler, parce qu'il n'y a pas de glissement ; la rétraction cicatricielle après les pertes de substance a peu de jeu et la cicatrisation en devient d'autant plus longue. La fermeté du cuir chevelu, son élasticité relativement peu considérable et la dureté de sa base osseuse sont autant de conditions favorables pour une division des tissus par les agents contondants, autrement dit pour les *plaies contuses*. Ordinairement il ne s'agit pas, dans ces cas, d'une contusion proprement dite, c'est-à-dire d'une attrition des tissus ; mais la peau se déchire et éclate purement et simplement sur la ligne dans laquelle l'agent vulnérant a concentré son action. C'est pourquoi les bords d'une plaie semblable ne se trouvent ordinairement pas dans un état de désorganisation incompatible avec une réunion par première intention, mais s'unissent souvent, quoique moins facilement que les plaies par instruments tranchants, par agglutination primitive.

Il n'y a nullement lieu de reculer devant la *suture* des plaies de la tête; la réunion par suture n'est pas moins utile à la tête qu'à d'autres endroits du corps, et de plus elle offre cet autre avantage de nous dispenser de raser les cheveux dans une grande étendue autour de la plaie, comme on serait forcé de le faire si l'on se servait d'emplâtres agglutinatifs. Les plaies de la tête provenant d'une déchirure et d'un éclat du tissu se trouvent également très-bien de la suture, et il vaut en général mieux les coudre que de les laisser béantes. — Pour les *plaies à lambeau*, la suture paraît d'autant plus rationnelle que la suppuration de ces lambeaux doit faire craindre le renversement des bords cutanés, à la suite duquel les cheveux viendraient piquer les chairs comme une brosse. Lorsque ce renversement des bords cutanés est devenu considérable, il n'y a souvent pas autre chose à faire que d'exciser la partie renversée. — Les *corps étrangers* qui compliquent si souvent les plaies du cuir chevelu, par exemple de petits cheveux coupés, du sable et de la poussière, etc., doivent être soigneusement éloignés de la plaie avant sa réunion. Quand cela n'est pas possible, comme par exemple dans les cas où la terre a par trop pénétré dans l'intérieur de la plaie, pour qu'il soit possible d'enlever, par le lavage ou à la pince, chaque grain de sable, on fait mieux de s'abstenir de coudre la plaie.

On fait bien de n'enfoncer l'aiguille qu'à travers la peau, et de respecter la calotte aponévrotique, car il est parfaitement inutile de comprendre cette dernière membrane dans la suture, et de plus il pourrait en résulter une suppuration sous-aponévrotique. — La peau de la tête n'étant pas exposée à une forte tension, il n'y a guère lieu de laisser la suture en place pendant plus de deux jours.

Une *perte de substance* considérable du cuir chevelu, donnant lieu à une dénudation du crâne, doit faire redouter l'exfoliation de l'os. — La guérison des grandes pertes de substance du cuir chevelu s'opère très-lentement et à la suite d'une suppuration longue et presque épuisante, parce que le fond osseux de la plaie est peu propre à la reproduction, et que la dureté et la résistance de la peau environnante ne permettent pour ainsi dire aucune contraction cicatricielle. Cependant, on a quelquefois vu des pertes de substance, dues à un arrachement ou à une brûlure, qui avaient mis à nu presque toute la voûte crânienne, se couvrir à la longue d'une cicatrice.

Les *bosses sanguines* que l'on observe si souvent après la *contusion* du cuir chevelu ont leur siége, tantôt sous la peau, tantôt sous l'aponévrose; les grands extravasats ne se rencontrent guère qu'à ce dernier niveau. On reconnaît les bosses sanguines sous-aponévrotiques à leur forte extension en largeur; quelquefois, le liquide réuni sous le cuir chevelu se laisse manifestement déplacer. Il ne faut pas se laisser induire en erreur par la sensation souvent fort trompeuse d'un enfoncement de l'os; le doigt reçoit l'impression d'un bord osseux enfoncé, et l'erreur tient à ce que le tissu conjonctif, infiltré et induré sur la limite de la collection sanguine, paraît aussi dur au toucher que le tissu osseux (1). Si l'on appuie le doigt pendant quelque temps contre ce rebord de tissu conjonctif infiltré, on réussit souvent à faire disparaître la tuméfaction de cet endroit, et à constater la continuité non interrompue de la surface osseuse. — Si les bosses sanguines formées sous le cuir chevelu tardent à se résorber, il suffit généralement d'une petite incision pour vider l'extravasat et amener l'occlusion de la cavité par l'adhérence de ses parois.

*Artères de la peau de la tête.* — Les deux artères qui fournissent le sang aux téguments du crâne, la temporale et l'occipitale, sont faciles à lier et plus faciles encore à comprimer, à raison de la base solide qu'offre le crâne. Il suffit, pour remplir la dernière indication, d'une bande circulaire jetée autour du crâne et munie d'une pelote correspondant à la direction de l'artère. — On trouve facilement la *temporale* au bord supérieur de la parotide où elle quitte le tissu glandulaire, et où il est facile de la mettre

(1) On peut imiter ce phénomène sur le cadavre par une contusion de la région temporale. Le muscle temporal subit à l'endroit contusionné une attrition sous-cutanée, et le bord intact se sent alors à côté de la partie contuse du muscle aussi dur qu'un rebord osseux.

à nu par une incision verticale de la peau, et passant immédiatement au-devant de l'oreille. L'*occipitale* suit le bord externe de l'insertion du trapèze et arrive ainsi à l'occiput, et il est facile de la trouver dans cette région à l'aide d'une incision transversale ou oblique de la peau.

On n'est pas souvent dans le cas de lier les artères de la peau de la tête, attendu que l'hémorrhagie provenant de ces plaies cesse ordinairement bientôt d'elle-même. Dans beaucoup de cas, une suture très-profonde constitue le moyen le plus simple d'arrêter le sang. Lorsqu'une telle suture devient difficile à pratiquer, on fait bien de recourir à la ligature en masse plutôt qu'à la ligature immédiate ; en effet, la texture ferme et calleuse de la peau du crâne ne permet pas toujours de saisir et d'attirer à soi l'artère, comme la ligature immédiate du vaisseau l'exige.

Les artères du cuir chevelu constituent le siége de prédilection de cette *dilatation*, étendue à des rameaux entiers, que l'on appelle *varice artérielle* ou *anévrysme cirsoïde*. On ne connaît pas la cause de cette singulière affection. Pour tenter la guérison, on a eu recours à la ligature de la carotide, suivie quelquefois du résultat désiré. L'excision par fragments des parties dilatées, faite en plusieurs fois et donnant naturellement toujours lieu à une opération très-sanglante, a également rendu des services. Dans ces derniers temps, l'électro-puncture a été préconisée. Il en est de même des injections de perchlorure de fer liquide. La ligature isolée de tel ou tel vaisseau, par exemple de l'artère occipitale, n'est d'aucun secours, ce qui s'explique du reste facilement par les nombreuses anastomoses de ces vaisseaux.

*Inflammation, abcès de la peau de la tête.* — La distinction à établir entre les affections sous-cutanées et sous-aponévrotiques des téguments de la tête est surtout importante lorsqu'il s'agit des processus inflammatoires et suppuratifs de cette région. On doit bien distinguer l'*érysipèle* simple du cuir chevelu de l'*érysipèle* dit *phlegmoneux* qui a son siége dans le tissu cellulaire sous-aponévrotique. Cette inflammation du tissu cellulaire, qui heureusement s'observe rarement, est une maladie très-sérieuse qui peut entraîner des fusées purulentes et la nécrose des os du crâne, voire même la participation des enveloppes du cerveau au travail inflammatoire. Elle est souvent de nature pyohémique et alors d'autant plus dangereuse. Quelquefois aussi, c'est l'inflammation du périoste crânien qui constitue, dans ces cas, le mal primitif, et la suppuration du tissu cellulaire est venue simplement après coup s'y ajouter. — Toujours on fera bien de ménager de bonne heure une issue au pus du tissu cellulaire sous-aponévrotique, de faire des contre-ouvertures en cas de fusées purulentes, ou de prévenir les progrès de ces fusées par des incisions appropriées.

Les *abcès* qui siégent derrière les téguments donnent à leur tour assez souvent la sensation trompeuse d'un enfoncement osseux, tel que nous l'avons mentionné à l'occasion des bosses sanguines. L'illusion trouve ici son explication, comme tout à l'heure, dans l'infiltration des bords de la cavité purulente.

*Tumeurs de la peau de la tête.* — Il n'est pas rare d'observer une sorte de *verrues* riches en sang, à surface suintante et souvent pédiculées à la manière d'un champignon. On les enlève avec les ciseaux, et quelquefois on est encore obligé de cautériser la plaie avec le nitrate d'argent pour empêcher le mal de revenir. Il arrive aussi parfois que l'occiput, surtout chez les femmes, devient le siége d'une sorte d'*hypertrophie* de la peau ou œdème hypertrophique du tissu cellulaire sous-cutané, d'une formation de plis transversaux correspondant à la traction exercée sur les cheveux. Il est évident qu'il faut agir ici contre la cause. — Très-souvent on rencontre sur le cuir chevelu des *kystes athéromateux* provenant de follicules pileux agrandis. Ils sont en général très-lâchement placés entre la peau et l'aponévrose, et par conséquent faciles à énucléer. Le plus souvent leur extirpation est suivie d'une réunion par première intention. — Il faut distinguer soigneusement de ces kystes athéromateux, appartenant à la couche sous-cutanée, les *kystes dermoïdes* que les individus apportent en naissant, et qui se rencontrent dans les régions frontales, temporales et auriculaires. Ces kystes siégent pour ainsi dire constamment dans la couche sous-aponévrotique. Il en est de même de certains *kystes séreux* que l'on doit envisager comme formés par des hydropisies enkystées des méninges (voyez plus loin).

Les *nœvi materni* vasculaires du cuir chevelu doivent être traités par la cautérisation plutôt que par l'extirpation. La cicatrice est cachée par les cheveux. L'excision suivie de la réunion par suture promettrait peu de résultats à raison du peu d'extensibilité de la peau. Si malgré cela on tente l'excision, par exemple au front, il faut chercher à se rendre maître de l'hémorrhagie en comprimant pendant l'opération toutes les parties environnantes contre la base osseuse.

Les *affections cancéreuses* sont relativement rares dans cette région, si ce n'est au front où on les rencontre plus fréquemment comme, en général, à la face. Les ulcères cancéreux de la peau de la tête se distinguent par la lenteur de leur marche, et pour cette raison même ils peuvent être considérés pour la plupart comme d'une nature bénigne et sont plus susceptibles de guérison. Même alors que le processus ulcératif s'est étendu aux os, on ne doit pas désespérer de la guérison, car dans ces cas il y a encore lieu d'espérer le succès d'une extirpation et d'une cautérisation.

*Tumeur sanguine de la tête des nouveau-nés.* — Il est évident que chez les nouveau-nés il peut se présenter comme chez d'autres individus des extravasats sanguins sous-cutanés et sous-aponévrotiques ; mais une lésion qui leur appartient plus particulièrement, c'est l'épanchement sanguin sous-péricrânien, le *céphalématome*. Cette affection se rencontre le plus fréquemment sur l'os pariétal. Elle consiste en une tumeur molle, circonscrite, qui ne s'étend jamais au delà du bord sutural de l'os correspondant ; ordinairement elle se forme pendant le travail de l'accouchement et s'agrandit immédiatement après la naissance. La compression violente que le crâne subit par le fait du travail ne peut pas seule être mise en cause, attendu que la tumeur se rencontre même après les accouchements les plus faciles et quelquefois sur les enfants qui ont été amenés par l'opération césarienne. Il y a donc lieu d'admettre que parfois il existe chez le fœtus une disposition particulière à l'hémorrhagie spontanée du périoste ou des os de la tête.

Ce qui permet surtout de distinguer l'épanchement sanguin sous-périostique, c'est son siége (ordinairement le milieu de l'os pariétal), ainsi que sa forme et son étendue qui sont celles de l'os atteint. La sensation illusoire d'un enfoncement osseux (comp. page 3) est encore très-possible dans ce cas. — Plus ces collections sanguines sont petites, plus tôt et plus facilement elles se résorberont d'elles-mêmes ; si elles persistent longtemps, il se produit autour d'elles une végétation osseuse constituant un rebord saillant ; quelquefois le péricrâne s'ossifie lui-même et couvre la tumeur sous forme d'une membrane semblable au parchemin, et faisant entendre au contact des doigts le frôlement particulier à cette substance. Lorsque le cas est négligé ou qu'il survient une irritation inflammatoire, la suppuration et même la nécrose peuvent en être le résultat. La nécrose se produira surtout dans les cas où un second extravasat se sera formé entre la dure-mère et la table interne, ayant pour effet de séparer les deux faces de l'os de leur périoste.

Pour combattre ces tumeurs sanguines, on emploie d'abord des moyens résolutifs, par exemple des fomentations d'une solution de chlorhydrate d'ammoniaque. Si l'épanchement est très-considérable et que l'on s'aperçoive que la tumeur a de la peine à se dissiper, on est obligé de la vider par une incision. Si le mal est d'origine déjà ancienne et d'une nature opiniâtre et que les parois de la tumeur ne se soudent pas entre elles, il convient peut-être de l'inciser tout au long et de chercher à le guérir en provoquant le bourgeonnement.

*Maladies des os crâniens.* — *L'inflammation* du péricrâne ou du crâne entraîné naturellement le grand danger d'un empiétement du processus morbide sur les enveloppes du cerveau ou d'une compression du cerveau par une collection purulente formée entre le crâne et la dure-mère. Cependant ce dernier accident ne se présente pas aussi fréquemment que l'on pourrait être tenté de le croire, et il n'est pas extrêmement rare d'observer une nécrose d'une partie du crâne sans qu'il se développe des symptômes d'une collection purulente intra-crânienne. — Souvent on peut rester longtemps dans le doute si l'on a affaire à une nécrose superficielle ou totale ; et cette dernière dans bien des cas ne se reconnaît qu'aux pulsations communiquées par le cerveau au fragment détaché. — La *péricrânite* aiguë a souvent été observée avec la pyohémie, soit que l'affection du périoste fût déjà de nature pyohémique, soit que l'inflammation des veines osseuses ou la stagnation du pus dans les cellules du diploé entraînât (ainsi que cela a été admis) la pyohémie. — La *périostite chronique* du crâne s'observe principalement dans la dyscrasie syphilitique ; la syphilis produit ici ces tumeurs, ces exsudats périostiques, et ces abcès froids que l'on a nommés tophus ou gommes. Les produits inflammatoires de cette espèce ont cela de particulier que pendant longtemps ils persistent dans un état demi-organisé ou gélatineux, rappelant l'œdème. Ils sont souvent encore susceptibles de résorption, même après que la peau a déjà pris part à l'inflammation. On observe alors une réunion cicatricielle entre l'os et la peau. — La même forme morbide se rencontre aussi dans la scrofulose ; on ne doit pas non plus trop se presser d'ouvrir les tophus scrofuleux si l'on ne veut s'exposer au désappointement de ne rencontrer à la place du pus qu'un exsudat gélatineux, à demi solide et ne pouvant pas, par conséquent, s'écouler.

En cas de *destruction par la carie*, il peut être utile d'enlever tout ce qui est malade ou au moins une partie de l'os atteint. Si la suppuration s'est produite *derrière l'os*, et qu'une perforation trop étroite de l'os ne permette pas au pus de s'écouler librement, l'application du trépan peut devenir nécessaire. De même il se peut qu'une *fistule* ossifluente, entretenue par la *nécrose*, exige un agrandissement artificiel de la lacune osseuse dans les cas où un séquestre détaché ne peut sortir et prolonge la suppuration par sa présence. Cependant ces opérations sont rarement nécessaires, attendu qu'en général la nature elle-même est assez puissante pour expulser le séquestre et achever la guérison.

Les *exostoses* crâniennes peuvent être enlevées à la scie ou à la gouge ; on peut encore, lorsqu'elles ont la dureté de l'ivoire et qu'elles ne se laissent pas entamer par ces instruments, les éloigner par la cautérisation.

Les *enostoses* (formations osseuses de la surface interne) sont rares ; dans les cas où l'on pourrait les soupçonner, par exemple lorsque des céphalalgies de longue durée, des accès épileptiformes, se déclarent à la suite d'une lésion du crâne, on pourrait tenter la trépanation et obtenir la guérison par l'enlèvement de l'os malade (page 17).

L'*usure osseuse* s'observe parfois très-manifestement au crâne. Un kyste peut occasionner par sa pression l'amincissement et même la perforation du crâne. Le cas se présente, il est vrai, très-rarement, attendu qu'entre le péricrâne et le crâne il ne se développe que très-rarement une tumeur. — L'usure partielle des os du crâne est très-souvent produite sur leur face interne par la pression qu'exercent sur eux les granulations de Pacchioni. Un fait plus remarquable encore, c'est l'usure du crâne par les fongus de la dure-mère. — Sous l'influence du *rachitisme* survenu de bonne heure, il se produit quelquefois un ramollissement morbide de l'occiput ; ce ramollissement peut être tel qu'au premier abord on croit sentir un abcès. Le décubitus dorsal peut dans ces cas avoir des inconvénients en déterminant une compression du cerveau, et il peut arriver que l'on soit forcé de préserver la tête des effets de cette compression en la faisant reposer sur un coussin percé.

Les *formations nouvelles de nature bénigne*, par exemple les kystes, les tumeurs cystoïdes, les fibroïdes, se rencontrent bien rarement à la voûte crânienne, et ce n'est qu'exceptionnellement que l'on sera dans le cas de tenter contre elles une opération chirurgicale. Il est évident qu'en cas de *néoplasme malin* des os crâniens, on doit compter encore bien moins sur le succès d'une intervention active (comp. page 5).

*Lésions traumatiques du crâne.* — Les *fissures* et *fractures* du crâne montrent une grande variété suivant la nature des causes et la résistance individuelle des parties. Il y a des fissures de la finesse d'un cheveu et des fentes largement béantes, des fêlures à peine longues d'un pouce et d'autres qui contournent le crâne entier ; les éclatements et les fractures avec détachement d'un fragment complet se rencontrent assez fréquemment au crâne ; les fractures y sont également compliquées par l'enfoncement des fragments, par l'écrasement du tissu osseux (du diploé), par des enclavements, par des corps étrangers fixés dans la fracture, etc. Quelquefois, au lieu d'une fracture on voit se produire l'ouverture d'une suture ou bien une fracture se continue avec l'écartement d'une suture. Des corps pointus ou anguleux, souvent aussi des balles, donnent lieu à des fractures étoilées, à des perforations de l'os et à de nombreux éclats locaux, tandis qu'au contraire le choc d'une surface mousse et large, comme par exemple une chute sur la terre unie, produit de préférence des fentes qui s'étendent au loin. La table interne éclate plus facilement que l'externe, et souvent on trouve qu'une fente se continue intérieurement plus loin qu'extérieurement, ou bien que la surface interne se fend, tandis que l'externe peut-être cède et plie. On voit aussi assez fréquemment la table osseuse externe se détacher de l'interne, de telle sorte que l'on aperçoit d'abord un certain nombre d'esquilles provenant de la première et derrière ceux-ci une couche d'esquilles provenant de la seconde. Assez souvent il arrive qu'un fragment de l'os, quoique entièrement détaché, ne peut être enlevé parce qu'il est plus large en dedans qu'en dehors. Il se peut encore qu'une fente ne se produise qu'à la table interne ou qu'une petite esquille ne se détache que de cette surface et que l'externe reste intacte.

Quelquefois il arrive que l'os ne reçoit qu'une dépression superficielle ; la table interne reste saine tandis que l'externe s'enfonce dans le diploé. Il en résulte une attrition du tissu osseux, qui peut entraîner l'inflammation et la nécrose.

Tant que les os sont mous et flexibles, comme cela arrive pendant l'enfance, il peut se produire des dépressions sans fracture, de simples plis de la voûte crânienne ; cependant il n'est pas rare non plus de trouver des fractures véritables au crâne des nouveau-nés ; elles sont produites quelquefois par les instruments des accoucheurs et même, sans cela, simplement par un travail pénible dû à une anomalie du bassin. Du reste, il se présente aussi des lacunes congénitales en forme de fente au crâne des enfants nouveau-nés, et qu'il faut se garder de confondre avec une fracture.

La fracture de l'os se produit souvent à un autre endroit du crâne qu'à celui qui a reçu directement le choc, comme, par exemple, à la base du crâne lorsque le choc n'a frappé que la voûte ; c'est ce que l'on appelle une *fracture indirecte* ou une fracture par *contre-coup*. Ces cas supposent toujours un fort ébranlement de tout le crâne.

Souvent les fractures se combinent avec la *dépression* ; les fragments osseux rompus ou à moitié pliés et incomplétement détachés s'enfoncent en dedans ; ils peuvent alors avoir pénétré dans les méninges ou dans le cerveau lui-même, ou bien, comme cela arrive principalement pour les plaies par armes à feu, être lancés dans l'intérieur de ce dernier organe ; de même la fracture peut être compliquée par la pénétration d'un corps étranger, par exemple d'une balle ou de la pointe cassée d'un couteau ou d'une partie des cheveux ou du bonnet. Quelquefois on rencontre les cheveux ou le périoste enclavés dans une fente du crâne. Des cas de ce genre trouvent leur explication dans l'élasticité des os crâniens. On doit admettre qu'au moment où la violence s'est produite, il se forme une fente béante dans laquelle s'engagent les parties molles extérieures, les cheveux, etc.; un moment après la fente peut se refermer et les parties qui ont pénétré dans son intérieur restent enclavées.

Au point de vue du pronostic et du traitement, il est naturellement très-essentiel de savoir si les fragments et esquilles osseux sont mobiles ou fixés par *engrènement* réciproque; dans le premier cas on les enlève simplement avec une pince à pansement, tandis que dans le second on cherche à vaincre d'abord l'engrènement par toute sorte d'instruments, peut-être même en appliquant une couronne de trépan, pour pouvoir éloigner ensuite les fragments osseux ou les relever. Il faut aussi s'assurer si les fragments enfoncés tiennent encore au périoste ou bien si ce dernier a été également déchiré et détruit. Dans le dernier cas, on aimera mieux recourir à l'enlèvement complet de la partie enfoncée parce qu'il faudrait cependant s'attendre à la nécrose et par conséquent à une fistule ossifluente.

Naturellement toutes les fractures du crâne entraînent un certain *danger pour le cerveau*. La dure-mère sera toujours quelque peu décollée et irritée par la lésion osseuse. On doit supposer l'existence d'un extravasat plus ou moins grand au siége de la fracture entre l'os et la dure-mère. S'il y a détachement complet d'un fragment du crâne, la dure-mère est mise à nu et peut être exposée à l'influence fâcheuse de l'air. Dans ce que nous avons appelé la dépression, le cerveau et avant tout les méninges se trouvent irrités et comprimés ou contusionnés. En cas de formation d'esquilles et d'enfoncement profond, les enveloppes du cerveau seront facilement perforées et le cerveau lui-même sera lésé.

Toutes les fois qu'une forte inflammation de l'os est produite par la fracture, on doit craindre que les membranes du cerveau ne soient entraînées dans le processus. Toutefois il y a lieu de considérer cette extension de l'inflammation par contiguïté de tissu comme un fait exceptionnel et déterminé par la trop grande acuité de l'inflammation osseuse, ou par des causes particulières dyscrasiques ou miasmatiques.

Il en est de même de la pyohémie tirant son origine des os crâniens. On a voulu faire dériver la pyohémie consécutive aux lésions traumatiques du crâne d'un développement considérable du système veineux du diploé, et on l'a attribuée à une phlébite des os crâniens. Mais de semblables pyohémies ne se rencontrant presque jamais dans la pratique privée mais principalement dans certains hôpitaux infectés de miasmes, on devra attribuer la complication plutôt à l'infection qu'à la lésion veineuse du diploé. Du reste la pyohémie ne paraît pas être plus fréquente après les lésions du crâne qu'après d'autres fractures compliquées.

Les fractures de la *base du crâne* sont beaucoup plus dangereuses que celles de la voûte. Ce danger plus considérable provient soit du fait que l'intégrité des parties du cerveau qui s'appuient sur la base est plus indispensable pour le maintien de la vie, soit de cette circonstance que les fractures de la base ont exigé une violence plus grande et que, par cela même, elles entraînent souvent des contusions, des épanchements sanguins, des ruptures et des inflammations du cerveau. Les fractures de la base peuvent encore se compliquer d'une déchirure des nerfs cérébraux ou de vaisseaux d'un certain calibre. Souvent elles traversent le rocher et il peut en résulter une atteinte du nerf facial et de l'acoustique, ou de l'artère carotide et de la veine jugulaire interne.

Le processus curatif marche facilement et rapidement sur les os du crâne, ce qui paraît très-naturel eu égard à la grande richesse de ces os en vaisseaux sanguins. Mais un fait extraordinaire, c'est l'absence d'un cal ; sur les fractures guéries du crâne on ne remarque pas ces masses de tissu osseux nouvellement formé qui entourent les autres fractures consolidées. (Pour le cerveau, cela ne peut être qu'avantageux, attendu que ces productions ne pourraient que le mettre à l'étroit). En général les fractures et les pertes de substance du crâne sont suivies d'une néoplasie osseuse peu considérable et la guérison se fait d'abord par production d'une cicatrice fibreuse. Ce n'est que plus tard que les fentes ou lacunes crâniennes se remplissent de tissu osseux, qui du reste ne se produit que d'une manière lente et le plus souvent incomplète.

Le *diagnostic* des lésions traumatiques du crâne exige avant tout que l'attention soit dirigée sur la nature des corps vulnérants et sur les symptômes primitifs de la lésion ; c'est par là que l'on peut espérer obtenir des éclaircissements sur l'état probable du fond de la lésion. Une excoriation insignifiante de l'épiderme, une faible rougeur ou un gonflement, une tache bleue, peuvent avoir leur importance en nous montrant quel peut être l'endroit sur lequel la violence extérieure a porté sa première et sa plus puissante action. Une hémorrhagie par l'oreille ou une suffusion sanguine sous le globe de l'œil peuvent annoncer une fissure de la base du crâne. Dans certains cas, les parties externes semblent tout à fait indemnes, mais la sensibilité au toucher ou la douleur spontanée limitée à un seul endroit font supposer une lésion du crâne.

Reconnaître une fracture du crâne au simple toucher, c'est presque toujours chose impossible, si les téguments n'ont pas été altérés. Il se peut même que le crâne se soit fendu entièrement en deux fragments, un antérieur et un postérieur, ou bien un supérieur et un inférieur, sans que pour cela on puisse reconnaître l'existence d'une fracture sur le vivant. Si le crâne fracturé est mis à nu et que le périoste en soit détaché, on reconnaît la fracture, dans le cas où elle est béante, par la présence d'une fente remplie de sang ; mais il faut ici éviter l'erreur de confondre une suture et surtout la suture d'un os wormien avec une fracture. — On peut facilement se tromper sur l'existence d'une dépression osseuse, attendu qu'un extravasat sanguin sous-cutané entouré d'un rebord de tissu cellulaire induré et tuméfié produit une sensation en tout point analogue à celle d'une dépression osseuse.

Pour fixer le diagnostic d'une fracture du crâne, on est parfois dans le cas de se demander s'il n'y a pas lieu de diviser par une *incision* les parties molles pour pouvoir ensuite mieux examiner le crâne. Les chirurgiens d'une autre époque, qui trépanaient souvent et de bonne heure et qui croyaient la trépanation indiquée à chaque fracture, donnaient le conseil de recourir à ce moyen. Mais si l'on songe combien il importe pour la guérison des lésions osseuses qu'elles ne soient pas compliquées par des plaies cutanées et qu'elles échappent au contact désorganisateur de l'air, on se décidera difficilement à faire une incision. Uniquement dans le cas où il se présenterait de graves symptômes de compression du cerveau, symptômes qui rendraient très-probables une fracture avec enfoncement dangereux de fragments ou bien avec épanchement considérable sur la dure-mère, uniquement alors, disons-nous, l'incision pourrait paraître indiquée pour être suivie immédiatement de l'application d'une couronne de trépan, si par exemple on reconnaissait dans le crâne une fente avec formation d'esquilles. L'*agrandissement* d'une plaie de la tête à l'effet de mieux reconnaître l'état des parties peut plutôt être tenté et se trouve indiqué plus fréquemment. Il va sans dire toutefois que, même dans ce cas, on ne doit pas faire un débridement inutile et exagéré, que par exemple il ne s'agit pas de poursuivre jusqu'au bout et de mettre totalement à nu une simple fente osseuse.

Parmi les lésions du crâne faciles à méconnaître, nous devons mentionner tout particulièrement les cas où des *pointes de couteau* se sont enfoncées et brisées dans l'intérieur du tissu osseux. Ainsi la plaie de la peau peut s'être fermée par première intention ou avoir été confondue avec une plaie contuse simple ; le blessé peut lui-même ignorer qu'il a reçu un coup de couteau ; et de cette façon les conditions essentielles de la blessure sont souvent entièrement méconnues et le danger ne se reconnaît que quand la pointe du couteau arrivée jusque dans l'épaisseur du cerveau commence à produire les symptômes de l'abcès cérébral.

*Traitement des lésions traumatiques du crâne.* — Les lésions superficielles, telles qu'arrachement du périoste, fissures non pénétrantes, contusions et dépressions simples, coupures et éclats superficiels, guérissent en général sans grande difficulté. L'inflammation et l'exfoliation qui peut en être la suite seront d'autant plus sûrement évitées ou modérées que l'on sera plus en état de maintenir les surfaces osseuses couvertes de peau et de les préserver du contact de l'air, du desséchement ou d'autres influences nuisibles. En cas de blessure de ce genre, on fera donc la suture, et si la contusion trop forte, la désorganisation et la suppuration à prévoir s'opposent à la réunion immédiate, il faut au moins rapprocher les bords de la plaie cutanée autant que possible. Dans ce cas, il y a souvent lieu de recourir à une suture partielle qui permet de ménager à un endroit convenable une ouverture pour l'écoulement des produits de sécrétion de la plaie.

Lorsqu'un éclat osseux a été enlevé par un coup porté avec un instrument tranchant, on peut en essayer le recollement, si par l'intermédiaire de son périoste l'os adhère encore solidement au lambeau de peau. Dans la plupart des musées, on conserve des pièces qui prouvent la curabilité d'une lésion de ce genre.

Dans toutes les lésions *plus profondes* du crâne et principalement dans les fractures compliquées de dépression et de formation d'esquilles, on doit se demander quels dangers peut courir le cerveau et comment on peut obvier à ces dangers? On doit examiner et apprécier s'il s'opère une pression sur le cerveau ou bien si une irritation inflammatoire de cet organe et de ses enveloppes peut être produite par les arêtes vives des fragments poussés en dedans, par des esquilles ou des corps étrangers, ou par la rétention de sang ou de pus décomposé, et de plus si ce danger peut être diminué par l'enlèvement ou le relèvement des parties poussées vers l'intérieur.

Cependant il est souvent impossible de donner à ces questions une réponse catégorique, car dans bien des cas on ne se fait qu'une idée incomplète de l'espèce et de l'étendue de la fracture, et généralement il n'y a pas lieu, uniquement dans l'intérêt du diagnostic, d'agrandir la plaie extérieure et de détacher les téguments ou même le périoste assez loin pour laisser voir la fracture dans toute son étendue. L'état interne de la table osseuse, le plus ou moins d'esquilles produites et la position prise par les esquilles profondes, voilà autant de conditions dont il est généralement impossible de se rendre compte. L'extravasat est-il abondant ou non? Là-dessus on ne peut faire que des suppositions. Les méninges et le cerveau participent-ils à la lésion, c'est encore un point sur lequel il est le plus souvent impossible de prononcer un jugement. Cette incertitude du diagnostic fait que rarement il y a lieu d'intervenir d'une manière active, et que l'indication de la *résection* des parties lésées du crâne se pose aujourd'hui avec des restrictions beaucoup plus grandes qu'à une époque antérieure à la nôtre.

Évidemment tout le monde est d'accord à enlever des esquilles osseuses complétement détachées, à enlever également des fragment entiers plus ou moins considérables de l'os qui, séparés du périoste, ne peuvent plus se réunir et ne feront qu'exercer une pression irritante et favoriser la décomposition, de même encore à réséquer autant que possible et arrondir les angles et les arêtes vives dirigées vers la dure-mère (voy. p. 19). Il est encore évident que l'on ne doit laisser aucun corps étranger séjourner dans l'os si on peut les retirer sans produire trop de désordres. Mais en dehors de ces cas, on n'aura qu'exceptionnellement l'occasion de recourir à la résection; ainsi, par exemple, lorsqu'une pression dangereuse s'exerce sur le cerveau (voy. p. 22), on évitera surtout de se laisser guider par l'idée qu'un extravasat sous-crânien ou des esquilles internes mettent toujours la vie du malade en grand danger. Les extravasats sous-crâniens sont tout aussi accessibles à la résorption que les extravasats produits dans d'autres fractures, et les esquilles internes peuvent se ressouder ici comme ailleurs.

On trépane aujourd'hui bien plus rarement qu'autrefois. Quelques chefs d'école de la génération qui nous a précédés étaient arrivés à ériger la théorie aujourd'hui incompréhensible, en vertu de laquelle presque toutes les fractures du crâne devraient être traitées par l'application du trépan en vue d'une *prophylaxie* de la compression cérébrale. On avait alors l'habitude fort répandue d'appliquer le trépan sur les fentes les plus simples, pratique que, dans l'état actuel de la science, on serait obligé de qualifier d'impardonnable. D'un autre côté, on ne doit pas tomber dans l'extrême opposé qui semble prévaloir aujourd'hui, et l'on va évidemment trop loin en soutenant, avec Dieffenbach et Stromeyer, que l'on ne devrait jamais enlever artificiellement aucune esquille engrenée, mais toujours en abandonner l'élimination à la suppuration (Comp. pages 17 à 23).

Il est incontestable que plus d'une esquille engrenée, difficile à enlever au commencement, a pu se dégager plus tard, soit par la résorption de ses bords, soit par la putréfaction de quelques-unes de ses parties, périoste ou diploé. Mais toutes les fois qu'une esquille immobilisée produit et entretient une pression, une irritation et une suppuration, il est cependant désirable d'en débarrasser le patient ; le moins qui puisse arriver, c'est que les esquilles retardent la guérison, et plus on se hâte de les enlever, moins il y aura d'obstacles à cette guérison. De là, il est permis de conclure qu'il est utile d'extraire les esquilles, pourvu que cela puisse être exécuté sans danger et sans trop de violence. (La méthode employée autrefois et consistant dans l'application du trépan et du levier est tellement violente et incertaine dans ses résultats qu'elle a été à bon droit abandonnée ; mais le procédé dont je me sers aujourd'hui, et qui consiste à enlever les esquilles au ciseau et avec un petit crochet, une érigne, offre des avantages si grands, et rend si faciles le détachement et l'enlèvement des esquilles engrenées que chacun devrait, ce me semble, être convaincu de sa supériorité. Ceux qui voudront chercher cette conviction n'auront qu'à produire de ces lésions sur le cadavre, soit avec une hachette, soit avec un marteau à pointe, soit avec des balles coniques tirées avec une très-faible charge de poudre et à s'exercer ensuite à enlever au ciseau les esquilles ainsi produites.)

Si des éclats se sont détachés des os du crâne et ont pénétré fort loin dans l'intérieur, et qu'à la suite de cet accident le cerveau subisse une compression ou une irritation considérable, et si peut-être on soupçonne la pénétration des extrémités anguleuses des fragments dans la dure-mère ou un extravasat considérable entre le crâne et cette dernière, alors il est évident que l'on doit diminuer le danger de la lésion en enlevant les esquilles. On sera forcé de trépaner, si la plaie n'est pas telle que l'enlèvement des fragments irréguliers, le relèvement des parties osseuses déprimées ou l'éloignement de l'extravasat puissent être exécutés sans l'application du trépan. Or cela peut se faire dans la plupart des cas qui semblaient autrefois immédiatement réclamer cette opération et il est hors de doute que partout où une pince à pansement, une petite érigne, un levier ou un ciseau ou de petites tenailles incisives suffisent pour l'enlèvement des esquilles et des corps étrangers, on ne devra pas recourir à un moyen plus compliqué, tel que la trépanation.

Si, par contre, au lieu d'avoir affaire à une de ces fractures compliquées, étoilées, à esquilles ou avec perte de substance entière, on se trouve en présence d'une fracture d'apparence plus simple ou d'une dépression moins profonde mais accompagnée néanmoins de symptômes cérébraux graves, on ne se décidera qu'exceptionnellement à la trépanation, à l'emploi du ciseau, etc. En effet, si dès le principe, il se présente déjà des signes d'affaiblissement des fonctions cérébrales, on est loin de savoir toujours au juste à quoi les attribuer : est-ce à une commotion, à une rupture dans l'intérieur du cerveau, à la pression exercée par un épanchement sanguin superficiel répandu immédiatement au-dessous de l'os ou bien à un extravasat plus profond? Dans cette incertitude, on devra le plus souvent s'abstenir de toute opération. Dans l'état actuel de la science, on ne *pourra* poser en thèse générale que l'*indication* suivante : plus on sera autorisé par la cause, par exemple la forme conique du corps vulnérant ou par l'aspect extérieur de la plaie osseuse, par exemple une fracture étoilée, ou par les symptômes, tels que les phénomènes bien prononcés d'une compression, ou par le siége, par exemple le voisinage de l'artère méningée, plus on sera autorisé, dis-je, par toutes ces raisons, à conclure à l'existence d'une dangereuse production d'esquilles internes ou d'un extravasat considérable, plus on se verra dans l'obligation de recourir au trépan. Chez les enfants, dont le crâne est plus mou et donne moins facilement des esquilles, et chez lesquels les dépressions peuvent également disparaître avec facilité d'elles-mêmes, on ne se décidera pas aussi facilement à faire cette opération. En cas de fractures simples ou d'enfoncements légers (par exemple d'une à trois lignes de profondeur), surtout quand les téguments sont restés intacts, on attendra toujours qu'il survienne des phénomènes dangereux. S'il se présente alors des signes de compression cérébrale intense, augmentant rapidement et menaçant d'éteindre la vie, on doit encore recourir à l'application du trépan.

Naturellement une trépanation tardivement entreprise donnera toujours un pronostic fort incertain. On n'est jamais entièrement sûr de rencontrer la cause de la compression cérébrale, l'extravasat ou l'abcès assez près de la surface pour pouvoir l'éloigner; en outre, le cerveau a peut-être déjà souffert, et il y a tendance à l'inflammation ou peut-être déjà une inflammation déclarée. — Un diagnostic certain et par cela même une indication précise offrent surtout de grandes difficultés, si les symptômes dangereux se présentent très-tard, si c'est un abcès que l'on soupçonne derrière l'os ou à la surface du cerveau, ou dans l'intérieur de cet organe. Cependant en cas de nécrose traumatique du crâne et si l'on soupçonnait derrière la paroi osseuse une formation d'abcès à raison des symptômes de compression cérébrale qui seraient venus s'y ajouter, on aurait tout lieu de tenter la trépanation.

On a parfois observé qu'après des mois, même après des années, il s'était produit un état dangereux à un endroit antérieurement frappé du crâne. Il peut exister ici une esquille poussée en dedans ou un corps étranger, ou bien encore il peut se développer un gonflement osseux, une inflammation sourde avec carie, nécrose et formation d'abcès sous le crâne, soit que de prime abord la lésion mette un temps très-long à guérir et que le processus curatif devienne anormal, soit qu'une nouvelle cause morbide vienne se superposer à l'ancienne lésion. Les accidents que l'on voit survenir sont des paralysies des membres et des sens, des pertes de mémoire, de très-violents maux de tête, des convulsions épileptiformes, etc. On a noté quelques rares cas de ce genre dans lesquels la trépanation entreprise même aussi tardivement avait encore produit d'heureux résultats, en permettant d'éloigner des extravasats enkystés, des abcès, des gonflements calleux de l'os, des fragments osseux nécrosés, des esquilles, des balles ; mais ces cas seront toujours embarrassants, parce qu'il est impossible de faire un diagnostic certain et que les parties sont déjà plus ou moins altérées par le processus inflammatoire. Si les accidents surviennent chez une personne autrefois atteinte d'une lésion de la tête, ou bien s'ils reviennent après une trépanation, on peut croire à la probabilité d'un fait de ce genre et l'on sera peut-être autorisé à tenter une opération pour s'assurer si, par hasard, il existe sous le crâne une de ces causes que l'on pourrait éloigner.

*Résection des os du crâne, trépanation.* — Les *buts* que l'on se propose en réséquant une partie du crâne sont au nombre de trois : éloignement d'une cause de compression du cerveau, disparition d'une cause d'irritation inflammatoire, enlèvement d'une partie osseuse en voie de désorganisation. Ce n'est que très-exceptionnellement que l'on se trouve dans le cas d'opérer pour ce dernier motif ; de même la compression cérébrale, si elle est seule en cause, ne réclame, comme nous le verrons plus loin, que très-rarement une opération. La seule indication qui se présente ordinairement pour opérer consiste dans l'*irritation inflammatoire* que produiraient des esquilles osseuses dirigées en dedans, détachées et nécrosées, ou d'autres corps étrangers si on les laissait en place. On doit bien apprécier d'où résulte le plus grand danger pour le blessé, de l'enlèvement, au prix d'une opération, d'esquilles détachées, poussées et dirigées en dedans, de balles implantées dans l'épaisseur du crâne, ou bien du séjour dans les parties de ces corps producteurs d'inflammation et de suppuration.

D'après cela, les considérations qui s'attachent à la résection des os du crâne ne diffèrent pas sensiblement de celles qui commanderont ou feront rejeter l'opération sur d'autres parties osseuses. Même par rapport à l'époque où il faut opérer, ce parallèle entre la résection des os du crâne et celle d'autres os doit être maintenu. Il arrive très-souvent qu'au moment où l'on voit pour la première fois les individus atteints de lésion du crâne, celle-ci est déjà ancienne, que l'inflammation s'est déjà déclarée, et il est évident que dans ce cas comme dans le cas d'autres fractures compliquées, on n'aimera pas à opérer pendant cette période. Car le principe en vertu duquel, en cas de fracture compliquée des membres, nous devons amputer ou réséquer immédiatement, ou laisser écouler la première période inflammatoire et, par conséquent, éviter autant que possible les opérations intermédiaires, ce principe trouve encore son application lorsqu'il s'agit d'une résection des os du crâne. Si, par conséquent, l'inflammation et la fièvre traumatique se sont déjà développées, on s'abstiendra autant que possible de toute opération sérieuse, et l'on attendra la chute du gonflement inflammatoire, à moins d'être forcé par des symptômes particuliers à faire une opération intermédiaire. Il se peut alors qu'à cette période ultérieure, l'enlèvement d'esquilles osseuses ou de fragments complets et nécrosés, voire même de projectiles implantés, devienne encore nécessaire.

Pour l'application du *ciseau*, que, dans mon opinion, on doit presque toujours préférer, il y a lieu de recommander les règles suivantes :

On choisit, pour l'enlever, la partie du bord de la fracture qui s'y prête le mieux, c'est-à-dire qui proémine le plus. Ce bord est réséqué avec un ciseau long et tranchant, obliquement dirigé contre l'arête. On a soin de ne frapper que de petits coups secs : les petites esquilles produites par le ciseau sont retirés avec une pince ; avec de petites éponges montées sur un manche on essuie, et l'on essaye de temps à autre, avec un petit crochet mousse, si les fragments défoncés ou engrenés se laissent enlever. Quelquefois il est utile de détacher une partie du bord saillant de la fracture avec des tenailles incisives ; cela peut aussi être utile pour les fragments détachés afin qu'ils deviennent plus faciles à retirer. On saisit ensuite, avec une sorte de davier effilé (pince à séquestres), les fragments devenus mobiles que l'on retire naturellement en employant de grandes précautions. — Il faut s'attendre à rencontrer presque chaque fois d'autres conditions. Le plus souvent les fragments sont engrenés et il existe une rupture de la table interne, de sorte que l'on a d'abord à enlever les fragments de la table externe et ensuite ceux de l'interne. Une fois que l'on a assez d'espace pour pouvoir passer avec le crochet derrière le bord des esquilles de la table interne, l'opération peut ordinairement être terminée en assez peu de temps. Il va sans dire que l'on n'enlèvera des parties vivantes de l'os que juste ce qu'il faut pour atteindre le but que l'on s'est proposé.

Pour l'application des *couronnes de trépan*, que l'on faisait autrefois si souvent, mais qui tend à devenir plus rare d'année en année, on a établi les règles suivantes :

A l'endroit où l'on veut trépaner, on doit commencer par mettre l'os à nu si cette condition ne se trouve déjà remplie. On débridera convenablement la plaie extérieure et l'on divisera la peau par une incision en T ou en V ou bien par une incision cruciale, selon le besoin. Le péricrâne est enlevé circulairement afin qu'il ne soit pas arraché par les dents de la scie. Ensuite on commence par appliquer la pyramide pour empêcher le glissement du trépan. Dans les cas où cela n'est pas possible, il faut que la couronne soit maintenue en place par un morceau de carton ou de cuir troué dans lequel elle s'engage à frottement. La pyramide s'applique sur un des côtés de la fracture ou de la dépression. Elle pénètre rapidement pendant les révolutions du trépan ou de la tréphine. Une fois que ces mouvements ont produit une gouttière assez profonde pour fixer la couronne, on ramène la pyramide en arrière et l'on visse aussitôt le tirefond que plus tard on ne pourrait plus fixer aussi facilement, parce que la rondelle osseuse aurait perdu sa solidité. Quand on est arrivé à une certaine profondeur, on fait bien de remplacer le trépan par la tréphine. On avance en profondeur avec précaution et lentement ; plus on approche du but, plus il faut redoubler de prudence et se garder surtout d'une pression trop forte sur l'instrument pour éviter de blesser la dure-mère. Toutes les fois que l'on aura exécuté quelques tours avec la tréphine, on examinera la profondeur avec une sonde plate. Si l'on a pénétré en quelques endroits et que la rondelle osseuse commence à s'ébranler, on la retire avec le tirefond ou on la dégage à l'aide de deux ciseaux ou de deux leviers ou d'une pince. Si le bord de l'ouverture présente des aspérités, on les pince avec les tenailles ou on les coupe avec le couteau lenticulaire, pour les retirer ensuite avec une pince.

L'opération subit bien des modifications selon les circonstances. En cas de perforation et de perte de substance peu étendue du crâne, on fera bien d'appliquer la couronne de telle façon qu'elle décrive un cercle autour du trou. En cas de dépression d'une certaine étendue, on applique la couronne à côté de l'endroit le plus profond de la dépression

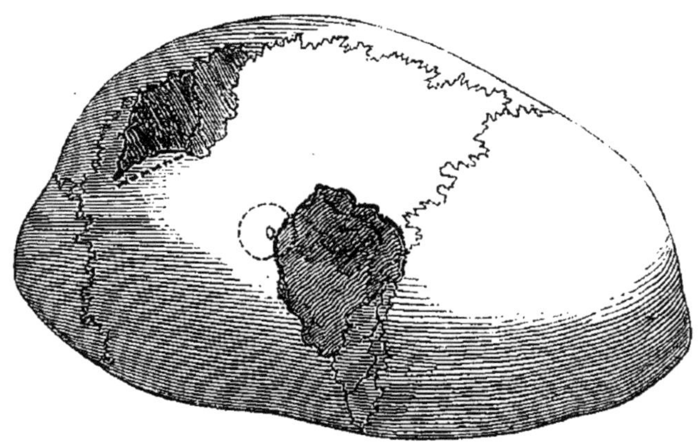

Fig. 1.

(fig. 1), ou, en général, à l'endroit que l'on croit être le mieux choisi pour appliquer le levier qui devra redresser l'endroit déprimé. On peut être forcé d'appliquer plusieurs couronnes; si l'on veut retirer un fragment oblong, on fera bien de faire une double perforation avec la couronne et de diviser l'intervalle avec la scie à crête de coq. Si l'on se proposait d'arriver sur la dure-mère à travers les sinus frontaux, on devrait se servir d'abord d'une couronne de grande dimension, et ensuite d'une couronne plus petite ou d'une demi-couronne pour la lamelle interne.

Au lieu de la couronne de trépan, on peut quelquefois employer avec plus d'avantage la scie à crête de coq ou la demi-couronne; les tenailles incisives, les cisailles de Liston, peuvent également trouver leur emploi, de même l'ostéotome de Heine ou de Charrière. Mais l'instrument dont il convient le plus souvent de faire usage, c'est le *ciseau*. Son utilité devient surtout évidente, lorsqu'il s'agit d'enlever une arête saillante ou de détacher des corps implantés, tels que cheveux, fragments de plomb ou des lames de couteau, etc. Aucun autre instrument ne se fraye un passage à travers une plaie cutanée aussi petite, aucun autre ne ménage plus les parties osseuses saines et à conserver, aucun autre ne laisse plus de liberté à l'opérateur et ne lui permet mieux de s'assurer à tout instant des effets obtenus. La commotion produite par un ciseau mince et bien tranchant et de petits coups de maillet bien secs est si faible que c'est à peine si les malades s'en aperçoivent.

Pour retirer des *fragments de plomb* implantés, on peut se servir d'une petite gouge montée sur un manche assez gros, telle qu'on l'emploie pour graver en creux. Une *pointe de couteau* rompue et enclavée, si elle est cassée au-dessus du niveau de l'os, s'enlève le mieux à l'aide d'un petit écrou. Si elle est au contraire cassée au-dessous du niveau, il faut la faire saillir à l'aide de quelques petits coups de ciseau pour pouvoir ensuite la saisir avec une pince convenable (Stromeyer).

Le *relèvement* d'une partie osseuse enfoncée, sans rien enlever, est rarement indiqué. S'il s'agit d'une perte de substance totale, on fera mieux de retirer le fragment détaché ; si, au contraire, la partie enfoncée reste encore adhérente par un côté au périoste ou à la paroi crânienne que l'on sait être souvent très-flexible, la dépression ne sera probablement pas très-profonde et le danger trop minime pour rendre nécessaire une intervention chirurgicale. Le relèvement d'ailleurs ne s'opère pas aussi facilement que l'on pourrait au premier abord le supposer. Il ne faut pas perdre de vue que dans ces enfoncements l'élasticité du crâne joue un grand rôle ; les parties qui, au moment du choc, cèdent et se séparent largement les unes des autres, s'arc-boutent un instant après, quand la fente se referme, par les saillies anguleuses de la fracture et s'engrènent réciproquement. Il n'y a guère lieu d'espérer que dans ces conditions, les angles reprennent si facilement, à l'aide d'un simple relèvement, leur situation respective, et pour cette raison on n'obtiendra souvent qu'un résultat imparfait et presque nul.

Il en est tout autrement du *relèvement des esquilles* que l'on se propose d'enlever. Ici le relèvement n'est qu'un moyen de seconder l'extraction, et qui ne doit pas être confondu avec le relèvement proprement dit des enfoncements.

On recommande ordinairement une sorte de *levier* faiblement courbé, semblable à une spatule, pour relever des fragments osseux enfoncés. Mais un petit *crochet* fin, court et à angle droit, est ordinairement plus efficace et plus facile à appliquer que toute espèce de levier. Pour détacher et enlever des esquilles enclavées, il faudrait des leviers plus tranchants, plus fins, pénétrant plutôt à la manière d'un coin ou même d'une vrille. Le petit ciseau trouve encore ici bien souvent son application.

Le *pansement* dont on fera usage après une résection du crâne différera selon qu'on aura en vue une suppuration ou une guérison par première intention. En général, il faut faire au moins une réunion partielle des bords de la plaie par des sutures ou des bandelettes de sparadrap, surtout si la plaie est en forme de lambeau, et qu'il y ait à craindre un renversement des bords. Plus on peut couvrir les parties de peau, moins on risque l'exfoliation osseuse ; le plus souvent, on devra ménager une ouverture pour l'écoulement du pus, parce qu'une partie plus ou moins grande de la plaie guérira toujours par suppuration. Il n'est pas rare qu'il se fasse de petites exfoliations osseuses. — La *cicatrice* qui reste après l'application du trépan a besoin d'être protégée contre un choc inattendu ; on fera donc porter aux individus une calotte munie d'une plaque de métal ou de cuir assez solide.

Il sera question, plus loin, du traitement consécutif et du traitement des blessures de la tête en général.

*Lésion traumatique des méninges cérébrales.* — Lorsqu'en cas de fracture ou de commotion des os crâniens, les fines anastomoses entre le crâne et la dure-mère se déchirent, ou que les sinus de cette dernière subissent eux-mêmes une lésion, ou bien lorsque l'artère méningée moyenne est divisée, un *extravasat* peut se produire entre la dure-mère et le crâne, et occasionner un danger, aussi bien par la compression du cerveau que par l'inflammation et la suppuration consécutives. Une lésion de l'*artère méningée moyenne* ou de ses branches produit avant tout un fort épanchement entre le crâne et la dure-mère ; les fractures de la région temporale profonde, où l'artère est, en partie, logée dans l'épaisseur de l'os, font surtout craindre cette complication. La pression exercée par la colonne sanguine est quelquefois si énergique dans ces cas, qu'il en résulte un fort décollement de la dure-mère, et une collection sanguine s'élevant même à plusieurs onces de sang. Il est vrai que l'insertion solide de la dure-mère aux sutures s'oppose, jusqu'à un certain point, aux progrès de décollement ; mais cet obstacle n'en est pas moins vaincu dans bien des circonstances.

Les grands extravasats de ce genre sont ordinairement si rapidement mortels, qu'il ne reste guère assez de temps pour juger le cas au point de vue du traitement à instituer. Le malade meurt alors sous l'influence de la compression cérébrale toujours croissante à raison de la continuation de l'hémorrhagie, sans qu'il y ait possibilité de diagnostiquer sûrement le siége de la lésion, à raison de la commotion cérébrale et de l'extravasation interne qu'il faut supposer dans l'épaisseur même du cerveau. Si l'on pouvait prononcer le diagnostic à temps et avec quelque sûreté, il est hors de doute qu'il faudrait entreprendre la trépanation pour débarrasser le cerveau de la pression qui pèserait sur lui.

Si je me trouvais en face d'une fracture de la région temporale, produite par action directe et bientôt aggravée par les symptômes d'une compression cérébrale de plus en plus menaçante, je n'hésiterais pas de recourir au trépan. Sans doute plus d'un malade a pu se rétablir spontanément après avoir présenté des symptômes de ce genre ; mais, d'un autre côté, on connaît tant d'autopsies où il était impossible de trouver une autre cause de mort qu'un grand extravasat sanguin sous le crâne, qu'on ne devrait pas rejeter d'une façon aussi absolue la trépanation dans des cas analogues à ceux que nous avons décrits plus haut, et quoi qu'en aient dit quelques auteurs modernes, entre autres Malgaigne.

Une hémorrhagie de l'*artère méningée* moyenne peut se produire à la suite d'une fracture à esquilles béante, ou bien à la suite d'une lésion de l'artère par la trépanation. La ligature d'une artère à parois aussi minces et aussi difficiles à saisir n'étant guère possible, il faudrait chercher à arrêter le sang par la compression de l'artère contre l'os, le mieux au moyen d'une petite pince à pression continue. Au besoin, on pourrait faire la ligature de la carotide externe.

Les lésions des *sinus de la dure-mère* pourront également engendrer de fortes hémorrhagies ; on évitera par conséquent, quand on pourra l'éviter, d'opérer dans le voisinage des grands sinus. — Leur insertion au tissu fibreux de la dure-mère maintient les parois des sinus béantes quand on les coupe en travers ; cependant, la coagulation du sang suffit pour arrêter l'hémorrhagie de ces vaisseaux. — Une *phlébite* avec terminaison mortelle a été remarquée assez fréquemment dans les sinus ; on a donc de bonnes raisons pour éviter avec soin de les léser.

Si la dure-mère a été mise à nu par une perte de substance du crâne, elle peut être distendue et poussée en avant par la pression du cerveau. Si, dans ces cas, le bord de l'ouverture crânienne a des arêtes vives ou des aspérités, il pourra en résulter une perforation lente de la méninge pressée contre ces points saillants. Si la membrane reste à découvert dans une plaie, on la verra peut-être s'exfolier ; mais, d'ordinaire, elle se recouvrira de granulations. Après une *perte de substance* telle qu'elle se présente de temps à autre en cas de fracture à esquilles (soit que la perte de substance ait été primitive, soit qu'elle ait été produite par une exfoliation secondaire de la partie contuse et déchirée), la lacune de la dure-mère sera remplie par les granulations qui s'élèvent de la surface du cerveau. Ces granulations, d'un côté, s'unissent à celles qui proviennent du bord osseux et des bords cutanés, et, formant avec elles une surface continue, se condensent et se transforment en cicatrice; d'un autre côté, la partie de la dure-mère qui correspond à la lacune osseuse se couvre également de substance cicatricielle qui, par la suite, surtout dans le jeune âge, se remplit de tissu osseux nouvellement formé.

Lorsque l'enveloppe cérébrale est mise à nu, on voit très-manifestement les *mouvements du cerveau*, dont les uns correspondent, comme on le sait, aux pulsations artérielles, tandis que les autres sont dus, plus particulièrement, à l'arrêt momentané du sang veineux pendant les fortes expirations, la toux, etc. Lorsqu'un flot de pus s'échappe de l'intérieur du crâne, on voit l'impulsion du liquide augmenter ou diminuer avec le pouls; pendant les fortes expirations, l'écoulement peut même se transformer en jet.

Deux fois, j'ai vu manquer les mouvements du cerveau en cas de dénudation de la dure-mère ; dans l'un et l'autre cas, il existait un fort épanchement local de pus dans l'arachnoïde. Les mouvements du cerveau étaient-ils imperceptibles dans ce cas, parce que l'épanchement pouvait les masquer, ou bien faut-il attribuer leur absence à la faible impulsion du cœur, paralysé par la gravité de la maladie, c'est ce que je n'oserais décider.

Dans un cas de rupture de la dure-mère, j'ai vu pendant les mouvements d'ascension et d'affaissement du cerveau l'air pénétrer avec une sorte de gargouillement dans la cavité de l'arachnoïde. Le malade n'en souffrit aucun dommage. Dans un deuxième cas où l'air entrait et sortait avec un véritable sifflement par une plaie béante de la tempe, produite par un coup de sabre, il y eut même guérison par première intention.

Si le *cerveau est lui-même mis à nu* par une lésion étendue ou la fonte purulente de ses membranes, on le voit s'appuyer contre l'ouverture, et s'il s'est produit un épanchement dans son intérieur, tel qu'un épanchement sous le lobe antérieur, en cas de lésion du front, le cerveau peut faire hernie en avant. Cet accident peut aussi se produire par l'effet du gonflement de la partie dénudée du cerveau, ou bien lorsque l'espace intra-crânien est diminué par hypérémie générale ou sudation interne (page 38).

Lorsque la cavité de l'arachnoïde devient le siége d'un épanchement de sang traumatique, par exemple à la suite de la rupture d'une des veines cérébrales qui la traversent, le sang peut se réunir à la base du cerveau, et y produire un trouble des fonctions. Dans des cas plus rares, l'épanchement reste circonscrit et s'enkyste ; il peut aussi en résulter un abcès. — On a parfois reconnu l'épanchement sanguin à la tension de la dure-mère mise à nu, et sauvé le malade en faisant une ouverture et en évacuant le liquide.

Si on lèse la *pie-mère*, que l'on sait être le siége du liquide érébro-spinal, ce liquide s'échappe au dehors. Souvent, l'écouement de ce liquide, qui se distingue par l'absence de l'albumine, permet de juger qu'une plaie par instrument tranchant, piquant, ou par armes à feu, est pénétrante. Près de la base du crâne, où le liquide cérébro-spinal se trouve en plus grande quantité, son écoulement, après une lésion qui intéresse l'espace sous-arachnoïdien, devient d'autant plus frappant. Cet écoulement peut se continuer plusieurs jours de suite, et c'est principalement dans les fractures du rocher avec rupture simultanée du tympan, ou bien dans les fractures de la base qui se continuent dans l'ethmoïde et la cavité nasale, que l'on a souvent remarqué ce singulier écoulement, se faisant plusieurs jours consécutivement, soit par l'oreille, soit par le nez.

L'écoulement par le nez peut facilement passer inaperçu quand le malade est étendu sans connaissance sur le dos, et que, par conséquent, tout liquide venant du nez entre directement dans le pharynx. Dans un cas de ce genre, j'ai été rendu attentif au phénomène par les efforts de toux et d'expectoration continuels du blessé.

Il n'arrive pas facilement qu'une irritation traumatique provoque un processus exsudatif abondant dans l'arachnoïde. Par contre, la pie-mère est fort disposée à l'infiltration inflammatoire, et plus d'un blessé succombe à la *méningite diffuse*. Toutefois, on ne connaît pas les raisons pour lesquelles dans tel cas, la guérison des méninges lésées s'opère sans difficulté, et dans tel autre, une inflammation diffuse se développe dans le tissu de la pie-mère et expose la vie du blessé à de grands dangers ou épuise ses forces. Il est probable qu'une dyscrasie ou des miasmes viennent favoriser la production de ces processus inflammatoires diffus.

Un extravasat ou un exsudat purulent de la pie-mère ne pouvant guère rester circonscrit, mais se distribuant et s'infiltrant dans les mailles de la membrane vasculaire, il ne peut guère ici être question d'une évacuation artificielle du liquide.

*Fongus de la dure-mère.* — Dans un sens restreint, on ne peut appliquer ce nom qu'au développement de nodosités cancéreuses partant de la dure-mère et de sa doublure séreuse, le feuillet pariétal de l'arachnoïde. Les nodosités ont cela de particulier que souvent elles restent longtemps isolées, sans entraîner dans la dégénérescence ces tissus environnants. Quand ces tumeurs se développent vers l'intérieur, elles produisent la compression du cerveau ; mais il arrive plus souvent qu'elles poussent au dehors, provoquent l'usure des os du crâne, et se montrent au-dessous des téguments sous forme d'une tumeur molle, pulsatile. — La trépanation suivie de l'extirpation de ces tumeurs, opération qui a été quelquefois essayée, ne peut plus guère être tentée aujourd'hui que l'on connaît les suites dangereuses de cette opération et les faibles chances de succès qu'elle promet.

*Lésions traumatiques du cerveau.* — Le cerveau possède une élasticité particulière et une mollesse presque semblable à celle de la cire. Cette double propriété explique, d'une part, sa disposition à subir une commotion et une dépression, mais d'autre part aussi, la faculté de s'accommoder pour ainsi dire à la pression qu'il subit, le pouvoir de reprendre ses limites et de traverser un ébranlement sans trouble permanent. De fortes commotions peuvent entraîner une rupture et un extravasat jusque dans le centre du cerveau, ou du côté opposé à celui où le choc a été reçu. Lorsqu'une fracture béante se complique à la fois d'une déchirure des membranes du cerveau et d'une compression du crâne, le pulpe cérébrale peut être exprimée de la plaie osseuse comme une bouillie.

En cas de plaie divisant nettement les tissus, comme par exemple à la suite d'un coup de sabre, la plaie cérébrale ne montre aucune tendance à l'écartement de ses bords, mais plutôt une remarquable tendance au rapprochement des surfaces de section. Des dispositions semblables et encore plus prononcées s'observent pour les plaies par instruments piquants ou par arme à feu. La mollesse du tissu cérébral dispose beaucoup aux ruptures et aux contusions, et, comme la mollesse et l'élasticité de ce tissu coïncident avec une richesse vasculaire très-considérable, les épanchements sanguins s'y produisent plus facilement que dans tout autre organe, en cas de rupture, de contusion, de plaie par instrument piquant, etc. Mais comme il n'y a pas, dans le tissu cérébral, de ces compartiments communiquant entre eux comme les mailles du tissu cellulaire, les épanchements sanguins restent circonscrits, ne s'infiltrent pas et, de même aussi, il n'arrive pas facilement dans ce tissu une diffusion ou infiltration des exsudats inflammatoires.

Une *exsudation* inflammatoire peut très-facilement et très-rapidement altérer la structure du tissu cérébral. Lorsque les vaisseaux capillaires s'oblitèrent ou crèvent, et qu'un mélange de sang et de cellules à granulations se dépose entre les éléments du tissu cérébral, on conçoit qu'il doit en résulter un ramollissement des parties en souffrance et leur coloration en jaune. La tendance à une formation d'abcès ou à la fonte purulente des parties dénudées du cerveau, au fond d'une plaie ouverte, ainsi qu'un boursouflement et un bourgeonnement exubérant d'une partie du cerveau enflammée et exposée au contact de l'air, s'expliquent facilement par l'état de mollesse et la richesse vasculaire de cet organe.

Les *troubles fonctionnels* produits par une lésion traumatique ou une inflammation du cerveau sont de deux espèces : *paralysie* ou *irritation*. Si la fonction est supprimée, il se produit des symptômes de paralysie : paralysie des sens, des nerfs musculaires (de l'iris), de la conscience, de la mémoire. Parmi les symptômes de nature paralytique, on peut aussi compter la somnolence. L'*irritation* du cerveau et de ses nerfs se trahit par des convulsions, du délire, des illusions, des hallucinations et une grande sensibilité. On peut comparer ces derniers phénomènes à l'irritation mécanique d'une fibre nerveuse, tandis que les premiers, les phénomènes de paralysie peuvent être comparés à la compression ou à la section d'un nerf. Un fait digne de remarque, c'est le *croisement* des effets produits, en ce sens que l'irritation ou la compression de la moitié droite du cerveau affecte les nerfs des extrémités gauches et réciproquement.

Le diagnostic du siége de la lésion dans telle ou telle partie du cerveau ne peut être déduit des symptômes que d'une façon fort incertaine ; les expériences physiologiques ne nous apprennent, en effet, que fort peu de faits ou de lois que l'on pourrait mettre à profit pour les besoins du diagnostic. On sait que la moelle allongée régit les mouvements respiratoires, ainsi que la plupart des sensations et des mouvements volontaires, tandis que les idées et la mémoire sont les attributs du cerveau proprement dit. Une lésion du cerveau dans les vivisections n'entraîne ni douleur, ni convulsion, ni paralysie. De là, on peut conclure que les symptômes convulsifs ou de paralysie qui surviennent si souvent dans l'inflammation traumatique du cerveau ne peuvent se produire qu'indirectement, par exemple par continuité de pression, d'irritation, d'hypérémie, par exagération des mouvements réflexes, par coïncidence de méningite, etc. Les tubercules quadrijumeaux, les couches optiques, font partie de l'appareil central de la vision. Le cervelet préside à la coordination des mouvements. La lésion d'un pédoncule du cervelet provoque des mouvements unilatéraux, par exemple des mouvements de rotation. Une lésion du quatrième ventricule est suivie de diabète. L'influence du cerveau sur l'estomac et l'intestin est frappante ; le vomissement est un fait ordinaire après les lésions traumatiques ou dans les maladies du cerveau ; on connaît aussi des cas dans lesquels une tendance continuelle au vomissement a persisté après la guérison d'une lésion cérébrale. Le pouls est également influencé par l'état du cerveau : le ralentissement du pouls s'obverve fréquemment à la suite d'une compression de l'organe ; le vomissement et le ralentissement du pouls semblent devoir être attribués à une irritation des origines du pneumogastrique, par conséquent à une lésion des parties postérieures de la base du cerveau.

Une lésion du cerveau est, en général, d'autant plus dangereuse que la partie lésée est plus profonde, plus rapprochée de la base de l'organe. Les lésions qui s'étendent jusque dans les ventricules ou qui atteignent les parties centrales de la base sont pour ainsi dire constamment mortelles.

Parmi les lésions traumatiques du cerveau, la *contusion* locale est peut-être la plus fréquente. Un grand nombre de fractures du crâne, surtout de celles qui sont accompagnées de dépression, laisse supposer l'existence d'une contusion locale superficielle du cerveau. Quelques petites déchirures vasculaires peuvent bien survenir dans ces cas et produire des extravasats minimes sans qu'il en résulte de graves conséquences. Alors, ou il n'y aura aucun symptôme du côté du cerveau, ou ces symptômes ne seront que passagers (comme dans les petites apoplexies), et la résorption pourra se faire rapidement. Dans d'autres cas, la contusion est plus considérable : il se forme un foyer sanguin plus ou moins grand, et il y a lieu de redouter un abcès, surtout si d'autres causes viennent encore s'y ajouter. Sans doute, la plupart des abcès traumatiques du cerveau ont été précédés d'une contusion.

De même il faut admettre de petites contusions, ou, — ce qui signifie à peu près autant, — de petites ruptures du cerveau dans la plupart des cas où, jusqu'à présent, on n'avait l'habitude de diagnostiquer qu'une « commotion cérébrale ». Si une forte commotion est suivie de troubles fonctionnels qui se prolongent pendant plusieurs jours, il est beaucoup plus probable que ces accidents soient dus à un extravasat, par conséquent à une rupture ou à une contusion qui a entraîné l'épanchement sanguin, qu'à la commotion pure et simple.

L'idée d'établir des *symptômes particuliers* ou *pathognomoniques de la contusion cérébrale* n'était évidemment pas heureuse; il suffit, en effet, de se rappeler les lois de la physiologie pour comprendre que les suites d'une contusion ne peuvent être autres que celles de l'irritation, de la déchirure, de l'épanchement sanguin et de l'inflammation consécutive, et il est évident d'autre part que ces suites devront différer selon que la lésion aura occupé la surface d'un hémisphère, l'intérieur de la pulpe cérébrale, la partie antérieure de la base ou le bulbe rachidien, etc. On ne comprend donc pas comment l'école française et avec elle plusieurs auteurs allemands ont pu créer une symptomatologie particulière de la contusion cérébrale, « inégalité de la sensibilité aux différents endroits du corps, difficulté, mauvaise articulation du langage, irascibilité, » etc.

Les petites contusions ou ruptures peuvent guérir rapidement dans le cerveau aussi bien que dans d'autres tissus, et ce n'est que par exception, lorsque le siége de la lésion est particulièrement défavorable, lorsqu'il est rapproché du centre, qu'elles sont d'un pronostic fâcheux. Mais lorsque la partie du cerveau atteinte de contusion est en même temps mise à nu et ne se trouve, par conséquent, pas dans les conditions favorables des lésions sous-cutanées, on doit craindre l'inflammation et la décomposition, aussi bien que dans d'autres tissus placés dans des conditions analogues.

La plupart des *plaies* proprement dites du cerveau, telles qu'elles peuvent être déterminées par des coups de sabre, de hache ou d'autres agents pénétrants à la manière d'un coin, sont également accompagnées de contusion, c'est-à-dire de nombreuses petites déchirures dans les différentes couches de la solution de continuité. Des plaies tout à fait nettes par instrument tranchant, des coupures franches du cerveau sans formation d'esquilles du crâne, ne peuvent guère exister, vu que la solidité du crâne n'admet guère de pareilles solutions de continuité. On observera plutôt des piqûres exemptes de contusion du crâne, et il arrive quelquefois que des coups de couteau pénètrent dans le cerveau, à travers la boîte osseuse, sans autre lésion de cette dernière. Du reste, il se peut que dans ces cas la lame se brise, ou qu'un épanchement sanguin vienne compliquer la piqûre à l'intérieur et finisse par donner lieu à un abcès.

Encore d'autres corps pointus, surtout des esquilles osseuses poussées en dedans, peuvent produire des piqûres, et plus particulièrement des piqûres contuses du cerveau. Certaines *plaies par armes à feu*, surtout celles produites par du plomb de chasse, se comportent d'une façon analogue à ces piqûres contuses. Toutes les plaies du cerveau par armes à feu se compliquent naturellement de contusion; mais la plupart d'entre elles présentent encore quelques autres complications importantes, telles qu'extravasat sanguin, pénétration d'esquilles, du projectile lui-même, et peut-être aussi de quelques lambeaux de la coiffure, des cheveux, etc.

Le *processus curatif* des plaies du cerveau ne présente rien de particulier : les plaies par instrument piquant peuvent se fermer par première intention et, plus tard, se transformer en abcès à raison de l'extravasat sanguin accumulé dans la profondeur. Les *plaies contuses et avec déchirure* de la surface cérébrale, telles qu'on les observe en cas de fracture comminutive du crâne, surtout à la suite d'un coup de feu, occasionnent naturellement beaucoup d'inflammation dans le tissu mou et infiltré d'exsudats sanguins, et il faut que le bourgeonnement soit généralement précédé d'un travail éliminateur, nettoyant le fond de la plaie de toutes les parties décomposées et détruites.

Les *corps étrangers* peuvent s'isoler dans le cerveau comme dans d'autres tissus. Aucune raison physiologique ne s'oppose à ce que, dans les couches superficielles du cerveau, un corps étranger s'enkyste et y séjourne sans dommage sérieux pour la partie. Mais ce cas se présente rarement, pour des raisons faciles à comprendre, car les corps étrangers ne pénètrent guère dans des conditions assez favorables pour n'occasionner aucune lésion accessoire sérieuse, aucun broiement de tissu, aucune fracture comminutive du crâne, etc. Les balles de plomb offrent encore cet autre inconvénient, qu'à raison de leur poids, elles glissent plus facilement que dans tout autre tissu, vers le fond de la pulpe cérébrale, si molle et si peu résistante. Ces glissements se sont aussi opérés secondairement, et ont entraîné la mort du malade quand le projectile s'était dirigé vers le ventricule.

Il est impossible de tracer des règles pour l'extraction des corps étrangers du cerveau. Il n'est jamais permis d'aller avec la sonde à la recherche d'une balle profondément engagée dans cet organe, attendu qu'en labourant ainsi la pulpe cérébrale, on pourrait occasionner de graves désordres. En général, on ne se permettra rien de plus que d'enlever les balles, les esquilles, etc., superficiellement placées.

Les *pertes de substance* se montrent, tantôt d'une façon primitive, par écrasement et échappement des parties du cerveau atteintes en même temps que le crâne, tantôt secondairement par mortification et élimination consécutive de couches cérébrales mises à nu et enflammées. Il est certain que ces accidents entraînent de graves dangers ; cependant, on a souvent vu des cuillerées entières de substance cérébrale se perdre de cette façon, sans qu'il en résultât un dommage définitif. Le processus est naturellement tel que nous l'avons indiqué plus haut, à l'occasion des plaies contuses ; les granulations se forment après l'élimination des parties décomposées et détruites, et il se développe ensuite une cicatrice. Pour combler la perte de substance, remplir le vide qui s'est formé dans le crâne, il se produit une augmentation du liquide cérébro-spinal, quelquefois aussi un agrandissement du ventricule correspondant. Ou bien il se forme une cicatrice enfoncée par suite de la condensation et du racornissement des parties du tissu comprises dans la lésion. (Voyez plus loin ce qui a trait à l'élimination du tissu cérébral tombé ou poussé hors de la plaie, de ce que l'on a appelé *fongus cérébral* ou *prolapsus du cerveau*.)

Les *extravasats* ont, dans le cerveau, une signification plus grande que dans n'importe quel autre organe ; car, non-seulement chaque foyer sanguin suppose une déchirure, un broiement, une disjonction violente des fibres cérébrales si déliées, mais il faut encore ici prendre en considération l'effet particulier produit par la compression simultanée du cerveau. Chaque extravasat d'une certaine importance sera suivi des symptômes de la compression cérébrale. Quelques extravasats tuent subitement en comprimant ainsi violemment les parties centrales les plus importantes et en suspendant leur fonctionnement ; d'autres amènent la mort par inflammation et formation d'abcès. Quelques-uns déterminent une irritation ou une paralysie dangereuse de certains nerfs ; d'autres enfin n'occasionnent que des symptômes passagers d'irritation ou d'oppression du cerveau. Un extravasat sanguin peut se résorber, soit primitivement, soit après formation d'un kyste dit apoplectique. De là il résulte qu'une paralysie éprouvée par les parties nerveuses correspondantes peut de nouveau s'effacer, ou, au contraire, persister si les organes ont subi une trop forte atteinte.

Les indications fournies par l'extravasat sanguin dans le cerveau sont les mêmes qui se présentent pour d'autres épanchements sanguins : prévenir l'inflammation, favoriser la résorption. L'incertitude du diagnostic ne permettra guère d'opérer l'évacuation d'un épanchement sanguin superficiellement placé dans le cerveau ; cependant il n'est pas inadmissible qu'après l'enlèvement d'esquilles osseuses, et en cas de déchirure de la dure-mère, un extravasat se fasse reconnaître par un reflet bleuâtre, qui pourrait nous engager à lui donner une issue.

Toutes les lésions de la tête qui intéressent le cerveau réclament un *traitement général* très-attentif : on ordonne des compresses froides, on a soin de tenir le ventre libre et de faire éviter tout ce qui peut échauffer, les écarts de régime , toute surexcitation de l'intelligence, etc., ainsi que cela ressort clairement des principes de pathologie générale. Pour ce qui concerne l'utilité des autres moyens dits antiphlogistiques, les opinions des chirurgiens diffèrent beaucoup. Quelques auteurs attachent une grande importance aux évacuations sanguines et aux purgatifs, sans qu'il leur soit possible d'appuyer cette manière d'agir sur un raisonnement physiologique. Au point de vue physiologique, il est bon de rappeler que l'on ne devrait pas compromettre la guérison naturelle par une intervention qui, elle-même , peut produire un état de maladie. On a donc de bonnes raisons pour faire un usage plus restreint des saignées, des sangsues, des mercuriaux, etc., que cela n'a généralement encore lieu aujourd'hui. Y a-t-il donc un motif qui puisse justifier cette tendance à vouloir amener la guérison d'une lésion de la tête par l'appauvrissement du sang, les nausées (tartre stibié), de fortes purgations, le mercurialisme? On peut en dire autant de l'arnica et des vésicatoires. Les lésions de la tête guérissent, comme d'autres plaies, d'elles-mêmes et non par des médicaments.

Aussi longtemps qu'un individu est sous l'influence immédiate d'une commotion cérébrale ou de quelque autre lésion traumatique de la tête, et qu'il se trouve profondément débilité et dans un état analogue à la syncope, on ne doit pas le *saigner*. Ce moyen pourra être employé plus tard, s'il s'agit de diminuer la pression de la colonne sanguine sur le cerveau, et de favoriser la résorption, ou bien si l'on veut prévenir ou combattre une inflammation par la déplétion sanguine.

Les *sangsues*, selon ma conviction, sont non-seulement tout à fait inutiles, mais elles ont encore l'inconvénient d'entraîner facilement un érysipèle. Pour peu que l'on réfléchisse aux lois de la circulation, on reconnaîtra que chaque goutte de sang soustraite à un vaisseau cutané par une sangsue sera immédiatement remplacée par la pression de l'onde sanguine qui circule dans le corps entier, que par conséquent il ne saurait être question d'une diminution locale du sang dans l'intérieur du crâne à la suite d'une application de sangsues à l'extérieur.

Les expériences modernes ont démontré que la crainte de l'*opium* en cas de lésion traumatique de la tête n'a rien de fondé.

*Commotion cérébrale.* — La forte irritation mécanique qui survient à la suite d'une violente commotion du cerveau peut tuer immédiatement ou occasionner un état de syncope, un arrêt et une perturbation des fonctions cérébrales accompagnés d'une perte de connaissance souvent très-passagère, mais persistant quelquefois plus longtemps. Dans bien des cas, la perte de connaissance dure peu, mais les nausées, les vomissements, la petitesse du pouls, la faiblesse de la respiration, l'affaiblissement général, l'apathie morale, la lenteur des conceptions et la diminution de la mémoire démontrent le trouble éprouvé par le cerveau. Toujours il est vrai, quand de pareils symptômes se manifestent encore plusieurs heures après, on est en droit de supposer que de petites déchirures et de petits extravasats ont pu se produire dans le tissu cérébral ou dans les méninges, et que les symptômes doivent être attribués à cette cause.

Toutes les fois que la commotion n'est accompagnée ni de rupture ni d'épanchement sanguin, on peut s'attendre à une guérison prochaine. Il n'est pas impossible à la vérité que même après une simple commotion, des symptômes de ce genre durent un certain temps, mais il semble beaucoup plus probable que toutes les fois que la commotion est suivie de troubles persistants, d'un assoupissement prolongé, d'un ralentissement du pouls, de vomissements répétés, etc., on doit supposer un extravasat dans le cerveau ou à sa surface. Si des symptômes d'inflammation surviennent après une commotion, on peut bien admettre la possibilité d'une inflammation produite par l'irritation inhérente à la commotion ; mais on conviendra que cette supposition réunit peu de chances de probabilité en sa faveur. En comparant ce qui se passe ailleurs, on reconnaîtra plutôt que la simple commotion ne peut guère avoir des conséquences matérielles sérieuses, et que partout où survient une inflammation la cause de ce processus doit être recherchée dans des lésions concomitantes, dans la rupture et l'épanchement sanguin.

Beaucoup de cliniciens et de médecins légistes s'empressent trop de prononcer le mot commotion cérébrale si le malade reste longtemps après la lésion privé de connaissance, et que l'examen extérieur de la tête ne révèle aucune lésion, aucune dépression, etc. Mais cette supposition toute gratuite d'une simple commotion ne s'appuie non-seulement sur aucune preuve, mais elle est encore en contradiction flagrante avec les données anatomo-pathologiques. Car à l'autopsie on trouvera, à de rares exceptions près, le plus souvent des traces de lésion qui ne seront que trop évidentes, et en supposant même que la lésion ne se montre pas au cerveau, elle peut se rencontrer, ainsi que cela a été vu par Fano, dans la région supérieure de la moelle épinière. Du reste cette question recevra bientôt une meilleure solution quand la doctrine du ralentissement du pouls par compression cérébrale, telle que je vais l'exposer un peu plus loin, aura été appréciée à sa juste valeur.

*Compression cérébrale.* — Le cerveau peut être comprimé de trois manières : compression venant du dehors et agissant sur la totalité du crâne, comme par exemple l'action du forceps ; compression provenant d'une cause située dans l'intérieur du crâne ; exemple, par un fragment osseux poussé dans l'intérieur ; enfin, compression ayant son siége dans l'intérieur même du cerveau, telle qu'elle existe en cas d'épanchement sanguin dans le tissu du cerveau.

Un léger degré de compression se supporte sans aucun dommage, comme cela peut être vérifié journellement sur chaque. crâne d'enfant, et en particulier de nouveau-né. Les degrés plus élevés de la compression cérébrale occasionnent un sensible *ralentissement du pouls*, et si la compression augmente, même la somnolence et un état comateux. Si la compression fait de nouveaux progrès, elle finit par tuer le malade. Le ralentissement du pouls s'observe souvent quand les personnes ont encore toute leur intelligence, et quelquefois même chez des individus qui restent levés ; si cet état se complique de somnolence, de rétrécissement des pupilles (1), de perte de connaissance, on est

(1) Le rétrécissement des pupilles ne doit pas être considéré comme un phénomène immédiat de pression, mais simplement comme un symptôme accompagnant le sommeil et la somnolence. Le sommeil de la morphine ou du chloroforme est également accompagné de ce rétrécissement de la pupille. La dilatation de la pupille ne doit pas non plus être considérée comme un symptôme de compression cérébrale, elle semble due exclusivement à la compression centrale, comme par exemple à une hydropisie ventriculaire, ou bien à une pression locale sur les origines de l'oculo-moteur commun, mais non à une compression générale du cerveau.                          (*Note de l'auteur.*)

forcé de supposer une augmentation de la pression interne par épanchement sanguin ou gonflement, etc.

Ces deux phénomènes, ralentissement du pouls et somnolence, se laissent aussi produire sur des animaux chez lesquels on rétrécit l'espace intra-crânien. La somnolence peut être expliquée par la compression des vaisseaux sanguins, et le ralentissement du pouls par l'irritation mécanique du nerf pneumogastrique, par la compression de ses origines contre le bord du trou occipital. Une expérience faite sur le cadavre prouve que toute compression exercée sur le cerveau détermine une pression des origines du nerf vague dans le cervelet contre le trou occipital. Comme on sait, cette partie de l'encéphale nage en quelque sorte dans le liquide cérébro-spinal. Une pression rétrécissant l'espace intra-crânien aura pour effet de faire refluer une partie du liquide cérébrospinal dans le canal rachidien, et par conséquent l'organe lui-même s'appuiera directement sur le bord osseux. Peut-être arrive-t-il qu'à chaque pulsation le cerveau est alors poussé contre ce bord pour s'en éloigner immédiatement après, ce qui produit une irritation mécanique continuellement répétée de l'organe. Peut-être une forte compression ne permet-elle plus ces mouvements ; le pouls devrait alors perdre sa lenteur, et c'est aussi ce qui arrive dans quelques cas, attendu qu'à l'approche de la mort on le voit devenir plus accéléré.

Le fait du ralentissement du pouls dans la compression cérébrale a passé inaperçu pour la plupart des auteurs chirurgicaux, à l'exception toutefois de Brodie. Les physiologistes et les médecins légistes ont également négligé ce fait. Une série de cas qui permettait de diagnostiquer la compression cérébrale d'après le ralentissement du pouls m'a engagé à examiner le fait de plus près, et pendant l'été de 1856 j'ai pu décider un de mes élèves, M. de Lengerke, à faire des expériences sur cet objet. (Voyez *Archiv für physiologische Heilkunde*, 1857, p. 259.)

Il faut bien établir la distinction entre la compression de *tout* l'encéphale et la compression de *quelques-unes* de ses parties. Ordinairement la compression, telle que nous l'observons principalement dans les cas chirurgicaux, en cas de dépression et d'épanchement sanguin sous le crâne, intéresse le cerveau dans sa totalité, en produisant la perte de connaissance et le ralentissement du pouls, plutôt que d'agir sur les origines de tel nerf à l'exclusion de tel autre. On a cependant aussi observé des arrêts locaux, par exemple du langage, d'une extrémité, d'une partie de la mémoire, et les fonctions ont pu se rétablir après la cessation de la pression, de sorte qu'il n'est guère possible d'attribuer cet arrêt des fonctions à une autre cause qu'à la compression locale.

Le cerveau a, jusqu'à un certain point, la faculté de s'accommoder à la pression telle qu'elle peut être exercée par un fragment enfoncé du crâne, un extravasat sanguin, etc. En d'autres termes, on remarque souvent que les fonctions cérébrales redeviennent tout à fait normales, sans que, pour cela, la compression ait cessé d'exister. Il faut admettre que, dans ces cas, une résorption de liquide, peut-être aussi l'atrophie et le changement de forme de certaines parties, a rendu assez d'espace à l'organe pour lui permettre de fonctionner normalement.

Si les symptômes de la compression du cerveau s'observent immédiatement après la violence extérieure, la pression, si l'on ne peut constater un enfoncement osseux, doit être attribuée à un extravasat primitif. L'état soporeux ne se rencontre-t-il, au contraire, qu'au bout de quelques heures, alors il est probable que l'on se trouve en présence d'une hémorrhagie interne devenant plus forte, d'une sorte d'hémorrhagie secondaire; les symptômes de compression surviennent-ils plus tard encore, seulement au bout de quelques jours, alors on doit conclure, avec une certaine probabilité, à l'existence d'un exsudat et d'une inflammation dans le cerveau ou les méninges. Si enfin ces symptômes ne se présentent qu'au bout de plusieurs septénaires, on aura, le plus souvent, affaire à la formation lente d'un abcès.

Si la cause d'une compression traumatique du cerveau disparaît, si, par exemple, on parvient à retirer ou à relever un fragment osseux déprimé, on observe souvent aussi la disparition instantanée de l'état soporeux et un retour de connaissance, de même aussi le retour de la fréquence normale du pouls. Les brillants résultats obtenus dans ces cas par la chirurgie active, le retour immédiat de l'activité intellectuelle jusqu'alors abolie, a été avec raison exalté comme une des plus magnifiques conquêtes de notre art; mais on ne peut se dissimuler que l'imagination des chirurgiens a été, pendant tout un siècle, par trop frappée par ce beau succès, qui les a malheureusement conduits à recourir trop souvent inutilement au trépan. Pendant un certain temps, on voyait partout le danger d'une compression cérébrale, même là où il n'en existait pas la plus légère trace. On insistait alors sur le conseil de faire une trépanation *préventive* chaque fois qu'il y avait fracture du crâne, pour éviter qu'un extravasat sanguin et un exsudat derrière le crâne fissent naître une compression cérébrale. Toutes les fois que l'on se trouvait en présence d'une dépression du crâne ou symptômes de compression cérébrale, on se hâtait trop d'employer le trépan sans réfléchir que, très-souvent, les symptômes de compression cèdent d'eux-mêmes, et que ce n'est que par exception qu'ils font, pendant le traitement, des progrès qui mettent la vie du blessé en danger. Dans bien des cas, on a trépané ultérieurement dans des conditions où il y avait plutôt lieu de songer à une exsudation inflammatoire ou à un extravasat situé profondément. Cette erreur, cet abus du trépan n'a été abandonné par la plupart des chirurgiens, surtout en Allemagne, que dans ces derniers temps ; et, en tenant un compte exact des conditions physiologiques, on finira par arriver à une restriction encore plus grande de l'emploi de cet instrument qu'elle n'est admise dans les traités actuels de chirurgie (1). On ne verra plus guère une indication à la trépanation dans la compression du cerveau, et ce n'est que dans l'irritation inflammatoire, produite par des fragments enfoncés, que l'on trouvera une indication suffisante à intervenir par une opération chirurgicale. (Voyez page 18 et 23.)

*Prolapsus du cerveau.* — Indépendamment de la saillie immédiate d'une partie d'un lobe cérébral (page 24) ou de l'évacuation d'une certaine quantité de pulpe cérébrale exprimée du crâne (page 26), on peut distinguer deux causes qui tendent à pousser en avant le cerveau mis à nu dans une lacune du crâne et de la dure-mère. Ou bien la partie dénudée du cerveau est le siége d'un tel gonflement local dû à la contusion, à l'extravasation sanguine, à l'infiltration inflammatoire, à un abcès superficiel, que cette partie *gonflée* fait saillie et forme une tumeur proéminente, ou bien il se produit à la suite d'une congestion générale du cerveau, d'exsudations dans la pie-mère et surtout dans les ventricules, peut-être aussi à la suite d'extravasats ou d'abcès profonds, une pression interne tellement forte, que la partie du cerveau qui correspond à la lacune du crâne se trouve *poussée dehors*. Il est évident que les deux causes peuvent se réunir, et il faut bien admettre une combinaison de ce genre pour ces prolapsus fortement développés, analogues à des champignons, que l'on a appelés *fongus du cerveau*. Dans quelques cas de cette nature, on voit la

______

(1) On a vu récemment cette question du trépan agitée devant la Société de chirurgie de Paris. En comparant ces débats aux lignes que l'on vient de lire, on comprendra que si en Allemagne on a fait abus dans le sens de l'application trop multipliée de l'instrument, en France on a été trop exclusif dans le sens contraire, et qu'aujourd'hui une réaction tend à s'établir contre son abandon.

(Les traducteurs.)

partie poussée en avant prendre un développement de plus en plus grand; le sang ne peut plus refluer, il stagne et s'épanche dans le tissu, de sorte que la partie prolabée meurt et tombe, et cette élimination est suivie d'un nouveau prolapsus. Le gonflement local se combine donc ici avec la poussée venant de l'intérieur; les cas légers de prolapsus cérébral peuvent guérir. On voit bientôt la partie saillante se couvrir de granulations; celles-ci se condensent, deviennent plus dures et plus fermes, et, pendant qu'elles s'unissent et se continuent avec les granulations du reste de la plaie, la saillie rétrograde petit à petit, et la lacune du crâne et des méninges se ferme par une formation de tissu cicatriciel.

Même dans les cas graves, quand les productions fongueuses arrivaient à la grosseur d'une pomme ou que des saillies de la grosseur d'une noix se reproduisaient plusieurs fois de suite, on a pu quelquefois obtenir la guérison. Lorsque le fongus prend une forme pédiculée, c'est-à-dire lorsque le retour du sang s'opère difficilement, l'ablation de la tumeur est ce qu'il y a de mieux à faire. Un appareil légèrement compressif, s'il est supporté, une cautérisation superficielle qui peut devenir utile par la formation d'une eschare solide et adhérente ou en excitant dans la plaie un travail de cicatrisation, tels sont les moyens que l'on peut employer pour arrêter les progrès du prolapsus. Ajoutez à cela le traitement de l'encéphalite et, tout naturellement, le soin d'éviter tout ce qui pourrait engendrer la congestion cérébrale.

Dans quelques cas plus rares on a vu le prolapsus cérébral persister à un certain degré, se cicatriser superficiellement et devenir une tumeur permanente. Les cas de ce genre peuvent se comparer aux staphylômes cicatriciels de la cornée. Une pareille cicatrice se rompt facilement par la suite; elle est distendue par le liquide cérébro-spinal, s'ulcère ou crève et le liquide est projeté au dehors. L'issue a été, à ce qu'il paraît, toujours malheureuse dans ces cas. On peut admettre que la persistance du prolapsus provient d'une pression interne trop forte, par exemple d'une hypérémie ou d'une distension ventriculaire qui aurait continué d'exister.

*Abcès cérébral.*— La cause des abcès traumatiques du cerveau doit presque toujours être cherchée dans un extravasat sanguin. Si une inflammation un peu forte s'ajoute à un extravasat sanguin, il en résulte un abcès aussi bien dans le cerveau que dans d'autres parties du corps. Plus un extravasat se complique d'autres conditions excitant une inflammation, de contusion et de déchirure du tissu, de corps étrangers, tels qu'esquilles enfoncées, pointes de couteau implantées, d'un processus fébrile, de dyscrasie, plus l'extravasat a de tendance à se transformer en abcès. Partout où ces conditions se trouvent réunies, par exemple lorsqu'une pointe de couteau est restée longtemps engagée, on peut compter avec une grande probabilité sur l'existence d'un abcès.

Les symptômes déterminés par l'abcès peuvent être fort insignifiants. Si, par exemple, un abcès se forme lentement, surtout dans les parties supérieures du cerveau, il peut prendre un grand développement sans produire d'autres phénomènes qu'un ralentissement du pouls. Ce dernier signe passe alors généralement inaperçu, parce que le malade ne garde pas le lit. Très-souvent il est même arrivé que le médecin et le malade lui-même n'ont été rendus attentifs à l'existence d'une affection cérébrale de ce genre que par l'apparition de quelques convulsions isolées, par exemple dans le bras, du côté opposé à la lésion.

On doit supposer que ces convulsions sont le résultat d'une irritation et d'une inflammation plus aiguës, se produisant sous l'influence des progrès de l'abcès vers les parties profondes du cerveau.

La guérison des abcès du cerveau a été rarement obtenue jusqu'à présent. La terminaison ordinaire est la mort, résultant des progrès du ramollissement inflammatoire et de la fonte purulente vers les parties profondes de l'organe. On connaît quelques cas peu nombreux où le cerveau étant mis à nu, soit accidentellement, soit artificiellement, l'abcès était situé si près de la surface, qu'il pouvait se vider spontanément ou par une incision avec le bistouri. Ordinairement le malade succombe même après l'ouverture de l'abcès, parce que celle-ci se referme, de sorte que le pus ne peut plus s'écouler librement. Peut-être faudrait-il, pour cette raison, songer à maintenir les abcès du cerveau artificiellement ouverts ; mais cette idée ne paraît être venue à personne jusqu'à présent.

Le célèbre diagnostic d'un abcès du cerveau par Dupuytren et quelques autres cas connus de ce genre étaient de la nature de ceux où un instrument pointu avait pénétré dans le cerveau. Il faut supposer que dans ces cas, il s'était produit un extravasat sanguin dans le cerveau, à l'endroit qui correspondait à la pointe de l'instrument, et que la plaie avait été guérie superficiellement par première intention. Plus

tard il en est résulté un abcès, et ce dernier, malgré la mollesse du
tissu cérébral, et peut-être surtout à cause de la grande mollesse
de la substance blanche, n'avait aucune tendance à s'ouvrir, comme,
du reste, cela est généralement le cas pour les abcès du cerveau. Dans
ces conditions, l'ouverture artificielle paraissait indiquée, du moment
que l'existence de l'abcès était démontrée par la lésion d'une part, et
les phénomènes consécutifs de pression d'autre part. La fluctuation et
en général les phénomènes sensibles de ces abcès ne peuvent guère
être constatés à raison de la mollesse et de l'élasticité du tissu cérébral
environnant.

*Hydrocéphale.* — Ce que l'on est convenu d'appeler hydrocéphale
consiste dans la dilatation des ventricules du cerveau par un exsudat
aqueux, affection le plus souvent congénitale. Le cerveau et les os du
crâne sont fortement distendus, les circonvolutions s'aplatissent, et la
masse cérébrale située au-dessus des ventricules s'amincit ; les os du
crâne s'écartent et deviennent en même temps plus minces et plus
larges. Les sutures se séparent, et les fontanelles se distendent ; souvent aussi l'ossification du crâne est fortement retardée, et les os sont
poussés au dehors et forment une saillie fortement bombée. Ces changements deviennent surtout remarquables à l'orbite, dont la cavité est
complétement déformée par la saillie de la paroi supérieure. On remarque encore d'autres difformités du crâne qui trouvent leur explication soit dans la distension inégale des différentes parties du cerveau,
soit dans l'ossification de quelques sutures, les autres restant ouvertes.
Les fonctions du cerveau sont plus ou moins en souffrance sous cette
pression aqueuse. Quelques individus arrivent, il est vrai, à un âge
moyen, malgré la collection liquide, si le processus exsudatif s'épuise
et que la quantité du liquide reste stationnaire ; mais le plus souvent on remarque des symptômes de somnolence, d'imbécillité, de paralysie ou un véritable coma. On a plusieurs fois essayé de guérir
l'hydrocéphale par la ponction avec le trocart, ou d'en obtenir au moins
la diminution. Aussi ce moyen a-t-il été dans quelques cas réellement
avantageux, par exemple en produisant une amélioration de l'état comateux et des phénomènes de paralysie ou bien un arrêt et même
une diminution de la maladie. — On fait la ponction avec un trocart
fin, le mieux sur les côtés de la grande fontanelle ; après avoir vidé
l'excédant du liquide, on peut chercher à comprimer légèrement le
crâne en appliquant des bandelettes de sparadrap ou un pansement au
collodion, dont l'effet pourra hâter la guérison.

*Hernie cérébrale.* — On rencontre quelquefois au crâne un état analogue au spina-bifida du dos ; le siége du mal est ordinairement l'occiput,
plus rarement la région de la racine du nez, plus rarement encore la
région latérale du crâne. Dans ces endroits on remarque alors, outre
l'ossification imparfaite, un sac herniaire avec distension des méninges
et procidence d'une partie du cerveau ; cette dernière prend petit à
petit une forme qui correspond à la lacune du crâne, et se montre à

l'état de tumeur molle, pulsatile, qui n'est souvent recouverte que d'une membrane extrêmement mince. Fréquemment on y trouve en même temps une collection de liquide ; on a admis jusqu'à présent que dans ces cas, il ne s'agissait d'abord que d'une sorte d'hydrocèle de l'enveloppe cérébrale, et que la hernie cérébrale ne s'était produite qu'après coup et lentement ; mais les recherches modernes font présumer que la formation d'un sac herniaire provenait déjà de la procidence d'une vésicule cérébrale embryonnaire ; la hernie cérébrale ne serait par conséquent qu'une procidence primitive du cerveau lui-même et dépendrait d'une anomalie du développement fœtal.

Il est essentiel de connaître la hernie cérébrale, afin que dans la supposition qu'il ne s'agit là que d'une tumeur extérieure ou d'une simple hydropisie des méninges, on ne se laisse pas aller à tenter une opération. Si la hernie est petite, on peut essayer de la maintenir réduite au moyen d'un bandage ; les progrès de la croissance du crâne finiront peut-être par amener une guérison radicale. Une hernie volumineuse doit être protégée par des appareils mécaniques contre toute pression nuisible.

*Hydropisie enkystée des méninges.*—Les procidences herniaires des méninges, que l'on observe quelquefois à l'état congénital chez les petits enfants, doivent être considérées toujours ou presque toujours comme des hernies des vésicules cérébrales embryonnaires. On doit admettre que ces sacs herniaires se ferment de bonne heure, et s'isolent ainsi des ventricules du cerveau avec lesquels toute communication vient à cesser, de telle sorte que ce n'est plus que par les vaisseaux que ces poches se rattachent encore aux méninges et aux plexus choroïdes. Mais l'étranglement de la partie herniée peut se faire dans différents endroits et à différents degrés de distension, et ainsi le mal peut prendre une série de formes diverses. Au point de vue de la chirurgie, nous devons mentionner avant tout ces sacs herniaires moins dangereux et complétement isolés qui constituent l'hydropisie enkystée proprement dite, c'est-à-dire les cas dans lesquels le sac s'est transformé en un véritable kyste. On les trouve quelquefois sous une forme très-aplatie, de telle sorte qu'ils représentent une large poche d'eau entre le crâne et les téguments externes. D'autres fois le kyste affecte, surtout à l'occiput, une forme allongée qui le fait ressembler à la queue d'une perruque. Le kyste peut être rempli d'un tissu conjonctif œdémateux (peut-être un œdème hypertrophique de la pie mère herniée).—Naturellement toute opération exige dans ces cas les plus grandes précautions ; on aimera mieux laisser une partie du kyste sans l'enlever plutôt que de s'exposer à ouvrir les méninges. Dans deux cas d'hydropisie enkystée des méninges, où les kystes affectaient cette forme d'une bourse à cheveux, j'ai obtenu l'étranglement lent et la chute de l'appendice desséché en l'entourant de fils de coton maintenus en place avec du collodion.

Dans les cas où le kyste n'était pas fermé, on a pu quelquefois obtenir la guérison par l'excision du sac ou bien par sa ligature. Le plus souvent, il est vrai, une opération de ce genre aura une terminaison mortelle, comme dans le spina-bifida ; mais comme on ne gagnerait rien à temporiser, attendu que ces poches remplies de liquide n'ont aucune tendance à revenir sur elles-mêmes, mais tendent plutôt à grossir, l'opération pourra cependant être permise, surtout si la communication du kyste avec les méninges se fait par une ouverture étroite. — Souvent on a fait la ponction sans qu'il en résultât aucun inconvénient. Avant de faire l'excision ou la ligature dans ces sortes de cas, on fait bien de s'assurer de l'état des parties en évacuant le liquide au moyen d'un trocart fin. Avec la ponction, on peut combiner un essai de compression, le mieux avec du sparadrap ou du collodion.

# CHAPITRE II

## ORGANE DE L'AUDITION.

Pavillon de l'oreille. — Spéculum de l'oreille. — Corps étrangers dans le conduit auditif. — Cérumen durci. — Rétrécissement cicatriciel et atrésie du conduit auditif. — Otorrhée. — Polypes de l'oreille. — Maladies du tympan. — Perforation du tympan. — Tympan artificiel. — Maladies de la caisse du tympan. — Maladies de la trompe d'Eustache. — Cathétérisme de la trompe.

*Pavillon de l'oreille.* — Le pavillon cartilagineux, avec ses petits muscles et son enveloppe cutanée, se comporte d'une façon assez analogue au nez, tant sous le rapport de la pathologie que sous celui de la structure anatomique. On peut faire reprendre une oreille coupée en totalité, ou bien remplacer un lobule perdu par un lambeau emprunté aux parties circonvoisines, absolument comme cela peut se faire pour le nez. Pour certaines lésions du pavillon, il peut être utile de réunir la peau isolément sur chaque face de l'oreille par des sutures séparées, attendu que par là on obtient une application plus exacte des bords de la plaie. Si une partie de l'oreille externe est coupée ou arrachée, on peut souvent obtenir la réunion immédiate des bords cutanés en enlevant la partie cartilagineuse proéminente et en faisant ensuite la suture des bords cutanés séparément de chaque côté. Si on laisse le cartilage à nu, il sera nécessairement frappé d'une mortification et d'une exfoliation lentes.

Il est rare que l'on soit dans le cas de faire des opérations sur le pavillon de l'oreille. Quelquefois un kyste athéromateux sous-cutané (tumeur dermoïde), un abcès, un lipome, une télangiectasie, une varice artérielle, et plus souvent encore un carcinome de la peau, enfin un lupus, réclament l'intervention chirurgicale. Il est impossible de donner à cet égard des règles bien précises.

La *périchondrite auriculaire* produit des épaississements et des racornissements du pavillon, surtout chez les aliénés ; mais par exception un hématome périchondritique du pavillon peut aussi se produire chez les personnes saines. On croit avoir affaire à une tumeur folliculaire, à un athérome. Mais en faisant une incision, on rencontre une cavité à parois rigides et d'un contenu sanguin ou séro-sanguin. J'ai jugé utile de faire une incision cruciale ou en T, suivie de l'introduction journalière de la sonde, pour empêcher la poche de se remplir de nouveau.

*Spéculum de l'oreille.* — Le conduit cartilagineux de l'oreille est légèrement incurvé en avant et par en bas. Il faut donc légèrement attirer le pavillon en haut et en arrrière pour pouvoir regarder dans l'intérieur du conduit. Chez quelques individus à conduit auditif court et large, cette traction exercée sur le pavillon suffit déjà pour voir le tympan, si les parties sont du reste bien éclairées. Mais toutes les fois que le conduit auditif est étroit et profond, et surtout quand il existe également dans sa partie osseuse une courbure sensible avec convexité de la paroi inférieure, le fond du conduit et particulièrement le tympan ne pourront être vus qu'à l'aide d'un spéculum.

Ces spéculums sont de simples tubes droits ou en entonnoir, ou ils sont bivalves et construits en vue d'opérer une dilatation. De nos jours ces derniers ont été généralement abandonnés comme étant d'un usage moins avantageux, et l'on ne s'en sert plus que pour certaines opérations, par exemple l'ablation d'un polype. L'abandon des spéculums bivalves est justifiée par cette circonstance, que la dilatation de la partie la plus profonde et la plus étroite du conduit auditif, c'est-à-dire de la partie osseuse, est cependant impossible. La forme la plus convenable paraît être la forme en entonnoir, telle qu'elle est représentée par la figure ci-jointe. Le conduit osseux n'étant pas tout à fait rond, mais elliptique, ayant le grand diamètre de l'ellipse dans la direction horizontale (direction qui, avec les progrès de l'âge, devient oblique de haut en bas et d'avant en arrière), on s'est parfois servi de spéculums elliptiques, et quelquefois un spéculum dont l'extrémité est coupée en biseau permet de mieux voir le fond de l'oreille. — A défaut de spéculum, un tuyau de plume ou une carte roulée

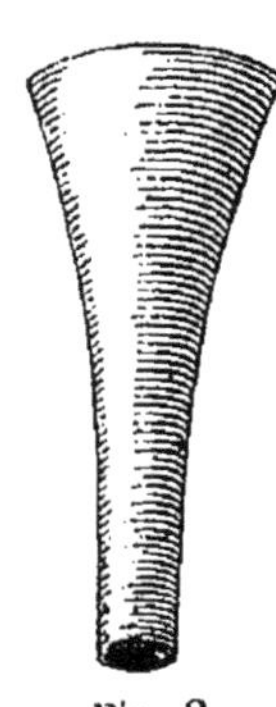

Fig. 2.

peuvent être utilisés. — On fait bien d'enduire le spéculum d'un corps gras, afin qu'il pénètre mieux. — Si l'on doit visiter un conduit auditif rempli de mucus, de sang ou de pus, il faut le nettoyer avant d'appliquer le spéculum, quelquefois aussi avec l'aide du spéculum, le mieux en se servant d'une pince fine dont les mors sont entourés d'un peu de coton.

Si la lumière du soleil fait défaut, on doit se servir d'un appareil éclairant, disposé de telle façon qu'une lumière vive tombe dans le conduit, sans éblouir en même temps l'œil de l'observateur. Si l'on n'a pas d'ophthalmoscope, on peut se servir d'une bougie ou d'une lampe munie d'un abat-jour fixé latéralement devant l'œil de l'observateur.

Il ne faut pas se promettre de trop grands avantages de l'emploi du spéculum. Dans les cas où l'on aimerait le mieux à s'en servir, c'est-à-dire dans les inflammations aiguës du fond du conduit, du tympan et de la caisse du tympan, on trouve le canal généralement rétréci par le gonflement, couvert d'exsudat ou tellement sensible, qu'il est impossible d'introduire l'instrument.

*Corps étrangers dans le conduit auditif.* — L'extraction des corps étrangers du conduit auditif offre, dans certains cas, des difficultés auxquelles on ne s'attendait pas au premier abord. Ce sont ordinairement les enfants qui font pénétrer ces corps dans leur oreille, et le plus souvent les essais faits pour les retirer les ont poussés plus loin quand le médecin arrive. L'étroitesse du conduit chez les enfants, le sang qui empêche l'opérateur de bien voir et les secousses rapides que le patient imprime à sa tête, les mouvements violents qu'il fait aussitôt qu'il sent de la douleur, enfin le gonflement qui survient bientôt et contribue encore à engager plus fortement le corps étranger, tout cela constitue des obstacles devant lesquels bien des opérateurs ont déjà reculé. Une extraction de corps étrangers qui présente des difficultés toutes particulières, c'est celle de corps ronds, polis et durs, comme par exemple de perles de verre, qui se dérobent et avancent vers le fond aussitôt que l'on cherche à les saisir, ou bien de corps pointus et garnis d'aspérités que l'on n'ose saisir hardiment, parce que l'on craint de les enfoncer dans le tympan.

L'emploi du chloroforme, en immobilisant le patient, peut faciliter considérablement la manœuvre. De plus, il faut s'attacher à bien fixer la tête, à avoir un bon éclairage (autant que possible la lumière du soleil ou au moins celle d'une bonne lampe), et enfin à faire disparaître à l'aide d'une seringue le sang qui empêche de voir. Par un mince filet d'eau vigoureusement projeté, on réussit quelquefois le mieux à dégager un corps étranger de l'oreille. Pour retirer ces corps, on se sert soit de la pince (enduite de résine pour les corps polis), soit de la curette. Enfin on peut encore se servir d'une épingle à friser, d'une petite anse de fil de fer que l'on recourbe au bout, quelquefois aussi d'un petit cro-

3.

chet aigu ou d'un fin tire-bouchon, pour mieux saisir, par exemple, un pois gonflé et autres objets semblables.

L'*incision* du conduit auditif externe, en vue d'une dilatation à obtenir, serait généralement peu utile à cause de la situation profonde des parties ; cependant il ne faudrait pas absolument rejeter un débridement fait avec précaution, surtout chez les enfants qui ont la partie osseuse du conduit très-courte, débridement que l'on pourrait faire avec les ciseaux, en incisant l'échancrure antérieure.

*Cérumen durci.* — Il n'est pas rare que des individus qui ont employé pendant des années les remèdes les plus variés, poudre contre les hémorrhoïdes, eaux minérales, etc., ont fini par être guéris d'une affection d'oreilles par l'enlèvement d'un bouchon de cérumen durci qui était resté longtemps inaperçu. La raison qui fait que ces accumulations de cérumen passent souvent inaperçues consiste le plus souvent en ce que l'on examine le conduit auditif sans spéculum et avec une lumière insuffisante, de sorte que la masse étrangère se dérobe aux regards. Si la masse a pris une couleur foncée, brun-noirâtre, le conduit auditif peut paraître vide à une inspection superficielle. Un symptôme subjectif qui doit faire supposer l'existence de ces accumulations consiste en une amélioration subite de l'ouïe, arrivant de temps à autre et précédée ordinairement de la perception d'un bruit, d'une sorte de détonation dans l'oreille ; on peut supposer qu'un glissement, un dégagement du bouchon occasionne ces améliorations passagères. Les masses consistent en petits poils détachés et en lamelles épidermiques mêlés avec du cérumen, du sang desséché ou de l'exsudat muqueux, et formant avec ces substances une sorte de bouchon feutré et solide. Ordinairement on ne peut pas facilement faire sortir ce dernier avant de l'avoir ramolli ; il convient donc en général de faire d'abord, pendant plusieurs jours de suite, des instillations d'eau tiède, d'une dissolution de savon, etc., et d'éloigner ensuite le corps étranger avec la curette et la pince, et par des injections faites avec une seringue fine, mais à jet vigoureux.

Pour nettoyer ainsi l'oreille par des injections, il n'est pas nécessaire d'introduire le bout de la seringue dans le conduit auditif ; on agit au contraire plus énergiquement en plaçant le bout de l'instrument au devant de l'ouverture du conduit, d'où l'on projette un mince filet d'eau dans l'intérieur en pressant rapidement et fortement sur le piston de la seringue.

*Rétrécissement et atrésie du conduit auditif.* — Un rétrécissement cicatriciel du conduit auditif externe est à redouter entre autres dans l'inflammation et l'ulcération chroniques (lupus), ou bien après les brûlures ; peut-être pourrait-on dans ces cas maintenir le conduit ouvert, en y laissant à demeure une petite tige de laminaire ou un petit tube. — S'il s'agissait d'une *atrésie congénitale*, il faudrait en connaître le degré ; si elle n'était formée que par une mince cloison, il suffirait de la diviser pour remédier au mal ; si, au contraire, le conduit auditif manquait totalement, il n'y aurait naturellement pas de remède. On peut encore essayer dans ces cas de faire une incision ou une ponction exploratrice ; si dans la profondeur de quelques lignes, on ne trouve aucune cavité, cette petite opération n'aura pas fait de mal.

*Inflammation du conduit auditif. Otorrhée.* — Les processus inflammatoires les plus variés, érysipélateux et impétigineux, catarrheux, furonculeux, enfin ceux de la carie et de la périostite, peuvent envahir le conduit auditif. Le spéculum de l'oreille n'est généralement pas d'un grand secours pour reconnaître l'état des parties situées dans la profondeur, vu que d'abord on ne saurait pénétrer à cause du gonflement et de la sensibilité exagérée, et qu'en second lieu on ne saurait rien voir à raison de l'épiderme blanchâtre et macéré qui tapisse le conduit auditif, et de l'enduit purulent et plastique qui le recouvre et qui n'est pas facile à essuyer. De cette façon, il arrive très-souvent que l'on ne peut pas facilement reconnaître si, dans une otorrhée, le tympan est perforé ou non. Alors on ne sait pas sûrement si l'otorrhée n'est qu'une maladie extérieure, beaucoup moins sérieuse, une affection purement catarrhale ou eczémateuse, ou bien si l'on doit s'attendre à une diminution permanente de l'ouïe. L'odorat ne peut en rien aider le diagnostic, attendu que souvent le pus a la même odeur pénétrante, qu'il vienne de la caisse du tympan ou simplement du conduit auditif.

Pour le traitement, cette distinction est, du reste, de peu d'importance ; on combat l'otorrhée localement par des instillations ou des badigeonnages astringents avec le nitrate d'argent, le chlorure de zinc ou le sulfate de zinc, le sublimé, etc. Le pus provient-il de l'oreille moyenne, alors le résultat est moins favorable, et l'on fera, dans bien des cas, de vains efforts pour faire disparaître l'otorrhée. Par l'ouverture de la trompe, les liquides médicamenteux pénètrent alors facilement dans le gosier et l'emploi des sels de cuivre et de zinc peut, dans ces cas, occasionner des vomissements.

Il n'est pas très-rare que de petits *abcès* de la région parotidienne se vident dans le conduit auditif. Il ne faudrait pas confondre avec une otorrhée proprement dite un pareil abcès qui aurait donné lieu à un écoulement purulent par l'oreille.

Les petits *furoncles* qui se déclarent souvent à l'entrée du conduit auditif, où ils occasionnent d'extrêmes douleurs, proviennent des glandes cérumineuses, tout comme certains furoncles du creux axillaire dérivent des glandes sudoripares de cette région, lesquelles sont analogues aux glandes cérumineuses.

*Polypes de l'oreille.* — L'affection à laquelle on a donné le plus habituellement ce nom consiste en bourgeons charnus exubérants qui, en cas de suppuration et quelquefois de carie de la caisse du tympan ou du conduit auditif lui-même, remplissent cet étroit canal, et, arrivés à l'extérieur, se développent encore en largeur et ressemblent entièrement à ces granulations fongueuses que l'on voit quelquefois faire saillie en dehors des vieux trajets fistuleux. On enlève ces polypes soit tout d'une pièce avec de petits ciseaux courbés sur le plat et arrondis en avant, soit par petits fragments avec une pince ; enfin on obtient la guérison en cautérisant leur racine avec le nitrate d'argent. Naturellement ils se reproduisent très-facilement tant que le processus suppuratif profond, qui en est la cause première, n'est pas guéri.

Indépendamment de cette forme ordinaire des polypes de l'oreille, on observe différentes excroissances verruqueuses qui peuvent se développer à des profondeurs diverses et qui ont pour point de départ, soit les follicules sous-cutanés, soit les glandes cérumineuses, soit le périoste, soit enfin le tympan lui-même.— Il y a de véritables polypes muqueux pourvus d'épithéliums vibratiles et provenant, à ce qu'il paraît, d'une végétation congénitale des bords du tympan. Presque toujours ils sont compliqués d'otorrhée. — Les polypes fibroïdes ne se rencontrent que très-rarement en cet endroit ; mais ici, comme ailleurs, ils sont susceptibles d'un grand accroissement.

On a extirpé les excroissances de ce genre en les étranglant dans l'anse d'une ligature, en les coupant avec des fils métalliques (Wilde), en les retranchant avec le bistouri ou avec les ciseaux, en les tordant et en les arrachant, enfin en les détruisant avec des caustiques. En général, le procédé le plus simple consistera à attirer les polypes, à les couper aussi profondément que possible avec de petits ciseaux courbes, et à extirper le reste par le broiement et la cautérisation.

*Maladies du tympan*. — Les *états inflammatoires du tympan* ne sont que très-imparfaitement connus, attendu que le gonflement du conduit auditif et les dépôts pseudo-membraneux qui tapissent ce conduit enflammé ne permettent pas de les observer facilement. On a souvent comparé l'inflammation du tympan avec celle de la cornée, mais cette comparaison pèche avant tout en ce que la tympanite ne paraît pas se montrer d'une façon aussi indépendante que cela est généralement le cas pour la kératite, la première survenant, soit dans le cours d'une inflammation du conduit auditif externe, soit dans l'inflammation de la caisse du tympan, mais peut-être jamais isolément.

Comme états consécutifs de la tympanite, on cite les taches, l'épaississement, l'injection et la vascularisation granuleuse (analogue au pannus), la perforation et la destruction ulcéreuse, enfin la végétation polypeuse, qui me semble pourtant devoir être attribuée à une excroissance de la muqueuse de la caisse du tympan, poussée en avant, plutôt qu'à un état pathologique du tympan lui-même. A la suite d'une fonte suppurative du tympan ou d'une partie de cet organe, on remarque une formation cicatricielle, un revêtement membraneux des bords de la perte de substance et le racornissement à divers degrés. Les osselets de l'ouïe participent plus ou moins à la maladie ; ils peuvent être expulsés par la fonte purulente ou gênés dans leurs fonctions, soit par des adhérences cicatricielles, soit parce qu'ils sont en quelque sorte enveloppés par la muqueuse tuméfiée de la caisse du tympan. Si le marteau et l'enclume se perdent, la faculté d'entendre est diminuée, mais non abolie ; l'étrier, principal organe qui communique les ondes sonores à l'eau du labyrinthe, ne peut être détruit sans que du même coup l'audition se perde. Du reste, on parvient rarement à reconnaître exactement de pareils états de la caisse du tympan et des débris de la membrane à l'aide du spéculum de l'oreille, attendu que le plus souvent l'inspection des différentes parties est rendue très-difficile par les granulations et le pus coagulé et fortement adhérent, ainsi que par le gonflement ou le racornissement cicatriciel.

*Perforation du tympan*. — De petites piqûres ou des fentes du tympan peuvent guérir toutes seules ; il paraît en être de même des petites perforations produites par un processus ulcérant, comme cela s'observe aussi pour la cornée. Si les ouvertures sont plus considérables, il faut s'attendre plutôt à ce qu'elles restent béantes et qu'il se forme une espèce de fistule avec revêtement membraneux des bords. On doit se représenter le mécanisme de ces productions d'ouvertures permanentes comme identique avec celui d'autres fistules à bords membraneux ; la muqueuse de la caisse du tympan et celle du conduit auditif se réunissent, absolument comme dans la fistule vésico-vaginale la muqueuse vésicale se continue avec la muqueuse vaginale.

Ce que l'on désigne généralement sous le nom de perforation du tympan ne devrait pas porter ce nom, attendu qu'il ne s'agit pas ici d'une perforation proprement dite, mais plutôt d'une destruction partielle de la membrane. Les patients ne conservent en général qu'un petit reste de tympan ayant la forme d'un croissant ; chez beaucoup de malades même, ce reste n'existe plus.

Si l'ouverture du tympan est très-petite, le dommage qui en résulte pour l'audition n'est souvent pas très-considérable ; une ouverture plus grande affaiblit au contraire l'ouïe très-sensiblement. La perforation du tympan étant rarement une lésion isolée, mais se compliquant généralement d'un épaississement du reste de la membrane, d'adhérences, de tuméfaction et de suppuration ou de condensation cicatricielle de la muqueuse de la caisse, de troubles dans le mécanisme articulaire des osselets de l'ouïe, etc., il n'est pas facile de déterminer exactement quelles conséquences pourront résulter d'une perforation plus ou moins considérable du tympan pour la portée de l'ouïe.

Le *diagnostic des perforations du tympan* à l'aide du spéculum de l'oreille et la connaissance exacte de l'état de la solution de continuité ne sont pas toujours possibles pour les raisons indiquées plus haut. Si l'eau injectée dans l'oreille passe dans la gorge du malade, ou bien s'il souffle de l'air par l'oreille en se mouchant, le diagnostic est fait tout naturellement, même sans spéculum. Mais, dans quelques cas, la trompe d'Eustache est également oblitérée par le gonflement de la muqueuse de la caisse du tympan, de sorte que le diagnostic n'est pas possible de ce côté.

On a conseillé la *perforation artificielle* du tympan pour remédier à différents états pathologiques ; mais à raison de la grande incertitude du diagnostic, l'opération n'a presque jamais été faite. Cette opération a été proposée : 1° en cas d'accumulation de mucus, de pus, d'eau, de sang dans la caisse du tympan, ne pouvant être vidés par la trompe ; 2° en cas d'épaississement considérable du tympan devenu impropre à transmettre les ondes sonores ; 3° en cas de rétrécissement incurable de la trompe, ayant pour effet d'empêcher l'accès de l'air du pharynx au tympan.

Si l'air n'a pas un libre accès à la caisse du tympan à travers la trompe d'Eustache, il se produit des bruits consonnants dans l'oreille, accompagnés de dureté de l'ouïe et de surdité. En cas d'adhérence des bords, ou d'oblitération incurable de la trompe, on pourrait donc essayer de guérir la surdité par la perforation du tympan. Une petite ponction de cette membrane serait encore évidemment indiquée dans

le cas où sa saillie en avant permettrait de diagnostiquer une accumulation de liquide dans l'oreille moyenne. La place où il faudrait faire
la ponction serait au-dessous du manche du marteau ; là on est sûr de
ne pas produire d'autre lésion, pourvu que l'on ne pénètre pas trop
profondément. On choisit pour opérer un trocart fin ou une aiguille à
cataracte. Dans quelques cas, très-rares il est vrai, la surdité a été
guérie sur-le-champ par ce procédé ; dans d'autres cas on a remarqué
que les sons causaient un commencement de douleur aux opérés absolument comme la lumière aux individus opérés de cataracte. Il est
difficile de maintenir le petit trou du tympan ouvert, attendu qu'il a
une grande tendance à se refermer ; une petite incision cruciale ou en
T répondrait peut-être le mieux à l'indication. Si on la faisait trop
grande, il pourrait en résulter un dommage pour le fonctionnement de
la membrane. — On a proposé l'excision d'un petit morceau rond au
moyen de l'emporte-pièce, ou la cautérisation avec la pierre infernale ;
la valeur pratique de ces instruments et de ces méthodes est naturellement fort douteuse.

Autrefois on recommandait fortement l'ouverture de la caisse du
tympan par l'apophyse mastoïde, dont on perforait les cellules ; toutefois
cette opération n'aurait de la valeur qu'autant qu'il y aurait complication de carie, et qu'il s'agirait de ménager un libre écoulement au pus.

*Tympan artificiel.* — On a remarqué qu'une petite feuille de
gutta-percha ou de caoutchouc, de même un petit morceau de
ouate, de papier mâché, etc., porté sur le tympan perforé ou
en grande partie détruit, avait pour résultat immédiat d'améliorer
très-sensiblement l'ouïe de certaines personnes. Toynbee, à qui
l'on doit surtout cette remarque, s'est expliqué le fait en supposant que le tympan était en quelque sorte remplacé par ces
corps qui auraient pour effet de refermer la cavité résonnante par
trop ouverte. C'est ce qui conduisit Toynbee à imaginer ses
tympans artificiels, c'est-à-dire de petites feuilles de caoutchouc
fixées sur un fil d'argent assez mince et que l'on introduit, au
moyen de ce fil, jusqu'au niveau du tympan. Dans ces derniers
temps, Erhart (de Berlin) a montré qu'avec du coton mouillé, on
obtient le même résultat. Ce qu'il paraît falloir avant tout dans
cette circonstance, c'est qu'une pression sur le manche encore
intact du marteau se communique à l'enclume et à l'étrier, et
il semble qu'un resserrement plus intime de la chaîne des osselets, surtout l'application plus étroite de l'étrier, est la principale
condition par laquelle l'introduction de ces corps étrangers tend
à améliorer l'audition.

*Maladies de la caisse du tympan.* — Une *lésion traumatique* de la caisse du tympan ne s'observe, à moins d'une piqûre du tympan, que dans certaines lésions du crâne. Les fissures du crâne traversent souvent la caisse du tympan ; on voit alors un écoulement de sang par l'oreille dû à la rupture simultanée du tympan, et assez souvent une paralysie du nerf facial qui passe derrière l'oreille moyenne. Si les enveloppes du cerveau ont été déchirées en même temps, il s'écoule également de la sérosité sous-arachnoïdienne, souvent en très-forte quantité. Il peut même arriver qu'il s'échappe par l'ouverture une certaine quantité de substance cérébrale.

*Inflammation de la muqueuse de la caisse du tympan.* — L'otite interne survient dans le cours de diverses maladies aiguës, typhus, scarlatine, rougeole, variole, en outre dans la dyscrasie scrofuleuse et syphilitique, et souvent même en dehors de ces causes. Elle affecte diverses formes, selon qu'elle est plutôt catarrhale, adhésive ou purulente et ulcéreuse. Dans ce dernier cas surviennent des destructions du tympan, l'élimination d'osselets, et enfin, si l'inflammation gagne la paroi osseuse, la carie et la nécrose. La production muqueuse trop abondante ou la naissance d'adhérences, de brides cicatricielles, suffisent déjà pour troubler gravement l'ouïe. S'il se produit une carie ou une nécrose, le cerveau lui-même est menacé en ce sens que l'inflammation osseuse se dirige souvent vers l'intérieur, s'étend sur les enveloppes du cerveau et entraîne une accumulation du pus dans la cavité du crâne ou même un abcès cérébral.

L'intervention chirurgicale ne devient qu'exceptionnellement nécessaire contre les processus inflammatoires et purulents. Si l'exsudat s'accumulait derrière le tympan resté intact, on obtiendrait peut-être quelque avantage, surtout une diminution des douleurs, par la perforation de cette membrane. — Si la muqueuse de l'oreille moyenne est devenue, après la destruction du tympan, le siége d'un écoulement chronique muco-purulent, on ne pourra espérer une amélioration de cet état qu'avec l'emploi de solutions astringentes, absolument comme pour d'autres écoulements analogues. Mais il faut souvent longtemps continuer l'emploi de ces remèdes avant d'obtenir un état d'atrophie cicatricielle (une sorte de xérose) de la membrane muqueuse. — Si une granulation fongueuse prend un développement polypeux, on doit l'enlever afin que l'écoulement du pus puisse se faire plus librement.

Si les cellules mastoïdiennes sont atteintes de *carie*, on peut être dans le cas de faire une ouverture directe, une incision sur l'os détruit, et si ce dernier est tuméfié, même la trépanation. — Dans quelques cas rares, il devient nécessaire d'enlever des parties *nécrosées* de l'apophyse mastoïde, de la partie écailleuse du temporal, ou même du rocher et des parois externes de la caisse du tympan.

Les *tumeurs perlées* (cholestéatomes) que l'on rencontre parfois dans l'intérieur de l'oreille, dans le rocher ou dans l'apophyse mastoïde, ne doivent pas être confondues, ainsi que cela s'est fait souvent, avec des productions caséeuses et tuberculeuses.

*Maladies de la trompe d'Eustache.* — Quand la trompe s'oblitère ou se rétrécit à un tel point que la communication avec le pharynx n'est plus assez libre, l'audition est en souffrance, et il se produit un état plus ou moins prononcé de surdité et de bourdonnement d'oreille. Une pareille oblitération de la trompe peut provenir d'amas muqueux ou d'un gonflement des parois, ou bien encore d'une tumeur, comme par exemple des amygdales, qui comprime la trompe. Une paralysie des muscles palatins s'insérant à la trompe, et concourant à dilater son pavillon (le releveur du palais mou ou péristaphylin interne, le tenseur ou péristaphylin externe et le palato-pharyngien), peut également exercer une influence fâcheuse sur la trompe. Ce qui semble le prouver jusqu'à un certain point, c'est l'observation de Dieffenbach, d'après laquelle la staphylorrhaphie a eu pour effet, dans quelques circonstances, d'améliorer l'ouïe.

L'essai de porter des substances astringentes, par exemple une petite éponge imbibée d'une solution de nitrate d'argent sur l'orifice de la trompe, ou d'y insuffler un peu de poudre d'alun en vue de combattre un gonflement catarrhal, etc., n'est pas absolument à rejeter ; seulement nous devons rappeler qu'il faudrait premièrement avoir bien diagnostiqué ces états pathologiques de la muqueuse avant de songer à remplir une indication de ce genre. Peut-être la rhinoscopie permettra-t-elle à l'avenir de faire ce diagnostic.

Si l'on suppose un gonflement ou une oblitération de la trompe, la première indication est d'engager le malade à faire des efforts pour se moucher tout en se fermant la bouche et en se pinçant le nez, et d'essayer si, par ce moyen, il peut encore faire arriver de l'air dans l'oreille moyenne. On peut aussi injecter de l'air par le nez pendant la déglutition, absolument comme on a l'habitude de faire pour la douche nasale (Politzer). Quelques malades en éprouvent une amélioration immédiate de l'ouïe. On doit admettre que, dans ces cas, la pénétration de l'air a pour effet de dissiper de petits amas muqueux ou une agglutination produite par un léger gonflement. Pour savoir si l'air arrive réellement jusque dans la caisse du tympan, on peut, si l'on ne veut s'en rapporter à la sensation accusée par le malade lui-même, appliquer le stéthoscope sur le pavillon de l'oreille, ou bien chercher à reconnaître au moyen du spéculum le choc de l'air injecté contre la membrane du tympan.

*Cathétérisme de la trompe.* — Si le malade ne parvient pas à faire pénétrer de l'air dans son oreille et que, par conséquent, il y ait lieu de supposer l'existence d'un état morbide de la trompe, on peut encore essayer d'injecter l'air artificiellement à l'aide de la sonde de la trompe d'Eustache. Pour sonder la trompe d'Eustache, il faut un tube dont l'extrémité antérieure soit un peu recourbée. On introduit rapidement cet instrument, la convexité dirigée en haut et en suivant le plancher de la cavité nasale jusqu'à ce que l'on arrive au voile du palais. Là on fait décrire un mouvement de rotation au bec de la sonde, de telle sorte qu'il soit dirigé en dehors et en haut. Si alors on pousse la sonde encore un peu plus loin, on la fait arriver tout droit dans l'ouverture de la trompe. Ou bien on fait avancer la sonde jusqu'à la paroi postérieure du pharynx ; arrivé là, on dirige son extrémité en dehors et on la ramène de nouveau dans cette même direction en arrière. Aussitôt que l'on a senti que la sonde a glissé au-dessus de la saillie de la trompe, on fait de nouveau un peu avancer le bec et on le fait pénétrer de dedans en dehors dans l'orifice du canal. On s'assure par la position fixe de l'instrument, qui ne se laisse plus si facilement retourner en tout sens, ou bien par l'exploration avec le doigt que l'on fait avancer par la bouche jusque derrière le voile du palais, si l'on est réellement arrivé dans la trompe d'Eustache.

Si l'on ne réussit pas à pénétrer dans ce conduit par une narine, on peut essayer d'y arriver par l'autre en se servant d'une sonde fortement courbée en avant. Par l'arrière-bouche on n'y parvient pas si facilement, à cause de la grande irritabilité des muscles du voile du palais.

Pour l'injection artificielle de l'air, il convient d'employer une poire de caoutchouc munie d'un tube élastique que l'on fait communiquer avec la sonde. D'une main on tient cette dernière, de l'autre on comprime la poire par petites secousses répétées. Tous les appareils inventés pour fixer la sonde paraissent inutiles, et toute pompe à injection agissant avec une grande énergie doit être rejetée. Dans tous les cas, la communication entre le tuyau à injection et la sonde doit être assez molle et assez élastique pour permettre d'éviter pendant l'opération tout ébranlement et tout déplacement de l'instrument. Il faut naturellement répéter l'injection, si la dureté de l'ouïe se reproduit.

Le précepte de faire arriver une corde à boyau ou une sonde fixe de baleine à travers le cathéter jusque dans la caisse du tympan promet très-peu de succès, à raison de la grande étroitesse du canal tubaire vers son milieu. Sur le cadavre on arrive encore assez facilement à faire arriver la sonde jusqu'au tympan ; mais sur le vivant, cela serait par trop douloureux, et il pourrait en résulter des accidents.

# CHAPITRE III

## NEZ ET CAVITÉ NASALE.

Sinus frontaux. — Plaies du nez. — Fracture des os du nez. — Tumeur couperosée (éléphantiasis bénin), cancer, lupus, verrues du nez. — Rhinoplastie : nez taillé dans la peau du front ; dans celle du bras. — Formation du dos du nez, de la pointe du nez, des ailes du nez, des narines. — Autres corrections du nez. — Épistaxis. — Rhinoscopie. — Corps étrangers dans le nez. — Ozène. — Lupus de la cavité nasale. — Polypes du nez. — Tumeurs de la cloison.

*Sinus frontaux.* — Lorsque les parois des sinus frontaux sont *brisées* et ouvertes, on voit s'échapper de la plaie une forte colonne d'air au moment où le malade se mouche ; si l'ouverture cutanée est trop étroite, ou bien s'il existe une perforation sous-cutanée, le tissu cellulaire se gonfle et il se produit un emphysème de la région sus-orbitaire et oculaire. La guérison se fait, dans ces cas, sans difficulté, parce que l'emphysème bientôt se dissipe de nouveau. — S'il existe une lésion de la paroi postérieure des sinus, le cerveau lui-même est menacé. S'il s'est produit en avant une grande perte de substance de la peau et de la paroi osseuse des sinus frontaux, on doit s'attendre à la formation d'une fistule avec revêtement membraneux des bords.

Quand la paroi antérieure des sinus frontaux a été perdue, on voit leur *muqueuse* dans un état de tuméfaction, rouge et semblable à une surface bourgeonnante. Cet état granuleux ne doit pas être confondu avec les granulations des plaies en suppuration, avec lesquelles il offre une frappante ressemblance.

Les sinus frontaux peuvent devenir le siége d'un *corps étranger*, d'une *nécrose*, d'une *accumulation muqueuse*, d'un *abcès*, d'un *fibroïde* (avec ossification) (1), d'une *tumeur perlée* (cholestéa-

(1) Les tumeurs bosselées dures comme l'ivoire, que l'on a parfois extraites des sinus frontaux, paraissent en partie dues à l'ossification de fibroïdes. — Quelques observations m'ont conduit à supposer qu'il

tome), etc., maladies qui entraînent la nécessité d'une opération. L'ouverture des sinus frontaux par la région sourcilière, ou, en cas d'agrandissement aux dépens de l'orbite, par la région palpébrale supérieure, se fera généralement avec assez de facilité dans ces sortes de cas, attendu que l'on opère sur des parois déjà dilatées et amincies. Cependant on ne doit pas perdre de vue que dans la période de la cicatrisation, la peau peut se renverser en dedans et donner lieu à une fistule à bords membraneux. Pour éviter cet accident, on s'abstiendra de faire une incision cruciale, attendu que cette dernière favorise ce renversement de la peau. — Quand il s'agira simplement de vider et de maintenir vides les sinus frontaux dilatés, ce but pourra être atteint au moyen d'un petit tube d'argent que l'on fixera par un petit emplâtre.

*Pour la guérison d'une fistule des sinus frontaux*, tout dépendra de la cause. Si la formation fistuleuse dépend d'une oblitération de leur orifice nasal, on doit chercher à rétablir la communication avec la cavité nasale, ou à amener l'adhérence et l'oblitération de tout le sinus frontal. Si au contraire la fistule n'est déterminée que par la réunion sous forme de lèvre des bords de la peau et de la muqueuse, il suffira, pour la fermer, d'aviver les bords et d'en faire ensuite la suture et au besoin d'emprunter aux parties voisines un petit lambeau pour fermer définitivement la plaie.

*Plaies du nez*. — Lorsqu'il s'agit de guérir une plaie du nez, on ne doit pas ménager les sutures ; s'il y a avantage à le faire, on peut même traverser le cartilage pour appliquer les points. — Lorsqu'une partie du nez est complétement détachée et même dans le cas où il ne s'agirait pas d'une plaie nette par instrument tranchant, et où quelques heures se seraient déjà passées depuis l'accident, on doit toujours encore tenter la reprise de la partie détachée en la réunissant par la suture avec le moignon. Souvent, pendant que le lambeau reprend, on s'aperçoit qu'il prend une coloration bleuâtre après avoir été pâle au commencement. L'épiderme se détache soit par desquamation, soit par formation d'ampoules, soit même par suppuration superficielle. Souvent on ne réussit à faire reprendre qu'une partie du morceau détaché, le reste tombe en gangrène.

existe des tumeurs osseuses congénitales des régions ethmoïdale et sphénoïdale qui pourraient avoir leur raison d'être dans une excroissance de l'extrémité supérieure de la corde dorsale embryonnaire.

*Fracture des os du nez.* — Une fracture des os du nez peut s'étendre jusqu'à l'ethmoïde et à la base du crâne, et par le fait avoir des suites mortelles. Mais ordinairement, il n'existe qu'un enfoncement des os propres du nez. Le diagnostic de la fracture, à l'examen extérieur, est souvent rendu difficile par la rapidité du gonflement ; on peut alors reconnaître la fracture plus aisément par l'intérieur en introduisant le petit doigt dans les narines jusqu'au bord des os propres ; là où le doigt ne peut plus pénétrer, on le remplacera par une sonde épaisse. Les os enfoncés sont à relever, ce qui s'exécute généralement avec assez de facilité au moyen d'une sonde cannelée ou d'une pince à pansement conduite jusque derrière les os propres du nez. Les os, une fois redressés, se maintiennent le plus souvent d'eux-mêmes dans leur position normale ; quelques auteurs ont conseillé de remplir de charpie la partie supérieure correspondante de la cavité nasale ; mais le peu d'espace et le gonflement de la muqueuse s'opposent le plus souvent à l'exécution de cette mesure.

Dans un cas de fracture non réduite et très-difforme des os propres du nez, surtout quand l'accident ne date que d'un petit nombre de semaines, je crois que l'on devrait sans hésiter essayer le relèvement forcé par la cavité nasale.

*Tumeurs couperosées.* — Le tissu dermique et le tissu cellulaire sous-cutané du nez sont susceptibles d'une prolifération et d'une hypertrophie particulières, donnant à la peau du nez une coloration rouge, un aspect verruqueux, bosselé, accompagnés d'hypertrophie, d'inflammation et même d'ulcération des follicules et d'une vascularisation veineuse extraordinaire. Le tissu sous-cutané d'un nez semblable a une texture ferme, analogue à celle de la couenne du lard. La maladie se présente surtout chez les individus d'un certain âge, faisant abus de boissons alcooliques. On ne doit pas confondre ce genre de dégénération (qui semble être de même nature que l'éléphantiasis bénin) avec des formes malignes. Le tissu hypertrophique ne montre aucune tendance à l'ulcération cancéreuse, et l'on obtient même la guérison par une extirpation simplement partielle de ce tissu. On enlève donc, si la tumeur est assez grande pour gêner et défigurer les individus, les parties superficielles du tissu altéré sans entamer le cartilage. Le plus avantageux, c'est de faire à la fois plusieurs extirpations ovalaires dans des proportions suffisantes pour rendre au nez ses dimensions normales. Dans le cas même

ù il ne resterait que peu de peau pour couvrir la plaie, on peut
spérer un résultat favorable, les parties dénudées se recou-
rant d'une substance cicatricielle assez lisse.

*Verrues du nez.* — Beaucoup de personnes étrangères à la médecine,
t même certains médecins, considèrent comme dangereux d'extirper
es verrues du nez. C'est là un pur préjugé ; on peut sans aucun in-
onvénient enlever au bistouri ou par la cautérisation les verrues du
nez, lorsqu'elles défigurent les individus, aussi bien que les verrues qui
iégent à d'autres endroits du corps.

On peut en dire autant des *télangiectasies* et des *nœvi materni*. En
es extirpant au bistouri ou par les caustiques, on peut produire des
ertes de substance assez grandes sans qu'il en résulte une rétraction
icatricielle qui défigure sensiblement. Les pertes de substance super-
icielles laissent à leur suite une cicatrice lisse, sans grande difformité.

*Cancer du nez.* — Les formations cancéreuses du nez se
montrent rarement sous forme de tumeur ; bien plus fréquemment on rencontre des ulcères plats, à envahissement en général
assez lent, et le cancer épithélial plus bénin et tout à fait superficiel. L'extirpation suivie de points de suture ne pouvant pas se
faire très-facilement à raison de l'adhérence solide entre la peau
et le cartilage et du peu de mobilité des bords cutanés à la partie
inférieure du nez, on applique, dans ces conditions, de préférence des caustiques, ou l'on cautérise après l'extirpation au bistouri. La cicatrice qui en résulte se fait, il est vrai, avec lenteur,
retardée, comme elle est, par le peu de mobilité des bords
cutanés ; mais elle est généralement lisse, non rétractée, et ne défigure pas les individus. Naturellement il faut éviter de cautériser
trop profondément, de peur qu'il n'en résulte une nécrose des cartilages et une perforation gangréneuse, parfois suivie d'une fistule nasale. — Les caustiques sont moins utiles à la partie supérieure du
dos du nez, attendu que là on rencontre une peau plus mobile, permettant la suture des petites plaies avec perte de substance qui
résultent de l'extirpation, ou la formation de petits lambeaux pour
couvrir ces pertes de substance. — Si le cancer occupe les bords
de l'ouverture nasale, il ne sera guère possible d'éviter une difformité, quel que soit le moyen employé, les caustiques ou le bistouri.

Dans les cas les plus favorables, on peut avoir recours à une
opération rhinoplastique (voyez p. 6).

*Lupus du nez.* — Comme c'est précisément sur le nez que le
lupus exerce ses plus cruels ravages, le lupus nasal est celui que
l'on doit traiter avec le plus d'énergie. On fera toujours bien de

diriger un traitement général par l'huile de foie de morue ou l'iodure de potassium contre cette affection ; mais dans les cas opiniâtres, on ne négligera pas l'usage énergique et persévérant des caustiques et l'on n'attendra pas trop longtemps avant de recourir à l'emploi de ce remède. Les caustiques énergiques, surtout le chlorure de zinc et la potasse caustique, agissent le plus sûrement, et pour cette raison on fera bien de leur accorder en général la préférence. Les règles pour cautériser le lupus du nez sont les mêmes que pour le lupus en général ; il faut ramollir et enlever les croûtes, inciser superficiellement et cautériser énergiquement les bords ulcérés et les diverses nodosités, et prévenir, par des onguents émollients, etc., la formation de croûtes nouvelles.

Il sera question plus loin du lupus de la cloison et de la cavité nasale.

*Restauration du nez. Rhinoplastie.* — La perte du nez produit une difformité si hideuse, que ce n'est pas sans raison que l'on considère sa restauration comme une des tâches les plus essentielles et les plus belles de la chirurgie.

Les nez artificiels que l'on fabrique le mieux en bois verni, et qui se fixent au moyen d'une paire de lunettes et d'un ressort qui s'attache aux deux côtés du rebord osseux des fosses nasales antérieures, corrigent la difformité d'une manière trop insuffisante. C'est pourquoi les opérations rhinoplastiques, quoiqu'elles fournissent souvent un résultat incomplet, ont toujours une très-grande valeur. Comme il s'agit d'obtenir ici des formes aussi parfaites que possible, ces opérations ne devraient être entreprises que par des chirurgiens qui s'y sont convenablement préparés par la pratique des opérations autoplastiques en général, et par la lecture de tout ce qui a été écrit sur ce sujet, et surtout des œuvres incomparables de Dieffenbach.

Les vices de forme de ces nez reproduits par une opération chirurgicale sont généralement dus à la rétraction cicatricielle. Par l'effet de cette rétraction, le lambeau concourant à former le nez s'aplatit, la pointe du nez, quelquefois le dos, ne proéminent pas assez ; la sous-cloison fait une saillie inférieure, de sorte que, vue de côté, elle devient trop apparente. Les narines souvent se resserrent au point qu'il est à peine possible d'empêcher l'occlusion. Enfin il n'est pas rare qu'à la base du nez nouveau on remarque un enfoncement du bord cicatriciel au devant duquel s'élève en bourrelet informe le lambeau de peau qui doit représenter le nez. Malgré ces défauts, que l'on peut éviter en grande partie en tenant un compte exact de la rétraction cicatricielle et en sachant adapter convenablement le procédé opératoire aux exigences du cas particulier, les individus qui ont récupéré un nez grâce à une opération rhinoplastique, se montrent en général fort satisfaits.

La restauration du nez par la rhinoplastie se fait de deux manières : on emprunte à la peau du front un lambeau auquel on donne la forme convenable, et on le fixe, après l'avoir tordu, à la place du nez (méthode indienne) ; ou bien on rapproche le bras du malade de sa tête, on le fixe dans cette position, et l'on réunit avec les bords de la perte de substance un lambeau préalablement taillé dans la peau de ce bras, pour en faire un nez nouveau (méthode italienne). Quand la perte se réduit à une simple partie du nez, on peut emprunter à la joue ou à la lèvre le lambeau réparateur. Une foule de procédés ingénieux, presque tous inventés, perfectionnés et appliqués par Dieffenbach, servent à rétablir, sous une forme aussi parfaite que possible, les différentes parties du nez, le dos, les parois latérales, les ailes, la pointe, les narines, la sous-cloison perdus ou devenus difformes. Dans ce qui suit, je ne puis donner qu'un court aperçu de ces diverses opérations.

*Restauration du nez aux dépens de la peau du front.* — On choisit ordinairement l'endroit immédiatement situé au-dessus du nez. Si le front est trop bas, on prend la peau d'un côté en diagonale, ou bien on empiète sur le cuir chevelu. — Après avoir mesuré sur un modèle de cuir ou de sparadrap la forme et la grandeur du lambeau, on le taille sur ce modèle, qu'on a soin de dépasser même un peu, et on le détache du péricrâne. Le lambeau ainsi taillé, on prolonge d'un côté l'incision du pédicule jusque dans la lacune, afin de pouvoir mieux tordre le lambeau. Sur les côtés de la perte de substance ou du moignon et par en bas, partout où les bords et la cloison du nez nouveau doivent s'attacher, on prépare la reprise du lambeau en enlevant purement et simplement le rebord cicatriciel, ou en faisant une rainure pour recevoir le lambeau. On fait même bien de faire ce temps de l'opération avant de circonscrire le lambeau frontal.

Le nez nouveau est attaché par un nombre suffisant de sutures. Quant à la partie destinée à former la sous-cloison, il vaut souvent mieux l'attacher la dernière. On la plie en deux et l'on maintient ses deux faces saignantes en contact au moyen de sutures ou bien en entourant le tout d'une mèche épaisse. Dans les narines, on peut placer de petits cylindres, des bouts de tuyaux de plume, etc. (voyez page 67). — La plaie du front sera fermée aussi loin que possible par première intention au moyen de points de suture. La guérison du reste s'obtiendra sous des bandelettes de sparadrap, avec production d'une cicatrice unie. — Le pont de nutrition du lambeau, à la racine du nez, sera extirpé plus tard, s'il défigure l'individu.

D'une façon tout à fait analogue, on peut restaurer avec la peau du front une des parois latérales ou la pointe (voyez page 64), ou bien encore le dos (page 65) de l'organe.— On peut

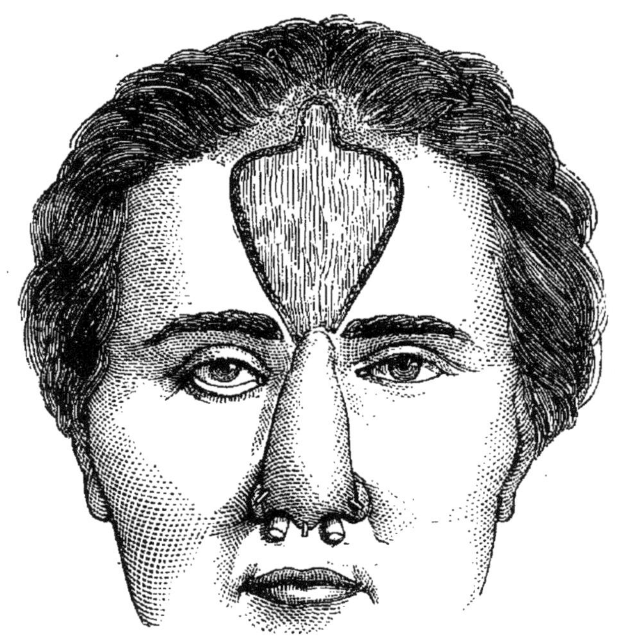

Fig. 3 (1).

aussi emprunter le lambeau aux parties latérales du front au lieu de le prendre directement en haut, ou bien on établira le pédicule du lambeau sur un des côtés, de façon qu'il corresponde au sourcil ou à la racine du nez de ce même côté.

*Restauration du nez aux dépens de la peau du bras.*— On a recours à ce moyen quand la peau du front n'est pas assez saine pour fournir un lambeau convenable. Pour pouvoir opérer suivant cette méthode, on se sert d'un appareil consistant en une camisole à laquelle s'adapte un capuchon, et en une sorte de gouttière à laquelle s'attachent des courroies qui attirent le bras vers la face et permettent de le maintenir dans cette position. Après avoir habitué le malade à conserver jour et nuit cette attitude, on taille un lambeau convenable dans la peau du

(1) Empruntée à la *Chirurgie opératoire* de Guérin.

bras, de telle sorte que la partie du nez nouveau qui correspond à la
sous-cloison reste en communication avec le bras. Après cela on soude
le lambeau au dos du nez et aux parois de la perte de substance que
l'on a eu soin d'aviver, et l'on attend qu'une union intime se soit établie entre ces parties. Après huit jours environ, si ce résultat est obtenu,
on peut séparer le bras du visage pour souder immédiatement le
lambeau de la sous-cloison à sa place au-dessus de la lèvre. — Une

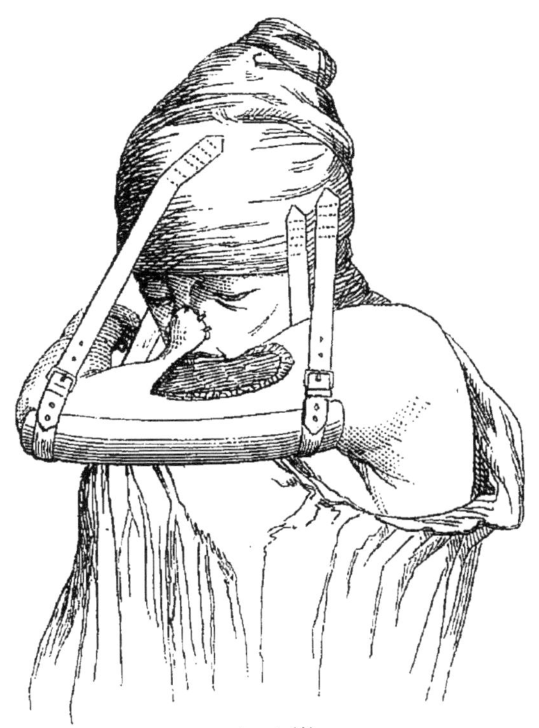

Fig. 4 (1).

modification très-recommandable de cette méthode consiste à approprier
la pièce du bras avant de la souder avec les bords de la perte de substance. On formera donc le nez nouveau sur le bras, et on ne l'atta-
chera à la face qu'ainsi préparé d'avance. Dans ce but on circonscrit
sur le bras un pont de peau correspondant au nez et suffisamment
grand à raison de la rétraction qui se produira. Sous la peau détachée
de l'aponévrose, on place un petit linge, et l'on attend que la suppuration
soit terminée, que les bords se soient repliés sous eux, et que la face
postérieure se soit cicatrisée. Ensuite on détache la partie supérieure
devant correspondre à la racine du nez, et c'est seulement quand là

(1) Empruntée à la *Chirurgie opératoire* de Guérin.

aussi le lambeau a pris sa forme définitive, que l'on avive et réunit les parties correspondantes du nez et du bras. — Dieffenbach abrége la durée de l'appropriation du lambeau brachial en faisant passer une partie du lambeau sous l'autre et en réunissant par des sutures les deux bords latéraux (voy. fig. 5). La partie *cd* est repliée, glissée en haut jusqu'au niveau de l'autre, puis *cd* réuni avec *ab* par des

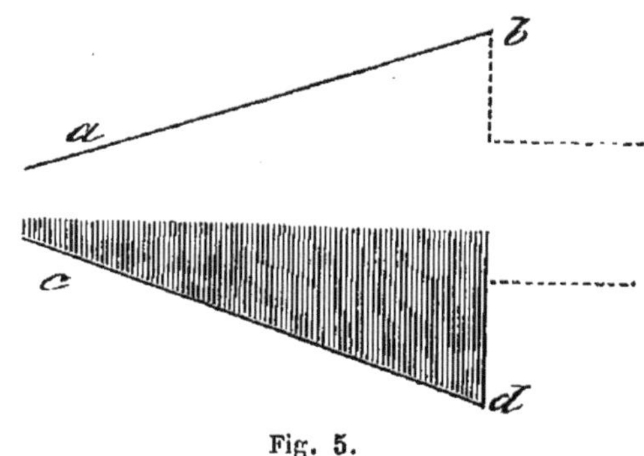

Fig. 5.

points de suture. Plus tard, quand la formation du lambeau nasal est achevée et qu'il s'agit de le mettre en place, il faut de nouveau le fendre sur la ligne de réunion et déplier en quelque sorte la peau repliée sur elle-même, ainsi que nous venons de le décrire.

*Formation de la sous-cloison du nez.* — Quand la sous-cloison seule vient à manquer, on la remplace le mieux par un lambeau emprunté à la lèvre supérieure, dont on utilise la partie moyenne. Deux incisions, partant chacune de la narine correspondante, servent à former un lambeau comprenant la peau et la muqueuse. On dirige ce lambeau simplement de bas en haut, de façon que la muqueuse regarde en bas; on coupe ensuite la pointe du lambeau et on l'attache par des sutures à l'extrémité convenablement avivée du nez. La petite languette de la muqueuse labiale prend alors, de plus en plus, l'organisation de la peau extérieure.

· Lorsqu'il n'est pas possible de restaurer de cette manière la sous-cloison, on peut emprunter le lambeau à un côté de la lèvre ou au dos du nez, voire même au front, en ayant soin alors de fendre le nez pour insérer le pédicule entre les lèvres de la plaie.

*Restauration du dos du nez.* — Si une grande perte de substance existe sur le dos du nez, il faut, en général, remplacer ce qui manque par un lambeau frontal. On agira de même quand une perte de substance considérable du dos du nez aura eu pour effet une forte rétraction de la pointe du nez et des narines par en haut. — Des pertes de substance plus petites ou des perforations à bords cicatrisés sur le dos ou sur les côtés du dos du nez seront restaurées, le plus avantageusement, avec la peau de la joue, à l'aide d'un lambeau que l'on appliquera par glissement à l'endroit convenable. — Lorsque le dos du nez est *affaissé* (par *rétraction cicatricielle* à la suite d'une destruction de ses parties internes), on peut remédier à cet inconvénient de différentes manières, en fendant le dos du nez, en décollant les parties latérales de la peau et en insérant dans la fente un lambeau frontal, ou bien en circonscrivant, par un avivement convenable, la partie affaissée, et en greffant au-dessus d'elle un nouveau lambeau. On peut encore faire le décollement sous-cutané d'une paroi latérale affaissée, soit par le côté des gencives, soit par les narines, suivant les exigences du cas particulier, et l'on tient ensuite le nez relevé pendant le travail de cicatrisation par des espèces d'attelles, telles que des feuilles de plomb, etc., soutenues par des aiguilles enfoncées sur les côtés de l'organe. — Souvent des incisions, ou même de petites excisions latérales, peuvent devenir nécessaires pour faire saillir davantage le dos du nez.

Lorsque le dos du nez est flasque et affaissé, comme cela arrive pour beaucoup de nez restaurés par la rhinoplastie, il est difficile de le relever ; l'introduction d'un appareil de soutien d'or a été souvent vainement essayée ; de même la compression latérale au moyen de divers instruments compresseurs a été reconnue insuffisante. Un moyen qui promet plutôt le succès, c'est la suture à aiguilles imaginée par Dieffenbach ; on aura soin d'attirer fortement les aiguilles et de les laisser longtemps en place, de sorte qu'il se forme en dedans une sorte de pont cicatriciel. — Si pour former le nez nouveau on peut ménager ce qui reste de l'ancien, on doit profiter de cet avantage pour prévenir l'affaissement du dos du nez en appliquant le nez nouveau au-dessus de la partie restante de l'ancien.— D'après Langenbeck, une partie du périoste frontal peut être détachée avec le lambeau du front, ce qui donnerait lieu à une formation de tissu osseux dans le dos du nez nouveau.

*Formation de la pointe du nez.* — Si la pointe du nez n'a pas subi une perte de substance trop grande, on peut souvent emprunter le lambeau à la région de la racine du nez ou à un des côtés vers la joue. Un lambeau taillé dans la peau du front est muni d'un long pédicule tomberait trop facilement en gangrène.

4.

— En taillant le lambeau, ou la partie du lambeau destinée à former la pointe du nez, il faut surtout aviser à ce que cette extrémité ne devienne pas trop plate. La plupart des nez autoplastiques que l'on rencontre ont ce défaut, que leur pointe est trop aplatie, semblable à une petite boule, et en général pas assez saillante. Pour former une pointe du nez suffisamment saillante, on doit s'astreindre à suivre deux préceptes dont l'utilité a été souvent reconnue dans la clinique de Marbourg. Le premier de ces préceptes est le suivant : la forme du lambeau frontal doit être telle que l'angle compris entre la partie destinée à la sous-cloison et la partie principale ne soit pas droit (comme dans la figure 3), mais obtus et mesurant environ 120 degrés; deuxième précepte : une fois le lambeau en place, on appliquera dans cet angle, devenu maintenant l'extrémité antérieure de la nouvelle narine, un point de suture entrecoupée. De cette manière on obtiendra, comme chacun peut s'en assurer, sur un modèle de papier, une pointe du nez plus correcte que celles qui ont été obtenues par la méthode employée jusqu'à présent.

*Formation des narines.*—Les ressources de l'art étant, sous ce rapport, fort limitées, on doit chercher, avant tout, lorsqu'on procède à une opération rhinoplastique, à conserver autant que possible ce qui reste de l'ancienne narine. On enlèvera donc le moins qu'on pourra de ses bords, et l'on se servira de ce qui reste encore de son bord externe pour border l'aile du nez nouvellement formée. Dans ce but, il peut devenir nécessaire de détacher un petit reste de l'aile du nez qui s'est rétractée par en haut, de l'attirer en bas, et d'insérer dans l'angle ainsi obtenu le coin du lambeau nasal.

Les narines d'un nez restauré à nouveau sont toujours très-imparfaites et étroites, quels que soient les soins donnés à leur formation. Le renflement et l'épaississement du lambeau cutané, ainsi que la rétraction cicatricielle et le bourgeonnement de sa face interne et de son bord libre, dans la partie qui correspond à l'aile du nez, tout cela a pour résultat une narine étroite, entourée de bords épais et volumineux, et laissant souvent à peine passer l'air nécessaire pour respirer. — Heureusement, ce vice de forme est peu remarqué. Pour éviter autant que possible cet inconvénient, on doit s'attacher principalement à bien former la sous-cloison; on doit en maintenir les deux faces saignantes repliées l'une contre l'autre, et, au besoin, amincir le lambeau du côté de sa face saignante, afin que l'on puisse mieux le replier. Un point de suture appliqué à l'intérieur peut contribuer à ce résultat. La formation de la partie externe de la narine doit être faite d'une façon analogue, si l'on veut éviter les suites d'une rétraction cicatricielle. On donne le plus de largeur et de longueur possible à la partie du lambeau que l'on destine à former l'aile du nez, et cela uniquement afin d'obtenir assez de substance pour replier le bord en dedans. Il est vrai qu'alors on a besoin d'un lambeau d'autant plus considérable, et bien des chirurgiens renoncent à prendre leurs dimensions en vue de ce résultat, pour ne pas trop dégarnir le front, et parce que le but que l'on se propose est néanmoins imparfaitement atteint. — Souvent on est obligé de maintenir dans le nez de petits tubes de plomb, de gutta-percha, etc., si les narines ont une tendance à s'oblitérer ou à se rétrécir fortement. Cependant cette précaution donne ordinairement fort peu de résultats, et, dans bien des cas, il vaudrait peut-être mieux laisser les petits tubes de côté plutôt que d'entretenir l'inflammation par l'irritation qu'ils produisent. On obtiendra alors de meilleurs effets d'une dilatation ultérieure de l'ouverture cicatrisée.

Un *rétrécissement* déjà ancien des narines peut être efficacement combattu par une dilatation lente et graduée au moyen de cordes à boyau et d'éponge préparée. Si l'orifice seul est rétréci, par exemple, par une cicatrice du bord postérieur de la narine, on fait bien d'exciser et d'insérer dans la petite plaie un petit lambeau emprunté à la région des lèvres.

En cas d'oblitération membraneuse d'une narine, comme elle se présente quelquefois à l'état congénital, on fera une incision cruciale ou en T, suivie du renversement en dedans des bords cutanés. Si l'oblitération s'étend jusque dans la profondeur, il n'y a rien à faire, car une ouverture faite avec un trocart et suivie d'une application de tubes de plomb, etc., se fermera toujours à la longue.

*Corrections moins importantes du nez.* — Le moindre manque de symétrie, le plus léger vice de forme du nez constituant un défaut fort désagréable, on a eu recours à une foule de procédés plus ou moins compliqués, ayant pour but de rendre au nez l'élégance des formes, et qu'il serait trop long d'énumérer dans ce livre. Les petites cicatrices seront excisées ou simplement incisées ou enlevées superficiellement, divisées par une incision sous-cutanée, une sorte de ténotomie, ou dilatées, ou bien on insérera de petits lambeaux, on détachera certaines parties cutanées du tissu cellulaire et des cartilages, et l'on fera disparaître la perte de substance par une suture appropriée ; enfin on rétablira la symétrie par de petites extirpations de la peau, par des sections sous-cutanées du cartilage, même par l'ablation de certaines parties de ce dernier (voyez page 78), et de cette façon on fera disparaître ou l'on

corrigera toutes sortes de torsions, de lacunes, d'échancrures, de déviations, de plis et d'autres irrégularités. La variété de ces cas est im-
mense. Malheureusement Deiffenbach ne nous a laissé presque aucun
dessin des nombreuses et remarquables opérations qu'il a exécutées dans
ce genre.

*Hémorrhagie nasale, épistaxis.*— Le moyen le plus simple à employer contre l'épistaxis, c'est le froid, compresses froides et injections d'eau froide. A la dernière extrémité, si l'hémorrhagie menace
d'épuiser le malade, on doit *tamponner* les narines postérieures
et antérieures, afin que le sang soit retenu dans la cavité nasale
et s'y coagule. Un bouchon de charpie, de la grosseur de la
narine postérieure, par conséquent épais d'un pouce, est attiré
par la bouche dans l'ouverture nasale ; ensuite un deuxième
bouchon ferme également la narine antérieure. On rapproche les
deux bouchons l'un de l'autre en nouant le double fil qui traverse
la narine, au-dessus du bouchon extérieur.

Pour attirer le fil qui doit maintenir le tampon postérieur dans
la cavité nasale, on recommande ordinairement l'emploi de la
sonde de Belloc. Mais une sonde fine de gomme élastique ou une
corde à boyau remplit le même office. Il suffit, en effet, de conduire
l'une ou l'autre à travers la fosse nasale jusque dans l'arrière-
bouche, et, arrivée là, d'en saisir l'extrémité avec une pince à
pansement, pour l'attirer en avant. — Afin que le tampon soit
bien placé, il peut être utile d'écarter la luette et de suivre avec
le doigt. La partie postérieure du fil qui s'attache au tampon postérieur pend hors de la bouche, et on la colle extérieurement sur
le côté. Elle sert à retirer le tampon si on le trouve trop petit,
ou bien si, au bout de deux ou trois jours, on n'en a plus besoin.

Le tampon pouvant occasionner quelques inconvénients, tels qu'embarras de la déglutition, inflammation de la cavité nasale accompagnée
de vives douleurs, putréfaction des caillots dans l'intérieur du nez, on
n'aura recours à ce moyen qu'en cas de nécessité absolue.

*Spéculum du nez. Rhinoscopie.* — Il y a souvent lieu de
dilater la narine au moyen d'un spéculum du nez, pour faire
entrer plus de lumière dans cette cavité. A cet effet, on se sert
d'un spéculum de l'oreille court et à deux valves, ou bien d'un
spéculum analogue à celui-ci, et composé également de deux
valves, mais plus étroites. Il n'y a pas d'avantage à introduire le
spéculum au delà du bord osseux de l'orifice antérieur des fosses
nasales; mais la dilatation de la partie membraneuse du nez dans

le sens vertical et surtout de la narine plus arrondie des enfants, laisse déjà pénétrer assez de jour pour faciliter sensiblement le diagnostic.

On peut, ainsi que cela a été démontré par Czermak, inspecter au laryngoscope la partie postérieure de la cavité nasale (l'extrémité postérieure des cornets), en outre l'espace naso-pharyngien et ce qui en dépend, la fosse de Rosenmüller, le pavillon de la trompe d'Eustache et la face supérieure du voile du palais. On se sert, à cet effet, d'un petit miroir que l'on applique contre la paroi postérieure du pharynx. Pendant ce temps, il faut faire saillir en avant le voile du palais au moyen d'un crochet plat et pousser en bas la base de la langue avec une spatule.

Tout en admettant que la plupart des états pathologiques que l'on découvre de cette manière peuvent être reconnus par l'introduction du doigt derrière le voile du palais et par d'autres moyens, on n'en conçoit pas moins que, dans certains cas douteux, le diagnostic doit être singulièrement favorisé par la rhinoscopie.

*Corps étrangers dans le nez.* — Toutes sortes de corps étrangers peuvent pénétrer dans le nez, soit par les narines antérieures où ils sont introduits par le hasard ou par le caprice, soit par les narines postérieures, pendant les nausées et le vomissement. Arrivés dans le nez, ces corps étrangers peuvent occasionner bien des embarras, tant par les hémorrhagies que par le gonflement, l'oblitération, la suppuration qui peuvent en résulter. Un danger tout particulier que ces corps étrangers peuvent entraîner à leur suite, consiste en leur passage subit dans la trachée, où ils empêchent la respiration. Quelquefois un corps étranger séjourne longtemps dans le nez sans y être aperçu, s'y incruste, et se transforme en une sorte de calcul ; ce n'est alors qu'après des mois ou des années que l'on découvre la cause de divers accidents faisant croire à l'existence d'un ozène, d'une carie, à la présence de polypes, etc. — Le spéculum du nez peut beaucoup faciliter le diagnostic. Souvent il suffira d'une simple sonde pour se rendre compte de l'accident.

L'essai d'attirer les corps étrangers avec des pinces échoue presque toujours. On produit une hémorrhagie, les pinces glissent, et le corps étranger ne s'engage que plus profondément. Par contre, l'extraction de ces corps se fait, dans la plupart des cas, très-facilement à l'aide d'une sonde ou d'une épingle à friser, à laquelle on donne la courbure nécessaire pour la transformer en crochet. On passe par-dessus le corps étranger, ensuite on

baisse la pointe du crochet et l'on fait glisser l'objet au-devant.
Dans certains cas exceptionnels, il peut y avoir plus d'avantage
à pousser le corps étranger en arrière, dans le pharynx, mais
alors il faut faire bien attention d'éviter que l'objet entre dans le
larynx.

*Ozène.* — Un écoulement fétide par le nez s'observe dans les
processus les plus variés, à la suite d'ulcérations syphilitiques,
scarlatineuses, scrofuleuses, lupeuses, de toutes sortes de lésions,
de nécroses internes, de corps étrangers entretenant la suppuration, et en général lorsqu'il y a production de pus dans la cavité
nasale, dans le sinus maxillaire, etc. Il paraît que l'odeur spéciale
qui accompagne cette suppuration doit être attribuée à la décomposition du mucus nasal mêlé au pus, absolument comme on voit
se développer une odeur particulière dans la bouche, et qui est
due à la décomposition du mucus buccal, dans les fractures des
mâchoires, dans les lésions de la langue, etc., aussi bien que dans
la stomatite mercurielle. Chez la plupart des individus qui ré-
pandent une odeur semblable, on observe la formation de grandes
croûtes solides de mucus coagulé, principalement dans le méat
supérieur. Derrière ces croûtes, la décomposition du mucus
paraît se produire tout comme la décomposition du pus derrière
certaines croûtes impétigineuses. Souvent on observe en même
temps un remarquable aplatissement du dos du nez, soit que les
os qui supportent les os propres prennent part à l'affection, soit
que les personnes à nez plat se montrent particulièrement pré-
disposées à ces maladies locales. Cet état s'accompagne souvent
de fistules lacrymales.

Naturellement, la première indication est de lever la cause du
mal. Il faut donc enlever les croûtes de mucus, éloigner le corps
étranger, cautériser les ulcérations, etc. Indépendamment de
cela, on fera renifler des liquides détersifs et l'on prescrira des
injections de même nature.

La *douche nasale*, c'est-à-dire un jet d'eau continu entrant
par une narine et sortant par l'autre, peut facilement être établie
au moyen d'un tuyau élastique. On recommande aux malades de
fermer l'entrée du pharynx en faisant agir les muscles du voile
du palais, ensuite on verse ou l'on injecte de l'eau par l'une des
narines.

*Lupus de la cavité nasale.* — Les affections lupeuses de la
cavité nasale, quelle que soit la fréquence avec laquelle elles se
présentent, ont été autrefois en grande partie méconnues. On

a mal jugé les productions hypertrophiques que fait naître la dyscrasie lupeuse (1) dans la cavité nasale, principalement sur la cloison, en leur donnant le nom de polypes ou de verrues ; il en a été de même des affections ulcéreuses que l'on a confondues avec l'ozène, l'ulcération scrofuleuse ou syphilitique. Nous insisterons donc tout particulièrement sur ce fait, que les excroissances verruqueuses hypertrophiques de la cloison du nez, ses perforations ulcéreuses, les écoulements fétides du nez, coïncidant ordinairement avec la formation de grandes croûtes de mucus coagulé, et surtout aussi ces ratatinements cicatriciels de la cloison qui s'accompagnent d'une difformité extérieure, d'un affaissement du nez, proviennent, pour la plupart, d'une dyscrasie lupeuse.

Un fait très-remarquable, c'est cette prédilection que manifeste le processus lupeux pour la partie antérieure de la *cloison du nez*. Il en résulte des excroissances hypertrophiques, souvent d'une étendue considérable, et plus souvent encore la perforation de cette partie de la cloison. Si la partie supérieure de la cloison, ou même la base des os du nez, est détruite par une ulcération, le ratatinement cicatriciel interne entraîne une remarquable rétraction du dos du nez. D'un autre côté, il se produit assez souvent un fort rétrécissement du méat inférieur, de sorte que la respiration par le nez peut être empêchée. Si le siége de la maladie est plus profond, son symptôme prédominant est ordinairement la mauvaise odeur exhalée par les individus, ce que l'on ne doit pas considérer cependant comme une propriété du

(1) Je considère comme incontestable qu'il faut admettre une *dyscrasie lupeuse*, c'est-à-dire une maladie semblable à la syphilis secondaire. Cela paraît avoir été compris à une époque déjà éloignée de la nôtre, et c'est là-dessus que se fonde la doctrine de la dyscrasie herpétique. De nos jours, l'opinion d'après laquelle le lupus ne serait pas à considérer comme une simple maladie de la peau, mais comme l'expression d'une dyscrasie particulière, semble généralement prévaloir, et l'on admet que cette dyscrasie se manifeste non-seulement sur la peau, mais encore sur la muqueuse de la région faciale. Indépendamment du lupus nasal interne, il existe encore des ulcérations lupeuses de la gencive, du palais, du pharynx, de l'œsophage, du larynx, de la conjonctive, du vagin ; il se produit même des suppurations lupeuses dans le tissu conjonctif, dans les ganglions lymphatiques, dans les articulations et dans les os. Ces affections tantôt accompagnent le lupus cutané, tantôt se montrent seules. Dans ce livre, nous ne saurions entrer à ce sujet dans de plus longs développements.          (*Note de l'auteur.*)

lupus, mais plutôt comme le résultat de la décomposition du mucus mêlé avec le pus (page 70).

Pour mieux juger et observer ces phénomènes, il faut faire usage d'un petit spéculum bivalve ; le même instrument est encore presque indispensable pour le traitement. Indépendamment du traitement général par l'iodure de potassium, l'huile de foie de morue, il est nécessaire d'exciser avec les ciseaux les excroissances et de cautériser les ulcères, le mieux en les badigeonnant avec une solution concentrée de chlorure de zinc. Ce caustique l'emporte sur les autres, par exemple sur la potasse caustique, en ce qu'il expose bien moins à des accidents fâcheux, attendu que le remède n'attaque que les parties malades et ne produit aucun effet sur celles qui sont encore couvertes de leur épithélium, surtout lorsque la concentration ne dépasse pas 1/8.

Pour *cautériser la partie postérieure de la cavité nasale* et la région naso-pharyngienne, je me suis quelquefois servi de la sonde de Belloc, à l'aide de laquelle je faisais remonter derrière le palais, et au besoin à travers les fosses nasales, un petit tampon de coton imbibé d'une solution de chlorure de zinc.

*Polypes du nez.* — Ce qu'on appelle ordinairement *polypes du nez*, les *polypes muqueux* de la cavité nasale, est formé par des replis de la muqueuse se trouvant dans un état de gonflement œdémateux et d'allongement hypertrophique. Il faut bien distinguer de ceux-ci les *polypes fibreux*, ou fibroïdes de la cavité nasale, qui sont beaucoup plus rares et qui produisent de bien plus grands accidents. Il en est de même des *polypes verruqueux*, des végétations épithéliales, comme on les rencontre surtout dans la partie antérieure de la cloison nasale. Indépendamment de ces genres d'excroissances, on peut rencontrer, dans la cavité nasale d'autres produits pathologiques, tels que des tumeurs fongueuses, squirrheuses, lupeuses, morveuses, angiectasiques, osseuses, mélanotiques, pouvant toutes affecter la forme d'un polype.

Les *polypes muqueux*, qui ne consistent qu'en un tissu mou, mais offrent néanmoins différents degrés de fermeté, occasionnent surtout de la gêne en oblitérant les voies aériennes, en modifiant le son de la voix, en produisant des hémorrhagies et en se compliquant de coryza et de flux muqueux. Ces inconvénients, généralement, augmentent par le temps humide. Les polypes muqueux partent généralement des plis latéraux de la muqueuse nasale. Ils croissent de haut en bas et finissent par proéminer hors de la narine antérieure ou postérieure. Quand ils croissent en arrière, ils ferment subitement, pendant l'expiration, la narine postérieure, à la manière d'une soupape à boule.

Les *polypes fibreux* écartent, pendant leur croissance, les os, ou, si ceux-ci leur résistent, ils font une double saillie de chaque côté de l'os ; leur pression occasionne souvent de fortes douleurs, des hémorrhagies, des ulcérations et même la carie. Le polype lui-même peut s'ulcérer et prendre l'aspect d'un cancer. Les polypes fibreux naissent, le plus souvent, à la base du crâne, aux environs du sinus sphénoïdal, et ne s'avancent pas exclusivement dans la cavité nasale, mais envoient, en écartant les os, des prolongements dans différents sens, vers l'orbite, vers la fosse ptérygo-palatine, le palais, le sinus maxillaire. Ainsi ils s'étendent partout où ils trouvent de la place, et arrivent entre autres jusque dans les sinus frontaux, les sinus sphénoïdaux et le pharynx. S'ils atteignent un développement considérable, ils écartent la face entière, diminuent la capacité de la bouche et de l'arrière-bouche, et constituent ainsi une maladie très-sérieuse. Les symptômes peuvent devenir à peu près les mêmes que si une tumeur de ce genre avait pris son point de départ du maxillaire supérieur.

On extirpe les différentes tumeurs de la cavité nasale de diverses manières : par *arrachement*, par *ligature*, par *excision* et par *cautérisation*.

Pour les *polypes muqueux*, principalement lorsqu'ils se montrent en avant, le procédé dont on se sert de préférence est l'*arrachement*. On conduit une pince à polypes bien dentée et fenêtrée aussi haut que possible, vers la racine de la tumeur ; on saisit cette dernière fortement et l'on cherche à l'arracher par une secousse énergique ou par une torsion de la pince. Souvent on fait bien d'introduire d'abord la pince, de ne l'ouvrir qu'à l'intérieur, puis de la pousser le long de la cloison encore plus loin en arrière, l'un des mors dirigé en haut, l'autre en bas. Une légère rotation exécutée en dehors avec le mors inférieur suffira ensuite pour saisir avec la pince tout ce qui peut être situé entre les cornets et la cloison. Alors on serre fortement la pince et l'on arrache le produit étranger. — Il est quelquefois très-utile de pousser en avant, avec le doigt introduit dans la bouche, un polype que l'on veut arracher par les narines antérieures. Cer-

tains polypes muqueux, qui s'insèrent bien loin en arrière, vers
la base du crâne, ne peuvent guère être saisis autrement. Il faut
que l'on pousse la tumeur avec le doigt entre les mors de la
pince; autrement elle s'échappera toujours. Souvent il faut une
pince recourbée pour pouvoir la bien saisir en arrière. Si le polype
avait pris naissance dans les méats, entre les cornets, il faudrait
le saisir avec la pince dans ces conduits. — L'hémorrhagie et la
facilité avec laquelle la pince glisse ou n'arrache qu'une partie du
produit rendent souvent l'opération fort pénible; on peut aussi s'exposer à briser les cornets, si l'on use de trop de violence. Comme
il arrive souvent que les polypes muqueux ne sont pas extraits
en entier, et qu'une tendance à la production de ces excroissances peut se manifester encore sur d'autres points de la muqueuse, les récidives sont très-communes.

Si le développement des polypes muqueux a lieu vers l'*arrière-bouche*, on fait généralement bien de les arracher ou de les couper
(p. 76), même dans ce cas, par les narines antérieures. L'arrachement
par la bouche à l'aide de pinces courbes s'exécute difficilement, parce
que l'on s'expose trop à saisir en même temps le voile du palais avec
la pince. Pour ces polypes naso-pharyngiens, nous recommanderons
plutôt la ligature.

La *ligature des polypes naso-pharyngiens* s'exécute le mieux avec un
lien de fil goudronné que l'on fait avancer par le nez jusqu'au pharynx,
où on le fait passer avec les doigts autour du polype. Ce dernier temps
de l'opération peut, il est vrai, devenir extrêmement difficile à cause
de l'étroitesse de l'espace, de la sensibilité du pharynx au moindre
attouchement et à cause de l'état lisse et de la forme arrondie du polype. Au lien lui-même il faut attacher un fil qui passe par la bouche
et par lequel on ramène de nouveau la ligature dans le pharynx, si
dans un premier essai on n'est pas parvenu à saisir le polype. Aussitôt
que l'on est parvenu à embrasser le pédicule, on l'étreint avec un serre-
nœud, de préférence avec celui de Mayor, et on l'étrangle tous les
jours un peu plus jusqu'à le couper enfin complétement. Une fois que
ce résultat est presque obtenu, on saisit le polype entre les mors d'une
pince, et on l'arrache de peur qu'en tombant de lui-même, il n'entre
dans les voies aériennes.

La méthode de B. Langenbeck, d'après laquelle on étreint le polype
entre deux ligatures de Ricord passant, l'une par le nez, l'autre par la
bouche, ne me paraît offrir aucun avantage. Ces ligatures combinées
ne sont pas faciles à appliquer, et la constriction par la bouche me
semble irréalisable sans pression fâcheuse sur le voile du palais.

Pour jeter la ligature autour d'un grand polype naso-pharyn-

gien, on peut se servir quelquefois avec avantage d'un porte-
ligature, par exemple de celui de Charrière (fig. 6). Cet instrument est disposé de telle façon qu'il fait remonter par la bouche,
jusque derrière le polype, l'anse ouverte du fil qu'il abandonne

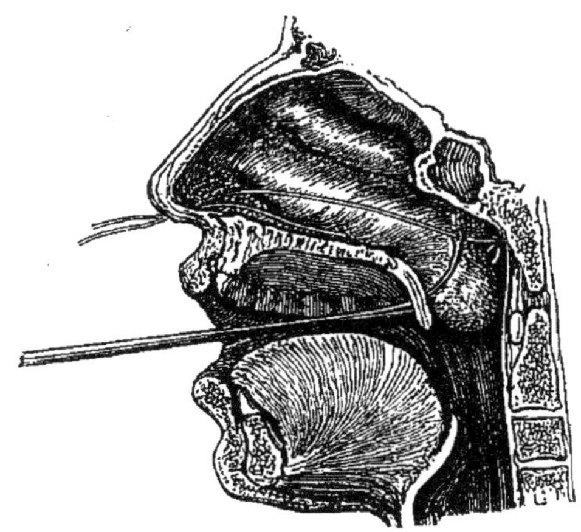

Fig. 6.

de nouveau à la suite d'une pression exercée sur un bouton
adapté au manche de l'instrument. Quelquefois, un lien de fil
d'argent flexible convient le mieux pour embrasser la tumeur
et la saisir.

On ne perdra pas de vue qu'un polype peut aussi avoir son pédicule
en bas, sur le plancher des fosses nasales, et qu'alors ce n'est pas par
en bas, mais par le haut ou latéralement que l'anse du fil doit contourner la tumeur. Tout le monde comprendra qu'un polype implanté sur
le plancher des fosses nasales ne pourrait être saisi, si l'on se contentait de l'entourer avec le fil par derrière, comme le représente la fig. 6,
parce qu'alors le lien glisserait infailliblement au-dessus de lui.

Les *polypes fibreux* de la cavité nasale, et en particulier ceux
de la région naso-pharyngienne, offrent de grandes variétés sous
le rapport de leur forme, de leur siége, de leurs phénomènes,
enfin sous le rapport des modifications que comporte leur traitement. S'ils sont pédiculés, ils peuvent être extirpés par la torsion
ou la ligature ; s'ils ont au contraire une base plus large ou bien
si par des adhérences, par le peu d'espace qu'ils laissent autour
d'eux, ils deviennent inaccessibles à la ligature, on est souvent

forcé de les *exciser* ou de combiner l'excision avec l'arrachement, ou bien avec la ligature, ou bien enfin avec la cautérisation. On opérera, selon le cas, ou par la narine antérieure, ou
par l'arrière-bouche. Il peut être indiqué d'opérer par le pharynx avec le doigt ou une pince de Museux, et en même temps
par le nez avec les ciseaux (1) ou le bistouri boutonné. Dans
quelques cas, on est obligé de se contenter d'une extirpation
partielle, de l'ablation de la masse principale, ces tumeurs étant
souvent si largement et si intimement unies avec la base du
crâne, qu'il est impossible de les enlever en totalité. — Pour
arriver sur le fibroïde, on peut aussi être forcé de fendre le nez,
de diviser le voile du palais (2) ou de reséquer une partie du
maxillaire supérieur (page 86). On ne doit pas trop reculer devant ces lésions et la perte de sang qui pourra en résulter ; mais
on se préoccupera avant tout des funestes conséquences qu'auront ces tumeurs, si elles écartent de plus en plus les os de la
face, si elles remplissent la partie supérieure du pharynx et
finissent par empêcher la déglutition et la respiration. C'est
pourquoi aussi on reséquera sans hésiter tout un maxillaire supérieur, s'il est impossible d'éloigner autrement la tumeur.

Pour combattre l'hémorrhagie qui se produit pendant l'excision des
polypes naso-pharyngiens, on fera des injections d'eau froide, qui géné-

---

(1) J'ai suivi cette méthode plusieurs fois avec un succès très-réel
en cas de polype fibroïde naso-pharyngien. La cloison du nez cède
suffisamment pour permettre l'introduction de ciseaux assez forts par les
narines, et la sensibilité émoussée des muscles du voile du palais permet
de faire passer un ou deux doigts derrière la luette. Ainsi guidé par les
doigts, on peut très-sûrement couper la base d'un polype.
                                        (*Note de l'auteur.*)
(2) La division du nez dans la ligne médiane, d'après Dieffenbach, a
été plusieurs fois exécutée par moi. La plaie guérissait toujours, pour
ainsi dire sans laisser de trace. Quant au voile du palais, je l'ai divisé
plusieurs fois transversalement, le long du bord osseux de la voûte
palatine, et j'ai pu faire passer les ciseaux dans la narine postérieure à
travers la boutonnière ainsi formée. Si la division du nez jusqu'aux o
propres ne suffisait pas, on pourrait fendre ces derniers sur la ligne
médiane, et écarter l'un de ces os avec l'os unguis et l'apophyse mon
tante du maxillaire supérieur de ce côté. Ce qui facilite les opération
de ce genre, c'est que généralement ces malades sont jeunes, et on
par conséquent des sutures osseuses molles, flexibles ou susceptible
d'être luxées.                          (*Note de l'auteur.*)

ralement suffisent. Par mesure de précaution, on peut aussi faire passer, avant l'opération, une anse de fil par le nez et la bouche, afin de pouvoir tamponner immédiatement par ce moyen la cavité nasale en cas de besoin.

De nos jours, l'extirpation des polypes naso-pharyngiens par la chaîne de Chassaignac, l'écraseur linéaire, a été mise en pratique et recommandée par plusieurs auteurs. Cette méthode a l'avantage d'agir rapidement et de donner peu de sang. Mais on peut objecter qu'elle exige beaucoup de place, et que c'est là justement ce qui manque dans les cas difficiles et dangereux, quand il s'agit de fibroïdes implantés sur une large base. La même objection s'applique aussi à la galvano-caustique. La possibilité de faire passer l'anse autour de la tumeur suffit pour faire compter le cas au nombre de ceux qui sont faciles à opérer. Les cas difficiles sont ceux des polypes largement implantés sur la base du crâne. Pour ceux-ci, on est parfois réduit à se contenter d'une extirpation partielle. Quant au reste, on cherchera à le faire disparaître par la galvano-caustique ou le cautère actuel.

Quelquefois un polype naso-pharyngien réclame la trachéotomie, uniquement pour procurer aux malades un repos provisoire qui permette de passer ultérieurement à l'opération du polype. Une ouverture de la trachée peut encore être indiquée par le gonflement de la tumeur survenant après la ligature.

*Tumeurs de la cloison du nez.* — On ne doit pas confondre avec les tumeurs polypeuses la *tumeur sanguine* ou l'*abcès* de la cloison du nez, affection que l'on voit survenir après une contusion et quelquefois spontanément, provenant peut-être alors d'une périchondrite du cartilage de cette cloison. La muqueuse est poussée en avant et fortement soulevée par un épanchement qui se produit sous elle, de façon qu'elle remplit entièrement la narine correspondante. Ordinairement la tumeur existe des deux côtés et la cloison est perforée. Le plus souvent il suffit, comme pour d'autres collections morbides de même nature, d'une simple ponction pour amener la guérison du mal.

Il n'est pas rare non plus de rencontrer des *exostoses* bosselées de la cloison osseuse, des *déviations* considérables de la cloison cartilagineuse simulant presque une tumeur s'avançant jusqu'à la sous-cloison et donnant aux narines un aspect remarquablement inégal. Cette difformité est produite par une proéminence considérable du vomer et du cartilage de la cloison, sans qu'il y ait possibilité de décider à quoi tient cette irrégularité; le cartilage de la cloison se courbe dans un sens ou cède, parce qu'il ne lui reste plus de place. Si le bout du cartilage de la cloison est assez dévié pour oblitérer une narine ou défigurer considérablement le nez.

on peut porter remède en excisant la partie cartilagineuse proéminente. L'opération est peu dangereuse et simple ; on perce le cartilage avec un bistouri pointu, ensuite on enlève avec la pince et les ciseaux tout ce que l'on croit devoir retrancher. Cette excision entraîne, il est vrai, à sa suite, une communication entre les deux narines ; mais de nombreux résultats ont suffisamment démontré que cela n'a aucune conséquence fâcheuse.

Pour la tuméfaction lupeuse de la cloison du nez, nous renvoyons à la page 70.

# CHAPITRE IV

## BOUCHE ET CAVITÉ BUCCALE.

### § 1. — Os malaire et maxillaire supérieur.

Fracture de l'os malaire. — Fracture du maxillaire supérieur. — Carie
et nécrose. — Nécrose phosphorique. — Abcès. — Hydropisie du
sinus maxillaire. — Tumeurs. — Résection du maxillaire supérieur.
— Résection du nerf sous-orbitaire.


*Fracture de l'os malaire.*—Cet os est particulièrement exposé
aux violences extérieures en raison de la saillie qu'il forme,
mais il se fracture rarement à cause de sa disposition voûtée. Si
sa partie supérieure est cassée, elle peut se déplacer vers la cavité
orbitaire ; si c'est l'inférieure, c'est vers la région temporo-
génale qu'elle se dirigera de préférence. Si l'apophyse zygomatique se fracture sous l'influence d'un coup direct, il arrive quelquefois que les deux fragments soient poussés vers le muscle
temporal. On a déjà signalé à la suite de cet accident l'abolition
des mouvements de la mâchoire. Pour guérir cet accident, il faudra soulever avec un crochet l'os enfoncé.

*Fracture de l'os maxillaire supérieur.* — Presque toutes les
lésions du maxillaire supérieur sont de nature compliquée, car
on peut rencontrer dans ces cas, et sous toutes les combinaisons,
la déchirure de la gencive, la luxation des dents, la formation
d'esquilles, la perforation du sinus maxillaire, celle des fosses
nasales, etc. La fracture du sinus maxillaire peut entraîner l'emphysème de la face. Si ce sinus se remplit de sang, celui-ci
pourra se décomposer, et donner ainsi lieu à un écoulement nau-
séabond par le nez. — Le traitement des fractures du maxillaire
supérieur se borne le plus souvent à réduire les fragments avec
les doigts, à immobiliser la bouche et à défendre la parole et la
mastication. Si la voûte palatine est enfoncée vers en haut, on
tâchera de repousser les fragments avec une sonde introduite
par le nez. Si l'arcade alvéolaire est fracturée, on pourrait maintenir les fragments dans leur position normale, en liant ensemble

les dents ou bien en se servant de l'appareil spécial de Graefe qui se fixe sur le front (analogue à l'appareil de Rütenik pour le maxillaire inférieur). On pourrait se servir également d'un fil d'argent flexible, peut-être aussi d'un simple ruban qui, étant conduit transversalement par la bouche et lié sur le sommet de la tête, maintiendrait la partie alvéolaire brisée. Selon les circonstances, on pourrait ajouter à ce lien une plaque de gutta-percha, ou de plomb, etc. — Même dans les lésions osseuses très-compliquées du maxillaire supérieur, le pronostic n'est pas aussi défavorable qu'on pourrait le croire au premier abord. On a souvent vu après des fractures comminutives, suite de coups de feu, etc., les parties se ressouder très-rapidement. De là la règle que, dans ces sortes de plaies du maxillaire supérieur, on ne doit pas trop se hâter d'enlever les esquilles, mais essayer de les faire reprendre.

*Carie et nécrose de la mâchoire supérieure.* — Le processus carieux ou carioso-nécrotique de cet os s'observe le plus souvent chez les enfants scrofuleux, et principalement aux deux apophyses supérieures, où le maxillaire supérieur s'unit avec l'os malaire et avec l'os unguis. Les abcès qui se montrent dans ces régions s'ouvrent d'ordinaire vers le rebord orbitaire. Il est plus rare que la carie du maxillaire donne lieu à des fistules qui s'ouvrent à la joue ou que la maladie se propage au sinus maxillaire et y produise une inflammation. — La partie alvéolaire est bien plus souvent affectée de *nécrose* que de carie. La nécrose du maxillaire supérieur dépend fréquemment d'une inflammation de l'os et du périoste, qui a son point de départ dans une dent; outre cela, il y a surtout le mercure et les vapeurs phosphorées qui sont connus pour être la cause de pareilles nécroses. — La syphilis secondaire se jette, comme on sait, de préférence sur les parois des fosses nasales, et donne lieu à des destructions nécrotiques plus ou moins grandes, surtout à la portion palatine de la mâchoire supérieure.

En extrayant les *séquestres*, il faut surtout faire attention à ce qu'il ne persiste pas de perforation de la voûte palatine. Dans ces cas, on a tout avantage à fragmenter le séquestre avec des ostéotomes. Quelquefois on réussit de cette façon à extraire toute une moitié de mâchoire nécrosée par le côté extérieur de la gencive, et à éviter ainsi la communication entre la cavité buccale et les fosses nasales. Dans les cas de nécrose de la voûte palatine, il y aurait avantage, par la même raison, à faire l'extraction des séquestres par le nez, si l'on pouvait éviter par là la perforation du palais ou l'agrandissement d'une ouverture déjà existante.

Dans la nécrose de la mâchoire, on n'observe que d'une manière incomplète la régénération de l'os par la formation d'un cal, d'un étui osseux autour du séquestre ; cet étui ne se ferme pas du côté des alvéoles, car la gencive est détruite par suppuration, le séquestre n'est recouvert par rien dans la cavité buccale, et ce n'est qu'en arrière et latéralement qu'il se forme du tissu osseux nouveau.

*Nécrose phosphorique.* — Les ouvriers des fabriques d'allumettes chimiques, qui séjournent constamment dans un air saturé de vapeurs phosphorées (d'acide phosphorique), sont sujets à une forme excessivement curieuse d'inflammation des maxillaires, qui se manifeste par une périostite avec exsudats, par des végétations ostéophytiques et par une nécrose souvent très-étendue des os maxillaires. La maladie peut être trèsaiguë ou très-chronique, elle peut ne se montrer qu'à une petite place ou s'étendre sur tout le maxillaire et même sur les os voisins, l'os malaire, le sphénoïde, le frontal, etc., jusqu'au cerveau. Ordinairement la marche est lente, même dans les cas graves ; le processus inflammatoire, qui peut bien durer une année, conduit à la fin à l'élimination de grands morceaux d'os, à moins que le malade n'ait succombé auparavant à la fièvre suppurative et au développement de tubercules. Une particularité digne de remarque, ce sont les ostéophytes, qui ne se montrent jamais avec une telle abondance et une telle diversité dans les autres inflammations ostéo-périostiques et processus nécrosiques. On a voulu attribuer ce phénomène au rapport intime qui existe entre l'acide phosphorique et la formation osseuse ; il est peut-être plus juste de l'attribuer à cette circonstance, que la cause de l'ostéo-périostite (les vapeurs phosphorées), ou la conséquence immédiate de cette cause (la dyscrasie phosphorée), ont agi pendant longtemps. Cette dernière condition peut-être nous donne aussi l'explication d'une autre particularité que nous observons dans ces cas, nous voulons parler de *l'inflammation* et de la *nécrose de l'ostéophyte* lui-même. Cette destruction du tissu osseux qui vient de se former est un fait trèscommun dans l'affection phosphorée des mâchoires, tandis qu'on ne l'observe que rarement quand la périostite et la nécrose sont dues à d'autres causes.

Nous manquons de connaissances plus approfondies sur l'étiologie de l'affection des mâchoires produite par le phosphore. La supposition consistant à faire dépendre l'influence nuisible de la vapeur phosphorée de son action directe sur l'os à travers une dent cariée, cette supposition semble très-hasardée. Cependant on peut citer en faveur de cette opinion l'assertion des médecins de Nuremberg, qui prétendent qu'on n'a plus observé un seul cas de nécrose dans les fabriques de cette ville depuis qu'on n'y admet plus d'ouvriers ayant des dents ma-

5.

lades (1). — Il est évident que pour prévenir cette maladie, on recommandera toujours une aération convenable des salles d'ouvriers. — Un pareil malade doit avant tout être éloigné de cette atmosphère nuisible. — Si chez ces ouvriers il se montre une odontalgie comme conséquence d'une périostite, il ne faudrait pas se presser d'arracher la dent. — Dans la majorité des cas, il n'y a pas de raison suffisante pour faire des résections ; au contraire, il y a tout lieu de conserver toutes les parties saines de l'os. Par la résection on ne ferait que troubler la régénération qui d'ordinaire est très-complète, à l'exception de la portion alvéolaire. Il faut donc attendre jusqu'à ce que toutes les parties nécrosées soient éliminées ; mais si un grand séquestre à moitié détaché se trouve à nu dans la bouche, il peut souvent être très-opportun d'enlever avec des cisailles tout ce qui est mortifié, pour qu'il ne retienne pas dans ses pores le pus ichoreux ou qu'il n'empêche pas, par sa pression irritante, la cicatrisation des parties environnantes.

*Abcès du sinus maxillaire.* — Certains abcès, surtout ceux qui proviennent d'une carie dentaire, semblent se former de la manière suivante : il se fait une collection de pus au fond de l'alvéole dentaire, ou bien encore entre la muqueuse du sinus et sa paroi osseuse. Dans la plupart des cas, un pareil abcès guérira par l'extraction de la dent malade ; exceptionnellement il faudra avoir recours à une petite résection. — Un corps étranger, par exemple une balle, ou un fragment d'os détaché, peut donner lieu à une suppuration chronique. Si l'on peut reconnaître une pareille cause, il faut pénétrer dans la cavité par le chemin le plus facile et extraire le corps.

Si la communication de l'antre d'Highmore avec les fosses nasales existe encore, on reconnaît la suppuration en question par l'écoulement du pus par le nez, lorsque le malade incline la tête sur le côté ou en avant. Si cette communication est interrompue, tout le sinus maxillaire peut se transformer en un abcès ; ce cas nécessiterait alors le même traitement que l'hydropisie de cette cavité.

*Hydropisie du sinus maxillaire.* — On entend sous cette dénomination la dilatation du sinus par une accumulation de mucus à la suite d'une oblitération de l'orifice de cette cavité. Cependant ce mucus n'est pas toujours liquide, souvent il est épaissi, quelquefois même il est dans un état puriforme. — Un grand nombre de cas qu'on a comptés parmi les hydropisies du sinus maxi-

(1) Geist et Bibra, *Die Krankheiten der Arbeiter*, etc., 1847. — Geist, *Regeneration des Unterkiefers*, 1852, p. VII.

laire appartiennent plutôt aux *kystes ;* on observe surtout qu'autour d'une dent qui s'avance anormalement dans l'intérieur du sinus, il se forme une cavité remplie d'un liquide aqueux qui repousse les parois du maxillaire supérieur. Par suite du développement morbide des kystes dentaires fœtaux (peut-être aussi par suite de la situation profonde d'un kyste des glandes de la lèvre?), il peut se développer une tumeur qui est très-analogue à l'hydropisie de l'antre d'Highmore. — Le diagnostic de cette maladie se fonde principalement sur l'amincissement des parois, semblables à du parchemin ; cependant ce signe ne mérite pas une confiance absolue, car il s'observe aussi à la suite de sarcomes, et il peut manquer dans les cas d'hydropisie qui sont accompagnés d'hypertrophie osseuse. Il faudra avoir recours quelquefois à une ponction exploratrice.

Personne ne songera à faire le *cathétérisme* du sinus maxillaire par le méat nasal moyen ; en faisant même abstraction de la position cachée et oblique de l'entrée, il faut admettre que cette entrée est fermée dans l'hydropisie du sinus. Il serait plus rationnel de rompre la partie amincie de la paroi qui correspond au méat moyen.

Quant à la *perforation* du sinus maxillaire, qui est le seul moyen de guérison de l'hydropisie de cette cavité, on devra choisir différentes voies, selon les circonstances. Lorsque la dilatation de la paroi externe prédomine, la méthode la plus simple, c'est de la percer avec un trépan perforatif ou avec un fort trocart, des ciseaux, un bistouri, etc. Lorsqu'il y a des dents cariées ou branlantes, l'alvéole offre souvent le chemin le plus naturel pour arriver dans le sinus. Si l'on a besoin d'une grande ouverture, par exemple pour extraire une dent qui s'est égarée dans l'antre, il faut quelquefois enlever une partie, en forme de coin, de la portion alvéolaire ou y appliquer une couronne de trépan. En général il sera bon de faire le trou assez grand pour que le doigt puisse y entrer. On est alors garanti contre une guérison trop rapide de l'ouverture ; on peut examiner l'intérieur avec le doigt et même y regarder ; on peut cautériser la muqueuse, si la nécessité s'en fait sentir ; lorsqu'il y a un kyste, on peut l'arracher ou le détacher avec le bistouri ; guidé par le doigt, on pourrait également perforer la paroi interne du sinus du côté du nez et y faire une contre-ouverture.

Si l'on enlève un grand morceau de la paroi du sinus, on peut s'attendre à voir se former une communication persistante entre la cavité buccale et l'antre d'Highmore par la réunion des deux muqueuses. De cette façon, on établit de la manière la plus simple un conduit excréteur artificiel, si la voie naturelle est fermée. Ordinairement, on met pendant assez longtemps dans l'ouverture un petit obturateur de bois ou d'ivoire, etc., soit pour empêcher les aliments de pénétrer dans le sinus, soit pour prévenir une nouvelle obturation de la cavité, et, par suite, une nouvelle accumulation de liquide.

*Tumeurs de la mâchoire supérieure.* — Les productions hétérogènes qu'on y rencontre ont principalement leur point de départ dans l'antre d'Highmore (1). Ce sont surtout des formations fibroïdes et cancéreuses. En dehors de ces dernières, on trouve sur la mâchoire des exostoses, des fibroïdes ossifiés, des myéloïdes, des kystes (voy. p. 83) et, dans le sinus même, diverses formes bénignes de végétations de la muqueuse, soit œdémateuses, soit papillaires, c'est-à-dire des polypes muqueux. Lorsqu'il existe dans le sinus des fibroïdes ou des végétations cancéreuses, on observe assez souvent la progression de la tumeur vers les espaces environnants ; un fibroïde de la région postérieure du maxillaire supérieur pousse souvent des ramifications, semblables à des branches épaisses et noueuses, dans les fosses nasales, la cavité orbitaire, la fosse temporo-maxillaire, même jusque dans les sinus frontaux, dans les sinus sphénoïdaux et dans la cavité pharyngienne. Les os sont en partie distendus et repoussés par de pareilles tumeurs, en partie ils s'atrophient et disparaissent. Plus rarement on observe dans ces cas une hypertrophie osseuse. Les cavités nasale, orbitaire, buccale, pharyngienne, peuvent être plus ou moins remplies, et les organes qu'elles renferment, être détruits. L'œil est quelquefois complétement chassé de l'orbite. Les nerfs dentaires et le nerf sous-orbitaire sont parfois comprimés à un tel point, qu'il se développe les douleurs les plus violentes. Les dents deviennent facilement vacillantes et tombent. Les mouvements de la mâchoire deviennent à la fin impossibles. Dans certains cas, la tumeur se développe tellement vers le bas, qu'elle entrave la déglutition et la respiration.

Les résections les plus diverses, soit partielles, soit totales des deux maxillaires même, peuvent quelquefois être indiquées. Les

(1) Quant aux tumeurs situées derrière le maxillaire supérieur, dans la cavité naso-pharyngienne, comparez p. 73-75. Quant aux tumeurs de la gencive, voyez plus loin.

tumeurs malignes demandent plutôt la résection totale, tandis que pour les polypes, il faut l'espace nécessaire pour arriver facilement jusqu'à la tumeur ; le sinus doit être largement ouvert.

Autrefois on conseillait souvent de faire passer un séton par de semblables tumeurs ; ce procédé ne pouvait qu'augmenter les douleurs du malade. Il est du reste connu que les produits hétérogènes de cette espèce ne sont pas détruits par les sétons.

*Résection du maxillaire supérieur.* — On peut distinguer les variétés suivantes de la résection du maxillaire supérieur : résection totale des deux maxillaires ; résection d'un des maxillaires ; résection de la partie moyenne (os intermaxillaire) de la mâchoire supérieure ; résection de l'apophyse palatine ou de la partie inférieure de l'os maxillaire avec conservation de la face orbitaire ; résection de la moitié latérale et postérieure avec ou sans l'os malaire ; résection d'une partie plus ou moins large de l'arcade alvéolaire ; résection de l'apophyse montante ; résection de la paroi externe du sinus maxillaire. Il faut ajouter à cela les diverses opérations ostéoplastiques, dont il sera question page 90. Les résections partielles du maxillaire supérieur doivent évidemment être préférées aux extirpations totales, lorsqu'elles suffisent pour atteindre le but; mais il ne faut pas oublier que si on laissait une partie d'une tumeur fibroïde ou d'une épulis (tumeur myéloïde, végétation de médullocelles), la tumeur peut récidiver tout aussi bien que si l'on extirpait incomplétement un carcinome. Comme les fibroïdes et les myéloïdes sont souvent unis à l'os très-intimement et sur une large base, et qu'ils se prolongent fréquemment vers les cavités latérales, dans la plupart des cas, il n'est pas aussi facile qu'on le croirait au premier moment d'énucléer la tumeur. Les résections de la mâchoire supérieure exigent un grand nombre de sections osseuses compliquées, pour lesquelles il faut avoir des instruments nombreux. La scie à chaînette, la scie à crête de coq, la scie droite et pointue, la pince de Liston et d'autres pinces ou cisailles osseuses plus petites ; ensuite le ciseau et le maillet, des spatules tranchantes et un fort scalpel ; enfin, pour saisir l'os, une pince dont la partie antérieure est fortement excavée, semblable aux daviers : voilà les instruments dont on se sert ordinairement pour faire la résection du maxillaire supérieur. Généralement les sections osseuses ne sont pas difficiles à faire, car le plus souvent on n'a affaire qu'à des os peu épais et pathologiquement ramollis; pour cette raison, les tenailles incisives me semblent mériter, dans la plupart des cas, la préférence sur tous les autres instruments. (Dans les résections totales je ne me suis jamais servi de la scie, parce qu'on opère beaucoup plus facilement et plus rapidement avec une bonne pince de Liston.)

Pour la résection de la *mâchoire supérieure en totalité*, il faut faire des deux côtés de la face une incision qui, partant du bord externe de la lèvre supérieure, s'étend jusqu'à la région externe de l'œil. Les parties molles sont détachées, le nerf sous-orbitaire est coupé à sa sortie du trou, le nez est détaché de ses insertions avec l'os maxillaire, et tout le lambeau est relevé. Les points de jonction du maxillaire supérieur avec l'os malaire, les os propres du nez, l'ethmoïde et le vomer doivent ensuite être séparés. Ce dernier os peut être coupé avec de forts ciseaux. Ensuite on luxe par en bas, et l'on fait une section transversale des parties molles du palais. — On doit s'attendre, après cette opération, à une large ouverture dans la voûte palatine et à un faible affaissement de la région nasale inférieure. — On est rarement dans le cas d'avoir besoin de reséquer les deux maxillaires supérieurs en totalité. L'indication de faire la résection totale d'un des maxillaires et la résection partielle de l'autre se présente beaucoup plus souvent.

La résection de la *moitié de la mâchoire supérieure* exige trois sections osseuses : l'une pour séparer le maxillaire de l'os malaire, l'autre entre l'os propre du nez et l'os unguis, la troisième sur la ligne médiane entre la cavité buccale et les fosses nasales, pour séparer le maxillaire de son congénère. Le maxillaire supérieur est détaché des apophyses ptérygoïdes de l'os sphénoïde par des mouvements en levier ; quand cette union est trop solide, il faut employer le ciseau, ou bien on peut également couper ces deux apophyses avec des tenailles incisives et les enlever avec le maxillaire, lorsqu'elles semblent participer à la dégénération. L'os palatin correspondant, le cornet inférieur, une partie de l'os unguis et quelquefois de l'ethmoïde sont enlevés en même temps. Le plus souvent il en est de même de la partie antérieure de l'os malaire. La branche montante de l'os maxillaire est ordinairement conservée, parce qu'on fait la section de cet os sur une ligne qui va du sac lacrymal au bord inférieur de l'os propre du nez.

Pour mettre le maxillaire à nu, on divise la lèvre supérieure et la joue (fig. 7 et 8) jusque dans la région malaire, en évitant autant que possible le conduit de Sténon. Si cette incision ne

uffit pas, on peut y en ajouter une seconde suivant la ligne mé-
iane de la lèvre supérieure et le bord de l'aile du nez (voy.
g. 7). Après que les parties molles et surtout l'insertion laté-
ale du nez ont été séparées, que le nerf sous-orbitaire a été
oupé à ras de l'os, et que le plancher de l'orbite a été détaché
les tissus qui y adhéraient (insertion du muscle oblique infé-
ieur), on commence la section osseuse par l'os malaire ; à cet
effet, on se sert de préférence de la scie à chaînette. Cette dernière

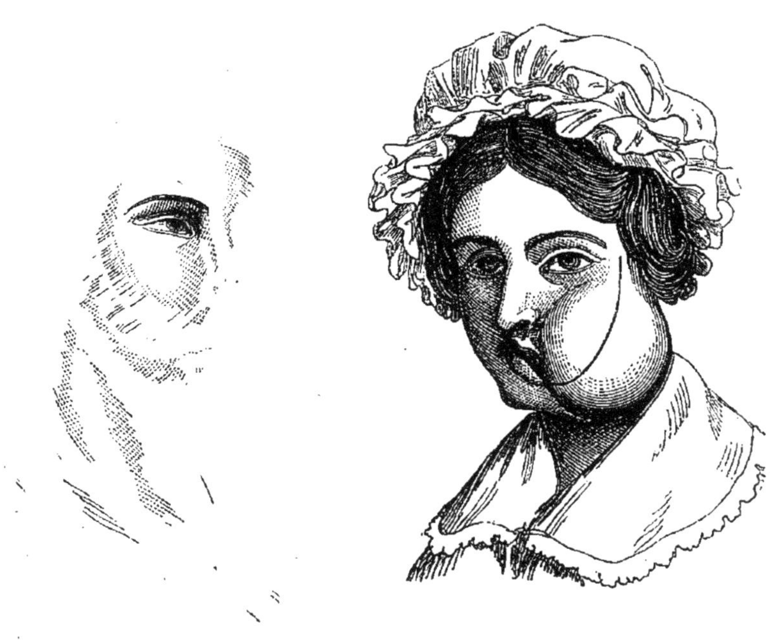

Fig. 7.                                        Fig. 8.

est conduite au moyen d'une aiguille ou d'une sonde courbée autour de la base de l'os malaire. Si cela ne peut se faire, il faut
se servir d'une scie à crête de coq ou de la pince de Liston. La
deuxième section osseuse est faite le plus souvent d'un coup
avec la pince de Liston ; quelques chirurgiens se servent aussi de
la scie à chaînette qu'on peut facilement passer autour de l'os après
la perforation de l'unguis. La troisième section osseuse, correspondant à la première dent incisive du côté malade (qu'on enlève préalablement), est faite soit avec la scie à crête de coq et

le ciseau, soit avec la scie à chaînette (qu'on passerait par une incision faite au bord postérieur de l'os palatin), soit avec des tenailles incisives. Si l'on a recours à ce dernier instrument, il sera bon d'enlever d'abord un coin de l'arcade alvéolaire pour qu'on arrive plus facilement à faire la section de la portion palatine. Ensuite le maxillaire est poussé par en bas et en dehors pour rompre son union avec les apophyses ptérygoïdes. Avec un bistouri étroit ou bien avec le bistouri boutonné et les ciseaux courbes, on divise les parties molles postérieures, c'est-à-dire le voile du palais, le nerf sous-orbitaire, le nerf naso-palatin, etc., et l'on enlève l'os.—On a devant soi une grande excavation, limitée en arrière par le voile du palais, en haut par le globe de l'œil (ou plus exactement par le muscle oblique inférieur détaché à son insertion à l'os maxillaire), en dehors et en arrière par les muscles masticateurs. L'hémorrhagie est en général faible, car l'artère la plus volumineuse qu'on est obligé de couper, la maxillaire externe, peut facilement être saisie et liée. Ce n'est qu'exceptionnellement qu'on a été forcé d'avoir recours au fer chaud pour arrêter des hémorrhagies de la profondeur.

La guérison, après la réunion de la plaie extérieure, se fait le plus souvent avec une facilité extraordinaire, et le malade n'est presque pas défiguré. La muqueuse de la joue se porte, à la suite de la rétraction cicatricielle, vers les fosses nasales et couvre et soutient de cette façon l'orbite privée de son plancher. Lorsque le processus cicatriciel est terminé, il reste dans le palais un trou assez petit, qu'on fermera par un obturateur.

Le trou sera d'autant plus petit que l'on conserve plus de muqueuse du côté de la joue et du palais, qu'on ne fait pour ainsi dire qu'énucléer l'os des parties molles, de la gencive. On incise, si c'est possible, d'après B. Langenbeck, la muqueuse palatine immédiatement derrière les dents, et on la détache de l'os avec une rugine ou une spatule. Après avoir enlevé l'os, on réussira peut-être à fermer ou au moins à rapetisser le trou en réunissant la muqueuse du palais et celle des joues par des points de suture.

Dieffenbach, à l'encontre des autres auteurs, recommande, pour la résection d'une moitié de la mâchoire supérieure, une incision de la peau qui, longeant le nez jusqu'à l'angle interne de l'œil, devient ensuite parallèle au bord inférieur de l'orbite, en faisant ainsi un angle droit avec la première incision. Cette méthode présente, il est vrai, l'avantage de conserver les divisions du nerf facial dans le lambeau Cependant cet avantage est minime (les divisions nerveuses du facial se ressoudent, si les bords de la section sont bien affrontés), et l'incision de Dieffenbach est, en somme, plus étendue, moins commode, elle expose davantage à un affaissement de la partie antérieure de la joue et à la formation d'une fistule *naso-génale ;* ce ne sera donc que dans des circonstances déterminées, par exemple lorsqu'il s'est développée une tumeur de l'apophyse montante du maxillaire, qu'on donnera la préférence au procédé de Dieffenbach.

Si le *plancher de l'orbite* peut être conservé, on aura toutes raisons de le conserver ; s'il est possible de diviser l'os au-dessous du nerf sous-orbitaire, il ne faudra pas négliger cet avantage. La pince incisive rendra d'excellents services dans une pareille section ; le long de l'os malaire, on pourrait avoir besoin du ciseau. Pour mettre l'os à découvert, il suffira de faire une incision de la partie latérale de la lèvre supérieure se dirigeant vers la région

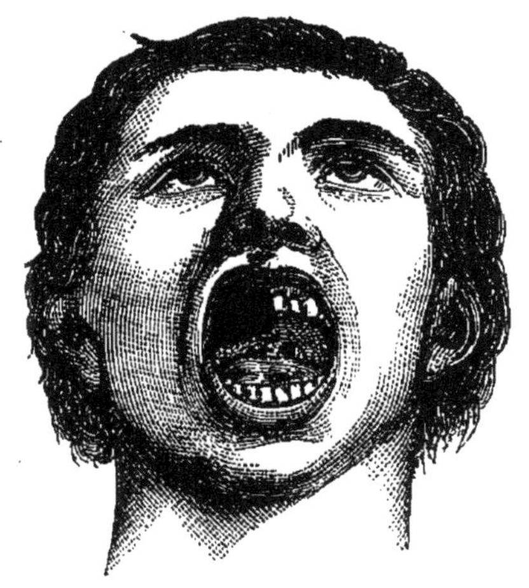

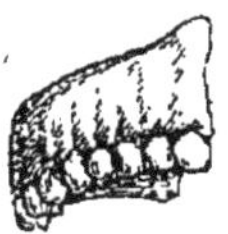

Fig. 9.

malaire, à moins que le volume de la tumeur à enlever ne force d'avoir recours à une plus longue incision. Dans les cas favorables, on pourrait même faire la résection de cette partie de la mâchoire sans fendre la lèvre (compar. fig. 9). L'artère maxillaire et la veine faciale peuvent alors être ménagées. Mais il ne faut pas perdre de vue que, dans ces circonstances, l'opération peut devenir plus difficile et beaucoup plus longue. Du reste, une incision qui divise la lèvre et la joue guérit si facilement et si sûrement par première intention, qu'on n'a aucune raison d'éviter timidement de pareilles sections.

Pour enlever la *partie moyenne* de la mâchoire supérieure, on fait au-dessous du nez une section osseuse horizontale, sur laquelle vient tomber une section verticale traversant la voûte palatine d'un côté à l'autre ; cette opération peut être faite facilement avec une petite scie droite. On peut enlever de cette façon un très-grand morceau, en tirant de côté les lèvres avec des crochets mousses. Si l'on avait à éloigner davantage, on pourrait diviser la lèvre sur la ligne médiane ou sur les côtés. (Quant à l'ablation de l'os intermaxillaire proéminant, nous en parlerons lorsqu'il s'agira du bec-de-lièvre).

Si l'on voulait simplement enlever la *voûte palatine*, il faudrait donner la préférence au ciseau ; le vomer pourrait être coupé avec la pince incisive.

Si l'on voulait enlever la *partie postérieure* d'un os maxillaire supérieur jusqu'à la cavité orbitaire, et qu'on voulût conserver la partie extérieure, on ne pourrait guère éviter de fendre la lèvre et la joue. La section osseuse partira à peu près de la première molaire, et se dirigera vers le sac lacrymal ; on se servira à cet effet de la scie à crête de coq et des tenailles incisives.

Pour enlever l'*arcade alvéolaire*, on se servira le mieux de la pince de Liston, et en cas de besoin d'un ostéotome à tranchant transversal (Velpeau) ; on pourra également employer le ciseau. Pour faire l'ablation de la partie moyenne du rebord alvéolaire, comme la nécessité peut s'en faire sentir dans les becs-de-lièvre compliqués, on se sert depuis longtemps déjà des pinces incisives. — Si cette section de l'arcade se fait bien haut, on ouvrira en avant la fosse nasale, et en arrière le sinus maxillaire.

L'ablation de la *paroi extérieure* du sinus maxillaire (page 84), soit pour vider une accumulation de mucosité, soit pour extraire des néoplasmes bénins ou des polypes, pourra être faite facilement avec un fort scalpel ou une gouge, ou bien avec de forts ciseaux ou de petites tenailles incisives. Cependant il faut se garder qu'un essai infructueux d'éloigner par cette voie un produit hétérogène ne soit plus nuisible au malade que l'ablation de toute une moitié de la mâchoire.

Dans les cas qui s'y prêtent, on n'enlèvera pas la paroi du sinus maxillaire, mais on se contentera, d'après le procédé de B. Langenbeck, de la rabattre pour la remettre à sa place après l'extirpation d'un produi morbide de bonne nature, par exemple d'un polype fibreux. De la même façon, la partie montante ou la moitié antérieure d'un maxillaire, ou même un maxillaire tout entier peut être écarté, après qu'on l'a scié aux points nécessaires, pour être remis plus tard à sa place. Les opérations de cette nature sont d'autant plus faciles à exécuter, que les fibroïdes qui les réclament s'observent presque uniquement chez les jeunes sujets ; chez ces derniers, les sutures osseuses ne sont pas encore soudées, et les os distendus par le fibroïde cèdent assez facilement. Il est évident que, dans les opérations de ce genre, il faut laisser autant que possible les parties molles en rapport avec l'os, pour que la nutrition et la reprise n'éprouvent pas d'obstacle. Les sections osseuses doivent dans ces cas être faites de préférence avec la scie droite et pointue.

*Section du nerf sous-orbitaire.* — Dans les cas de névralgie opiniâtre, où le point de départ est supposé périphérique, le médecin a à sa disposition, comme dernière ressource, la section du nerf atteint. Ce n'est qu'exceptionnellement que la simple section ou l'excision du nerf sous-orbitaire à la sortie de son canal osseux, entre la deuxième molaire et le bord orbitaire, mérite la préférence. On a vu, il est vrai, des cas de guérison obtenue par ce procédé ; mais en règle générale il ne sera d'aucune utilité, parce que le siége du mal est plus profond, c'est-à-dire dans le canal sous-orbitaire. Dans ce dernier cas, il paraît indiqué de faire sortir le nerf de ce canal ; à cet effet, il faut faire une petite résection de la partie de l'os qui recouvre le nerf. On fera une incision cutanée en T sur le bord inférieur de la cavité orbitaire, on recherchera le nerf, et l'on enlèvera (le mieux avec le ciseau) la partie du maxillaire supérieur et de l'os malaire qui recouvre le nerf. Le nerf lui-même est alors séparé des parties voisines et enlevé au moyen de la pince et des ciseaux. Peut-être pourra-t-on ménager l'artère. Si l'hémorrhagie était forte, il faudrait faire la ligature ou le tamponnement.

On a essayé de retirer ce nerf du canal sous-orbitaire sans faire de résection osseuse, en cherchant en arrière la place qui correspond au nerf dans le canal, en y enfonçant vigoureusement le bistouri, et en tirant avec force sur la partie antérieure du nerf : ce procédé est beaucoup trop incertain pour qu'il mérite d'être imité ; le sinus maxillaire est ouvert et se remplit du sang fourni par l'artère sous-orbitaire coupée en même temps. La cavité orbitaire peut également s'infiltrer de sang. Ensuite le nerf dentaire extérieur reste et pourra donner lieu à une récidive. Ce qui rend ce procédé particulièrement incertain, c'est la grande variabilité en profondeur et en direction qu'affecte le canal sous-orbitaire chez les différents individus.

Si la première branche du nerf maxillaire supérieur, le *rameau orbitaire* ou *lacrymo-temporal*, était le siége de douleurs névralgiques, on pourrait la découvrir derrière la glande lacrymale au moyen d'une incision faite au bord externe de la cavité orbitaire. — Les nerfs dentaires postérieurs ne pourraient pas être excisés sans enlever en même

temps la partie postérieure du maxillaire supérieur. — Il en est de
même du sphéno-palatin qui descend entre la partie postérieure du
maxillaire supérieur et les apophyses ptérygoïdes.

### § 2. — Os maxillaire inférieur.

Luxation. — Subluxation. — Ankylose. — Fracture. — Résection. —
Section et excision du nerf dentaire inférieur.

*Luxation de la mâchoire inférieure.* — La cause la plus ordinaire de cette luxation, c'est un abaissement trop considérable
de l'os pendant le bâillement ; cependant on a observé également
le déplacement du maxillaire à la suite d'une impulsion extérieure. La tête articulaire glisse en avant de la racine transversale
de l'apophyse zygomatique et au delà du bord du cartilage interarticulaire, et elle ne peut plus revenir à sa place.

La mâchoire luxée est placée plus en avant ; les dents ne peuvent plus être rapprochées, la mastication devient impossible. La
place où le condyle devrait se trouver est vide. — Le plus souvent cette luxation se produit des deux côtés à la fois ; cependant
on l'observe aussi d'un seul côté, de telle sorte que la mâchoire
prend une position oblique.

Nélaton a montré qu'un des *obstacles à la réduction* consistait
en ce que l'apophyse coronoïde s'appuyait contre la base de
l'arc zygomatique. En introduisant le doigt dans la bouche, on
sent la saillie de cette apophyse. Cependant on ne l'aperçoit
pas dans tous les cas ; il est donc permis de supposer qu'il existe
encore un deuxième obstacle à la réduction : nous voulons parler
du glissement de la tête articulaire au delà du cartilage interarticulaire. — Plus tard il se produit des adhérences qui maintiennent la tête dans cette position.

La facile production des luxations de la mâchoire (par exemple, pendant le bâillement), que certaines personnes peuvent faire naître à
volonté, et la facilité de la réduction, font supposer que dans certaines
de ces luxations, il n'y a pas déchirure du ligament capsulaire, mais
simple relâchement. A la suite d'un pareil relâchement, le glissement
au delà du cartilage interarticulaire doit également se rencontrer plus
facilement.

Pour rendre l'apophyse coronoïde de nouveau libre, il faut,
d'après Nélaton, la pousser vers en bas avec le doigt. D'après
mes expériences, un mouvement de latéralité imprimé à la mâ-

choire -est encore plus efficace ; on saisit la mâchoire en avant et l'on tourne le côté malade par en bas. Si la luxation existe des deux côtés, il faut, d'après cette méthode, réduire d'abord d'un côté, puis de l'autre.

Le procédé de réduction ordinairement recommandé consiste à abaisser la tête articulaire, pour qu'elle puisse repasser au delà de la convexité de l'apophyse transverse et au-dessus du bord du cartilage interarticulaire. La manière la plus facile d'arriver à ce but, c'est de placer les deux pouces sur les molaires postérieures, de presser la partie postérieure de la mâchoire vers en bas et en arrière, et de chercher en même temps à ramener avec les autres doigts le menton par en haut. Pour ne pas être mordu par le malade, on enveloppe le pouce avec un linge, ou bien on se sert, au lieu du pouce, du manche d'une fourchette ou d'un corps quelconque de ce genre. Avec un pareil levier entre les deux rangées des molaires, on pourrait en cas de besoin développer une force considérable.

Dans une luxation qui datait de quelques semaines, Stromeyer employa un appareil particulier à vis, avec lequel il étendit fortement la mâchoire vers en bas ; après avoir produit de cette façon un relâchement suffisant des parties, il put faire la réduction par pression. — Dans un cas observé à Marbourg, où le déplacement était très-considérable, de sorte que la parole était tout à fait inintelligible, et où, après une durée de huit semaines, la réduction ne put être obtenue malgré l'emploi énergique d'appareils à vis et à leviers, les deux apophyses coronoïdes qui faisaient une forte saillie furent coupées du côté de la bouche avec une pince de Liston ; malgré cela, la réduction ne put être obtenue.

*Relâchement de l'articulation temporo-maxillaire.* — On observe quelquefois, chez des personnes à habitus flasque et nerveux, surtout chez des femmes, une sorte de subluxation consistant en ce que le cartilage interarticulaire s'échappe en arrière ; cette affection est douloureuse et pénible ; la réduction se fait d'ordinaire spontanément, ou bien elle n'exige qu'une légère traction de la mâchoire par en bas. — Dans certains cas, il se produit un *craquement* douloureux dans l'articulation par suite de la rentrée subite et involontaire du condyle dans la cavité glénoïde, lorsque le condyle a perdu la précision de ses mouvements à cause du relâchement considérable du ligament capsulaire. Le traitement de cette atonie articulaire consiste dans des remèdes antichlorotiques et dans des applications irritantes.

*Ankylose de la mâchoire.* — On distingue, selon la cause qui empêche d'ouvrir la mâchoire, une ankylose inflammatoire, spasmodique, cicatricielle, cancéreuse, etc. On observe une immobilité temporaire dans les processus inflammatoires qui entourent l'articulation ou dans l'inflammation de la gencive dans l'angle que forment les deux mâchoires. Il en est de même pendant les spasmes, par exemple dans le trismus. L'ankylose proprement dite, c'est-à-dire celle qui est due à une inflammation articulaire et à une soudure osseuse, est extrêmement rare.

La cause la plus ordinaire de l'immobilité de la mâchoire consiste dans la formation de *cicatrices de la muqueuse de la joue*, telles qu'on les observe particulièrement après la stomatite mercurielle, la stomacace, etc.

En général, on ne peut guérir ces sortes de malades que par une opération anaplastique, la restauration des joues, et dans les cas graves, par la résection de la mâchoire. On a recommandé de faire la résection de la mâchoire en deçà de la cicatrice, de telle sorte qu'il se développe à cet endroit une pseudarthrose de la mâchoire qui permette à la moitié saine de la mâchoire de se mouvoir isolément. Quelques succès (de Wilms, Esmarch et autres) ont démontré l'utilité de ce procédé. Cependant dans la majorité des cas, une résection large, une excision de toute la partie de la mâchoire qui est le siége de la cicatrice, doit être encore plus avantageuse. On atteint de cette façon plus sûrement une mobilité complète de la portion restante de la mâchoire ; la partie de la paroi interne des joues qui est située près de la cicatrice et derrière elle, et qui, après l'ablation de la mâchoire, s'unit avec la muqueuse latérale de la langue, devient de nouveau beaucoup plus libre en attirant à elle cette muqueuse.

La résection commandée par une ankylose produite par une cicatrice doit être faite d'après les règles ordinaires. Évidemment, il faudra surtout faire attention à ce qu'il ne se fasse pas une cicatrisation défavorable, fait sur lequel nous insisterons plus particulièrement, quand il sera question de la restauration des joues.

Si la cause de l'immobilité de la mâchoire existait dans l'articulation ; s'il y avait, par exemple, une ankylose osseuse, on pourrait remédier à ce mal par une résection de la branche montante. — Si l'immobilité n'est pas complète, on pourrait peut-être se servir de l'appareil représenté dans la fig. 10, ou d'un fort dilatateur sous forme de pince, pour essayer d'écarter les deux mâchoires.

*Fracture de la mâchoire inférieure.* — Comme le bord supérieur de la partie horizontale du maxillaire n'est recouvert que

par là gencive à laquelle il est intimement uni, une fracture
de cette partie est presque toujours accompagnée de déchirure
de la gencive. Les fractures de la mâchoire sont donc le plus
souvent des fractures compliquées. Le nerf
qui parcourt l'os peut être déchiré en même
temps, ce qui donne lieu à une paralysie du
sentiment de la lèvre inférieure. Quelques
dents peuvent être cassées ou luxées, et les
parties molles de la bouche, la langue, la
peau du menton, etc., peuvent être diver-
sement lésées et déchirées.

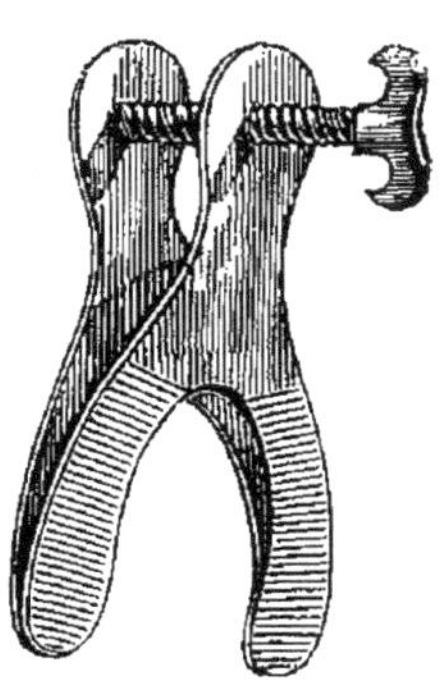

Fig. 10.

A la suite d'une fracture de la mâchoire,
on observe fréquemment une salivation, qu'il
faut expliquer par l'irritation de l'extrémité
des conduits salivaires. — Si la mâchoire ne
peut plus se mouvoir librement, si la langue
ne peut plus aider à nettoyer la face extérieure des dents, si en
outre il se déclare, par suite de l'irritation inflammatoire de
la bouche, une augmentation considérable dans la sécrétion
muqueuse, il se forme bientôt un dépôt sur les dents, et il se
développe dans la bouche, par suite de la décomposition du
mucus, une odeur infecte qui peut devenir très-désagréable dans
ces cas, comme en général dans tous ceux où les mouvements
de la mâchoire sont abolis.

Quant au *déplacement* des extrémités de la fracture, il doit être
attribué moins à la contraction musculaire qu'à la violence première et à la déchirure de la gencive et des autres parties molles
qui maintiennent ces os à l'état normal. Le déplacement sera
plus considérable surtout lorsqu'il existe une fracture double
qui sépare la partie moyenne de l'os des deux branches mon-
tantes. Il en est de même si un fragment latéral est complète-
ment détaché. La pesanteur et les muscles hyoïdiens entraînent
le fragment du milieu vers le bas ; ils peuvent aussi le faire tourner autour de son axe transversal de telle sorte que les dents
soient dirigées en dehors : dans ces cas les deux parties latérales
peuvent devenir très-mobiles dans la direction transversale.
Après des fractures comminutives, telles qu'elles sont produites,
par exemple, par une tentative inhabile de suicide par un coup de
pistolet, le déplacement et la mobilité des fragments atteignent
souvent un haut degré.

A priori, on est disposé à croire que la guérison des fractures de la mâchoire doit être très-difficile; cependant, dans la majorité des cas, elle se fait assez facilement. Les mouvements de la bouche, que le malade ne peut pas éviter, car il est obligé de se nourrir, ne produisent que peu de douleurs. Le nerf dentaire inférieur d'ordinaire n'est le siége d'aucune sensation pathologique. La guérison se fait, dans beaucoup de cas, presque sans traitement.

Dans une fracture simple qui n'a pas beaucoup de tendance à se déplacer, il suffit de fermer la bouche avec la fronde ou un foulard, auquel on peut ajouter encore un morceau de carton mouillé placé sous le menton ; ce carton, en se desséchant, prendra la forme des parties. La nourriture du malade doit consister pendant trente jours en substances liquides et en bouillie. — Si les rangées de dents sont encore complètes, il suffit du contact des dents supérieures et des dents inférieures pour maintenir les fragments immobiles ; mais si beaucoup de dents manquent, la chose deviendra plus difficile. On peut alors essayer de fixer la position de la partie postérieure de la mâchoire, en glissant entre les parties postérieures ou entre les rangées des molaires une gouttière double de liége, de gutta-percha, etc., et de permettre de cette façon au malade de boire et de manger plus facilement. Comme la partie antérieure de la mâchoire supérieure ne peut pas toujours être maintenue fixée en haut (car il faut bien l'abaisser de temps en temps pour permettre au malade de se nourrir), il sera plus convenable de traiter la fracture antérieure de la mâchoire dans une position telle que la bouche soit à moitié ouverte. A cet effet, on se sert d'un petit morceau de liége (ou de gutta-percha, etc.) en forme de gouttière, qu'on introduit entre les rangées des molaires et qu'on y laisse à demeure.

Les appareils construits sur le principe de l'étau, par exemple celui de Rütenik, consistant en un morceau de bois en forme de fer à cheval, fixé au-dessous de la mâchoire inférieure et contre lequel les dents sont pressées au moyen de plusieurs crochets garnis de vis, ne présentent de l'avantage que dans les cas exceptionnels. Dans tous les cas, il faut surveiller attentivement leur emploi, car on a souvent vu se former des abcès au menton par la pression du bois, même lorsque ce dernier était bien matelassé. — L'emploi de la *suture osseuse*, c'est-à-dire de la perforation des deux fragments dans l'intérieur de la bouche et de leur réunion par un fil métallique, telle qu'on l'a proposée dans les temps modernes, cette suture osseuse ne peut être indiquée que dans des cas exceptionnels, par exemple lorsque les dents qui des deux côtés devraient avoisiner la fracture manquent. Il en est de même du procédé de Baudens, qui, dans les fractures obliques de la partie latérale, enloura, au moyen d'une aiguille montée sur un manche et introduite du côté du menton, l'endroit fracturé d'un fil, et immobilisa les parties en liant les deux bouts au-dessus de la dent correspondante.

On a proposé de fixer les deux fragments en liant ensemble, au moyen d'un fil de soie ou de métal, les deux dents qui avoisinent la fracture ; cependant ce moyen est incertain, car les dents peuvent aisément devenir vacillantes.

Dans les *fractures compliquées*, on est obligé quelquefois d'enlever des esquilles ou de reséquer des arêtes trop vives des extrémités fracturées ; mais en général il sera bon d'abandonner autant que possible ces cas à eux-mêmes, et d'éviter toute intervention active, telle que l'application d'un bandage inamovible ou la résection. On n'enlèvera les dents que lorsqu'elles seront presque complétement détachées ou qu'elles entraveront la guérison.

Lorsque la *branche articulaire* est broyée par une balle et qu'en même temps il existe une hémorrhagie grave, soit de la maxillaire interne, soit d'une de ses branches, la résection de la portion articulaire sera peut-être le moyen le plus efficace pour écarter le danger et pour arriver à lier l'artère blessée. (Stromeyer.)

*Maladies de la mâchoire inférieure.* — L'*ostéite* et la *périostite* s'observent, abstraction faite de la nécrose phosphorique, aux degrés les plus divers d'étendue et d'acuité. — Lorsque l'ostéite est subaiguë, on peut au début être dans le doute si l'on n'a pas affaire à une tumeur. Lorsque le tissu cellulaire qui entoure l'os est gonflé et induré, on peut facilement se tromper et croire à une augmentation ou à un boursouflement de l'os lui-même, parce que la sensation est absolument la même.

Les abcès *carieux* ou *nécrotiques* qui ont leur point de départ dans le maxillaire inférieur, peuvent fuser le long du cou ; on préviendra le mieux cette migration du pus, en pratiquant en temps opportun des incisions suffisantes au bord inférieur de la mâchoire ou du côté de la gencive. On a observé des cas où le pus s'est étendu jusque dans la plèvre.— Quand la partie latérale de l'os maxillaire est prise de *nécrose*, il est probable que le nerf se mortifie également ; aussi longtemps que le nerf est encore intact, l'extraction d'un pareil séquestre devra évidemment être accompagnée de violentes douleurs. — L'extraction d'un fragment nécrosé de la partie postérieure de la mâchoire peut présenter beaucoup de difficultés, car l'épaisseur des muscles, la proximité des vaisseaux et quelquefois la formation d'un étui osseux entourant le séquestre, peuvent rendre souvent une pareille opération très-délicate. — Quant à la nécrose phosphorique, voyez page 81.

Les *tumeurs* du maxillaire inférieur, surtout les fibroïdes et les tumeurs myéloïdes, de même que les enchondromes et les cystoïdes, nécessitent souvent la résection. Quelquefois les exostoses réclament la même opération. — Quant aux kystes *bénins*, on les ouvrira largement et l'on tâchera d'en obtenir l'oblitération, plutôt que de faire de grandes résections. — (Que l'on compare encore ce qui a été dit à propos des tumeurs du maxillaire supérieur et de l'ankylose de la mâchoire, et ce qui sera exposé dans le chapitre suivant sur les maladies des dents et sur l'épulis.) — Les *tumeurs malignes*, que l'os soit malade primitivement ou qu'il ait été atteint consécutivement, sont beaucoup plus fréquentes que les tumeurs bénignes ; malheureusement elles se présentent souvent d'une manière si défavorable, les parties molles participent dans une si grande mesure à l'affection de l'os, qu'on ne peut pas espérer beaucoup de la résection. Fréquemment, on opère plutôt pour soulager le malade que pour le guérir définitivement. L'opération est quelquefois indiquée par le fait que le malade, atteint d'une affection cancéreuse qui immobilise la mâchoire, ne peut plus manger. Ces sortes de malades ne regrettent pas une opération qui les a délivrés de la roideur du maxillaire, de même que des douleurs, de la suppuration ichoreuse, etc. Dans ces circonstances, il est vrai, la récidive se présente d'ordinaire très-vite. Lorsqu'un cancer de la lèvre s'est étendu à l'os, il peut être indiqué d'extirper la partie malade de la lèvre ou du menton, en même temps qu'on fait la résection de la portion malade de la mâchoire.

*Résection du maxillaire inférieur.* — On a distingué trois types principaux de résection de la mâchoire inférieure : la résection de la partie moyenne, celle d'une partie latérale, celle de parties plus petites, telle que la résection du bord alvéolaire, etc. Si l'on veut réséquer la *partie moyenne* de la mâchoire inférieure sans entamer la peau, on peut y arriver par la cavité buccale, en renversant et en tirant la lèvre inférieure fortement vers en bas ; si cela ne pouvait se faire, le mieux serait de faire une incision inférieure parallèlement au bord de la mâchoire et de relever la lèvre inférieure (fig. 11). Lorsque la portion à extirper est grande, il faut fendre verticalement la lèvre inférieure et faire ensuite le long de l'os une incision horizontale suffisante (fig. 12).

Fig. 11. — Résection de la plus grande partie du rebord alvéolaire au moyen d'une coupe horizontale et d'une coupe verticale avec la scie. Si le rebord alvéolaire était le siége d'une grande tumeur, je recommanderais de faire l'incision cutanée le long du menton, telle qu'elle es représentée sur la figure 12, et de relever la lèvre inférieure vers le nez.

L'os maxillaire peut être divisé, soit du dehors en dedans avec une petite scie droite, soit du dedans en dehors avec la scie à chaînette. Si l'os n'est pas trop épais, la pince de Liston, avec laquelle on opère le plus rapidement, mérite la préférence. On peut encore commencer par scier du dehors la moitié de l'os et l'on complète la section avec les tenailles incisives. On fera bien de frayer le chemin à ce dernier instrument avec une sonde cannelée

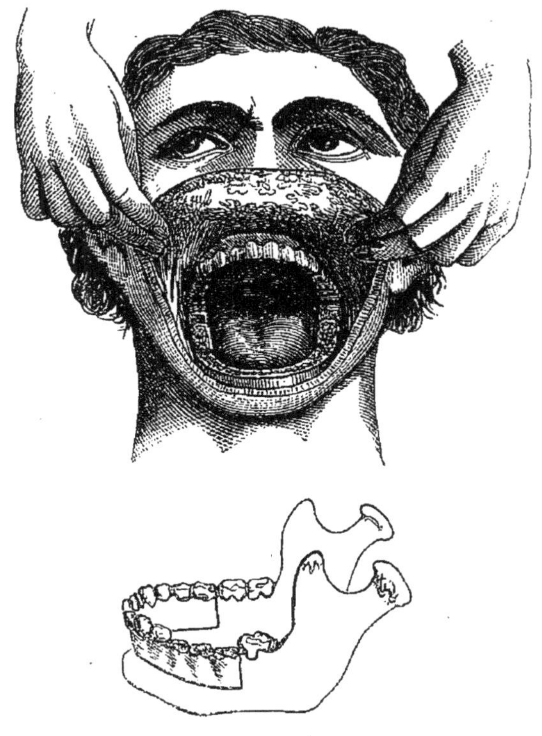

Fig. 11.

ou le manche d'un scalpel, avant de l'introduire. La dent correspondante est enlevée avant de scier. — En se servant de la scie, il peut être utile de ne pas faire immédiatement une section complète d'un côté avant d'arriver à l'autre côté, car si l'on séparait complétement le premier côté, l'autre morceau deviendrait trop mobile.

Le premier temps de l'opération consiste ordinairement à mettre l'os à nu à la partie antérieure, le second à le scier, et le troisième à détacher les parties molles postérieures. Le dernier se fait le mieux avec un bistouri boutonné avec lequel on contourne l'os de très-près. Si l'on veut conserver le périoste, il faut le détacher avec une spatule recourbée. On ne coupe l'insertion de la langue à l'os qu'en dernier lieu, parce qu'après cette section, elle se rétracte souvent en arrière, ce qui peut donner lieu à un rétrécissement considérable du pharynx : la glotte est poussée vers la colonne vertébrale, et le malade est exposé à mourir suffoqué, parce que la respiration est empêchée. En effet, lorsque les insertions antérieures de la langue et de l'os hyoïde sont coupées, l'action des muscles stylo-hyoïdiens, digastriques, hyoglosses, etc., l'emporte, et ils tirent la langue et l'os hyoïde vers la colonne vertébrale. Si en même temps la tête est inclinée en arrière et que les corps des vertèbres cervicales supérieures (qui chez certains individus proéminent fortement dans le fond de la gorge) s'avancent vers la région de la glotte, le danger d'asphyxie est imminent. Pour cette raison, il faut que la tête soit maintenue inclinée en avant, et il serait bon de percer l'extrémité de la langue par un fil, dans le cas où la tête s'inclinerait en arrière d'une façon imprévue. Dans tous les cas, il ne faut pas couper l'insertion du génio-glosse sans s'être assuré de de la langue, qu'on maintient avec une pince-érigne ou avec une anse de fil. — Quelques jours après l'opération, lorsque l gonflement diminue, le danger de la suffocation peut être considéré comme écarté.

Chaque fois qu'on le pourra, on conservera la paroi postérieure c le bord inférieur de l'os (fig. 11), et l'on ne fera qu'une résection par tielle de la partie moyenne, afin de conserver autant que possible l forme du menton et l'occlusion complète de la bouche et de préveni cette rétraction si dangereuse de la langue. — Il est évident qu'o ne peut pas attirer fortement les deux côtés de la peau sous le mentoi car de cette manière on produit également un refoulement en arriè de l'os hyoïde.

S'il existe en même temps que l'affection de l'os des destructions co sidérables de la peau des lèvres et du menton ; si, par conséquent, faut faire, outre la résection, l'ablation des parties cutanées qui i couvrent l'os, il faudra renoncer, en général, à réunir complétement plaie extérieure, et l'on abandonnera à la rétraction cicatricielle le s de fermer la partie ouverte de la bouche. Chaque fois qu'on peut, on tâch évidemment de combler ce vide par un lambeau de peau, lors même q ne remédiera qu'incomplétement à la perte de substance.

Dans la *résection d'une moitié latérale de la mâchoire*, on se rapproche de plusieurs artères volumineuses, la maxillaire interne, la temporale et la carotide externe ; cependant la résection peut être faite sans qu'on lèse une grosse artère. La carotide externe doit être liée dès le début de l'opération, quelquefois même avant qu'on ouvre la cavité buccale (d'après Pitha).—Au côté externe

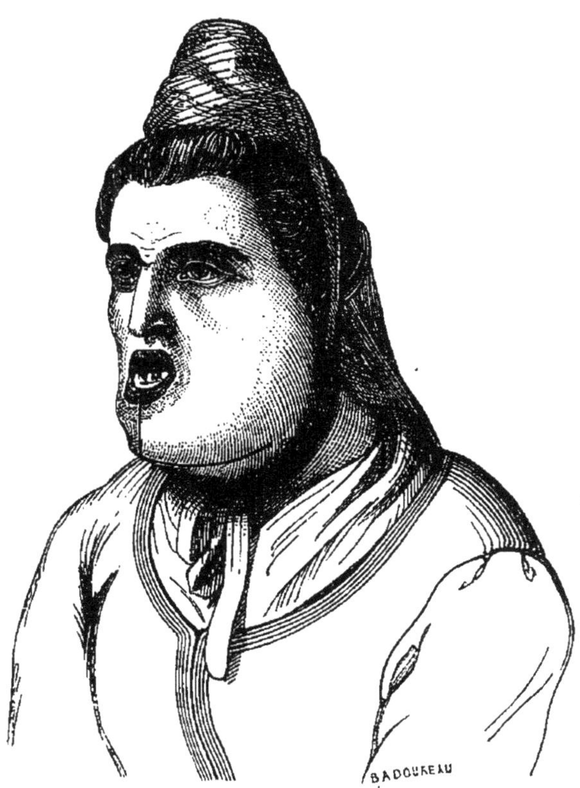



Fig. 12. — Grand fibroïde de la partie moyenne et latérale gauche du maxillaire inférieur. La résection fut faite à l'aide des incisions indiquées sur la ligne médiane et le long du bord du maxillaire.

de l'articulation temporo-maxillaire se trouve le nerf facial, à la face interne de la branche montante, entre l'os et le muscle ptérygoïdien interne, se trouve le nerf lingual et le mylo-hyoïdien. Ces nerfs aussi peuvent le plus souvent être conservés. Dans les cas de tumeurs bénignes, on pourra même conserver le périoste. La règle essentielle est que le couteau rase toujours

6.

l'os, et surtout qu'on attaque l'articulation par en bas, que l'on contourne la tête, pour ainsi dire, d'une manière sous-cutanée. (Maisonneuve conseille d'enlever l'os par la torsion ; c'est là un conseil qui mérite d'être pris en sérieuse considération dans les cas difficiles.)

Pour mettre une moitié de la mâchoire à nu, on fait une incision horizontale le long du bord inférieur de l'os et deux incisions verticales, dont l'une se dirige vers l'articulation temporo-maxillaire et l'autre vers l'angle de la bouche. Ou bien on donne au lambeau supérieur la forme d'un demi-cercle s'étendant depuis l'articulation jusqu'à la lèvre ou au menton. Dans certains cas, on pourra laisser l'ouverture buccale intacte ; Fergusson a même extirpé la partie articulaire de la mâchoire sans ouvrir la cavité buccale. (J'ai fait la même opération.)

Pour faire la section osseuse dans ces cas, on se sert le mieux de la scie à chaînette. Il est avantageux de scier d'abord l'os avant d'attaquer l'articulation, car, après cette division, le morceau à extirper devient beaucoup plus mobile. On sépare ensuite avec le bistouri boutonné courbe, ou les ciseaux courbes, les parties molles internes, d'abord le muscle ptérygoïdien interne et surtout le muscle temporal caché derrière l'arcade zygomatique ; on ouvre l'articulation par le dehors, on luxe le condyle, et après avoir tourné suffisamment cette partie sur son axe, on coupe avec beaucoup de précautions, en rasant l'os, les dernières parties molles, le muscle ptérygoïdien externe et le nerf dentaire inférieur, en évitant toutefois le nerf lingual. — L'artère carotide externe peut être écartée en arrière par un aide, pour qu'on ne soit pas exposé à la blesser. — Évidemment toute artère qui, pendant cette opération, donne du sang doit être liée médiatement ou immédiatement, pour que l'hémorrhagie ne puisse pas empêcher de reconnaître les parties.

D'après les mêmes règles, on peut enlever les *deux moitiés* du maxillaire inférieur, et arriver ainsi à la désarticulation complète de cet os.

Au lieu de comprendre dans la résection l'articulation, on fera toujours mieux (si cela peut se faire) de laisser cette dernière intacte, et de scier ou de couper avec l'ostéotome le maxillaire inférieur au-dessous du col et de l'apophyse coronoïde. En général, il faut faire pour chaque cas particulier un plan d'opération spécial et disposer les incisions cutanées et osseuses selon la disposition des parties, selon la forme et l'étendue du produit hétérogène, etc.

Si le *rebord alvéolaire* d'une moitié de la mâchoire inférieure est seul malade, on n'enlèvera que cette partie ; à cet effet on se servira le mieux de la scie pointue. — Dans certains cas de *résection partielle*, la tréphine et quelquefois le ciseau (par exemple dans les exostoses) méritent la préférence. — Dans les tumeurs myéloïdes, on se servira souvent le mieux du ciseau des graveurs ou de la spatule tranchante pour enlever les parties malades. Si l'on n'est pas sûr d'avoir éloigné complétement tout le tissu malade, on peut encore appliquer le fer chaud ou un tampon de chlorure de zinc.

Les résections de la mâchoire n'exercent pas une influence déprimante sur l'organisme ; beaucoup de malades supportent cette opération avec une facilité extraordinaire ; la mortalité est relativement peu considérable et la guérison est rapide. La déformation des traits est souvent extrêmement faible. La cavité buccale se cicatrise rapidement, la muqueuse des joues se porte vers le plancher de la bouche, et se continue avec la muqueuse de la langue. Plus on a ménagé les parties molles, surtout la muqueuse buccale, plus la réunion par première intention est complète, plus aussi la rétraction cicatricielle, et par suite la déformation, seront minimes. Il ne faut donc pas négliger ce point en commençant l'opération.

Pour le traitement consécutif, on a recommandé des appareils qui doivent empêcher l'autre moitié de la mâchoire de se jeter de côté et prévenir l'affaissement de la bouche du côté malade. A cet effet, le patient doit porter dans la cavité buccale une plaque d'ivoire ou d'argent. Mais il est permis de douter que ces appareils soient réellement de quelque utilité.

Si toute la mâchoire et peut-être de grandes portions de peau de la région labiale et mentonnière ont été enlevées, il faut se servir d'appareils prothétiques, d'espèces de masques pour cacher autant que possible les difformités du malade. — Si la bouche ne peut plus être maintenue fermée, de sorte que la salive n'est plus retenue, il faut adapter au bandage une éponge pour absorber la salive qui s'écoule.

Quant à la résection de la mâchoire inférieure dans les cas d'*immobilité du maxillaire*, voyez page 98.

*Résection du nerf dentaire inférieur.* — Dans des cas de névralgie de ce nerf qui ont résisté à tout traitement, on a fait avec succès la trépanation de la mâchoire inférieure et l'excision de son nerf, lorsque les symptômes pouvaient faire reconnaître la cause de la névralgie comme existant dans l'intérieur du conduit dentaire. Le nerf est situé au milieu de la branche montante du maxillaire inférieur, et par conséquent il est facile à trouver. Il suffit d'appliquer une couronne de trépan sur l'endroit correspondant au nerf et de faire sauter la plaque extérieure de l'os d'un coup de ciseau (fig. 13). Il est ensuite facile d'ouvrir complétement le

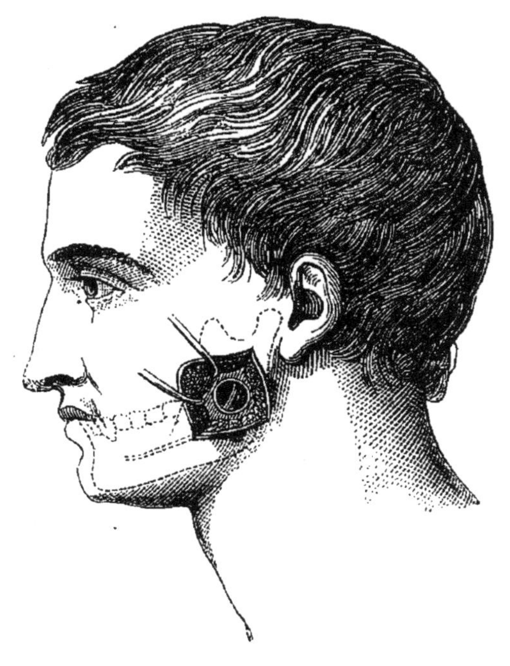

Fig. 13.

canal osseux du nerf avec un ciseau fin, de saisir les deux branches (alvéolaire et mentonnière), et l'artère si l'on veut, et d'en exciser quelques lignes. On commence l'opération par une incision en angle de la peau et l'on détache le masséter de ses insertions ; dans les temps modernes, elle a été faite avec beaucoup de succès : en 1852 elle a déjà été exécutée à la clinique de Marbourg, et a mis fin à une névralgie qui durait depuis douze ans.

Il est évident que cette opération au moyen de la tréphine peut également être faite un peu plus haut, au niveau où le nerf mylo-hyoïdien se détache, ou bien plus bas, à un endroit correspondant aux filets lentaires antérieurs. Cette dernière opération semble très-rationnelle, lorsque la névralgie est limitée aux dents antérieures.

Si la névralgie n'existe que dans le domaine du *nerf menton-nier*, on pourrait essayer de combattre le mal par la section ou l'excision de ce nerf à la sortie du trou mentonnier. On fait une incision entre la lèvre inférieure et la gencive ; le nerf est facile à trouver, car sa sortie du canal dentaire se trouve sur une ligne verticale située entre la première molaire et la dent canine (fig. 13).

### § 3. — Dents et gencives.

Résumé des maladies dentaires. — Évolution dentaire. — Lésions traumatiques des dents. — Tartre dentaire. — Carie des dents. — Arrachement des dents. — Prothèse dentaire. — Inflammation des gencives. — Fistule dentaire. — Épulis.

*Résumé des maladies dentaires.*—Les maladies dentaires peuvent avoir leur point de départ dans l'émail, dans l'ivoire, dans la pulpe, dans le cément osseux ou le périoste, dans l'alvéole, dans la gencive, enfin dans les vaisseaux et les nerfs dentaires. — L'*émail* de la dent peut avoir des fissures, s'écailler, s'user ; il peut être primitivement mal formé, présenter des défauts dans sa composition chimique (ce qui le rend cassant et facile à user ou à dissoudre) ; il peut enfin se ramollir et se désagréger, et dans ce cas il faut presque toujours admettre une influence morbide venant de l'ivoire et indirectement de la pulpe.

L'*ivoire* est susceptible de ramollissement et de destruction dits carieux (comparez page 112). Sa structure tubuleuse donne facilement lieu à une imbibition par les liquides de la bouche aussitôt qu'il est mis à nu par la destruction de la couche d'émail qui le protége. Ceci explique aussi pourquoi les substances aigres ou piquantes, aussi bien que l'air froid, provoquent si facilement des maux de dents lorsque l'ivoire est à nu. Si l'ivoire est ramolli, le simple contact mécanique suffit souvent pour provoquer la douleur. — La *résorption* de l'ivoire s'observe à la chute des dents de lait en même temps que la résorption et l'usure des autres parties dont se compose la racine. Il n'est pas rare non plus qu'une résorption pathologique de la racine s'observe sur les secondes dents. — De même que l'émail, mais à un degré encore plus prononcé, l'ivoire est susceptible d'une usure qui se remarque principalement sur les dents incisives des personnes d'un âge avancé.

Par une production augmentée de l'ivoire, la pulpe dentaire est protégée en cas d'usure, et, si les conditions sont favorables, même en cas de destruction carieuse, de la mise à nu et de ses conséquences.

Si l'ivoire est perforé, la pulpe dénudée deviendra nécessairement malade.

La *pulpe* est l'organe producteur de l'ivoire ; probablement le ramollissement et la destruction, ce qu'on appelle la carie dentaire, sont dus également à une affection de la pulpe. Peut-être y a-t-il lieu d'admettre que cet organe est l'agent d'une dissolution partielle de l'ivoire devenant par là mou et cassant. Cet effet est tout aussi admissible que la dissolution de la chaux des os en cas d'inflammation osseuse.

La pulpe est en même temps un organe de sensibilité et le siége très-fréquent de maux de dents. Une irritation de la pulpe fait naître des douleurs. — On ne possède pas de grands renseignements sur l'inflammation de la pulpe, sans doute parce que cet organe, caché dans la profondeur des dents, se soustrait par trop à l'investigation anatomique. Si la pulpe est mise à nu, elle peut gonfler, faire une saillie fongueuse, suppurer et se mortifier. S'il se produit du pus dans la cavité fermée de la dent, on doit s'attendre à l'étranglement et à la mortification de la pulpe, ainsi qu'à une décomposition fétide du pus enfermé dans la cavité. Si l'on ferme par le plombage le trou dans l'ivoire, au-dessus d'une pulpe en suppuration, le même effet devra se produire. L'inflammation de la pulpe peut se continuer sur la couche corticale de la racine ; il n'est pas rare que la carie dentaire se complique d'une inflammation externe de la racine.

Si la pulpe meurt, la dent prend une coloration bleuâtre. La mortification peut être partielle ou complète. Une fois la pulpe détruite complétement, la dent ne sera plus en rapport avec l'organisme que par le périoste ; on doit alors la considérer presque comme un corps étranger en quelque sorte collé contre le cément osseux encore vivant.

Le *périoste*, ainsi que le *cément osseux* qui entoure la racine de la dent, sert avant tout à l'attache solide de la dent. Le relâchement du périoste rend la dent branlante ; une fois cette maladie disparue, la dent peut redevenir solide. — Une périostite de la racine peut avoir pour effet l'épaississement du périoste, la production exagérée du cément osseux, la formation d'un abcès dans l'alvéole, la destruction carieuse de la racine, la nécrose de sa couche corticale. Une partie plus ou moins grande du cément osseux peut se nécroser (par exemple, lorsqu'une racine est mise à nu d'un côté ou qu'une suppuration s'est établie dans l'alvéole), sans que pour cela la dent soit nécessairement perdue. Souvent on voit une dent rester encore longtemps dans la bouche, quoique branlante et à demi détachée, et ayant perdu par conséquent la plus grande partie de son périoste.

Les *vaisseaux dentaires* deviennent quelquefois le siége d'une hémorrhagie assez sérieuse. (Voyez plus loin.)

Le *nerf dentaire* peut donner lieu à différents genres d'odontalgie sans que la dent soit elle-même malade. Abstraction faite des causes centrales, une hypérémie des vaisseaux maxillaires, une pression sur le nerf alvéolaire, une affection sympathique des filets nerveux, peuvent provoquer la douleur. Toutes les fois qu'il n'existe pas une sensation morbide bien déterminée, une sensibilité limitée à une seule dent ou une destruction carieuse évidente et faisant voir dans cette dent la cause probable de la douleur, on doit renoncer à chercher la source de la douleur dans la dent elle-même. — La supposition a été émise qu'une racine dentaire, devenue trop longue sous l'influence d'un processus morbide, pourrait bien provoquer une névralgie en exerçant une pression sur le nerf alvéolaire qui passe sous elle.

*Évolution des dents.* — Les *dents de lait,* au nombre de vingt, percent généralement entre le septième mois et le commencement de la troisième année. La pression de la dent qui avance fait disparaître la gencive ; le follicule dentaire s'ouvre et s'efface ensuite, et pendant que la couronne se lève, les gencives forment un anneau autour du collet. L'évolution des dents, autrement dit la dentition, est parfois accompagnée d'une irritation douloureuse des gencives et de divers accidents sympathiques, de convulsions, etc. ; quelquefois ces accidents peuvent être conjurés, si l'on a soin de faciliter le percement de la dent par une petite incision faite au-dessus d'elle, et que la compression et l'étranglement se trouvent levés de la sorte.

Les *dents définitives,* ou secondes dents, commencent à se montrer dans la septième année, et leur évolution, moins celle de la dent de sagesse, est ordinairement terminée vers la treizième ou quatorzième année. L'évolution de la dent de sagesse est assez fréquemment accompagnée d'un gonflement douloureux de la gencive et de la joue, et peut également nécessiter une incision ou l'excision d'un petit lambeau de la gencive. Quelquefois des incisions de la gencive sont encore nécessaires après le percement de cette dent, si sa couronne ne parvient pas à se dégager entièrement, et que la gencive forme un bourrelet qui la couvre en arrière et qui devient le siége d'une inflammation douloureuse sous l'influence de la pression et de la tension qui s'y produisent. — Dans quelques cas plus graves, où la dernière molaire prend en même temps une direction oblique en arrière, il peut en résulter un gonflement inflammatoire très-considérable et même une destruction purulente au niveau de la branche montante du maxillaire inférieur.

L'évolution régulière des dents définitives a pour effet la résorption des racines des dents de lait au fur et à mesure qu'apparaît la couronne des premières ; les dents de lait tombent pendant que les autres tendent à se mettre à leur place. La disparition de la cloison alvéolaire entre les deux espèces de dents est suivie de la formation d'une cavité commune qui se moule sur la dent définitive, quand la dent de lait est tombée. Ce processus est soumis à bien des irrégularités. Les dents nouvelles percent souvent bien loin derrière les anciennes ou au devant d'elles, et sans que ces dernières soient résorbées en temps utile ; dans ces cas, les secondes dents n'occupent pas leur place convenable au milieu du bord alvéolaire ; ou bien elles prennent une direction oblique, de telle sorte que leur pointe se dirige en dedans du côté de la langue ou du palais, ou en dehors du côté de la lèvre ; ou bien elles subissent une déviation telle que la face d'une incisive, par exemple, est tournée plus ou moins vers le côté. Lorsqu'on voit se développer de pareilles irrégularités, on doit se demander s'il n'y a pas lieu de faire de la place à la dent nouvelle en arrachant la dent de lait correspondante, et de rendre ainsi à la première sa direction normale. La question n'est pas toujours facile à résoudre, car certaines positions vicieuses proviennent bien moins de l'obstacle créé par la dent de lait que du manque d'espace dans la mâchoire, quand, par exemple, l'arcade alvéolaire prend un accroissement trop lent pour recevoir toutes les dents dans leur ordre régulier. Dans un cas semblable, l'extraction de la dent de lait offrirait peu d'avantages ; elle serait même nuisible si on la faisait trop tôt et avant le percement de la seconde dent ; car l'espace destiné à cette dernière n'en deviendrait que plus petit par l'oblitération de l'alvéole de la dent de lait et l'empiètement des dents voisines. La dent de lait ne doit donc être enlevée qu'autant qu'elle gêne réellement l'évolution régulière de la nouvelle dent, et l'on ne doit pas trop se presser d'arracher les dents de lait.

Mais lorsque certaines dents tendent à prendre une fausse direction, soit à cause de l'étroitesse de l'arcade alvéolaire, soit parce qu'elles ont été primitivement mal placées, on vient à se demander si l'on doit rendre à la dent sa position par une pression méthodique, ou bien si l'on doit l'arracher, ou bien enfin si l'on doit lui faire de la place en enlevant une dent voisine. Quelquefois on parvient à rendre leur position normale à une ou à plusieurs dents, ou même à toute une rangée en employant une pression lente et continue. Les cloisons alvéolaires cèdent à la longue et modifient leur forme quand une pression continue est exercée au moyen d'appareils appropriés sur le dents déviées. — En arrachant une dent encore jeune, on l'avantage de voir la lacune qui en résulte s'effacer entièrement ou en grande partie par le rapprochement des dents voisines. Pour cette raison, si par exemple une dent canine fait une saillie peu considérable en avant, on devra, au lieu d'enlever la canine elle-même, enlever plutôt la petite molaire voisine, afin que la canine puisse reprendre sa place.

Lorsqu'une dent est tout à fait hors rang et ne rend par conséquent aucun service pour la mastication, on ne doit pas hésiter à l'arracher. Ces dents, d'ailleurs, ne sont qu'à moitié logées dans l'os, ce qui les rend faciles à enlever.

Quelquefois une dent mal placée est soudée intimement à la dent voisine dans une partie de son étendue. Quand cela peut être reconnu ou soupçonné, on doit s'abstenir de l'arracher et l'on fera mieux d'enlever la couronne à la pince.

Quelquefois on voit le germe d'une dent *s'égarer* au point que la dent se loge dans d'autres parties de l'os. Ainsi il arrive que la cinquième molaire de la mâchoire inférieure glisse du côté de la racine de sa voisine, ou jusque dans la branche montante. Il peut en résulter une névralgie (par pression sur le nerf), une tuméfaction osseuse, un gonflement, une suppuration de la région. — Au maxillaire supérieur, on voit des germes de dents égarés avoir pour résultat la distension de l'antre d'Highmore ou la formation d'un kyste dans l'antre. (Voy. p. 84).

*Lésions traumatiques des dents.* — Les *fractures* des dents peuvent être divisées en trois catégories : 1° fissures et éclats superficiels de la couronne ne mettant à nu que l'ivoire; 2° fractures plus profondes de la couronne ou du collet, ou de la partie supérieure de la racine, mettant à nu la pulpe dentaire ; 3° fractures de la racine dans la partie entourée par l'alvéole, laissant dans la profondeur un reste de racine qui ne peut être aperçu. — Dans les lésions superficielles, on remarque souvent que l'ivoire mis à nu possède une sensibilité très-vive contre le froid, les substances acides, etc. Peu à peu cela disparaît, l'ivoire qui recouvre la pulpe s'épaissit, les angles s'émoussent et le reste de la dent se conserve. Quelquefois il peut y avoir avantage à enlever ou à arrondir les arêtes vives ou les angles saillants qui sont produits par ces sortes de lésions.

Lorsque la pulpe dentaire est à nu, et surtout lorsqu'elle proémine au-dessus de la cassure sous forme d'une papille rouge, on doit en redouter l'inflammation douloureuse. On donne le conseil de cautériser, dans ces cas, la pulpe avec le cautère actuel, ou de la détruire en l'écrasant avec un poinçon. — Quand l'individu est encore jeune, on fait souvent mieux d'extraire le reste de la dent, afin que la rangée se resserre par le rapprochement des autres dents. Dans les cas où cette indication ne peut être remplie, on préférera conserver la racine pour en faire la base d'une dent artificielle.

Lorsqu'une dent est cassée encore plus profondément, dans la partie entourée par la gencive et l'alvéole, elle peut reprendre, même dans le cas où la dent se serait complétement séparée de la gencive et serait tombée hors de la bouche. Il existe des pièces préparées qui montrent un cal reliant les deux bouts fracturés. Ces cas ne s'observent, il est vrai, que d'une façon exceptionnelle, attendu que ces fractures donnent rarement lieu à un essai de guérison, et que les conditions indispensables pour cette guérison, à savoir l'application d'un appareil contentif et le repos, ne sont pas commodes à remplir. — Les fractures qui surviennent dans la profondeur de la racine, telles qu'on les observe si fréquemment après l'extraction des dents, quand les racines divergent fortement, n'ont généralement aucune suite fâcheuse. Le bout de racine paraît se résorber rapidement; il ne donne lieu à aucun phénomène inflammatoire et ne provoque pas non plus de douleurs, et la gencive finit par le recouvrir absolument comme si la dent était sortie en entier.

Les *dents luxées*, qu'elles soient encore en rapport avec la gencive ou qu'elles soient tombées hors de l'alvéole, peuvent être replantées et peuvent reprendre. Le nerf dentaire arraché ne se réunit plus, il est vrai ; la dent reste insensible et change légèrement de couleur, mais elle peut redevenir tout à fait solide et servir à la mastication.—Naturellement, on obtiendra cette reprise plutôt à la mâchoire inférieure qu'à la supérieure, parce qu'ici la pesanteur forme un obstacle. On peut seconder la reprise en attachant la dent aux dents voisines.

*Tartre dentaire.* —Il arrive très-souvent qu'un dépôt terreux provenant de la salive et du mucus buccal, se fixe sur les dents Si l'on néglige de l'enlever, ce dépôt refoule de plus en plus la gencive. La masse peut devenir tellement considérable qu'elle proémine sous forme d'une excroissance et vient excorier la langue ou la muqueuse des joues. L'incrustation devient surtout remarquable chez quelques malades qui ont longtemps souffert d'une inflammation ou d'une lésion traumatique de la muqueuse des joues, des gencives, de la langue, etc., ou bien chez ce qu'une contraction des mâchoires (voy. p. 92) empêche de desserrer ces os et, par conséquent, de faire concourir la langue à nettoyer le côté externe des rangées dentaires.

L'enlèvement des gros amas de tartre se fait le mieux à l'aide d'une forte pince avec laquelle on fait sauter les morceaux en les serrant fortement entre les mors de l'instrument. Les parties plus petites se détachent avec des rugines de formes diverses. Lorsque les dents sont ébranlées, on doit user de précautions et laisser en place une partie du tartre qui soude entre elles les dents incisives plutôt que d'ébranler ces organes encore plus fortement en voulant trop les nettoyer.

*Carie dentaire.* — Le processus qui détruit si souvent les dents et par lequel l'ivoire est ramolli et dissous, l'émail désagrégé et la cavité dentaire rongée, diffère essentiellement de ce que l'on est convenu d'appeler la carie des os. La carie dentaire n'est pas un processus suppuratif. On ne peut pas non plus la confondre avec les processus inflammatoires, l'ivoire ne possédant pas de vaisseaux sanguins. — A un endroit limité ordinairement à son point de contact avec l'émail, l'ivoire se ramollit et perd son contenu inorganique. Ce dernier meurt et se désagrége, prend une mauvaise odeur ou bien il disparaît par une dissolution insensible. L'émail miné est détruit à l'endroit correspondant, sans que l'on puisse bien se rendre compte de la réaction chimique par laquelle cette substance, si solidement organisée, est attaquée et amenée à un état de macération et de désagrégation. La destruction fait presque toujours de nouveaux progrès, avance en profondeur, met la pulpe à nu ou en approche de si près que cette dernière devient sensible ou le siége de maux de dents plus ou moins aigus. Les progrès de la destruction sont tantôt lents, tantôt rapides, parfois le processus reste stationnaire et se termine définitivement, ou bien il s'arrête par moment et ne cesse qu'avec la destruction complète de la dent. Lorsque le processus marche rapidement, il produit plutôt de vives douleurs que lorsqu'il avance avec lenteur. Dans ce dernier cas, la pulpe meurt plutôt petit à petit ; souvent aussi il se produit alors un dépôt d'ivoire plus considérable, qui la protége. La carie qui a son siége au bord de la dent paraît s'avancer plus rapidement vers la pulpe et, par conséquent, provoquer plutôt des maux de dent que la destruction qui commence au sommet de l'organe.

La carie dentaire est souvent difficile à *reconnaître* lorsqu'elle n'a entamé qu'une petite place sur le bord de la gencive, surtout lorsque cette place occupe une des dents postérieures ou le côté qui fait face à la dent voisine. S'il est impossible de voir directement l'endroit malade, on peut se servir avec avantage d'un petit miroir spécial. Souvent on est obligé d'employer une aiguille courbée en crochet pour bien constater l'existence d'une fossette ou d'une cavité carieuse.

Comme on ne connaît nullement la cause de la carie dentaire, qui s'observe si fréquemment chez des individus parfaitement sains du reste, le médecin n'est pas en état de prescrire des préservatifs contre cette affection. — Pour arrêter les progrès du mal, on peut essayer le *limage* d'une surface ou d'une cavité malade, ou bien on essayera de plomber la cavité. Si l'on enlève les parties malades à la lime, il faut polir la surface limée, afin qu'elle résiste mieux au contact nuisible des liquides buccaux. Le limage est surtout mis en usage dans les cas où le bord latéral d'une dent de devant est superficiellement atteint. Il est évident que l'on ne doit pas trop compter sur l'efficacité de ce procédé. Quelques dentistes considèrent comme utile de brûler ou de cautériser la surface malade, par exemple avec le chlorure de zinc, pour empêcher ainsi les progrès de la carie.

Le *plombage* offre l'avantage d'empêcher le contact des aliments, des liquides de la bouche et de l'air avec les parties malades de la dent ; et, de cette manière, l'opération sert autant à préserver des douleurs qu'à conserver la dent. On éloigne ordinairement, avec une aiguille à graver, la substance macérée avant de remplir la cavité malade. Pour remplir le creux, on emploie des feuilles de différents métaux ou des ciments terreux, des amalgames qui se solidifient ou des substances résineuses (du mastic dissout dans de l'alcool et de l'éther et dont on imbibe du coton), de la gutta-percha et d'autres substances semblables. Le procédé le plus simple consiste à employer la gutta-percha qu'il suffit de chauffer et de presser ensuite dans la cavité. Cependant, on préfère en général les feuilles d'or qui, à raison de leur flexibilité et de leur indestructibilité, forment le meilleur plombage.

La *sensibilité* ou les *douleurs* provoquées par la carie peuvent quelquefois être combattues par l'introduction de substances renfermant de l'éther, de narcotiques ou de caustiques dans la fossette ou cavité malade. Les remèdes de ce genre agissent peut-être en partie en bouchant les pores de l'ivoire, ou en produisant une couche analogue à un vernis qui protége la partie sensible. Le chloroforme, la teinture d'opium, la créosote, le nitrate d'argent, le chlorure de zinc et beaucoup d'autres substances ont été recommandés dans ce but. On introduit dans la cavité dentaire un peu de coton trempé dans le liquide médicamenteux, ou bien un pinceau imbibé du liquide, ou bien une pilule, enfin, une baguette à laquelle adhère un peu de pâte caustique. — En cas d'inflammation douloureuse de la pulpe dénudée, on peut détruire cette dernière avec du chlorure de zinc ou bien avec un foret, ou bien on la rendra insensible en la touchant avec un fil métallique rougi au feu. Toutefois, le plus souvent, il n'y a que l'arrachement de la dent qui soit le vrai remède de ces douleurs.

*Arrachement des dents.* — On arrache les dents malades quand elles sont devenues le siége et la cause de maux de dents, ou bien quand une fistule dentaire exige l'extraction de la dent qui en est la cause. On arrache aussi parfois une dent saine quand elle a pris une position vicieuse et gênante en dehors de la rangée, ou bien en vue de procurer de l'espace à la dent voisine en voie d'évolution.

Le mécanisme par lequel on arrache les dents est de trois espèces : simple *traction, mouvements de latéralité* ayant pour effet de luxer la dent, et *renversement* de la dent sur le côté. Dans beaucoup de cas, ces trois mécanismes agissent à la fois. Les mouvements de latéralité peuvent servir à dilater, jusqu'à un certain point, l'alvéole, lorsqu'elle se compose d'un tissu osseux susceptible de céder. Le renversement sur le côté est surtout indiqué dans le cas où une racine oblique, par exemple la racine interne des molaires supérieures, doit être retirée de l'alvéole également oblique.

Pour arracher les dents, on se sert, soit de diverses espèces de pinces ou daviers, soit de la clef, soit d'instruments analogues à la clef, tels que le tiretoir, le pélican, etc. Les daviers doivent être construits de telle façon qu'ils embrassent aussi profondément et aussi exactement que possible le collet de la dent à extraire. Or, la forme et la grandeur des dents étant très-variées, on doit aussi, pour être prêt à tout événement, posséder un choix de daviers de formes différentes. Il faut des daviers pointus pour les petites dents des enfants ou pour les simples racines, des daviers un peu plus larges pour les canines et les premières molaires, et des daviers très-larges pour les dernières molaires. Pour les dents de devant, on se sert de daviers droits ou coudés; pour les dernières molaires du davier à manche horizontal. Pour renverser une dent fortement en dehors, comme cela devient surtout nécessaire pour les troisième et quatrième molaires de la mâchoire supérieure et de la mâchoire inférieure, on se sert d'un davier à bec de perroquet. Ces daviers agissent avant tout en faisant exécuter à la dent un mouvement de bascule ; mais on s'en sert également pour l'ébranler latéralement et pour la soulever. — Pour pouvoir bien saisir certaines dents, il est nécessaire que le mors du davier qui s'applique sur le côté interne de la dent soit plus étroit que celui qui embrasse le côté externe. — Il existe aussi des daviers particuliers pour les dernières molaires de la mâchoire supérieure, construits en vue des trois racines dont ces dents sont ordinairement garnies; on est obligé de les avoir de deux espèces, l'une pour le côté droit, l'autre pour le côté gauche. Mais il n'est pas rationnel de vouloir pousser par trop loin l'application exacte des daviers aux formes de la dent, car il est impossible d'avoir dans sa possession des daviers spéciaux pour chaque différence de grandeur et de forme de ces organes. Un davier coudé en baïonnette peut devenir nécessaire pour extraire la cinquième molaire supérieure quand elle est très-enfoncée. — Afin que les mors du davier puissent bien pénétrer entre la dent et la gencive, il faut qu'ils soient bien tranchants, et, afin qu'ils embrassent bien la couronne, il faut qu'ils présentent un creux dans le sens de la largeur aussi bien que dans celui de la longueur.

La *clef* agit essentiellement en renversant la dent avec une grande force sur le côté par un mouvement de bascule. Dans beaucoup de cas, il faut alors achever l'extraction de la dent, ainsi luxée, à l'aide d'une pince. On ne se sert guère de la clef que pour arracher les molaires, surtout les dernières molaires ou leurs racines. On renverse en dehors les molaires de la mâchoire supérieure, et plus souvent en dedans celles de la mâchoire inférieure. Dans bien des cas, cependant, on fait mieux de renverser aussi en dehors les dents de la mâchoire inférieure, surtout les trois premières molaires. La convexité de l'arcade dentaire est, en effet, cause que ces dents, à peu près comme les pierres d'une voûte, cèdent plutôt en dehors qu'en dedans. Si une dent pareille, lorsqu'on essaye de la luxer en dedans, ne veut pas céder, on fait mieux d'essayer la luxation en dehors plutôt que de s'exposer à casser la dent ou la mâchoire, en employant trop de force ou en imprimant même des secousses à la dent. — L'essentiel, en employant la clef, est d'appliquer le crochet assez près de la racine, et d'agir sur le manche par un mouvement de rotation lent et continu de la main. Naturellement, on choisira un crochet qui saisisse la dent assez profondément sans pour cela être trop ouvert. Un crochet trop ouvert permet au panneton de tourner sur lui-même sans faire céder la dent. Si l'on augmente l'épaisseur du panneton en l'enveloppant d'un linge, la trop grande ouverture du crochet se trouve par le fait même diminuée. — Il est bon que le panneton présente deux mortaises pour l'insertion du crochet. On insère alors, pour extraire la cinquième molaire, le crochet dans la deuxième mortaise, et l'on place le panneton en face de la quatrième molaire, parce que l'on n'a pas assez d'espace pour le placer en face de la cinquième.

Des instruments qui agissent d'une façon analogue à la clef sont le *pélican* et le *tiretoir*. Ils agissent en soulevant la dent et en la renversant en dehors. Ils sont aujourd'hui d'un usage peu répandu, parce qu'on se sert de préférence dans ce but de la pince à bec de perroquet. Les daviers ainsi construits ont de nos jours, et avec raison, pour ainsi dire, complétement remplacé la clef. Uniquement pour certaines dents de la mâchoire inférieure, tellement fragiles sur un des côtés, qu'elles ne permettent pas l'application du davier, ou chez les patients atteints d'une contracture des mâchoires, et qui n'ouvrent pas assez la bouche pour laisser introduire la pince, mais bien assez pour le crochet de la clef, ce dernier instrument est encore indispensable.

Pour arracher à la clef des *racines*, on se sert quelquefois de crochets pointus, crochets à racines que l'on doit enfoncer profondément entre la racine et la gencive. De plus, on se sert, dans le même but, de différentes espèces de *leviers* plus ou moins tranchants, et pénétrant à la manière d'un coin. Presque tout le monde aujourd'hui trouve incommode le pied-de-biche autrefois en usage. — Si les racines sont implantées solidement et difficiles à saisir, le plus commode est d'employer de petites tenailles incisives et de diviser par ce moyen la gencive, ainsi que le bord alvéolaire jusque sur la racine (fig. 14). On peut alors enlever la racine avec un davier effilé, si déjà elle n'est entraînée par les tenailles. Pour les racines

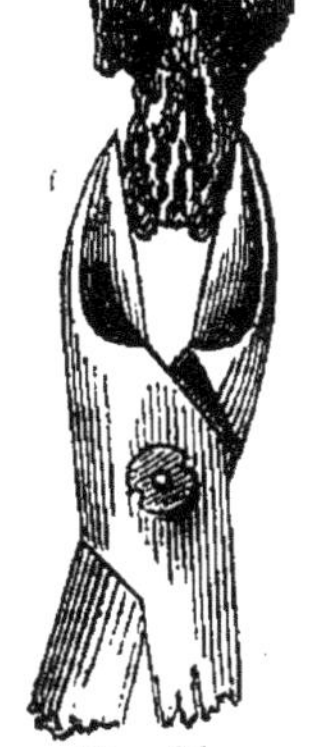

Fig. 14.

des dernières molaires, on est forcé de se servir de tenailles à poignée horizontale.

La vis dont on se sert quelquefois pour extraire les racines est un instrument très-peu sûr, attendu qu'elle s'échappe très-facilement du tissu peu solide d'une dent malade.

Souvent il est impossible d'éviter la rupture de l'alvéole et l'arrachement de petits fragments osseux, mais il n'en résulte en général aucun inconvénient. Il est clair qu'une dent pourvue de racines fortement divergentes, ou au contraire fortement convergentes et embrassant une cloison osseuse qui les sépare, ne peut être enlevée en totalité sans que l'alvéole éclate ou qu'une partie de l'os soit arrachée avec la dent. Lorsqu'on luxe les grosses molaires à trois racines de la mâchoire supérieure, il arrive très-fréquemment que la mince lamelle qui correspond aux deux racines extérieures se détache du même coup. En renversant les grosses molaires de la mâchoire inférieure en dedans, il arrive également qu'il saute un fragment du bord alvéolaire interne  Si les racines de la dent divergent fortement, une des racines se brise facilement, même si l'on opère avec la plus grande précaution. Mais la rétention de petits bouts de racines n'entraîne en général aucune espèce d'inconvénient ; une racine cassée dans la profondeur ne provoque ordinairement aucune douleur, et il paraît qu'alors le nerf meurt toujours et que la pointe de la racine se résorbe.

On ne doit pas trop redouter une lésion des gencives ou de l'os alvéolaire en arrachant une dent. Les gencives se composent d'un tissu peu sensible et peu vulnérable, qui supporte sans trop d'inconvénients la pression du panneton de la clef ou la pénétration forcée des mors d'une pince ou du levier entre la gencive et la dent. De même la section de la gencive avec les tenailles incisives, représentée plus haut, n'a aucune suite fâcheuse. — Lorsqu'une dent est luxée au point qu'elle ne tient plus qu'à la gencive, on fait bien de la renverser tout à fait, et de la détacher ainsi complétement, la racine dirigée en avant ou en arrière. Ce procédé est surtout indiqué lorsqu'il s'agit de la troisième et de la quatrième molaire du maxillaire supérieur. Quand il n'est pas possible de réussir de cette manière, on peut être dans le cas d'employer les ciseaux courbes pour détacher la gencive.

*Hémorrhagie de la cavité de la dent.* — Il arrive quelquefois qu'après l'arrachement d'une dent on observe une hémorrhagie opiniâtre, qui persiste pendant des journées et des nuits entières. Il faut admettre que, dans ce cas, l'hémorrhagie est due à une artériole qui s'ouvre dans le fond de la cavité, et qui, peut-être, ne peut se retirer parce que ses parois sont soudées avec le tissu osseux qui les maintient écartées. Ce que l'on peut faire de plus efficace dans ces cas, c'est d'introduire une petite cheville de liége correspondant à la racine enlevée dans la cavité laissée par la dent arrachée. Il est clair que, par ce moyen, on peut arriver à boucher la cavité aussi fortement qu'une bouteille avec un bou-

chon de liége. Dans les cas légers, il suffit de presser un bouchon
de charpie, de papier de soie, etc., contre la plaie saignante, et
de l'y maintenir pendant un certain temps, en faisant tenir la
bouche fermée à l'aide d'un bandeau.

Si c'est la *gencive* elle-même qui continue de saigner opiniâtrément, c'est à l'application d'une solution de perchlorure de fer
ou du cautère actuel sur la partie malade qu'on donnera la préférence.

*Prothèse dentaire.* — Les dents artificielles peuvent être rangées en
trois catégories : *dents à pivots* que l'on fixe dans la racine d'une dent
privée de sa couronne ; *dents à crochets* qui s'attachent au collet des
dents voisines par des crochets à ressort, enfin des *rangées entières*
et des *rateliers* maintenus dans la bouche au moyen de plaques qui
s'adaptent exactement aux gencives ou au palais. — Attacher une
dent artificielle par un lien à une dent voisine, c'est un procédé peu
recommandable, attendu qu'indépendamment de son peu de solidité, la
dent ainsi attachée tend encore à ébranler l'autre.

Les dents à pivot exigent une sorte d'opération préparatoire sur le
moignon auquel elles s'attachent. Il faut faire sauter avec la pince ce
qui reste de la couronne rongée ou en faire la section avec une scie
très-fine, puis limer jusqu'au niveau de la gencive. Ensuite il faut que
le nerf de la dent soit détruit, et que le canal soit un peu élargi, ce
que l'on obtient ordinairement en enfonçant dans la racine de petits
forets à quatre arêtes et de différentes épaisseurs. Dans le canal ainsi
préparé, ou introduit ensuite, à moins qu'un état inflammatoire de la
racine ne s'y oppose, le pivot de la dent artificielle que l'on fixe dans
la racine en l'entourant de soie et de mastic, ou bien par le moyen
d'une petite cheville de bois et d'autres objets analogues.

*Inflammation des gencives; gingivite.* — La gencive est peu disposée à l'inflammation traumatique. Même après des contusions
énergiques et des déchirures, on observe peu de réaction (voyez
page 116) et une guérison relativement facile. — L'inflammation
gingivale, comme en général toute inflammation ou irritation dans
la cavité buccale, provoque une sécrétion abondante de mucus et
une décomposition de ce dernier, ainsi qu'une salivation et une
décomposition de la salive. Il se développe alors une odeur fétide
et une production de tartre autour des dents. Le tartre lui-même
devient une cause d'inflammation en exerçant une pression sur la
gencive et en la repoussant du collet de la dent (voy. p. 110).

On remarque quelquefois une sorte d'*étranglement* de la gencive entre les dents supérieures et les dents inférieures au moment de l'évolution dentaire, surtout à l'angle où les deux mâchoires

7.

se rencontrent. Dans ces cas, on peut être forcé d'inciser la gencive ou d'exciser de petits lambeaux (voyez page 107).

En fait de *processus pathologiques* particuliers ayant pour siége la gencive, nous signalerons surtout : le scorbut, la diphthérite, la syphilis, le lupus, le mercurialisme, le noma. Ces processus n'exigeant pas un traitement chirurgical proprement dit, nous nous contenterons de les mentionner ici en peu de mots.

On a pris l'habitude d'appeler *scorbutique* l'inflammation de la gencive, toutes les fois qu'elle est accompagnée de saignement. Cela manque de justesse en ce sens que toute inflammation de la gencive provoque facilement des hémorrhagies, si elle a pour effet de séparer le bord gingival du collet de la dent. En général on a confondu, sous le nom de *scorbut*, des états différents, tels qu'une sorte de dissolution cachectique du sang, et une stomatite épidémique. Mais il n'est pas rare d'observer des inflammations *épidémiques* de la gencive qui se montrent de préférence autour de son bord dentaire, et portent improprement le nom de *scorbut*, en ce sens qu'elles ne sont pas accompagnées d'autres signes de dissolution sanguine ou de diathèse hémorrhagique. (Dans cette forme de gingivite, j'ai toujours retiré beaucoup d'avantages de la cautérisation à l'aide d'une solution de chlorure de zinc.)

La gingivite *mercurielle* montre, de même que la gingivite épidémique, une certaine prédilection pour le bord libre de la gencive; cependant il y a des exceptions à cette règle comme aussi pour l'inflammation épidémique.

La gingivite *lupeuse* se distingue par la forme granuleuse, hypertrophique, ainsi que par la rougeur plus grande de la gencive. Les ulcérations sont rares dans cette affection.

L'inflammation *diphthéritique* se jette quelquefois sur la gencive après avoir envahi d'autres parties de la cavité buccale. On remarque aussi la destruction *gangréneuse* de la gencive quand la maladie prend le caractère de la diphthérite gangréneuse (stomacace).

A l'article *gangrène des joues*, nous donnerons la description du *noma*.

Les affections *cancéreuses* des gencives s'ajoutent surtout au cancer de la mâchoire. Il est plus rare que le cancer débute par la gencive et n'envahisse que secondairement l'os maxillaire. Il est évident que, dans ce cas, il faudrait prendre de bonne heure des mesures préventives.

Ce que l'on est convenu d'appeler inflammation *catarrhale* et ulcères catarrhaux des gencives sont des états dont la nature n'est pas très-bien connue. De petites pustules entourées d'une auréole rouge, et se transformant en ulcères, s'observent assez fréquemment aux gencives, principalement dans le pli qu'elles forment avec la muqueuse des lèvres. On donne aussi à ces ulcères le nom d'ulcères folliculaires. Leur cause n'est pas connue, comme en général on rencontre quelquefois des inflammations aiguës ou chroniques des gencives dont la cause est restée inconnue jusqu'à présent.

Si l'on veut cautériser les ulcères gingivaux, c'est surtout à la solution de chlorure de zinc qu'il faut avoir recours pour les raisons déjà indiquées page 72.

*Abcès gingival, fistule dentaire.* — La plupart des abcès gingivaux proviennent de la maladie d'une dent. L'abcès est dû à la propagation de l'irritation inflammatoire sur les parties circonvoisines. Il peut se produire une suppuration derrière la gencive ou dans la profondeur de l'alvéole, autour de la racine de la dent. La même chose s'observe parfois quand la couronne est restée saine, lorsque l'inflammation, la carie et la nécrose sont limitées à l'extrémité de la racine.

Si l'inflammation ne produit que de petits abcès de la gencive, les souffrances sont ordinairement très-insignifiantes. Les abcès profonds, surtout lorsqu'ils se produisent d'une manière aiguë, causent de vives douleurs, rendent la dent sensible à la moindre pression, et donnent la sensation toute subjective d'un allongement, d'une mobilité de la dent ; à des degrés plus élevés, il y a participation du périoste antérieur de la mâchoire et des tissus extérieurs environnants, et gonflement œdémateux de la joue. Le pus dans l'intérieur de l'alvéole se fraye un passage, soit le long de la racine, entre elle et la gencive, soit à travers celle-ci, soit d'abord à travers l'os et, de là, par un chemin plus ou moins long, au dehors. De là résulteront des abcès à la gencive ou au palais, ou du côté du sinus maxillaire, ou à l'extérieur, du côté de la joue (fistule génale), enfin, des fusées purulentes qui ne s'ouvrent qu'au-dessous de la mâchoire, du côté du cou. On a même observé des fusées purulentes derrière l'aponévrose cervicale profonde, le long de l'œsophage. Ces trajets purulents, surtout ceux qui ont pour point de départ la carie circonscrite d'une racine dentaire, se continuent souvent pendant de longues années et ne peuvent être amenées à guérison tant que la racine, cause première de la suppuration, n'a pas été extraite.

En cas d'inflammation lente, la pointe d'une racine dentaire peut se diriger insensiblement en dehors, perforer la gencive et pousser en avant à la façon d'une dent nouvelle. Quelquefois une racine ainsi luxée va jusqu'à s'enfoncer dans la lèvre, et ce sont surtout les racines des dents de lait que l'on voit souvent produire de la sorte le gonflement de la lèvre supérieure.

Les fistules gingivales ne sont pas toujours faciles à reconnaître. Souvent on ne distingue la mince ouverture qu'en faisant sortir le pus par une pression à l'endroit correspondant. Quelquefois aussi il est difficile de savoir quelle est, parmi les dents qui avoisinent un trajet fistuleux, celle qui en a été le point de départ, et il y a des cas dans lesquels on est forcé d'opter pour l'extraction de la dent qui, par sa situation et sa nature, paraît la plus suspecte.

Il arrive quelquefois que l'on croit reconnaître un abcès de la gencive dans des cas où ce n'est pas du pus, mais une tumeur, une formation nouvelle de bonne ou de mauvaise nature qui pousse au-devant d'elle la gencive ou la muqueuse du palais. Dans ces sortes de cas, le sommet de la tumeur paraît ordinairement jaunâtre comme un abcès acuminé, laissant paraître le pus à travers l'épaisseur de ses parois; mais ici la coloration jaune ne provient pas du pus, mais elle est produite par l'anémie de la muqueuse poussée en avant.

Les *abcès aigus des gencives* sont à ouvrir aussitôt qu'on les aperçoit; on procure par là un soulagement immédiat aux malades. Le moyen le plus naturel de fournir une issue au pus semble, il est vrai, d'extraire la racine dès le commencement du mal et avant que l'abcès n'ait eu le temps de se développer plus en dehors. Mais très-souvent cela ne se pratique point, soit que le diagnostic n'ait pas été sûrement établi, soit qu'on ait été consulté trop tard. Quelquefois le pus se trouve enkysté à la pointe de la racine, de sorte que tout l'abcès est enlevé avec la dent.

Le *traitement de la fistule dentaire* consiste essentiellement dans l'extraction de la dent malade. Comme on n'éloigne pas la cause du mal en fendant ou en cautérisant la fistule, on comprend bien que par ces moyens on n'arrive à aucun résultat. Si, par conséquent, les abcès ou fistules des gencives ne guérissent pas d'eux-mêmes, il n'y a que l'extraction de la dent qui puisse être utile. C'est chose remarquable que la rapidité avec laquelle les anciennes fistules dentaires guérissent après l'enlèvement de la dent malade.

En cas de fistule dentaire, on ne trouve ordinairement qu'une petite perte de substance carieuse à la racine de la dent extraite. Il faut admettre que dans ces cas, l'extrémité malade de la racine entretient la suppuration à la manière d'un corps étranger. La racine ou la dent elle-même peut être entièrement morte et le cément seul conserver encore de la vie. La dent ne repose alors que d'une façon purement mécanique dans l'alvéole où elle est retenue par le contact intime entre le cément et la gencive ; quant à la racine morte, elle provoque la suppuration tout comme un autre corps étranger pourrait la produire.

*Épulis.* — Autrefois on donnait aux excroissances qui s'élèvent au-dessus de la partie alvéolaire de la mâchoire et sur la gencive le nom d'*épulis*, excroissance gingivale, sans attacher à ce nom une signification bien précise quant à la nature du tissu qui compose la tumeur. Souvent on est dans le doute pour savoir si ce sont les os et le périoste, les alvéoles ou uniquement la gencive que l'on doit considérer comme le point de départ de la tumeur. Quant au tissu, ce sont ordinairement des myéloïdes, quelquefois des fibroïdes ou des enchondromes, des angiectasies, des végétations hypertrophiques du tissu gingival, des formations épithéliales verruqueuses, ordinairement d'un caractère bénin. Les excroissances cancéreuses sont plus rares.

On excise les excroissances gingivales aussi bien que possible. La chose n'est pas toujours très-facile. Quand le point de départ d'un pareil produit est situé profondément dans la gencive, entre deux dents, ou dans le périoste, ou profondément dans l'os à l'extrémité de l'alvéole, on comprend facilement qu'une simple ablation superficielle n'offre aucun avantage réel. Il faut extirper la tumeur à sa racine, l'enlever aussi profondément que possible, ruginer l'os et quelquefois détruire la base par le fer rouge ou un tampon de chlorure de zinc. Quelquefois il faut même réséquer une partie du rebord alvéolaire pour empêcher les récidives. — Les téléangiectasies pédiculées peuvent quelquefois être extirpées par la ligature suivie d'une application de caustiques ou du fer rouge. — Si l'on fait usage du cautère actuel, il faut protéger les parties environnantes en les couvrant de petits morceaux d'éponge ou d'autres objets semblables.

### § 4. — Lèvres et joues.

Plaies de la lèvre ; suture. — Maladies de la lèvre. — Bec-de-lièvre.
— Extirpations de la lèvre ; restauration de la lèvre. — Rétrécissement de la bouche ; restauration de la bouche. — Adhérence de la
lèvre ou de la joue avec les gencives. — Restauration de la joue.
— Tumeurs de la joue. — Trajets fistuleux dans la joue (fistule génale). — Gangrène de la joue.

*Plaies de la lèvre ; suture.* — Les plaies de la lèvre ayant ordinairement des bords très-écartés et la rétraction cicatricielle qui
suit ces plaies pouvant amener plusieurs difformités, on est
généralement forcé d'appliquer des points de suture en cas
d'accidents. La suture est aussi, dans ce cas, un moyen d'arrêter
le sang ; il n'y a guère lieu de lier les artères de la lèvre, attendu
que l'hémorrhagie cesse pour ainsi dire toujours après une suture
bien appliquée. Il suffit d'enfoncer, dans ces cas, l'aiguille assez
profondément pour la faire passer derrière le vaisseau.

C'est une règle générale de faire les points de suture de la
lèvre assez profonds pour embrasser la couche glanduleuse située derrière le muscle. Par là, on obtient une réunion plus
exacte des surfaces saignantes. Une suture qui ne réunirait que
les bords cutanés pourrait laisser béante la partie profonde de la
plaie. Il n'y a pas d'avantage à traverser avec l'aiguille toute
l'épaisseur de la lèvre et, par conséquent, aussi la muqueuse,
attendu qu'il pourrait résulter de là une diminution de la surface
de réunion par l'attraction de la muqueuse dans la profondeur de
la plaie. — Il paraît, en général, assez indifférent de choisir la
suture entrecoupée ou la suture entortillée.

On fera bien d'ajouter une *suture interne de la lèvre* toutes les
fois que la suture externe ne suffira pas pour empêcher l'écartement des bords de la muqueuse ou que la suture externe sem-
blera exiger un pareil secours. Comme le fil qui correspond à la
face interne est constamment mouillé par la salive et continuellement exposé au contact des dents, de la langue, etc., il est bon
de faire un nœud triple pour empêcher qu'il se relâche trop facilement.

Si les glandes muqueuses de la lèvre forment une saillie incommode sur la surface d'une plaie de cet organe, on fait bien
de les enlever avec les pinces et les ciseaux. — Quand une
plaie de la lèvre est déchirée ou contuse, on doit enlever les

parties contuses et égaliser les déchirures avec les ciseaux plutôt que de réunir directement des parties placées dans d'aussi mauvaises conditions. — Même lorsqu'une plaie de la lèvre n'est pas tout à fait récente, que déjà elle suppure, on peut souvent encore la coudre avec avantage. Si on a laissé passer le premier moment et que la plaie soit déjà couverte d'une couche de tissu décomposé, on doit attendre que la plaie se soit nettoyée avant d'essayer une réunion secondaire. Une réunion de ce genre est surtout indiquée quand la lèvre est divisée très-profondément ou séparée sous forme de lambeaux. S'il y a lieu de craindre l'enroulement de lambeaux cutanés ou le renversement en dehors de la muqueuse par suite de la rétraction cicatricielle, la suture secondaire constitue un moyen très-efficace contre les suites fâcheuses de la lésion.

*Maladies de la lèvre.* — Parmi les processus inflammatoires, il faut avant tout citer l'*anthrax* et le *gonflement scrofuleux*. L'anthrax prend quelquefois naissance dans le tissu mou de la lèvre, de même que dans la paupière sous la forme de l'œdème furonculeux. On a recommandé les incisions pour débrider et vider la tumeur qui s'élève souvent à la hauteur d'un pouce. — Le *gonflement scrofuleux* peut se transformer en une véritable hypertrophie ; cette dernière a son siége principal dans la couche glanduleuse. Si tous les autres remèdes échouent, on peut conseiller l'excision en coin d'une partie de la couche hypertrophiée. — Quelques tuméfactions chroniques de la lèvre ont leur raison d'être dans une racine dentaire qui s'est enfoncée d'une façon inaperçue dans la partie postérieure de la lèvre ; ces sortes d'accidents ne doivent pas être confondus avec les gonflements scrofuleux. — Lorsque les lèvres sont le siége d'un gonflement chronique, il se produit souvent, surtout sous l'influence du froid, des *fissures* douloureuses de la lèvre supérieure. Dans plusieurs cas de ce genre, on a constaté une trop grande brièveté et une trop grande roideur du frein, dont la tension paraît entretenir une tendance à la production des fissures et un état d'irritation de l'organe. Dans ces cas, je me suis souvent bien trouvé d'une division du frein et quelquefois, pour empêcher une nouvelle réunion, j'ai dû appliquer une suture fine de droite à gauche.

Dans le *lupus*, on remarque souvent un gonflement en bourrelet et surtout, à raison du raccourcissement de la peau, un renversement en dehors plus ou moins considérable, un ectropion de la muqueuse, principalement à la lèvre supérieure. Lorsque le processus lupeux s'achemine vers la face interne de la lèvre, la muqueuse se raccourcit également d'une façon considérable et se trouve attirée vers le bord des gencives. Le rétréeissement de la bouche reconnaît également pour cause, soit une syphilis ancienne, soit surtout l'ulcération lupeuse.

Les *ulcères syphilitiques des lèvres* ne doivent pas être confondus avec le cancer, comme cela est plusieurs fois arrivé. Ils se combinent de bonne heure avec une tuméfaction des glandes, ce qui n'arrive pas si facilement dans le cancer. A la commissure des lèvres, on remarque aussi de temps à autre des formes condylomateuses, qu'il faut savoir bien distinguer d'autres formations verruqueuses.

Il sera question du *noma* page 147.

Le *cancer épithélial* et l'ulcère cancéreux superficiel ne se présentent nulle part aussi fréquemment qu'à la lèvre. Cependant on y trouve aussi des nodosités médullaires et plusieurs formes intermédiaires. On trouve toutes les variétés possibles d'*épithéliomes*, depuis les formes sèches et, en général, plus bénignes, jusqu'à ces végétations humides, rapidement croissantes, passant à l'état ulcéreux et ayant le plus souvent un caractère malin. — Les *verrues bénignes* sont plus communes à la lèvre supérieure qu'à l'inférieure.

. Les *nævi materni colorés*, quelquefois *couverts de poils*, se rencontrent principalement à la lèvre supérieure.

Des *angiectasies* congénitales ou acquises se rencontrent parfois à la lèvre, et ce sont surtout les tumeurs érectiles congénitales qui peuvent s'y développer en masses considérables, si on les laisse grandir pendant des années, défigurant les individus et couvrant quelquefois la moitié du visage.

La *double lèvre* consiste en un repli de la muqueuse situé derrière la lèvre supérieure, avec hypertrophie des glandes labiales situées derrière la muqueuse. Dans quelques cas, c'est le raccourcissement du frein de la lèvre ou bien une tension exagérée des fibres musculaires de la partie, qui produit cette saillie de la muqueuse. Si le frein de la lèvre se développe beaucoup en largeur, il en résulte également une sorte de double lèvre.

La *rétraction cicatricielle* donne lieu aux vices de forme les plus variés, entailles ou encochements (coloboma), renversement en dehors (ectropion), renversement en dedans (entropion), rétrécissement de l'angle de la bouche, son obliquité, adhérence de la lèvre avec les gencives, etc. Ces vices de forme deviennent par eux-mêmes des causes d'opération, et de plus on doit chercher à éviter qu'ils se produisent après des plaies et des opérations, ou bien après des pertes de substance ulcéreuses.

Les *glandes de la lèvre* peuvent devenir le siége d'une inflammation scrofuleuse et d'une induration hypertrophique ; il peut en outre s'y développer des abcès ou des productions cancéreuses ; mais la seule affection qui devienne assez fréquemment l'objet d'un traitement chirurgical, c'est la *tumeur folliculaire*, la transformation d'un follicule en *kyste*. Les tumeurs folliculaires qui, le plus souvent, représentent un kyste à parois très-minces, à prolongements sacciformes et contenant une matière analogue à la salive, exigent souvent l'excision, le mal ne disparaissant ordinairement pas si l'on se contente de vider le contenu. On saisit donc avec une pince-érigne le kyste en même temps que la muqueuse qui le couvre et qui a été poussée en avant, et l'on excise un lambeau ovalaire de cette muqueuse et le kyste lui-même. Si l'on n'a pas pu saisir toute l'enveloppe, le reste est facile à extirper avec la pince et les ciseaux. De petites parcelles peuvent sans inconvénient rester dans la plaie.

Quelques kystes de la lèvre renferment des productions solides, endogènes, consistant en tissu glandulaire. Il arrive plus rarement qu'une glande de la lèvre se transforme par prolifération hypertrophique en une tumeur dite *adénoïde*. (Il paraît qu'il existe aussi des cas dans lesquels ces sortes d'adénoïdes se portent en avant, du côté de la peau, et constituent une tumeur sous-cutanée, semblable à un kyste athéromateux.)

Dans quelques cas rares, on a observé une sorte de *fistule* congénitale, *communiquant avec un kyste*, et laissant suinter une sécrétion analogue à la salive sur la face antérieure de la lèvre supérieure. J'ai opéré en 1857 dans la clinique de Marbourg, un malade atteint d'une lésion de ce genre dont j'ai obtenu la guérison en extirpant tout le canal muqueux.

*Bec-de-lièvre.* — La formation de la lèvre supérieure, de la partie antérieure du maxillaire supérieur et des narines, dépendant de la réunion d'un bourgeon moyen et de deux bourgeons latéraux, appelés en embryologie lobules faciaux, on conçoit qu'un trouble de ce processus puisse avoir pour effet une fente latérale congénitale dans la lèvre supérieure ou bien une lacune dans le plancher d'une fosse nasale et une fente latérale dans la mâchoire supérieure. On ne connaît pas du reste la cause qui produit ces vices de développement, pas plus que l'on ne sait la raison pour laquelle ces fentes se produisent bien plus souvent du côté gauche que du côté droit.

Ces arrêts de développement s'observent à bien des degrés et avec des modifications bien nombreuses ; le mal peut exister d'un côté ou des deux côtés à la fois ; la fente peut n'intéresser que la lèvre, ou bien en même temps la narine et le côté antérieur du maxillaire supérieur, ou bien, ce qui est relativement très-fréquent, la fente traverse encore la partie palatine de la mâchoire supérieure et le voile du palais, et constitue ce qu'on appelle la *gueule de loup*. On se ferait, du reste, une très-fausse idée de ces vices de forme, si on ne les considérait que comme de simples scissures produites par manque de réunion : ordinairement il y a plus, les parties ont pris un accroissement incomplet, se sont mal développées, il manque par exemple une grande partie de la voûte palatine, il y a raccourcissement et adhérence du tubercule médian de la lèvre supérieure en même temps que scissure. Le bec-de-lièvre unilatéral coïncide très-fréquemment avec une atrophie unilatérale du segment moyen de la lèvre supérieure, et dans beaucoup de cas de bec-de-lièvre double, on trouve ce segment moyen ˮremarquablement raccourci, resté en retard dans son développement et formant une adhérence trop intime avec la pointe du nez et avec la partie alvéolaire de l'os intermaxillaire (1). Lorsqu'un bec-de-lièvre se prolonge jusque dans la narine, l'aile du nez correspondante s'aplatit et le nez devient plus large de ce côté. Si l'arcade maxillaire reste ouverte, l'os incisif ou intermaxillaire, qui est supporté par l'extrémité antérieure du vomer, est souvent trop poussé en avant, parce qu'il prend seul du développement, et il peut arriver, surtout en cas de scissure double de la mâchoire supérieure, que cet os intermaxillaire forme une saillie considérable avec renversement en haut. Plus tard, les quatre dents incisives prennent alors une direction horizontale d'arrière en avant.

Le traitement du bec-de-lièvre consiste dans l'avivement des bords de la scissure suivi de la réunion par la suture.

(1) Cette atrophie du tubercule médian peut bien dépendre d'un défaut *d'innervation ;* le nerf facial ne pouvant pas envoyer de branches dans ce segment isolé, son influence sur la formation et la nutrition du muscle de cette partie moyenne viendra nécessairement à manquer.

(Note de l'auteur.)

On peut se demander à quel *âge* on doit opérer le bec-de-lièvre. L'opération intéressant des parties très-sensibles et très-riches en sang et les petits enfants supportant difficilement les pertes sanguines, on voyait autrefois dans l'âge peu avancé, surtout dans celui des nouveau-nés, une contre-indication à l'opération. Mais en réfléchissant mieux et en consultant les résultats de l'expérience qui parlent assez haut, on arrivera à conclure qu'au contraire l'époque qui convient le mieux pour opérer est celle qui suit immédiatement la naissance. Les nouveau-nés sont généralement bien nourris ; leur sang est doué d'une plasticité suffisante pour favoriser l'adhérence entre les bords de la plaie ; ils sont très-peu sensibles, n'ont pas besoin de beaucoup d'aliments, dorment presque toujours et supportent ainsi plus facilement les suites de l'opération ; tandis qu'au contraire un enfant d'environ trois ans, par sa pusillanimité et sa sensibilité, par des cris et des contorsions du visage, et entre autres aussi en portant les mains sur la plaie fraîchement réunie (chose que l'entourage ne sait pas toujours suffisamment empêcher), peut beaucoup compromettre le succès du traitement, et notamment la réunion par première intention des bords de la plaie.

Ajoutez à cela une condition qui jusqu'à présent n'a pas été mentionnée, et qui me paraît d'une grande importance : je veux parler de la forte tendance à la suppuration que montrent si souvent les plaies de la face chez les enfants entre la troisième et la septième année. Les plaies, si simples qu'elles soient, deviennent facilement impétigineuses à cet âge, où la réunion immédiate ne réussit pas facilement ; il n'y a donc pas lieu de s'étonner que cela arrive aussi pour le bec-de-lièvre, et que la Société de chirurgie de Paris se plaigne presque unanimement de l'insuccès de cette opération à cet âge de la vie.

Quelques auteurs admettent en principe que l'on doit opérer sur les nouveau-nés les cas simples, mais jamais les cas compliqués. Ils considèrent comme trop dangereuse l'opération compliquée. Mais il y a lieu de répondre à cela qu'à cette condition les enfants n'arrivent généralement pas du tout à être opérés, parce qu'ils meurent auparavant. Il y a lieu de s'étonner que ces enfants succombent en si grand nombre dans les premiers mois de leur existence, et peut-être Dieffenbach a-t-il raison pour quelques-uns d'entre eux en prétendant que ces enfants supportent mal l'accès trop libre de l'air froid, qui provoque chez eux un catarrhe chronique, à la suite duquel ils meurent dans un état d'anémie et de marasme. Ils auront donc plus de chances d'être sauvés si on les opère de bonne heure.

Comme en général on peut laisser teter les enfants avec la lèvre cousue (et, en effet, ce n'est pas avec la lèvre, mais avec les mâchoires qu'ils saisissent le mamelon), l'allaitement n'est pas non plus une raison suffisante pour surseoir à l'opération et la remettre à un âge plus avancé. Ce qui s'oppose à ce qu'on la remette au delà du septième ou du huitième mois, c'est cette circonstance que le commencement de la dentition, des premiers essais pour parler, et de plus la résistance croissante des enfants rendent difficile le traitement et surtout le traitement consécutif. — Chez les enfants dont la nutrition est en souffrance, chez ceux qui toussent, qui sont atteints d'aphthes, d'éruptions, etc., on devra toujours retarder l'opération, ainsi que cela s'entend de soi-même.

L'opération du bec-de-lièvre comporte, comme les opérations anaplastiques en général, une foule de modifications, selon la diversité des cas.

Si le bec-de-lièvre ne consiste qu'en une fente droite de la lèvre, l'opération se trouve être très-simple. Les bords de la fente sont saisis avec la pince, enlevés avec les ciseaux ou le bistouri, puis les parties ainsi avivées réunies par la suture. En général, on commence l'opération en faisant, sur le frein de la lèvre où la muqueuse buccale se jette de la gencive sur la lèvre, une incision transversale qui rend les parties plus mobiles et facilite l'avivement.

On ne doit pas trop ménager les parties en avivant. Car souvent l'extrémité des bords est mince, dure, atrophiée et par conséquent peu propre à la réunion. Si l'on enlève davantage on obtient des surfaces de réunion plus larges, mieux nourries et plus faciles à adapter. C'est pourquoi un opérateur énergique qui emporte résolûment les bords mal conditionnés enregistrera plus de succès que celui qui voudrait trop ménager les parties.

En appliquant la suture, il faut s'attacher surtout à bien affronter les bords, afin qu'il n'y ait pas, après la guérison, une cicatrice encochée. Dans certains cas, on fera bien d'appliquer encore une ou deux sutures entrecoupées sur le côté interne du bord labial. — L'hémorrhagie seule est déjà une raison suffisante pour enfoncer les épingles assez profondément pour leur faire embrasser au moins les deux tiers antérieurs de l'épaisseur de la lèvre (voy. p. 122).

Mais indépendamment de la profondeur, il faut encore donner une suffisante *largeur* à la partie cutanée embrassée par l'épingle, et c'est là également une condition de succès très-essentielle. Si la suture doit avoir de la *solidité*, si elle doit, d'après l'expression très-judicieuse de Simon, détendre la ligne de réunion, on doit faire les points assez éloignés de la plaie, en d'autres termes, la peau doit être embrassée assez largement. De cette façon, on garantit non-seulement la partie réunie plus complétement des tiraillements qui se trouvent en quelque sorte jetés sur les côtés, mais il y a encore cet autre avantage que l'inflammation ou la suppuration que l'épingle fait naître autour d'elle reste loin de la plaie et, par conséquent, ne trouble en rien la réunion. Si par hasard les sutures larges, ne tenaient pas les bords de la plaie suffisamment réunis, il faudrait y ajouter quelques *sutures intercalaires* très-fines, qui n'embrasseraient que peu de peau et ne devraient rester que peu de temps en place. Dans l'opération du bec-de-lièvre, il faut être bien pénétré des deux effets à obtenir par la suture, c'est-à-dire de la réunion exacte des bords et du degré de force avec lequel les parties doivent être attirées et maintenues en présence. Une suture qui n'embrasserait que peu de peau et couperait cette dernière trop rapidement ne saurait être utile qu'aux endroits où n'existe aucune tension. Partout où il s'agit de vaincre une certaine tension, la suture doit être large, et si la tension est considérable, il faut les deux genres de suture, les larges et fortes sutures de soutien et les fines sutures inter-calaires, qui embrassent peu de peau et ne servent qu'à mieux affronter et réunir les parties. Le plus souvent on peut indifféremment se servir de la suture entrecoupée ou de la suture entortillée.

Si les bords de la lèvre, faiblement développés, forment au

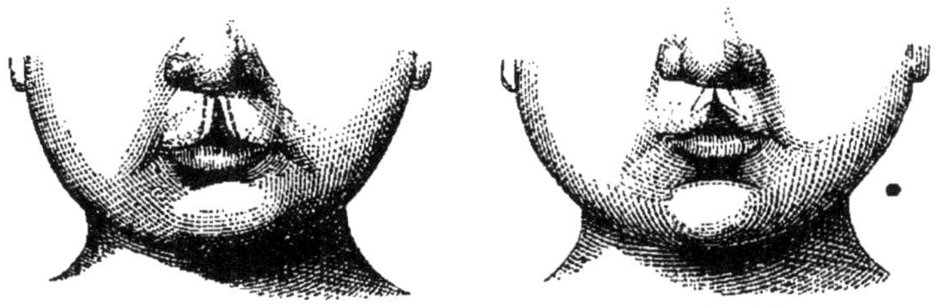

Fig. 15.  Fig. 16.

sommet de la fente un angle obtus, ce qui donnerait lieu, si l'on se contentait d'aviver purement et simplement, à une lèvre sensiblement *encochée*, il y a lieu d'appliquer les méthodes de Malgaigne ou de Mirault par lesquelles la partie inférieure du bord de la scissure, au lieu d'être enlevée, est rabattue et sert à former une pointe suffisamment saillante au bord inférieur de la lèvre. Si la fente est constituée comme l'indique la figure 15, on peut se contenter d'aviver simplement. Par contre, dans un cas de bec-de-lièvre comme l'indique la figure 16, on fait mieux de conduire

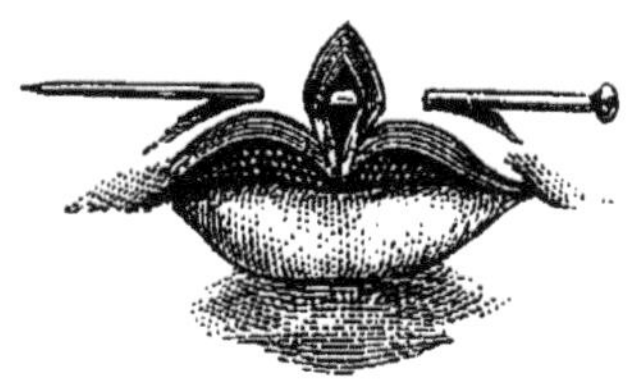

Fig. 17.

l'incision dans la direction indiquée sur cette figure et d'appliquer ensuite la suture comme cela est montré par la figure 17.

Si les bords de la scissure sont très-inégaux, on ne formera, d'après Mirault et Langenbeck, le petit lambeau que d'un seul côté pour le faire servir au nivellement. Pour faire reprendre ce lambeau on réséquera transversalement un petit morceau du bord opposé de la lèvre. Alors se présente, il est vrai, la difficulté que le petit lambeau, ainsi rabattu, forme d'un côté un angle rentrant aigu auquel correspond de l'autre un angle saillant, obtus, et qu'il n'est pas toujours possible de faire rentrer le second exactement dans le premier. Il faut bien avoir présente à l'esprit cette circonstance en dirigeant les incisions, et faire en sorte que la différence entre les deux angles soit aussi petite que possible. — Le petit lambeau ne doit pas être trop étroit ni aussi pointu qu'il est représenté dans plusieurs ouvrages, entre autres dans celui de Vidal. Car autrement il pourrait facilement se mortifier. — La partie qui doit être excisée pour recevoir le petit lambeau inférieur peut souvent être avantageusement choisie sur le côté postérieur du bord labial correspondant.

La méthode de Mirault offre l'avantage de donner une plus grande surface de réunion, de permettre par conséquent l'application d'une plus grande quantité de sutures et d'augmenter par le fait les chances d'adhérence.

Si la *fente de la lèvre est double*, la manière d'opérer dépend de la forme et de la grandeur du lobe moyen. Ordinairement on donne à ce lobe moyen, en l'avivant, la forme d'un coin, on débride son insertion des gencives et on le fait entrer dans la partie supérieure de la suture, de telle sorte que la plaie réunie prend la forme d'un Y. Mais on doit bien considérer qu'en attirant par trop en bas le lobe moyen, presque toujours plus court, on donnerait une forme aplatie au nez, et que, par conséquent, pour certains individus, il convient mieux de repousser ce lobe moyen en haut et de l'utiliser, soit immédiatement, soit plus tard, pour allonger la sous-cloison du nez qui présente un raccourcissement anormal. Il est vrai qu'en agissant de la sorte, on rend d'autant plus considérable la tension que doivent supporter les deux moitiés latérales de la lèvre pour s'accoler dans la ligne médiane (voy. 132).

Dans quelques cas difficiles, l'opération successive des deux fentes mérite la préférence sur l'opération unique ; alors il y a généralement lieu de faire l'incision suivant le procédé de Mirault, et de faire un avivement carré du lobe moyen (Baum).

Lorsqu'une narine est d'une grandeur disproportionnée, on peut songer à la rétrécir en prolongeant la ligne d'avivement jusque dans l'intérieur du nez, et en excisant du même coup une partie de la peau, située derrière l'entrée de la narine. Si la fente se prolonge dans le bord inférieur de la narine, il faut aviver jusque dans l'intérieur de la cavité, parce que sans cela il resterait une fistule descendant du nez au-devant de la gencive.

Le *bec-de-lièvre compliqué*, dans lequel la scissure labiale se continue à travers la narine et le plus souvent à travers tout le palais, est beaucoup plus difficile à guérir que la simple division de la lèvre. Tandis qu'en avivant le bec-de-lièvre simple, on obtient deux surfaces saignantes qui se rencontrent dans l'angle supérieur et qui ont une tendance à se réunir à partir de cet angle, on obtient dans le bec-de-lièvre compliqué deux surfaces complétement séparées, ayant au-dessus d'elles la narine, derrière elles la fente maxillaire et devant former une sorte de pont au-devant de cet espace creux. L'aile du nez correspondante est en général très-sensiblement déjetée, la narine du côté malade fortement élargie et la partie latérale de la lèvre maintenue en dehors par l'aile du nez. La perte de substance est quelquefois si grande qu'on a plutôt affaire à un manque absolu d'une moitié de la lèvre qu'à une simple scissure.

Dans les cas de ce genre, il ne suffit pas d'aviver purement et simplement ; il faut faire des *incisions latérales* ou des incisions *en lambeaux* pour rendre suffisamment mobiles les parties correspondantes de la lèvre. Le plus souvent une incision latérale vers la joue, telle qu'elle est indiquée sur la figure 18, est ce qui convient le mieux dans ces sortes de cas. On obtient par cette incision une mobilité beaucoup plus grande et une diminution de la tension de la partie supérieure du bord de la fente, ce qui favorise considérablement l'adhésion définitive. La cicatrice de l'incision latérale devient si petite et si peu apparente qu'elle ne défigure en aucune manière.

On avive la lèvre par des incisions droites ou, si elle est très-inégale, par des incisions suivant le procédé de Mirault. Les sutures se posent suivant les règles précédemment indiquées,

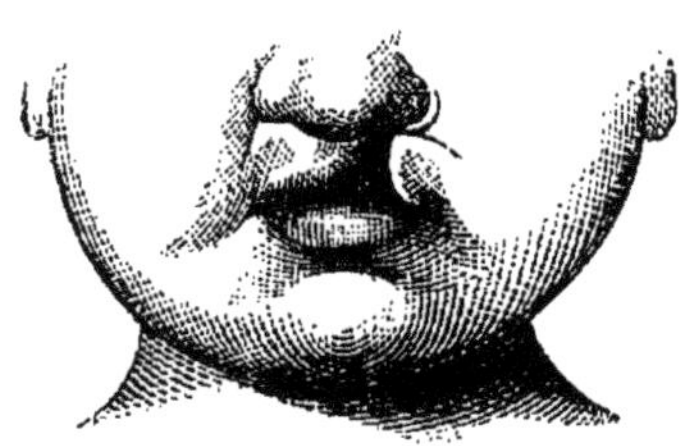

Fig. 18.

et on les applique aussi sur les incisions latérales autant que cela paraît nécessaire. Le bord supérieur de la partie attirée de la lèvre ou de la joue reste naturellement saignant aux endroits qui correspondent à la narine. Mais de là résulte le grand avantage, bien démontré par de nombreuses expériences, qu'il se produit une rétraction cicatricielle du bord saignant supérieur dans la direction de droite à gauche, et que cette rétraction rend la narine primitivement démesurément large, de plus en plus petite et semblable à la narine opposée.

On peut associer dans certains cas à l'incision latérale vers la joue, le détachement de la partie correspondante de l'*aile du nez*, que l'on décolle par une seconde incision latérale de l'apophyse montante du maxillaire supérieur. L'une des incisions côtoie dans ces cas l'aile du nez et sert à la détacher ; l'autre est parallèle au bord de la lèvre et sert principalement à favoriser le glissement de la partie supérieure de cet organe.

Si, pour corriger immédiatement la narine, on veut, tout en faisant la suture, recourber et fixer l'aile du nez, il faut continuer l'avivement de la partie moyenne de la lèvre, assez loin sur le côté interne de la cloison nasale pour pouvoir fixer à la cloison l'aile du nez, décollée extérieurement, et par cela même avivée. Cet accolement de l'aile du nez n'est pas sans utilité. Même dans le cas où la réunion immédiate de l'aile du nez viendrait à faire défaut, la suture de cette partie ferait encore l'office d'une suture auxiliaire, en empêchant la tension, le tiraillement de la lèvre, partant du nez. Au lieu de l'accolement du bord de l'aile du nez avec l'endroit correspondant de la cloison, quelques auteurs (entre autres Blasius), ont conseillé une sorte de suture à attelles, c'est-à-dire une épingle qui traverse toute la partie inférieure du nez, et qui supporte de chaque côté une petite plaque de plomb pour pousser les ailes du nez en dedans. Ce moyen est certainement rationnel en ce qu'il tient les ailes du nez rapprochées en avant et donne par là un certain soutien, plus de solidité à la suture labiale; cependant je préfère pour ma part la formation d'une narine fermée de tout côté à la manière d'un anneau par l'accolement du bord de l'aile du nez avec la partie correspondante de la cloison. (Dans un cas où j'avais tenté en vain la suture à attelles, j'obtins la guérison par une seconde opération dans laquelle une double incision latérale était combinée avec la suture de l'aile du nez. Cependant, dans ces derniers temps, j'ai le plus souvent renoncé à la suture de l'aile du nez, parce que j'ai reconnu que la rétraction cicatricielle de droite à gauche mentionnée plus haut rétrécit très-efficacement la narine.)

Dans le bec-de-lièvre *compliqué double*, il peut devenir nécessaire d'arracher les dents saillantes ou d'enlever l'os intermaxillaire proéminent, ou bien de repousser cet os en arrière. L'ablation totale ou partielle de l'os incisif est indiquée lorsqu'il est disposé de telle façon qu'il est absolument impossible de lui faire reprendre sa place. C'est ordinairement ce qui arrive quand cet os est proéminent; l'os poussé en avant a ordinairement une forme tellement arrondie, qu'il ne peut plus s'adapter à la lacune. Il faut donc séparer cette espèce de tubercule osseux, supporté par l'extrémité du vomer et recouvert dans sa moitié supérieure par le lobule médian, de ces deux parties. On décolle le lobule médian avec le bistouri ou les ciseaux, jusqu'à la cloison du nez, ensuite on divise l'attache du vomer avec l'os intermaxillaire. Cette dernière incision se fait simplement avec de forts ciseaux et, en cas de solidité trop grande, avec un sécateur. Ordinairement, une artère osseuse donne du sang que l'on arrête à l'aide d'un fil de fer rougi au feu.

Le lobule moyen de la lèvre supérieure doit rester suspendu, dans ces cas, à la cloison sans être compris dans la suture. On peut, plus tard, l'insérer par une opération secondaire. On cherchera toujours à rendre mobiles les deux parties latérales de la lèvre supérieure, par des incisions faites sur les côtés (voyez fig. 18), attendu que sans ces incisions il serait impossible d'éviter une trop grande tension en rapprochant les parties.

L'ablation du tubercule osseux offre cet inconvénient que l'on emporte du même coup les dents incisives ou leurs germes, et qu'ensuite la rangée des dents de la mâchoire supérieure ne s'applique plus exactement sur celle de la mâchoire inférieure, parce qu'elle forme un arc plus petit que celle-ci. C'est pourquoi il y a lieu de suivre, dans les cas qui peuvent s'y prêter, la méthode opératoire de Blandin, qui consiste à exciser de la cloison osseuse (du vomer) un segment triangulaire que l'on enlève avec de forts ciseaux ou un sécateur pour repousser ensuite le tubercule osseux. Peut-être vaudrait-il encore mieux faire simplement, au lieu d'une excision, une incision divisant le vomer, faire ensuite glisser les fragments l'un sur l'autre, et les réunir au bord inférieur du vomer par une suture osseuse. (J'ai suivi ce dernier procédé avec succès dans la clinique de Marbourg.)

On a encore cherché à appliquer des sutures entre le tubercule osseux repoussé et les parois de la fente. Mais cela paraît inutile d'après l'observation faite plusieurs fois, que les parties de la mâchoire mises en contact se rapprochent de plus en plus en continuant de s'accroître, et finissent par se réunir complétement d'elles-mêmes.

La saillie et la croissance en avant de l'os intermaxillaire dépendant évidemment du défaut de résistance opposée par la lèvre, la pensée de remédier à cet inconvénient, ou d'empêcher qu'il fasse des progrès en opérant de bonne heure la fente labiale, devait naturellement se présenter à l'esprit. Cette idée a bien quelque chose de fondé; cependant on ne doit pas trop se laisser guider par elle. On songera que la réunion d'une fente de la lèvre au-dessus d'une saillie osseuse ne peut se faire sans une forte tension des parties, compromettant la solidité de la suture, et que, d'un autre côté, si l'os intermaxillaire a une tendance fortement accusée à proéminer, la lèvre n'y oppose qu'une faible résistance. (On ne doit pas non plus oublier qu'un pansement au diachylon pressera la lèvre fraîchement cousue contre le tubercule osseux, si ce dernier fait une saillie, et sera par conséquent d'un effet plus nuisible qu'utile.)

Le *traitement consécutif* à instituer après l'opération du bec-de-lièvre doit être le même qu'après d'autres opérations anaplastiques. On cherchera toujours à faire éviter, pendant les premiers jours qui suivent l'opération, tout mouvement un peu énergique des lèvres, le rire, les cris, etc. Aux enfants qui ne peuvent être allaités, on versera le lait dans la bouche au moyen d'un biberon ou d'une tasse munie d'un bec. — Il faut user de grandes précautions pour retirer les épingles ou les fils, et faire en même temps rapprocher les joues par un aide. Ordinairement, on n'enlève pas à la fois toutes les sutures, mais on commence par celles qui embrassent peu de substance et qui ont le moins à retenir. Dans les cas difficiles, il peut être utile de laisser les épingles en demeure pendant huit jours et plus; ordinairement, de trois à quatre jours suffisent. Il faut ici, comme en général lorsqu'il s'agit d'opérations anaplastiques, se rendre bien compte de la différence qui existe **entre** les sutures ayant simplement pour but de favoriser la réunion des bords de la plaie, et entre celles qui doivent vaincre la tension des parties artificiellement mises en rapport. **Partout où** la tension est nulle, **on peut**, après deux jours, se passer de la suture; si la tension est forte, même le huitième jour peut être un terme trop rapproché pour l'enlèvement d'une suture de soutien.

En cas de tension trop considérable, on peut donner un soutien à la lèvre fraîchement guérie au moyen de *bandes de sparadrap* passant derrière l'occiput et se croisant au-dessus de la lèvre. Quelquefois il convient d'appliquer encore une *suture auxiliaire* du quatrième au sixième jour, afin que le processus adhésif ait le temps de se fortifier. Dans le cas surtout où la réunion ne se serait opérée que d'une manière incomplète, il faudrait arriver à empêcher, par des bandelettes de sparadrap ou une suture auxiliaire, que l'adhérence obtenue vînt à céder de nouveau, et l'on chercherait, autant que possible, à arriver à une réunion plus étendue par le bourgeonnement et la rétraction cicatricielle.

L'opération du bec-de-lièvre compliqué forme la transition à la restauration des lèvres. De là il résulte tout naturellement que les procédés et méthodes pour la chiloplastie, surtout les incisions en arc de cercle déjà mentionnées, de plus l'incision ondulée (fig. 24), enfin l'excision de Burow (p. 139) trouveront aussi leur application dans quelques cas d'opération du bec-de-lièvre.

*Extirpation de la lèvre; restauration de la lèvre, chiloplastie.* — Diverses tumeurs, angiectasies, cicatrices, et avant tout le cancer épithélial exigent l'extirpation de parties plus ou moins grandes de la lèvre. La méthode employée le plus souvent est l'*excision triangulaire.* Ces excisions triangulaires, soit en V, soit en W, sont d'une grande utilité à la lèvre parce qu'on peut très-facilement en obtenir la guérison par première intention, et parce que les parties molles de la bouche, à raison de leur extensibilité, suffisent, en général, pour fermer la plaie, même quand la perte de substance est très-grande, qu'elle comprend, par exemple, les deux tiers d'une lèvre. Les incisions triangulaires peuvent être combinées de différentes manières,

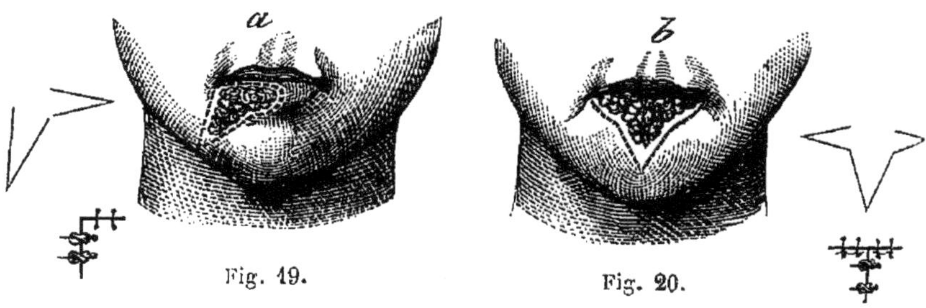


Fig. 19.                                  Fig. 20.

(voyez figures 19 et 20). La figure 19 représente une double incision triangulaire à l'angle de la bouche ; la figure 20 une incision triangulaire triple dans le milieu de la lèvre inférieure.

Lorsque l'affection se borne exclusivement au bord marginal de la lèvre, mais qu'elle s'étend sur une grande étendue, on fait l'*excision horizontale* du bord de la lèvre. On ramène alors la muqueuse au dehors par des sutures et l'on obtient un nouveau bord marginal. Si les glandes mucipares opposent un obstacle à cette suture de la muqueuse, on les emporte avec des ciseaux courbes. Si la muqueuse ne se prête pas à la suture, on peut décoller, d'après le procédé de B. Langenbeck, le bord marginal de la partie saine de la lèvre, et attirer ce long et étroit lambeau au-dessus de la perte de substance. Or, cette partie des téguments étant très-extensible et bien propre aux opérations anaplastiques, elle sert parfaitement à remplacer la partie absente du bord marginal de la lèvre.

Quand les parties molles ne suffisent pas pour combler et effacer une perte de substance de la lèvre par la simple suture, on doit faire la restauration de la lèvre, autrement dit la *chiloplastie*. Pour cela, on taille un lambeau dans toute l'épaisseur de la lèvre ou de la joue, par conséquent garni de sa muqueuse en arrière, et on le fait glisser au niveau des parties détruites. Le lambeau doit être garni de sa muqueuse, attendu qu'un simple lambeau cutané serait par trop exposé au ratatinement de sa face postérieure et au renversement en dedans de la surface extérieure recouverte de poils.

Les différentes méthodes de chiloplastie se distinguent le

mieux d'après les noms de leurs auteurs ou de ceux qui les ont perfectionnées. Les plus dignes d'être citées sont celles de Dieffeubach, Blasius, Jaesche, Malgaigne, B. Langenbeck, Burow ; mais un fait évident, c'est que l'opérateur doit modifier et disposer sa méthode suivant les exigences de chaque cas particulier. Il est essentiel d'avoir toujours présents à l'esprit les deux principes émis par Dieffenbach : veiller à ce que la lèvre nouvelle ait, en arrière, une surface muqueuse et que, sur le bord libre, la muqueuse soit ramenée au dehors et attachée par des sutures. On peut, il est vrai, dans certains cas, abandonner ce revêtement du bord par la muqueuse à la rétraction cicatricielle, mais toujours on fera au moins entrer, dans le plan de l'opération, la suture de la muqueuse comme pouvant devenir nécessaire plus tard.

Lorsqu'il s'agit de restaurer toute une lèvre inférieure, le meilleur procédé consiste ordinairement à obtenir des lambeaux que l'on fait glisser de bas en haut et du dehors en dedans. Cette méthode, (celle de Blasius) comporte, comme toutes celles de ce genre, plusieurs procédés dont les figures 21 et 22 offrent des exemples.

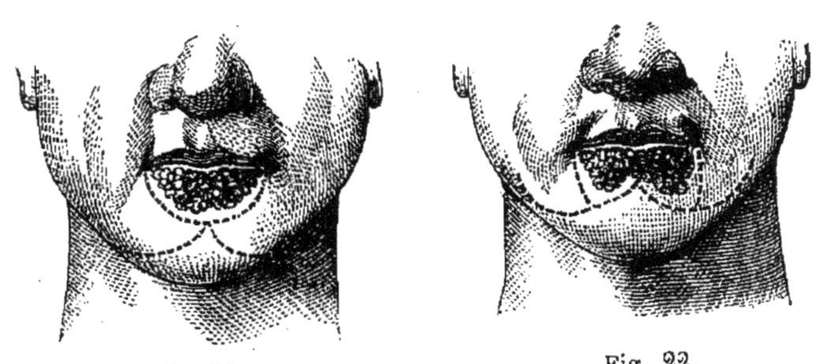

Fig. 21.                                   Fig. 22.

Sur la figure 21 l'extirpation est faite en demi-cercle, sur la figure 22 en W. Dans d'autres cas, il convient de faire l'extirpation quadrangulaire.

Il n'est pas nécessaire que les lambeaux soient symétriques. Ils peuvent, comme Stromeyer le fait observer judicieusement, se toucher par une ligne oblique, et il faut pour cela les terminer en pointe, de façon qu'ils se correspondent. Souvent j'ai pour ma part suivi ce principe en opérant.

La restauration de la lèvre inférieure aux dépens de la lèvre supérieure et de la joue, d'après le procédé indiqué par la figure 23 (Bruns), peut se recommander dans les cas où une forte perte de substance a eu lieu dans le sens de la largeur, et dans lesquels une peau bien développée et

8.

extensible existe à la lèvre supérieure et aux parties voisines des joues. Plus on peut dans ces cas emprunter de tissu à la lèvre supérieure (y compris la muqueuse), moins il y aura de torsion du lambeau. (D'un autre côté on évitera de cette façon plus facilement le conduit de Sténon que l'on risquerait de diviser en se renfermant strictement dans les limites de l'incision conseillée par Bruns.)

En suivant cette méthode et les suivantes (celles de Dieffenbach de

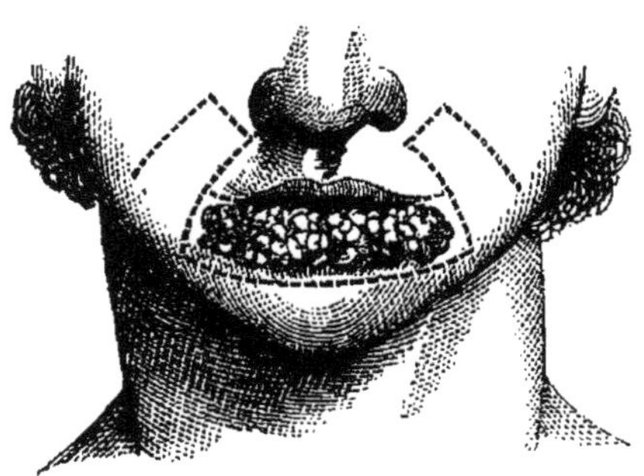

Fig. 23.

Jaesche, etc.), on ne doit pas perdre de vue le danger d'une *immobilité consécutive de la mâchoire*, par rétraction cicatricielle de la muqueuse des joues. On ne doit pas oublier qu'une perte considérable de substance de cette muqueuse, suivie de suppuration et de rétraction cicatricielle, entraînera immanquablement une immobilité de la mâchoire inférieure (voy. p. 142). On évitera donc d'emporter des segments trop considérables de la muqueuse des joues pour ne pas remplacer une perte de substance de la lèvre par l'inconvénient encore plus grand d'une immobilité de la mâchoire.

Dieffenbach prenait ordinairement ses lambeaux, pour la restauration d'une lèvre extirpée, sur les côtés, en utilisant les parties les plus voisines de la joue. Il extirpait donc la lèvre par une section en V, ayant le sommet dirigé vers le menton, puis il divisait chaque commissure par une incision horizontale, et combinait avec celle-ci une seconde incision verticale dirigée vers l'angle de la mâchoire; ainsi, il obtenait à droite et à gauche un lambeau carré. En faisant glisser ces deux lambeaux vers la ligne médiane où il les réunissait par la suture, il formait une nouvelle lèvre inférieure. La surface saignante horizontale de cette lèvre inférieure doit être attachée, de chaque côté, par une suture à la lèvre supérieure, afin d'obtenir de nouvelles commissures. Les deux trous triangulaires qui seront produits sur chaque joue restent abandonnés à la guérison spontanée par bourgeonnement et formation d'un tissu cicatriciel. On préserve le bord libre de la lèvre inférieure nouvellement formée d'un ratatinement cicatriciel en attirant, autant que possible, sa muqueuse vers le bord cutané par la suture. Pour pouvoir exécuter plus facilement ce rapprochement, Dieffenbach conseille de faire les incisions partant de la commissure des lèvres, de telle manière que l'on ne divise premièrement que la peau et les muscles pour faire ensuite la section de la muqueuse à quelques lignes plus haut. Par là, on gagne un excédant de muqueuse que l'on rattache par des sutures au bord cutané.

Jaesche recommande, et sans doute avec raison, au lieu de l'incision à angle de Dieffenbach, une incision courbe. Pour le reste, sa méthode est la même ; l'incision courbe mérite, le plus souvent, la préférence, parce qu'elle se prête mieux à une réunion par première intention , tandis que la méthode de Dieffenbach laisse, à droite et à gauche, deux grandes plaies triangulaires qui ne peuvent être fermées que par le bourgeonnement. L'incision courbe offre encore ce grand avantage qu'on peut la prolonger à volonté jusqu'à ce qu'elle suffise pour couvrir la perte de substance.

Dans quelques cas, il suffit d'inciser horizontalement l'angle de la bouche pour combler la lacune de la lèvre inférieure ; les parties latérales étant assez extensibles pour se prêter au glissement et à la réunion (Malgaigne). Si l'on combine avec l'incision horizontale, prolongeant l'angle de la bouche, une excision triangulaire de la partie supérieure de la peau des joues (Burow), le glissement en devient plus facile et le résultat sera plus sûr que si l'on se bornait à inciser purement et simplement la commissure des lèvres. Avec l'incision courbe de Jaesche, on peut également combiner les excisions triangulaires de Burow.

Chopart empruntait aux parties inférieures la peau nécessaire pour restaurer la lèvre, après avoir fait l'extirpation sous forme d'un rectangle, avoir prolongé les incisions latérales, et avoir favorisé le glissement de la peau du menton en la détachant du maxillaire. Cette ancienne méthode donne un résultat fort incomplet. Même en y ajoutant, d'après Serres, la suture de la muqueuse au bord cutané du lambeau, c'est à peine si on l'obtient un résultat un peu meilleur que celui de la simple extirpation horizontale. Mais s'il n'y a pas de muqueuse à la face postérieure, le lambeau donnera tout au plus une masse cicatricielle, ratatinée, adhérente à la gencive, immobile, et fermant très-mal la bouche.

Si le cancer de la lèvre ne s'était développé que d'un seul côté, il faudrait évidemment faire une chiloplastie unilatérale.

Si l'*extirpation* doit porter sur l'angle de la bouche on en fera de préférence l'excision ovalaire ou bien l'excision triangulaire composée, comme elle est représentée par la figure 18. Mais le plus souvent on fait mieux de commencer par enlever toutes les parties malades; cela fait, on reconnaît tout de suite s'il convient, pour combler la perte de substance, de faire une réunion pure et simple ou de faire de petites sections triangulaires ou de faire enfin une section courbe, etc.

On restaure la *lèvre supérieure* d'après les mêmes principes que la lèvre inférieure. Si la lèvre supérieure manque en entier, on peut la remplacer par deux lambeaux carrés que l'on emprunte aux côtés externes de la lèvre inférieure (comparez fig. 18) ou bien on fera des incisions en arc de cercle comme sur la figure 25, ou bien on utilise la peau des joues, à côté de l'aile du nez comme l'indique la figure 24.

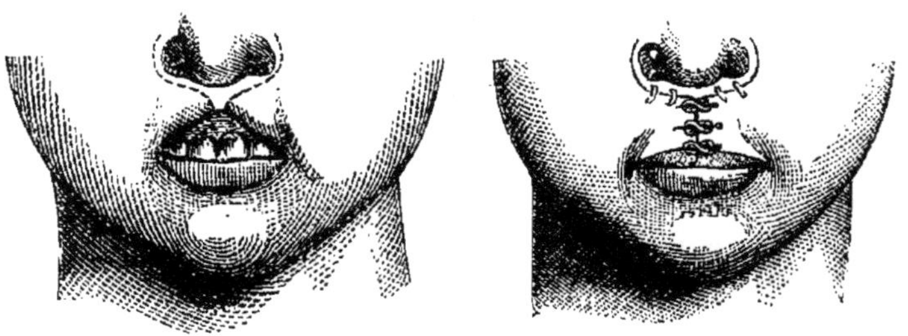

Fig. 24.                          Fig. 25.

L'*ectropion* cicatriciel de la lèvre s'opère par un procédé analogue à celui que l'on met en usage pour d'autres rétractions cicatricielles. Un résultat excellent est obtenu en cas d'ectropion de la lèvre supérieure, tel qu'on le voit représenté par la figure 24, ou bien en cas d'autres pertes de substances analogues, par la section dite *ondulée* de Dieffenbach. La figure 24 représente la direction de l'incision en S, la figure 25 l'état de la réunion après la suture. Une incision courbe telle qu'elle est représentée par la figure 18 est quelquefois encore plus convenable.

Pour extirper la *double lèvre*, on se sert le plus avantageusement d'une pince à ectropion de Himly ou d'Adams. La réunion se fait ensuite à l'aide de quelques sutures entrecoupées.

Les *angiectasies* de la lèvre, surtout celles d'un certain volume appelées *tumeurs érectiles*, exigent pour être enlevées sans précipitation et sans perte de sang l'emploi d'une pince d'Himly convenablement disposée pour le cas particulier, ou de deux pinces à pansement. Pendant que ces pinces empêchent la perte de sang, on excise les parties malades et l'on applique les sutures nécessaires. On peut quelquefois faire passer les épingles ou les fils avant la section des parties et, de cette manière, on arrive d'autant plus vite à fermer la plaie et à arrêter l'hémorrhagie.

*Rétrécissement de la bouche ; restauration de l'orifice buccal.* — Des pertes de substance considérables de la peau des lèvres, des ulcérations syphilitiques et mercurielles, le lupus, la stomacace, etc.; produisent souvent un rétrécissement tellement considérable de l'orifice buccal, que ce dernier est transformé en une ouverture très-petite par laquelle on ne peut plus faire passer que de très-petites portions d'aliments et quelquefois exclusivement des liquides. L'état calleux de la cicatrice ne permet pas l'agrandissement de l'ouverture par des appareils dilatateurs, et le seul moyen possible est l'incision. Mais pour empêcher que cette incision se ferme à son tour ou, pour mieux nous exprimer, que cette plaie ne devienne également le siége d'une rétraction cicatricielle et par conséquent d'un nouveau rétrécissement (1), il faut qu'on la borde avec la membrane muqueuse. C'est l'opération à laquelle on a donné le nom de *restauration de l'orifice buccal, stomatoplastie.*

Pour pouvoir mieux rabattre la muqueuse, Dieffenbach veut que l'on enlève d'abord une lanière de la peau extérieure cicatricielle aux deux angles de la bouche. A cet effet, on doit faire usage de ciseaux, dont la branche pointue est enfoncée dans l'angle de la bouche, et poussée en avant dans la direction de la joue entre la peau et la muqueuse. Cela fait, on divise également la muqueuse, mais sans

---

(1) Dieffenbach est parti de l'idée qu'on devait inciser dans la section une portion de la muqueuse pour empêcher l'adhérence entre les surfaces bourgeonnantes dans l'angle de la bouche ; mais je crois avoir démontré (*Archiv für phys. Heilk.*, 1842, p. 146) que ce n'est pas l'adhérence, mais la *rétraction* qu'il faut éviter, et que l'on prévient en bordant et en couvrant la plaie. Beaucoup d'auteurs modernes ne voient pas encore les choses à ce point de vue.

aller jusqu'à l'angle de la plaie extérieure, ensuite on la rabat en dehors, et on la fixe à la peau par un nombre suffisant de sutures.

Velpeau termine l'incision de la muqueuse en ⊰ pour obtenir ainsi un petit lambeau triangulaire de la muqueuse qu'il introduit dans la nouvelle commissure. Il est peut-être encore plus avantageux, au moins dans certains cas, de faire toute l'incision en ⊢ pour agir ainsi d'une part contre le rapprochement des commissures vers la ligne médiane, et faciliter d'autre part le renversement de la peau extérieure en dedans.

Lorsqu'il y a perte de substance de la muqueuse avec conservation de la peau extérieure, on ne doit rien sacrifier de cette dernière. Dans ce cas, la méthode de Dieffenbach ne convient donc pas. Si la muqueuse est calleuse au point qu'il est impossible de la rabattre en dehors et de la faire adhérer au bord cutané, on incisera plutôt la peau extérieure en ⊰, et l'on renversera en dedans le petit lambeau formant l'angle, pour pouvoir le mettre en rapport avec la muqueuse et le faire prendre à cette dernière.

*Adhérence de la lèvre et des joues avec les gencives.* — Il ne se produit pas facilement une adhérence directe entre ces parties. La plupart de ces adhérences sont de nature cicatricielle, consécutives à une perte de substance ulcéreuse produite par le mercurialisme, la stomatite ulcéreuse, etc. Lorsque la muqueuse a été détruite à la face interne des lèvres et des joues, il se forme des brides fortement tendues ou même des adhérences plus ou moins vastes, suivant l'étendue de la perte de substance. Les brides cicatricielles qui vont latéralement de la mâchoire supérieure à la mâchoire inférieure peuvent amener une ankylose, une immobilité des mâchoires ; les deux rangées de dents peuvent être pressées à un tel point l'une contre l'autre que l'introduction des aliments solides ou liquides ne peut se faire qu'à travers les brèches des dents. Dans ces cas, les dents sont non-seulement inutiles, mais encore gênantes. Quand la langue ne peut plus glisser entre elles pour les nettoyer, elles se couvrent d'épaisses incrustations de tartre, il se développe une odeur nauséabonde, les dents mal placées pénètrent dans la joue ou dans la gencive opposée, celle-ci s'ulcère de plus en plus sous la pression du tartre qui la couvre et le mal ne fait qu'empirer. La maladie peut s'aggraver à un tel point qu'il n'y a plus d'alimentation possible et que la vie du malade est sérieusement menacée.

Pour guérir cette affection, on peut avoir recours, soit à de simples excisions des cicatrices, soit à des opérations anaplastiques avec glissement de la muqueuse ; dans les cas les plus graves, on n'a pu sauver les malades que par la résection du maxillaire inférieur (p. 94). S'il n'y a que de minces brides cicatricielles, on peut arriver au but en les divisant et en prenant ensuite les précautions nécessaires pour empêcher une nouvelle rétraction. Dans ce cas, on divisera les brides avec les ciseaux ou le bistouri et l'on cherchera à rendre sa mobilité au maxillaire inférieur. Pour atteindre ce but on peut, au besoin, fendre la joue entière et même employer la force en cherchant à vaincre l'ankyloee au moyen d'un coin que l'on pousse entre les deux rangées de dents. — Souvent on fait bien d'enlever complétement les dents du côté malade parce qu'elles ne font que prendre de la place et s'incrustent de matières calcaires. — On cherchera à empêcher ou au moins à modérer la rétraction par des efforts de tension, par des mouvements qu'on fait exécuter à la mâchoire, par l'introduction d'un coin, etc. (p. 95). — Quand les adhérences sont très-larges, on est forcé de recourir à une restauration des joues ou à une résection du maxillaire inférieur, ou de faire les deux opérations à la fois.

*Restauration des joues, génoplastie.* — Diverses opérations anaplastiques deviennent nécessaires, les unes après l'extirpation de toutes sortes de **productions morbides** de la joue, les autres après des pertes **de substance à bords cicatrisés** et accompagnées de perforation **de la joue** ou d'**adhérence** cicatricielle avec immobilité des mâchoires ou d'**agrandissement** considérable de la cavité buccale par l'absence **d'une portion considérable** de la joue. Souvent il faut combiner **la génoplastie** avec la chiloplastie. Dans la plupart des cas, **l'ankylose cicatricielle** des mâchoires qui accompagne la perte de substance **génale** ou qui menace d'arriver après la guérison est ce **qui constitue le** point le plus difficile du traitement. Un patient qui a **subi une** perte de substance considérable de la joue ne peut plus **retenir** la salive parce qu'il lui est impossible de fermer la bouche ; en **même** temps il éprouve ordinairement des difficultés à parler ainsi **qu'à** manger et à boire, et si la cicatrice est serrée la mastication **elle-même** devient impossible ; ajoutez à cela **la formation du tartre** dentaire et la mauvaise odeur. Les souffrances de **ces malades** sont donc bien nombreuses.

Dans les opérations génoplastiques, il faut considérer avant tout qu'une joue sans muqueuse offre peu d'avantage aux malades parce qu'elle entraîne l'ankylose cicatricielle. Le plan de l'opération doit donc être conçu de telle sorte que l'on puisse utiliser la muqueuse des parties latérales. Si les lèvres sont encore abondamment pourvues de peau et de muqueuse le moyen le plus simple de remédier à l'anomalie en question consiste à décoller la muqueuse des lèvres et à faire glisser ou à transplanter la partie décollée du côté de la joue. Ce moyen réussit surtout pour les pertes de substance ou les cicatrices génales situées dans le voisinage de la commissure des lèvres et accompagnées d'immobilité des mâchoires. On excise par exemple la partie malade ou la cicatrice en formant un ovale pointu et vertical et l'on attire la muqueuse labiale après l'avoir décollée par de grandes incisions transversales. Partout où cela paraît nécessaire, on fait la suture de la muqueuse. De cette manière, j'ai plusieurs fois opéré avec un plein succès. Généralement on est obligé d'enlever toutes les dents molaires du côté malade, attendu qu'elles ne peuvent pourtant plus fonctionner librement et ne seront qu'une source d'inconvénients à raison du tartre dentaire qui se dépose autour d'elles.

Pour citer encore un exemple d'une génoplastie de ce genre, nous faisons suivre ici le dessin d'un plan d'opération qui, dans le temps, ne

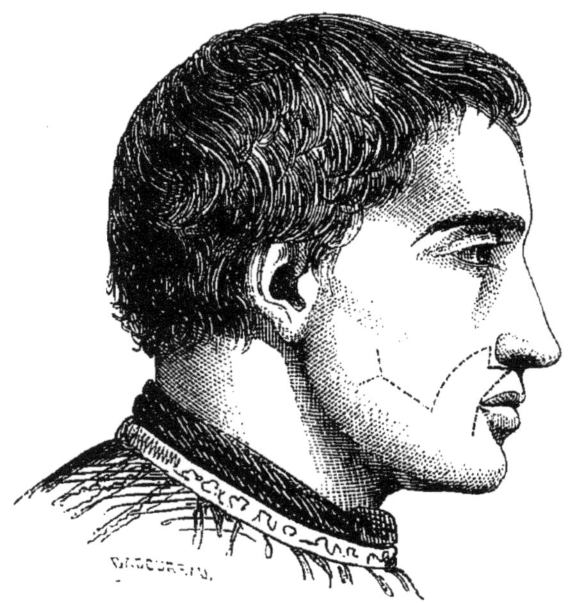

Fig. 26.

pouvait être exécuté à raison de la trop grande pusillanimité du malade déjà inutilement opéré à plusieurs reprises. Une cicatrice large et dure, consécutive à une gangrène mercurielle de la joue, fixait les deux mâchoires l'une contre l'autre; la bouche était flasque et promettait de la peau en excès. On proposa de transplanter un lambeau, comprenant toute l'épaisseur de la lèvre supérieure, du côté de la joue, en divisant le pont cicatriciel entre les mâchoires et en insérant le lambeau entre les bords de la solution de continuité, ce qui devait rendre à la mâchoire inférieure sa mobilité.

Dans le cas d'une grande perte de substance des joues dont la figure 27 représente le dessin, Mütter opéra avec succès en faisant les incisions

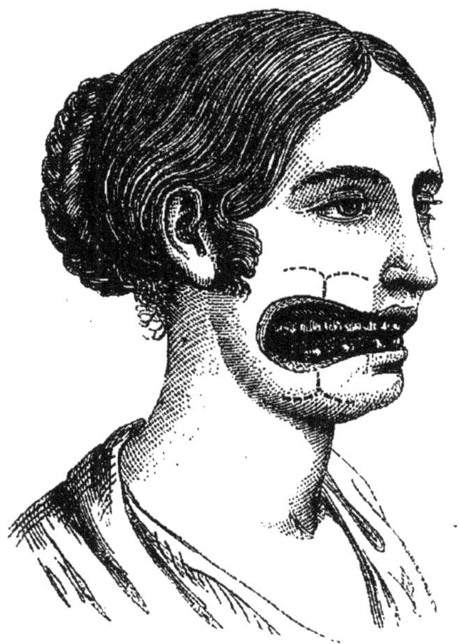

Fig. 27.

courbes, indiquées sur la figure. Ces incisions permirent un tel glissement des bords de la plaie, que toute la perte de substance pût être fermée par la suture. Après l'enlèvement de toutes les molaires du côté malade et la réunion des lambeaux vers le milieu, il se produisit dans les parties supérieures et inférieures de la joue des fentes suppurantes qui finirent par se cicatriser en même temps que le reste. Sans doute le mouvement de la mâchoire a dû être gêné après cette opération.

*Tumeurs de la joue.* — Il existe une *hypertrophie œdémateuse* de la joue constituant une espèce de tumeur, qui peut exiger, pour les degrés élevés, une extirpation partielle. — Chez les enfants, il arrive souvent qu'un *ganglion lymphatique* de la joue gonfle et s'abcède. En cas d'hypertrophie de cette glande, il peut être utile d'opérer par le côté interne, en traversant le muscle buccinateur (j'ai opéré plusieurs fois de cette manière). — Une espèce particulière de *tumeur glandulaire de la joue* mérite plus d'attention qu'on ne lui en a accordé jusqu'à ce jour. Les glandes muqueuses de la face interne des joues peuvent en effet, par gonflement inflammatoire ou hypertrophique, ou en devenant le point de départ de fusées purulentes, produire des symptômes qui généralement sont mal interprétés. En effet, on est facilement tenté de confondre la glande enflée, si elle proémine en dedans, avec un abcès gingival, si elle s'ouvre en dehors, avec une fistule dentaire, et si elle proémine en dehors à l'état de tumeur dure, avec un bouton carcinomateux. Si la glande se transforme en *kyste* d'une façon analogue à ce que nous avons vu pour les kystes labiaux (p. 127), elle peut se loger dans l'épaisseur de l'os et simuler une maladie du maxillaire. Mais en l'ouvrant, on reconnaît son contenu analogue à la salive.

Toutes les fois que l'on fait une incision ou une *extirpation* intéressant la joue, on doit soigneusement éviter de blesser le canal de Sténon. Dans les cas où cela paraît difficile, on peut chercher à s'orienter en introduisant une sonde de baleine qui permet de mieux reconnaître la direction du conduit. — Dans le *cancer* de la muqueuse génale, il faut fendre la joue afin que l'extirpation puisse se faire régulièrement et sûrement. L'opération offre, il est vrai, un inconvénient, c'est qu'en cas de rétraction cicatricielle, après la perte d'une partie étendue de la muqueuse, il y a lieu de craindre une ankylose des mâchoires. Cela pourrait être un motif suffisant pour ajouter immédiatement à l'extirpation une résection du maxillaire inférieur (p. 98). — Quelques *tumeurs vasculaires* de la joue exigent, pour être extirpées sans précipitation et sans perte de sang, l'emploi d'une pince fenêtrée. Pendant qu'à l'aide de celle-ci on empêche l'hémorrhagie des parties circonvoisines, on excise les parties malades et l'on applique immédiatement les sutures nécessaires pour fermer rapidement la plaie.

*Fistule génale.* — Ce qu'on appelle ordinairement fistule génale n'est en définitif qu'une fistule dentaire et demande à être traité selon les principes indiqués à la page 120. On observe quelquefois des *fistules génales sous forme de lèvre*, c'est-à-dire des trajets fistuleux à revêtement membraneux qui font communiquer la joue avec la cavité buccale ou nasale, ou bien avec le sinus maxillaire, et pour le traitement desquels on ne saurait indiquer des règles spéciales. En général, on est obligé de faire une opération anaplastique. — Pour les *fistules salivaires* de la région des joues, comparez page 151.

*Gangrène de la bouche, noma.* — Le processus rongeur et gangréneux qui porte ce nom est encore tout à fait inconnu, sous le rapport étiologique. Il a ordinairement pour point de départ la muqueuse de la lèvre ou de la joue, et amène par ses progrès plus ou moins rapides la destruction et la perforation des lèvres, des joues, des gencives, etc. La plupart des malades succombent à la gangrène pulmonaire qui vient compliquer le noma, ou bien à l'épuisement qui en est la suite. Que quefois le processus s'arrête de lui-même, les plaies se cicatrisent e exigent par la suite des opérations anaplastiques pour remédier aux conséquences de la destruction et de la rétraction cicatricielle. Une cautérisation profonde de l'endroit malade pour laquelle la solution de chlorure de zinc mérite peut-être la préférence, est tout ce que la chirurgie peut faire contre la gangrène de la bouche. A l'intérieur on a préconisé surtout le chlorate de potasse ou de soude.

### § 5. — Organes de la salivation.

Glande parotide. — Extirpation de la glande parotide. — Fistule de la glande parotide. — Lésion traumatique du conduit de Sténon. — Fistule du conduit de Sténon. — Glande sous-maxillaire. — Tumeur salivaire. — Calcul salivaire.

*Glande parotide.* — Les *gonflements* aigus de la glande parotide sont, en général, faciles à distinguer d'un gonflement voisin, surtout du gonflement d'un ganglion lymphatique. La parotide étant couverte d'une aponévrose solide, ces tumeurs ne peuvent pas proéminer autant que la tuméfaction d'un ganglion situé au-devant de la parotide. — La *parotidite épidémique*, maladie connue sous le nom d'*oreillons*, est d'une nature si bénigne qu'elle ne peut guère être l'objet d'un traitement chirurgical, elle se termine rarement par suppuration. Par contre, il existe une *parotidite métastatique* qui survient principalement après la fièvre typhoïde, et qui peut être compliquée par une infiltration fibrineuse aiguë et une fonte gangréneuse, non-seulement du tissu glandulaire mais encore des tissus circonvoisins; de là peuvent résulter plusieurs dangers. Un abcès venant à se développer à la partie inférieure et postérieure de la parotide peut fuser vers l'arrière-bouche ou descendre le long du cou. La forte tension derrière l'aponévrose et plus encore le danger des fusées purulentes, sont des motifs suffisants pour ouvrir ces abcès de très-bonne heure. — On prétend que l'*indu-*

*ration* chronique de la glande a été quelquefois efficacement combattue par un appareil compressif disposé dans le genre des bandages herniaires.

Parmi les formations hétéromorphes dans la parotide nous nommerons avant tout l'*enchondrome* que l'on rencontre principalement dans cette glande. Cette tumeur a souvent ici une forme lobée; elle est facile à énucléer et par conséquent son extirpation n'offre aucune difficulté. On la reconnaît surtout à la lenteur de sa croissance et à l'absence de toute adhérence avec les parties voisines. En procédant à l'extirpation de ces sortes de produits on cherchera autant que possible à éviter les branches nerveuses du facial, et pour cela on fera les incisions parallèlement à la direction des ramifications de ce nerf.

Les *kystes* de la glande parotide sont souvent difficiles à reconnaître. Quand les kystes sont situés profondément, ou quand il s'agit d'un abcès enkysté dans la profondeur, il est nécessaire de faire une ponction exploratrice pour diagnostiquer sûrement la maladie.— L'oblitération des kystes séreux s'obtient par la ponction suivie d'une injection iodée, ou bien par l'ouverture suivie de la cautérisation ; leur excision est rarement indiquée à cause de l'intimité de leurs adhérences avec le tissu glandulaire. Lorsqu'il est possible d'énucléer un kyste, par exemple un athérome ou une tumeur dermoïde, il est évident que cette méthode doit être préférée.

Les *tumeurs cancéreuses* se présentent sous diverses formes dans la glande parotide ; on rencontre des espèces dures et molles, chroniques et aiguës, à croissance lente ou rapide. Quelquefois elles occasionnent de vives douleurs qui dépendent sans doute du tiraillement exercé sur les nerfs de cette région (l'auriculaire antérieur, etc.). Lorsqu'il existe de pareilles douleurs, l'opération paraît indiquée malgré le peu de chances qu'elle peut offrir.

*Extirpation de la parotide.* — En cas de néoplasme malin, on devrait extirper tout le tissu glandulaire pour prévenir les récidives, aussi bien qu'on extirpe en entier le tissu de la glande mammaire. Cependant, la situation compliquée de la glande permettra bien rarement de remplir complétement cette indication. Il suffit d'avoir une seule fois disséqué la parotide sur le cadavre pour se convaincre que, sur le vivant, on ne peut guère songer à enlever cette glande sans en laisser quelques parties. Il est difficile, à raison de sa forme anguleuse et des prolongements qu'elle envoie entre les saillies osseuses et les muscles, de la contourner avec le bistouri ou avec les ciseaux ; plus elle est dégénérée, tuméfiée, soudée à sa capsule, plus grandes seront les difficultés d'une extirpation même incomplète. La section du nerf facial ne peut être évitée quand on enlève la partie profonde de la glande, et si l'on voulait extirper une parotide fortement augmentée de volume, on aurait plus ou moins à redouter une lésion de la carotide, de l'artère transverse de la face, de la temporale, de l'auriculaire, de l'occipitale, de la maxillaire interne et externe et même de l'artère linguale et de l'artère pharyngienne inférieure. Ajoutez à cela les hémorrhagies de la veine faciale postérieure et d'une foule de petites veines qui accompagnent les artères que nous venons de nommer. Les muscles qui entourent immédiatement la glande, le digastrique, le stylo-hyoïdien, etc., sont fortement exposés à une division. De même, le nerf auriculaire antérieur pourrait arriver sous le tranchant du bistouri. Ces dernières parties ont, il est vrai, beaucoup moins d'importance.

Ce qui convient en général le mieux, c'est de commencer l'extirpation par l'ablation d'un cône volumineux dans l'épaisseur de la glande. On ne doit pas augmenter les difficultés de l'opération en voulant tout enlever à la fois. L'extirpation par fragments est inévitable. Plus on avance en profondeur, plus on a de raisons pour n'enlever que de petits morceaux à la fois. Chaque fois que cela est possible, on sépare les tissus avec le manche du scalpel, et avant de diviser une partie il faut explorer avec le doigt s'il n'y a pas de pulsations artérielles. Si une artère d'un certain calibre donne du sang, on doit immédiatement en faire la ligature, si l'on constate sa présence avant de l'avoir blessé, on peut en faire la ligature médiate et ensuite la diviser. Si l'on craint d'extirper totalement la partie la plus profonde, située entre le maxillaire et l'apophyse styloïde, on peut étreindre ce qui reste dans une ligature.

Les grandes difficultés que présente parfois l'extirpation d'une glande parotide dégénérée a suggéré à quelques auteurs l'idée de lier d'abord l'artère carotide primitive, ou de l'entourer au moins d'une ligature provisoire ; mais la ligature de la carotide primitive est une opération tellement dangereuse que l'extirpation de la glande parotide ne la justifie en aucune manière. La ligature provisoire de la carotide externe, conseillée par Verneuil, et que j'ai exécutée une fois, il y a une dizaine d'années, mérite plutôt d'être recommandée.

*Fistule de la glande parotide.* — Il est certainement bien rare qu'à la suite d'une lésion traumatique ou d'une ulcération de la glande parotide, il se développe une fistule permanente. Dans les cas de ce genre, quand la guérison n'est pas empêchée par un corps étranger ou par un obstacle analogue, elle se fait spontanément par rétraction cicatricielle. Ce n'est que dans le cas où une communication sous forme de lèvre se serait établie entre un des conduits de la glande et la surface cutanée qu'il y aurait lieu d'opérer, c'est-à-dire de cautériser.

Des *fistules congénitales* de la glande salivaire se présentent parfois derrière le lobule de l'oreille. Dans un cas de ce genre, j'ai pu amener la guérison par un avivement suivi de suture, après m'être assuré d'abord par une injection d'eau qui avait pénétré dans la bouche, que la partie fistuleuse était en communication avec le conduit excréteur principal.

*Lésion traumatique du conduit de Sténon. Fistule du conduit de Sténon.* — Si une plaie par instrument tranchant intéresse le conduit de Sténon, on reste souvent au commencement, et tant que la plaie saigne encore, sans s'en apercevoir ; dans certains cas de blessure de cette région, le danger d'une fistule salivaire sera donc reconnu plutôt à la direction de la plaie que par la constatation directe de la division du canal. Pour bien s'assurer si le conduit de Sténon est lésé, il faudrait faire mâcher ces individus tout en tenant les bords de la plaie écartés, ou il faudrait, pour reconnaître le bout antérieur du conduit, y introduire par la cavité buccale une sonde fine de baleine. Pour empêcher la formation de la fistule, on doit faire une réunion très-exacte des bords de la plaie et défendre la parole et la mastication. Un moyen qui vaudrait encore mieux, ce serait de pratiquer immédiatement une ouverture ayant pour but de ménager un libre écoulement à la salive du côté de la cavité buccale. Pour obtenir ce résultat, il faudrait faire dans le voisinage du conduit de Sténon une ponction avec le bistouri, se dirigeant du côté de la cavité buccale, ou bien on pourrait employer immédiatement le procédé qui sera décrit plus loin pour l'opération de la fistule salivaire, et qui consiste à faire passer une ligature, l'anse d'un fil de soie ou d'un fil métallique par la muqueuse buccale située à la partie postérieure du conduit. La salive serait alors empêchée de s'accumuler derrière la suture et de former une *tumeur salivaire*, comme on a appelé cette accumulation. Si cette tumeur était déjà formée, il faudrait autant que possible l'ouvrir du côté de la bouche et la maintenir ouverte pendant un certain temps. Ou bien, on ouvrirait en dehors, mais au-dessous du conduit et non à son niveau, pour empêcher au moins la communication sous forme de lèvre entre la peau extérieure et la muqueuse du conduit.

Quand la solution de continuité extérieure du conduit de Sténon n'arrive pas à se fermer, la muqueuse du conduit peut contracter avec la peau extérieure une adhérence directe et former une sorte de lèvre, et de là peut résulter une fistule permanente dont la guérison n'est obtenue que par une opération. Quand une fistule de ce genre existe, on doit se demander premièrement si l'extrémité antérieure du conduit est obstruée ou non. On n'éprouve aucune difficulté à s'en assurer en sondant ou en injectant le conduit. Si la partie antérieure est encore perméable, on doit chercher à la remettre en état de fonctionner.

On avivera donc et l'on fermera par une suture l'ouverture extérieure ; mais afin que la sécrétion ne puisse pas s'accumuler derrière la plaie réunie et s'opposer à la guérison par première intention, on établira au fond de la plaie, avant d'en faire la suture, une communication avec la cavité buccale. Pour obtenir ce résultat, on se sert du fil de plomb d'après la méthode de Deguise : on fait une excision ovalaire de la peau autour de la fistule, ensuite on enfonce par le fond de la plaie ainsi produite un trocart fin jusque dans la cavité buccale, et l'on conduit l'un des bouts du fil de plomb dans la bouche en le faisant passer par la canule ; après cela on fait avec le trocart une deuxième ponction à quelques millimètres de la première, mais cette fois de dedans en dehors, et l'on engage dans le trajet l'autre bout du fil de plomb qu'on fait également passer par la canule. De cette manière, on a au fond de la plaie extérieure une anse de fil de plomb le long de laquelle la salive peut s'écouler dans la bouche. On réunit les deux extrémités du fil en les tordant dans l'intérieur de cette cavité et on les coupe court. Au lieu du fil de plomb, on peut simplement faire passer une anse de fil de soie avec deux aiguilles. Aussitôt que la fistule est fermée, on retire l'anse à moins que le fil n'ait déjà divisé les tissus et ne soit tombé de lui-même.

D'après l'exposé ordinaire, on fait complétement abstraction dans ce procédé de l'extrémité antérieure du conduit de Sténon, et l'on prétend procurer un nouveau canal excréteur à la salive sans se préoccuper de la perméabilité de la partie antérieure de l'ancien. Mais sans doute les choses ne se sont jamais passées de la sorte, et les cas dans lesquels on croyait avoir obtenu ce résultat, en contradiction avec les lois de la physiologie, sont sans doute ceux dans lesquels l'ancien conduit a de nouveau fonctionné à la suite de l'opération, ou dans lesquels le conduit s'est oblitéré et a entraîné l'atrophie de la glande.

A la partie postérieure du conduit de Sténon, là où il s'applique sur le muscle masséter, il n'est pas possible de placer une anse ; en cet endroit, il faudra donc se passer de ce moyen et chercher à affronter aussi exactement que possible les deux bouts correspondants du conduit et les bords de la peau qui les recouvre. Il y aurait avantage à dilater dans ce cas préalablement le conduit au moyen d'une fine corde à boyau. Si le conduit était obstrué, il n'y aurait que deux choses à faire, ce serait ou d'amener par la cautérisation le rapprochement des bords de la fistule ou de produire l'atrophie de la glande en liant la partie postérieure du conduit. On peut, en effet, ainsi que cela a été prouvé par des expériences faites sur des animaux, arriver à une oblitération et à une atrophie du conduit de Sténon et de la glande entière en liant le conduit.

*Gonflement de la glande sous-maxillaire.* — L'inflammation aiguë de cette glande entraîne quelquefois des accidents assez sérieux. Une tension et une dureté considérables, s'étendant jusqu'à la base de la langue (*cynanche sublingualis*), la compression de la veine faciale, peut-être même de la veine jugulaire, des fusées purulentes au cou, ou la rétention d'un pus ichoreux par les muscles et les aponévroses, tels sont les symptômes auxquels on doit s'attendre dans cette affection. Il est évident qu'en cas de suppuration aiguë de cette glande, on doit ouvrir l'abcès de bonne heure, et se hâter de ménager une issue au pus qui souvent répand une odeur très-fétide.

La *tumeur cancéreuse* de la glande sous-maxillaire exige quelquefois l'extirpation de cet organe. Cette opération peut devenir assez difficile à raison des artères et nerfs situés dans son voisinage immédiat ; on s'aidera en attirant fortement la tumeur, ou bien en la faisant saillir au moyen d'une pression exercée sur la paroi interne de la bouche. Les règles à suivre pour l'opération sont d'ailleurs toutes tracées par la situation des parties. La glande est située dans le triangle formé par la partie latérale du maxillaire inférieur et le muscle digastrique. Elle est recouverte par le muscle peaucier et par quelques petits ganglions lymphatiques ; la petite artère sous-mentonnière passe au-dessus d'elle. Immédiatement en dedans et en arrière, elle est côtoyée par l'artère maxillaire externe ; au-dessous se trouvent le nerf hypoglosse et l'artère linguale, au-dessus le nerf lingual. La forme et le volume de la glande varient beaucoup ; souvent elle touche la glande parotide et plus souvent encore la glande sublinguale, par des prolongements en forme de lobe. Son conduit excréteur, le conduit de *Wharton*, se dirige entre le muscle mylo-hyoïdien et l'hyo-glosse du côté de la glande sublinguale ; de là il va déboucher avec les conduits excréteurs de cette dernière, sous le frein de la langue.

*Tumeurs des conduits salivaires. Calculs salivaires.* — La tumeur et les calculs salivaires s'observent principalement dans les cas où un petit corps étranger est allé s'engager dans un conduit salivaire, s'y est incrusté, l'obstrue et amène ainsi sa dilatation. Les cas de ce genre s'observent surtout pour le conduit de Wharton. En sondant le conduit avec une sonde capillaire on peut découvrir le calcul. Pour l'excision, le plus simple est de se servir des ciseaux et de diriger la section perpendiculairement au conduit excréteur.

Si l'orifice du conduit de Wharton s'obstrue, et qu'ensuite les parois du conduit se dilatent sous forme d'ampoule par accumulation de la salive, il se produit une tumeur à laquelle on a donné depuis longtemps le nom de *grenouillette* (ranula), nom donné du reste encore à d'autres tumeurs qui diffèrent de celle-ci par leur nature (p. 169 et 170). Dans ce cas, d'ailleurs assez rare, l'indication la plus naturelle est de combattre la cause et de rétablir le canal excréteur. Cela se pratique d'après le procédé de Jobert, procédé analogue à l'opération si connue, instituée contre le rétrécissement de la bouche : On ouvre la tumeur, on ramène en dehors sa muqueuse, et au moyen de la suture on en réunit les bords avec ceux de la muqueuse buccale. (Chez un petit enfant qui présentait de chaque côté une pareille tumeur en ampoule du conduit salivaire, je me suis contenté d'une petite excision sur les sommets des tumeurs. On pourrait aussi fendre l'orifice du conduit comme on fend le point lacrymal.)

## § 6. — Palais.

Tumeurs, etc., du palais. — Divisions du palais. — Pertes de substance du palais. — Inflammation des amygdales. — Extirpation des amygdales.

*Tumeurs, etc., du palais.*—A la suite d'une inflammation chronique, il se développe quelquefois une flaccidité, un allongement et une *tuméfaction œdémateuse de la luette*, état qui peut réclamer son ablation partielle avec le bistouri. La luette touche dans ces cas la glotte et produit par irritation mécanique un catarrhe du larynx avec toux continuelle et que bien des médecins ont déjà considérée, par défaut d'attention, comme un symptôme de phthisie tuberculeuse. L'opération est très simple. On saisit la luette avec une pince-érigne et l'on en coupe le bout trop long avec les ciseaux courbes.

9.

Quelquefois on observe une *tumeur sanguine*, assez singulière, à la luette ; on voit une tumeur dilatée sous forme d'ampoule, qui paraît suspendue à la partie antérieure de la luette ; cela ne paraît être que le résultat d'une extravasation sanguine sous l'épithélium épais et très-mobile de cette région, et par conséquent on ne doit y attacher aucune importance.

Il y a une sorte de tumeur particulière au palais et qui provient de l'*hypertrophie* des glandes de cette région. Il peut se former, aux dépens des follicules glandulaires, des kystes ou bien des nodosités isolées, analogues aux amygdales hypertrophiées ou enfin des indurations plus plates. Pour exciser ou pour disséquer ces tumeurs, il peut être utile d'exercer par les fosses nasales sur le voile du palais une pression qui le fasse descendre.

Les *ulcères lupeux* s'observent fréquemment au palais, mais la plupart des médecins paraissent les confondre jusqu'à présent avec les ulcérations tertiaires de la syphilis avec lesquelles ils offrent une grande ressemblance. Le diagnostic différentiel n'est pas ici d'une bien grande importance quant au traitement, attendu que, dans l'un et l'autre cas, c'est l'iodure de potassium qui rend les plus grands services. — Le lupus hypertrophique également se rencontre parfois au palais. — A la partie antérieure du voile, on trouve après la guérison du processus lupeux des cicatrices à facettes que l'on pourrait, à raison des arêtes de leurs bords, être tenté de confondre avec des ulcères torpides et de traiter par les caustiques. Pour éviter cette erreur, on est obligé de bien éclairer les parties malades.

La *syphilis* peut affecter de bien des manières les parties qui constituent le palais. Au début de l'infection secondaire, on observe principalement des érosions superficielles et des ulcères plats, à bords blanchâtres, sur les piliers du voile du palais. Dans la vérole invétérée, il se produit des ulcères plus profonds, rongeurs, et toutes sortes de tiraillements cicatriciels après la guérison de ces ulcères. — A la voûte du palais il se produit quelquefois des exostoses syphilitiques, plus souvent encore des nécroses suivies de perforation et de trous permanents.

Les *affections cancéreuses* du palais peuvent réclamer des opérations bien variées. Dans les cancers du palais osseux, on aura recours à une résection partielle du maxillaire (p. 90). Au voile du palais, on sera forcé d'extirper la tumeur, surtout si elle gêne la déglutition et la respiration.

La *rétraction cicatricielle* produit au voile du palais les difformités, les déviations et les plis les plus variés. Si, plus bas dans le pharynx, il se développe un ulcère donnant lieu à une rétraction, le voile du palais peut être tiré en bas par ses piliers postérieurs. Si un ulcère siége derrière la luette, celle-ci peut se renverser en haut. Les ulcérations syphilitiques, lupeuses ou scrofuleuses du bord postérieur et supérieur du voile du palais, peuvent donner lieu à un *rétrécissement considérable des piliers postérieurs*, laissant à peine une ouverture de la grosseur d'un pois. Il se peut aussi que la cavité naso-pharyngienne soit complétement séparée du reste du pharynx, si la cicatrice d'un ulcère allant de la paroi postérieure du pharynx aux deux piliers postérieurs se rétracte fortement. Dieffenbach a inventé pour ce cas une méthode opératoire consistant en deux incisions se dirigeant en avant et dans le renversement de la luette au moyen d'une anse de fil qu'on fait passer autour d'elle par la cavité nasale. Quelque imparfait que puisse être le succès d'une opération semblable, attendu que l'anse ne peut opposer qu'un faible obstacle à la formation d'adhérences nouvelles par la réunion des tissus divisés, il n'est cependant pas impossible qu'il en résulte un certain degré de dilatation. Toutefois on ne perdra pas de vue que la dilatation de l'orifice naso-pharyngien n'offre guère d'avantage aux malades, attendu que le timbre nasonnant de la voix sera plus prononcé s'il existe avec la cavité naso-pharyngienne une communication libre, formée par du tissu cicatriciel et, par conséquent, incapable de se fermer par l'action musculaire.

*Division du palais et du voile du palais. Staphylorrhaphie.* — Tandis que dans l'embryon, la mâchoire supérieure et la lèvre supérieure se composent de trois parties, une moyenne et deux latérales, le palais ne se forme que de deux parties latérales que l'on doit se représenter se développant de chaque côté, de dehors en dedans et d'avant en arrière, et s'unissant sur la ligne médiane. Si ce développement a subi un arrêt, on se trouve en présence d'une division congénitale du palais. Cette division se rencontre à tous les degrés : division de la luette, du palais mou (voile du palais), et du palais dur (voûte palatine). Souvent même il arrive que cet état est compliqué par la division de la mâchoire et celle de la lèvre pour former le bec-de-lièvre compliqué (p. 127).

On rencontre aussi des différences sous le rapport de la largeur de la fente ; il y a des fentes étroites qui peuvent cependant s'étendre sur une grande longueur et des lacunes plus larges que l'on devrait plutôt désigner du nom de perte de substance, absence du palais, que du nom de division du palais. Un fait remarquable, c'est que, même dans le cas où une grande partie de la voûte palatine vient à manquer, on n'en trouve pas moins de chaque côté une demi-luette.

En cas de fente peu longue du voile du palais, l'articulation des sons peut s'effectuer sans difficulté. Mais, plus la fente se prolonge en avant, plus la formation des sons gutturaux, plus la prononciation des lettres *k*, *l*, *ch*, etc.. est gênée. En même temps la voix prend un timbre nasonnant, parce que la cavité naso-pharyngienne reste ouverte pendant que les individus parlent.

L'action des muscles du voile du palais peut souvent suffire, en cas de division n'intéressant que les parties molles, pour fermer la communication qui existe entre le nez et la cavité buccale et l'on voit, par exemple, les deux côtés du voile du palais divisé se toucher pendant l'acte de la déglutition. Mais si la voûte osseuse prend part à la division, la déglutition et la succion sont gênées à cause de la communication permanente entre les deux cavités. S'il est absolument impossible à un enfant de fermer la bouche ou le nez, par exemple en cas de bec-de-lièvre compliqué de gueule-de-loup, la succion ne peut plus se faire et le premier temps de la déglutition, qui consiste à faire glisser dans l'arrière-bouche le bol alimentaire ou le liquide qu'on veut avaler, ne peut pas davantage être exécuté. Un enfant qui se trouve dans ces conditions ne peut boire qu'autant qu'on lui verse le lait dans la bouche, en le maintenant couché sur le dos.

La division du voile du palais peut être guérie par l'avivement et la suture, si les deux parties latérales offrent des matériaux suffisants pour la réunion et si le patient possède assez d'énergie et d'intelligence pour se tenir tranquille pendant tout le temps que dure cette opération difficile. On ne peut guère entreprendre la staphylorrhaphie chez un enfant, parce qu'il est impossible d'obtenir de lui par la contrainte la tranquillité nécessaire.

Pour l'*avivement*, on se sert d'un scalpel fin et pointu qu'on enfonce dans le bord de la division ; ensuite on longe ce bord en avant et en arrière, jusqu'aux deux extrémités de la fente. Pour pouvoir faire cette section, on fixe le voile du palais avec une pince à dents de souris qui saisit la luette et l'attire en bas. Après avoir ainsi taillé une mince bandelette, on répète la même opération sur l'autre bord. D'un coup de ciseaux coudés, on achève ce temps de l'opération, si, par hasard, quelque chose restait à enlever.

Pour *placer les fils de la ligature*, on se sert d'un porte-aiguille à aiguilles courtes, droites ou recourbées en forme de crochet, ou d'une aiguille montée sur un manche, ou d'une pince à aiguille, disposée de telle sorte que le bord du voile du palais puisse être saisi et traversé du même coup par l'aiguille munie de son fil.

Dieffenbach s'est servi de fils de plomb sur lesquels sont vissées des pointes d'aiguilles, et qui offrent cet avantage que l'on peut serrer la suture autant que l'on veut en tordant simplement les fils. Mais l'opération se fait plus difficilement avec les fils de plomb, et l'on ne parvient pas sans peine à détacher la suture. La même observation s'applique aux fils d'argent et de fer.

Les aiguilles courbées en crochet sont enfoncées d'arrière en avant, par le côté de la cavité nasale; si l'on se sert d'aiguilles courtes et droites (1), ou d'une aiguille courbée légèrement et montée sur un manche, on peut également enfoncer les aiguilles par le côté antérieur. Ce dernier procédé offre l'avantage qu'on voit le point qui doit traverser l'aiguille et que, par conséquent, on plus est maître de la suture. Les aiguilles en crochet saisies avec le porte-aiguille offrent l'avantage de pouvoir être employées même quand il y a très-peu d'espace; en outre, si l'on se sert de ces aiguilles, on peut rapidement entraîner le fil avec l'aiguille, tandis qu'avec l'aiguille montée sur un manche on est forcé d'employer deux fils qu'on dégage du chas de l'aiguille pour les nouer ensemble, et ensuite en retirer un de chaque côté. Les pinces à aiguilles ne paraissent pas très-utiles; quand on a peu d'espace, il est impossible de s'en servir.

Les fils doivent être bien cirés et le nœud doit être triple, pour offrir assez de solidité. Quelques chirurgiens préfèrent le nœud dit du tisserand. On serre la ligature plutôt un peu trop que pas assez. Si un point de suture n'est pas assez serré, on peut le

_____

(1) Depuis nombre d'années, je me sers presque exclusivement de ce genre d'aiguilles. Une condition très-avantageuse, c'est la forme carrée de leur extrémité mousse qui permet de leur donner, dans le porte-aiguille, n'importe quelle position. Pour pouvoir saisir et retirer facilement les aiguilles, je trouve fort commode l'usage d'une pince construite sur le modèle du brise-pierre.

saisir par une pince et appliquer derrière le nœud une ligature à l'aide de laquelle on opère une constriction plus forte. Si l'on n'arrive pas facilement avec le doigt, on peut se servir d'une petite béquille pour serrer le nœud.

L'opération de la staphylorrhaphie est assez longue. Il faut quelquefois s'arrêter de temps à autre pour laisser au patient le temps de se rincer la bouche et de respirer librement, comme aussi pour faire reposer un peu les muscles du pharynx et prévenir le vomissement.— Après la réunion, le voile du palais est souvent fortement tendu en travers de l'entrée du pharynx. Il faut alors, pour n'avoir pas à redouter un tiraillement des sutures à chaque mouvement de déglutition involontaire, faire des incisions latérales dirigées parallèlement à la suture et qui, naturellement, ne doivent pas se prolonger jusque sur le bord libre du voile du palais. On enfonce la pointe du bistouri tout près de ce bord et l'on prolonge l'incision jusqu'au bord osseux. Ces incisions restent béantes et prennent la forme d'un ovale. Plus tard elles se ferment spontanément.— L'opéré doit s'abstenir pendant quatre jours au moins, de tout aliment solide, pour laisser à la réunion le temps de se faire. Il doit aussi boire le moins possible.

Les incisions latérales offrent dans la staphylorrhaphie ce grand avantage qu'elles intéressent en même temps les muscles du voile du palais et les empêchent d'exercer un tiraillement sur les bords de la plaie. La méthode de Fergusson, qui ne divise que quelques muscles, c'est-à-dire le péristaphylin interne et le palato-pharyngien, le premier par une incision sous-cutanée, cette méthode semble peu sûre puisque jamais on ne peut savoir si le muscle a été réellement divisé en entier par une incision de ce genre. D'ailleurs ces incisions musculaires isolées ne relâchent pas aussi efficacement le voile du palais parce que la tension peut continuer d'exister pour la peau et les autres muscles (péristaphylin externe, etc.).

Si la division se prolonge jusque dans le palais osseux, il faut que l'on cherche à obtenir un glissement suffisant de la muqueuse en prolongeant les incisions latérales et en détachant la membrane de sa base osseuse. Cette opération peut être faite avec un plein succès, même pour les fentes qui s'étendent jusqu'aux dents incisives, ainsi que cela a été prouvé tout récemment par l'excellent travail de B. Langenbeck. Pour décoller la muqueuse du palais, on se sert le plus convenablement d'une petite spatule tranchante, que l'on fait pénétrer, après avoir avivé les bords de la division, par l'incision latérale pour la faire agir de dehors en dedans vers la ligne médiane. Si la lésion de l'artère naso-palatine produit une hémorrhagie, on doit essayer de s'en rendre maître par une ligature médiate.

*Perforation du palais.* — On doit bien distinguer entre une perforation récente qui, dans les cas favorables, se ferme d'elle-même, et une ouverture recouverte de téguments (labiforme) qu'il faut aviver et réunir par suture, pour en obtenir l'occlusion définitive.

Dans ce cas, on fait l'avivement et la suture suivant les mêmes principes que s'il s'agissait d'une division congénitale. Si un trou du *palais osseux* doit être fermé par la suture, on est toujours forcé de recourir à des incisions latérales pour pouvoir réunir les bords de la plaie. Mais, pour rendre glissante la membrane dure et dépourvue d'élasticité qui couvre les os du palais, il faut la décoller en introduisant dans l'incision latérale un ciseau courbe ou une spatule tranchante, montée sur un manche solide.

Dans beaucoup de cas de ce genre, le décollement ne peut être fait qu'avec une espèce de rugine, composée d'une lame de couteau épaisse, analogue à une pelle et formant un angle droit avec le manche. Quant aux incisions latérales, le mieux c'est de les faire converger en avant. L'incision courbe mérite quelquefois la préférence sur une simple incision latérale.

Si l'on fait pénétrer les incisions latérales à travers la voûte osseuse du palais et la muqueuse nasale, et qu'ensuite on pousse avec une certaine force les deux ponts latéraux l'un contre l'autre, par exemple avec un davier, on pourra produire à la vérité une fracture; mais malgré cela, la perte de substance sera peut-être comblée plus sûrement dans bien des cas. Par cette méthode on obtient des bords plus épais, composés de la membrane fibro-muqueuse du palais, de la lame osseuse et de la muqueuse nasale ; on aura ainsi une surface de réunion plus large, et l'on redoutera bien moins la mortification de la muqueuse palatine. Pour maintenir le rapprochement des deux ponts osseux, Bühring s'est servi d'un appareil consistant en deux petits coins de bois et en un fil de métal. Les coins furent enchâssés dans les incisions latérales, puis le fil métallique fut conduit autour des coins et des ponts osseux. En tordant le fil on amena la fermeture du trou médian.

Quand il est impossible d'obtenir l'occlusion par une opération uranoplastique, on est forcé d'avoir recours à un *obturateur* pour empêcher la communication entre la bouche et le nez, et pour corriger le défaut d'articulation du langage. Ces obturateurs se composent

en général d'une plaque d'or que l'on fixe aux molaires supérieures.
Une perte de substance du voile du palais peut aussi quelquefois être
masquée par une petite lame de caoutchouc fixée également sur un appareil d'or, agissant sur la perte de substance comme une espèce de
soupape. Les obturateurs qui comblent la perforation elle-même offrent
souvent l'inconvénient de l'agrandir. Cependant des obturateurs mous,
de caoutchouc mince, ayant la forme des doubles boutons de chemises,
ont très-souvent leur utilité, en ce sens que cette substance légère
n'exerce pas une pression assez forte pour agrandir le trou ou pour
l'empêcher de se rétrécir par rétraction cicatricielle. Quelquefois on
fait aussi des obturateurs de gutta-percha; cette substance est très-
commode parce qu'on peut lui donner toutes les formes voulues.

*Gonflement des amygdales.* — L'*inflammation aiguë* des amygdales, l'angine tonsillaire gêne parfois la déglutition et la respiration à un tel point que la scarification des amygdales devient
nécessaire. — S'il se produit un *abcès*, on est souvent forcé d'en
faire l'ouverture pour délivrer le malade des souffrances et de la
gêne respiratoire. En faisant cette opération, il faut avant tout
avoir soin de bien fixer la tête du malade, afin qu'un mouvement brusque du malade ne fasse pas pénétrer le couteau trop
profondément sur le côté, dans la direction de la carotide interne.
En général on s'abstiendra de diriger le couteau trop en dehors,
dans la direction de la carotide, et l'on ouvrira plutôt l'abcès par une
ponction dans l'amygdale enflée, en allant directement d'avant
en arrière, et en ayant soin de retirer la lame de l'instrument, le
tranchant dirigé en dedans. Dans les cas difficiles, le spéculum
de la bouche représenté par la figure 30 peut avoir son utilité.

Les abcès tonsillaires peuvent être situés dans la profondeur de la
glande, du côté du muscle buccinateur ; dans ce cas ils se vident plus
difficilement d'une manière spontanée. Si l'amygdale est située bien
profondément entre les deux piliers du voile du palais, l'abcès vient
souvent se placer derrière le pilier antérieur ou postérieur, et il faut que
l'ouverture se fasse alors, soit spontanément, soit artificiellement, par
l'un ou l'autre de ces piliers. Cela arrive plus souvent par le pilier antérieur que par le pilier postérieur. (L'abcès du pilier postérieur marque la
transition à l'abcès rétropharyngien. Il se complique aussi plus facilement d'un œdème de la glotte.)

L'inflammation *chronique* des amygdales donne souvent lieu à un
produit de sécrétion épaissi, qui est rejeté sous forme de petits amas ou
de petits grains. Cet épaississement est quelquefois si considérable qu'il
en résulte une espèce de concrétion pierreuse.

Une inflammation chronique, souvent très-lente et presque

inaperçue, produit cette *hypertrophie des amygdales* qui, dans ses degrés les plus élevés, ne peut être guérie que par une opération. En cas d'hypertrophie de ce genre, l'entrée du pharynx est rétrécie par deux tumeurs volumineuses situées de chaque côté. La compression exercée par ces tumeurs peut gêner la déglutition et la respiration, rendre la parole plus difficile, même la trompe d'Eustache peut en être comprimée au point que les individus entendent plus difficilement. Ce dernier accident paraît se produire surtout chez les jeunes sujets. — Chez les petits enfants, la gêne respiratoire produite par le gonflement des amygdales peut avoir pour résultat un affaissement des cartilages costaux, comme dans le rachitisme, et une saillie du sternum donnant à la poitrine la forme connue sous le nom de poitrine en carène.

Si les moyens employés pour favoriser la résorption, tels que l'iode et l'alun, échouent, il y a lieu *de retrancher la partie proéminente de l'amygdale hypertrophiée*. Pour faire cette opération, on se sert d'une pince de Museux ou d'une érigne longue à double crochet et d'un bistouri boutonné, dont la lame doit être, pour plus de sûreté, entourée de sparadrap à proximité du manche. En cas de besoin, on tient les dents écartées au moyen d'un coin en liége, et l'on charge un aide d'abaisser la langue avec une spatule et de tirer l'angle de la bouche de côté. Ordinairement toutes ces précautions sont inutiles ; on se contente de saisir l'amygdale avec la pince de Museux, on applique la lame sur le sommet ou sur la base de la tumeur, et l'on retranche en sciant toute la partie saillante. Il n'est pas permis d'extraire toute l'amygdale, parce qu'on s'exposerait à blesser la carotide interne et parce qu'en général on risquerait de produire une assez forte hémorrhagie.

L'extirpation des amygdales hypertrophiées est ordinairement si facile qu'il n'y a pas lieu de se servir d'instruments compliqués. Cependant, pour opérer des individus pusillanimes et surtout des enfants peureux, on emploie avec avantage le tonsillotome de Fahnestock. Cet instrument se compose d'un anneau tranchant et caché et d'une espèce de fourche qui sert à saisir l'amygdale et à l'attirer dans l'anneau. Aussitôt que l'amygdale est engagée dans l'anneau, on attire la lame et l'on retranche ainsi la partie saillante de la tumeur. On peut, de cette manière, enlever les amygdales aux enfants sans qu'ils s'aperçoivent, pour ainsi dire, qu'on leur fait une coupure, et l'opération, sans compter qu'elle est peu douloureuse par elle-même, perd encore le caractère inquiétant qu'autrement elle aurait toujours pour les enfants qui s'alarment si facilement.

Pour simplifier la manœuvre, j'ai modifié l'instrument, en 1843, par un mécanisme représenté par la figure 28, et qui permet de diriger l'instrument d'une seule main. (Tout récemment, Matthieu a inventé un mécanisme analogue et même plus simple encore.)

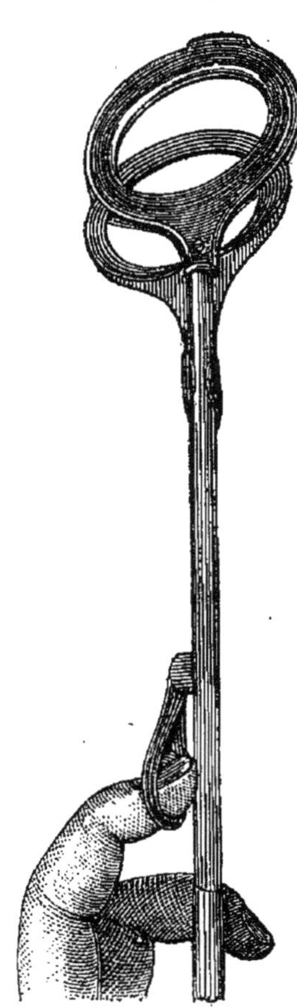

Fig. 28.

Si l'on incline le bout de l'instrument suffisamment en dehors, et qu'en même temps on appuie l'autre main derrière l'angle de la mâchoire pour faire saillir l'amygdale, on peut, dans les cas difficiles, la saisir plus facilement.

Le tonsillotome n'est pas applicable dans tous les cas. Si la fossette de la muqueuse est peu profonde, comme cela arrive chez certaines personnes, et que pour cette raison l'amygdale se soit dirigée en s'agrandissant de dedans en dehors, et se soit engagée plus profondément entre les piliers, ces piliers peuvent la cacher si complétement qu'il n'est pas possible d'appliquer le tonsillotome. — Quelquefois l'augmentation de volume porte de préférence sur les follicules inférieurs de l'amygdale qui, chez certaines personnes, forment un prolongement très-remarquable allant vers la face antérieure de l'épiglotte, et s'appuyant sur le dos de la langue. Dans ce cas, il faut savoir se tirer d'affaire avec un bistouri boutonné ou avec des ciseaux courbes, à longues branches.

En cas d'hémorrhagie considérable par l'amygdale opérée , on pourrait arrêter le sang en jetant une ligature médiate autour de la partie saignante. Si ce moyen ne réussissait pas, il faudrait appuyer un petit morceau de glace sur la plaie, ou comprimer pendant quelque temps la carotide, ou comprimer la glande elle-même au moyen d'une pince à branches longues, dont une branche serait appuyée à l'extérieur sur l'angle de la mâchoire, et l'autre sur l'amygdale elle-même, ou bien enfin on appliquerait le cautère actuel.

## § 7. — Langue.

Frein de la langue. — Adhérence de la langue. — Plaies. — Inflammation de la langue. — Cancer de la langue.— Tumeur de la langue. Grenouillette. — Bégayement. — Névralgie de la langue. — Section du nerf lingual.

*Frein de la langue.* — Une sorte d'adhérence congénitale de la langue est produite par le frein de cet organe qui peut être trop court et trop rigide ou se prolonger trop vers la pointe. Si cette anomalie arrive à un degré trop élevé, les mouvements de la langue peuvent en être gênés et, dans ce cas, il faut faire le débridement, c'est-à-dire inciser le frein, faire, en un mot, cette opération si répandue qui consiste « à couper le filet de la langue », et que l'on fait trop souvent sans nécessité. Pour opérer, on divise simplement le frein avec de petits ciseaux courbes, en se guidant avec le doigt indicateur de la main gauche ; il faut éviter de produire une hémorrhagie en faisant une incision trop profonde, pénétrant jusque dans les vaisseaux et dans les muscles de la langue. Dans les cas difficiles, on est obligé d'engager le frein dans la fente du pavillon d'une sonde cannelée ou de le saisir avec une pince à dissection.

C'est généralement la partie antérieure du frein, située devant l'orifice du conduit salivaire, qu'il faut diviser ; par exception, la partie postérieure peut également être si courte et si saillante qu'on est forcé de l'inciser.

Chez les enfants il se produit assez souvent une *ulcération du frein de la langue* pendant la dentition. On remarque alors une place enflée, dure, généralement très-blanche et ulcérée au milieu. Évidemment l'affection a pour cause la pression exercée sur le frein par les deux premières incisives inférieures (1). Quand les dents sortent davantage, et quand les incisives supérieures ont également percé la gencive, ce qui force l'enfant à retirer davantage la langue, l'ulcération guérit toute seule.

*Adhérence de la langue.* — Certains enfants nouveau-nés présentent une simple *agglutination* entre la langue et le plancher de la bouche, c'est-à-dire une adhérence incomplète ou un

(1) J'ai donné une description détaillée de cette affection dans *Archiv für Heilkunde*, 1861.

accolement des deux couches épithéliales, que l'on peut détruire avec le doigt ou avec une spatule.—Les adhérences de la langue qui s'observent à la suite d'une stomatite mercurielle ou d'autres processus analogues sont rarement produites par une inflammation adhésive, mais doivent le plus souvent être attribuées à la rétraction cicatricielle après une destruction ulcéreuse de la muqueuse. — Quant aux simples brides adhésives, aux ponts sous lesquels on peut faire glisser un stylet, il suffit évidemment de les diviser purement et simplement pour en obtenir la guérison; il en est de même de ces replis minces qui, semblables au frein, s'étendent de la langue à la paroi buccale. Mais encore, dans les cas où les plis de la muqueuse entre la langue et le plancher de la bouche se seraient rétractés dans une étendue plus grande et formeraient des adhérences plus larges, on pourrait obtenir un résultat par une simple division, à raison de la grande mobilité de la langue, mobilité qui permet à la contraction cicatricielle de se faire par les côtés, de sorte que l'adhérence ne se reproduit pas nécessairement de la même manière. On s'opposera au recollement par des applications de sutures ou par des incisions répétées dans l'angle correspondant à l'adhérence, enfin, en promenant souvent le doigt sur la plaie.

*Plaies de la langue.* — En cas de plaies béantes ou à lambeaux de la langue, on est quelquefois forcé d'appliquer des points de suture. Cela se fait généralement le mieux à l'aide du porte-aiguille et d'aiguilles fortement courbées, comme on les emploie pour la staphylorrhaphie. Pour fixer la langue et la tirer en avant, on se sert d'un petit linge sec ou d'une pince-érigne, ou bien encore d'un fil que l'on fait passer à travers l'organe. La suture est encore, dans beaucoup de cas, le meilleur moyen à employer pour arrêter l'*hémorrhagie* d'une plaie de la langue. Si la suture n'est pas d'une exécution facile, on peut quelquefois réussir en étreignant la partie saignante dans une ligature en masse. Si cependant l'artère saignante est par trop profondément située et que l'hémorrhagie prenne des proportions dangereuses, ont doit faire la ligature de l'artère linguale au cou.

La *ligature de l'artère linguale* est, à raison du trajet constant de ce vaisseau, d'une exécution tellement sûre, que dans le cas où un individu est en danger de succomber à une hémorrhagie, négliger ce moyen serait une faute presque impardonnable. On s'est beaucoup exagéré autrefois les difficultés de cette opération; mais depuis que l'on s'occupe plus activement d'anatomie chirurgicale, on n'en craint plus autant le danger. Je l'ai pour ma part exécutée neuf fois sur le vivant.

Pour guérir certains *ulcères saignants* de la langue, on fait bien d'employer le cautère actuel. Il faut fixer dans ce cas la langue avec une pince-érigne ou avec un abaisseur.

*Abaisseur de la langue.* — Si l'on veut tirer la langue hors de la bouche, dans un but de diagnostic ou pour faire une opération sur cet organe, on peut se servir à cet effet d'un petit linge à l'aide duquel la langue est saisie et attirée, manœuvre que l'on peut souvent confier au patient lui-même. Dans les cas pressants et dangereux la pince-érigne est généralement le meilleur moyen. Pour examiner le larynx ou opérer sur la base de la langue, par exemple, pour cautériser cette région, on peut employer des abaisseurs spéciaux, tels que ceux de Luër, Türk et autres. La souplesse de la langue lui permet de s'adapter aux surfaces creuses et aux cannelures de ces instruments, et de cette manière cet organe, ordinairement si mobile, peut être tenu dans une position immobile sans qu'une pression exagérée produise de fortes douleurs ou une fâcheuse contusion.

*Rétraction de la langue.* — Nous avons déjà mentionné, page 100, que la résection de la partie moyenne du maxillaire inférieur peut entraîner le danger d'une suffocation par rétraction de la base de la langue. Dans les cas de ce genre, surtout quand la tête du patient est inclinée en arrière, la base de la langue vient s'appuyer contre les vertèbres cervicales, l'inspiration devient impossible et les malades sont promptement suffoqués. Des observations modernes ont montré que ce danger de suffocation peut se présenter non-seulement chez les individus qui ont subi cette résection ou chez ceux qui sont porteurs d'une tumeur du palais ou de la région pharyngienne (1) au moment où la tête et les vertèbres supérieures se réclinent en arrière, mais elles ont fait voir encore que ce danger menace surtout les individus soumis à l'*inhalation du chloroforme.* Si l'on penche en arrière la tête d'un individu chloroformisé, l'action des muscles de la langue ou des muscles qui s'attachent à l'os hyoïde se trouvant suspendue, il ne peut s'opposer au rétrécissement de la partie supérieure du pharynx et l'asphyxie peut en être la conséquence. Certainement peu d'individus ont une conformation qui les expose à un danger pareil ; il n'y a guère que ceux dont le pharynx a

(1) Page 202 de la 3ᵉ édition de ce livre, j'ai appelé pour la première fois l'attention sur le danger de faire pencher la tête en arrière, en cas de tumeur de cette région, polypes du pharynx, œdème de la glotte, etc.                    (*Note de l'auteur.*)

un diamètre antéro-postérieur peu considérable ou dont les vertèbres cervicales supérieures proéminent fortement en dedans et
dont les muscles hyoïdiens antérieurs ont trop peu de tonicité,
qui soient exposés à ce danger. Mais il est très-essentiel d'appeler l'attention sur ce fait. Les individus chloroformisés exécutent des mouvements respiratoires ; en les observant superficiellement, on croit qu'ils ne manquent pas de respiration ; mais
en les regardant de plus près, on voit que les mouvements respiratoires sont inutiles et que l'air n'entre pas dans la poitrine.
(Les malades cessent alors de respirer, en quelque sorte par
instinct ; car, tant que l'air ne peut pas entrer dans la poitrine,
la respiration ne pourrait avoir pour effet qu'une aspiration plus
forte du sang veineux dans l'intérieur de la poitrine). On comprend la grandeur du danger. Il faut, dans ces cas, faire pencher la tête en avant, saisir la langue avec une pince et la tirer
fortement hors de la bouche ; cela suffit en général pour rétablir
la respiration. Il semble qu'un bon nombre des cas de mort par
le *chloroforme* doive être attribué à cette rétraction de la langue
qui a passé inaperçue.

*Inflammation de la langue, glossite.* — *L'inflammation* de la
langue est quelquefois accompagnée d'un gonflement considérable provenant d'un œdème aigu ; les malades, dans ces cas,
ne peuvent pas avaler et éprouvent une gêne respiratoire très-
considérable ; cet état doit être combattu par des scarifications
que l'on fait d'arrière en avant, à un demi-pouce environ de
profondeur.

Les *abcès*, quand ils siégent dans la profondeur de l'organe ou
à sa partie postérieure, sont souvent difficiles à reconnaître,
parce qu'ils ne permettent pas que la langue soit tirée en avant et
qu'en outre ils sont un peu masqués par le gonflement œdémateux des parties antérieures. Si l'abcès est situé dans le voisinage de l'épiglotte, il peut être urgent de l'ouvrir à cause du
danger de suffocation qui peut en être le résultat.

Certains abcès de la langue sont occasionnés par des *cysticer-
ques*. On aperçoit au commencement un bouton indolent, dur et
arrondi ; plus tard ce bouton devient sensible et s'abcède ; à
l'ouverture de l'abcès, on trouve un cysticerque mort dans le
pus.

Des *ulcères* de diverses espèces peuvent se montrer à la langue.
Les plus fréquents sont les ulcères mercuriels et syphilitiques. A
la partie postérieure de la langue on rencontre quelquefois des

productions condylomateuses d'origine syphilitique. A la pointe, on peut observer des chancres primitifs. Quelquefois on trouve une sorte d'induration syphilitique à la langue. — Cet organe peut aussi être le siége d'ulcères lupeux et tuberculeux.

Une espèce particulière d'ulcération du bord de la langue, comparable à l'ulcération produite par l'ongle incarné, peut être occasionnée par les *arêtes vives des dents*. La langue, surtout si elle est large et gonflée, appuie continuellement contre l'arête et l'ulcération exige l'éloignement de cette cause nuisible. Il faut bien se garder de confondre ces sortes d'ulcères avec un cancer.

*Cancer de la langue.* — Si le cancer se développe dans les parties antérieures de la langue et principalement s'il affecte la forme d'un ulcère plat ou d'une végétation épithéliale papillaire plutôt que celle du carcinome induré, l'opération est indiquée. On peut se contenter de couper la pointe en travers. Si la chose est possible, on aime à faire la section en V, comme pour le cancer de la lèvre. On attire la langue avec une pince à crochets, on place les fils à ligature d'avance sur les côtés de la partie malade et on les maintient tirés en dehors; l'organe étant ainsi fixé et tendu selon la largeur, on fait avec le bistouri, et souvent le plus commodément avec le bistouri concave, une incision en V, en achevant la section avec les ciseaux s'il reste quelque chose à enlever. Après l'ablation de la partie malade, on tire sur les fils pour attirer le moignon et l'on se sert de ces mêmes fils pour fermer rapidement la plaie béante en nouant les chefs correspondants au-dessus et au-dessous. Comme on est maître de la langue par le fil que l'on tient dans la main, il est facile d'y appliquer encore d'autres sutures. La réunion de la plaie par la suture nous offre aussi le meilleur moyen d'arrêter l'hémorrhagie, souvent fort considérable, qui se produit.

D'une façon analogue, on peut aussi faire des incisions en V sur les côtés. Si l'extirpation en V n'est pas possible, comme dans les cas où la dégénérescence est très-profonde, on peut faire l'ablation au moyen de la ligature avec un fil double qui traverse l'organe de bas en haut par le milieu. Pour faire passer le fil, on se sert d'une aiguille montée sur un manche, puis on lie à droite et à gauche et l'on applique un appareil de constriction. De nos jours, on a employé dans ce but l'*anse galvano-caustique de Middeldorpf* et l'*écraseur de Chassaignac*. Ce dernier instrument l'emporte sur la constriction pure et simple par la rapidité de son action; la langue est divisée au bout

de vingt à trente minutes sans qu'il tombe une goutte de sang.
On n'a par conséquent pas besoin d'attendre la mortification et l'on
épargne au malade l'ennui d'une décomposition putride de la
partie séparée par la ligature.

On a même fait la ligature en pratiquant une incision sur la
ligne médiane de la région sus-hyoïdienne et en passant une aiguille montée sur un manche, de bas en haut, à travers la base de
l'organe. Ensuite, on ramène le fil par la plaie extérieure en lui
faisant contourner le côté de la langue (Mirault).

Un moyen plus sûr encore que la constriction ou l'écrasement
lorsqu'il s'agit d'éviter l'hémorrhagie dans l'opération du cancer
de la langue, c'est la *ligature préalable de l'artère linguale* au cou.
A l'aide de cette ligature exécutée d'un seul ou de chaque côté,
on rend les grandes extirpations beaucoup plus faciles, comme
cela a été prouvé par une série d'opérations de ce genre, entreprises à la clinique de Marbourg. Après avoir ainsi lié l'artère
linguale, on peut extirper la moitié correspondante de la langue
jusque derrière le pilier du voile du palais sans être gêné par une
forte hémorrhagie. Si, malgré cela, une artère vient à donner,
par exemple dans le cas où l'extirpation dépasse la ligne médiane, il n'est pas facile de faire une ligature médiate. On se rend
l'opération beaucoup plus facile en passant un fort fil derrière
l'endroit malade et sur le côté et en attirant ainsi la base de
l'organe.

En fendant la joue on peut rendre plus accessible encore les parties profondes de la cavité buccale. Quelques opérateurs (Sédillot) ont même
scié le maxillaire inférieur par le milieu pour pouvoir mieux atteindre
les bords de la langue avec le bistouri. Le fer rouge ne peut guère
rendre de grands services lorsqu'il s'agit d'arrêter une hémorrhagie
produite par l'extirpation de la langue ; dans la plupart des cas on ne
fera qu'échauffer le sang qui se trouve au fond de la plaie, sans arriver
à la source de l'hémorrhagie.

Un fait très-remarquable, c'est la rapidité de la guérison et le
peu d'empêchement de la parole, après les grandes extirpations,
comme, par exemple, après l'enlèvement de toute une moitié de
la langue. Une prompte rétraction cicatricielle fait rentrer dans
la lacune produite les parties environnantes, les amygdales, la
muqueuse du plancher de la bouche, même la moitié qui reste de
la pointe de l'organe se jette de côté et se retourne en arrière, et
bientôt le malade parle de nouveau très-distinctement. Après les

ablations transversales par le bistouri ou la ligature, la guérison se fait également avec une assez grande rapidité, et la parole est très-peu gênée.

*Tumeurs de la langue.* — Une *hypertrophie* vraie avec formation nouvelle de fibres musculaires s'observe quelquefois chez les enfants. On ne connaît pas la cause de ce mal. La langue devient dans ce cas tellement volumineuse qu'elle pousse en dehors l'arcade alvéolaire et les dents, et refoule en bas la lèvre inférieure. — Il est nécessaire de porter remède de bonne heure en faisant des excisions en V qu'on renouvellera selon le besoin.

Quelquefois une tumeur *érectile* ou *variqueuse* peut exiger l'extirpation par la ligature, comme en cas de cancer de la langue.

Des *excroissances verruqueuses* de nature bénigne et d'une structure papillaire peuvent exiger l'excision. Pour extirper les verrues pédiculées, en champignon, on emploie plutôt la ligature, quelquefois la ligature et l'excision combinées.

Les *kystes* de la langue se rencontrent principalement sur le bord latéral de l'organe. Leur développement est dû généralement à une accumulation du produit de sécrétion dans les follicules muqueux et leur traitement doit être analogue à celui que avons décrit page 125. — Pour le cysticerque, voyez page 168. — Sur la ligne médiane de la langue, bien loin en arrière et ordinairement à l'endroit qui correspond au trou borgne, on remarque quelquefois une sorte de *kystes muqueux* qui s'étendent très-loin en profondeur, jusqu'à l'os hyoïde, et que l'on doit considérer comme un mal congénital (peut-être comme un reste de la fente médiane). Les kystes de ce genre peuvent prendre un développement tel que les fonctions de la langue en sont essentiellement gênées. Les essais d'extirpation ou de cautérisation sont trop dangereux en cet endroit pour être tentés. (Dans deux cas soumis à mon observation, j'ai fait l'excision de la muqueuse linguale au-dessus du kyste, et j'ai pu obtenir, en introduisant journellement une sonde dans l'ouverture, un trajet fistuleux à parois membraneuses et, par conséquent, empêcher une nouvelle accumulation du liquide et la reproduction du kyste. Je considère ces kystes comme tout à fait analogues aux kystes branchiaux dont il sera question plus loin.)

*Grenouillette.* — Les kystes qui se développent entre la mâchoire inférieure et la partie antérieure de la langue, qu'ils repoussent vers le palais, ont été confondus de tout temps sous le nom commun de *grenouillette.* On a eu tort d'établir cette confusion, ces tumeurs étant de nature différente et exigeant par conséquent aussi des traitements différents. — Quelques-unes de ces productions sont de véritables tumeurs salivaires, dues à l'obstruction du conduit de Wharton près de son embouchure (p. 153); d'autres ont la texture des athéromes ou tumeurs dermoïdes, d'autres, celles de kystes muqueux; pour la plupart, elles rentrent dans la catégorie des kystes cervicaux, décrits page 177, et qui sont à considérer comme des *kystes branchiaux.*

Quelques-unes de ces tumeurs ont été attribuées à l'hydropisie d'une bourse muqueuse du muscle génio-glosse dont l'existence n'est pas encore prouvée. — Indépendamment des kystes, les tumeurs fibreuses, les exostoses du maxillaire, les gonflements de la glande sublinguale, etc., de même que les collections de sang ou de pus, peuvent former une tumeur siégeant aux environs du conduit de Wharton et repousser la langue comme la grenouillette avec laquelle ils offrent une ressemblance extérieure. Il faut bien se garder de confondre toutes ces affections si différentes, sous le nom commun de grenouillette.

On extirpera les kystes faciles à énucléer; souvent on y parvient sans beaucoup employer le bistouri, tout comme s'il s'agissait d'un athérome ; quand on ne peut pas opérer de cette manière on en fait l'extirpation partielle en excisant la partie superficielle du kyste et en cherchant à oblitérer le fond par la cautérisation. Le séton n'aura de l'utilité que contre les kystes de nature séreuse mais non contre les kystes muqueux ou dermoïdes. Il en sera de même des injections de teinture d'iode. Si le kyste se prolonge bien loin vers le cou entre les muscles génio-glosse et hyo-glosse, et forme sous le menton une saillie ou même une espèce de bourse, l'énucléation peut se faire par le cou.

Tous les chirurgiens se plaignent de la reproduction de la collection après l'ouverture de ces kystes et même l'excision partielle de leurs parois. Ordinairement la plaie extérieure se ferme rapidement et la cavité membraneuse se remplit de nouveau par la sécrétion du fond. Ce fait trouve son explication dans la nature de l'enveloppe membraneuse qui appartient aux muqueuses. L'occlusion rapide de l'ouverture du kyste tient à l'affaissement du sac après qu'il a été vidé. Même dans le cas où l'on en a excisé un morceau, il se produit immédiatement une oblitération adhésive, et par conséquent une collection nouvelle. Dans ces sortes de cas il faudra donc ou énucléer le kyste, ou en produire l'oblitération par la cautérisation.

*Bégayement.* — Le bégayement consiste en une association incomplète ou vicieuse des mouvements nécessaires à la parole; l'influence de la volonté sur ces mouvements est insuffisante ou nulle, et l'individu ne fait sortir aucun son articulé, ou il répète involontairement la syllabe déjà prononcée au lieu de prononcer celle qui doit la suivre. Souvent on remarque que la personne qui bégaye, lorsqu'elle n'est pas en état d'articuler le mot ou la syllabe qu'elle veut produire, se livre à toute sorte de contorsions de la face et de la tête ; ce sont des essais d'articulation qui n'aboutissent pas, parce que l'individu, au lieu de faire agir le muscle qui devrait entrer en fonction fatigue les muscles voisins.

L'exercice, l'attention, la confiance, peuvent fortifier l'influence de la volonté sur les organes du langage articulé, tandis qu'au contraire la distraction, l'embarras, les émotions, amoindrissent cette influence. L'individu qui bégaye doit chercher avant tout à reprendre de l'empire sur les muscles de sa langue par un exercice régulier, par le chant, la déclamation, etc. Le conseil donné par Colombat d'habituer les bègues à parler en mesure et selon un rhythme déterminé, paraît encore très-rationnel. — L'opération du bégayement, d'après l'idée de Dieffenbach, qui se proposait de raccourcir le dos de la langue par l'excision d'un lambeau cunéiforme transversal, a été abandonnée, parce que le bégayement se reproduisait presque toujours après la guérison de la plaie. On obtient de même une guérison momentanée, suivie du retour de l'affection, par la cautérisation de la langue à l'aide du nitrate d'argent, ou par l'application d'une ligature dans la langue ou l'introduction dans la bouche d'un corps étranger, tel qu'une plaque de métal que l'on place sous la langue. Il semble que tous ces moyens n'agissent que par la confiance qu'ils donnent au malade et en concentrant son attention et sa volonté sur la langue, d'où peut résulter une guérison temporaire et, dans quelques cas rares, une guérison définitive.

*Névralgie de la langue, excision du nerf lingual.* — Une névralgie violente de la langue peut être guérie par l'excision du nerf lingual avant sa pénétration dans la langue (1). Le nerf lingual se dirige entre le maxillaire et le muscle ptérygoïdien interne vers la langue ; on le trouve à côté du bord du muscle stylo-glosse en faisant une incision horizontale allant de la branche montante du maxillaire à la partie latérale de la base de la langue. Il faut pour cela attirer la langue avec une pince à crochets en avant et en haut et en même temps du côté opposé. Pour distin-

---

(1) Cette opération a été exécutée par moi pour la première fois avec un plein succès, en 1854, sur un homme âgé de trente et un ans. Comparez *Archiv für phys. Heilk.*, 1855. Dans ces derniers temps, des succès analogues ont été obtenus par d'autres. Le dessin de la section se trouve dans mon *Vade-mecum*, 3e édition, 1863, p. 57.

*(Note de l'auteur.)*

guer sûrement le nerf, il faut fendre horizontalement la joue depuis la commissure des lèvres jusqu'à la branche montante du maxillaire, si les individus n'ont pas la bouche assez large. Partant de la limite de cette incision, on peut alors la continuer en divisant la muqueuse buccale entre le maxillaire et le pilier antérieur du voile du palais jusque sur le côté de la base de la langue. Le nerf est situé assez superficiellement pour être aperçu même à travers la muqueuse chez certains sujets maigres.

Les parties revenant fortement sur elles-mêmes et les bouts divisés du nerf pouvant se toucher quand la langue reprend sa position naturelle, on doit, surtout en cet endroit, s'appliquer à exciser un fragment du nerf ayant au moins un demi-pouce de longueur.

# CHAPITRE V

## COU.

Cicatrices. — Abcès. — Tumeurs. — Kystes branchiaux et fistules branchiales. — Engorgement ganglionnaire. — Goître. — Plaies artérielles du cou. — Ligature de la carotide, de la linguale, de la thyréoïdienne, de la sous-clavière, du tronc innominé. — Plaie des veines du cou. — Plaie du larynx et de la trachée. — Fistule de la trachée. — Rétrécissement des voies aériennes. — Asphyxie. — — Spasme de la glotte. — Œdème de la glotte. — Inflammations du larynx et de la trachée. — Examen du larynx. Laryngoscope. — Cathétérisme des voies aériennes. — Trachéotomie. — Polypes du larynx. — Corps étrangers dans les voies aériennes. — Pharyngite. — Diagnostic des maladies du pharynx. — Plaies de l'œsophage. — Corps étrangers. — Œsophagotomie. — Dysphagie. — Rétrécissement de l'œsophage. — Dilatation. — Diverticulums de l'œsophage. — Sondes œsophagiennes. (Les maladies des vertèbres cervicales seront traitées dans le chapitre VII.)

*Cicatrices du cou.* — La peau du cou est très-élastique à la région antérieure ; elle y est organisée de telle sorte qu'il s'y forme un grand nombre de plis transversaux. Voilà pourquoi les plaies longitudinales de la peau du cou sont toujours béantes et, lorsque leurs bords ne sont pas rapprochés par la suture, il se forme souvent des cicatrices très-larges, tandis que les plaies transversales laissent après elles une cicatrice linéaire très-fine. La suture est donc plus nécessaire dans les plaies longitudinales que dans les transversales. La règle générale, d'après laquelle l'incision des abcès, etc., doit être faite parallèlement aux plis, lorsqu'on veut éviter la formation d'une large cicatrice, cette règle s'applique également au cou.

Une grande perte de substance, par exemple celle qui succède à la brûlure de la peau à la partie antérieure du cou, peut faire dévier la nuque, de telle sorte que le menton vienne s'appuyer sur le sternum. Dans le traitement de pareilles brûlures, il faut prévenir, par une position convenable la production de semblables déviations ; il faut combattre par des bandelettes de diachylon la saillie de la cicatrice ; mais si (ce qui arrive quelquefois) l'incurvation de la région cervicale n'a pu être évitée, il faut avoir recours à l'incision ou à l'excision de la cicatrice ; on tâchera d'obtenir la réunion par première intention et, si c'est nécessaire, on s'aidera par l'autoplastie. Dans beaucoup de cas de cette espèce, on ne parvient qu'à grand'peine, et par des opérations répétées, à faire disparaître la large cicatrice et la difformité qui en était la conséquence.

Après la fonte suppurée des ganglions du cou, on observe assez souvent des cicatrices qui présentent des appendices frangés, et d'autres qui ont la forme de ponts ; il faut les exciser à cause de leur laideur. En effet, quand une partie de la peau était décollée et perforée à plusieurs endroits, il arrive pendant la cicatrisation que cette peau prend, sous l'influence de la rétraction cicatricielle, la forme d'appendices frangés, ou se recoquille et donne lieu à de petits ponts dont la face postérieure se couvre d'une membrane cicatricielle, et sous lesquels on peut faire passer un stylet, d'autres fois une simple soie de porc. — On peut prévenir la formation de pareilles cicatrices si l'on enlève de bonne heure avec les ciseaux les bords minces et complétement décollés de la plaie. De cette façon, on abrége également d'une manière très-sensible le processus curatif. — De pareilles cicatrices une fois formées ne peuvent être éloignées qu'au moyen des ciseaux.

*Abcès du cou.* — Les abcès superficiels, sous-cutanés de la région cervicale ne présentent rien de particulier, si l'on fait abstraction de la formation des ponts cicatriciels qui viennent d'être mentionnés ; par contre, les collections purulentes qui se forment dans la profondeur, derrière les muscles, entraînent des dangers variés ; elles peuvent exposer la vie du malade par la compression de la trachée ou par l'irruption subite du pus dans ce canal ; cela s'applique surtout aux abcès qui se forment entre le pharynx et la colonne vertébrale (abcès rétropharyngiens.)

Une espèce d'abcès particulièrement dangereux, ce sont ceux qui se forment à la suite de l'inflammation de la *glande sous-maxillaire* et du *tissu cellulaire* de la région supérieure du cou. On observe quelquefois, dans ces cas, une tuméfaction aiguë et très-considérable du tissu cellulaire profond, surtout dans la région de l'os hyoïde (*cynanche sublingualis*). La tumeur se distingue par sa dureté et par la transformation, souvent très-rapide, du tissu cellulaire en gangrène. Le malade peut courir le danger de suffocation. En même temps la circulation du sang dans les veines profondes qui viennent du cerveau est plus ou moins entravée. Dans ces cas, il faut faire de bonne heure les incisions nécessaires.

Les *collections purulentes* situées derrière le muscle peaucier peuvent fuser par-dessus la clavicule jusque sur la poitrine. — Les abcès situés entre le sterno-clido-mastoïdien et les muscles plus profonds (sterno-hyoïdien, etc.) ne peuvent pas s'étendre dans le thorax, parce que l'aponévrose cervicale profonde leur présente une barrière. Pour la même raison la suppuration de l'articulation sterno-claviculaire ne pourra guère donner lieu à des fusées purulentes vers l'intérieur de la poitrine. Les abcès de cette couche se portent plutôt entre la clavicule et le plexus brachial vers la région axillaire. — Il en est tout autrement des abcès qui se forment derrière l'aponévrose cervicale profonde, dans le tissu cellulaire qui entoure la glande thyréoïde, la trachée et l'œsophage. Dans ce cas, la migration du pus vers la cavité thoracique est d'autant plus à craindre que la suppuration se présente d'une manière plus aiguë. Dans les abcès chroniques, par exemple dans ceux de la glande thyréoïde ou des ganglions lymphatiques profonds, l'aponévrose profonde le plus souvent se distend et se ramollit peu à peu, ce qui favorise l'évacuation du pus vers l'extérieur (Pitha). — Les abcès qui se forment devant la trachée, entre elle et les muscles sous-hyoïdiens, par exemple les abcès de la thyréoïde, menacent surtout de fuser dans le médiastin antérieur. — Les abcès situés derrière la trachée ou sur les côtés de l'œsophage fusent principalement vers les sommets des sacs pleuraux ; la perforation de la plèvre par de pareils abcès a déjà souvent été mortelle. On est obligé d'admettre que, lorsque le pus est arrivé à proximité de la cage thoracique et du sac pleural, chaque dilatation du thorax doit, pour ainsi dire, l'aspirer.

Le danger des abcès profonds du cou oblige de les ouvrir de bonne heure. Il est vrai, le diagnostic de ces collections purulentes offre quelquefois des difficultés, et, faute d'attention, on a même pris des abcès pour des anévrysmes. Il est dangereux de faire, dans une région aussi riche en vaisseaux et en nerfs, une incision à main libre pour ouvrir ces abcès profonds ; il est préférable d'inciser avec précaution et couche par couche les tissus qui recouvrent la collection purulente et, arrivé près d'elle, de perforer la paroi de l'abcès avec la sonde cannelée ou la pince à pansement. Pour procurer au pus un libre écoulement, on pourra dilater sans danger l'ouverture en y introduisant la pince à pansement, qu'on ouvrira lentement pour refouler les tissus. — Pour empêcher le rétrécissement, et surtout pour éviter l'occlusion du trajet par des espèces de soupapes, on introduira à plusieurs reprises un petit tube, ou bien on laissera en place du laminaire ou d'autres substances analogues.

*Tumeurs du cou.* — En faisant abstraction des produits pathologiques superficiels n'appartenant qu'à la peau (angiectasies, kystes de la peau, etc.), de même que du gonflement de la glande thyréoïde ou des ganglions lymphatiques, on observe au cou des tumeurs de nature diverse, soit des fibroïdes, des lipomes, des cancers ; soit des kystes profonds, dont l'opération peut être mise en question. Il est évident que dans l'examen de l'opportunité d'une opération, il faut prendre les plus grandes précautions. On a à craindre une forte hémorrhagie des artères qui, repoussées par les tumeurs, sont souvent considérablement déviées de leur position normale ; on est exposé à la blessure de nerfs importants, à l'introduction de l'air dans les veines et aux fusées purulentes. Souvent une tumeur a contracté des adhérences si intimes avec les organes avoisinants, la trachée, la thyréoïde, les vaisseaux, etc., qu'il est dangereux de la séparer complétement par la dissection ou d'extirper toutes les parties profondes. Cependant, d'un autre côté, il ne faut pas être trop timide, et si l'on a raison de s'abstenir quand il s'agit d'extirper un goître très-vasculaire ou une tumeur carcinomateuse trop étendue, par contre, on commettrait une faute si l'on voulait abandonner le malade à son sort lorsqu'on peut avoir l'espoir de le guérir, surtout lorsqu'il s'agit de fibroïdes et de lipomes ou de certains kystes qui ne peuvent pas être guéris par une autre méthode. Lorsqu'une tumeur est parfaitement limitée, que les adhérences avec les parties avoisinantes sont faibles, qu'elle est mobile et surtout lorsqu'elle semble pouvoir être énucléée en totalité ou au moins en grande partie, l'opération offre des chances de succès. Du côté de la nuque, les conditions sont plus favorables qu'à la partie antérieure où se trouvent tant d'organes importants.

Les tumeurs qui peuvent être énucléées doivent, autant que possible, être détachées sans l'aide du bistouri ; il vaut mieux employer une certaine force en se servant du doigt ou d'instruments mousses, plutôt que d'introduire des instruments tranchants à une profondeur où l'on ne peut pas bien reconnaître ce qu'on a devant soi. Si l'on ne peut pas éviter de se servir du couteau ou des ciseaux dans les couches profondes, il n'y a qu'un moyen d'éviter les accidents, c'est d'enlever la tumeur par fragments. Dans ces opérations, il faut faire à la peau une incision assez grande et diviser hardiment les muscles ou même en enlever une portion, lorsqu'ils empêchent de bien voir les parties. Il serait insensé de vouloir rendre de pareilles opérations plus dangereuses ou seulement plus longues. à cause d'un muscle, comme par exemple le sterno-clido-mastoïdien, qui peut se ressouder, ou dont la présence n'est nullement indispensable.

Les *tumeurs cystiques* ne s'observent pas souvent au cou, si l'on excepte les kystes de la glande thyréoïde (voy. p. 180). Il ne faut pas oublier que dans la glande thyréoïde, une portion isolée de la partie supérieure du lobe moyen peut devenir le siége d'un kyste qui peut se placer devant le larynx. — Sur le cartilage thyréoïde, on voit quelquefois la bourse muqueuse qui s'y trouve normalement se distendre et donner lieu à une tumeur cystique (*hygroma thyreoideum*). — Il paraît que la glande parotide et la sous-maxillaire peuvent devenir quelquefois le point de départ de kystes qui se développent le long du cou. La grenouillette même peut s'étendre jusqu'au cou (voy. p. 170).

Les kystes qui consistent en une membrane dense, ressemblant à une muqueuse, mais principalement les kystes dermoïdes, renfermant de la matière graisseuse, sont surtout susceptibles d'énucléation. On les vide et l'on extrait la membrane cystique en divisant lentement les brides du tissu cellulaire qui l'unissent aux parties voisines. Les kystes dont l'enveloppe se rapproche des séreuses peuvent être guéries par une ponction et une injection d'iode. Dans les cas où l'énucléation ne peut être faite et où l'injection iodée ne conduit à aucun résultat, il faut ouvrir le kyste et cautériser sa paroi interne, ou bien tâcher d'obtenir son oblitération en maintenant dans l'ouverture une canule d'argent ou un autre instrument semblable, pour empêcher le kyste de se remplir de nouveau.

*Kystes branchiaux* et *fistules branchiales*. — Depuis une série d'années, mon attention a été attirée par une espèce particulière de kystes du cou, que j'appelle *kystes branchiaux*. En effet, je crois devoir faire dériver ces kystes d'une fente branchiale tirée en longueur, qui s'est oblitérée à ses deux extrémités; on peut comparer la formation de ces tumeurs à celle de l'hydrocèle du cordon, lorsque les deux extrémités du canal péritonéal se ferment. Si le canal branchial, au lieu de disparaître, s'allonge avec le développement du fœtus, on voit se former la fistule congénitale du cou. S'il ne s'oblitère qu'à son extrémité supérieure, on aura un kyste s'ouvrant à l'extérieur, c'est-à-dire une *fistule cystique*. Cette dernière peut aussi se former artificiellement, si l'on ouvre un kyste de cette espèce et qu'il persiste, à la suite de l'opération, une fistule. Plus d'un médecin s'est déjà étonné de l'opiniâtreté de pareilles fistules dans la région hyoïdienne et laryngienne; mais, si l'on connaît leur nature, cette opiniâtreté devient compréhensible. Les kystes de cette espèce se rencontrent à différents endroits de la région cervicale supérieure ; cela s'explique parce qu'il existe plusieurs canaux branchiaux (supérieur, moyen et inférieur) et, d'après cela, on doit également observer différentes fistules congénitales du cou. Je suis convaincu, et ma conviction repose sur une série d'études morphologiques, qu'une partie des grenouillettes appartient certainement aux kystes branchiaux. D'une manière générale, je suis disposé à ranger dans cette classe presque tous les kystes dermoïdes ou muqueux de la région cervicale supérieure, lorsqu'ils existent dès le jeune âge.

La juste appréciation de ces kystes a de l'importance pour le traitement, en ce sens qu'elle nous laissera peu d'espoir d'en obtenir l'oblitération spontanée ; la méthode curative la plus naturelle sera l'excision.

Quand un canal branchial s'est transformé en *fistule congénitale du cou*, et qu'il persiste sous forme d'un canal tapissé par une muqueuse, situé à la partie antérieure du cou, entre le pharynx et la peau, on observe une ouverture fine qui passe souvent inaperçue et par laquelle sort, de temps en temps, un peu de salive. De pareilles ouvertures, à travers lesquelles on peut introduire une sonde fine jusque dans la gorge et y pousser même une injection d'eau, ont déjà été observées à différents endroits, et l'on peut peut-être admettre trois sortes de fistules congénitales du cou, correspondant aux trois fentes branchiales du fœtus, dont les ouvertures extérieures se trouveraient dans la région hyoïdienne, dans la région laryngienne et dans la région située sur le côté et en bas du larynx (région sterno-mastoïdienne). Il existe une espèce de fistules borgnes qui semblent être plus fréquentes que la fistule complète ; elles sont situées en partie sur la ligne médiane, devant le larynx, et le stylet n'y pénètre que jusqu'à la profondeur d'un pouce à peu près. Le canal est plus large que l'ouverture, on voit de temps en temps en sortir une goutte de sérosité; il représente donc une espèce de kyste à orifice étroit. On ne peut pas s'expliquer autrement la présence de ces trajets médians, de même que celle des kystes médians qui s'étendent

quelquefois jusque dans le tissu de la langue (voy. p. 169), qu'en
les faisant dériver de la fente médiane de l'état fœtal.

Les fistules congénitales du cou sont le plus souvent si peu
graves, elles frappent si peu la vue, qu'on n'a pas de raison pour
intervenir d'une manière active. Pour obtenir leur oblitération,
il faudrait exciser ou détruire le canal muqueux. Sur la ligne médiane, devant le larynx, où les fistules borgnes de cette espèce
s'observent le plus souvent, et où elles donnent lieu quelquefois
à des difformités, on peut fendre le trajet, l'exciser et faire la
réunion par première intention. — Lorsque la fistule est complète, il n'est pas permis de faire une injection irritante, car le
liquide pourrait arriver jusqu'au larynx et tuer le malade (comme
dans le cas de Dzondi).

*Gonflement des ganglions lymphatiques.* — Il est quelquefois
très-difficile de distinguer un gonflement ganglionnaire du cou
d'une néoplasie. De même un ganglion lymphatique tuméfié peut
être confondu avec un lobe de la glande thyréoïde ou avec une
tumeur qui dépend de la parotide ou de la sous-maxillaire.

Les tumeurs ganglionnaires *bénignes* peuvent exiger une opération lorsqu'elles ne cèdent pas aux médicaments résolutifs et
qu'elles deviennent trop gênantes, soit par la pression qu'elles
exercent sur les tissus environnants, soit par leur difformité. Si
les ganglions profonds doivent être extirpés, il faut être très-
circonspect, et mieux vaut les soulever par un mouvement de
levier ou les attirer avec des pinces que de les disséquer avec
le bistouri. Comme chaque ganglion a une enveloppe fibro-celluleuse spéciale, il suffit, en général, de perforer cette enveloppe, et après avoir soulevé ou attiré le ganglion, de l'énucléer,
en employant même une certaine force s'il le faut. Il peut
arriver que les vaisseaux et nerfs principaux du cou soient tout
à fait entourés et cachés par ces ganglions hypertrophiés ; dans
des cas semblables, il faudrait prendre les plus grandes précautions et ne pas s'acharner à vouloir enlever le tout ; il
vaudrait mieux ne pas toucher aux ganglions les plus profonds.
(B. Langenbeck prescrit, dans les cas difficiles, pour éviter plus
sûrement la blessure des veines, de rechercher d'abord les gros
troncs veineux à la périphérie de la tumeur et de s'orienter
d'après eux.)

Les tumeurs ganglionnaires *malignes* du cou sont d'ordinaire
considérées comme incurables et ne se prêtant pas à une opération. Comme les ganglions de cette espèce font corps avec les

tissus avoisinants, leur extirpation est rendue tres-difficile;
souvent on ne peut les enlever qu'incomplétement et les récidives sont d'autant plus faciles. Cependant, si l'on pense aux
grandes souffrances de beaucoup de malades, aux douleurs névralgiques qui remontent jusqu'aux tempes ou à la partie postérieure de la tête, aux embarras qui résultent du trouble de la
circulation ou d'une ulcération ichoreuse, etc., l'opération semble
indiquée dans beaucoup de cas. Si l'on ne dévie pas de la règle
d'enlever les tissus morbides par petits fragments, de lier immédiatement tout vaisseau qui donne par jets, on peut continuer
d'extirper sans danger et sans perte considérable de sang jusque
près des gros troncs vasculaires et nerveux, et l'on peut soulager ainsi bien des malades qui, sans cela, seraient abandonnés
à leur triste sort.

(Dans le temps, j'ai renvoyé les malades de cette espèce qui venaient
me demander l'opération, mais depuis que, dans une série de cas, je
me suis convaincu de plus en plus des suites avantageuses de l'opération et de la possibilité des extirpations profondes, d'après la méthode
par morcellement que nous venons d'indiquer, je suis devenu plus hardi,
et souvent j'ai rendu des services signalés aux pauvres malades.)

*Gonflement de la glande thyréoïde. Goître.* — La glande thyréoïde peut devenir le siége d'une tuméfaction inflammatoire et
d'une formation d'abcès (p. 175), de même que d'une dégénérescence cancéreuse ; cependant ces deux processus se rencontrent
rarement en comparaison du gonflement, endémique dans beaucoup de contrées, qu'on désigne communément par le nom de
*goître*. Le goître consiste en un développement hyperplastique et
en une dégénérescence colloïde des vésicules glandulaires. Quelques-unes des vésicules deviennent des kystes; toute la glande
se transforme en une espèce de cystosarcome. Assez souvent on
rencontre une consistance cartilagineuse et une ossification (crétification) totale ou partielle des parois cystiques. Les kystes
renferment le plus souvent un liquide visqueux, de consistance
variable et de couleur foncée. On observe fréquemment des dépôts de cholestérine. Les hémorrhagies dans la cavité des kystes,
qu'ils soient petits ou grands, ne sont pas rares. Souvent, plusieurs kystes se réunissent en une cavité à plusieurs compartiments, ou bien quelques kystes isolés, surtout ceux qui se trouvent près de la périphérie, prennent un développement plus
considérable. La tumeur prend alors le nom de *goître cystique.*

Quelquefois, il se forme dans l'intérieur du kyste des excroissances, des végétations endogènes s'élevant de la paroi interne et remplissant plus ou moins la cavité ; on a alors un kyste renfermant un tissu néoplasique, un *goître parenchymateux enkysté* (1).

Il n'existe pas de *goître anévrysmatique*, c'est-à-dire une tumeur de la glande thyréoïde dépendant essentiellement d'une dilatation vasculaire, comme on l'a admis quelquefois. Évidemment on rencontrera une augmentation de volume des artères et des veines dans chaque hypertrophie de cette glande, et quelquefois on trouvera aussi des vaisseaux isolés plus particulièrement hypertrophiés. Mais une thyréoïde très-vasculaire, molle, offrant même des battements (comme le cerveau) n'est pas un goître anévrysmatique. Ce qui surtout a dû faire admettre l'existence de cette maladie, c'est la grande tendance à des hémorrhagies difficiles à arrêter et surtout la grande fréquence des hémorrhagies secondaires, qu'on observe à la suite des opérations faites sur cette glande ; mais ces phénomènes doivent être attribués à des causes tout à fait différentes. Il est permis d'admettre que les rameaux artériels d'une glande thyréoïde dégénérée ne trouvent pas, dans le colloïde mou et fragile, du tissu conjonctif qui puisse former avec la fibrine coagulée un feutrage solide, capable d'arrêter l'hémorrhagie. Il est probable que la fibrine ne peut pas se fixer aux cellules colloïdes.

A côté de la difformité produite par le goître, il faut encore considérer la compression et le déplacement auxquels sont exposés certains organes du cou, tels que la trachée, l'œsophage, les troncs vasculaires et nerveux. L'hypertrophie latérale comprimera surtout l'œsophage, et l'hypertrophie du lobe moyen, la trachée, surtout si ce lobe s'engage sous le sternum.

Le diagnostic des kystes de la thyréoïde est souvent assez difficile, par exemple lorsque leurs parois sont épaisses. Dans cer-

---

(1) Voyez l'excellent article de Stromeyer sur les kystes de la glande thyréoïde dans *Archiv für phys. Heilkunde*, 1850. D'après Stromeyer, le diagnostic se base surtout sur la fluctuation indistincte et inconstante. On la perçoit principalement si l'on examine le segment antérieur du kyste après avoir fait comprimer le cou latéralement. Par cette pression, on a l'intention de chasser le contenu liquide vers la partie antérieure non comprimée, etre l'enveloppe cystique et le contenu solide.

tains cas, il est impossible de déterminer si une tumeur cystique a son point de départ dans la glande thyréoïde ou bien, comme on le voit quelquefois, dans le tissu conjonctif environnant. Il existe aussi des *glandes thyréoïdes surnuméraires* qu'il ne faut pas confondre avec d'autres produits hétérogènes, dans le cas où elles prennent un développement exagéré. Si le lobe moyen (processus pyramidal) forme à la région laryngienne supé-rieure une partie glandulaire isolée qui se développe en kyste, il faut bien se garder de le confondre avec un kyste simple et de le traiter en conséquence, car on est exposé au danger de l'hé-morrhagie, absolument comme pour les kystes profonds de la thyréoïde.

L'hypertrophie de cette glande exige, comme l'on sait, l'em-ploi de l'iode. En général, on parvient dans les cas récents à ramener la glande à son volume normal. Mais contre les tumeurs anciennes, dégénérées, indurées, crétifiées, ce médicament n'a que peu ou point d'effet. — Lorsqu'il s'agit d'un gonflement inflammatoire l'emploi de l'iode n'est pas indiqué ; il ne pourra être donné que comme traitement consécutif. — Le goître ordi-naire ne se prête pas à une intervention chirurgicale. Le tissu glandulaire dégénéré est le plus souvent trop vasculaire et trop disposé à des hémorrhagies opiniâtres, primitives et secondaires, pour qu'on se décide facilement à employer le bistouri. Le goître cystique seul se prête généralement à l'opération.

*L'extirpation* totale ou partielle d'une glande thyréoïde très-volumi-neuse est si dangereuse (à cause des connexions intimes de la glande avec les tissus environnants, à cause du grand nombre d'artères et de veines qui peuvent être lésées, et à cause des hémorrhagies secon-daires, difficiles à arrêter, qui proviennent du tissu glandulaire mor-bide), elle a été si souvent suivie de mort subite, qu'on n'est en droit de la faire que dans des circonstances spéciales et en cas de danger de mort évident. Comme exemple, on peut citer l'augmentation de volume du lobe médian vers en bas, derrière le sternum, lorsque le malade est en danger de suffocation par suite de la compression de la trachée. Dans ce cas, il peut y avoir indication d'inciser les deux tendons du sterno-clido-mastoïdien, et, si cela ne suffisait pas pour lever la com-pression, on pourrait essayer d'énucléer ou de lier ou de détruire ce lobe par le caustique. — La *ligature* d'une partie de la glande, après avoir mis à nu sa surface antérieure, au moyen d'aiguilles ou de fils qui traverseraient en croix la partie à enlever, de même que le séton, sont beaucoup trop dangereux pour qu'on puisse les employer sans nécessité absolue. — La destruction avec du *chlorure de zinc*, après avoir mis à nu avec soin la partie à cautériser, compte quelques succès obtenus dans ces derniers temps. D'après mon expérience, la méthode la plus avantageuse c'est de badigeonner plusieurs fois par jour avec une solution de chlorure de zinc aussi concentrée que possible le partie dénudée. De temps en temps il faut inciser l'eschare ou en enlever une partie, et remettre du caustique dans la fente ou la fossette ainsi formée. On fixe le caustique avec un peu de coton. Si l'on répète ce moyen trois ou quatre fois par jour, on fera pénétrer la destruction sèche du tissu morbide tous les jours de 1 centimètre à peu près, et en peu de temps on arrivera à un résultat notable. Mais il faut avoir de la patience et employer des précautions pour que le liquide caustique ne déborde pas et ne produise sur la peau ou d'autres parties une cautérisation involontaire. Les flèches caustiques (c'est-à-dire l'introduction de petits morceaux de chlorure de zinc ou de petits tampons de chlorure de zinc dans l'intérieur de la tumeur) donnent trop facilement lieu à des hémorrhagies, pour qu'on puisse les recommander.

*L'opération du goître cystique* ne doit également être entreprise qu'avec précaution ; cependant l'utilité en est incontestable, car un pareil kyste ne peut être diminué par aucun autre moyen, il grandit sans cesse et menace de donner lieu à des symptômes de plus en plus graves. Cependant, il ne faut pas opérer trop tôt un pareil kyste, il vaut mieux le laisser se développer pendant quelque temps ; ses parois seront alors plus minces et moins rigides et il y a plus de chances de voir s'atrophier le tissu glandulaire des parois sous l'influence du développement du kyste.

L'opération consiste ordinairement à *ouvrir* le kyste et à le maintenir ouvert, par là il suppurera et s'oblitérera. Dans l'opération du goître cystique, il faut surtout faire attention à deux choses : on doit éviter l'hémorrhagie et faciliter l'écoulement du pus. L'ouverture du kyste doit toujours être pratiquée à un endroit aussi aminci que possible de sa paroi et en même temps à un endroit favorable à l'écoulement du pus, c'est-à-dire aussi superficiel que possible. Par des incisions lentes et prudentes, on met le kyste à découvert, comme on le ferait pour un sac herniaire, et on l'ouvre en évitant soigneusement les vaisseaux sanguins. On dilate l'ouverture jusqu'à lui donner les dimensions d'un doigt ; si le sac est très-mince, on peut fendre sa paroi antérieure. Il est dangereux d'exciser une partie du sac ou de l'enlever par la dissection à cause de l'imminence d'une hémorrhagie ou des fusées purulentes. — Pour que l'ouverture ne se ferme pas et pour qu'il se forme immédiatement une espèce de canal par lequel passera la suppuration, il est convenable de réunir par quelques points de suture, surtout en bas, la peau et la paroi du kyste (Chelius).

S'il survient une *hémorrhagie* pendant l'opération du goître cystique, on cherche à entourer d'une ligature médiate ou immédiate l'endroit qui donne du sang ; si cela ne suffit pas, on fera le mieux de réunir toute la plaie par une suture profonde. On peut aussi, pour mieux réunir les parties profondes, faire une suture enchevillée, ou (d'après Stromeyer) une suture entortillée qu'on modifie un peu en ajoutant de petites chevilles derrière les épingles; ces chevilles sont rapprochées par des fils, ce qui augmente l'effet de la suture entortillée.

Si les goîtres cystiques commencent à suppurer, il se développe ordinairement une odeur très-nauséabonde, qui dépend de la décomposition des parties dégénérées et de la mortification du tissu glandulaire, renfermé dans la paroi du kyste. On est donc souvent obligé de faire des injections avec de l'hypermanganate de potasse. L'ouverture doit toujours être libre ; quelquefois on est forcé d'introduire des tubes. La suppuration dure souvent pendant des mois. Quelquefois on voit sortir avec le pus des fragments crétifiés de la glande (1).

On a souvent aussi essayé les *injections de teinture d'iode* contre le goître cystique, espérant que cette médication serait aussi utile que dans l'hydrocèle. Dans une série de cas, on arriva à la résorption, quoique la disparition complète de la tumeur ne fût pas toujours atteinte. Dans une autre série, l'injection resta sans effet. Dans une troisième série, l'irritation de la teinture d'iode donna lieu à une inflammation suppurative et il fallut recourir à l'incision pour vider le pus ichoreux.

Si le kyste n'est pas encore très-grand et si le patient est encore jeune, l'injection a plus de chance de réussir. Quand les kystes sont grands et vieux, on ne peut guère espérer de retirer des avantages de cette médication.

(1) Dans un cas où la gangrène spontanée s'était déclarée dans la profondeur d'un goître gros comme le poing et en grande partie *crétifié*, et où il s'était formé une perforation de la trachée suivie d'expectoration de petits fragments calcaires, je parvins à soulager le malade en dilatant une fistule étroite qui s'ouvrait à l'extérieur, avec des morceaux de racine de gentiane jusqu'à la largeur d'un doigt. Plus tard les masses calcifiées, dont le volume représentait bien un pouce cube, furent broyées avec des daviers et des lithotomes, et le malade fut complétement guéri.

*L'usage du séton* au lieu de l'incision n'est pas avantageux dans le goître cystique. On a à craindre des fusées purulentes et l'évacuation incomplète du pus décomposé. La *ponction* simple avec un trocart fin peut être faite pour fixer le diagnostic ; l'évacuation du liquide soulage le malade, mais ce soulagement est de courte durée, car le kyste se remplit de nouveau très-rapidement.

*Plaies artérielles du cou.* — C'est surtout chez ceux qui essayent de se suicider qu'on observe les larges plaies du cou avec lésion des artères. On peut, dans ces cas, être obligé de lier la thyréoïdienne supérieure et là linguale. La carotide est souvent manquée dans ces tentatives ; on a déjà vu fréquemment qu'un individu pareil a divisé d'outre en outre le larynx, sans entamer la carotide. Ce fait trouve son explication en ce que celui qui veut se couper la gorge, d'ordinaire incline fortement la tête en arrière et dirige le couteau trop vers le haut, du côté du larynx, c'est-à-dire parallèlement à la carotide.

Il n'est pas toujours permis de *réunir par la suture* une plaie du cou qui saigne. On a souvent observé après cette opération de grandes infiltrations de sang qui exposaient le malade au danger de suffocation ou qui provoquaient dans le tissu cellulaire profond une inflammation ichoreuse. On a même vu plusieurs fois de grandes infiltrations sanguines en voie de transformation sanieuse se porter derrière le muscle peaucier et s'étendre jusqu'au sein.

Lorsque les *plaies par instrument piquant* et celles par *armes à feu* intéressent des artères du cou, elles peuvent rendre le diagnostic très-difficile. On sera souvent dans le doute pour savoir si c'est le tronc principal ou une de ses branches d'où part le sang ; lorsqu'un coup d'épée traverse le cou transversalement, on ne pourra pas toujours décider si le sang vient des dépendances de la carotide droite ou de celles de la carotide gauche. Dans l'incertitude où l'on est sur le siége et l'étendue d'une pareille lésion, on ne pourra pas toujours décider s'il vaut mieux essayer la compression digitale ou bien ouvrir et lier l'artère qui fournit le sang. (Le tamponnement avec du perchlorure de fer ne serait permis que contre les hémorrhagies consécutives ; dans les lésions récentes il pourrait donner trop facilement lieu à la suffocation ou à une inflammation ichoreuse profonde.)

Lorsqu'il existe une lésion de la *carotide* ou d'une de ses grosses branches, on emploiera d'abord, comme moyen hémostatique temporaire, la compression de la carotide contre l'apophyse tranverse de la sixième vertèbre cervicale. Pendant qu'un aide continue cette compresion, ou la renouvelle selon le besoin, on peut mettre à nu et lier la partie supérieure de la carotide primitive, ou la carotide externe, ou une de ses branches, par exemple la thyréoïdienne supérieure, la linguale, l'occipitale, la maxillaire externe. Il est évident qu'il vaut mieux, dans les cas difficiles, diviser le sterno-clido-mastoïdien, l'omo-hyoïdien, etc., ou même en exciser une partie, que de laisser mourir le malade d'hémorrhagie. — Il faudrait traiter d'après les mêmes principes une hémorrhagie artérielle provenant des divisions de la *sous-clavière* (p. 188) à la partie inférieure du cou. Même l'artère vertébrale peut, en cas de besoin, être mise à nu et liée aux deux endroits, où elle forme de grandes courbures en passant de l'apophyse transverse de l'axis à l'atlas et de celui-ci au crâne. Cependant, il faudrait exciser immédiatement une partie des muscles cervicaux supérieurs.

Chez les pendus, on trouve souvent les membranes internes de la carotide déchirées; le cas pourrait donc se présenter que le malade, après une pendaison avortée, mourût plus tard à la suite d'une oblitération de la carotide.

*Ligature de la carotide primitive.* — On a lié cette artère pour combattre, soit des anévrysmes situés à la partie supérieure de ce vaisseau, soit des blessures ou des anévrysmes de ses divisions, quelquefois aussi pour guérir des tumeurs érectiles artérielles dans le domaine de la carotide. On a aussi entrepris cette opération, et avec succès, contre des névralgies faciales opiniâtres et étendues. — En général, on doit considérer la ligature de la carotide primitive comme une opération dangereuse, car on a vu le trouble de la circulation cérébrale entraîner chez certains individus, surtout chez les personnes âgées, des accidents sérieux, par exemple le coma ou une hémiplégie, et chez d'autres même le ramollissement cérébral. Il faut donc toujours préférer la ligature de la carotide externe ou celle de la branche malade ellemême, quand cela peut se faire. Ce serait insensé que de vouloir lier la carotide primitive pour faire une résection partielle de la mâchoire ou toute autre opération semblable, car la résection totale de la mâchoire est beaucoup moins grave que la ligature en question, et l'on arriverait ainsi, en vue de diminuer le danger, à ajouter à une opération moins importante une autre qui serait beaucoup plus dangereuse.

On découvre le plus facilement la carotide primitive au milieu du cou en faisant une incision au bord du sterno-clido-mastoïdien. Le muscle omo-hyoïdien qui croise la carotide à cet endroit, est écarté ou coupé. Le sterno-clido-mastoïdien est tiré en dehors ; on trouve l'artère derrière son bord, enfermée dans sa gaîne, devant elle se trouve la branche descendante de l'hypoglosse, derrière elle et en dehors le nerf vague, en dehors et en partie en avant, on voit la jugulaire interne qui cache l'artère à moitié. Pour contourner l'artère, il vaut mieux introduire l'aiguille par en dehors.

Si l'on veut découvrir la carotide primitive à la partie inférieure du cou, il paraît convenable de couper l'insertion sternale du muscle sterno-clido-mastoïdien. Le sterno-thyréoïdien doit être écarté en dedans ou être coupé s'il gêne. Le nerf vague y est plus superficiel, la veine jugulaire y est située plus en dehors ; la carotide gauche est située plus profondément que la droite qui provient du tronc innominé.

*Carotide externe.* — Pour lier cette artère, on peut rechercher la bifurcation de la carotide primitive au niveau du larynx ; à cet endroit, la carotide externe est située un peu plus en avant que la carotide interne qui est accompagnée du nerf vague. Ou bien, on peut la lier plus haut, à l'endroit où le muscle digastrique croise l'artère et où elle commence à donner des branches ; on fait une incision transversale ou en T et l'on contourne l'artère avec l'aiguille à ligature. On peut encore découvrir l'artère au-dessus du digastrique, entre ce muscle et la parotide, ou bien au-dessous de lui, à l'endroit où l'on voit le nerf hypoglosse. Ces ligatures élevées ont contre elles l'espace étroit dans lequel on est obligé d'agir ; on trouve sur le passage plusieurs veines ; d'un autre côté, on est obligé de lier presque immédiatement aux endroits d'où partent les branches.

*Artère linguale.* — L'artère linguale passe au niveau de la petite corne de l'os hyoïde derrière le muscle hyoglosse ; c'est à cet endroit qu'elle est le plus facile à découvrir. On fait une incision au bord inférieur du digastrique et de la glande sous-maxillaire ; la veine faciale antérieure est tirée de côté ou coupée en cas de besoin ; entre la corne de l'os hyoïde et le tendon du digastrique, on rencontre sûrement l'artère ; quelquefois il faut diviser transversalement quelques fibres de l'hyoglosse à deux lignes au-dessus de la petite corne de l'os hyoïde pour mieux reconnaître l'artère. Le nerf hypoglosse est laissé en haut. — Jusqu'ici, on n'a fait que rarement la ligature de l'artère linguale, c'est à tort. Bien des malades, qui ont succombé à une hémorrhagie de la profondeur de la langue, auraient peut-être été sauvés, si l'on avait lié cette artère.

*Artère thyréoïdienne supérieure.* — On découvre cette artère par une incision entre le larynx et le muscle sterno-clido-mastoïdien. Elle se rend derrière l'omo-hyoïdien et est facile à trouver immédiatement au-dessus de ce muscle. — On a déjà souvent lié cette artère dans l'intention de guérir une tumeur goîtreuse, mais sans succès véritable. Chez beaucoup de goîtreux, cette artère est tellement développée et déviée en avant, qu'on la voit battre de loin. — Chez les individus qui essayent de se tuer, la thyréoïdienne supérieure est atteinte le plus facilement ; dans ces cas, la ligature de cette artère peut devenir nécessaire dans la plaie.

*Artère sous-clavière.* — Si l'on veut lier cette artère au-dessus de la clavicule, il faut la découvrir à l'endroit où elle sort derrière le scalène antérieur pour passer par-dessus la première côte et se rendre vers l'aisselle. On tire l'épaule en bas et en avant, pour que la clavicule couvre l'artère le moins possible, et l'on fait une incision transversale de la peau dans l'espace situé entre le sterno-clido-mastoïdien et le trapèze ; si cet espace est trop étroit, on incise le premier de ces muscles autant que cela est nécessaire ; la veine jugulaire externe est tirée de côté, de même que le muscle omo-hyoïdien. On incise l'aponévrose cervicale, au bord inférieur de l'omo-hyoïdien. On fait glisser le doigt le long du bord de la première côte pour chercher le tubercule de cet os et l'on trouve l'artère immédiatement en dehors de ce tubercule où elle passe sur la première côte dans une gouttière peu profonde.

On est obligé quelquefois de la contourner avec l'aiguille à ligature sans pouvoir la voir et en se guidant sur la sensation du doigt.

Dans cette opération il faut prendre les plus grandes précautions pour ne pas ouvrir une grosse veine, parce que l'introduction de l'air dans ses vaisseaux s'y produit si facilement ; ensuite, il ne faut pas prendre pour la sous-clavière l'une des petites artères (transverses du cou et scapulaire) qui se trouvent au-dessus d'elle et qui suivent une direction parallèle, ni les blesser en mettant à nu cette artère ; enfin, il faut éviter de lier avec l'artère un des nerfs du plexus brachial, qui sont situés en dehors de l'artère et un peu plus superficiellement, ou de les prendre pour l'artère.

Si l'on voulait lier le tronc de la sous-clavière plus en dedans, il faudrait couper le sterno-clido-mastoïdien et le scalène. Dans ce cas on devrait prendre toutes les précautions pour ne pas blesser la veine sous-clavière, le nerf phrénique ou l'artère mammaire externe. Il faudrait encore prendre garde de ne pas entamer la plèvre, qui s'élève encore un peu au-dessus de la première côte. Sur le côté droit, où l'opération est en général plus facile à cause de la position superficielle de la sous-clavière, le nerf récurrent serait encore spécialement en danger. Les difficultés de la ligature de la sous-clavière derrière le scalène ou même en dedans du scalène, sont si grandes, surtout du côté gauche, qu'on a considéré cette ligature comme de toutes les opérations la plus difficile.

La ligature de la sous-clavière est aussi la plus dangereuse de toutes les ligatures, parce qu'après elle les *hémorrhagies consécutives* surviennent le plus souvent. Probablement cela tient à la forte tension de l'artère. Si l'on appliquait deux ligatures et qu'on coupât l'artère entre les deux, cette tension n'existerait plus ; mais cette opération ne peut guère être exécutée avec la sûreté convenable.

*Artère innominée.* — La ligature de cette artère, derrière le tendon du sterno-mastoïdien droit et derrière les muscles sterno-hyoïdien et sterno-thyréoïdien, où elle se montre entre le sternum et la trachée, n'est pas excessivement difficile ; mais les résultats qu'elle a donnés ne sont jusqu'ici pas assez favorables pour qu'on puisse la recommander. Peut-être dans le cas d'un anévrysme de la sous-clavière, la méthode de Brasdor serait préférable. Si le tronc innominé devient lui-même le siége d'un anévrysme, il ne reste presque pas d'autre ressource que la ligature de ses deux divisions ; ce sera, dans tous les cas, une tentative de guérison très-chanceuse.

Dans toute ligature de cette région, il faut ne pas perdre de vue que les troncs vasculaires peuvent offrir différentes anomalies ; par exemple, l'artère innominée peut manquer, la carotide gauche peut provenir de l'artère innominée, etc.

*Blessures des veines du cou.* — Toutes les veines qui sont situées à proximité du thorax, mais surtout les troncs placés à la partie inférieure du cou, dans la région où ils traversent l'aponévrose cervicale profonde à laquelle ils sont fixés, peuvent aspirer de l'air pendant l'inspiration, lorsqu'elles sont ouvertes. Cette introduction de l'air se fait plus facilement lorsqu'on tend les veines au point que l'ouverture est béante, ou lorsque leurs parois et les tissus environnants sont devenus épais et rigides par suite de maladies. Cette aspiration de l'air donne lieu aux symptômes les plus graves, souvent même elle est suivie de mort subite en empêchant la circulation du sang, il suffit d'une faible quantité d'air (de quelques centimètres cubes) pour anéantir la vie. Dans toutes les opérations et surtout dans les extirpations qui se pratiquent dans cette région, il faut donc prendre garde d'ouvrir une veine ; chaque veine qu'on veut couper, doit être préalablement liée, surtout si elle se trouve au pédicule d'une tumeur ; mais quand on a blessé une veine sans s'en apercevoir et qu'on entend le bruit sifflant de l'air qui pénètre dans le vaisseau ou qu'on voit des bulles d'air se mêler au sang, il faut comprimer immédiatement la veine ouverte. La manière la plus simple, c'est d'enfoncer dans la plaie une petite éponge.

Lorsqu'une des grosses veines du cou, par exemple la jugulaire interne ou la sous-clavière, n'est que légèrement entamée sur le côté, il vaut mieux réunir la plaie (avec une fine aiguille à suture), que de lier toute la veine. Cette dernière opération pourrait trop entraver la circulation.

Si l'on voyait le malade en danger par suite d'une hémorrhagie de la jugulaire interne, et que la ligature de cette veine parût trop dangereuse (par exemple dans le voisinage du trou déchiré postérieur), il ne resterait qu'une seule ressource, qui n'est pas sans gravité, c'est la ligature de l'artère carotide (Langenbeck).

*Blessures du larynx et de la trachée.* — La plupart des plaies des voies aériennes se remarquent sur des personnes qui ont essayé d'attenter à leur vie. Il ne faut pas oublier que bien des individus qui veulent se suicider appliquent le couteau *au-dessus* du larynx, ils laissent ce dernier intact et ne blessent que le ligament hyo-thyréoïdien, puis le corps de l'épiglotte ou son pédicule, quelquefois même l'os hyoïde et la base de la langue. Les cas de ce genre sont généralement plus dangereux encore que les plaies du larynx ; car souvent la glotte supérieure, les ligaments ary-épiglottiques sont atteints, et le malade court le danger de suffoquer par suite de l'infiltration sanguine et de l'inflammation de ces parties. Si l'incision entre profondément dans la langue, la rétraction de la racine de cet organe peut étouffer le malade (voy. p. 165). Si l'épiglotte est coupée en grande partie, elle peut, semblable à un corps étranger, se placer devant l'ouverture du larynx et devenir également une cause de suffocation.

Chaque lésion du conduit aérien devient immédiatement dangereuse, parce que le sang peut entrer pendant l'inspiration dans la trachée et les bronches et amener la suffocation par sa coagulation rapide dans les divisions bronchiques. Pour cette raison, on ne doit pas inciser la trachée pendant la trachéotomie avant que l'hémorrhagie des parties externes ait cessé ; d'un autre côté, il n'est pas permis de réunir immédiatement la peau d'une plaie trachéale qui saigne encore, car infailliblement ce sang serait aspiré. Mais il existe encore une autre raison de ne pas faire la suture d'une pareille plaie, c'est le danger de l'emphysème. Par le même motif, il faudrait agrandir la plaie extérieure, dans le cas où une petite plaie trachéale se compliquerait d'hémorrhagie interne ou d'emphysème. Comme exemple, on peut citer une petite plaie de la trachée par arme à feu. Il est évident que de pareilles lésions donnent lieu à de forts accès de toux ; la toux produit alors un emphysème considérable du tissu cellulaire qui s'étend rapidement à la tête et sur tout le corps. Lorsqu'une plaie transversale du cou qui a entamé la trachée-artère est grande, il est bon de réunir la peau aux deux extrémités et de ne laisser béant que le milieu de la plaie.

Si la section transversale de la trachée est complète, les deux bouts se séparent et l'inférieur descend vers la cavité thoracique. Les lésions de ce genre s'observent également le plus souvent chez ceux qui font des essais inhabiles de se suicider, lorsque le cou est fortement tendu et que le couteau est appliqué sur le larynx. Dans ces cas, la section peut traverser le conduit aérien et même diviser encore une partie de l'œsophage sans entamer les gros troncs vasculaires du cou, parce qu'ils occupent une position plus profonde et échappent au couteau (p. 185). La mort par hémorrhagie n'est donc pas infailliblement immédiate. Néanmoins, dans un pareil cas, le danger de mort par suffocation est toujours encore très-grand ; il peut être dû à l'aspiration du sang, à l'emphysème, à la paralysie du nerf récurrent et des muscles laryngiens et à l'introduction de salive dans la trachée ; il ne resterait pas d'autre ressource, dans ces cas, que de relever la trachée avec une anse de fil et de la fixer à l'autre bout.

On a proposé dans le temps de faire cette *suture de la trachée* en faisant passer autour de la trachée une anse de fil qui ne traverserait que le tissu fibreux environnant et y prendrait un point d'appui ; mais comme la solidité ne serait pas assez grande, il faut toujours prendre dans l'anse un des anneaux cartilagineux, soit en le contournant, soit en le traversant. Les extrémités du fil peuvent être liées directement ; la suture restera en place jusqu'à ce qu'elle ait coupé les tissus. Ou bien on réunit les deux extrémités en les tordant, et on lie ce fil tordu à une suture latérale.

La tendance à l'écartement des plaies transversales doit engager le médecin à incliner la tête du malade en avant au moyen d'un coussin. Mais comme on ne veut pas arriver à une réunion immédiate de toute la plaie, l'emploi d'un appareil spécial destiné à maintenir l'inclinaison de la tête (capeline de Köhler) est en général inutile. Il suffit le plus souvent de faire surveiller continuellement le malade pour qu'il ne soit pas exposé au danger d'une nouvelle hémorrhagie qui pourrait se faire à son insu, ou pour qu'il ne fasse pas de mouvement énergique.

*Fistule trachéale.* — La fistule trachéale en forme de lèvre, c'est-à-dire celle dont la muqueuse trachéale est unie directement à la peau, est assez rare. Le plus souvent, on l'observe à la partie supérieure du *larynx* entre le cartilage thyréoïde et l'os hyoïde, après les tentatives de suicide avec un rasoir. (Il est d'usage de compter ces cas, qui devraient porter le nom de fistules laryngiennes, parmi les fistules trachéales). Une plaie trachéale ordinaire se ferme spontanément ; après la trachéotomie, on observe toujours une forte tendance à une oblitération assez rapide de l'ouverture, et il faut qu'une canule trachéale soit portée pendant de longues années, pour qu'il puisse se former peu à peu une cicatrisation telle que l'ouverture persiste et perde sa tendance à se rétracter ; dans ces cas, la peau est attirée en dedans et le trou se couvre d'une membrane cicatricielle. Ce n'est que dans les cas où l'oblitération d'une pareille ouverture est rendue plus difficile par des circonstances particulières, par exemple à la suite de la rétraction d'un lambeau de peau au-dessus de la partie saillante du larynx, qu'il peut se former immédiatement une fistule en forme de lèvre ; dans ce cas les bords cutanés se portent en dedans et se soudent avec la muqueuse ; celle du larynx se porte un peu en dehors, mais, dans la trachée, la muqueuse est tellement adhérente qu'on ne peut pas s'attendre à la voir s'avancer vers l'extérieur.

Pour fermer une fistule trachéale, on ne rencontre pas de grandes difficultés. On avive les bords, et la forme la plus convenable qu'on puisse leur donner est celle d'une fente transversale, parallèle aux plis du cou ; on dissèque un peu la peau sur le pourtour pour pouvoir la faire glisser plus facilement, puis on réunit les bords par la suture. En cas de besoin, on fait une incision latérale pour faciliter la réunion. La suture doit être bien serrée et comprendre assez de tissu pour qu'un emphysème ne puisse pas se former facilement derrière elle. Si l'on avait à craindre cette complication, il faudrait faire l'opération de telle sorte qu'un pont cutané fût placé devant la fistule à l'instar d'un rideau, tel que Dieffenbach l'a conseillé dans le traitement des fistules du pénis et des fistules stercorales.

Les *fistules trachéales internes* ne sont pas susceptibles d'un traitement chirurgical ; si, par exemple, un abcès qui s'est ouvert dans la trachée se remplissait d'air à chaque expiration, il faudrait l'ouvrir, pour que sa dilatation par de l'air ne puisse devenir dangereuse en favorisant la formation d'un emphysème ou d'une fusée purulente.

Quant aux fistules situées *entre la trachée et l'œsophage*, elles entraînent naturellement pour la trachée la conséquence fâcheuse que des parties alimentaires peuvent pénétrer et irriter la muqueuse bronchique. Mais il ne faut pas porter trop rapidement le diagnostic d'une pareille fistule, lorsque des aliments entrent dans la trachée. Il paraît que lorsque le nerf récurrent est paralysé ou que le larynx ne peut pas remonter normalement, il se produit souvent une obturation incomplète de la glotte pendant la déglutition ; c'est ce qui a fait admettre à tort l'existence d'une fistule trachéo-œsophagienne.

*Rétrécissement des voies aériennes, asphyxie.* — Les obstacles mécaniques qui peuvent rétrécir les voies aériennes se rangent dans les classes suivantes : 1° états du pharynx qui ne laissent pas arriver l'air jusqu'à la glotte : gonflement inflammatoire, rétrécissement du pharynx par rétroversion de la tête et par rétraction de la langue (p. 165), polypes pharyngiens, abcès du pharynx, gonflement de la langue, du palais, des amygdales, du pourtour de la glotte, blessures à la racine de la langue (p. 190), etc. La plupart de ces états ont déjà été décrits plus haut; 2° corps étrangers dans les voies aériennes ; 3° rétrécissement spasmodique de la glotte ; 4° états inflammatoires et processus semblables dans les parois du canal aérien, qui le rétrécissent par gonflement, végétation, exsudation, formation cicatricielle (c'est là la véritable laryngosténose; 5° produits morbides qui compriment le canal aérien du dehors, tels que abcès (p. 175), tumeurs, hypertrophies de la glande thyréoïde, etc.

Ces causes ont ceci de commun que toutes elles amènent le *sentiment de suffocation* et l'*asphyxie*. Ordinairement l'asphyxie proprement dite est précédée pendant plus ou moins de temps de ce sentiment de suffocation (1). Les symptômes de l'asphyxie se montrent, soit sous la forme aiguë (la face devient subitement bleue, les yeux sont fixes, la terreur se marque sur les traits, le malade fait des efforts convulsifs pour avoir un peu d'air), soit sous la forme d'une suffocation plus ou moins chronique (le malade présente les phénomènes d'une grande lassitude et d'une grande faiblesse, il est inquiet, a des oppressions, le court sommeil est interrompu par des soubresauts, il a des pertes de connaissance, la sensibilité s'anéantit, il a une tendance invincible au sommeil, la figure est souvent pâle et un peu œdémateuse). Le danger, de même que l'angoisse suffocante du malade, est d'autant plus grand que l'asphyxie est plus aiguë ; lorsque le rétrécissement du canal aérien naît et augmente lentement, le malade n'en a pas une sensation aussi prononcée et il se développe peu à peu un état qui passe insensiblement à la perte de connaissance.

Le diagnostic d'un rétrécissement des voies aériennes se fonde surtout sur l'affaissement des espaces intercostaux et des fosses claviculaires, de même que sur celui de la région épigastrique pendant l'inspiration. Comme l'air ne peut pas arriver librement dans le thorax par ses voies naturelles, il presse d'autant plus fortement sur les endroits qui sont susceptibles de céder, lorsque la cage thoracique se dilate. (Plus l'inspiration se fait lentement, plus on doit ajouter d'importance à ce signe ; lorsque l'inspiration se fait subitement, l'homme sain présente également cet affaissement de l'épigastre, etc.). En général, l'inspiration seule est entravée ; en effet, elle est pénible, prolongée, bruyante, tandis que l'expiration est plus rapide, plus libre. Dans les cas où l'expiration est entravée de temps en temps, par exemple par un corps étranger ou un polype, on peut quelquefois entendre et sentir l'arrêt in-

(1) J'ai fait remarquer dans *Archiv für physiologische Heilkunde,* II, 189, que l'asphyxie dans le croup est précédée d'un sentiment de suffocation très-remarquable. Les enfants combattent l'obstacle avec les plus grands efforts de leurs muscles respirateurs ; à cette période ils ont encore un sang très-rouge, le sang veineux même est remarquablement clair. Si on laisse ces malades s'affaiblir longtemps dans le combat contre l'asphyxie, et si l'on attend que leur force musculaire soit épuisée, et que l'asphyxie, c'est-à-dire la surcharge du sang par de l'acide carbonique commence, le pronostic deviendra toujours plus mauvais.

stantané, semblable à celui qui se produirait par la fermeture d'une soupape.

Les *secours* qu'on doit donner à un asphyxié consistent, soit à enlever les obstacles qui s'opposent à la respiration et à donner un libre accès à l'air (trachéotomie, etc.), soit à exciter le malade à respirer ou à maintenir une respiration artificielle. Pour exciter le malade à respirer, le procédé le plus recommandable, c'est d'attirer fortement la langue en avant et de chatouiller la glotte avec le doigt ; c'est là le moyen le plus efficace et qui amène beaucoup plus tôt des mouvements respiratoires réflexes, que la respiration des odeurs ou l'aspersion d'eau froide dans le creux épigastrique ou la cautérisation ou les révulsifs cutanés. Pour ne négliger aucun moyen, on pourra encore galvaniser les nerfs diaphragmatiques en faisant passer un fort courant depuis le cou jusqu'à l'épigastre.

La *respiration artificielle* consiste à comprimer le thorax par intervalle ; ce dernier, à raison de son élasticité, se dilate de nouveau après qu'on a cessé la compression, et attire l'air (en supposant que rien ne s'oppose à sa libre entrée). D'après M. Hall, on peut entretenir la respiration artificielle chez un asphyxié en le mettant alternativement dans le décubitus latéral et dorsal ; chaque fois qu'on le place sur le côté, le thorax est comprimé, dès qu'il est remis sur le dos, le thorax redevient libre. On peut aussi essayer de produire une dilatation du thorax par une forte abduction des bras. (Voyez sur le cathétérisme des voies aériennes, p. 200).

Quant au pronostic de l'asphyxie, il ne faut pas oublier qu'il est encore possible de faire revenir un asphyxié à la vie, même lorsqu'il a cessé de respirer depuis quelques minutes (c'est-à-dire qu'il est suffoqué), mais, d'un autre côté, il ne faut pas perdre de vue que même dans l'asphyxie chronique, il n'y a pas de temps à perdre ; on n'a que trop souvent fait l'expérience que le demi-asphyxié ne revient plus à la vie ou n'y revient que temporairement lorsque les secours viennent très-tard, car la longue privation d'oxygène a jeté trop de trouble dans l'organisme pour que les fonctions puissent revenir dans leur ordre naturel.

*Spasme glottique.* — Dans certains accès d'un asthme rapidement mortel des petits enfants, de même que dans quelques accès chez les hystériques et même dans les intermittences remarquables des symptômes produits par le croup, on a admis une crampe de la glotte, une occlusion spasmodique de cette ouverture qui s'opposerait à l'air pendant l'inspiration. On a supposé qu'un pareil spasme glottique pouvait donner lieu à une asphyxie mortelle. Il est permis de douter que la suffocation puisse se produire de cette façon ; cependant si, dans un cas donné, on se croyait en droit d'admettre une pareille suffocation, il faudrait tirer la langue en avant, soulever l'épiglotte et introduire une sonde dans les voies aériennes (p. 200), en cas de besoin, ouvrir même sans retard la trachée. A côté de cela, il serait convenable d'essayer de ramener la vie par une excitation artificielle de la respiration et par une compression alternative du thorax.

D'après tout ce qu'on connaît jusqu'ici on peut admettre cinq différents mécanismes de l'occlusion laryngienne, qui ont leur point de départ dans le système musculaire : 1° occlusion de la glotte vraie par le rapprochement des cordes vocales inférieures sur la ligne médiane ; 2° occlusion de la fausse glotte, formée par les cordes vocales supérieures, à la suite du rapprochement des cartilages aryténoïdes vers le bourrelet épiglottique ; 3° occlusion par l'épiglotte, semblable à celle qui se fait pendant la déglutition ; 4° occlusion par rétraction de la langue ; cette occlusion s'observe souvent pendant le sommeil chloroformique, et peut-être se produit-elle également à la suite d'une prépondérance momentanée des muscles postérieurs de la langue ; il en a été question plus haut, p. 165) ; 5° occlusion par *paralysie* des muscles laryngiens. Comme des expériences physiologiques faites sur de jeunes animaux ont démontré la réalité de l'asphyxie à la suite d'une paralysie des muscles laryngiens, il est probable qu'une paralysie du nerf récurrent ou des muscles innervés par lui (par exemple une paralysie diphthéritique) pourrait entraîner les mêmes conséquences chez l'homme pendant le jeune âge. Si les muscles crico-aryténoïdiens latéraux et postérieurs sont inactifs, les cartilages aryténoïdes, surtout ceux d'un enfant, si mous, peuvent, pendant l'inspiration, être attirés en dedans comme une soupape et produire une occlusion de la glotte. Il paraît que certains symptômes de rétrécissement de l'entrée du larynx, qui persistaient après la disparition du croup, doivent être expliqués de cette façon.

*OEdème de la glotte.* — Il est d'usage de décrire comme une forme morbide spéciale le gonflement inflammatoire et œdémateux de l'entrée du larynx, c'est-à-dire des ligaments ary-épiglottiques et de leurs environs ; cependant cette maladie pourrait tout aussi logiquement être décrite avec la laryngite ou la pharyngite. La structure lâche du tissu sous-muqueux au niveau de ce repli de la muqueuse le prédispose à un gonflement fort et rapide. Pour cette raison, on le voit se gonfler dans différentes formes de la pharyngite ou de la laryngite, dans l'angine érysipélateuse, ty-

phoïde, syphilitique, croupale, traumatique ; par là le passage
de l'air au larynx est rétréci, les replis gonflés se placent sur
l'entrée du larynx à l'instar de soupapes, entravent l'inspiration
bien plus que l'expiration, et l'on voit se produire l'apnée, le
danger de suffocation, l'asphyxie. La tumeur peut prendre, en
quelques heures, des proportions dangereuses pour la vie. —
On peut diagnostiquer cet état avec le doigt ; l'extrémité de l'indicateur sent les deux replis de la fausse glotte qui sont gonflés
comme de petits coussinets (voyez fig. 29). Quelquefois on ne

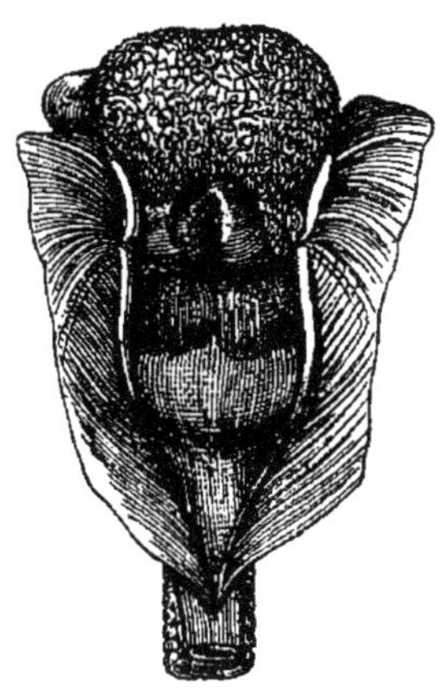

Fig. 29.

perçoit ce gonflement que d'un côté. Souvent il existe en même
temps un gonflement considérable de la muqueuse interne de
l'épiglotte.

Parmi les maladies qui exigent la trachéotomie, l'œdème de
la glotte est une des plus importantes. Cette opération est d'autant plus pressante que l'œdème est plus aigu. Comme très-souvent on a affaire, dans ces cas, à des inflammations de bonne
nature, qui se résolvent rapidement, l'œdème de la glotte appartient aux indications les plus favorables de la trachéotomie.
Comme on n'a pas besoin d'une bien grande ouverture et que
les malades appartiennent ordinairement à l'âge adulte, l'incision
transversale du ligament crico-thyréoïdien suffit souvent, au moins
dans les cas où la maladie est limitée à l'entrée du larynx.

La *cautérisation* avec une éponge imbibée d'une solution de
nitrate d'argent peut quelquefois rendre les mêmes services dans

certaines formes d'œdème de la glotte que dans le chémosis blennorrhagique de la conjonctive. Il en est de même de la scarification avec un petit bistouri à long manche, qui a été recommandée et vantée par quelques chirurgiens. Quelquefois on peut aussi réussir à comprimer l'œdème par la pression du doigt ou par l'introduction d'une sonde, et à donner ainsi un peu plus de liberté à la respiration. Cependant il ne faut pas oublier que de pareilles manœuvres peuvent tuer un homme qui est sur le point de suffoquer. Si, par conséquent, la dyspnée est très-grande, il ne faut pas perdre de temps ni aggraver le danger avec ces moyens. Il faut faire la bronchotomie (voyez page 204).

*Inflammation du larynx et de la trachée.* — En dehors de la forme œdémateuse de l'entrée du larynx dont il vient d'être question, on a admis une laryngite et une trachéite catarrhales, croupales (diphthéritiques), puis une inflammation syphilitique, lupeuse, scrofuleuse, tuberculeuse, typhoïde, morbilleuse, etc., de ces organes. Ensuite, il faut ne pas confondre l'inflammation de la muqueuse et du tissu sous-muqueux avec l'affection des cartilages, la périchondrite laryngienne et ses conséquences spéciales, c'est-à-dire la destruction carieuse et nécrosique du cartilage ou de l'os. Au point de vue chirurgical, il faut chercher avant tout à déterminer dans quelles circonstances ces processus exigent une intervention active qui, du reste, se résume presque toujours dans la trachéotomie. Dès que les inflammations de ce genre entraînent le danger de suffocation, soit par gonflement, par formation d'un abcès sous-muqueux, par des pseudo-membranes solides, soit secondairement, par rétraction cicatricielle (laryngosténose, surtout dans la syphilis) ; dès que la dyspnée atteint un degré élevé et menaçant, il faudra conjurer le danger par la trachéotomie. Cette règle est surtout importante dans l'inflammation croupale, parce que le croup conduit très-souvent à la mort par asphyxie, surtout chez les enfants.

L'utilité de la trachéotomie dans le croup a trouvé de plus en plus de défenseurs de nos jours. On a reconnu que le croup était une maladie spécifique, essentiellement différente des affections catarrhales et le plus souvent mortelle (1). On ne peut pas nier que la plupart des enfants meurent suffoqués. Il est vrai

(1) Comme dans toutes les autres affections qui se montrent sous la forme épidémique, on remarque dans le croup des épidémies et des cas d'une malignité variable.

de dire qu'après l'opération la mieux réussie, il succombe encore un grand nombre de malades (jusqu'ici plus de la moitié) à la pneumonie, à la bronchite ou à la fièvre, mais ils ne meurent pas d'asphyxie. Le devoir du médecin est, avant tout, de ne pas les laisser périr de cette façon. Si, après l'incision de la trachée, le danger de suffocation est éloigné, on fera ce que l'on pourra pour conjurer la pneumonie, etc. D'après cela, la trachéotomie est indiquée dans le croup, dès qu'il existe des symptômes menaçants de rétrécissement de la glotte (voyez page 94).

Si l'on veut cautériser une *partie isolée de la muqueuse laryngienne*, il faut se servir d'un pinceau ou d'un porte-caustique, guidé par le laryngoscope. La *cautérisation* avec une petite éponge, introduite dans la gorge et imbibée d'une solution de nitrate d'argent, est un procédé tout à fait illusoire ; on touche plutôt le pharynx et la partie externe de la glotte que le larynx lui-même. L'inspiration de nitrate d'argent finement pulvérisé et mélangé avec du sucre, promet plus d'effet, on pourra le faire arriver dans le larynx au moyen d'un tuyau de plume. Dans certains gonflements chroniques, torpides de la muqueuse laryngienne, accompagnés d'enrouement, un pareil traitement local peut être hardiment recommandé ; beaucoup de médecins l'ont vu suivi de bons résultats. La même chose s'applique aux liquides pulvérisés, tant recommandés de nos jours.

*Examen du larynx. Laryngoscope.*— On peut explorer avec le doigt, quand il est assez long, l'état de l'ouverture supérieure du larynx, celui de l'épiglotte, des cartilages aryténoïdes, des ligaments ary-épiglottiques, des cornes du cartilage thyréoïde, et même de la partie postérieure du cartilage cricoïde. On peut, de cette façon, constater bien des choses dignes d'être connues ; cependant, la valeur de cette méthode a été beaucoup diminuée depuis qu'on a découvert et employé le laryngoscope. Avec un miroir garni d'un manche et légèrement chauffé qu'on applique obliquement à la paroi postérieure du pharynx, on voit, à l'aide d'un bon éclairage, non-seulement l'épiglotte et la glotte supérieure, mais aussi l'intérieur du larynx, les cordes vocales fausses et vraies, et même jusque dans l'intérieur de la trachée. On peut donc reconnaître, au moyen du laryngoscope, des gonflements, des tumeurs, des ulcérations, des cicatrices, etc., situés à l'orifice et dans l'intérieur du larynx. Il existe même quelques cas où l'on a entrepris des cautérisations et des scarifications dans le larynx ou à son ouverture supérieure, en s'aidant du laryngoscope.

Évidemment des opérations de cette nature demandent beaucoup de patience et d'exercice, autant de la part du malade que de celle de l'opérateur. Les instruments qui ont été construits dans ce but sont généralement très-compliqués.

En tirant la langue en avant, et le plus simple c'est d'en charger le malade lui-même (voy. p. 65), on peut, chez beaucoup de personnes, se rapprocher du larynx, en faciliter par là l'examen et les opérations à faire sur cet organe. — On a essayé d'attirer en avant le bord de l'épiglotte pour pouvoir mieux regarder dans le larynx, mais il paraît que peu de malades le supportent, quelque désirable que soit ce procédé dans bien des cas. — En général, beaucoup de personnes ne sont ni assez raisonnables, ni assez habiles, ni assez maîtres de leurs muscles pharyngiens, pour qu'on puisse employer de prime abord le laryngoscope. Lorsqu'il existe une irritation et une sensibilité morbides, lorsque le pharynx est le siége d'une inflammation aiguë, il faudra renoncer à l'emploi du miroir laryngien. Certains individus ont un pharynx si peu spacieux qu'on ne parvient qu'avec beaucoup de difficulté à éclairer le larynx d'une manière suffisante dans cet espace étroit et sombre.

*Cathétérisme des voies aériennes.* — Chez les asphyxiés ou chez les enfants nouveau-nés qui arrivent au monde dans un état asphyxique, il faut essayer si l'on peut les ramener à la vie par l'insufflation d'air dans les poumons. Il ne suffit pas de souffler dans une narine tandis qu'on tient l'autre narine et la bouche fermées; de cette façon on ne ferait que remplir l'estomac avec de l'air. Il faut introduire directement un tube dans le larynx pour faire arriver de l'air dans le poumon. Le moyen le plus sûr, c'est d'employer une sonde d'homme, ouverte en avant, qu'on introduit sur le doigt après avoir fait tirer la langue en avant. Le doigt maintient l'épiglotte levée, et l'on fait glisser la sonde sur sa partie latérale jusque dans le larynx.

Sur le cadavre et chez les individus en léthargie, où l'opération n'est empêchée par aucun abaissement spasmodique de l'épiglotte, aucune envie de vomir ou de tousser, ni aucune contraction des muscles internes du larynx, et où l'on peut attirer hardiment la langue avec un crochet, cette opération est assez facile. Il n'en est pas de même chez le vivant. La sensibilité de l'entrée du larynx entraîne des contractions réflexes, des accès de toux et une occlusion glottique tels, que la sonde peut à peine pénétrer et encore moins rester tranquillement en place. Il est même douteux que l'on ait réussi sur le vivant à maintenir pendant un certain temps une sonde dans les voies aériennes. La preuve donnée dans le temps, que l'air expiré se reconnaissait en mettant une lumière devant la sonde, ne prouve rien, car chacun peut faire l'expérience suivante sur lui-même : quand on fait des mouvements respiratoires, la glotte étant fermée, on entend alternativement l'air entrer dans l'œsophage et en sortir.

*Bronchotomie.* — L'ouverture du canal aérien se fait à différents endroits, sur le ligament crico-thyréoïdien, sur les anneaux de la trachée, sur le cartilage cricoïde, sur le cartilage thyréoïde, ou sur plusieurs de ces parties réunies. L'opération est le plus facile entre le *cartilage thgréoïde et le cricoïde*, à cause de la position superficielle des parties et de la facilité à s'orienter ; mais on y a peu de place et l'on peut aisément s'embarrasser, si l'on blesse l'artère ou la veine crico-thyréoïdienne qui sont situées au bord inférieur du cartilage thyréoïde. Par contre, on a l'avantage de pouvoir prolonger l'incision à travers le cartilage cricoïde jusque dans la trachée, et en cas de besoin on peut même fendre le cartilage thyréoïde vers en haut. — L'*incision du cartilage thyréoïde* est indiquée lorsqu'on veut enlever quelque chose dans le larynx même, ou lorsqu'un fort développement de la glande thyréoïde empêche de faire l'opération plus bas. On évite volontiers cette méthode pour ne pas exposer les cordes vocales. — Chez les enfants, on coupe d'ordinaire le *cartilage cricoïde*, dans l'opération de la bronchotomie ; chez l'adulte, cette section présente moins d'avantages, parce que ce cartilage n'est plus aussi élastique et qu'il ne se laisse pas écarter aussi facilement que les anneaux de la trachée, qui sont ouverts en arrière. — Si l'on ne veut que donner accès à l'air au moyen d'une canule, on devra préférer, chez les adultes (car chez les enfants l'espace serait trop petit), une incision entre le cartilage thyréoïde et le cricoïde. On peut même exciser une portion de ce dernier. Mais dans les cas où l'on doit éloigner un corps étranger ou un exsudat coagulé des voies aériennes, il faudra toujours couper plusieurs anneaux de la trachée.

A côté de ces méthodes, il faut encore citer la *laryngotomie supérieure*, qui consiste à faire une incision transversale entre le cartilage thyréoïde et l'os hyoïde ; on découvre le larynx par le haut, en coupant transversalement le ligament hyo-thyréoïdien et thyréo-épiglottique. Cette opération est facile et peu dangereuse, comme le prouvent les plaies fréquentes faites dans cette direction dans les tentatives de suicide. On sépare les deux muscles qui s'insèrent à la partie inférieure et antérieure de l'os hyoïde, le sterno-hyoïdien et le hyo-thyréoïdien. On n'a pas à craindre de rencontrer des vaisseaux. On peut employer cette méthode pour extirper par la voie la plus courte des polypes de la région supérieure du larynx.

La trachée est située d'autant plus profondément sous la peau qu'on la recherche plus bas. Devant elle s'étendent les muscles sterno-hyoïdiens, qui sont réunis sur la ligne médiane par une aponévrose tantôt large, tantôt étroite. Dans la couche plus profonde, on peut rencontrer dans cette opération la glande thyréoïde, et plus bas, les grosses veines thyréoïdiennes, l'artère thyréoïdienne inférieure, même le tronc innominé, s'il s'élève très-haut, mais surtout le thymus avec son aponévrose (chez les enfants). Pour faire la bronchotomie, il faut prendre avant tout en considération la position de la glande thyréoïde. Selon que l'isthme de la glande est plus ou moins fortement développé et qu'il se trouve plus ou moins haut sur le cou, il faut modifier l'opération. Ordinairement on tire cette glande en bas. Mais si sa partie moyenne est située bien haut, ou si elle forme une masse résistante et large, ou si un prolongement fortement développé de cette glande (*processus pyramidalis*) s'avance sur la ligne médiane jusqu'au-devant du cartilage cricoïde ou du cartilage thyréoïde, l'incision de la trachée au-dessus de cette glande devient impossible. Dans ces cas, on attire aussi bien que possible le corps thyréoïde en haut, et déjà souvent on a été obligé de couper l'isthme. Lorsque le tissu glandulaire est normal, cette section ne présentera souvent pas de danger particulier, mais lorsque la glande se trouve dans un état pathologique, où la tendance aux hémorrhagies est très-grande, cette section doit être évitée autant que possible. (Je conseille de faire toujours des deux côtés une ligature avant d'inciser la glande thyréoïde.)

La bronchotomie exige une tension suffisante du cou et, pour faire saillir le larynx et la trachée, on inclinera la tête en arrière. Il faut donc mettre sous la nuque et la région dorsale supérieure un coussin qui maintienne le malade dans cette position. Cependant il ne faut pas exagérer ; car il est évident que lorsque le cou est fortement tendu en arrière, la dypsnée sera augmentée et pourra amener une véritable asphyxie. (J'ai été obligé d'opérer plusieurs fois des adultes dans une position assise et sans réclinaison de la tête, tellement le danger de suffocation était grand.)

Il n'est permis de chloroformiser les malades que lorsqu'ils ne sont pas encore arrivés à la période asphyxique (page 93), car tout état asphyxique contre-indique l'emploi du chloroforme.

L'*incision de la peau* pour découvrir le canal aérien doit être suffisamment grande pour qu'on puisse avancer rapidement et voir aussi bien que possible. Dans la couche sous-cutanée, la veine jugulaire médiane ou, s'il y en a deux, leurs anastomoses peuvent se présenter sous le bistouri. — Pour éviter plus sûrement les veines ou même les petites artères de cette région, le mieux est d'avoir recours, pour séparer les parties, à la méthode de Langenbeck, qui se sert de deux pinces. L'opérateur saisit la partie de tissu conjonctif qui doit être séparée avec une pince à dents, l'aide saisit à côté avec une seconde pince, on coupe entre les deux. Si l'on n'a pas d'aide, il faut toujours soulever et tendre avec la pince la partie qui doit être coupée.

En fendant l'aponévrose située entre les deux muscles sterno-hyoïdiens et en s'avançant dans la profondeur vers la trachée, il faut surtout prendre garde d'éviter les vaisseaux ; après avoir coupé l'aponévrose, on doit tâcher d'arriver sur la trachée en dilacérant les tissus dans différentes directions avec des crochets mousses, plutôt que de se servir d'un instrument tranchant. Si un vaisseau donne du sang, il vaut mieux le contourner immédiatement avec une fine aiguille, ronde et courte (1) ; c'est là la méthode hémostatique la plus sûre et la moins longue. En général, il ne faut pas inciser la trachée avant que l'hémorrhagie ait complétement cessé, afin que le sang ne soit pas aspiré immédiatement par la trachée et ne donne lieu, par sa coagulation rapide dans l'intérieur des bronches, à l'asphyxie (2). Mais si l'on n'a pas de temps à perdre et que l'ouverture immédiate de la trachée soit commandée par le danger de l'asphyxie, il faut du moins attirer rapidement la trachée en avant et l'ouvrir large-

(1) Ces aiguilles présentent, pour faire la ligature médiate, de grands avantages dans beaucoup d'autres opérations encore. J'espère qu'elles seront bientôt d'un usage général dans la pratique.

(2) Je signalerai cette règle aux médecins comme étant d'une importance toute spéciale. A une époque où j'avais déjà pratiqué bien des fois la trachéotomie, où je ne manquais pas d'aides exercés, j'ai eu le malheur de voir mourir subitement un enfant à la suite de la pénétration du sang dans la trachée (une ligature de la veine jugulaire moyenne s'était détachée par hasard); je me crois donc obligé d'avertir sérieusement les médecins de ce danger et de les prémunir contre la nonchalance avec laquelle cette question est traitée par la plupart des auteurs. J'ai eu communication d'un grand nombre de cas où les enfants sont morts dans ces circonstances sous les yeux de l'opérateur, et je me suis convaincu par des expériences sur les lapins de la réalité du danger qu'entraîne la coagulation rapide du sang, pénétré dans les divisions bronchiques.

ment, et au même instant il faut introduire une canule ou une sonde, pour empêcher le sang de pénétrer.

Si l'on est obligé de chercher la trachée au-dessous de la glande thyréoïde, parce que le lobe moyen est fortement développé et est surmonté d'un prolongement pyramidal (1), l'opération peut devenir très-pénible, surtout chez les enfants qui ont le cou gros et court. Dans ces cas on rencontre le thymus, dont les deux lobes supérieurs sont enveloppés d'une aponévrose. Cette aponévrose doit être tirée en bas ou coupée ; des quatre côtés il faut écarter les tissus par des crochets mousses ; il faut encore éviter le lacis veineux, souvent très-développé, que forment les veines thyréoïdiennes. A ces difficultés il faut encore ajouter l'aspiration de l'air dans le tissu cellulaire sous-sternal, car les mouvements respiratoires donnent lieu à l'entrée et à la sortie de l'air, et il se développe un emphysème des parties cellulaires situées dans ces régions.

On reconnaît la trachée à sa couleur claire, après avoir écarté les parties latérales avec des crochets mousses (2). Le sang est étanché avec de petites éponges, attachées à l'extrémité d'une baguette. Pour tirer la trachée un peu en avant et pour la fixer convenablement, car elle se meut fortement vers en haut et en bas, on se sert le mieux d'une pince à dents longues et pointues ou d'un petit crochet aigu. Si, de cette façon, l'opérateur soulève la trachée d'une main, l'incision peut être faite avec beaucoup de sûreté par l'autre au moyen d'un petit bistouri pointu. La section faite, la pince à dents sert très-bien à maintenir écartée l'ouverture de la trachée, soit pour enlever un corps étranger, soit pour introduire une canule.

(1) Parmi les enfants que j'ai opérés, il y en avait plusieurs dont la glande thyréoïde était fortement développée. On reconnaît cet état déjà à l'extérieur, mais bien plus encore après les premières incisions, car la trachée ne peut pas être sentie. Depuis quelque temps je contourne dans ces cas la glande thyréoïde à droite et à gauche de la ligne médiane avec une aiguille mousse, et je fais la ligature. La glande peut alors être coupée sans hémorrhagie. Il est vrai qu'une conséquence de ce procédé qui ne doit pas être perdue de vue, c'est la gangrène de la partie comprise entre les fils, et le danger d'une hémorrhagie consécutive.

(2) J'ai décrit un crochet à ressort pour les cas où l'on est obligé d'opérer sans aide.

Dans tous les cas difficiles et dans ceux où l'on n'a pas d'aide à sa disposition, je donnerais le conseil de passer par chaque côté de la plaie trachéale une *anse de fil* avant d'introduire la canule. On est alors maître de la trachée, et en voulant changer de canule, on ne se met pas si facilement dans l'embarras de ne pas trouver le vrai chemin et d'enfoncer la canule au devant de la trachée, ce qui est déjà arrivé bien des fois. Les deux anses peuvent facilement être nouées derrière le cou. J'ai pris cette précaution dans à peu près quatre-vingts cas, sans jamais remarquer le moindre inconvénient.

La méthode, employée anciennement, de fixer la trachée avec deux doigts contre la colonne vertébrale, est beaucoup moins sûre que l'usage des pinces à dents. Cette dernière manière d'agir est aussi de beaucoup préférable à l'emploi d'un crochet aigu appliqué à la partie supérieure, ou d'un crochet double à dilatation (d'après Langenbeck). — Les instruments qui servent en même temps de couteau et de dilatateur (Guérin, Thomson, Pitha), à mon avis ne facilitent pas l'opération, au contraire, il me semble qu'ils la rendent plus difficile, au moins chez les enfants, par leur volume et leur facile glissement. Les dilatateurs (de Trousseau et autres) qu'on emploie généralement en France, deviennent superflus lorsqu'on peut écarter les bords de la plaie trachéale avec des anses de fil. En cas de besoin, on pourra toujours se servir de deux sondes recourbées pour dilater l'incision (fig. 30).

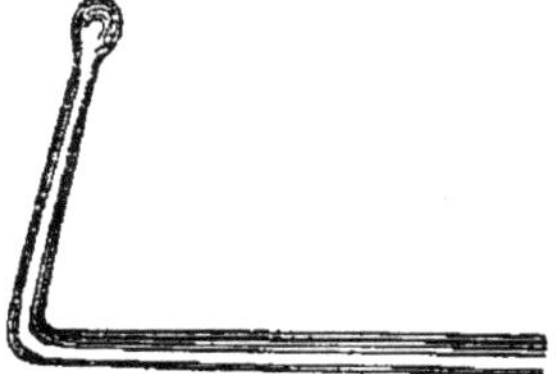

Fig. 30.

Lorsque le sang, entré accidentellement dans la trachée, met la vie en danger, il faut tout de suite introduire profondément une sonde élastique pour assurer l'entrée de l'air et pour favoriser l'expulsion du sang en soufflant dans la sonde. Quelquefois on parviendra à aspirer un caillot sanguin avec la sonde et à le retirer de cette façon (Hüter). Si l'on n'a pas de sonde à sa disposition, il n'y a pas d'autre moyen de sauver la vie du malade, que l'aspiration directe du sang avec la bouche (le chirurgien s'expose, il est vrai, à la contagion). Cette manière d'agir a réussi quelquefois.

Les *pseudo-membranes* sont souvent le mieux détachées par

l'introduction d'une sonde avec laquelle on peut aussi les retirer.
Fréquemment cependant il faut employer à cet effet une pince
à dissection ou une pince recourbée (voy. page 211).

Si l'opéré doit respirer pendant quelque temps par l'ouverture
artificielle de la trachée, il faut introduire une canule qui sera
fixée au cou par des rubans. La canule doit avoir une largeur
et une longueur suffisantes ; la plus commode, c'est la canule
double, dont les deux tubes rentrent l'un dans l'autre, et qui
décrit une courbe. Lorsqu'une pareille canule double est introduite dans la trachée, on peut de temps en temps enlever facilement le tuyau intérieur et le nettoyer s'il a été plus ou moins
bouché par du sang coagulé.

En cas de besoin, on peut se servir pour quelque temps d'un fort
tuyau de plume ou d'un morceau de sonde. Dans un cas pressant où
j'étais obligé d'opérer immédiatement sans avoir d'aide à ma disposition, je me suis servi d'un tuyau de plume coupé obliquement à la
partie antérieure (fig. 31); cette forme en biseau m'a permis d'introduire

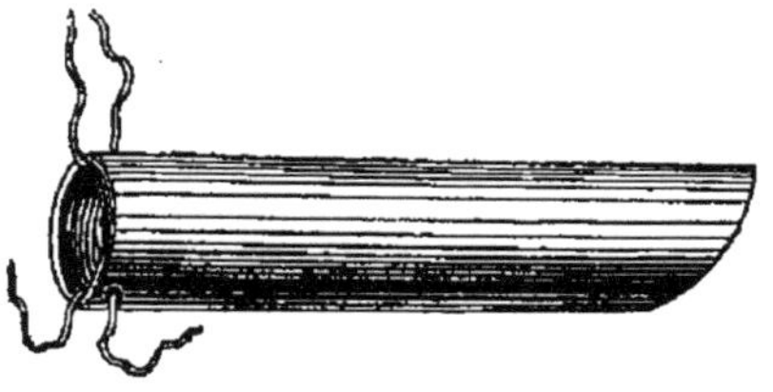

Fig. 31.

facilement le tuyau dans la trachée sans avoir besoin d'écarter la plaie par
des crochets. — On pourrait aussi tenir écartée pendant quelque temps
l'ouverture au moyen d'anses de fil (deux de chaque côté) jusqu'à ce
qu'on ait pu se procurer une canule.

La canule ne doit pas être trop épaisse, sans quoi elle presse sur les
parois de la trachée ; elle ne doit être ni trop ni trop peu courbée, sans
quoi sa lumière ne correspond pas à celle de la trachée ; elle ne doit
pas avoir d'arêtes vives, car elle pourrait donner lieu à l'érosion, à l'hémorrhagie et à l'ulcération de la trachée ; enfin elle ne doit pas être
trop courte, sans quoi elle glisse trop facilement dehors. — La perforation
de la canule sur le dos de la convexité est, à mon avis, préjudiciable
si l'ouverture est placée de telle sorte que des granulations puissent
s'y engager. — Chez les petits enfants (de deux ans), je n'ai pas appliqué
de canule double, parce que le calibre intérieur me paraissait beaucoup
trop faible.

Pour le *traitement consécutif*, j'ai employé avec avantage une canule fermée à la pointe, mais garnie sur les côtés de quatre grandes fenêtres (canule du docteur Lissard) (1) ; ainsi construite, elle ne peut pas produire d'érosion et peut être maniée sans inconvénient par des personnes inexpérimentées.—La canule de Lüer, dont la plaque peut se mouvoir sur le tube au moyen d'une articulation, doit produire, d'après le rapport de quelques chirurgiens français, moins facilement l'ulcération de la trachée ; il me semble que les ulcérations observées dans les hôpitaux de Paris dépendent plutôt de la trop grande dimension des canules ou de leur courbure exagérée, parce que chez mes malades l'ulcération a pu être évitée sans le secours de l'articulation de Lüer.

Le malade doit être soigneusement surveillé après la trachéotomie. La canule pourrait se boucher ou se déranger et l'état asphyxique pourrait revenir. Chez les malades atteints de croup, il arrive souvent que des masses gluantes ou même des croûtes dures, formées par du mucus desséché, s'accumulent au-dessous de la canule ; il sera nécessaire, dans ces cas, d'enlever la canule et de passer au-dessous de ces matières une sonde ou une plume pour les retirer. — Le mucus qui sort par la canule doit toujours être enlevé pour qu'il ne soit pas aspiré de nouveau par l'inspiration suivante. Si l'on a lieu de supposer que la canule commence à se boucher, il faut introduire une petite plume. Si cela peut se faire, on laisse volontiers la canule extérieure en place pendant deux jours, parce que, dans les premiers temps, sa réintroduction pourrait offrir de grandes difficultés, surtout chez les enfants indociles. Mais si l'on a été obligé de la retirer complétement, il faut s'assurer, en voulant la remettre, du bon chemin, soit en attirant la trachée avec les anses de fil (p. 205) ou avec une sonde recourbée (fig. 30), soit en introduisant préalablement une petite sonde élastique ; sans cette précaution, on pourrait faire glisser la canule devant la trachée. Plus tard, après quelques jours, on peut se passer de cette précaution, parce qu'il se fait bientôt autour de la canule un moule formé par les tissus enflammés. — Quand on se sert de la canule pendant assez longtemps, on observe quelquefois, par suite de la rétraction des tissus, une telle tendance au rétrécissement du passage, qu'on ne peut pas sans danger laisser la canule dehors au delà de quelques heures et souvent même au delà de quelques minutes.

Comme l'air qui a traversé la bouche et le nez est plus chaud et plus humide en arrivant dans la trachée et le poumon, que celui qui entre

(1) *Anleitung zur Tracheotomie bei Croup.* Giessen, 1861.

directement dans la trachée, il paraît naturel d'imiter ce phénomène physiologique en laissant séjourner le malade dans une chambre chaude, et en le faisant respirer au travers d'un foulard lié autour du cou. De cette façon le mucus trachéal se desséchera moins et l'on évitera l'inflammation que l'air froid pourrait produire. Cependant l'importance de l'air chaud et humide a été beaucoup exagérée par certains médecins. Dans les cas de croup récemment opérés, la facilité de l'expectoration est la chose principale, et pour cette raison j'ai toujours laissé la canule à découvert pendant cette période, afin que le garde-malade l'ait toujours sous les yeux et qu'il puisse enlever à tout instant le mucus expectoré.

Pendant le traitement consécutif, il faut s'assurer de temps à autre si le larynx est de nouveau perméable, si, par conséquent, on peut laisser la canule de côté. Pour faire cet essai, on ferme l'ouverture extérieure avec le doigt ou on la recouvre d'un emplâtre. Certains malades peuvent déjà se passer de la canule le quatrième jour, d'autres, peut-être à cause d'un gonflement chronique du larynx, doivent la conserver pendant des semaines; ceux qui sont affectés d'une laryngosténose incurable (par formation de tissu cicatriciel), sont obligés de la garder pendant toute leur vie. — On observe, après un long usage de la canule, une rétraction du canal entre la trachée et la peau; à la fin, il se forme, par suite des progrès de ce raccourcissement, une réunion en forme de lèvre entre la peau et la trachée, et à partir de ce moment, la fistule trachéale est permanente.

La guérison de l'incision trachéale se fait d'ordinaire très-rapidement dès que la canule est enlevée ; l'ouverture dans la trachée se ferme le plus souvent après quelques jours déjà ; l'ouverture cutanée se raccourcit en général beaucoup dans son diamètre longitudinal, souvent il persiste à peine une cicatrice de la grosseur d'un pois.

Dans quelques cas on a vu les granulations végéter vers l'extérieur de la trachée et y donner lieu à un rétrécissement dangereux. Il est évident qu'une pareille végétation peut remettre le malade en danger d'asphyxie, et peut exiger une deuxième fois la trachéotomie. Un pareil cas se trouve cité dans la *Gazette hebdomadaire*, 1862.

Quant à l'asphyxie consécutive due à la paralysie des muscles crico-aryténoïdiens latéraux et postérieurs, comparez, p. 196.

Pour la dysphagie et le défaut d'occlusion du larynx, qui persistent à la suite de la trachéotomie faite dans les cas de croup, voyez p. 220.

*Tumeurs et polypes du larynx.* — Il faut distinguer ici différe-
entes formes de tumeurs : des végétations de la muqueuse
même des kystes muqueux), des papillomes, des fibromes, des
égétations cancéreuses. On les appelle polypes, quand ces
issus morbides forment des saillies isolées. Lorsque les excrois-
ances de ce genre sont mobiles, qu'elles sont pédiculées ou
u'elles s'insèrent sur un repli de la muqueuse, elles peuvent
onner lieu à des symptômes très-variables dépendant des changements qu'elles subissent dans leur position. Elles peuvent
donner lieu à l'enrouement, à l'aphonie ; lorsqu'elles sont volumineuses, elles peuvent rétrécir le canal aérien ; lorsqu'elles se placent dans l'ouverture de la glotte, elles peuvent (par exemple, à la
suite d'une forte expiration) fermer subitement le larynx à l'instar
d'une soupape, et donner lieu à la suffocation. On a vu quelquefois des fragments de pareilles végétations épithéliales être expec-
torés. Depuis l'emploi du laryngoscope, le diagnostic de ces
polypes est devenu facile. On reconnaît ainsi l'existence de la tumeur, son volume et sa couleur, son siége, sa mobilité et l'on
peut déduire de ces données des indications beaucoup plus précises
que dans le temps.

Si de pareilles végétations menacent d'emporter le malade par
asphyxie, il faut faire avant tout la trachéotomie ; plus tard on
peut, selon les circonstances, ouvrir également le larynx en fendant le cartilage thyréoïde (ou en faisant une incision transversale entre le cartilage thyréoïde et l'os hyoïde, voy. p. 204), et
ainsi le polype peut être enlevé avec les ciseaux ; Ehrmann (de
Strasbourg) est le premier qui ait fait cette opération avec succès.
L'extirpation d'un pareil polype se fait le plus souvent en deux
temps , car l'opération sur le larynx se fait beaucoup plus
facilement, lorsqu'il existe une canule dans la trachée et le
danger d'une aspiration du sang n'est pas autant à craindre.

Si l'on a le temps d'observer le malade et de se rendre
un compte exact du siége et de la nature de la tumeur, les
circonstances qu'on aura à peser seront à peu près les suivantes :

1° Un polype mobile du larynx, qui s'insérant au bord des
cordes vocales supérieures fait une telle saillie qu'on peut le
voir au fond de la gorge, s'enlève le plus facilement avec des
ciseaux courbes. A l'imitation de Middeldorpf, on peut également
enlever un pareil polype avec l'appareil galvano-caustique sans
avoir à craindre une hémorrhagie. On a encore employé avec

succès la section instantanée par une ligature (d'après Maisonneuve) ou par écrasement (Gibb).

2° Si un polype fait saillie dans l'intérieur de la cavité laryngienne et qu'il n'ait pas un pédicule trop large, il peut être opéré par section du pédicule (d'après Bruns). Le procédé consiste à couper le pédicule avec une lancette garnie d'un long manche en se servant du laryngoscope. L'opération demande, il est vrai, beaucoup d'exercice, tant de la part de l'opérateur que de celle du malade. Il ne faut pas oublier que lorsqu'on essaye de faire l'opération sans y réussir, un pareil polype peut s'enfler rapidement et menacer le malade d'asphyxie.

3° Si l'on ne peut pas atteindre la tumeur par en haut, si son lieu d'insertion est trop profond ou trop large, on ne peut faire l'extirpation que par le dehors à l'aide de la laryngotomie ou de la trachéotomie. Pour extirper une tumeur située au-dessus des cordes vocales, il faudrait faire la laryngotomie entre le cartilage thyréoïde et l'os hyoïde.

4° Lorsqu'il s'agit de tumeurs qu'on ne peut pas extirper, par exemple de cancers, on est souvent obligé de faire la trachéotomie et de placer une canule qui restera en permanence pour empêcher au moins la suffocation.

*Corps étrangers dans les voies aériennes.* — L'entrée du larynx est la partie sensible dont l'attouchement produit la toux convulsive la plus forte ; si le corps étranger a dépassé cet endroit, l'irritation est moins forte et les symptômes dépendent bien plus de l'obstacle mécanique que le corps étranger oppose au passage de l'air en rétrécissant ou en obturant le conduit aérien. Le corps étranger peut se fixer quelque part, surtout s'il est anguleux ou susceptible de se gonfler, ou bien il peut monter et descendre avec les mouvements respiratoires, de telle sorte qu'il va jusqu'aux bronches pendant l'inspiration et revient au larynx pendant l'expiration. Dans ces cas, on sent souvent sous les doigts ces mouvements de va-et-vient du corps étranger. S'il est petit et lisse, il peut de nouveau être rejeté par la toux ; dans le cas contraire, il est à craindre qu'il reste fixé dans le larynx ou qu'il bouche l'une des divisions bronchiques, ou qu'il donne lieu par son irritation continue à des accès fréquents de suffocation et à des inflammations catarrhales persistantes. S'il reste fixé dans une des grosses bronches (ordinairement dans la bronche droite dont la direction est presque perpendiculaire à celle de la trachée), l'un des poumons est empêché de respirer et l'on n'y entend plus de bruit vésiculaire, ou au moins il est faible et limité à une certaine partie. Plus tard, il peut se développer un abcès pulmonaire. Dans quelques cas, on a vu le corps étranger séjourner pendant longtemps dans la trachée sans donner lieu à d'autres accidents qu'un catarrhe chronique. Mais les malades peuvent être considérablement affaiblis par un pareil catarrhe de la trachée, de sorte qu'ils maigrissent beaucoup et ressemblent à un phthisique arrivé à la dernière période (1).

La méthode à employer dans un pareil cas dépend du siége qu'occupe le corps étranger. S'il se trouvait dans le larynx, par exemple, dans les ventricules (ce qui pourrait peut-être se constater avec le laryngoscope), on serait obligé d'essayer de le retirer par la trachée, ou de le repousser vers en haut, ou bien on fendrait le cartilage thyréoïde sur la ligne médiane pour arriver directement sur lui.

Si le corps étranger monte et descend dans la trachée, ce qui arrive le plus souvent, on coupe quelques anneaux de la trachée et l'on écarte suffisamment l'incision au moyen d'anses de fil ou de crochets mousses pour permettre au corps étranger de sortir; il est ordinairement chassé dehors pendant l'expiration. Si le corps étranger s'est fixé plus bas, on cherche à le saisir avec une longue pince étroite, construite spécialement pour ce cas (et que chaque opérateur devrait posséder), ou avec une anse de fil de fer, ou bien encore avec un fil de fer double retourné en forme de crochet mousse. Une règle essentielle dans ces cas, c'est de faire l'incision à la trachée très-grande, de couper quatre ou cinq anneaux. En cas de besoin, on fendrait la glande thyréoïde. Dans certains cas, on n'a pas pu sortir les corps étrangers ou on ne les a eus qu'avec beaucoup de peine par la seule raison que l'incision avait été trop petite pour permettre au corps de sortir ou pour manier facilement les instruments. Pour rendre le corps mobile, on peut mettre au malade la tête en bas pendant peu de temps, en le faisant tenir par des individus vigoureux aux épaules et au bassin. Un coup sur la région dorsale supérieure peut aider

(1) En 1854, à la clinique de Marbourg, j'ai retiré de la trachée un haricot qui y était depuis vingt-deux jours. L'enfant était devenu tout à fait faible et anémique, mais il reprit bientôt des forces. Le haricot était trop vieux pour pouvoir encore germer, sans quoi l'enfant serait certainement mort suffoqué dans les premiers jours, à la suite du gonflement du haricot.

à le dégager. Si cela ne réussit pas, le mieux sera de placer des deux côtés de la plaie une anse de fil, dans l'intention de revenir plus tard aux mêmes essais, ou d'attendre l'élimination spontanée du corps, ce qui n'est pas impossible.

*Pharyngite.* — Les causes qui donnent lieu à des processus inflammatoires variés du pharynx avec gonflement, formation d'abcès, d'ulcères ou de gangrène, processus qui peuvent mettre obstacle, soit à la déglutition, soit à la respiration, sont principalement les suivantes : 1° Les *substances cautérisantes*, par exemple, l'eau chaude, l'acide sulfurique, etc. On a souvent observé (chez les enfants), à la suite de brûlures par l'eau chaude, un gonflement très-aigu avec embarras si grand de la respiration, qu'on ne pouvait empêcher la suffocation que par la trachéotomie. L'acide sulfurique et autres substances semblables, auxquelles ceux qui veulent se suicider ont quelquefois recours, semblent presque toujours passer rapidement le long du pharynx, de sorte que la cautérisation n'y est que superficielle. C'est ainsi que l'acide sulfurique produit de préférence une forte destruction un peu plus bas, dans l'œsophage, et, comme conséquence fréquente, le rétrécissement cicatriciel. Souvent la déglutition est si rapide, que son action la plus forte ne s'observe que dans l'estomac qui devient alors le point de départ de la mort. 2° Certaines *inflammations* dyscrasiques et spécifiques, par exemple, la syphilis, le lupus, le cancer, l'érysipèle, la scarlatine, la variole, le typhus, l'angine diphthéritique et gangréneuse. Tous ces processus peuvent se compliquer de gonflement, de spasme, d'ulcération et de formation de cicatrices, rendre ainsi la déglutition impossible et embarrasser la respiration. Il faut quelquefois avoir recours dans ces cas à la sonde œsophagienne pour nourrir le malade, ou faire la trachéotomie (lorsqu'il y a gonflement de l'entrée du larynx, c'est-à-dire œdème de la glotte, page 96), ou cautériser les endroits malades. La cautérisation avec la pierre infernale et le badigeonnage avec une solution astringente, telle que la solution d'alun, ont été surtout recommandés dans le croup du pharynx, lorsqu'on a à craindre de voir s'avancer la maladie vers le larynx. Chez les enfants indociles, cette opération est rendue beaucoup plus aisée par l'usage du spéculum de la bouche (fig. 32). 3° Les *abcès* intérieurs, appelés *rétro-pharyngiens*, compriment le pharynx. Ils ont leur point de départ dans les vertèbres supérieures, ou dans les petits ganglions lymphatiques situés derrière le pharynx, ou dans le tissu cellulaire de cette ré-

gion (1); quelquefois aussi ils proviennent de la partie la plus
postérieure des amygdales et du palais. Le pharynx participe plus
ou moins à cette inflammation. La tumeur se développe principalement vers l'intérieur de la cavité et comprime le larynx, il y a
de la dysphagie et des accès de suffocation. Ces abcès ont déjà
souvent été méconnus, surtout chez les enfants, et ont entraîné la
mort. Il faut les ouvrir de bonne heure ; quelquefois la simple
pression du doigt suffit, d'autres fois il faut employer le bistouri.
Si l'on a à sa disposition un spéculum de la bouche (fig. 32), le
diagnostic et le traitement de ces abcès n'offriront plus de difficulté, et l'on pourra se passer des instruments à lame cachée
(pharyngotome) inventés pour ces cas.

*Diagnostic des affections du pharynx.* — Pour voir la paroi
postérieure du pharynx, il suffit, en général, d'abaisser un peu
la langue du malade et de lui faire faire une forte inspiration par
la bouche. Chez les enfants désobéissants ou chez des personnes
peu raisonnables, qui se débattent, serrent fortement les dents
et menacent de mordre le médecin, il faut protéger le doigt avec
un dé annulaire ou un anneau protecteur spécial, ou bien il faut
se servir du dilatateur (comparez p. 223). Dans un grand
nombre de cas, je me suis servi avec avantage du *spéculum de la
bouche* (fig. 32), dont le dessin se trouve ci-contre. Lorsque cet

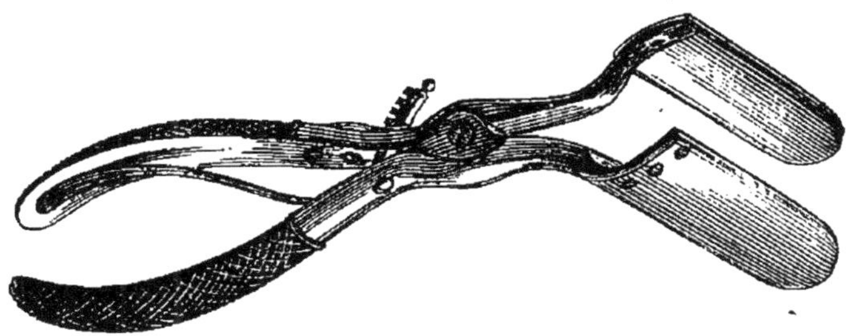

Fig. 32.

instrument est fermé, il peut facilement être introduit derrière
les dents à cause de sa forme conique aplatie, si on l'ouvre une

(1) Le tissu cellulaire de la région pharyngienne inférieure a une
structure très-lâche à raison de la mobilité de cette partie. Il pourrait
s'y développer de grandes collections purulentes s'étendant le long de
l'œsophage. L'abcès passe d'autant plus facilement inaperçu qu'il est
situé plus bas.

fois introduit, il écarte avec beaucoup de sûreté les mâchoires et les dents : tandis qu'une des plaques abaisse la langue, l'autre s'appuie sur le palais. Le chirurgien peut toucher avec les doigts de l'autre main les parties intérieures ou faire une cautérisation, une scarification ou une ouverture d'abcès, etc., sans être beaucoup dérangé par la résistance du malade. Le spéculum peut également trouver son application chez les adultes; il est très-utile chez tous les malades inquiets et peureux.

Une grande partie du pharynx peut être éclairée et examinée avec le *laryngoscope* (p. 199). L'exploration avec le *doigt* peut également nous révéler bien des choses. La partie inférieure du pharynx (la région de l'épiglotte, des cordes vocales supérieures, des cartilages aryténoïdes et cricoïde, des cornes du cartilage thyréoïde) peut être examinée avec l'indicateur, s'il n'est pas trop court, et l'on peut avec un peu d'exercice se rendre compte de l'état normal ou pathologique de ces parties. Chez beaucoup d'individus, surtout chez les femmes et les enfants, on arrive avec un doigt un peu long jusque derrière le cartilage cricoïde, de sorte que l'entrée de l'œsophage est également accessible à un examen direct. — L'état des corps vertébraux supérieurs peut également être examiné par le pharynx à l'aide du doigt. — Si le malade récline la tête, on remarque chez certains individus un rétrécissement remarquable du pharynx par la saillie que forme en avant la colonne vertébrale; ce rétrécissement de l'arrière-bouche peut être si considérable que l'indicateur ne peut plus s'y engager. Par conséquent, chez ces personnes, le pharynx ne peut être examiné convenablement qu'en inclinant la tête en avant. Il ressort de ce fait la règle que chez un malade dont le pharynx est rétréci par une maladie, on ne doit pas récliner la tête en arrière, car on pourrait donner lieu à l'asphyxie.

Il est vrai que cette sorte d'asphyxie a été rarement notée jusqu'à présent, on ne l'a réellement constatée qu'après les résections de la mâchoire et après les incisions profondes au-dessus de l'os hyoïde (Fleming); mais probablement elle s'est présentée bien souvent sans qu'on ait fait attention à cette cause. Je connais plusieurs cas ou une asphyxie subite est venue s'ajouter à un gonflement chronique des amygdales et de la région glottique, au moment où la tête a été inclinée en arrière. Dans un cas que j'ai vu il y a bien longtemps, l'asphyxie se déclara au moment où la tête était fortement reclinée pour commencer l'opération d'un gros polype du pharynx. — L'asphyxie chloroformique me semble devoir être attribuée en grande partie, comme cela a été montré page 165, à l'occlusion de l'ouverture supérieure du larynx sous l'influence de la position réclinée de la tête et de l'application de la base de la langue à la paroi postérieure du pharynx.

*Blessures de l'œsophage.*—Si l'œsophage ou le pharynx ont été blessés par l'extérieur, on le reconnaîtra d'abord par l'écoulement de la salive ou de l'eau que le malade cherche à avaler. Si la trachée ou le larynx ou la région entre le larynx et l'os hyoïde ont été coupés en même temps, on verra facilement jusque dans le pharynx, parce que ces plaies sont toujours béantes. — La déglutition est impossible à la suite d'une blessure du pharynx, soit à cause de la sensibilité et de l'envie de vomir, soit mécaniquement, en ce que dans les blessures du pharynx la contraction des muscles de cet organe ne peut pas pousser les aliments dans l'œsophage et que, dans les blessures de l'œsophage, ce dernier conduit ne peut pas les faire avancer plus loin, mais les pousse à travers la plaie. Dans un pareil cas, il ne reste guère d'autre ressource que de nourrir le malade pendant quelque temps au moyen de lavements, car l'introduction d'une sonde œsophagienne n'est pas toujours facilement supportée, parce que cet instrument donne lieu à de violents accès de toux et à des envies de vomir. — Lorsque la plaie est transversale, il faut incliner la tête fortement en avant pour éviter autant que possible que la plaie reste béante. (Une suture du pharynx même, avec une anse de fil dont les extrémités sont roulées ensemble, pourrait être utile. Comp. p. 192). — Après quelque temps, lorsque la plaie commence à se couvrir de granulations, le malade souvent apprend peu à peu à avaler de nouveau ; il parvient à faire descendre quelque chose en tenant la plaie extérieure fermée. Si la déglutition ne revient pas spontanément, il faudra avoir recours à la sonde œsophagienne (p. 222). Si les granulations continuent de se produire, la plaie peut se fermer et guérir complétement.

Dans quelques cas rares on a vu se former une *fistule pharyngienne* par suite de la réunion en forme de lèvre de la peau avec la muqueuse du pharynx. Dans la plupart des cas qu'on a rangés dans cette catégorie, il est vrai que la fistule n'aboutissait pas dans le pharynx, mais plutôt dans la cavité buccale, sur la partie postérieure ou latérale de la base de la langue. Il en était ainsi dans un cas renommé (d'Albers) que j'ai également vu et où la muqueuse du dos de la langue, immédiatement devant l'épiglotte, communiquait avec la peau devant l'os hyoïde ; cette fistule s'était formée à la suite d'une forte incision transversale. Les lésions de cette espèce doivent être traitées de la même façon que les fistules laryngiennes (p. 192).

Une *lésion interne de l'œsophage*, par exemple celle qui est la conséquence d'un coup de feu dont l'ouverture extérieure est étroite, ou bien une plaie qui a été produite par l'intérieur, pourrait donner lieu à un épanchement dangereux d'aliments dans le tissu cellulaire avec fusées purulentes vers la cavité thoracique. A cause de la difficulté d'un diagnostic précis, et à raison de la situation profonde de la partie malade, il sera difficile au chirurgien d'intervenir ; cependant si l'on pouvait reconnaître exactement l'état du malade, il faudrait faire une incision pour permettre à l'épanchement de se déverser vers l'extérieur.

*Corps étrangers de l'œsophage.* — La raison pourquoi un corps s'arrête dans l'œsophage est ou bien son volume ou la contraction spasmodique des muscles, d'autres fois le corps étranger se fixe dans les tissus avec ses arêtes ou ses angles, ou bien il s'implante comme un crochet. Souvent on réussit à le dégager par la voie naturelle, c'est-à-dire par la déglutition ou le vomissement; s'il n'est pas éloigné, il y a lieu de craindre une perforation. (Si, par exception, le corps produit latéralement un diverticulum et qu'il y séjourne, il peut donner lieu pendant des années à des embarras dans la déglutition et la respiration). Si le corps étranger se trouve derrière l'entrée du larynx, par exemple dans l'enfoncement formé par le cartilage cricoïde et les cornes du cartilage thyréoïde, il peut être cause de suffocation, soit immédiatement, en produisant l'occlusion de la glotte, soit médiatement, par une tumeur inflammatoire. S'il perfore l'œsophage, on a à craindre des fusées purulentes mortelles vers la plèvre, ou bien la lésion d'un gros tronc vasculaire avoisinant.

Il est très-souvent difficile de *diagnostiquer* si un corps étranger est resté ou non dans l'œsophage. Le malade n'a pas un sentiment précis de sa présence. Une affection spasmodique ou la douleur produite par une écorchure peut donner au malade la sensation de l'existence d'un corps étranger. Si le corps ou la tentative d'extraction a donné lieu à de l'inflammation, la question sera encore plus difficile. Des corps pointus (par exemple des aiguilles) et des corps plats à arêtes vives, tels que des pièces de monnaie, etc., peuvent s'arrêter dans l'œsophage sans que la déglutition des liquides soit entravée. Une sonde œsophagienne molle peut également glisser le long de ces corps, sans pouvoir en faire constater la présence. Il faut donc employer dans ces cas un instrument à extrémité dure (fig. 32).

On voit sur la figure 33 un fragment osseux plat, dont les angles pointus avaient perforé l'œsophage à droite et à gauche, et dont la pré-

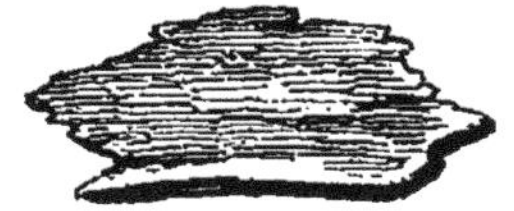

Fig. 33.

sence n'a pas été reconnue pendant la vie, quoique l'endroit où il s'était fixé n'ait été qu'à un travers de doigt au-dessous du cartilage cricoïde.

Si le corps étranger se trouve dans la portion inférieure du pharynx, on tâchera de l'extraire avec les doigts ou avec une pince recourbée (quelquefois il faut faire la trachéotomie, avant même d'essayer autre chose). On ne doit pas oublier qu'un doigt un peu long peut aller jusqu'au cartilage cricoïde, et que, par conséquent, il peut servir ou aider à éloigner un corps situé dans la partie inférieure du pharynx. Quelques-unes des opérations que l'on a publiées sous le nom d'œsophagotomie, n'étaient en réalité que des incisions dans le pharynx, et il est permis de supposer que dans un pareil cas, une simple pince à polype aurait suffi pour enlever le corps étranger. Les pinces ont, il est vrai, l'inconvénient de saisir souvent plus facilement la luette ou l'épiglotte que le corps étranger.

Si le corps étranger est situé au-dessous du pharynx, c'est-à-dire, au-dessous du cartilage cricoïde, il se placera selon toute probabilité de telle sorte qu'il distendra l'œsophage transversalement. D'après cela il faudra introduire les instruments de telle sorte qu'ils correspondent à la position transversale de ces corps. Une *anse de fil de fer* qu'on recourbe en crochet plus ou moins ouvert, selon le besoin, et qui ressemble à l'ophthalmostat ordinaire, peut être essayée en premier lieu. Dans quelques cas le crochet œsophagien plat et mobile peut rendre de bons services ; mais il ne peut être employé, comme l'indique sa forme, que pour extraire des corps plats. Pour les corps pointus, il faudrait donner la préférence à l'instrument de Weiss, qui est constitué par des faisceaux de soies élastiques disposés sous forme de parasol. Les *pinces œsophagiennes* ne peuvent pas être employées dans ces cas, car les plis de la muqueuse s'engagent immédiatement dans la pince. — Dans beaucoup de cas, la méthode la plus simple est de pousser le corps étranger dans l'estomac, en introduisant une longue tige de baleine, à l'extrémité de laquelle est fixée une éponge ou un petit bouton rond. Il est évident qu'on doit être excessivement prudent en faisant cette opération, et qu'on ne doit pas employer cette méthode lorsque le corps est pointu. — Si tout a été essayé en vain et qu'une inflammation violente soit venue compliquer la présence du corps étranger, ou bien si le malade ne s'est présenté que dans cette période, il ne faut pas tarder de faire l'œsophagotomie. Plus on attend, plus on risque de voir se former une perforation et des abcès avec fusée purulente vers la cavité thoracique. Quelques opérations de ce genre ont été malheureuses par la seule raison qu'on les avait faites trop tard.

*OEsophagotomie.* — Pour mettre l'œsophage à nu, il faut passer entre le muscle sterno-thyréoïdien et la carotide ; c'est donc une incision au bord interne du muscle sterno-cléido-mastoïdien qu'il faut faire. À l'aide de crochets mousses on tire la trachée, la glande thyréoïde et le muscle sterno-thyréoïdien en dedans, le muscle sterno-cléido-mastoïdien et le paquet vasculaire en dehors ; le muscle omo-hyoïdien doit être écarté ou coupé. On couperait même sans hésiter le sterno-cléido-mastoïdien, s'il rendait l'opération trop difficile. L'artère thyréoïdienne supérieure est facile à éviter à cause de sa position élevée et superficielle. Il en est de même du nerf laryngé supérieur. Par contre, la thyréoïdienne inférieure, qui passe transversalement derrière la carotide, pourrait rendre l'opération plus difficile et mérite d'attirer tout spécialement l'attention du chirurgien. On préfère de faire l'opération du côté gauche, parce que la partie inférieure de l'œsophage est un peu tournée de ce côté. — S'il existe un corps étranger, on pourra inciser l'œsophage sur lui ; dans le cas contraire, on l'ouvre à vide et l'on agrandit l'ouverture avec le bistouri boutonné, ou bien on peut se faire soulever la paroi avec une sonde et inciser sur cette dernière. L'extraction du corps étranger se fait, soit avec le doigt, soit avec des pinces ; on peut le repousser par en haut, ou le faire sortir par une pression extérieure, etc. La plaie est abandonnée à la guérison par seconde intention.

*Dysphagie, paralysie du pharynx.* — La déglutition est composée de deux actes : d'abord le bol alimentaire est poussé du pharynx dans l'œsophage, ensuite ce dernier le fait descendre vers l'estomac à l'aide de ses contractions péristaltiques. Il doit donc également exister deux espèces de dysphagie, dont l'une siége dans le pharynx et l'autre dans l'œsophage. Le premier acte de la déglutition nécessite l'occlusion du pharynx du côté du nez, du larynx et de la bouche ; en même temps l'entrée de l'œsophage est soulevée et dilatée, l'épiglotte s'abaisse et le pharynx se contracte de haut en bas. A la suite d'un gonflement, d'une rétraction cicatricielle ou d'une dégénérescence carcinomateuse des parois du pharynx, ou bien à la suite d'une affection paralytique (par exemple apoplectique) ou spasmodique des muscles pharyngiens, ce premier acte de la déglutition est entravé.

Dans les temps récents, la *paralysie du pharynx* a été souvent observée consécutivement à la *diphthérite*. On voit les malades de cette espèce être affectés de dysphagie après la disparition complète du croup pharyngien ; souvent même l'occlusion du côté du nez et du larynx est impossible. La déglutition ne se fait pas du tout, ou elle se fait incomplétement, c'est-à-dire les substances qui doivent être avalées passent en partie dans le nez ou dans le larynx. Certains malades souffrent tellement des accès de toux qui les prennent chaque fois qu'ils essayent d'avaler, qu'ils refusent de boire et de manger, et sont ainsi exposés à mourir d'inanition. Dans ces cas, il faudra toujours essayer d'employer la sonde œsophagienne.

Chez plusieurs de mes malades atteints de croup, j'ai observé une paralysie incomplète, de sorte que les liquides arrivaient en partie dans le larynx et furent chassés par la toux, soit à côté de la canule, soit par la canule. La guérison s'établit malgré cela chez un certain nombre de ces enfants ; chez ceux qui succombaient, on ne trouvait pas à l'autopsie de modification des muscles du pharynx, et la muqueuse ne présentait plus de trace de la maladie précédente.

Le défaut d'action du pharynx peut jusqu'à un certain point être remplacé par une sonde œsophagienne par laquelle on introduit des aliments dans le corps. Il n'est pas nécessaire d'engager profondément cette sonde, car l'œsophage pousse immédiatement les aliments plus loin.

La dysphagie qui dépend d'une maladie du pharynx est facile à distinguer de celle qui provient du rétrécissement de l'œsophage, car on reconnaît sans peine que dans le premier cas l'ingestion des aliments dans l'œsophage ne se fait pas, mais que ceux-ci ressortent immédiatement par la toux et la régurgitation. — Les mêmes symptômes doivent se montrer lorsqu'il y a *rétrécissement de l'entrée de l'œsophage*, tel que celui dont Home donne un dessin, et que Chélius dit avoir observé souvent. A l'endroit qui se trouve derrière le cartilage cricoïde, où la muqueuse est déjà plissée à l'état normal, il se formerait, d'après ces auteurs, un pli annulaire de la muqueuse qui se rétrécirait de plus en plus et ne laisserait qu'une très-petite ouverture. La malade de Home mourut après une cautérisation. Chélius recommande des sondes dilatatrices.

Quant au diverticulum situé derrière l'entrée de l'œsophage, voyez page 222.

Les *spasmes de l'œsophage*, purement nerveux, tels que les spasmes tétaniques, hydrophobiques, hystériques, ne se prêtent pas à un traitement chirurgical. — Si une personne est prise pendant le repas d'un spasme œsophagien, elle peut croire à la présence d'un corps étranger dans cet organe.

*Rétrécissement de l'œsophage.* — Si le deuxième acte de la déglutition, la progression du bol, est gêné, il est permis d'admettre un *rétrécissement de l'œsophage.*

Des tumeurs de nature très-diverse, des rétractions cicatricielles (par exemple après l'empoisonnement avec l'acide sulfurique), ou, ce qui est le plus fréquent, une dégénérescence cancéreuse, peuvent rétrécir l'œsophage de telle sorte qu'au début les substances molles et liquides peuvent seules passer, et qu'à la fin rien ne peut plus arriver dans l'estomac. Le cancer se montre soit sous la forme d'un ulcère avec rétraction, soit sous celle d'une induration squirrheuse ou sous celle d'une tumeur exubérante. Dans les trois cas il y a obstacle à la déglutition. — Les aliments s'arrêtent à l'endroit rétréci ; après quelque temps survient une contraction antipéristaltique, et le contenu de l'œsophage est rejeté. La méthode curative la plus naturelle, dans un pareil cas, c'est l'introduction d'une *sonde œsophagienne*

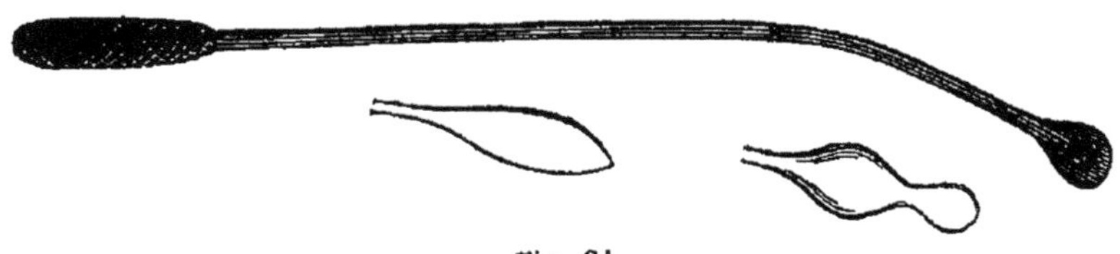

Fig. 34.

dilatatrice pour maintenir l'œsophage ouvert, pour s'opposer à l'augmentation du rétrécissement ou même pour le dilater. Dans ce but on emploie des sondes de baleine (fig. 34), garnies d'un manche, et dont l'extrémité antérieure est renflée en forme d'olive ou de sablier (elle peut être d'ivoire, gutta-percha, etc.); ces sondes sont pressées contre l'endroit rétréci et poussées à travers l'ouverture.

Le passage de la sonde du pharynx dans l'œsophage ne présente pas, en général, de difficulté ; il suffit que la tige soit assez élastique, et que l'extrémité boutonnée ne soit ni trop petite ni trop grosse. Il ne faut pas oublier qu'à l'entrée de l'œsophage il existe un endroit rétréci qui est maintenu fermé par une espèce de sphincter : si l'on introduit un bouton trop gros, il est arrêté par le cartilage cricoïde ; mais si la sonde est trop mince, trop pointue, elle s'engagera dans les poches latérales qui se trouvent à côté du cartilage cricoïde, au lieu de passer à côté d'elles.

Souvent il suffit d'introduire une fois la sonde, pour que la dysphagie soit diminuée notablement ; mais d'autres malades sont obligés de revenir fréquemment à l'usage de la sonde, et de le continuer pendant quelque temps, pour prévenir le retour du mal ; il en est de même pour le rétrécissement cicatriciel de l'urèthre.

Pour nourrir les malades qui ne peuvent pas avaler à cause d'un rétrécissement de l'œsophage, il faut faire passer une sonde à travers l'endroit rétréci. — Lorsqu'il existe un rétrécissement situé très-haut et qui menace d'emporter le malade par manque de nourriture, il reste encore la ressource de l'œsophagotomie, suivie de l'introduction d'une sonde par la plaie. — Si cette opération ne pouvait pas être exécutée, on pourrait essayer de faire, d'après le conseil de Sédillot, la gastrotomie.

*Polypes du pharynx.* — Ce que nous avons dit (page 76) des polypes pharyngiens qui ont leur point de départ à la base du crâne et dans la cavité naso-pharyngienne, s'applique également aux polypes et aux tumeurs polypeuses de la région inférieure du pharynx. Par contre, il existe des symptômes tout spéciaux pour les polypes de l'œsophage, qui naissent en général dans la région cricoïdienne postérieure et se développent vers en bas. Ces polypes sont le plus souvent très-mobiles, plus ou moins pédiculés ; ils peuvent de temps à autre être chassés de l'œsophage dans le pharynx par le vomissement. Évidemment ils ne restent pas longtemps dans cette position, parce qu'ils empêchent la respiration et donnent lieu à un besoin continuel d'avaler.

Un pareil polype peut, lorsqu'il a été repoussé dans le pharynx, être entouré d'une ligature et coupé ; cette opération, faite par Middeldorpf, exige cependant des conditions très-favorables. Si elles ne se rencontraient pas, la seule méthode possible ce serait d'ouvrir l'œsophage par le dehors, et de couper le pédicule du polype. Un essai d'arracher le polype a été suivi (d'après les communications verbales qui m'en ont été faites) de mort instantanée par suffocation. Dans le cas de Dallas, si souvent cité, le polype avait exigé la trachéotomie. (Comparez p. 216.)

*Dilatation de l'œsophage.* — Les dilatations sont quelquefois la suite d'un rétrécissement, et sont dues à ce que les aliments s'accumulent au-dessus de l'endroit rétréci. En général il s'y ajoute une hypertrophie de la tunique musculaire.—Lorsqu'il y a dilatation *par paralysie*, et que l'œsophage est incapable de chasser ce qu'il a reçu du pharynx, ce tube peut se remplir jusqu'en haut et à la fin déborder, ce qui exposerait les malades au danger de suffocation.

Des *diverticulum*, formés par la hernie de la muqueuse à travers les fibres musculaires, peuvent se montrer à différents endroits de l'œsophage ; on les a observés le plus souvent derrière le cartilage cricoïde ; dans certains cas, le diverticulum prend les dimensions d'un grand sac où se rend toute la nourriture, au lieu d'aller dans l'estomac. Le contenu du diverticulum entre alors en fermentation ou en putréfaction, quand il n'est pas régurgité, et à la fin le malade succombe d'inanition. — Si le diverticulum est situé au cou, on peut le vider par une pression extérieure. La mauvaise odeur de ce qui est régurgité, de même que l'évacuation du sac lorsque la position de la tête est momentanément basse, peuvent contribuer à fixer le diagnostic. — Il paraît qu'on n'a jamais essayé de faire une opération pour guérir cet état; cependant, lorsqu'on a positivement reconnu l'existence d'un diverticulum situé derrière la portion laryngienne du pharynx, il faut, sans hésiter, l'ouvrir par l'extérieur, le lier ou l'extirper, surtout lorsqu'il est à craindre que le malade ne vienne à mourir de faim.

*Sondes œsophagiennes.* — Les sondes œsophagiennes ordinaires sont des tubes élastiques épais et longs, qu'on introduit dans le pharynx et qu'on pousse vers l'estomac, lorsque l'endroit rétréci, situé au commencement de l'œsophage, est traversé. Si le malade doit être nourri par la sonde, il faut y ajouter un petit entonnoir pour pouvoir verser le bouillon, etc. Si la contraction du pharynx fait seule défaut, il suffit d'un tube court qui ne va que jusque dans l'œsophage; ce dernier organe se suffit alors pour pousser les substances ingérées plus loin.

En général, il n'est pas difficile d'introduire la sonde œsophagienne, surtout lorsqu'on lui donne la direction convenable par une tige de baleine légèrement recourbée. Le malade inclinera un peu la tête en arrière. Avec l'indicateur d'une main on peut guider l'extrémité de la sonde, tandis que l'autre main la fait avancer doucement. On facilite quelquefois son introduction en abaissant la langue avec le doigt, ou en la faisant sortir, ou en engageant le malade à faire un mouvement de déglutition.

Les sondes œsophagiennes sont employées pour vider le contenu de l'estomac avec une pompe aspirante en *cas d'empoisonnement*, ou pour *nourrir* un malade qui ne peut pas avaler par suite d'un rétrécissement ou d'une paralysie, ou pour empêcher la sortie des aliments en cas de blessures et de perforations, par exemple entre l'œsophage et la trachée.

S'il ne s'agit que de nourrir le malade avec des liquides, on peut introduire la sonde œsophagienne par le nez; dans ce cas il faudra choisir une sonde d'un faible calibre et à parois molles et élastiques.

Si le malade (par exemple un fou ou un individu qui veut se donner la mort) s'oppose à l'introduction de la sonde par la bouche, qu'il la serre avec les dents, etc., l'opérateur peut, pour se garantir les doigts, se servir du *dilatateur des mâchoires* (1) que j'ai récemment inventé. Ou bien on peut aussi introduire dans la bouche, d'après la méthode anglaise, un garrot de bois en forme d'anneau (Gag) et garni de deux branches latérales (fig. 35).

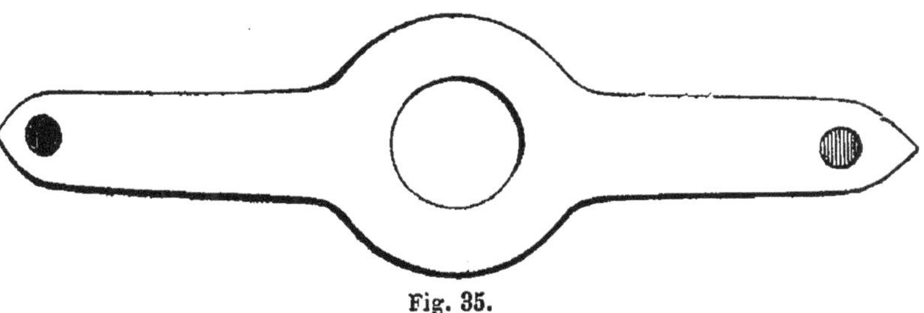

Fig. 35.

On introduit la sonde par l'anneau, et les branches sont placées entre les molaires; on peut fixer cet appareil avec des rubans qu'on lie derrière la tête, ce qui ne ressemble pas mal à une bride de cheval.

La sonde introduite par la bouche donne lieu le plus souvent, par suite de son contact avec l'os hyoïde, la région épiglottique, etc., à une irritation trop forte pour qu'on puisse la laisser en place pendant quelque temps. Si l'on avait l'intention de la laisser à demeure, il faudrait l'introduire par le nez.

(1) Il est représenté dans *Langenbeck's Archiv*, Bd. VII, p. 885.

# CHAPITRE VI

## POITRINE.

### § 1. — Glande mammaire.

Mamelon. — Abcès du sein. — Hypertrophie du sein. — Tumeurs du
sein. — Extirpation du sein.

*Mamelon.* — Le mamelon offre, à cause de sa peau finement
ridée, une prédisposition particulière à la formation de *gerçures.*
Pour cette raison, l'excoriation du mamelon chez les femmes
qui nourrissent est presque toujours compliquée de gerçures,
ce qui rend l'allaitement excessivement douloureux. Comme la
succion irrite et tiraille continuellement la peau malade, il est
souvent difficile de guérir cet état en peu de temps. Il faut fatiguer le moins possible le sein malade, il faut laver le mamelon
avec des solutions légèrement astringentes, ou bien le badigeonner avec de faibles solutions d'acétate de plomb ou de nitrate
d'argent, etc. Les *granulations* fongueuses qu'on voit quelquefois
se former sur le tissu ramolli de mamelons excoriés doivent également être traitées par des lotions à l'eau blanche, par des cautérisations au nitrate d'argent, etc.

Chez les syphilitiques il se développe souvent sur le mamelon
des *condylomes* qu'il ne faudrait pas confondre avec une affection
maligne. La même observation s'applique aux affections *eczéma-
teuses* du mamelon, qui quelquefois par leur opiniâtreté inspirent
à la malade la crainte d'un carcinome.

Chez un certain nombre de nouveau-nés, plus rarement chez
les enfants ou les adolescents on observe la *fluxion de la mamelle.* Elle consiste en un gonflement du tissu glandulaire,
avec congestion plus ou moins inflammatoire ; les conduits glandulaires se remplissent d'un liquide séreux qu'on peut exprimer. Cette maladie guérit en général spontanément sans laisser
de traces.

*Abcès du sein.* — Il faut bien distinguer les abcès qui se développent dans le tissu cellulaire situé au devant de la glande

mammaire, de ceux qui se montrent dans le tissu glandulaire lui-même ou entre ses lobes. Il existe encore d'autres abcès, qu'il ne faut pas confondre avec les précédents, ce sont ceux qui sont situés derrière la glande et qui se font jour au-dessous de son bord. Un abcès chronique enkysté du sein peut souvent ressembler à une tumeur squirrheuse ou à un kyste.

Il est très-naturel que les abcès du sein se montrent principalement chez les nourrices ; l'inflammation est due, dans ces cas, à la congestion sanguine plus considérable. — Souvent l'excoriation du mamelon précède l'inflammation et la suppuration de la glande ; l'inflammation semble s'être propagée du dehors en dedans, et quelques auteurs modernes ont émis l'opinion que dans ces cas l'inflammation des vaisseaux lymphatiques, qui se rendent du mamelon dans la glande, était la cause de la formation des abcès du sein. — Souvent on voit la mastite être précédée de fièvre, et dans ces cas il est permis de considérer l'affection du sein comme la localisation d'une maladie générale. — Dans quelques cas rares la rétention du lait résultant du rétrécissement d'un conduit galactophore, peut produire l'inflammation du lobule glandulaire correspondant ; plus souvent cependant l'inverse a lieu, c'est-à-dire, l'inflammation est la cause de la rétention du lait ; cependant cette rétention peut, de son côté, augmenter sensiblement la tension, l'irritation et l'inflammation.

Si chez une femme qui nourrit les conduits galactophores sont ouverts par la suppuration, les deux liquides se mélangent. Souvent on observe aussi la formation de *fistules laiteuses*, c'est ce qui a lieu lorsque les conduits lactifères sont perforés en même temps que la peau ; on voit alors le lait sortir par ces fistules, soit lentement, soit en jets.

Une question qui se présente très-souvent dans le traitement de la mastite, c'est celle de savoir si l'on doit faire continuer l'allaitement, lorsqu'on craint la formation d'un abcès ou que ce dernier existe déjà. On ne peut pas donner de règle absolue à ce sujet. L'allaitement sera plutôt utile au début de l'inflammation et dans les premiers temps de la lactation ; on videra ainsi les conduits galactophores gorgés de lait et l'on diminuera la tension du sein. Dans ces cas l'évacuation artificielle par les tire-lait, etc., peut offrir quelque avantage. Lorsque l'affection est très-limitée et n'exerce qu'une faible réaction, l'allaitement n'aura le plus souvent que peu d'influence sur la marche de la maladie ; la persistance d'une induration inflammatoire n'empêche pas le fonctionnement du reste de la glande, et la malade peut, par

13.

conséquent, continuer d'allaiter. Lorsque l'inflammation est violente et étendue, elle entraîne forcément la cessation de l'allaitement, car le sein est trop douloureux, l'enfant ne veut pas le prendre et le lait ne coule pas. Chaque fois que le processus inflammatoire est de longue durée, il est utile de cesser d'allaiter, même du côté non affecté, car si la congestion laiteuse cesse, si le sang arrive en moins grande abondance, il y a plus de chance à voir le processus exsudatif se terminer et la résorption se faire plus rapidement.

L'*incision* des abcès du sein est surtout nécessaire, lorsqu'il y a suppuration aiguë avec tension forte et douloureuse, ou lorsque le pus est situé profondément et qu'on a à craindre la formation de trajets purulents sinueux et indurés par suite de la difficulté qu'éprouve le pus à se faire jour au dehors. Lorsque le tissu cellulaire situé derrière le sein s'est transformé en un vaste abcès, il faut l'ouvrir sans retard ; car on a vu des cas où le processus s'était propagé jusqu'à la plèvre, parce qu'on avait négligé d'intervenir à temps.

L'incision d'un abcès du sein doit toujours suivre la direction d'une ligne droite partant du mamelon comme centre, pour que les conduits galactophores ne soient pas coupés en travers.

Les *fistules* provenant d'abcès profonds de la glande mettent souvent beaucoup de temps à guérir, si l'on n'use pas de toutes les précautions pour que le pus puisse s'écouler librement. On voit ces abcès se remplir toujours de nouveau et se compliquer de nouvelles anfractuosités et de nouvelles ouvertures ; c'est ainsi que la maladie peut se traîner pendant des mois, jusqu'à ce qu'enfin la cause du mal, l'évacuation incomplète du pus par suite de la *disposition de l'orifice en forme de soupape*, ait été reconnue et combattue.

Pour hâter la guérison, on doit surtout viser à maintenir le trajet ouvert, soit en le sondant tous les jours, soit en y introduisant des tubes de caoutchouc (des morceaux de sonde), soit en agrandissant l'ouverture avec le bistouri boutonné ou en faisant des contre-ouvertures. Quelquefois il faut fendre un trajet sous-cutané pour arriver à l'endroit où la fistule sort du tissu glandulaire et pour la maintenir ouverte. Le rétrécissement en forme de soupape de cette dernière ouverture est l'obstacle principal à la guérison ; dans ces cas il faut souvent l'agrandir et y introduire une sonde pour procurer au pus un libre écoulement. (J'ai souvent donné aux malades de petits tubes de melchior, ayant la forme de siphon ou celle de sonde, pour les habituer à faire elles-mêmes écouler le pus en écartant journellement cette espèce de soupape.)

Les *petits abcès superficiels* peuvent être abandonnés à eux-mêmes. Mais si une partie de la peau est minée par le pus et est devenue par cela atrophique, s'il y existe de la stase veineuse (ce qui se reconnaît à la teinte bleuâtre), et que cette partie soit devenue impropre à reprendre avec les tissus sous-jacents, il vaut mieux l'enlever avec les ciseaux. — Pour combattre l'induration torpide qui entoure les abcès fistuleux, plusieurs auteurs recommandent la compression ; elle peut être faite avec

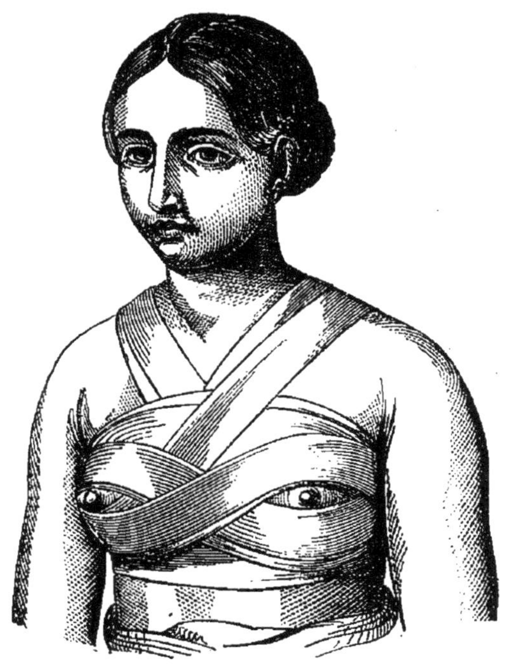

Fig. 36.

une bande de flanelle ou mieux encore avec un bandage amidonné. On voit sur la figure 36 les tours qu'une pareille bande compressive de la mamelle doit décrire (d'après Kiwisch).

Les *fistules laiteuses* guérissent spontanément et souvent sans que la malade cesse d'allaiter. Lorsque la sortie du lait par la fistule, pendant que l'enfant prend le sein, est par trop désagréable, on peut essayer de le retenir avec du collodion. Si la fistule laiteuse ne voulait pas guérir, il faudrait commencer par cesser l'allaitement, et si cela ne suffisait pas, on pourrait cautériser l'ouverture.

Dans quelques cas où le tissu glandulaire à nu végétait à l'extérieur le long de la fistule laiteuse, semblable à une éponge blanche, imprégnée de lait, j'obtins un ratatinement rapide de ces tissus en les touchant avec le nitrate d'argent.

*Hypertrophie du sein.* — Le développement qui se manifeste dans le sein à la puberté et pendant la grossesse, devient quelquefois excessif ; on observe parfois une masse informe, lourdement pendante, du poids de 10 kilogrammes et plus, qui devient gênante par son volume et préjudiciable à la santé générale en se développant outre mesure aux dépens du reste du corps. L'hypertrophie dans ces cas consiste en une hyperplasie du tissu glandulaire accompagnée de l'hypertrophie de la peau et du tissu cellulaire sous-cutané (éléphantiasis) et d'une accumulation considérable de graisse. — On doit chercher à la combattre au début par l'iode, par la régularisation de la menstruation, par un bandage compressif, etc. Quand tous ces moyens ont été employés inutilement, il faut enlever avec le bistouri ces masses hypertrophiques qui prennent un développement de plus en plus considérable. L'opération est simple, et si l'on évite soigneusement une trop grande perte de sang, elle n'est pas très-dangereuse. (Comparez p. 233.)

*Tumeurs du sein.* — Indépendamment de la tumeur hypertrophique et inflammatoire, les formes les plus diverses de tumeurs bénignes et malignes peuvent se développer dans le sein. On observe dans cette glande des lipomes, des fibromes, des colloïdes, des névromes, des papillomes, des kystes et des cystosarcomes de diverses espèces, et les formes les plus variées des cancers (cancer cutané, squirrhe, encéphaloïde, etc.). Il existe des tumeurs particulières au sein, ce sont les kystes des conduits galactophores et le cystosarcome phyllode ou adénoïde, ce dernier consistant en une végétation d'un tissu semblable au tissu glandulaire.

Si une vésicule glandulaire ou un conduit galactophore se dilate, par exemple après l'oblitération du conduit excréteur, on voit se former une cavité, un *kyste.* Si cette formation se fait en grand nombre, que ces vessies s'ouvrent les unes dans les autres et se pénètrent réciproquement, on se trouve en présence d'un *cystoïde* composé. S'il se développe du tissu nouveau de nature glandulaire (adénoïde) dans la paroi de pareilles vessies, ou si le tissu adénoïde végète dans l'intérieur de la cavité formée par la dilatation d'un conduit galactophore, on a affaire à un kyste à contenu solide, à un *cystosarcome*. S'il se forme sur le sein une excroissance de tissu adénoïde, on a une *adénocèle*. Lorsque la sécrétion s'accumule dans un conduit laiteux, transformé en kyste, et qu'elle s'y épaissit, il se forme un sac rempli d'une matière semblable au beurre ou au fromage, et qu'on a appelé *tumeur butyreuse*.

Les différentes dégénérations de tissu qu'on observe dans ces cas ont été décrites sous les noms les plus divers : par exemple, sarcome pancréatique (Abernethy), *tumor mammæ chronicus* (A. Cooper), tumeur adénoïde (Velpeau), *cirrhosis* (Rokitansky), hypertrophie partielle (Lebert), *imperfect hypertrophy* (Birkett). Lorsque l'hypertrophie s'associe à la formation de kystes, on a appelé la maladie *carcinoma hydatides* (Ch. Bell), *serocystic-tumor* (Brodie), *cystosarcoma phyllodes* (Müller).

De pareilles dégénérations peuvent être partielles ou s'étendre à toute la glande ; elles peuvent représenter des masses plus ou moins grandes. — Les modifications sont si nombreuses, qu'il n'y a presque pas un cas qui ressemble à l'autre. Si l'induration ou des adhérences de nature inflammatoire, la douleur (par distension d'un nerf), ou même si la suppuration et l'ulcération (par exemple, après la ponction d'un kyste) viennent s'ajouter à de pareilles dégénérations, il devient excessivement difficile de les distinguer du cancer ; du reste, aussi longtemps qu'on ne connaissait pas ces formations hypertrophiques, les cas de ce genre étaient presque toujours pris pour des cancers.

Le diagnostic de ces produits se fonde particulièrement sur leur développement à un âge peu avancé (par exemple, on les observe déjà vers l'âge de trente ans), en second lieu sur leur croissance relativement lente et leur adhérence tardive avec la peau. L'écoulement d'un liquide aqueux, lorsqu'on comprime la glande, parle plutôt en faveur de la nature bénigne du gonflement. Lorsqu'on sent distinctement un kyste ou beaucoup de lobules séparés, lorsque la tumeur est très-mobile, ou qu'elle reste longtemps stationnaire, ou qu'elle augmente avec la période menstruelle et diminue avec elle, et que tous les autres signes de malignité ou de dépérissement de l'état général font défaut, le diagnostic n'est pas bien difficile à établir. Mais il y a des cas où ces signes ne sont pas nettement dessinés et où l'on ne peut pas arriver à une certitude complète sur la nature du mal par les seuls symptômes extérieurs. Du reste, il y a des cas où, à côté de la formation hypertrophique de tissu adénoïde ou bien à côté de conduits galactophores dilatés, il se dépose des masses cancéreuses, et d'autres cas où des formations de tissus hypertrophiques viennent s'ajouter au cancer.

Les dégénérations hypertrophiques de l'espèce en question doivent être extirpées, lorsque leur croissance est tellement forte, que la tumeur devient gênante. Dans certains cas, on a déjà recours à l'extirpation par la seule raison que le diagnostic est incertain et qu'on craint l'existence d'un cancer dont on veut arrêter le développement.

On diagnostique et l'on traite les tumeurs du sein d'après les mêmes principes que les autres tumeurs. Ainsi, on reconnaît leur nature d'après les indications anamnestiques, la sensibilité au toucher et les douleurs spontanées, la mobilité, la consistance, l'adhérence avec la peau, la rétraction de la peau, l'état des ganglions axillaires, etc. Pour distinguer un abcès chronique d'une tumeur cancéreuse, on peut dans les cas difficiles faire une ponction avec le trocart explorateur.

Il faut mentionner d'une manière spéciale le lipome situé *derrière* le sein, qui, en se développant, pousse devant lui la glande mammaire. L'opération recommandée par Dieffenbach pour l'extirpation de ce lipome consiste à faire au-dessous du sein une incision demi-circulaire et à extraire la tumeur de dessous la glande. Après avoir enlevé le produit morbide, on tâche de faire reprendre le sein sur le muscle pectoral.

Lorsqu'on a reconnu qu'une tumeur du sein est de nature *cancéreuse*, il s'agit de discuter l'opportunité de l'opération. Doit-on opérer immédiatement? Faut-il attendre quelques phénomènes déterminés? Le cas est-il si désespéré, qu'on ne peut plus opérer? — Il est difficile, vu la grande variabilité des cas, de donner des règles fixes à ce sujet. On peut remettre l'opération lorsque le diagnostic est douteux et que le développement et la marche ont été très-lents. On ne l'entreprendra pas si une trop grande extension du mal, la participation d'un grand nombre de ganglions axillaires, un état cachectique très-avancé de la constitution, aggravent le pronostic. Ensuite on préférera de ne pas intervenir si, chez un vieillard, la tumeur cancéreuse a un caractère torpide, si sa marche est lente, indolente, et qu'elle se trouve dans un état atrophique. — Par contre, on sera d'autant plus engagé à entreprendre l'opération, que la constitution de la malade sera meilleure ou que la malade elle-même désirera plus ardemment l'opération, et qu'il s'agira de calmer ses douleurs, de faire cesser une suppuration ichoreuse, d'enlever les végétations du produit hétérogène, ou de tranquilliser ses inquiétudes pour l'avenir. Il ne faut pas perdre de vue que l'extirpation d'une grande tumeur du sein est une opération grave, quelquefois mortelle, surtout lorsque les personnes ont beaucoup d'embonpoint et lorsqu'il faut enlever des ganglions axillaires situés très-profondément. D'un autre côté, il ne faut pas trop facilement déclarer incurables des personnes déjà martyrisées par la douleur et les angoisses, et les abandonner à leur sort. L'opération est un véritable bienfait pour beaucoup de malades qui sont épuisées par la douleur et la suppuration ichoreuse ; peu de jours déjà après l'opération, on leur trouve meilleure mine. Même en cas de récidive d'un cancer du sein, on réussit quelquefois à guérir la malade d'une manière durable par une seconde opération, ou au moins à lui procurer, ne serait-ce que pour quelques mois, une existence plus supportable.

*Extirpation du sein.* — On entreprend rarement une extirpation partielle du sein. Les tumeurs bénignes ne sont en général opérées que lorsqu'elles ont atteint un grand volume ; lorsque les produits morbides sont de nature maligne, il vaut mieux enlever en totalité l'organe qui a été le point de départ de la néoplasie.

Le procédé employé pour extirper le sein est le plus souvent très-simple. La glande est circonscrite par deux incisions circulaires : en règle générale, il vaut mieux les faire obliquement de haut en bas et de dehors en dedans, dans la direction du muscle pectoral, pour qu'en cas de besoin on puisse extraire en même temps les ganglions axillaires. On laisse autant de peau qu'il en faut pour recouvrir la plaie ; si on en laissait trop, cette peau détachée des parties profondes ne pourrait que favoriser les collections de sang ou de pus qui se formeraient dans la plaie. Il n'est pas avantageux de s'arrêter longtemps à disséquer minutieusement toute la glande ; l'opération marche plus rapidement et plus sûrement si l'on enlève d'abord par quelques grands coups de bistouri la masse principale, si on la sépare de l'aponévrose du grand pectoral pour revenir un moment après à la recherche de quelques restes de la tumeur qu'on aurait pu laisser. — Dans les cas où il n'y a pas assez de peau pour recouvrir la plaie et pour avoir une réunion par première intention, l'opération est plus facile à faire, car tout se trouve à découvert. Si la maladie s'est déjà étendue plus profondément, on est quelquefois forcé d'enlever une partie plus ou moins grande du muscle grand pectoral.

En général, quand on doit extirper en même temps des *ganglions indurés de l'aisselle*, on prolonge l'incision jusque dans le creux axillaire. Les ganglions sont tirés en dehors avec une pince à dents, et il suffit le plus souvent d'ouvrir les enveloppes fibro-celluleuses dans lesquelles ils sont logés, pour pouvoir les enlever complétement avec le doigt. Ordinairement ce n'est qu'après avoir extirpé les ganglions superficiels qu'on reconnaît la présence d'autres indurations ganglionnaires situées plus profondément. L'extirpation de ces tumeurs profondes, qui sont souvent intimement unies à la veine axillaire, peut présenter de grandes difficultés, et il vaudrait mieux les laisser que de trop s'exposer à blesser ce vaisseau. On s'aide aussi bien que possible, on fait saillir les tumeurs, soit en les attirant, soit en les soulevant par derrière ; on ouvre leurs enveloppes, on coupe avec toutes les précautions les différentes fibres à petits coups de ciseau ou de bistouri. Si l'on croit avoir à craindre une hémorrhagie en disséquant le pédicule d'une tumeur qu'on a attirée au dehors, on peut préalablement entourer ce pédicule d'une ligature.

Les artères qui donnent du sang après l'extirpation de la glande (branches de la mammaire externe ou interne, peut-être aussi des artères intercostales ou des artères thoraciques de la région axillaire) sont soigneusement liées, pour que l'adhésion de la plaie ne soit pas troublée par des extravasats sanguins. — On fait bien de fermer la plaie, en tant qu'elle s'y prête, par des points de suture. Dans beaucoup de cas, on préfère la suture partielle en laissant la plaie ouverte à une place, par exemple au milieu. Dans la région axillaire, où la plaie a moins de tendance à être béante, la suture est inutile ; pour cette raison, il est convenable de n'y pas réunir la plaie, pour que le sang et le pus puissent trouver un libre écoulement. — Dans les cas où l'on ne peut réunir que partiellement ou pas du tout les bords de la plaie, on fait un pansement simple, au début, avec un petit linge mouillé, plus tard avec un linge cérat é couvert de compresses. — Le mieux est de laisser le bras dans la chemise. Plus tard on peut se servir, d'après un vieil usage, d'un drap carré fixé par quatre rubans (suspensoir du sein).

L'emploi des *caustiques* pour détruire le cancer du sein peut, dans certaines circonstances, être préférable à l'opération sanglante, par exemple dans le cancer cutané, ou en cas de récidive des ulcérations, ou lorsqu'il existe de grandes surfaces carcinomateuses fournissant un pus ichoreux, ou lorsque les malades ont trop peur du bistouri. Pour détruire la peau, on se sert le mieux de la potasse caustique (pâte de Vienne), et pour cautériser les parties profondes, du chlorure de zinc. Comme ce dernier caustique pénètre plus profondément que tous les autres, et qu'en outre il est très-facile à manier (soit sous forme de crayon, de flèche caustique, soit en le mélangeant avec de la farine pour en faire une pâte, soit en imprégnant des tampons de coton avec sa solution concentrée), il justifie la préférence qu'on lui a accordée dans ces derniers temps. Par des applications successives de chlorure de zinc, répétées plusieurs fois par jour, on peut transformer en une eschare sèche des tumeurs vasculaires de l'épaisseur de deux à trois pouces.

### § 2. — Paroi thoracique.

Blessures de la paroi thoracique. — Fracture du sternum. — Fracture des côtes. — Luxation des côtes. — Processus inflammatoires de la paroi thoracique. — Résection des os du thorax. — Déformation du thorax.

*Blessures de la paroi thoracique.* — La paroi thoracique est tellement recouverte de muscles, qu'il n'y a que le sternum et l'endroit situé au-dessous de l'aisselle, là où les insertions du muscle grand dentelé se rencontrent avec celles du muscle grand oblique de l'abdomen, qui fassent exception. Ce sont donc les seuls endroits où un coup d'épée ou de sabre, etc., puisse atteindre directement la paroi thoracique. Par la même raison, le diagnostic d'une lésion, située sur les autres parties, est aussi plus difficile, parce que le muscle interposé rend l'examen moins aisé.

Il n'est pas très-rare qu'on ait à extraire de la paroi thoracique des *balles* ou des morceaux d'habillement qui ont pénétré avec elles, soit que la balle ait traversé toute la poitrine et soit venue s'arrêter dans la paroi opposée, soit qu'elle ait longé obliquement le thorax et ait de cette façon épuisé sa force. Il n'y a pas à indiquer de règles particulières pour ces cas.

Les *artères* qui dans les lésions de la paroi thoracique peuvent être atteintes, sont la *sous-clavière* et l'*axillaire* avec leurs branches (thoracique antérieure, mammaire externe, etc.), ensuite la *mammaire interne* et les *intercostales*. Comme toutes ces artères sont situées très-profondément, leur blessure n'est pas facile à reconnaître et à traiter ; aussi la plupart des lésions de ce genre ont été suivies jusqu'ici d'hémorrhagie mortelle, parce que rarement il s'est trouvé à portée un médecin assez initié dans l'anatomie chirurgicale, pour qu'une intervention efficace ait pu conjurer le danger.

Lorsqu'il existe une hémorrhagie grave dans la région de la *sous-clavière*, au-dessous de la clavicule, il faudrait faire avant tout la compression digitale au-dessus de la clavicule, sur la première côte. Ensuite, on inciserait largement le grand pectoral et l'on irait à la recherche de l'artère blessée. La sous-clavière est située derrière le grand et le petit pectoral, la veine est en dedans, les nerfs sont en dehors et en haut. En avant, la sous-clavière donne naissance à la thoracique antérieure (acromiale). (Comp. p. 188 et chapitre XII, *Région axillaire.*)

Un coup d'épée ou une balle qui atteint la sous-clavière peut blesser en même temps la côte ou la plèvre et le poumon ; ces complications ne doivent pas être perdues de vue lorsqu'il s'agit de poser le diagnostic d'un pareil cas. Les mêmes observations s'appliquent à la blessure de la *mammaire interne*. Elle est située derrière les cartilages des vraies côtes, près du sternum ; on la découvre facilement si, à partir du sternum, on fait une incision dans l'espace intercostal, qu'on coupe le grand pectoral et l'intercostal interne et qu'on cherche vers le sternum, dans le tissu cellulaire sous-pleural, un vaisseau qui traverse verticalement l'espace intercostal. La veine est en dedans ; plus bas il y a deux veines, une de chaque côté de l'artère. A partir de la troisième côte, l'artère mammaire interne n'est plus appliquée directement sur la plèvre, car le muscle triangulaire du sternum et son aponévrose s'interposent. Arrivée près des cartilages des fausses côtes, elle se divise en branches plus petites. Les blessures de la mammaire interne sont en général accompagnées de lésions de la plèvre, du péricarde et du poumon ; cependant si cette artère était blessée par un coup d'épée, il faudrait en faire la ligature, dans le cas où il y aurait écoulement de sang à l'extérieur de la plaie ou des symptômes d'hémothorax ou d'infiltration sanguine dans le médiastin, et où l'on pourrait exclure une lésion dangereuse du poumon et du cœur.

Les *artères intercostales* sont situées entre les deux muscles intercostaux, dans la gouttière qui se trouve au bord inférieur de chaque côte ; si un pareil vaisseau est blessé, et s'il est possible de reconnaître d'où vient l'hémorrhagie, il faut lier l'artère soit médiatement, soit immédiatemeut. Par exemple, lorsqu'un simple coup de couteau a frappé le bord inférieur d'une côte, qu'il y a écoulement de sang artériel et des symptômes croissants d'hémothorax, ou bien lorsqu'un coup de sabre a divisé la côte et qu'on peut parfaitement reconnaître l'artère intercostale au jet saccadé, il faudrait faire la ligature de l'artère. Dans d'autres cas plus compliqués, par exemple lorsqu'il y a une fracture comminutive de la côte et une blessure du poumon, il ne reste quelquefois d'autre ressource que de tamponner la plaie en y introduisant un morceau de linge en forme de doigt de gant dont on bourre l'intérieur avec de la charpie.

Si l'on a à faire une incision dans l'espace intercostal, il faut se rapprocher toujours du bord supérieur de la côte inférieure, pour éviter sûrement de blesser l'artère intercostale.

*Fracture du sternum.* — Le sternum peut être fracturé transversalement, et les fragments peuvent être enfoncés de telle sorte qu'un fragment dépasse l'autre ; il peut aussi se faire que l'espèce d'articulation qui existe entre le corps et l'extrémité supérieure, et qui d'habitude ne n'ossifie qu'à un âge élevé, se luxe. Si l'extrémité supérieure est poussée en dedans, elle reste quelquefois déprimée en même temps que la deuxième côte qui s'insère au sternum au point de réunion de cette extrémité et du corps, et il y aura une déformation permanente. De la même façon, il arrive parfois que dans une fracture oblique, le fragment supérieur est poussé en dedans, de sorte que l'inférieur fait une saillie. On a également observé le contraire, c'est-à-dire que le fragment supérieur faisait une saillie. — Il faudrait tâcher, dans ces cas, de faire la réduction soit par une pression directe, soit par une forte inclinaison du tronc en arrière.

*Fracture des côtes.* — Les fractures des côtes sont dues, soit à une cause directe, par exemple à un coup qui pousse la côte en dedans, soit à une cause indirecte, par exemple à la compression de tout le thorax par une roue de voiture, etc. ; dans ces circonstances la convexité des côtes est tellement augmentée, que la fracture finit par se produire à un point quelconque. Dans le dernier cas, il y a ordinairement plusieurs côtes qui se brisent à la fois ; dans le premier cas, on observe de préférence un fort déplacement d'un des fragments en dedans, ou bien un fragment complétement détaché se porte vers la cavité thoracique.

Ordinairement la fracture est transversale et le déplacement suivant la longueur est peu considérable, de sorte que l'un des fragments fait une légère saillie en dedans et l'autre en dehors. Cependant il n'est pas rare d'observer également des fractures obliques, des fractures engrenées et de simples infractions (fractures incomplètes).

Le déplacement des fragments dépend : d'une part, de la violence de la cause; d'autre part, de la position du malade, suivant qu'il est couché sur le côté droit, sur le côté gauche ou sur le dos ; l'influence qu'exercent les muscles sur le déplacement doit être peu considérable. Dans les fractures des côtes par coup de feu, des esquilles peuvent être lancées dans le poumon et la cavité pleurale. Si une balle ne traverse une côte qu'à la sortie du corps, on peut trouver des esquilles dans les muscles extérieurs.

La fracture des côtes est une lésion peu grave, s'il n'existe pas de complications, s'il n'y a pas de lésions internes, pas de déchirure de la plèvre ou des vaisseaux intercostaux, pas de rupture du poumon ou (quand il s'agit des côtes inférieures) du foie, de la rate, etc. Elle guérit souvent pendant que le malade, qui ne croit avoir qu'une simple contusion, est levé et se promène. Mais dans certains cas, la douleur que produit le déplacement des fragments, lorsque le malade fait de profondes inspirations, qu'il rit, tousse, etc., est très-forte.

Le *diagnostic* se base sur la sensation d'inégalité, la mobilité anormale et la crépitation ; cette dernière se produit surtout lorsque le malade tousse ou souffle ; on peut aussi avoir recours à l'auscultation, et découvrir ainsi un bruit de frottement dans des cas où la palpation ne nous a rien donné. Dans les cas où le déplacement est faible, où la côte fracturée est située sous une couche épaisse de muscle, il est souvent impossible d'établir un diagnostic précis; on ne peut que soupçonner l'existence d'une fracture, lorsque la violence extérieure a été considérable et que les mouvements respiratoires ou la pression extérieure produisent de la douleur.

Nos ressources sont bien faibles pour *réduire* un fragment de côte déplacé ; ni la pression des mains, ni les bandages ou les compresses n'agissent d'une manière efficace sur les extrémités fracturées. Le point le plus important, c'est de donner une position convenable au malade et de calmer ses douleurs; la meilleure position à lui donner, c'est évidemment celle où il souffre le moins : on le placera sur le côté sain et on le maintiendra dans

cette position par des coussins : le côté malade se tient spontanément aussi tranquille et aussi inactif que possible dans l'acte de
la respiration. Quelquefois un appareil qui limite les mouvements
du thorax soulage les douleurs, mais en général il est plus nuisible qu'utile. On peut parfaitement se rendre compte de l'effet
opposé d'un appareil semblable : dans un cas, il rétrécit trop le
champ de la respiration, ou il pousse encore plus avant dans les
parties molles un fragment proéminent; dans un autre cas les
extrémités brisées sont mieux adaptées l'une contre l'autre et
garanties contre le déplacement. De là ce fait d'observation si
fréquent, qu'un malade se trouve bien de l'enveloppement de la
poitrine avec une bande (ou d'un habillement serré, d'un appareil
avec du diachylon, etc.), tandis qu'un autre s'en trouve plus mal.
Dans quelques cas particuliers, on pourrait se servir avec avantage d'appareils à ressorts, semblables à des bandages herniaires,
ou bien de pelotes qui repoussent le fragment saillant. Dans
beaucoup de cas, la fracture de côte est si peu importante, que les
blessés ne viennent pas consulter le médecin, se promènent dès
les premiers jours et vaquent à leurs affaires.

Les *fractures compliquées des côtes*, par exemple les fractures
par armes à feu, présentent en général, outre la plaie cutanée, encore d'autres complications; entre autres, des lésions
du poumon, des déchirures de la plèvre, l'hémothorax, etc. Dans
ces cas, le pronostic et le traitement dépendent essentiellement
de ces dernières complications. On ne devra pas intervenir immédiatement, essayer, par exemple, d'extraire sur-le-champ les
esquilles; par contre, dans la période de suppuration, il faut
autant que possible procurer un libre écoulement au pus, qu'il
provienne de la région intercostale ou de la cavité pleurale.
(Comp. p. 245.)

*Fracture des cartilages costaux.* — Les cartilages costaux se brisent
assez facilement dans le sens transversal. Un pareil cas est tout à fait
semblable à une fracture de côte; la seule différence consiste en ce
que les fragments glissent encore plus facilement l'un sur l'autre à
cause de leur élasticité et de leur mobilité et que la lésion guérit plus
lentement. Ce n'est que chez les sujets jeunes qu'on peut s'attendre à
une soudure véritable; chez les personnes âgées, il ne se fait qu'une réunion fibreuse, ou bien il se forme une virole osseuse autour de la fracture, tandis que les surfaces fracturées elles-mêmes restent dans le
même état. Malgaigne a employé contre la saillie du cartilage brisé
un ressort avec pelote, semblable aux bandages herniaires anglais.

*Luxation des côtes.* — Cette lésion a été observée quelquefois tant à l'extrémité antérieure qu'à l'extrémité postérieure des côtes. Les déplacements de la première espèce pourraient peut-être se réduire par une pression : quant aux autres, qu'on n'observe que sur les dernières côtes, ils ne peuvent même pas être diagnostiqués.

*Résection des os du thorax.* — On a quelquefois enlevé une partie du *sternum* dans les collections purulentes sous-sternales, dans la nécrose, en cas de pénétration d'une balle, dans la carie de l'articulation sterno-claviculaire. Une pareille opération peut se faire avec le trépan, l'ostéotome, la scie de Hey, le sécateur, etc. Dans la *carie* de la face antérieure du sternum, il est quelquefois utile de ruginer la partie atteinte, d'enlever superficiellement la portion malade avec le ciseau, ou bien de la cautériser.

La résection d'une *côte* est surtout indiquée quand la carie de cet os est compliquée par un abcès qui fuse vers l'intérieur, et quand une suppuration profuse ou ichoreuse commande l'ablation de l'os malade pour procurer au pus un libre écoulement. Exceptionnellement, on pourra faire une résection partielle d'une côte, lorsqu'un fragment nécrosé est situé vers l'intérieur et qu'il ne peut pas être extrait d'une autre façon. — Dans les cas d'empyème où la rétraction du thorax est très-forte, la résection d'une partie d'une côte peut servir à procurer au pus un libre écoulement. Lorsqu'il existe un enchondrome ou un sarcome d'une côte, l'opération devient presque impossible, parce qu'on risque de blesser la plèvre.

Pour reséquer une portion de côte, on fait une incision sur cet os, on détache les muscles intercostaux, et l'on évite soigneusement la plèvre, de même que l'artère intercostale située immédiatement derrière le bord inférieur ; on contourne la côte par derrière avec une sonde cannelée et recourbée. La côte est ensuite divisée avec l'ostéotome, la scie à crête de coq, etc.

*Processus inflammatoires de la paroi thoracique.* — La *périostite aiguë* et l'*ostéite* se terminant par nécrose, se rencontrent assez rarement à la paroi thoracique. On observe beaucoup plus fréquemment des *suppurations osseuses* et des *abcès chroniques* (carieux) au sternum et sur les côtes. On rencontre les formes les plus diverses de ces abcès froids qui sont accompagnés de dénudation ou de corrosion (résorption), et quelquefois d'exfoliation de parties osseuses. Ce qu'il y a surtout de remarquable dans ces cas, ce sont les conditions qui président à la migration du pus en tant qu'elles dépendent de la présence d'aponévroses ou de muscles. A la partie supérieure et antérieure du thorax, c'est surtout le muscle grand pectoral; à la partie inférieure du sternum, c'est le muscle droit de l'abdomen, et sur le côté de cet os le muscle grand oblique, derrière lequel le pus est susceptible de fuser. Par contre, sur le côté et en haut, c'est le grand dentelé et l'omoplate; sur le côté et en bas, c'est le grand dorsal qui cachent ces abcès et dirigent leur migration. Certains abcès chroniques de la paroi thoracique ne guérissent difficilement que parce que le pus enfermé derrière ces différents muscles ne peut pas s'écouler librement; la nécessité peut donc se faire sentir de dilater les ouvertures fistuleuses qui se trouvent dans l'aponévrose ou dans le muscle même ou de les maintenir ouvertes artificiellement, et de faire en cas de besoin des contre-ouvertures.

Sur le sternum on observe quelquefois des abcès chroniques dépendant d'une *périostite* et qui ressemblent au tophus syphilitique sans toutefois se rapporter à la même cause. — La *périchondrite des côtes* est quelquefois accompagnée de nécrose du cartilage et d'élimination du cartilage mortifié. — La plupart des processus inflammatoires qu'on observe sur les côtes se rattachent à la tuberculose pulmonaire, ou bien ils représentent une tuberculose locale (une localisation isolée de la dyscrasie tuberculeuse).

Dans tous les abcès de la paroi thoracique il faut ne pas perdre de vue la possibilité d'une perforation du côté de la plèvre. — Les abcès de la paroi interne du thorax ne doivent pas être confondus avec l'empyème. — Même dans le cas où l'abcès a été précédé d'une pleurésie, on ne peut pas en conclure immédiatement qu'on est en présence d'un empyème perforé. C'est un fait bien établi, qu'il existe aussi des abcès *péripleurétiques*, qui peuvent accompagner une pleurésie, mais où le pus ne provient pas de la plèvre, mais du phlegmon péripleurétique. D'un autre côté, il faut se rappeler qu'une plaie du thorax, comme on l'a observée souvent après l'ablation du sein, peut entraîner à sa suite une pleurésie pyohémique, de même qu'une plaie extérieure de l'abdomen, de l'anus, du vagin, peut être suivie de péritonite ou une plaie de la tête de méningite pyohémique. Quand un empyème s'ajoute donc à une lésion du thorax, on ne peut pas dire avec certitude qu'il existe une plaie pénétrante.

*Déformations de la cage thoracique.* — Les causes de la forme anormale du thorax peuvent se trouver dans la colonne vertébrale, dans une maladie locale des côtes (rachitisme) ou dans une affection des organes internes. Lorsque les vertèbres dorsales forment une gibbosité, le thorax se raccourcit, par contre son diamètre antéro-postérieur est agrandi. Dans les déviations latérales des vertèbres, dans les scolioses, le thorax se modifie de telle sorte que les côtes s'aplatissent d'un côté et deviennent plus convexes de l'autre (comp. chap. VII). Le sternum peut dans ces cas prendre une direction oblique. — Chez les enfants rachitiques on voit la région antérieure du thorax déprimée au niveau des cartilages, et le sternum faire une saillie relativement plus forte (*pectus carinatum*). Cette même forme s'observe quelquefois chez les enfants atteints d'une hypertrophie considérable des amygdales ; il faut admettre que la pression de l'air extérieur déprime peu à peu les cartilages costaux de ces enfants, parce que l'air éprouve de la difficulté à pénétrer dans le thorax par la voie naturelle. — Pendant la guérison d'un empyème on voit les côtes se serrer les unes contre les autres et se déformer ; dans ces circonstances la colonne vertébrale peut également se dévier. — Il y a des déformations du thorax, par exemple, des incurvations du sternum, dont on ne parvient pas à découvrir la cause et pour lesquelles il faut admettre une anomalie dans la formation primitive. La saillie qu'on rencontre quelquefois sur une seule côte doit être expliquée par une croissance exagérée. — Il ne peut pas être question d'un traitement orthopédique des déformations de la cage thoracique, car la forme et la mobilité des côtes se soustraient à l'influence d'un appareil. Un corset peut bien rétrécir la partie inférieure du thorax, mais il ne le rend pas symétrique.

## § 3. — Cavité thoracique.

Plaies ouvrant le sac pleural. — Blessure du poumon, pneumothorax. — — Blessure du poumon avec emphysème. — Hémothorax. — Hémo-pneumothorax.—Corps étrangers dans la plèvre. — Pleurite, empyème. — Opération de l'empyème. — Fistule thoracique. — Fistule pulmonaire. — Hernie du poumon. — Abcès intérieurs du thorax. — Hydrothorax. — Blessure du péricarde. — Hydropisie du péricarde. — Blessure du cœur.

*Plaies ouvrant le sac pleural. — Prolapsus pulmonaire.* — Si le sac pleural est largement ouvert de telle sorte que l'air puisse y pénétrer librement, le poumon s'affaisse immédiatement et se porte en arrière, parce qu'en raison de son élasticité et de sa contractilité, il diminue de volume. A la suite de cette contraction du poumon et de la dilatation du thorax qui se fait dans la prochaine inspiration, l'air entre dans la cavité thoracique, il se forme un *pneumothorax*. Pendant la respiration, l'air entre et sort par la plaie de la plèvre, dans le cas où elle est béante. Dans ces circonstances, les différentes couches de tissu conjonctif (la couche sous-séreuse, intermusculaire, sous-cutanée) deviennent plus ou moins *emphysémateuses*, et cette complication se présentera d'autant plus facilement, que l'ouverture extérieure sera plus étroite ou qu'elle sera disposée en forme de soupape, car l'air rencontre ainsi un obstacle à sa sortie.

Si l'on ferme l'ouverture de la peau par une suture ou par un emplâtre, la distension emphysémateuse du tissu conjonctif augmentera peut-être encore pendant quelque temps, sans toutefois pouvoir atteindre un haut degré, car ce n'est que l'excédant de l'air. renfermé dans la cavité thoracique qui peut être chassé. Une partie de l'air reste dans la plèvre, et même celle-ci est peu à peu résorbée. Le poumon se distend alors de nouveau à mesure que l'air disparaît. Il se formera dans ces cas une pleurésie plus ou moins intense; cependant on peut s'attendre à la guérison, lorsque d'autres causes ne viennent pas compliquer la maladie.

D'après ce que nous venons de dire, on peut établir cette simple règle, que les plaies de la cavité pleurale doivent être parfaitement fermées ou couvertes (1); ces plaies, il est vrai, se rencontrent rarement seules ; ordinairement les blessures de la plèvre sont accompagnées de plaies du poumon.

Si l'ouverture de la paroi thoracique et de la plèvre est grande, il peut se former un *prolapsus du poumon*, lorsque le bord du lobe inférieur, soulevé par un épanchement de sang ou poussé en avant par l'air (par exemple, pendant un accès de toux), se place dans la plaie. — Il peut se produire un étranglement et une gangrène de cette partie du poumon ; après quoi le blessé peut revenir à la guérison. — Dans les cas récents, on réduirait et l'on ferait la suture de la plaie; mais s'il existe déjà de l'étranglement, et que la gangrène ait déjà commencé à se montrer, il faut attendre que toutes les parties mortifiées se soient détachées. — La ligature, à ce qu'il paraît, a également été faite avec succès.

Pirogoff fait remarquer, avec raison, que l'*épiploon* sortant entre les côtes a quelquefois été pris pour un prolapsus pulmonaire. L'épiploon peut, même sur le côté gauche, être poussé par une plaie du diaphragme dans la plèvre, et de là dans la plaie extérieure.

*Blessure du poumon. Pneumothorax.* — Quelquefois le poumon seul est le siége d'une lésion traumatique, par exemple, lorsqu'après une forte contusion du thorax, il éclate et se déchire (on a également observé une rupture spontanée à la suite de la toux):

(1) Un morceau de vessie mouillé, ou même un emplâtre agglutinatif mou, etc., peut servir *à couvrir une plaie thoracique*, comme j'en ai fait l'essai. La membrane se place devant la plaie comme une soupape, et permet la sortie de l'air sans que ce dernier puisse entrer.

. d'autres fois la plèvre costale est lésée en même temps, par exemple lorsqu'une côte cassée s'enfonce dans le poumon; d'autres fois encore le poumon est blessé par l'extérieur, à la suite d'un coup d'épée ou d'un coup de feu pénétrant. Parmi les plaies à communication extérieure, il faut distinguer entre celles dont l'ouverture extérieure est petite, où la lésion du poumon a été produite pour ainsi dire d'une manière sous-cutanée et où l'air ne peut pas pénétrer du dehors, et entre les ouvertures grandes, béantes, où la lésion pulmonaire est compliquée par la large communication de la cavité pleurale avec l'extérieur (voyez plus haut). Si le poumon a contracté des adhérences intimes avec la plèvre, cette dernière complication ne peut évidemment pas se produire.

La blessure du poumon donne lieu d'abord au *pneumothorax*, lorsque cet organe est libre d'adhérences ; en même temps on voit se former un épanchement de sang plus ou moins abondant dans la plèvre (*Hémothorax*, p. 244) et un crachement de sang. L'air sort du poumon blessé dans la plèvre, et cette dernière se remplit de plus en plus à chaque mouvement respiratoire. C'est ainsi qu'une assez grande quantité d'air peut se rendre dans la plèvre où il occupe la place du poumon. Mais par suite de l'affaissement du poumon et de sa compression par le pneumothorax à chaque expiration, la blessure se ferme (probablement à la manière d'une soupape). C'est ainsi que le pneumothorax contribue par sa pression à guérir la blessure du poumon. S'il comprime le poumon, il arrête en même temps l'hémorrhagie qui se fait par la plaie, les bords de cette dernière peuvent facilement s'agglutiner et se réunir solidement ; après la résorption du pneumothorax, le poumon, dont l'ouverture s'est cicatrisée dans l'intervalle, se dilate de nouveau.

On *reconnaît* le pneumothorax au son tympanitique de la percussion, à l'absence du bruit respiratoire normal, au timbre métallique de la respiration et de la résonnance vocale. En même temps on observe un crachement de sang plus ou moins abondant, un épanchement sanguin à la partie inférieure du sac pleural, de l'emphysème, et les symptômes qui dépendent de ces différents états. Comme l'épanchement de sang et l'exsudation séreuse concomitante s'observent dans tout pneumothorax traumatique, on devra s'attendre à la matité du son à la base de la plèvre. Cependant il faut que la quantité de liquide soit déjà considérable pour qu'il y ait matité, car les conditions pour la formation du son tympanitique sont par trop favorables, pour que ce son ne puisse encore se produire à la percussion au-dessous du niveau du liquide.

L'indication essentielle en cas de pneumothorax compliqué par une plaie extérieure consiste dans la suture de cette plaie. Si celle-ci est complétement obturée, le poumon correspondant devient inactif sous l'influence de la compression ; la plaie pulmonaire peut alors se guérir rapidement, et l'air, le sang et l'exsudat qui se trouvent dans la plèvre peuvent se résorber par la suite. La nature se suffit généralement pour débarrasser la plèvre de l'air, l'art n'a donc pas de raison d'intervenir. Ce n'est que dans le cas où un haut degré de dyspnée se montrerait, où l'on pourrait admettre une tension très-forte de l'air enfermé et comprimé par l'épanchement de liquide, qu'on pourrait essayer d'évacuer cet air au moyen d'un trocart fin (garni d'une soupape de baudruche, etc., voy. p. 250).

*Plaie du poumon avec emphysème.* — Lorsque la plèvre a été atteinte en même temps, le pneumothorax se complique aisément par un *emphysème* extérieur. Le tissu conjonctif qui se trouve dans la plaie est insufflé pendant les expirations, et l'air se répand plus ou moins loin dans ce tissu. Toutefois, lorsque l'emphysème du tissu conjonctif est produit de cette manière, il ne faut pas s'attendre à le voir atteindre un haut degré, car la compression du poumon par le pneumothorax arrête bientôt la sortie de l'air par la plaie de cet organe.

Ce n'est que dans le cas où une bronche assez importante aurait été lésée et ne se serait pas fermée pendant l'affaissement du poumon, que le pneumothorax pourrait devenir dangereux par suite de l'accroissement de l'emphysème. Pour ces cas, j'avais proposé, dans la première édition de cet ouvrage, d'introduire une canule garnie d'une soupape dans la plaie, qui permît à l'air de sortir librement, tout en empêchant son entrée. Mais il ne faut pas oublier qu'un diagnostic aussi exact que celui qu'on suppose dans ces cas n'est presque pas possible. En effet, si l'on ne voit le malade que quelque temps après la blessure, l'emphysème s'opposera à ce qu'on établisse par l'auscultation et la percussion un diagnostic exact.

Il en sera tout autrement s'il existe des *adhérences entre le poumon et la plèvre costale.* Dans ce cas, le poumon ne peut pas s'affaisser, sa plaie ne se fermera pas aussi facilement ni aussi vite, par conséquent l'emphysème augmentera avec chaque expiration et pourra atteindre une grande extension. Dans ces cas, l'emphysème devient dangereux, tout le corps est distendu et prend un aspect très-difforme ; le malade peut mourir suffoqué lorsque le tissu conjonctif du médiastin est insufflé et comprime les poumons. Dans cette espèce dangereuse de l'emphysème, il n'y a qu'un seul moyen de porter secours au malade : c'est de faire à l'endroit de la blessure une incision profonde jusqu'à la plèvre, et de donner ainsi à l'air une libre issue. Si ce moyen n'est pas applicable, on pourra faire des incisions dans le tissu conjonctif distendu, et donner quelque soulagement au malade en faisant sortir l'air par des pressions et des frictions convenables.

Le cas d'emphysème le plus grave est celui où une bronche ou la trachée s'est ouverte dans le *médiastin* (peut-être sans lésion simultanée de la plèvre). Dans ce cas, il se développerait presque nécessairement un emphysème mortel, car aucun obstacle ne peut s'opposer à la distension du tissu conjonctif par l'air sortant de la trachée béante. (Comparez page 191.)

D'après ce que nous venons de dire, l'emphysème, dans les plaies de poitrine, peut se faire de quatre manières différentes : par suite de l'ouverture de la plèvre, par suite de la blessure du poumon avec pneumothorax, par suite de la blessure du poumon fixé à la plèvre costale, par suite de la blessure des canaux aériens dans le médiastin. (Un léger emphysème peut venir s'ajouter à une simple blessure des muscles du thorax, à la suite des mouvements d'inspiration, etc.)

*Hémothorax.* — La plupart des blessures de la plèvre et du poumon sont compliquées par un épanchement sanguin considérable dans la plèvre. On a donc ordinairement à côté des symptômes du pneumothorax et de l'emphysème ceux de l'hémothorax. Il n'est pas rare d'observer l'hémothorax sans blessure du poumon, lorsqu'une forte contusion du thorax ou une fracture de côte est accompagnée d'un épanchement sanguin considérable dans la cavité pleurale. Dans quelques cas d'hémothorax on observe des infiltrations sanguines du tissu conjonctif de la paroi thoracique ; il est possible que la pression exercée sur le sang épanché, pendant l'expiration, contribue à le chasser dans le tissu conjonctif et produise ainsi ces infiltrations sanguines.

On reconnaît l'hémothorax au son mat qu'on perçoit immédiatement après la lésion dans les régions inférieures de la cavité thoracique. On voit s'y ajouter encore les autres symptômes d'un épanchement récent dans la cavité thoracique, tels que le son tympanitique en haut, le déplacement de la matité selon la

position du malade, l'absence du bruit respiratoire, le souffle
bronchique, la bronchophonie, etc.

Le pronostic est en général favorable. Dans les premiers jours
il s'ajoute, il est vrai, à l'épanchement de sang, une sécrétion
séreuse provenant de la plèvre. Mais par cette sérosité, le sang
est dilué et rendu plus apte à la résorption. On voit souvent la
matité, qui avait augmenté pendant les premiers jours, diminuer bientôt, et même des épanchements très-considérables peuvent disparaître en très-peu de temps.

Si une forte inflammation se joint à l'hémothorax, l'état devient
grave. On doit craindre la formation de pus dans la plèvre et la
décomposition du sang mêlé de pus. Dès que ce danger s'est présenté, il est convenable de procurer un écoulement à l'épanchement. S'il existe, d'une manière certaine, une décomposition putride, s'il y a lieu de s'attendre à la présence dans la plèvre de
grands caillots sanguins, de corps étrangers, de balles, de lambeaux d'habillements entraînés, de fragments osseux, il faudrait faire une large incision.

Dans le temps on a discuté longtemps pour savoir s'il ne fallait pas
donner immédiatement issue à un fort hémothorax, pour que le poumon,
comprimé par le sang, fût délivré de la compression et que la respiration gênée du malade fût plus libre. Mais il est évident que la perte de
sang deviendrait par elle-même très-dangereuse, si l'hémothorax était
assez considérable pour donner lieu immédiatement à un embarras très-
grand de la respiration. Ce n'est donc pas là un motif pour opérer dans
l'hémothorax. — Plus l'hémothorax est considérable, plus il faut s'attendre à la coagulation du sang dans la plèvre. Dans ces cas, on opérerait en vain, car le plus faible degré de coagulation (sang gélatineux,
d'après Trousseau) suffit déjà pour ne pas permettre l'écoulement. —
Si, par contre, une exsudation séreuse abondante s'ajoutait pendant les
jours suivants à l'hémothorax, on serait autorisé à vider une partie du
liquide séro-sanguin avec le trocart à soupape.

Je ne puis pas approuver ce que certains auteurs ont dit de la nécessité de la *saignée* en cas d'hémothorax. Je n'ai jamais prescrit de saignée, et je n'ai observé que des guérisons, qui se faisaient même avec
une rapidité surprenante.

*Hémo-pneumothorax.* — Presque toute lésion du poumon entraîne aussi bien un épanchement de sang qu'un épanchement
d'air dans la plèvre ; on peut donc considérer l'hémo-pneumothorax comme la conséquence normale d'une plaie pulmonaire.
Dans ces cas, la partie inférieure du poumon est comprimée par

l'épanchement sanguin et la partie supérieure par l'air sorti du poumon, ou bien, quand le malade est couché sur le dos, le liquide se trouve en arrière et l'air en avant. On rencontrera en même temps les signes d'un épanchement liquide et ceux du pneumothorax. Une exsudation séreuse vient bientôt s'ajouter à l'épanchement sanguin; de cette manière, la compression du poumon peut être augmentée, si l'air n'est pas résorbé dans la même mesure. S'il se développe une inflammation assez forte, si la résorption de l'épanchement d'air met trop de temps à se faire, il faut craindre la décomposition de l'exsudat et de l'extravasat sous l'influence de l'air; dans ces cas, le pronostic est évidemment plus grave. Il n'est pas rare, du reste, de voir l'hémo-pneumothorax se résorber et guérir sans intervention du chirurgien.

J'ai remarqué à plusieurs reprises des malades atteints d'hémothorax et d'hémo-pneumothorax qui éprouvaient des accès de dyspnée de courte durée, disparaissant bientôt spontanément.

Lorsque la dyspnée est forte, on peut hardiment évacuer l'air avec un fin trocart à soupape, comme le prouvent les succès de Schuh. — Lorsqu'il existe des symptômes de décomposition, on sera forcé de faire une large ouverture à la paroi thoracique. (Il me semble que dans les *plaies de la poitrine par armes à feu* on est trop resté jusqu'ici dans l'expectation. Il est vrai de dire que la plupart des cas curables guérissent spontanément. Si après un coup de feu dans la poitrine il s'est développé un hémothorax, et qu'on observe vers le troisième ou le quatrième jour des symptômes de décomposition de cet épanchement sanguin, il est probable qu'on ne sauvera la vie du malade qu'en ouvrant le thorax et en débarrassant la plèvre du pus ichoreux.)

*Corps étrangers dans la plèvre.* — Dans les plaies par armes à feu, les balles ou les plombs, les bourres de papier, des esquilles osseuses détachées des côtes, ou des morceaux d'habillements entraînés par la balle, peuvent parvenir dans l'intérieur du thorax. Dans les cas heureux, ces corps, surtout les balles, s'enkystent sur le plancher de la plèvre. Quelquefois ils entretiennent la suppuration. Il ne faut pas perdre de vue que les longues suppurations peuvent être dues à une pareille cause.

Dans un cas de fistule pectorale, qui fournissait un liquide excessivement fétide, j'eus l'idée que peut-être un morceau d'éponge préparée, introduit par un autre médecin, avait glissé en dedans. Par des injections d'air, je parvins à faire sortir le corps étranger de la fistule préalablement dilatée et à guérir le malade. — Une balle libre dans la plèvre pourrait peut-être sortir par la plaie extérieure en donnant au corps une position convenable. Il faudrait avoir recours à ce même moyen pour d'autres corps étrangers, afin de pouvoir les extraire plus facilement, après avoir fait en cas de besoin une incision. Rien ne s'oppose à ce qu'on introduise le doigt par l'ouverture communiquant avec la plèvre en suppuration. — Il ne faut pas mettre de charpie sur une plaie ouverte du thorax, car elle pourrait être aspirée pendant une inspiration énergique et se perdre dans la cavité pleurale.

*Pleurite. Empyème.* — On reconnaît l'exsudat pleurétique par l'étendue de la matité, par le son tympanitique au-dessus de l'épanchement, par la respiration bronchique, la bronchophonie, l'absence du bruit vésiculaire, la cessation des vibrations, la distension des espaces intercostaux, l'agrandissement du thorax, le refoulement du cœur, du diaphragme, etc. — Lorsque l'exsudat est encore récent et que le poumon n'adhère pas à la plèvre costale, les symptômes se modifient avec le changement de position du malade, parce que le poumon, tant qu'il renferme de l'air, nage sur la surface du liquide. Ce phénomène est surtout très-manifeste dans les exsudations produites d'une manière aiguë et accompagnant les épanchements sanguins traumatiques. — Il est évident que si, antérieurement, le poumon était fixé aux côtes par des adhérences partielles, presque tous les symptômes seront modifiés, et l'on remarquera dans ces circonstances les enkystements les plus variés, tantôt en arrière, tantôt en bas, ou en avant ou entre les lobes, enkystements qui peuvent rendre le diagnostic très-difficile.

Si le travail d'exsudation est terminé et que la résorption commence, le poumon peut de nouveau se distendre petit à petit, et la respiration revenir du côté malade. Mais plus ce travail a duré, moins le rétablissement sera complet ; si le poumon ne peut plus reprendre sa forme normale à cause des adhérences et des pseudo-membranes qui le recouvrent, le vide laissé par le liquide résorbé doit être rempli par l'affaissement du thorax et le déplacement des organes voisins. On verra, dans ces cas, les côtes se tasser, la colonne vertébrale se courber, le cœur et le poumon sain se déplacer vers le côté malade, le diaphragme et les intestins être refoulés en haut. Si l'âge du malade, la rigidité des parois thoraciques, peut-être l'induration couenneuse de la plèvre offrent trop de résistance au déplacement des parties, la guérison n'est pas possible ; de pareils individus ne peuvent qu'être soulagés. — Il n'est pas rare de voir l'exsudat se vider dans les bronches et être expectoré. D'autres fois il se forme un abcès qui s'ouvre à l'extérieur, et l'on voit aussi parfois la guérison spontanée se faire de cette façon.

Dans les cas où aucune dyscrasie (par exemple le cancer ou la tuberculose), ou aucune dégénérescence des reins, aucune affection du cœur n'entrave la guérison, ou aucune décomposition de l'épanchement ne complique l'état du malade, on peut, en général, espérer la résorption de l'exsudat. La plupart des épanchements pleurétiques guérissent donc spontanément et sans intervention de l'art, si toutefois ils sont guérissables. On peut du moins attendre pour voir si la résorption ne se fait pas. L'opération n'est indiquée d'une manière pressante que lorsque la quantité de l'épanchement met la vie en danger par la forte dyspnée, ou qu'un exsudat disposé à la décomposition (exsudat purulent) dont on craint l'augmentation et l'effet fâcheux sur tout l'organisme, doit être evacué. Ce sont tout particulièrement, comme Trousseau l'a montré, les exsudats purulents aigus, qui demandent l'opération. Il en est de même des exsudats qui donnent lieu à des symptômes très-pénibles, de ceux où il faut surtout s'attendre à la décomposition et où le poumon n'est pas empêché par d'anciennes fausses membranes de se dilater de nouveau. L'opération est presque le seul moyen, dans ces cas, de sauver la vie au malade ; elle le délivre de l'asphyxie commençante, elle le protége contre l'action trop énergique de l'exsudat décomposé sur l'organisme, elle a souvent pour conséquence la guérison complète du malade ; on ne devrait donc jamais négliger de la faire, comme c'est trop souvent le cas. Encore ne faudrait-il pas remettre l'opération jusqu'au moment où le malade est devenu maigre et faible au plus haut degré, où la nature amène elle-même la rupture vers l'extérieur ; dans ce dernier cas, il suffit, il est vrai, de perforer la peau.

Les exsudats chroniques dès le début ou devenus chroniques se prêtent bien moins à une opération ; ils guérissent plus difficilement par la raison qu'ils sont le plus souvent de nature tuberculeuse ou produits par des tubercules.

Au premier abord on est tenté d'admettre que l'évacuation d'un exsudat inflammatoire de la cavité pleurale ne peut être qu'une opération bienfaisante, parce que le poumon, délivré de la compression, peut de nouveau se distendre. D'après cela on devrait se croire obligé de vider immédiatement tout épanchement un peu considérable ; cependant l'expérience nous apprend qu'il n'en est pas ainsi : il y a d'autres causes qui s'opposent à la guérison immédiate par l'opération, de sorte que cette dernière n'est à conseiller que dans un nombre de cas relativement assez faible.

Le poumon, en général, ne peut se déplisser que lentement, ou même il ne se distend qu'à un faible degré, par suite des pseudo-membranes qui l'enveloppent et des adhérences qui le fixent ; il ne peut donc pas remplir complétement l'espace créé d'abord par l'évacuation du liquide et ensuite par chaque inspiration. Si le poumon ne peut se dilater qu'en faible partie, le reste de l'espace doit être comblé par le rapprochement des côtes, la déviation de la colonne vertébrale, la saillie du diaphragme, etc.; mais ce sont là des changements qui, pour se faire, ont besoin d'un temps assez long. Il suit de là que la marche naturelle vers la guérison pourrait être troublée par une évacuation rapide de tout l'épanchement. Si le poumon ne peut s'étendre que lentement, il est désirable que l'évacuation du liquide se fasse également d'une manière lente, comme c'est par exemple le cas lorsque l'exsudat est résorbé d'une manière successive.

L'évacuation de l'exsudat peut également donner lieu à une certaine irritation de la plèvre ; sous cette influence, il est possible qu'un exsudat chronique, floconneux, aqueux, commence à se décomposer (même sans qu'il entre de l'air dans la plèvre) et prenne un caractère malin. — Souvent, avec l'exsudat pleurétique, coïncide une tuberculose pulmonaire, ou la plèvre elle-même présente des tubercules. Dans ces cas, le travail curatif est empêché autant par l'affection pulmonaire en elle-même que par l'état dyscrasique de la constitution.

Il ressort de tout cela qu'il ne faut pas fonder trop d'espoir sur l'évacuation de l'épanchement, surtout quand les exsudats sont chroniques et aqueux. Dans ces cas, on pourra essayer l'opération bien plutôt pour aider la maladie à marcher vers la guérison, en retirant avec précaution une partie du liquide et en abandonnant le reste à la résorption. Dans les épanchements purulents, on ne pourra pas espérer davantage une guérison immédiate après une première ponction ; il faudra plutôt tâcher d'arriver à une fistule thoracique, pour obtenir par ce moyen une diminution successive de la cavité purulente.

*Opération de l'empyème.* — Le but qu'on poursuit dans l'opération de l'empyème peut être : 1° l'évacuation complète ou incomplète de l'exsudat ; 2° l'établissement d'une fistule thoracique étroite pour permettre au surplus de l'exsudat de s'écouler ; 3° l'établissement d'une ouverture plus grande pour donner au pus un écoulement libre, pour enlever des corps étrangers, des caillots sanguins, pour laver la cavité purulente, etc.

Si l'on ne veut que retirer l'exsudat ou en diminuer la quantité pour combattre la dyspnée, on fera simplement la *paracen-*

*tèse* avec un trocart fin. Si les parois sont épaisses, on peut faire précéder la ponction d'une incision de la peau et même, en cas de besoin, des tissus plus profonds. On sentira d'autant plus facilement l'espace intercostal. On choisit le plus souvent le sixième espace intercostal au-dessous du creux axillaire. Pour se garantir contre la pénétration de l'air, il faut adapter une *soupape* au trocart ; on noue un petit morceau d'un intestin mince à l'extrémité du tube, pour qu'il protége, à l'instar d'une soupape, contre la pénétration du dehors. Le morceau d'intestin doit évidemment être fixé avant l'opération ; dès que le trocart est enfoncé, on l'abaisse. Les appareils plus compliqués, inventés dans ce but, me paraissent inutiles.— La paracentèse est répétée selon le besoin.

Pour appliquer une *fistule thoracique*, par laquelle on veut obtenir un écoulement continu, il faut laisser le trocart en place pendant quelque temps, afin que l'ouverture reste béante quand on le retire. Le tube doit être garni d'un morceau d'intestin, pour que l'air ne puisse y pénétrer ; le pus accumulé peut de temps en temps être retiré de l'intestin ou du vase avec lequel on a mis ce dernier en communication. Si l'on ne veut pas laisser le tube en place, il faut renouveler la ponction. Ce dernier procédé est souvent préféré, car il est difficile de fixer le tube et de le maintenir en place, surtout si les malades sont remuants. Après plusieurs ponctions faites au même endroit, surtout si l'on a commencé l'opération par une incision de la peau (ce qui est toujours à conseiller dans ces cas), le canal reste ouvert, au moins suffisamment pour qu'on puisse y introduire une sonde fine. Si, plus tard, l'ouverture se rétrécit trop ou menace de se fermer, on met de nouveau en place un tube ou des cordes à boyau, etc., ou bien on introduit de temps en temps (par exemple, une fois par jour), une sonde élastique. (Comparez page 251.)

Comme pendant la guérison de l'empyème les côtes se rapprochent, une fistule thoracique appliquée sur la région latérale menace toujours de se fermer avant l'époque désirable. Pour cette raison, on donnera la préférence à la *partie antérieure* du cinquième ou du sixième espace intercostal, vers le bord du grand pectoral. A cet endroit le rapprochement des côtes n'est pas possible à cause de la courbure de la cinquième côte.

Dans certaines suppurations ichoreuses de la cavité pleurale, quand il s'agit d'évacuer des caillots sanguins ou des corps étrangers, la paracentèse avec le trocart ne suffit pas ; il faut ouvrir largement la plèvre par le bistouri. Dans ce cas, on fera une *incision* dans l'espace intercostal, de préférence sur le côté, à une largeur de main au-dessous de l'aisselle, ce qui correspond à peu près au sixième ou septième espace intercostal. Cet endroit est le plus convenable, parce qu'on n'y rencontre pas d'épaisses couches musculaires, que le pus s'écoule facilement, surtout dans le décubitus latéral, qu'aucun organe important, tel que vaisseau, diaphragme, etc., ne se trouve exposé à être blessé. — Un *exsudat enkysté*, qui peut se trouver à un endroit quelconque, doit naturellement être attaqué par la paroi qui lui correspond. S'il se trouve en avant, il faut faire une incision par le grand pectoral ; s'il se trouve en arrière, c'est le grand dorsal qui doit être divisé. — Par une *distension* forcée, par exemple, au moyen de la pince à pansement ouverte, l'ouverture entre les côtes peut encore être agrandie. Il peut également être convenable d'introduire le doigt pour reconnaître l'état des parties, la présence d'un corps étranger, etc.

*Fistule de l'empyème* (fistule thoracique). — Il arrive assez souvent qu'un empyème fistuleux, à la suite de l'ouverture artificielle ou spontanée, ne veut pas guérir. La suppuration se continue pendant des années, elle diminue de temps en temps pour redevenir plus forte ; l'écoulement peut même cesser complétement pendant quelque temps pour redevenir d'autant plus abondant. Les malades de cette espèce ont jusqu'ici été considérés, pour la plupart, comme incurables, car on croyait que la rigidité de la paroi thoracique, qu'une affection pulmonaire non susceptible de guérison, qu'une sécrétion de la plèvre impossible à arrêter, ou qu'une cachexie quelconque s'opposait à la guérison. Je crois avoir prouvé que l'obstacle à la guérison ne consiste pas d'ordinaire dans ces causes, mais dans la formation d'une *espèce de soupape* qui arrête ou diminue l'écoulement (voy. *Archiv für Heilkunde*, 1856 et 1865).

J'ai montré qu'un certain nombre de ces empyèmes fistuleux qui avaient persisté même plusieurs années, peuvent être guéris en quelques semaines, à condition qu'on procure au pus un libre écoulement. Il faut vider l'empyème par l'introduction journalière d'une sonde élastique ou par la dilatation de la fistule empyémique au moyen du laminaria ou du bistouri. A la suite de ce traitement, on voit le pus diminuer et devenir plus aqueux ; bientôt il ne sort plus par la sonde qu'une faible quantité de sérolité ; si l'on est sûr que la formation de pus a définitivement cessé, on laisse la fistule se fermer.

L'air qui pénètre pendant ce procédé (car les mouvements inspirateurs attirent toujours un peu de ce fluide) ne porte aucun préjudice. L'air peut même, comme nous allons voir, être employé avec grand avantage pour évacuer plus complétement le pus de la plèvre.

Dans l'*empyème ichoreux*, l'injection artificielle d'air peut servir à chasser immédiatement de la plèvre tout le pus fétide. On introduit une sonde élastique dans la fistule et l'on injecte de l'air avec une seringue. Dans ces cas, le malade doit donner au corps une position telle que la fistule se trouve à l'endroit le plus déclive, et ainsi le pus s'écoulera jusqu'à la dernière goutte, à raison de son poids spécifique plus élevé, tandis que l'air injecté prendra sa place. La fétidité disparaît bientôt, quelquefois même après la première injection d'air ; le pus devient plus liquide et diminue de plus en plus, et l'on peut s'attendre à une marche rapide vers la guérison, lorsque d'autres complications, telles que la tuberculose, ne s'y opposent pas. Cette méthode n'est nullement contre-indiquée par la présence d'une perforation pulmonaire (fistule pulmonaire, fistule bronchique). On observe chez quelques-uns de ces malades une expectoration abondante de pus à la suite de ces injections d'air ; chez d'autres on entend l'air injecté pénétrer dans la fistule bronchique en produisant un bruit de sifflement, pendant que le pus s'écoule par en bas.

Comme nous l'avons déjà fait remarquer plus haut, les fistules thoraciques, situées sur la partie latérale du thorax guérissent difficilement, parce que les côtes, par leur rapprochement, barrent le passage au pus. Lorsque les côtes se rapprochent fortement, la fistule se rétrécit au point que la marche vers la guérison est arrêtée et que le pus menace de nouveau de se réunir en foyer. Dans un pareil cas, le moyen le plus simple, c'est de créer une autre fistule thoracique à un endroit plus favorable, par exemple, en avant et au-dessus de l'angle de la cinquième côte. A ce niveau, les côtes ne peuvent pas autant se rapprocher, à cause de leur forme et de leur position, qu'à la convexité des arcs costaux. Un second moyen (que j'ai également employé avec succès) consiste à réséquer une petite portion de la côte située près de la fistule. Dans des cas très-anciens, où l'affaissement du thorax est déjà considérable, cette résection mérite la préférence, comme étant le moyen le plus sûr pour maintenir ouverte la fistule thoracique.

*Abcès intérieur de la poitrine.* — Un état qui se rapproche beaucoup de l'empyème et qui souvent ne peut pas en être distingué, ce sont les collections purulentes qui se forment dans le tissu cellulaire de la cavité thoracique, dans le médiastin ou entre les côtes et la plèvre (voy. p. 239), ou bien entre les vertèbres et la plèvre. Un grand abcès qui a son point de départ dans le foie ou la rate peut s'étendre vers la cavité thoracique et être confondu avec un empyème. Un abcès profond de la région cervicale peut fuser dans la cavité thoracique, en suivant par exemple l'œsophage. Il est probable que, dans tous les abcès de cette dernière espèce, il y a une sorte de succion du pus produite par l'inspiration. L'abcès peut perforer et donner lieu à un empyème aigu ; mais il peut aussi se vider dans une ramification des bronches après une adhérence préalable des deux feuillets pleuraux, et alors, aspiré par l'inspiration, le pus peut être rejeté au dehors et l'abcès se guérir. Un abcès du poumon peut également se faire jour à l'extérieur, lorsque les deux feuillets pleuraux ont contracté des adhérences intimes l'un avec l'autre. La plupart des abcès profonds de la cavité thoracique, surtout ceux qui ont leur point de départ dans le poumon, dans les ganglions bronchiques, ou qui se développent à la suite d'une perforation de l'œsophage, etc., ne sont pas susceptibles d'un traitement chirurgical.

Les abcès du *médiastin antérieur* pourraient être vidés par la trépanation du sternum, si l'on ne préférait de leur procurer une issue à côté du sternum, le long de l'artère mammaire interne.

*Hydrothorax.* — Lorsqu'il existe dans la plèvre des exsudats aqueux, tels qu'on les rencontre à la suite de diverses maladies, comme les maladies du cœur, etc., on ne sera que très-rarement dans le cas d'avoir recours au trocart. Le résultat serait très-problématique, et dans tous les cas l'opération ne serait que palliative. Cependant, si ces exsudats donnaient lieu à un haut degré d'oppression, il faudrait essayer de soulager le malade en faisant une ponction avec un petit trocart et en laissant écouler une partie de l'eau.

*Fistule pulmonaire.* — Si un abcès pulmonaire s'ouvre à l'extérieur après l'agglutination préalable des feuillets pleuraux, ou si un abcès partant de la plèvre, ou du médiastin, de la paroi thoracique, du cou, de la colonne vertébrale, du foie, de la rate, des reins, du tissu cellulaire, des lombes, etc., s'ouvre en même temps dans le poumon et à l'extérieur, on est en présence d'une fistule pulmonaire. S'il n'existe pas dans ces cas des espèces de soupapes, l'air peut sortir par ces fistules pendant la respiration ou la toux ; si l'on injecte de l'eau par l'ouverture extérieure, elle pourra être expectorée.

L'air qui traverse une fistule pulmonaire ne retarde pas ou retarde très-peu sa guérison. Ce qui fait que la guérison des fistules pulmonaires est relativement rare, c'est que la plupart ont leur point de départ dans des abcès tuberculeux du poumon. Lorsque la tuberculose disparaît, la fistule peut également guérir. — Pour le traitement des fistules pulmonaires il n'y a d'autres indications à suivre que d'améliorer la constitution et de ménager un libre écoulement au pus. Si le pus ne peut s'écouler facilement, il faut introduire des tubes dans le trajet ou dilater l'ouverture extérieure.

*Hernie du poumon.* — On a observé un grand nombre de cas où une partie de la paroi thoracique était imparfaitement fermée et où le poumon proéminait d'une façon plus ou moins considérable, surtout dans les expirations forcées. On a donné à cet état le nom de hernie du poumon. Cette hernie se présente comme une tumeur élastique, facilement réductible et donnant à la percussion un son tympanitique. Cette maladie n'a probablement jamais atteint un degré très-élevé et n'a jamais présenté de danger. Il ne vaut guère la peine de faire porter un bandage pour empêcher la hernie de s'accroître.

Le développement de cet état morbide peut avoir différentes causes. On a vu des hernies pulmonaires congénitales où l'aponévrose cervicale présentait au-dessus du sommet du poumon une perte de substance par laquelle s'était développé un lobule pulmonaire surnuméraire qui s'étendait le long de la trachée.

Une rupture sous-cutanée dans la paroi thoracique, accompagnée d'un prolapsus sous-cutané du poumon, une fracture de côte avec perte de substance considérable et formation d'un tissu cicatriciel peu épais, une atrophie des muscles intercostaux avec dilatation emphysémateuse de la portion correspondante du poumon, surtout si ce dernier a contracté des adhérences : voilà des états qui peuvent donner lieu aux hernies du poumon.

Il faut bien se garder de confondre avec la hernie du poumon des abcès dont le contenu se laisse refouler, surtout des abcès contenant de l'air, qui partent d'une vomique. L'auscultation doit être faite immédiatement pour éclairer le diagnostic.

*Blessure du péricarde.* — Une blessure du péricarde sans complication, c'est-à-dire sans lésion concomitante, soit du cœur, soit de la plèvre et du poumon, soit du sternum et des cartilages costaux (peut-être aussi du diaphragme), n'a été observée que dans un petit nombre de cas. Ceci s'explique par la position du péricarde, dont la plus faible partie est appliquée immédiatement contre la paroi thoracique, et encore cette partie se trouve presque complétement cachée derrière le sternum. —On a observé que dans les plaies ouvertes du péricarde, l'air pouvait entrer dans cette cavité et y produire un bruit particulier (bruit d'une roue de moulin). Si, dans la blessure de cette séreuse, il se fait un épanchement de sang autour du cœur, cet épanchement et la péricardite qui viendra s'y ajouter pourront donner lieu à un bruit de frottement. — La guérison, après une plaie simple du péricarde, doit se faire sans grande difficulté. Même lorsqu'il y a eu pénétration d'air, il ne sera pas permis de porter un pronostic absolument fâcheux. L'air peut disparaître au bout de quelques heures déjà. — Il est évident qu'une plaie de la paroi thoracique comprenant le péricarde, ne doit pas rester ouverte, il faut y mettre des points de suture ou au moins la couvrir d'un bandage qui empêche l'air d'y pénétrer.

*Hydropisie du péricarde.* — Si l'hydropisie du péricarde donne lieu à des symptômes graves, à la dyspnée, à l'anxiété précordiale, etc., si le diagnostic est suffisamment établi (par la grande extension de la matité et la voussure de la région précordiale, de même que par la faiblesse des battements du cœur), si enfin la guérison n'est pas empêchée par des complications, comme, par exemple, les exsudats pleurétiques, la tuberculose, le cancer, on sera autorisé d'imiter l'exemple de Skoda et Schuh, d'Aran, de Trousseau et d'autres, et de faire la ponction du péricarde pour soulager et peut-être pour guérir le malade.

Pour faire la ponction, il faut choisir l'endroit où, sur le bord sternal gauche, le péricarde n'est pas tapissé par la plèvre. Cet endroit est assez petit; d'un autre côté, il n'a pas toujours la même position chez les différents individus. Pour ne pas se tromper, on fera bien de rester aussi près que possible du bord sternal et de choisir le quatrième ou le cinquième espace intercostal. On peut commencer l'opération par inciser la peau et les muscles. Pour éviter l'artère mammaire interne, il faudra pénétrer lentement. Pour empêcher la pénétration de l'air, le trocart devrait être muni d'une soupape (p. 250).

*Blessure du cœur.* — Les blessures qui ne s'étendent pas dans une des cavités du cœur, ou même des plaies pénétrantes produites par un instrument délié, sont susceptibles de guérison, surtout quand elles suivent une direction oblique, comme cela a été suffisamment prouvé par une série d'expériences sur les animaux et d'observations sur l'homme. On a même vu des balles se fixer dans la masse charnue du cœur et le malade guérir.

Il n'existe pas de règles spéciales pour le diagnostic ou le traitement des lésions du cœur. Les saignées, pour diminuer la pression du sang, et des vessies remplies de glace pour combattre localement l'hémorrhagie ou l'inflammation, voilà les moyens dont l'emploi paraît le plus rationnel.

# CHAPITRE VII

## COLONNE VERTÉBRALE.

Lésions traumatiques de la moelle épinière. — Fracture des vertèbres. — Luxation des vertèbres. — Carie des vertèbres. — Déviation des vertèbres. — Torticolis. — Scoliose. — Déviation paralytique. — Spina-bifida. — Tumeur du sacrum. — Eschares au sacrum, décubitus.


*Lésions traumatiques de la moelle épinière.* — Dans la région cervicale, entre les arcs vertébraux, la moelle épinière peut être lésée par une piqûre ou un coup porté avec un instrument tranchant, sans que les os de la colonne vertébrale soient divisés. Dans les lésions de ce genre, on a observé un écoulement du liquide cérébro-spinal, quelquefois très-abondant et persistant pendant un grand nombre de jours.

La plupart des lésions de la moelle épinière s'observent à la suite des fractures et des commotions de la colonne vertébrale. La moelle peut, dans ces cas, être exposée à des tiraillements plus ou moins considérables, à des contusions ; il peut s'y produire des extravasats, des déchirures, des attritions de son tissu. Ces lésions ont naturellement des conséquences diverses suivant qu'elles frappent la partie supérieure ou inférieure de l'axe nerveux, les cordons et racines antérieurs ou postérieurs, ou seulement quelques fibres isolées, ou enfin la moelle épinière dans toute sa largeur.

Si les fonctions de la moelle épinière sont complétement interrompues dans sa partie supérieure, tout le tronc est immédiatement paralysé, et la mort arrive par suffocation à la suite de la paralysie du nerf phrénique. Si les muscles de la poitrine et de l'abdomen sont paralysés à la suite d'une lésion de la région cervicale inférieure ou de la région dorsale supérieure, on observe également une gêne respiratoire qui, dans ce cas, porte principalement sur l'expiration. S'il y a paralysie du bas-ventre, le sentiment d'une accumulation des produits excrémentitiels dans le rectum et la vessie cesse tout d'abord ; il en est de même de leur expulsion volontaire ; le ventre se ballonne, et il se produit d'abord une rétention et, plus tard, un écoulement involontaire, purement mécanique, de l'urine par les sphincters paralysés. — Si la vessie et le rectum sont paralysés, les extrémités inférieures le plus souvent le sont également. Souvent la paralysie n'est que partielle et n'intéresse, par exemple, que l'une des extrémités inférieures ou quelques groupes de muscles, ou quelques régions de la peau.

On ne doit pas oublier que la moelle épinière se termine immédiatement au-dessous de la seconde vertèbre lombaire. Si, par conséquent, il arrive une lésion des vertèbres lombaires inférieures, ce n'est plus la moelle épinière, mais sa continuation (les cordons nerveux de la queue-de-cheval) qui se trouve atteinte. Dans ce cas, des paralysies partielles peuvent d'autant plus facilement se produire.

La lésion de la moelle épinière peut aussi donner lieu à des phénomènes d'*irritation :* tels sont les contractures musculaires et les spasmes cloniques, les sensations anormales, les fourmillements, le priapisme, l'éjaculation du sperme, l'irritation des muscles de la vessie, produisant un écoulement continuel de l'urine par gouttes, un hoquet continuel et des vomissements répétés, etc. Ces symptômes d'irritation sont à considérer en partie comme constituant un effet immédiat de la lésion, mais il en survient encore d'autres qui sont produits par l'extension de l'extravasat ou un commencement d'inflammation.

Toutes les fonctions de l'abdomen peuvent être altérées par une lésion de la moelle épinière. Dans certains cas de paralysie, les selles sont foncées en couleur, demi-liquides et très-fétides. Dans d'autres cas il se produit une accumulation de matières solides dans le côlon, dont l'expulsion se fait à de rares intervalles. — La sécrétion urinaire est altérée de diverses manières : souvent on l'a vue sensiblement diminuée, surtout à la suite des lésions de la région inférieure de la nuque ; dans quelques cas on a remarqué une réaction acide très-prononcée de l'urine ; ordinairement l'urine devient ammoniacale, trouble, mucopurulente et forme d'abondants dépôts de phosphate ammoniaco-magnésien ; quelquefois on trouve aussi du sang mêlé à l'urine ; il est impossible de décider si dans ce cas la membrane muqueuse des voies urinaires a été affectée primitivement, par l'intermédiaire des nerfs, ou si elle n'est en souffrance que secondairement, par sa distension mécanique et l'action chimique de l'urine décomposée.

Les membres paralysés deviennent souvent le siége d'un œdème. On voit aussi se produire, surtout en cas de paralysie du sentiment, des eschares de décubitus, principalement au sacrum, aux tubérosités ischiatiques, aux plantes des pieds, aux talons, et généralement à tous les endroits qui sont exposés à une pression continue. On remarque aussi parfois une remarquable disposition à la gangrène, se manifestant en divers endroits, sans qu'aucune cause locale puisse être constatée.

Les symptômes que produit la lésion traumatique de la moelle épinière peuvent aussi appartenir à une maladie de la moelle provenant de causes internes. Les abcès, les tumeurs, la luxation spontanée des vertèbres peuvent être suivis d'effets pareils ; cependant, comme ces affections se développent plus lentement, leurs effets sont en général aussi moins intenses. Les fibres de la moelle épinière peuvent plus facilement s'accommoder à une pression lentement progressive, et il en est de la moelle comme du cerveau, qui peut également supporter une compression lente sans qu'il en résulte une paralysie.

Le processus curatif et le processus inflammatoire, la résorption des extravasats ou le ramollissement inflammatoire, l'exsudation diffuse, etc., sont pour la moelle épinière les mêmes que pour le cerveau et doivent être appréciés selon les mêmes principes (p. 27 et suiv.).

La thérapeutique est très-impuissante contre les lésions de la moelle épinière. Tout se borne à prescrire un régime convenable, à faire entretenir la propreté, à prévenir autant que possible les eschares de décubitus, à empêcher la diarrhée, à vider régulièrement la vessie avec la sonde, et à empêcher l'accumulation des matières fécales dans l'intestin. Comme, en général, c'est la paralysie et, si la maladie se prolonge, le décubitus et la décomposition de l'urine qui emportent les individus, les émissions sanguines sont contre-indiquées et doivent être considérées comme essentiellement nuisibles. Il faut exhorter le malade à la patience. Il est contraire à toutes les lois de la physiologie et de l'anatomie pathologique de chercher dès les premières semaines, et sans attendre la résorption de l'extravasat sanguin, à combattre la paralysie par l'arnica ou même par la strychnine et d'autres excitants.

*Luxations des vertèbres.* — Une cause extérieure agissant avec une grande violence peut avoir pour résultat la déchirure des ligaments qui unissent l'*axis* à l'*atlas*, surtout du ligament transverse de l'atlas, ce qui permet à l'apophyse odontoïde de se porter en arrière et de comprimer la moelle épinière ; cette compression est rapidement mortelle. Si le déplacement est peu considérable et n'engendre qu'une faible compression de la moelle, ou s'il se produit lentement, par exemple, dans la carie, la mort arrive plus tard, et quelquefois même la vie peut se conserver. On a observé des cas de luxation dite *spontanée*, à la suite d'une destruction de la partie antérieure de l'atlas ou de l'axis, dans lesquels on a obtenu la cicatrisation et la guérison, quoique avec une difformité produite par la direction vicieuse de la tête. Même la subluxation compliquée d'une fracture de l'apophyse odontoïde ou de l'atlas a pu guérir sans être suivie d'accidents dangereux.

Les *vertèbres cervicales moyennes*, surtout la troisième et la quatrième, peuvent se luxer par l'effet d'une *flexion forcée* ou d'une *torsion*, survenant dans une chute ou une culbute, etc. C'est là presque l'unique endroit où une luxation de la colonne vertébrale puisse s'effectuer sans amener les suites les plus dangereuses, et où il a été possible, dans quelques cas heureux, d'opérer la réduction. La luxation n'existe que d'un seul côté ou elle est double : dans le premier cas, la vertèbre a décrit un mouvement de rotation autour de l'axe d'une de ses articulations avec déplacement de l'autre, et probablement avec arrachement d'une partie du disque intervertébral ; dans le deuxième cas, la vertèbre luxée a décrit un mouvement de rotation autour de l'axe de son trou vertébral ou de son corps, et il a pu arriver qu'une apophyse articulaire se soit luxée en avant, l'autre en arrière. Dans les deux cas, les apophyses articulaires luxées peuvent se toucher par leurs bords. La partie déplacée en avant peut s'appuyer contre le bord de la face articulaire correspondante qui forme une saillie supérieure, et, sur le côté opposé, l'apophyse transverse de la vertèbre supérieure peut s'arc-bouter contre la face articulaire de la vertèbre inférieure, qui l'empêche de reprendre sa place.

Dans ces luxations, la tête a subi une sorte de torsion, souvent aussi elle est inclinée sur le côté ou en arrière, les mouvements sont empêchés ou douloureux. On voit et l'on sent que les apophyses épineuses ne sont plus placées sur la même ligne. Quelquefois on reconnaît aussi la saillie d'une apophyse transverse. La distinction entre la luxation simple et la luxation double est très-difficile ; probablement il y a aussi des degrés intermédiaires, de sorte que, par exemple, d'un côté, la luxation est complète et incomplète de l'autre. — Les fonctions de la moelle épinière souvent ne subissent aucun dérangement ; dans d'autres cas, la luxation peut se compliquer d'une compression, d'une déchirure de la moelle, d'une fracture, d'un épanchement qui menacent l'existence.

Pour réduire cette luxation, on fait avec ménagement l'extension dans le sens de la déviation du cou, ensuite on cherche à rétablir le contact des surfaces articulaires par un mouvement de torsion. On saisit donc le patient par la tête, en faisant fixer les épaules pour pouvoir exécuter ces mouvements. Une légère secousse, un petit claquement, ou le retour de la liberté des mouvements annonce que la réduction est opérée.

Si cette luxation n'est pas réduite, il ne paraît pas en résulter d'autres inconvénients qu'une déviation permanente du cou. Certains chirurgiens n'ont jamais osé faire la réduction, de peur de produire un tiraillement de la moelle. J. Guérin rapporte le cas d'une jeune fille de douze ans, atteinte probablement d'une luxation double, qu'il a réduite sept mois après l'accident.

La luxation des vertèbres est le plus souvent *compliquée* de *fracture* des corps vertébraux, et, en faisant abstraction des vertèbres cervicales, une luxation, même incomplète d'arrière en avant, sans fracture, ne paraît possible qu'aux deux dernières vertèbres dorsales ou aux deux premières lombaires, la colonne vertébrale ayant de nouveau une mobilité plus grande dans cette région. — Généralement une luxation dans la région dorsale ou lombaire de la colonne vertébrale est accompagnée d'une déchirure ou d'une commotion et d'une compression si grandes de la moelle épinière, que la mort en est la conséquence inévitable, quoique souvent tardive et précédée d'une longue paralysie. La réduction forcée de ces luxations ne doit être tentée qu'avec de grandes précautions, à raison de l'incertitude du diagnostic.

Quelquefois on observe une *luxation du coccyx*. Ce dernier peut être poussé en avant, par une chute sur le siége, ou en arrière, dans un accouchement forcé. Il faudrait dans ces cas essayer de réduire simplement avec les doigts.

*Fractures des vertèbres.* — Les fractures des vertèbres sont tantôt directes, par exemple à la suite d'un choc venant frapper la colonne, tantôt indirectes, à la suite d'une violence qui produit une flexion forcée en avant ou en arrière. Le dernier cas est le plus fréquent. Dans la partie inférieure de la région dorsale, une violence qui tend à produire la flexion forcée du corps en avant, à le plier en deux, entraîne fréquemment la fracture d'un corps vertébral avec écrasement de ce corps et pénétration des fragments dans le canal vertébral et la moelle épinière. La plupart des paralysies traumatiques qu'on observe dans les hôpitaux dépendent de ce mécanisme. Les fractures de ce genre sont plus ou moins accompagnées de rupture de l'appareil fibreux, de déplacement des surfaces articulaires et même des apophyses épineuses. Mais la lésion principale, c'est l'aplatissement, l'écrasement du corps vertébral et surtout de sa partie postérieure qui avoisine le canal vertébral. En cet endroit, il peut se faire un éclat qui pénètre à la manière d'un coin dans la cavité médullaire. — Les fractures d'un *arc vertébral* peuvent être accompagnées d'un enfoncement, et la partie poussée en dedans peut produire une compression de la moelle épinière, suivie de paralysie. — Dans quelques cas rares, on observe la fracture isolée d'une *apophyse épineuse*, lésion qui, par elle-même, peut être très-insignifiante.

Pour le diagnostic d'une fracture de la colonne vertébrale on n'a d'autre ressource que la palpation ; partout où la fracture n'est pas clairement annoncée par un déplacement appréciable, quelquefois par une crépitation (en cas de fracture d'une apophyse épineuse), on ne peut pas diagnostiquer sûrement la fracture. On ne doit, par conséquent, pas envisager les cas de ce genre comme de simples commotions, ainsi que cela s'est fait trop souvent (voy. p. 35).

Il ne peut guère être question de réduction ni d'appareil pour les fractures des vertèbres, et ce n'est que d'une manière tout à fait exceptionnelle qu'on peut parvenir à réduire une fracture avec déplacement, par exemple, une fracture oblique d'un corps vertébral allant de haut en bas et d'arrière en avant, en tirant sur la tête et les jambes, et à combattre la reproduction du déplacement en fixant le corps dans l'extension et dans le décubitus dorsal.

En transportant ces blessés ou en les faisant changer de lit, il faut surtout éviter qu'il ne se produise un mouvement de rotation au siége de la fracture. Ainsi, en cas de fracture de la région cervicale, il faut veiller à ce que la tête ne soit pas soulevée ou tournée sans les épaules, ni les épaules sans la tête.

La principale indication, en cas de fracture des vertèbres, consiste à renouveler souvent le lit du blessé, à le coucher sur un lit doux et toujours propre pour éviter les eschares. On ne négligera pas de retirer l'urine avec la sonde et l'on n'attendra pas que la vessie soit distendue outre mesure et que l'urine soit décomposée.

En cas de fracture avec *enfoncement d'un arc vertébral*, surtout d'une des vertèbres supérieures, on peut se demander *s'il n'y a pas lieu d'exciser l'arc enfoncé ou de le relever*. Les observations faites jusqu'à présent n'ont pas donné de résultats favorables. Cependant on conçoit facilement que si le diagnostic est bien précis, comme par exemple lorsqu'un arc d'une vertèbre cervicale, mis à nu dans une plaie, est considérablement enfoncé, et qu'il se présente des symptômes de paralysie de la moelle épinière, on doit chercher à relever ou à enlever les parties osseuses enfoncées. — Le moyen le plus simple de relever un arc vertébral enfoncé consisterait, d'après Malgaigne, à tirer sur l'apophyse épineuse.—La trépanation est inutile, parce que l'on peut toujours pénétrer avec un élévatoire ou une pince entre deux vertèbres cervicales.

La recherche d'une balle, en cas de plaie récente de la colonne vertébrale par arme à feu, ne peut guère être indiquée, attendu que par les incisions profondes et faites au hasard que nécessiterait cette recherche, on pourrait par trop compliquer la lésion.

*Carie des vertèbres. Cyphose.* — C'est l'inflammation ordinairement lente, scrofuleuse ou tuberculeuse des vertèbres qui produit leur fonte purulente et leur destruction, la *spondyl-arthrocace* avec ses deux affections consécutives, la gibbosité (cyphose) et l'abcès par congestion. La destruction d'un ou de plusieurs corps vertébraux et disques intervertébraux produit un affaissement de la colonne vertébrale en avant et une *gibbosité* en arrière ; le pus, en fusant vers les parties déclives, donne lieu à des abcès par congestion, le plus souvent dans la région du psoas où la collection prend le nom de psoïtis ou abcès du psoas.

La maladie peut avoir une marche tellement indolente et insidieuse, qu'on ne la reconnaît qu'à l'apparition de la gibbosité ou de l'abcès par congestion ; mais elle peut aussi être accompagnée de douleur, de sensibilité, de gêne dans les mouvements, de roideur, de phénomènes d'irritation ou de paralysie de la moelle épinière. La compression de la moelle épinière par les os déplacés a rarement lieu, même dans les plus fortes courbures. S'il y a compression, elle provient plutôt d'un abcès, ou bien les membranes de la moelle épinière s'enflamment à leur tour et deviennent le siége d'un travail d'exsudation.

Il y a des cas où la gibbosité apparaît longtemps avant l'abcès par congestion, d'autres où cet abcès se montre longtemps avant la gibbosité. Les premiers cas sont sans doute les plus favorables, parce qu'ici les fusées purulentes et l'ouverture de l'abcès se font à une époque où l'affection primitive des os est en voie de guérison ou depuis longtemps guérie.

Beaucoup de ces malades atteints de gibbosité consécutive à la fonte d'un ou de plusieurs corps vertébraux guérissent, du reste, sans que le pus se vide à l'extérieur ; le pus se résorbe complétement, ou pour le moins il s'épaissit, subit une métamorphose graisseuse et calcaire. Cette terminaison heureuse paraît surtout avoir lieu à la suite d'une carie des vertèbres dorsales, soit parce que le pus ne fuse pas ici avec la même facilité et se dérobe ainsi plus facilement à l'intervention du chirurgien, soit parce qu'en général les conditions pour la résorption y sont plus favorables. Si toutefois un abcès par congestion vient à s'ouvrir, la guérison peut encore se faire après une suppuration plus ou moins longue. Quelquefois il y a élimination de fragments d'os nécrosés ; dans d'autres cas, ces séquestres restent dans la pro-

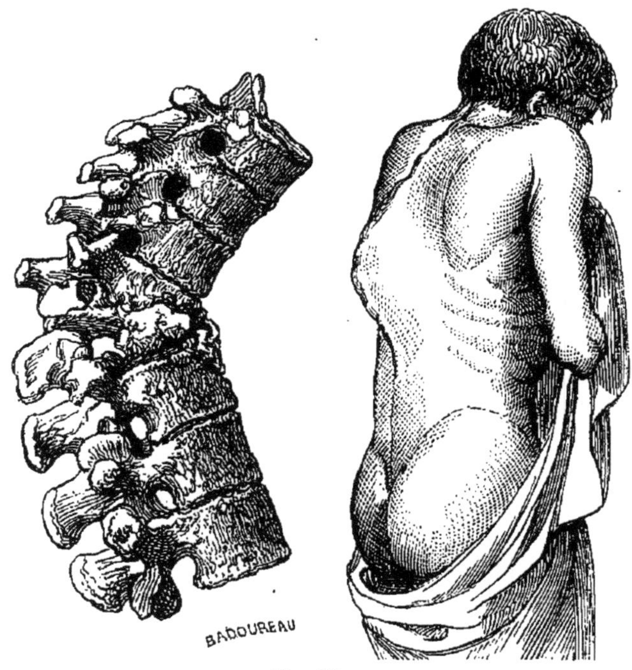



Fig. 37.

fondeur et entretiennent une suppuration qui dure de longues années. La lacune qui résulte de la destruction des corps vertébraux se ferme mécaniquement, à raison de l'affaissement et de la courbure de la colonne vertébrale (fig. 37); les parties malades des corps vertébraux se cicatrisent dans les cas les plus favorables, par la formation d'une ankylose osseuse qui les soude entre elles ; dans les cas malheureux, le malade succombe à la fièvre hectique ou à la pyohémie, à la suite de l'ouverture de l'abcès et de la suppuration continuelle, qui se décompose facilement au contact de l'air. Quelques malades succombent aussi à une tuberculose généralisée ou à l'albuminurie.

Les phénomènes de la spondylarthrocace varient selon le siége plus ou moins élevé de la lésion. Au *cou*, il peut se produire des abcès rétropharyngiens (voyez p. 212), ou bien le pus se fait jour en dehors, ou bien il fuse du côté de la poitrine. La tête prend souvent dans la carie des vertèbres cervicales une attitude vicieuse, elle dévie à droite ou à gauche ou devient roide. La destruction des ligaments qui unissent l'atlas à l'axis peut être suivie d'une luxation spontanée, rapidement mortelle de ces deux os.

Il est évident que l'on ne doit pas confondre une inflammation articulaire des vertèbres cervicales, surtout de nature rhumatismale, avec les affections des corps vertébraux, d'origine ordinairement scrofuleuse.

Les *vertèbres dorsales*, surtout les premières, semblent peu disposées à l'affaissement, du moins chez les adultes ; en effet, les côtes et le sternum leur servent en quelque sorte de soutien. Telle est sans doute la raison pour laquelle les vertèbres dorsales ne forment pas de gibbosités aussi grandes que les vertèbres lombaires. Si, malgré cela, il se produit dans cette région un fort affaissement de la colonne vertébrale, le thorax se déforme à son tour en se raccourcissant, en se bombant en avant et en s'affaissant vers le ventre. Les viscères pectoraux subissent naturellement, dans ces cas, des déplacements considérables et sont même altérés dans leur forme. — Un abcès des vertèbres dorsales peut se vider dans le poumon ; si ces abcès ont un grand volume, on peut les confondre avec un exsudat pleurétique.— Si le pus vient à fuser le long des parois thoraciques, il peut se frayer un chemin entre les côtes et miner les muscles du dos, ou bien il passe derrière le diaphragme, peut-être aussi le long de l'aorte, à travers le diaphragme, pour se montrer dans la région lombaire.

Les *vertèbres lombaires* ainsi que les dernières vertèbres dorsales déterminent par leur suppuration des abcès par congestion dits *abcès du psoas* (voyez chap. XIII) ; le pus descend ordinairement en arrière de l'aponévrose du psoas ; il peut ensuite faire saillie au niveau du ligament de Poupart, ou fuser encore le long de la cuisse. Mais le pus provenant des vertèbres lombaires peut aussi se montrer sur les côtés de cette région, ou bien il peut, surtout si le mal a pour siége la dernière vertèbre lombaire, fuser jusque dans le petit bassin, et se rendre par l'échancrure sciatique vers la fesse, et de là encore plus bas, le long de la cuisse. Même le long du rectum on a observé des abcès par congestion, originaires de la colonne vertébrale, par exemple après une suppuration du promontoire et du sacrum.

Il n'y a guère lieu d'instituer un traitement chirurgical très-actif dans la spondylarthrocace. On est en présence d'une affection osseuse, d'une destruction des vertèbres de nature ordinairement scrofuleuse, d'une suppuration dyscrasique. Dans ces cas, il faut avant tout viser à améliorer la constitution, prescrire l'huile de foie de morue, l'iodure de fer, le phosphate de chaux, etc. On n'imitera plus aujourd'hui l'intervention par trop active d'une époque antérieure à la nôtre, où l'on appliquait le cautère actuel pour déplacer le processus morbide, et où l'on cherchait à redresser le dos à l'aide de lits extensifs et autres appareils de ce genre, et à éliminer rapidement les produits morbides en ouvrant les abcès par congestion.

Si parfois les vésicatoires et des remèdes semblables ont rendu de bons services contre l'affection rhumatismale des articulations vertébrales et contre d'autres états analogues, ou bien s'ils ont été d'un secours palliatif contre la douleur, il n'est pas permis de conclure de là que des remèdes plus énergiques de ce genre, comme par exemple un séton, des cautères sur la peau du dos, etc., pourraient contribuer à la guérison d'une fonte purulente des corps vertébraux. Bien plus, si de temps à autre la guérison est arrivée après l'emploi du cautère actuel, on peut se demander si ce moyen ne l'a pas rendue plus difficile. Les guérisons spontanées de la spondylarthrocace chez des enfants presque abandonnés, et qui n'ont été soumis à aucun traitement, démontrent bien que la nature fait très-souvent les frais de la guérison sans le secours de la chirurgie.

Si l'on songe que chez ces bossus la flexion de la colonne vertébrale dépend de la destruction et de l'absence d'un ou de plusieurs corps vertébraux (voyez figure 37), on ne tourmentera pas les malades en les couchant sur des lits extensifs. Évidemment l'affaissement de la colonne vertébrale est en même temps le moyen qui sert à combler la lacune, et qui diminue et guérit l'abcès carieux. — On peut même se demander s'il y a lieu de condamner tous les malades atteints de caries vertébrales à garder continuellement le lit. Si l'on excepte les cas où la sensibilité des parties atteintes, la tension du muscle psoas, etc., défendent aux malades de se lever et de marcher, on ne sera guère dans le cas d'ordonner un continuel séjour au lit. Dans l'affection des vertèbres dorsales, cette mesure convient le moins. Il est souvent absolument impossible de maintenir en repos les enfants (car c'est d'eux qu'il s'agit ordinairement dans ces cas) ; leur santé est peut-être encore plus gravement compromise par l'air confiné de la chambre : c'est un fait d'observation très-commun que des enfants qui n'ont reçu aucune espèce de soin, traversent heureusement les phases les plus dangereuses de cette maladie. Aussi le conseil donné par quelques auteurs modernes de maintenir les enfants couchés pendant plusieurs mois sur le ventre dans un appareil à suspension, une sorte de hamac, ne doit être suivi qu'exceptionnellement, par exemple en cas de sensibilité extraordinaire du dos.

L'ouverture des abcès par congestion ne doit être faite qu'avec choix et précaution. Chaque fois que la résorption paraît encore possible, on doit s'abstenir d'ouvrir l'abcès. Uniquement dans le cas où il y a rétention d'un pus décomposé, il semble utile d'ouvrir largement les abcès ; quand une rétention de ce genre n'existe pas, on doit procéder plutôt, si toutefois il est absolument nécessaire d'éloigner l'exsudat, à l'évacuation sous-cutanée d'une partie du liquide à l'aide d'un trocart ou d'une ponction oblique avec la lancette.

Si l'ouverture de l'abcès peut être longtemps différée, la guérison en est d'autant mieux assurée. On trouve le temps d'améliorer la constitution du malade ; le processus primitif lui-même, la carie, peut, en attendant, arriver à cicatrisation, de sorte qu'il ne reste plus à guérir que l'abcès, et encore ce dernier est-il dans des conditions plus favorables. Telle est la raison pour laquelle les abcès par congestion qui se montrent tardivement ont toujours semblé les plus faciles à guérir.

*Déviations de la colonne vertébrale.* — La cause qui fait dévier la colonne vertébrale peut avoir son siége dans divers tissus, dans les os, dans les disques intervertébraux, dans les articulations avec leur appareil ligamenteux, dans les muscles et dans les parties extérieures circonvoisines.

1° La cause est située dans les *os* de la colonne vertébrale elle-même. Plus haut nous avons déjà cité des cas de luxations, de fracture et de destruction carieuse des corps vertébraux, accompagnés de cyphose. La déviation peut aussi être produite par le gonflement de certaines parties osseuses ou par leur atrophie unilatérale, même par une atrophie unilatérale congénitale. Chez les individus rachitiques, elle peut provenir, soit du poids supporté par la colonne, soit de l'irrégularité de la nutrition et d'un arrêt dans la croissance des individus, soit enfin d'une difformité du bassin ou du thorax. Le processus ostéomalacique peut également, dans certains cas, se développer sur les os de la colonne vertébrale. Dans la scoliose ordinaire il faut admettre pour cause une croissance irrégulière, asymétrique, évidemment favorisée par le poids du corps, comme par exemple, chez les individus qui se tiennent souvent assis (voyez p. 270). Dans certains cas, où la difformité osseuse est quelquefois très-considérable, on n'est pas encore parvenu à découvrir la cause de cette difformité.

2° Les *disques intervertébraux* sont considérés par quelques auteurs comme le siége principal de certaines déviations. Si leur développement se fait d'une manière inégale, s'ils se relâchent, s'ils enflent ou se ramollissent d'un seul côté, ou s'ils prennent une élasticité inégale, peut-être par l'effet d'une attitude particulière, voûtée ou autre, contractée par habitude, ces conditions peuvent engendrer toute sorte de déviations de la colonne vertébrale. — A un âge avancé les disques intervertébraux s'aplatissent et perdent leur élasticité : ainsi se produit le dos voûté et roide des vieillards.

3° Les *articulations des vertèbres* peuvent, tout comme d'autres articulations, devenir, à la suite d'une inflammation, le siége d'une contracture, d'une déviation, d'un certain déplacement et d'une roideur anormale. L'arthrite vertébrale s'observe, surtout aux vertèbres cervicales, dans les affections rhumatismales scrofuleuses, goutteuses et quelquefois aussi à la suite d'une lésion traumatique.

4° Les *muscles* donnent lieu à une déviation ou courbure de la colonne vertébrale par suite de divers états pathologiques. La contracture musculaire du sterno-cléido-mastoïdien est très-évidente dans certains cas de torticolis congénital. Un développement incomplet des muscles du dos dans le sens de leur longueur pourrait bien être la cause de certaines courbures en spirale (dans la scoliose) de la colonne vertébrale. — Une paralysie bilatérale ou unilatérale des muscles du dos peut donner lieu à une courbure de la colonne vertébrale : ainsi la paralysie des extenseurs peut faire dévier la colonne en avant par l'action prépondérante de leurs antagonistes, par exemple, du muscle droit de l'abdomen. Il suffit même d'une attitude vicieuse contractée par habitude pour produire à la longue le raccourcissement de certains muscles et une difformité plus ou moins durable.

Le rhumatisme des muscles du cou et de la nuque force le malade d'incliner la tête et le cou, tout comme le lumbago est accompagné d'une inclinaison de la région lombaire, parce que la douleur ne peut être évitée que de cette manière. Même une courte durée de l'affection suffit quelquefois pour empêcher le malade de se tenir droit, quels que soient les efforts auxquels il se livre pour y arriver. Un abcès, une tumeur douloureuse, surtout dans la région cervicale et lombaire, peuvent être suivis du même résultat. Un abcès lombaire, situé assez profondément pour échapper à la palpation, peut entraîner une inclinaison très-remarquable ; le malade ne sait pas pourquoi il lui est impossible de se tenir droit, il cherche peut-être du secours chez un orthopédiste ; mais que l'abcès soit ouvert artificiellement ou spontanément, et bientôt le malade se redressera comme auparavant. Bien des courbures du dos proviennent d'une action musculaire instinctive, involontaire. Si l'articulation de la hanche est devenue le siége d'une inflammation, il se produit presque toujours une inclinaison du bassin, et bientôt le malade ne peut plus lui rendre la position normale, les vertèbres lombaires et le bassin réunis persistent dans la position vicieuse. De la même manière le bassin, et avec lui la colonne vertébrale, s'inclinent définitivement quand une jambe devient plus courte que l'autre. S'il existe une roideur dans les articulations de la hanche, le malade, pour se tenir debout, est forcé d'incurver la colonne vertébrale en avant, de lui donner la direction connue sous le nom de *lordose*. Cette direction est au commencement volontaire, mais à la longue elle devient involontaire et plus ou moins permanente. Plusieurs anomalies de ce genre dans la direction de la colonne vertébrale semblent avoir leur seule raison d'être dans le déplacement du centre de gravité. Il en est ainsi de l'inclinaison en arrière des femmes enceintes, des individus atteints d'ascite, d'hypertrophie de la rate, etc.

5° La cause de la déviation de la colonne vertébrale peut aussi se trouver placée tout à fait *en dehors* de la colonne ellemême. La guérison de l'empyème donne lieu à l'affaissement d'un côté de la poitrine (p. 249), et la colonne s'accommode au changement de forme de la cage thoracique. — De grandes cicatrices au cou (voyez p. 173), même des cicatrices occupant un des côtés de l'abdomen, peuvent entraîner une courbure du segment correspondant de la colonne vertébrale.

Quelle que soit la cause de la courbure, toujours on devra

établir la distinction entre les courbures *primitives*, qui sont le point de départ de la difformité, et les *courbures secondaires* ou de *compensation*, qui ne sont dues qu'au besoin de maintenir l'équilibre. Si en effet, dans une partie quelconque de son trajet, la colonne vertébrale se courbe, cette courbure dans un sens doit forcément être compensée par une autre courbure en sens contraire. Cela se remarque très-bien chez les bossus ; un bossu incline en arrière le cou et les lombes pour rétablir le centre de gravité. Par conséquent, toutes les fois qu'il se fait une courbure en arrière, autrement dit une *cyphose*, il se produit par compensation, dans une partie voisine de la colonne vertébrale, une courbure en avant, c'est-à-dire une *lordose*, et réciproquement. Des conditions tout à fait analogues existent pour les incurvations latérales, pour la *scoliose*. Une courbure dorsale à droite est compensée par une courbure cervicale et lombaire à gauche. La déviation prend donc la forme d'une S.

Dans la déviation latérale, la scoliose, il se fait en même temps une *torsion*, une rotation des vertèbres autour de leur axe. Cette torsion se fait de telle manière que l'on voit le corps de la vertèbre se diriger du côté de la convexité et son apophyse épineuse du côté de la concavité. Or, comme les incurvations de la scoliose sont toujours multiples, comme elles affectent la forme de l'S, la colonne vertébrale montre également des torsions en divers sens, et ces torsions sont aussi nombreuses que les courbures.

La cause de la torsion n'est pas encore bien connue. Elle peut en partie être attribuée au besoin de maintenir l'équilibre, la torsion pouvant contribuer au rétablissement du centre de gravité en ce sens que la rotation du tronc dans le sens de la convexité tend à diminuer un peu la charge qui pèse sur le côté concave ; mais peut-être la raison de la torsion doit être cherchée plutôt dans l'élasticité des disques intervertébraux qui, pour se dérober à la pression produite sur eux par l'action des muscles, se tournent du côté convexe, qui est moins comprimé. On peut dire que la vertèbre cède plus facilement à l'action musculaire ou au poids qui pèse sur elle dans le sens de la longueur, si elle subit un mouvement de rotation en même temps qu'une inclinaison latérale.

Dans toutes les déviations, les parties osseuses et fibreuses du rachis modifient et accommodent leur forme autant que la pression et l'effort des muscles, la tension des ligaments et la pesanteur semblent l'exiger. On verra donc les vertèbres elles-mêmes changer de forme : les corps et les disques s'aplatissent d'un côté, les ligaments se raccourcissent, les arcs s'allongent et se tordent, de sorte que l'apophyse épineuse n'est plus sur la même ligne que le centre du corps vertébral. Le bassin, le thorax et le crâne prennent également part à ces changements en perdant leur symétrie. Nulle part cette absence de symétrie ne se remarque mieux qu'aux *côtes*. Ainsi on voit leur arc de courbure augmenter considérablement du côté convexe de la déviation vertébrale et s'aplatir tout aussi considérablement du côté concave.

Si l'on veut bien apprécier cette dernière difformité, il faut recommander au malade de se baisser et de croiser les bras au devant de la poitrine. L'écartement plus considérable des omoplates permet dans cette position de mieux voir les côtes. Les vertèbres elles-mêmes deviennent plus saillantes par ce moyen ; la position que nous venons d'indiquer convient donc tout particulièrement pour nous aider à reconnaître la courbure du rachis.

*Torticolis (caput obstipum).* — Le raccourcissement permanent du muscle sterno-cléido-mastoïdien entraîne une inclinaison particulière de la tête et des vertèbres cervicales supérieures, accompagnée d'un certain degré de torsion, et qui est connue sous le nom de torticolis. On sent et l'on voit dans ce cas très-distinctement la saillie formée par le muscle fortement tendu, et il ne peut régner aucun doute sur la cause de l'affection. L'infirmité est ordinairement congénitale ; les uns l'attribuent à une affection spasmodique du fœtus, les autres à une position vicieuse de l'enfant dans l'utérus et à un manque de développement du muscle. Si la maladie n'est pas guérie dans les premières années de l'enfance, la difformité peut être considérablement augmentée par la croissance inégale des deux moitiés de la face.

Le traitement de cette difformité consiste dans la division sous-cutanée du muscle à un travers de doigt environ au-dessus du sternum. L'opération, à raison de la forte saillie du muscle, surtout si l'on exagère encore la tension par une traction exercée sur la tête, est beaucoup plus facile qu'on ne serait tenté de le croire à première vue. On enfonce un ténotome pointu et droit à côté du muscle, on fait passer la lame au devant de lui, puis on le divise en appuyant sur la partie saillante le tranchant du bistouri, et en faisant en même temps quelques légers mouvements de va-et-vient. Pendant la section on appuie extérieurement l'indicateur de la main gauche au niveau de l'instrument, pour s'assurer de l'effet produit. Si après avoir retiré la lame, on trouve que la section n'est pas complète, on l'achève avec un ténotome à extrémité mousse. Le muscle fait entendre un craquement en se divisant. Sa position superficielle et saillante garantit suffisamment contre la lésion d'organes situés dans la profondeur.

Il peut suffire de diviser exclusivement l'un ou l'autre des deux chefs du muscle. Ordinairement on les divise tous les deux, quelquefois à des jours différents. — Ce n'est que par exception qu'il peut être avantageux d'engager l'instrument derrière le muscle pour diriger la section d'arrière en avant ; dans les cas ordinaires ce procédé ne peut que rendre l'opération plus difficile.

Le traitement consécutif exige quelquefois l'usage d'un appareil extensif : ou l'on se sert simplement, selon Dieffenbach, d'une cravate roide, plus haute d'un côté que de l'autre, ou bien, si le cas est plus opiniâtre, on maintient la tête inclinée du côté opposé à la lésion au moyen d'un appareil composé d'un bonnet fixé par une courroie à une ceinture qui entoure la poitrine (bonnet de Kœhler). — Si la contracture porte de préférence sur le chef claviculaire du muscle, il peut être utile d'abaisser en même temps le bras, afin que la clavicule descende le plus bas possible. — Évidemment l'opération aura d'autant plus de succès qu'on l'entreprendra à un âge moins avancé.

L'utilité frappante de la section du muscle dans le torticolis et l'origine évidente de cette déviation, qui ne peut provenir que d'une contracture musculaire, faisaient supposer qu'une contracture de ce genre pouvait également être la source de certaines déviations du dos et de la colonne lombaire, et qu'une *section musculaire* pourrait être indiquée dans ces cas. Cependant cette supposition ne s'est pas vérifiée. Au dos on ne rencontre pas (sauf peut-être quelques rares exceptions) des contractures musculaires aussi évidentes que celle du sterno-cléido-mastoïdien dans le torticolis, et la section musculaire tentée contre les scolioses dorsales et lombaires n'a donné aucun résultat satisfaisant.

*Scoliose.* — L'incurvation latérale de la colonne vertébrale peut remonter aux diverses causes dont il a été question pages 267 et 268. La forme la plus commune, et dont il s'agit principalement en ce moment, est celle qu'on désignait autrefois du nom de *scoliose habituelle*, déviation par mauvais maintien. C'est avant tout une maladie de croissance. On la rencontre principalement chez les jeunes filles appartenant aux classes supérieures de la société, et l'on doit l'attribuer au genre de vie particulier qu'on fait mener à ces enfants. La tension continuelle du dos par l'habitude d'être constamment assis, jointe à un faible développement dès os et à l'insuffisance des forces musculaires, produit une fatigue démesurée des muscles dorsaux. Il se peut aussi que l'appareil ligamenteux de la colonne vertébrale soit disposé au relâchement chez ces individus, que leurs disques interverté-braux n'aient pas assez d'élasticité ; l'usage prédominant du bras droit peut encore contribuer au développement d'une atti-tude vicieuse. Peut-être aussi cette attitude est-elle prise pour laisser reposer davantage les muscles d'un des côtés du corps. Au bout d'un certain temps, cette attitude vicieuse devient in-volontaire. Les vertèbres, ayant à supporter un poids inégal, prennent aussi un accroissement inégal. Avec le temps, toutes les parties, muscles, disques intervertébraux, appareil ligamen-teux et articulations, s'accommodent à la position vicieuse, et de cette manière un mauvais maintien du corps, ne provenant au commencement que d'une mauvaise habitude, finit par dégénérer en difformité définitive et irrémédiable.

Les scolioses des jeunes filles sont presque toutes dirigées vers le *côté droit*, de telle sorte que l'on voit une scoliose dorsale avec con-vexité à droite, et deux scolioses gauches de compensation, l'une lom-baire, l'autre cervicale. On a supposé avec raison que ces scolioses dorsales droites n'étaient qu'une exagération de la déviation très-légère des vertèbres dorsales vers le côté droit, telle qu'on l'observe à l'état normal. Il n'est pas impossible même que l'usage prépondérant de la main et du bras droits soit la cause de certaines scolioses dirigées de ce côté, parce que ordinairement on voit les enfants diriger leurs vertèbres dorsales à droite, quand ils exécutent un travail avec le bras droit ; cependant on prétend avoir observé des exemples de scoliose droite chez des gauchers.

Werner (*Reform der Orthopaedie*) assure que chez les individus âgés de moins de huit ans, il avait observé presque exclusivement des scolioses lombaires gauches. Il attribue ces déviations à l'habitude qu'ont les enfants de s'appuyer de préférence sur la jambe gauche, d'où il résulte que pour se maintenir en équilibre, ils donnent à leur co-lonne vertébrale une position telle qu'elle forme une convexité lombaire à gauche et une concavité à droite. — Si l'on compare les pieds plats des jeunes domestiques et les jambes cagneuses des apprentis (voyez chapitre XIII), avec ces scolioses lombaires des enfants et les scolioses dorsales des jeunes filles un peu plus avancées en âge, on ne peut se refuser à l'idée qu'il doit y avoir là un lien commun de causalité. La cause qui doit présider au développement de ces pieds plats et de ces jambes cagneuses consiste encore évidemment dans la charge trop lourde qui pèse sur une partie osseuse, et qui doit entraîner un aplatis-sement de cette partie.

Il résulte de cet exposé qu'une scoliose imminente ne peut être prévenue que par le soin de ménager le dos, d'éviter de se tenir trop longtemps assis sans appui dorsal, et de combattre l'insuffisance de la nutrition musculaire et osseuse. Il est évident en outre que le traitement ne peut avoir de l'efficacité qu'autant qu'il est entrepris au commencement de l'affection. Du reste, en admettant même que ces scolioses proviennent positivement d'une fatigue exagérée des muscles du dos, ou d'une atonie de l'appareil ligamenteux, etc., il ne s'ensuit nullement qu'il suffise, pour guérir toute scoliose commençante, d'accorder aux jeunes filles plus de récréation, de les engager à se donner plus de mouvement, de les laisser moins longtemps assises ou de leur défendre de se servir de leur bras droit. Une fois que la scoliose a duré assez longtemps pour priver les individus de l'empire sur les muscles du dos, au point qu'ils ne peuvent plus les tenir en équilibre, ni les contracter d'une manière égale, une fois qu'avec la meilleure volonté, ils ne peuvent plus se tenir droits et s'imaginent qu'ils se tiennent droits tout en conservant leur attitude vicieuse ; une fois, disons-nous, que les choses en sont venues à ce point, le traitement *orthopédique* est le seul dont il faille encore espérer quelque secours. Les moyens qui trouvent leur application dans ce cas sont la gymnastique, le redressement par changement d'habitude, les différentes ceintures ou appareils de soutien, et enfin le lit extensif.

La *gymnastique* convient plus particulièrement, il est vrai, pour prévenir que pour guérir la scoliose ; cependant on conçoit qu'au début, combinée avec un genre de vie rationnel et un régime approprié, elle puisse être utile. On voit naître la scoliose chez les individus pourvus de muscles faibles, prompts à se fatiguer, ayant en outre très-souvent des os mal nourris, des ligaments trop lâches et un système nerveux plus ou moins affaibli. Si l'on place ces jeunes filles dans un établissement, où, au lieu de rester toujours assises dans la chambre, elles passent beaucoup de temps à l'air libre, se donnent du mouvement, jouent, se baignent, s'exercent à nager, font de la gymnastique tout en se reposant d'un autre côté et en restant couchées assez longtemps pour se remettre de leurs fatigues, on verra souvent tout le système musculaire et les os, ainsi que les ligaments, prendre un meilleur développement et la tendance à une attitude vicieuse, à pencher le corps d'un seul côté, se perdre chez beaucoup d'entre elles. Mais si la scoliose est invétérée, si la char-

pente osseuse est elle-même par trop déformée, il n'y a rien à
espérer, même en donnant le plus grand développement possible
à la force musculaire. Le résultat que l'on obtiendra dans ces cas
c'est de rendre les individus plus sains, plus robustes, plus flo-
rissants en un mot, sans pour cela corriger la déviation de leur
colonne vertébrale.

On peut espérer, au commencement, des résultats favorables
du *redressement*, par l'habitude qu'on fait prendre aux enfants de
donner à leur corps une attitude opposée à celle de la scoliose,
ordinairement dirigée à droite. Qu'on fasse donc en sorte que ces
malades s'habituent pendant un certain temps à donner à leur
colonne vertébrale une courbure opposée à la courbure vicieuse.
Une fois ce résultat obtenu, si le malade s'y exerce avec persévérance, l'habitude prise pourra contribuer beaucoup au redressement parfait. Le point essentiel de cette méthode curative est
que le malade évite avec le plus grand soin de se laisser aller à
prendre la position habituelle, devenue commode pour lui et qui lui
donne le sentiment trompeur d'une attitude droite ; que debout,
assis ou couché, il cherche à fléchir la colonne dans un sens opposé
à celui de la déviation. Pour seconder cette flexion, quand le
malade est couché, on peut se servir de sangles qu'on fixe sur les
côtés du lit et dont l'une est destinée à attirer la région dorsale à
gauche et les deux autres les régions cervicale et lombaire à droite.

Les *ceintures* et *appareils de soutien du dos* qu'on a construits
en nombre infini, et dont quelques-uns ont été d'abord prônés avec
beaucoup de charlatanisme, pour être abandonnés bientôt après,
ne doivent pas être construits à la manière d'un corset, c'est-à-
dire en vue d'une compression exercée sur les côtes. Les corsets
ne diminuent pas l'infirmité, ils ne font que la masquer et quelquefois l'exagèrent, c'est-à-dire qu'ils impriment une déviation
plus grande au thorax, au lieu de rétablir l'équilibre dans le
maintien du malade. Si l'on veut que la ceinture ait un sens, il
faut qu'elle agisse, non pas en redressant par une pression qui
s'exerce sur l'ensemble de la poitrine, mais en donnant un soutien et en redressant la courbure.

En vue de ce résultat, on peut accorder quelque confiance à la ceinture de Hossard, ou à quelques appareils analogues. Ils consistent
essentiellement en une ceinture qui fait le tour du bassin, et qui est
munie d'une tige à laquelle est fixée une courroie destinée à attirer la
région dorsale dans le sens opposé à la déviation et à la maintenir ainsi
redressée (en général cependant ce but n'est pas atteint). — Les *cein-*

*tures avec tuteurs pour les aisselles* ne sont pas non plus très-efficaces. L'idée de corriger par ce genre d'appareil l'élévation exagérée d'une épaule n'a pas de sens, vu que chez les individus atteints de scoliose, cette élévation de l'épaule a pour point de départ la déviation de la colonne vertébrale et la courbure exagérée des côtes, et ne peut, par conséquent, pas être corrigée par ces sortes de tuteurs. Ces espèces de béquilles n'ont d'autre effet que de diminuer un peu le poids qui pèse sur le dos et la fatigue qu'il supporte, en lui offrant un léger soutien latéral, peut-être aussi en déchargeant le dos malade du poids du bras qui tend à exagérer la courbure.

Le *lit extensif* a pour premier but de redresser la colonne vertébrale en exerçant une traction sur la tête et le bassin. Au moyen de deux ceintures embrassant la première la tête, la seconde le bassin, on agit sur la colonne vertébrale, dont l'extension continue se fait au moyen d'un ressort ou d'un poids. Indépendamment de cette extension continue qui, naturellement, doit être opérée avec ménagement, on peut employer, pour la seconder, des sangles qui s'attachent sur les côtés, ou bien encore des espèces de coussins ou pelotes qui pressent sur la partie convexe. Les cas tout à fait graves et invétérés ne seront évidemment pas plus améliorés par le lit extensif que par les autres appareils. De toute manière, on peut dire que ce lit extensif rend peu de services, et quant au petit nombre de cas où il semble avoir été d'un effet utile, il faut encore se rappeler que la position horizontale à elle seule, sans le secours des moyens mécaniques, suffit déjà pour améliorer certaines déviations.

Les expériences recueillies jusqu'à présent sur le traitement des scolioses pèchent encore par une grande incertitude, attendu que la plupart des individus qui se disent orthopédistes n'ont ni assez de connaissances anatomiques, ni assez de bonne foi pour inspirer de la confiance en leurs rapports, faits le plus souvent en vue de leurs intérêts pécuniaires. Bien des médecins se sont laissé induire en erreur, et ont cru leurs malades améliorés ou guéris quand ils avaient pris plus d'embonpoint, et que leurs os étaient devenus moins saillants.

Pour les déviations coxalgiques, nous renvoyons au chapitre XIII.

*Spina-bifida.* — L'hydrorachis, qui coexiste presque toujours avec une fente vertébrale, une fermeture incomplète des arcs vertébraux, porte depuis longtemps le nom de *spina-bifida*. Dans les degrés les plus légers, on ne trouve qu'un petit sac herniaire entre deux arcs vertébraux. On observe tous les degrés de division, depuis une faible lacune entre deux moitiés d'apophyse épineuse jusqu'à l'absence totale des arcs vertébraux et à la division complète de toute la colonne vertébrale. Le cas le plus commun consiste dans la division des dernières vertèbres dorsales et des vertèbres lombaires, plus rarement des vertèbres sacrées. En même temps, l'arachnoïde est poussée dans la fente par l'hydropisie congénitale du canal médullaire, sous forme d'une tumeur plus ou moins saillante ou d'une bourse analogue à une poche herniaire. La tumeur peut être recouverte par une peau normale ou par une membrane tendue, fine, rosée ou bleuâtre, demi-transparente et qui peut être assez mince pour qu'on ait à craindre sa rupture d'un moment à l'autre. Assez souvent, les racines postérieures des nerfs spinaux prennent part au déplacement, ils sont accolés au sac herniaire et sont compris dans la saillie. Le pronostic est d'autant plus fâcheux, que la tumeur est plus grande, et que les symptômes de paralysie, de convulsions et d'atrophie sont plus prononcés.

. Dans les cas légers, la vie peut être conservée, si l'on empêche par un bandage approprié les progrès de la tumeur, et si on la met ainsi à l'abri de tout choc et de toute pression. — La ponction plusieurs fois répétée avec un trocart fin peut être suivie quelquefois d'une diminution définitive de la tumeur. Mais le plus souvent elle n'empêche pas le mal de faire des progrès. On a aussi proposé et exécuté l'excision du sommet de la tumeur suivie d'une application de sutures, enfin la suture enchevillée, appliquée sur la base, la tumeur ayant été préalablement vidée et la partie herbiée réséquée. Ces opérations ont, le plus souvent, entraîné la mort, l'écoulement du liquide ayant été suivi d'une irritation de la moelle épinière et d'une arachnoïdite rachidienne, à laquelle les individus succombaient en présentant des phénomènes convulsifs.

Quelques-uns des cas relatés dans les journaux, où l'opération aurait été faite avec succès, peuvent bien avoir été mal diagnostiqués ; on a peut-être perdu de vue qu'il existe *des sacs herniaires complétement fermés* des méninges rachidiennes, et qui sont naturellement beaucoup plus faciles à opérer.

Il est très-probable que le spina-bifida dépend, dans la généralité des cas, d'une hydropisie du canal intra-médullaire du fœtus (sinus rhomboïdal). C'est ce qui explique aussi le déplacement des nerfs et d'une partie de la moelle elle-même, comme on l'a vu dans quelques cas de spina-bifida. L'hydropisie primitive du sinus rhomboïdal peut devenir une hydropisie externe, quand la vessie formée par le sac herniaire originaire de l'intérieur de la moelle épinière se ferme et s'isole de cette dernière. On se trouve alors en présence d'un kyste de l'espace sous-arachnoïdien. Mais le sac herniaire peut aussi se fermer en dehors du canal vertébral et devenir ainsi un kyste tout à fait isolé. La rétraction de la moelle épinière par en haut (comme on sait, elle descend chez le fœtus jusque dans le sacrum) peut favoriser ces sortes d'occlusions ou de séparations complètes. — La tumeur dite tumeur sacrée ou coccygienne dérive le plus souvent d'une dégénération de ces kystes isolés.

*Tumeurs sacrées* (*tumeur coccygienne*). — Dans la région sacrée et coccygienne, plus rarement dans la région lombaire, on rencontre souvent des tumeurs congénitales auxquelles Ammon a donné le nom de tumeur coccygienne. Ce sont des kystes, souvent de nature composée, mais on a rencontré aussi des lipomes, des tumeurs fibreuses en partie ossifiées, même des fongus médullaires. Une partie de ces tumeurs dépend d'une saillie en forme de sac herniaire, formée par les méninges rachidiennes, avec oblitération de l'ouverture de communication et isolement complet du sac ; la poche isolée peut ensuite devenir le siége de toutes sortes de formations nouvelles. Il peut s'y développer des adhérences internes avec formation de compartiments cloisonnés, un réseau de tissu conjonctif, le plus souvent œdémateux, à mailles nombreuses, ou bien il peut s'y joindre une dégénération colloïde, cysto-sarcomateuse.

Ces tumeurs sacrées sont très-souvent couvertes, comme le spina-bifida, d'un tégument imparfait, bleuâtre, à demi séreux.

Une partie des tumeurs sacrées doit être considérée comme la dégénération d'une monstruosité par inclusion (*fœtus in fœtu*). On peut y rencontrer tous les degrés morphologiques, depuis l'acéphale à deux extrémités, jusqu'à une simple masse graisseuse qui ne renferme que quelques os informes ou quelques kystes pileux et bandes fibreuses.

Exceptionnellement, on a rencontré dans cette région des hernies congénitales des viscères pelviens ; ou bien on a constaté des kystes à la face antérieure du sacrum, à côté du rectum et de l'anus ou même au périnée, et dont l'origine remonte également à la dégénération d'un germe fœtal inclus, ou bien à la dégénération d'un sac herniaire formé à l'extrémité de la moelle épinière fœtale et qui a fini par s'isoler.

Si l'on peut extirper ces produits sans trop léser les parties et sans produire une trop forte hémorrhagie, sans faire naître en un mot une trop grande perturbation dans l'organisme délicat d'un enfant, on doit y procéder sans retard. Si l'on ne fait rien, la mince pellicule qui recouvre la tumeur peut se rompre et donner lieu à un processus inflammatoire ulcéreux ou érysipélateux qui tue l'enfant en épuisant ses forces. On ne doit pas s'attendre à une évolution régressive spontanée de la tumeur, qui a plutôt une tendance à prendre un fort accroissement. On a quelquefois opéré avec succès ; dans d'autres cas, au contraire, les enfants ont succombé après l'opération. (J'ai extirpé avec succès une tumeur graisseuse du sacrum, renfermant des kystes pileux et longue de neuf pouces, chez un enfant de huit mois.)

*Décubitus, eschares au sacrum*. — On a trop l'habitude de considérer comme dues à la simple pression les destructions gangréneuses de la peau du sacrum, qui se rencontrent si souvent chez les individus atteints de lésions traumatiques graves ou de maladies graves de toute espèce. La pression ne joue qu'un rôle secondaire dans la plupart de ces cas, et surtout dans les cas graves ; la cause principale consiste (abstraction faite de l'anesthésie de la peau dans la paralysie de la moelle épinière) dans la dyscrasie, et surtout dans l'infection pyohémique et septique. Quand le mal primitif n'est compliqué ni de fièvre ni de pyohémie, etc., on peut, soit prévenir, soit guérir facilement le décubitus. On a soin de faire tenir le malade aussi proprement que possible ; de lui procurer un lit souple et uni, d'éviter que le drap de dessous ne forme des plis qui compriment les parties ; de diminuer la pression en la reportant sur les côtés au moyen d'un coussin rond et percé ou en fer à cheval, d'un coussin à air ou à eau ; de placer sous le sacrum de grands cataplasmes jusqu'à élimination de toutes les parties gangréneuses, ou d'y mettre un coussin rempli de poudre de charbon pour absorber la sanie ichoreuse; de couvrir les parties dénudées avec un emplâtre de céruse, etc. Ce traitement fait promptement justice du décubitus quand il se déclare chez un individu sain du reste et exempt de fièvre. Il n'y a que les individus affaiblis et ceux qui ont des plaies étendues de la région sacrée qu'on est forcé de coucher sur le côté ou sur le ventre, ou de faire souvent changer de position. Ce qui engendre le plus souvent le décubitus chez les individus atteints de maladies chirurgicales, c'est la pyohémie, et dans les cas de ce genre on comprend facilement que le traitement ne peut pas donner de grands résultats.

La pyohémie et surtout l'intoxication septique du sang ont une certaine tendance à se localiser dans la région sacrée et dans les parties voisines des fesses ou du siége proprement dit. On dirait que dans ces parties déclives et comprimées il se produit une stagnation du sang, et en même temps une décomposition par fermentation locale. Quelquefois, après une résorption de sanie ichoreuse, on remarque une formation d'abcès dans cette région, coïncidant avec un développement de gaz qui se montre dès les premiers jours et que l'on constate à la percussion. Ce genre de métastase doit être bien distingué du décubitus proprement dit, de la gangrène par compression mécanique de la région sacrée.

# CHAPITRE VIII

## ABDOMEN.

Diagnostic des tumeurs abdominales. — Péritonite. — Abcès. — Hydropisie du péritoine. — Gastrotomie. — Plaies des parois abdominales. — Plaies de l'intestin. — Suture de l'intestin. — Rétrécissement de l'intestin. — Entérotomie. — Estomac. — Gros intestin. — Foie. — Vésicule biliaire. — Rate. — Reins. — Formation du sac herniaire. — Guérison des hernies. — Étranglement des hernies. — Taxis. — Kélotomie. — Kélotomie externe. — Hernies gangréneuses. — Adhérences des hernies. — Hernies du cæcum. — Hernies épiploïques. — Hernie inguinale. — Hernie crurale. — Hernie ombilicale. — Hernie abdominale. — Hernies par les ouvertures du bassin. — Fistule stercorale. — Anus artificiel.

*Diagnostic des tumeurs abdominales.* — Avant tout il y a à considérer la grande variété de siége et de nature des gonflements et des tumeurs qu'on observe dans le ventre. Le grand nombre d'organes situés dans l'abdomen, qui pour la plupart sont susceptibles d'un haut degré de gonflement ou de distension : le foie, la rate, l'estomac, le gros intestin, les reins, la vessie, l'utérus, les ovaires, peuvent se refouler réciproquement par leur augmentation de volume, et glisser les uns sur les autres. C'est ainsi que le foie, l'estomac, la rate peuvent descendre jusqu'au pubis, tandis que la vessie, l'utérus, les ovaires peuvent s'étendre jusqu'au devant de l'estomac. De la même façon on observe des déplacements de droite à gauche ou d'arrière en avant : par exemple, le foie envoie son lobe gauche hypertrophié vers le péricarde, de sorte que le cœur est refoulé, ou bien une tumeur située derrière le mésentère s'hypertrophie et proémine en avant, de sorte qu'elle déplace les intestins vers le côté et repousse au devant d'elle la paroi antérieure de l'abdomen. Si ces changements de position peuvent déjà par eux seuls rendre le diagnostic difficile, il devient plus embarrassant encore, lorsqu'un certain nombre d'états morbides se trouvent réunis, par exemple s'il y a formation d'une tumeur coïncidant avec une grossesse ou un exsudat hydropique dans le péritoine, ou bien s'il y a accumulation de matières fécales en même temps qu'une tumeur qui retrécit l'intestin. Les déviations de la colonne vertébrale, l'interversion des organes, les anomalies congénitales de position, par exemple des reins, du testicule, du cæcum, ensuite la mobilité anormale de certains organes (rate ou rein flottants), peuvent entraîner de nouvelles difficultés. Il en est de même de l'inflammation et des adhérences inflammatoires.

Les tumeurs de la région abdominale peuvent être rangées dans les catégories suivantes.

1° *Tumeurs situées dans la paroi antérieure de l'abdomen.* — Un abcès, un lipome ou un fibroïde de la paroi abdominale, mais surtout une tumeur développée dans le tissu sous-séreux, sont quelquefois difficiles à distinguer d'une tumeur située dans la cavité péritonéale elle-même. Lorsque les parois abdominales sont minces, la palpation est souvent très-trompeuse, parce qu'on est tenté de rapporter à la paroi elle-même ce qu'on sent si superficiellement et si distinctement. Pour éviter l'erreur, on fera surtout attention au fait suivant : c'est qu'une tumeur située dans la paroi abdominale ou appartenant au tissu sous-séreux proémine facilement en dehors et produit un soulèvement local de la paroi. Une pareille saillie ou distension circonscrite de la paroi abdominale permet toujours de supposer qu'on a affaire à une partie située en dehors du péritoine, ou du moins à une partie qui, si elle est située dans le péritoine, n'est pas libre, mais adhérente à la paroi. (Déjà la vessie, lorsqu'elle remonte entre la paroi abdominale et le péritoine, donne souvent lieu à une pareille proéminence locale, en vertu de sa fixation spéciale par l'ouraque et les artères ombilicales et à raison de sa position en partie extra-péritonéale.) Lorsqu'il existe une adhérence morbide d'un intestin, d'un kyste, d'une collection purulente, etc., avec la paroi antérieure de l'abdomen, on comprend facilement que l'augmentation de volume de la tumeur donne plutôt lieu à une proéminence locale de la partie adhérente de la paroi qu'à une distension générale de la cavité abdominale.

2° *Hydropisie du péritoine et hydropisie enkystée.* — Si la mollesse et le facile déplacement de l'abdomen enflé, de même que la fluctuation évidente, indiquent la présence du liquide, on se demande souvent s'il existe une hydropisie péritonéale, ou si un grand kyste s'est placé devant les intestins. Dans beaucoup de cas il est facile de répondre à cette question : l'hydropisie enkystée donne plutôt lieu à une matité de la partie antérieure, matité dont les limites forment une ligne convexe, tandis que l'hydropisie du péritoine présente une grande matité dans les flancs. Quelquefois on peut reconnaître la nature du mal en faisant changer le malade de position ; en effet, dans un épanchement libre du péritoine, les intestins, et par conséquent le son tympanitique à la percussion, se déplacent beaucoup plus facilement que dans l'hydropisie enkystée. Dans l'hydropisie considérable du péritoine, on trouve plutôt une distension et une proéminence de la paroi postérieure de l'abdomen (la région rénale) que dans l'hydropisie enkystée. Dans les cas compliqués, le diagnostic peut devenir très-difficile, par exemple lorsqu'il existe en même temps un œdème des téguments abdominaux, ou lorsqu'une hydropisie enkystée et un épanchement intra-abdominal se rencontrent sur le même sujet, surtout si l'on n'a pas été à même d'observer le développement de la maladie, parce qu'on voit le malade pour la première fois, à un moment où le ventre est déjà énormément gonflé. Comme la plupart des kystes ont leur point de départ dans l'ovaire, il faut avant tout se rendre compte de la position de la matrice (voy. chapitre XI).— Il peut parfaitement se faire qu'à côté d'une hydropisie péritonéale ou d'un kyste, il existe encore une grossesse, et c'est là une complication qu'il ne faut jamais perdre de vue.

De grands abcès abdominaux peuvent être confondus avec une hydropisie enkystée ; certains kystes, surtout les kystes d'échinocoques, se transforment facilement en abcès.

3º La tumeur appartient *aux viscères abdominaux*. A ce point de vue il faut avoir égard aux différents signes qui caractérisent le gonflement du foie ou de la vésicule biliaire, de la rate, de l'estomac, des intestins, des reins, de la vessie, de la matrice, des ovaires, de l'épiploon, du mésentère, du pancréas, de l'aorte abdominale, etc. La grossesse extra-utérine et ses conséquences, les tumeurs stercorales du gros intestin, les fibroïdes, qui partent principalement de la matrice, les encéphaloïdes dits rétro-péritonéaux, les grands lipomes dans l'intérieur du ventre, les tumeurs osseuses implantées sur l'ilion et les vertèbres, voilà des maladies sur lesquelles l'attention du médecin doit être dirigée lorsqu'il veut poser le diagnostic.

La première règle *pour explorer l'abdomen*, c'est de le mettre dans le relâchement. Le malade doit être couché ; la main qui examine doit presser lentement sur les viscères, le moment le plus favorable est souvent l'inspiration. Quelquefois le décubitus latéral ou la position sur les genoux et les coudes se prêtent mieux à la palpation des parties. — Quand la sensibilité est grande, on peut avoir recours au chloroforme pour faire disparaître la contraction involontaire des muscles abdominaux. Pour reconnaître une tumeur solide dans la profondeur, il faut souvent enfoncer la main avec un mouvement rapide ; le doigt frappe alors la tumeur, tandis que par une pression lente, la tumeur peut facilement être refoulée et échapper à la perception.

Une tension *locale* de la paroi abdominale ne doit pas être prise pour une induration située derrière les muscles abdominaux. Si l'on veut sentir plus distinctement les muscles eux-mêmes, on ordonne au malade de soulever la tête ; cette position tend surtout d'une manière très-sensible les muscles droits de l'abdomen.

*Péritonite.* — Dans le temps, quand une petite plaie avec un instrument tranchant ou piquant entraînait la mort par suite d'une inflammation généralisée du péritoine, on attribuait généralement cette issue à une irritabilité spéciale de cette membrane ; mais si l'on pense que ces péritonites ne se rencontrent fréquemment qu'à de certaines époques et dans de certains hôpitaux, on est forcé de les attribuer à l'influence d'un principe zymotique, à un miasme ou à un contagium pyohémique. La même observation s'applique aux opérations ou aux plaies qui existent aux environs de l'abdomen ; on connaît un grand nombre de cas, où des opérations faites aux parties externes du bas-ventre, par exemple, des opérations au périnée, à l'anus, à la peau de l'abdomen, etc., ont été suivies de péritonite mortelle ; on a observé des cas de ce genre principalement dans des hôpitaux infectés, et l'on ne peut les comparer qu'à l'érysipèle traumatique, qui se montre si souvent, non à la plaie elle-même, mais dans ses environs ; du reste, on ne connaît pas la cause de ce fait.

Le danger qu'entraîne la péritonite zymotique consiste en partie dans la fièvre zymotique qui l'accompagne et dans la dyscrasie aiguë concomitante et ses localisations, en partie dans la grande extension, dans le caractère *diffus* qui est propre à cette sorte de péritonite. Une inflammation du péritoine simplement traumatique et due uniquement à l'irritation locale, ne devient pas diffuse dans les conditions ordinaires. Évidemment, si un extravasat intestinal avec du gaz intestinal, ou si un extravasat sanguin en voie de décomposition se répand dans le péritoine, on comprend que l'inflammation soit généralisée. (Dans le dernier cas, la mort doit en partie être attribuée à la résorption septique.)

La péritonite locale est comparativement peu dangereuse. Elle est utile lorsque dans les abcès, les lésions intestinales, les plaies de l'abdomen etc., elle délimite la maladie et amène les adhérences et la guérison. Mais elle peut aussi être nuisible quand elle fixe trop les intestins, ou quand, par les pseudo-membranes, elle devient cause d'étranglement et de rétrécissement intestinal.

On reconnaît la péritonite aiguë d'abord, par l'endolorissement et la sensibilité de l'abdomen ; il s'y ajoute ordinairement le vomissement, la constipation et les symptômes de collapsus ; pouls petit, yeux enfoncés, extrémités froides, etc. Le collapsus peut s'expliquer par l'influence locale considérable qu'exerce la maladie sur les nerfs abdominaux, par l'engorgement de la veine-porte et par l'anémie du système artériel qui en résulte, enfin par la décomposition aiguë du sang (en cas de pyohémie ou de septicémie).

D'après ce qui précède il résulte qu'on doit avant tout prévenir la péritonite diffuse en mettant les malades en dehors de l'influence miasmatique. — Une péritonite locale peut être empêchée de s'étendre quand on fait cesser les mouvements péristaltiques par la morphine. Il est évident qu'un petit extravasat intestinal (partant, par exemple, de l'appendice vermiculaire) se limite plutôt et s'enkyste sur place, lorsque les mouvements intestinaux sont immédiatement suspendus. La première indication sera donc de faire une injection sous-cutanée de morphine pour mettre aussi rapidement que possible les intestins dans le repos. L'injection se recommande d'autant plus, que c'est souvent la seule voie par laquelle on puisse obtenir l'effet nécessaire, lorsque la tendance au vomissement est déjà prononcée et que la résorption par les organes abdominanx est empêchée.

Dans les cas favorables, l'exsudation péritonitique se résorbe sans laisser de trace. Souvent il se forme des adhérences qui peuvent donner lieu à des rétrécissements consécutifs de l'intestin, etc. Quelquefois un exsudat ou un extravasat s'enkyste, surtout dans l'espace de Douglas ; dans ces cas, il peut être indiqué d'évacuer le liquide, surtout par le vagin (voy. chapitre IX).

*Abcès dans l'abdomen.* — On peut distinguer à peu près cinq espèces d'abcès d'après leur origine : 1° abcès de la paroi abdominale, dans les couches sous-aponévrotiques ou intermusculaires ; 2° abcès provenant de l'inflammation du tissu cellulaire sous-séreux ; 3° abcès à la suite d'une péritonite ; 4° abcès se formant dans un des viscères, par exemple dans le foie, la rate, les ovaires, les reins, les ganglions lymphatiques ; enfin 5° abcès qui descendent le long de la colonne vertébrale, les abcès du psoas (voy. p. 263).

Les abcès de la *paroi abdominale* peuvent être des abcès par congestion qui ont pour point de départ une côte ou le sternum. Comme le muscle droit et le muscle grand oblique s'insèrent à la partie antérieure du thorax, on comprend facilement la formation de ces fusées purulentes. On a vu le pus s'avancer derrière le muscle droit jusqu'à la symphyse. — Les abcès péritonitiques s'observent principalement après des blessures, par exemple à la suite d'extravasats sanguins ou de perforation intestinale (voy. p. 294). Ou bien ils se forment à la suite d'ulcères qui ont perforé la paroi intestinale. — Les abcès du tissu cellulaire sous-séreux s'observent tout particulièrement dans la région de l'utérus, dans les replis du ligament large, pendant l'état puerpéral. — Dans la région lombaire, où se trouve une couche de graisse fortement développée, on voit quelquefois se former de grandes collections purulentes (abcès lombaires) qui tantôt reconnaissent pour cause une inflammation primitive du tissu cellulaire, et qui tantôt sont consécutives à une affection des reins, du cæcum, de la colonne vertébrale. La même chose s'applique au tissu cellulaire sous-séreux de la région iliaque. L'inflammation de cette couche de tissu cellulaire a ordinairement son point de départ dans le cæcum, et s'observe par conséquent de préférence du côté droit (pérityphlite); cependant elle peut aussi se développer primitivement, par exemple dans la fièvre puerpérale. — Si les ganglions lymphatiques de la région iliaque subissent la fonte purulente, il peut se former un abcès qui ressemble complétement à une pérityphlite suppurée.

Les abcès de l'abdomen peuvent s'ouvrir à l'extérieur, c'est surtout le cas pour ceux du tissu sous-séreux, ou bien ils déversent leur contenu vers l'intérieur (par exemple dans la vessie, l'intestin, le vagin), ou bien encore l'ouverture se fait dans les deux sens à la fois, de sorte qu'un pareil abcès peut donner lieu à une fistule intestinale complète. — La migration du pus des abcès intérieurs de l'abdomen s'observe principalement à deux endroits : les abcès antérieurs du foie suivent le ligament suspenseur du foie jusqu'à l'ombilic ; et les abcès de la région iliaque, des ovaires, du cæcum, de même que ceux qui dépendent d'une carie des vertèbres lombaires, s'avancent le plus souvent le long du psoas et passent sous le ligament de Poupart pour se rendre à la cuisse. — On observe rarement que le pus qui provient des parties supérieures fuse dans l'intérieur du bassin. — Dans les abcès du foie et de la rate, même dans ceux des reins, on a souvent vu le pus se faire une issue dans la cavité thoracique.

Certains abcès intérieurs de l'abdomen guérissent sans intervention de l'art, lorsqu'ils s'ouvrent dans l'intestin. Il paraît qu'il se forme en général, dans ces cas, une sorte de *soupape* (1) qui permet au pus de s'écouler dans l'intestin, sans que les gaz ou les liquides intestinaux puissent se rendre dans le foyer et se mêler au pus. Ce mécanisme est très-avantageux pour la guérison, car le mélange du pus avec les matières excrémentitielles pourrait augmenter l'inflammation et donner lieu à une décomposition putride de la suppuration. Lorsque ces soupapes ne se forment pas, que le contenu de l'intestin peut entrer dans le foyer, que l'abcès se transforme ainsi en abcès stercoral (voy. p. 294), il faudrait faire autant que possible une ouverture extérieure.

*L'ouverture* artificielle des abcès intérieurs de l'abdomen exige la précaution de ne pas ouvrir une collection purulente située derrière le feuillet antérieur du péritoine, avant qu'on ait constaté la proéminence partielle, et reconnu par là l'adhérence du péritoine avec la paroi de l'abcès, ou qu'on n'ait provoqué cette adhérence en mettant le péritoine provisoirement à nu (ou en employant les caustiques, voy. p. 307). Dans tous les cas, on ne doit pas ouvrir les abcès profonds par une simple ponction, mais on doit inciser couche par couche. Le trocart peut quelquefois être employé, comme moyen d'exploration, pour fixer le diagnostic ; pour l'écoulement du pus, le canal formé par le trocart, canal si étroit et qui se ferme si facilement, ne suffit pas. Dans tous les cas, si l'on voulait employer le trocart dans ce but, il faudrait ensuite le remplacer par une sonde élastique qu'on laisserait en place pendant quelque temps. — Lorsqu'il s'agit d'abcès de la fosse iliaque, qui se trouvent près du ligament de Poupart, tels qu'on les observe particulièrement à la suite de la fièvre puerpérale, je recommande beaucoup de mettre à nu le ligament de Poupart et d'introduire, à côté de l'artère crurale, une pince à pansement ou un autre instrument mousse. En ouvrant la pince pour dilater l'ouverture, ou bien en y poussant le doigt avec une certaine force, on procure au pus un libre écoulement. (J'ai fait cette opération onze fois et toujours avec succès.)

(1) Voyez Dupuytren, *Leçons*, III, 523.

Les *abcès fistuleux de l'abdomen* ont souvent une ouverture ex·
térieure trop étroite, ou ils sont fermés par des espèces de soupape, qui donnent lieu à un écoulement incomplet du pus. La
guérison est beaucoup retardée de cette façon ou même tout à
fait empêchée. Pour guérir de pareils abcès, le moyen le plus
simple, c'est d'introduire tous les jours une sonde élastique, ou
de laisser en place une canule élastique. Pour dilater le canal
fistuleux sans donner lieu à un écoulement de sang, on emploiera
avec avantage la canule de laminaria.

*Hydropisie du péritoine. Ascite.* — Lorsque la quantité de
l'exsudat aqueux atteint un haut degré, surtout lorsque la respiration et les mouvements du malade deviennent très-pénibles,
que les jambes enflent par suite de la pression par en haut, ou
que la digestion et la nutrition sont en grande souffrance, on doit
se demander, après avoir employé en vain les remèdes internes,
si, en évacuant l'eau avec le trocart, on ne parviendra pas à
soulager les souffrances du malade, ou même à obtenir une guérison radicale. Le plus souvent il y a très-peu d'espoir d'atteindre ce dernier but. Comme l'hydropisie péritonéale dépend, en
général, d'obstacles mécaniques à la circulation, ou d'une dégénération du foie, des reins, etc., on voit ordinairement le liquide
se reproduire bientôt après son évacuation. Cependant on arrive,
le plus souvent, à *soulager* le malade par la paracentèse ; d'ordinaire l'opération n'a que ce but palliatif, et elle doit être répétée
tôt ou tard, parce que le liquide se reproduit de nouveau.

L'endroit le plus sûr pour faire la *paracentèse*, c'est la ligne
blanche, au-dessous de l'ombilic ; en opérant sur les côtés, on
s'expose à blesser les muscles abdominaux, et l'on pourrait même
toucher une branche de l'artère épigastrique. On a également
recommandé le milieu d'une ligne allant de l'ombilic à l'épine
iliaque antérieure et supérieure, parce que dans cet endroit, c'est-
à-dire dans la ligne qui sépare les muscles droits des muscles
obliques, la paroi abdominale n'est également composée que de
tissus tendineux. En général, on peut dire que l'endroit le plus
favorable est celui où la distension de l'abdomen et la fluctuation
sont le plus manifestes. On pourrait également choisir l'ombilic
proéminent ou un sac herniaire. Lorsqu'on craint de rencontrer
derrière la couche liquide un organe, tel que le foie hypertrophié
ou l'utérus gravide, on peut se faire comprimer la paroi abdominale, de manière que l'eau s'accumule en avant et que les autres
parties soient maintenues en arrière.

Pour évacuer l'eau, on prend un trocart fin, si l'on veut vider lentement le péritoine, et un plus gros, si l'écoulement doit se faire rapidement. Le trocart fin se recommande parce qu'il produit une douleur moins vive et une lésion moins forte. — On doit enfoncer le trocart rapidement, en limitant avec l'indicateur la partie de l'instrument qui doit être enfoncée. Pendant que le liquide s'écoule, un aide peut comprimer l'abdomen avec les mains ou avec un drap placé autour du ventre ; quelquefois il faut interrompre de temps en temps le jet lorsqu'un écoulement trop rapide menace de donner lieu à des syncopes. — Si l'épiploon se place devant la canule ou qu'un flocon de lymphe plastique la bouche au point d'arrêter la sortie du liquide, on introduit une sonde mousse pour écarter l'obstacle. — La plaie n'a besoin que d'être recouverte d'un morceau de diachylon ; l'abdomen vidé est ordinairement entouré d'une bande de soutien.

L'injection d'une solution iodée contre l'ascite a été essayée dans ces derniers temps par quelques chirurgiens français et avec succès. Cependant il n'y a pas de cas où l'imitation de ce procédé me paraisse justifiée. Car parmi les différentes espèces d'ascite, les unes sont incurables à cause de la gravité de l'affection primitive dont elles dépendent, telle qu'une maladie du cœur, une affection du foie ou des reins, etc. ; les autres seront combattues de préférence par d'autres moyens, ou bien on se contentera d'un traitement palliatif plutôt que d'avoir recours à un procédé aussi dangereux.

*Epanchement de sang dans la cavité péritonéale.* — Souvent, on voit se produire, après une forte contusion de l'abdomen, une rupture de vaisseaux internes, et par conséquent un épanchement de sang dans la cavité du péritoine. Un pareil extravasat obéit, en général, à la pesanteur et se rend dans le bassin ; chez les hommes, il provoque ordinairement par son irritation des symptômes du côté de la vessie. — On peut quelquefois reconnaître une pareille collection sanguine par le rectum, et, chez la femme, par le vagin. — (Si des extravasats sanguins d'un certain volume s'accumulent chez la femme dans la partie la plus déclive du péritoine, on leur donne le nom d'*hématocèle rétro-utérine*. Voyez chapitre IX.)

Lorsque le malade est couché sur le côté, l'extravasat peut se rendre vers l'hypochondre ; c'est ainsi que cette maladie peut donner lieu à l'ictère dans le décubitus latéral droit.

Les extravasats sanguins traumatiques du péritoine, tels qu'on les observe particulièrement après la contusion de la rate, donnent souvent lieu à une mort rapide, sans que la quantité de la perte de sang puisse être considérée comme la cause de cette terminaison fatale. Il paraît que dans ce cas, comme dans d'autres lésions et maladies aiguës de l'abdomen, l'ébranlement du système nerveux est la cause encore obscure du collapsus rapide.

Ordinairement, les épanchements sanguins de la cavité péritonéale sont rapidement résorbés sans donner lieu à une inflammation intense. Quelquefois il s'y ajoute une sécrétion aqueuse et il se forme une sorte d'hydropisie. Ou bien l'extravasat s'enkyste et se résorbe le plus souvent peu à peu, comme c'est le cas pour l'hématocèle rétro-utérine. Lorsque l'air est en contact avec ces collections, c'est-à-dire lorsqu'il existe des plaies largement ouvertes, il y a à craindre la décomposition, et, comme conséquence, une péritonite générale, mortelle (voy. p. 284). Lorsqu'il survient une inflammation locale violente, l'extravasat se transforme en abcès. Si l'on peut diagnostiquer ce dernier; si, par exemple, on peut reconnaître une tumeur douloureuse, circonscrite et proéminant en avant, il est indiqué de donner issue par une incision au pus mêlé de caillots sanguins.

*Gastrotomie (laparotomie).* — La division complète de la paroi abdominale, dans le but de pénétrer jusqu'aux parties profondes, devient quelquefois nécessaire pour des raisons diverses : on veut vider des abcès, des kystes, des sacs d'acéphalocystes, ou extirper des kystes et des tumeurs de l'ovaire ; on se propose de faire l'opération césarienne ou l'extraction d'un fœtus pénétré de la matrice dans la cavité péritonéale, ou celle d'un produit d'une grossesse extra-utérine ; on cherche à extraire des corps étrangers volumineux, renfermés dans l'intestin, ou à lever un étranglement interne, ou à pratiquer un anus artificiel, peut-être aussi à faire une suture intestinale, ou du moins à prévenir un grand extravasat de matière stercorale.

On a également fait la gastrotomie pour réduire par le haut des hernies étranglées, pour guérir des anus contre nature (Roux), pour reséquer l'appendice xiphoïde du sternum tourné en dedans, pour lier l'aorte abdominale (Cooper), même pour extirper la matrice. La plupart de ces opérations ne peuvent se justifier d'aucune façon.

La division de la paroi abdominale en ménageant le péritoine se fait dans la taille hypogastrique, dans la colotomie, de même que pour la ligature de l'artère iliaque ou de l'artère épigastrique, ensuite dans l'ouverture des abcès profonds, dans la pérityphlite, etc.

Lorsqu'on a le choix, on donnera pour la gastrotomie la préférence à la ligne blanche, car dans cette région on n'a à diviser qu'une couche mince et peu vasculaire. Si l'on opère au niveau du muscle droit, il ne faut pas oublier qu'il est entouré, en avant et en arrière, d'une gaîne solide qui manque toutefois à sa partie postéro-inférieure. Par contre, la partie inférieure est recouverte par le muscle pyramidal, qui se présente donc au bistouri avant le muscle droit. — En incisant la paroi abdominale, on évitera, autant que possible, les branches de l'artère épigastrique, et on liera les artères qui pourront donner, avant l'ouverture du péritoine, pour empêcher la pénétration du sang dans la cavité abdominale. Il faut que des aides intelligents s'opposent, par l'application des mains, au prolapsus de l'épiploon et des intestins. L'ouverture du péritoine doit être faite avec toutes les précautions pour ne pas blesser du même coup un viscère. Pour agrandir l'incision, on protégera le mieux les parties profondes en se servant de deux doigts de la main gauche. — La plaie doit, en général, être fermée par des points de suture profonds, pour que les intestins ne fassent pas hernie.

*Plaies de la paroi abdominale.* — Les plaies *non pénétrantes* par instruments piquants, tranchants ou par armes à feu, n'offrent rien de particulier. Il est rare que les lésions de la paroi abdominale donnent lieu à une hémorrhagie considérable. La seule artère de quelque importance, qui parcoure la paroi abdominale, c'est l'*épigastrique*, et elle se trouve si profondément derrière les muscles, qu'il est difficile de la blesser sans ouvrir en même temps la cavité abdominale. Le sang, dans ces cas, se porte plutôt vers l'intérieur, dans le péritoine (voy. p. 289). Il n'est pas toujours facile de reconnaître avec sûreté la lésion de cette artère ; car, d'un côté, l'hémorrhagie peut complétement échapper à notre observation ; de l'autre, si on la constate, il est difficile de dire si c'est cette artère ou une autre plus profonde (par exemple, une artère épiploïque) qui est le siége de l'hémorrhagie. — Comme l'épigastrique a une direction tout à fait déterminée, qu'elle se rend de l'anneau inguinal vers le bord du muscle droit, on peut la découvrir sûrement derrière les muscles larges de l'abdomen, par exemple, en faisant une incision parallèle au ligament de Poupart.

Il n'est pas toujours permis de tamponner ou de fermer par la suture une plaie de la paroi abdominale, lorsqu'elle donne du sang, car on risque une collection sanguine ou une infiltration étendue derrière l'aponévrose superficielle, avec inflammation et décomposition.

Si le péritoine est divisé en même temps que la paroi abdominale, il y a lieu de craindre un *prolapsus des intestins*, qui peuvent même s'étrangler. Si la plaie cutanée est plus petite que celle des muscles, ou si l'on n'a fait qu'une suture superficielle, une anse intestinale, cachée par la peau, peut s'engager, sans qu'on s'en doute, dans la plaie musculaire, et il peut se produire un étranglement sous-cutané. Dans ces circonstances, il faut évidemment agrandir la plaie cutanée, dès que les symptômes d'étranglement se manifestent, et réduire l'intestin. — Si les intestins prolabés sont à nu dans une grande plaie, il est nécessaire d'enlever la poussière, le sable, etc., qui leur adhère, avant de les repousser dans l'abdomen.

Pour *réduire* ce prolapsus, il faut toujours repousser avec les doigts les parties de l'intestin qui sont sorties en dernier lieu, puis les parties suivantes, etc. Tandis que les doigts d'une main sont occupés à faire rentrer l'intestin, ceux de l'autre main doivent empêcher de sortir ce qui est déjà dans l'abdomen. Si l'on ne faisait pas attention, on pourrait repousser les intestins, non dans la cavité abdominale elle-même, mais entre deux couches musculaires ou entre les muscles et le péritoine, de sorte que le déplacement et l'étranglement continueraient d'exister. Pour se prémunir contre cette erreur, il faudra s'assurer avec le doigt si tout est rentré dans la cavité abdominale.

Si la réduction d'une partie d'intestin ou d'épiploon ne réussit pas, parce que le gonflement est trop considérable, il faudra agrandir la plaie, soit en se servant d'une sonde cannelée et du bistouri, soit en incisant du dehors en dedans, et couche par couche, les parois abdominales. Lorsque le prolapsus intestinal est tellement considérable, qu'il rentre difficilement, il peut devenir nécessaire de tenir écartée l'ouverture de la paroi abdominale avec des crochets mousses, ou de mettre les muscles abdominaux dans le relâchement par le chloroforme, ou même d'évacuer les gaz des anses intestinales sorties à l'aide d'un trocart fin. — Si les organes sortis sont déjà enflammés et adhérents à la plaie, si l'on a affaire, par exemple, à un prolapsus de l'épiploon, qui existe depuis vingt-quatre heures, ou s'il y a de la suppuration et de la gangrène, il faudra laisser tout en place.

Pour que l'intestin ne puisse pas sortir de nouveau, et qu'il ne se développe pas plus tard une hernie, on fait, pour toute plaie considérable, la *suture abdominale*, c'est-à-dire on rapproche non-seulement la peau, mais aussi les muscles et les aponévroses, en traversant avec de longues aiguilles de dedans en dehors (le mieux sans comprendre le péritoine) toute l'épaisseur de la paroi abdominale, et en réunissant le tout par une large suture entre-coupée ou enchevillée. La suture enchevillée présente cet avantage qu'elle réunit de préférence les parties profondes de la plaie, et surtout qu'on peut s'assurer facilement de la réunion exacte de ces parties. A la surface, on applique toujours des sutures entrecoupées en nombre voulu.

*Plaies de l'intestin.* — Sur un intestin prolabé, on peut s'as-surer que des piqûres avec un instrument délié se ferment im-médiatement, sans permettre au contenu de l'intestin de sortir. C'est ce qui arrive même pour de petites plaies par instrument tranchant sous l'influence de la contraction du muscle intes-tinal. Dans ces circonstances, la muqueuse de l'intestin se ren-verse un peu en dehors et remplit la plaie. Des plaies intestinales plus grandes se rétrécissent, il est vrai, mais elles sont incapa-bles de se fermer complétement; les plaies longitudinales sont surtout béantes dans le sens de la largeur, et les plaies transver-sales montrent un renversement en dehors très-remarquable de la muqueuse, renversement qui est dû, sans aucun doute, au rac-courcissement des fibres musculaires longitudinales. Si l'intestin est rempli, le contenu qui se trouve à proximité de la plaie s'é-coule, puis l'anse intestinale blessée se contracte et empêche l'écoulement ultérieur. Après un temps plus ou moins long (par exemple, après une demi-heure ou seulement après plusieurs jours), cette contraction peut cesser et un nouvel écoulement se produit. Mais la péritonite commençante abolit le mouvement péristaltique et met ainsi un terme à la sortie du contenu intes-tinal.

Il est évident qu'un intestin dilaté, distendu par des gaz, réagira au-trement sur la plaie qu'un intestin contracté et presque vide. Mais une plaie qui atteint un intestin vide divisera sur une étendue primitive-ment égale un bien plus grand nombre de fibres, et par conséquent elle restera béante bien plus de temps que la solution de continuité d'un intestin distendu.

Lorsque l'oblitération d'une plaie intestinale se fait primitive-ment par une contraction musculaire, sans que le contenu intes-

tinal sorte, il y a plus de chance de voir se former une oblitéra·
tion définitive de la plaie intestinale, qui se colle et se soude aux
organes environnants (le plus souvent à l'épiploon), et, après
quelque temps, on ne trouve, au siége de la lésion, qu'une place
blanchâtre ou une petite adhérence avec l'épiploon. — Lorsque
le contenu de l'intestin s'est épanché dans la cavité abdominale
et s'est répandu au loin, il faut s'attendre, en général, à une
péritonite mortelle. Cependant la guérison n'est pas impossible;
dans ces cas, le liquide est résorbé ou enkysté, ou bien il sort
par une plaie extérieure.

Si la matière intestinale épanchée s'enkyste, il se forme une
espèce d'*abcès stercoral*, qui peut s'ouvrir à l'extérieur ou peut-
être aussi dans l'intestin. Mais il arrive aussi, qu'après quelque
temps il sort une nouvelle quantité de matière intestinale, qui
distend de plus en plus ou rompt l'abcès stercoral en voie de formation. — Si un abcès stercoral communique avec une plaie extérieure, par laquelle il peut se vider (fistule stercorale), la guérison
se fait, les circonstances étant d'ailleurs favorables, par suite du
rétrécissement successif, du ratatinement et de l'adhérence réciproque des parois de l'abcès. Cependant, il faut pour cela que
l'ouverture cutanée ne se ferme pas avant que l'ouverture intestinale soit complétement oblitérée et que l'écoulement de matière intestinale ait cessé. Si l'ouverture extérieure a de la tendance à se fermer trop tôt, il faut la maintenir ouverte ou la dilater.

Un grand abcès stercoral qui n'a pas d'ouverture extérieure,
qui augmente sans cesse par l'addition de nouvelles quantités de
matières intestinales et devient toujours plus dangereux par
suite de la décomposition du pus fétide, doit être ouvert par le
dehors si c'est possible. Il est vrai que le diagnostic n'est pas
toujours assez sûr pour qu'on puisse entreprendre l'opération;
mais, si les symptômes d'une perforation intestinale ont précédé,
et si l'on constate l'existence d'un abcès circonscrit, qui renferme quelquefois de l'air, la nécessité de l'ouverture artificielle
devient évidente.

Les abcès stercoraux ont surtout été observés après des *ruptures intestinales*, suite d'une contusion de l'abdomen. Dans les cas qu'il m'a
été donné d'observer, il était impossible de deviner le siége de la rupture de l'intestin, et pour cette raison on ne pouvait pas faire d'incision.

Le danger d'une lésion intestinale peut être considérablement diminué, si l'on empêche, par la *suture intestinale*, la formation de l'extravasat. Si, par conséquent, on constate une ouverture sur un intestin sorti par une plaie abdominale, il n'est pas permis de le réduire avant d'avoir appliqué une suture sur cette ouverture, et avoir empêché ainsi le contenu intestinal de s'épancher dans le péritoine. Parmi toutes les méthodes, celle de Lembert mérite la préférence dans ces cas ; elle consiste à réunir ensemble les surfaces séreuses de l'intestin. On renverse en dedans les bords de la plaie intestinale, on traverse le dos de ce pli avec une fine aiguille ronde et un mince fil ciré ; on en fait de même du côté opposé, et l'on rapproche les lèvres de la plaie, de telle sorte que les bords séreux, renversés en dedans, se touchent réciproquement. Les fils peuvent être fixés à l'extérieur, comme dans le cas d'une ligature, ou bien on les coupe au ras du nœud, et on laisse à la suppuration le soin de les éliminer, ordinairement ils tombent dans l'intestin. Il est rare qu'un de ces fils donne lieu à un abcès qui se porte vers l'extérieur ; quelquefois le fil s'enkyste, comme d'autres corps étrangers, sans provoquer d'inflammation.

A une époque plus récente (1844), *la suture en piqué* de Gely à attiré l'attention des chirurgiens. Elle a également pour but d'affronter les surfaces séreuses ; ce procédé consiste à traverser l'intestin parallèlement aux bords de la plaie avec un fil garni d'une aiguille à chaque extrémité et à croiser les fils après chaque point. — Je citerai encore la méthode de Cooper, qui saisissait la partie lésée de l'intestin avec une pince et y appliquait une ligature ; celle de Reybard, qui introduisait dans l'intestin une petite plaque de bois, de forme ovale, maintenue contre la plaie intestinale et abdominale ; puis, l'invagination de Jobert en cas de plaies transversales, ou la constriction avec un fil des deux bouts de l'intestin, invaginés l'un dans l'autre, sur un petit anneau de liége, d'après Amussat. Tous ces procédés sont moins sûrs ou trop compliqués. Il en est de même de l'autoplastie avec un morceau d'épiploon, destiné à fermer la plaie intestinale (Jobert). La méthode de Scarpa, qui fixe la portion d'intestin ouvert avec un fil passé derrière elle, n'est pas assez sûre ; elle ne garantit pas suffisamment contre la sortie des matières intestinales dans la cavité abdominale. (Voyez p. 301.)

Comme dans la plupart des cas de lésion profonde de l'abdomen, l'intestin blessé n'est pas accessible à la vue ou ne sort pas par la plaie, il est le plus souvent impossible de reconnaître une lésion intestinale, et par conséquent d'appliquer une suture. Comme les intestins sont susceptibles de glisser de côté et d'échapper à l'atteinte du corps vulnérant, le cas peut se présenter qu'un instrument piquant et même une balle traversent le milieu du ventre sans ouvrir l'intestin. — Une crépitation emphysémateuse qu'on perçoit en touchant le ventre, la tympanite de la cavité péritonéale (qu'on distingue d'une simple distension des intestins par le son clair perçu au niveau du foie), ou bien l'apparition de gaz intestinaux dans la plaie extérieure : voilà les signes auxquels on reconnaît sûrement la lésion de l'intestin. Plus l'état général est grave, le pouls misérable, etc., plus on est autorisé à admettre l'existence d'une pareille lésion interne.

En général, il faudra se borner, dans les lésions intestinales internes, à prescrire de l'opium ou à faire des injections sous-cutanées de morphine (en maintenant le malade à une diète très-sévère) et éviter toute intervention chirurgicale. L'opium non-seulement arrête les mouvements péristaltiques et modère les douleurs, mais il diminue aussi, à ce qu'il paraît, l'influence déprimante qu'exerce une péritonite aiguë sur l'organisme.

Il peut y avoir des cas exceptionnels où l'agrandissement de la plaie et la recherche de l'intestin lésé sont indiqués pour pouvoir faire l'entérorrhaphie. Si l'on trouve dans la plaie du chyme ou des matières fécales, on est sûr qu'il existe une plaie intestinale dont l'occlusion par une suture est à désirer ; le seul motif qui pourrait nous empêcher de faire l'opération, ce serait l'incertitude de retrouver la partie lésée de l'intestin. Il ne faut pas perdre de vue que, dans ces cas, l'incision de l'abdomen est encore avantageuse pour donner une issue à la matière extravasée, par exemple à une grande accumulation de fèces, après les blessures du gros intestin. Certaines portions du canal gastro-intestinal, telles que l'estomac et le côlon, ont une position assez fixe, de sorte qu'on n'a pas à craindre qu'elles ne puissent être retrouvées. On a également observé bien des fois qu'un intestin blessé, qui après être sorti du ventre a été réduit, n'a plus de tendance à se déplacer, mais reste tout près de la plaie externe. Il résulte de là qu'on doit faire la gastrotomie, dès qu'on a l'espoir de trouver à proximité l'intestin blessé ; dans le cas, par exemple, où l'intestin aurait été complétement coupé, où l'un des bouts se trouverait dans l'intérieur et l'autre sortirait par la plaie extérieure, il faudrait certainement attirer le premier bout au moyen du mésentère et appliquer une suture.

*Rétrécissement de l'intestin.* — *Iléus.* — L'intestin peut être rétréci sous l'influence des causes les plus diverses. L'occlusion par *rétraction cicatricielle* est quelquefois due à des ulcères de l'intestin (soit catarrhaux, tuberculeux, cancéreux, soit dysentériques). La cause de l'occlusion peut également être en dehors de l'intestin, et être due au ratatinement du péritoine ou d'une couche pseudo-membraneuse déposée pendant une péritonite, ou bien le rétrécissement peut reconnaître pour cause une contracture et une induration de la couche musculaire. Au-dessus de la rétraction cicatricielle on observe ordinairement une dilatation de l'intestin avec hypertrophie de sa couche musculaire.— Les *corps étrangers* qui arrivent dans l'intestin peuvent donner lieu aux mêmes troubles lorsque, par leur volume, ils interceptent le passage. Quelquefois ils se fixent à un endroit naturellement rétréci, par exemple à la valvule iléo-cæcale, et l'indication peut même se présenter de les extraire par une incision.

Ensuite la progression du contenu intestinal peut être entravée par la *pression* d'une tumeur sur l'intestin, par une tension extraordinaire, ou la torsion d'un intestin (*volvulus*), par la formation de nœuds, une sorte d'entortillement de ces viscères, par la flexion forcée de l'intestin, par l'*étranglement interne* dans une poche péritonéale, dans une fente de l'épiploon, ou autour d'une bride formée par des adhérences ou un diverticulum ; l'arrêt de la circulation des matières peut encore dépendre d'un *étranglement externe* par une plaie abdominale ou une hernie, ou enfin d'une *invagination*, c'est-à-dire de l'entrée d'une portion d'intestin dans une autre. On a vu également des cas où l'arrêt des matières était dû uniquement à la faiblesse, à l'*atonie* de l'intestin.

Si la circulation des matières intestinales est empêchée, on voit se développer, d'une manière plus ou moins aiguë, les symptômes de l'*iléus :* constipation, douleurs intermittentes dans le ventre, vomissement, collapsus ; et, selon le degré du rétrécissement et selon son siége (à la partie supérieure ou inférieure de l'intestin), on a affaire à une maladie plus ou moins dangereuse.

Dans la plupart des cas il est impossible de préciser le siége exact et les causes d'un pareil rétrécissement de l'intestin. Les anamnestiques manquent ordinairement ou sont incomplets ; souvent on n'est appelé que lorsque le ventre est ballonné et douloureux, ce qui rend l'examen très-difficile. D'un autre côté, on est très-rarement dans le cas de reconnaître, à travers les parois abdominales, la partie étranglée à sa dureté plus considérable. On y réussira plus facilement si l'on chloroforme le malade, et si,

de cette façon, on relâche le ventre et le rend insensible (Streubel).
Il est permis de supposer que le point qui, le premier, a été
douloureux, est aussi le point de départ du mal; mais il est
évident aussi qu'on ne peut tirer aucune conclusion positive d'un
signe aussi vague. De même la proéminence d'une anse intestinale distendue, visible à l'extérieur ou sensible au toucher, ne
prouve qu'une chose : c'est qu'on a devant soi un intestin
rempli, qui est situé au-dessus du rétrécissement ; mais il est
impossible de sentir où se trouve le rétrécissement lui-même et
de quelle nature il est.

Les cas chroniques, dans lesquels la constriction de l'intestin
est peu considérable, sont plus accessibles au traitement que les
cas où la constriction est forte et se développe d'une manière
aiguë; dans ces derniers cas, on doit craindre une destruction
gangréneuse rapide de la partie étranglée. En général, la thérapeutique de l'iléus est très-incomplète. On cherche à modérer
par l'opium les contractions impétueuses de la partie supérieure
de l'intestin et à rendre tout le système nerveux moins im-
pressionnable, à le soustraire jusqu'à un certain point à l'influence
déprimante de la maladie; ensuite, on réussit quelquefois à remettre les intestins en ordre en changeant la position du malade,
en donnant des lavements en grand nombre, ou en faisant avaler
au malade plusieurs onces de mercure.

L'utilité du mercure s'explique peut-être par la pression qu'il exerce
sur l'endroit situé immédiatement au-dessus du rétrécissement. Cette
partie intestinale, plus lourde, tendra à gagner le fond, et exercera de
cette façon une traction qui pourra la dégager. Par contre, une pareille
traction pourrait encore augmenter l'obstacle, s'il s'agissait d'une
flexion forcée de l'intestin. — On a également supposé que la pression
du mercure pourrait rompre une faible bride pseudo-membraneuse et
de cette façon dégager l'intestin.

La nature se suffit quelquefois pour amener la guérison; de
de même que dans l'étranglement herniaire, l'anse intestinale
comprimée se retire d'elle-même, ou bien l'endroit rétréci cède,
une bride se distend, se détache ou se déchire, et l'intestin redevient libre. Mais ces cas ne sont pas fréquents. Ordinairement
l'iléus est suivi de mort.

Vu la grande mortalité de cette triste maladie, on se demande
s'il ne faudrait pas entreprendre la *gastrotomie*, et essayer la
réduction de la portion déplacée de l'intestin. Les essais de cette

nature ont, pour la plupart, été défavorables ; cependant il ne faudrait pas les rejeter d'une manière absolue. On reconnaît souvent à l'autopsie qu'il aurait suffi de diviser une faible bride, de lever un obstacle insignifiant pour dégager l'intestin, et il est hors de doute qu'on devrait essayer l'opération dans le cas où ces causes pourraient être reconnues d'une manière un peu précise. Mais comme d'ordinaire on ne sait pas si, après la gastrotomie, on sera en état de trouver l'endroit rétréci, ou si l'on pourra lever la cause du rétrécissement, on ne se décidera à faire cette opération qu'avec beaucoup de réserve, même dans les cas où les malades la demanderaient instamment. En général, ce n'est donc pas la gastrotomie qui sera indiquée dans l'iléus, mais plutôt l'opération de l'anus artificiel.

Si le siége peut, jusqu'à un certain point, être reconnu à la douleur primitivement locale, de même qu'au ballonnement d'abord circonscrit (surtout dans la région iléo-cæcale), si les symptômes sont aigus et exigent une prompte intervention, si l'individu est robuste, si les antécédents permettent d'exclure une lésion plus compliquée, si l'opium et les lavements ne font pas d'effet, on pourra essayer la gastrotomie. Sur la ligne blanche ou bien dans la région iliaque, on fera une incision assez grande pour que l'opérateur puisse introduire la main. On cherche avec les doigts l'endroit rétréci, en essayant de reconnaître d'abord la partie intestinale plus distendue qui est située au-dessus du rétrécissement, et l'on se guide sur elle. Si l'on parvient à trouver l'obstacle, on tâche de dégager l'intestin aussi bien qu'on peut, par exemple, en le retirant d'un anneau constricteur ou en divisant l'obstacle. Si l'on ne réussit pas, on fera un anus artificiel à l'endroit dilaté de l'intestin.

Si l'iléus dépend d'une torsion de l'S iliaque ou d'un obstacle quelconque à cet endroit, et qu'on puisse le diagnostiquer, il vaudrait mieux faire la colotomie d'après Callisen que la gastrotomie ou l'entérotomie ordinaires.

L'*invagination* d'une portion d'intestin dans une autre peut se terminer heureusement par l'élimination ou l'adhérence de la portion invaginée ; un diagnostic tout à fait certain de ce cas n'est le plus souvent possible que dans les degrés très-avancés, où la portion invaginée s'avance jusque dans le rectum ; mais on ne possède aucun moyen pour réduire l'intestin. Lorsqu'on croit reconnaître une invagination commençante à la douleur locale et à la dureté sensible au toucher, qui débutent ordinairement à droite, aux coliques intermittentes et à l'excrétion d'un mucus sanguinolent, il faut essayer si le repos au lit, les lavements abondants, l'emploi de l'opium, ne réduisent pas l'intestin ou au moins ne l'empêchent pas d'avancer plus loin.

*Entérotomie.* — Si un corps étranger, comme cela s'est vu dans quelques cas rares, doit être extrait du canal intestinal, il faudra inciser la paroi abdominale à l'endroit où l'on sent le corps et tâcher de faire saillir ou de tirer en dehors la portion intestinale correspondante. Pour ouvrir l'intestin, on choisira de préférence l'endroit qui corres pond à l'une des extrémités du corps étranger. Avant d'inciser l'intestin, on peut déjà placer, au moins en partie, les fils avec lesquels on réunit l'intestin, immédiatement après l'extraction du corps étranger (comp. p. 295).

Si les symptômes de l'iléus sont graves, l'indication se présente de pratiquer une *fistule stercorale*, lorsqu'on n'a plus d'autre ressource pour sauver le malade. Comme, dans beaucoup de cas, il est permis d'espérer que l'obstacle n'est pas absolu ni permanent, il vaut mieux faire, dans ces circonstances, non un anus artificiel, mais une fistule temporaire qu'on abandonnera plus tard à la guérison spontanée (Nélaton).

Il est positif que certains malades atteints d'iléus meurent, non parce que l'obstacle à la circulation intestinale est insurmontable, mais parce que dans ce moment il ne peut pas être surmonté, soit qu'il existe un certain relâchement, une fatigue du muscle, ou un gonflement catarrhal de la muqueuse, soit que l'intestin se trouve trop rempli, ou que les conditions de tension soient défavorables. On comprend facilement que, dans ces cas, l'entérotomie puisse sauver le malade, sans que ce dernier soit obligé de conserver une fistule intestinale.

On recherchera donc, au moyen de la gastrotomie, la partie de l'intestin qui est située au-dessus de l'obstacle. On reconnaît, en introduisant le doigt par l'incision, la portion tendue et dilatée, quoique ordinairement on ne trouve pas l'obstacle lui-même ou son siége. Puis il faut ouvrir l'intestin et en fixer les bords à la plaie extérieure, de telle sorte que son contenu puisse se vider librement au dehors.

Il est évident que le point principal de l'opération, c'est d'empêcher tout écoulement du contenu intestinal dans la cavité abdominale. Cependant ce but n'est pas aussi facile à atteindre que certains auteurs l'ont prétendu. Les intestins distendus chassent quelquefois leur contenu avec une grande force, de sorte qu'une simple piqûre d'épingle le laisse échapper dans ces circonstances. Ajoutez à cela la mobilité des parois abdominales et des intestins, mobilité tellement grande que les simples mouvements respiratoires peuvent faire avancer et rétrograder les portions intestinales d'une manière considérable. Pour peu qu'on éloigne la paroi abdominale de l'intestin, ou que, celle-ci étant fixée, les intestins se retirent pendant une forte inspiration, il peut même y avoir une sorte d'aspiration sur le contenu intestinal qui sort par la plaie.

Pour éviter ces difficultés, on pourra recourir aux moyens suivants :

1. On n'ouvre pas l'intestin immédiatement, mais on saisit une portion de la paroi intestinale, on y applique une ligature, et l'on attire un peu la partie liée dans la plaie extérieure. On attend alors que la fistule stercorale se forme à la suite de la section rapide des tissus par le fil et des adhérences inflammatoires à son pourtour. — On peut objecter avec raison à ce procédé qu'il ne procure pas un soulagement immédiat, quelquefois absolument nécessaire, et que l'agglutination de l'intestin avec la paroi abdominale peut être incomplète, de sorte que le contenu intestinal pourrait s'épancher dans l'intérieur du péritoine.

2. On coud l'intestin à la paroi abdominale avant de l'inciser. On pourrait, par exemple, le coudre au *péritoine* de la paroi abdominale antérieure pour empêcher, de cette façon, l'écoulement des matières dans la cavité péritonéale. Après l'application de la suture, on pourrait faire l'incision de l'intestin et rendre ensuite encore la suture plus complète, si c'était nécessaire. Mais lorsque l'intestin est très-tendu, cette méthode pourrait également avoir ses dangers, car la simple piqûre de l'intestin pendant la suture serait peut-être suivie de la sortie de gaz et peut-être aussi du contenu liquide.

3. On attire l'intestin en plaçant le malade sur le côté, et l'on ouvre l'anse sortie ; après l'avoir vidée et nettoyée, on la fixe à la paroi abdominale. On peut fermer de nouveau l'intestin vidé par des sutures, et le maintenir fixé à l'ouverture extérieure au moyen des fils, pour qu'il y adhère et s'y soude. Après quelque temps, on peut enlever la suture. Ce procédé encore n'est pas parfait. L'anse intestinale peut rentrer subitement dans l'abdomen, si on ne la maintient pas solidement ; le mieux sera de la fixer par des anses de fil. Il n'est pas toujours facile de faire sortir l'intestin, quand il est très-tendu. (Certains médecins craignent de

le faire sortir, parce que son contact avec l'air extérieur leur paraît être une cause d'inflammation. Cette crainte n'est pas fondée.)

4. On ouvre l'intestin avec le trocart après avoir attiré et convenablement fixé l'anse. Ce procédé offre cet avantage que le contenu intestinal ne s'écoule pas sur la plaie et peut être recueilli à une certaine distance. Mais on comprend que le trocart peut facilement glisser, qu'un trocart fin se bouche trop facilement, qu'un trocart épais ne peut pas être employé, enfin qu'il est presque impossible de laisser la canule en place pendant un temps assez long.

Comme toutes ces différentes modifications ont leurs avantages et leurs désavantages, il n'y en a aucune qui mérite une préférence absolue. Dans beaucoup de cas, il y a lieu de combiner l'une avec l'autre : par exemple, on pourra attirer une anse intestinale, la ponctionner avec un trocart fin pour évacuer d'abord le gaz et la partie liquide, puis ouvrir l'intestin avec les ciseaux et attendre qu'il se soit vidé ; plus tard, le fixer à la paroi abdominale comme dans l'application d'un anus artificiel. (Voyez à la fin de chapitre ce qui concerne la fistule intestinale et l'anus artificiel.)

*Estomac.* — Les *plaies* de l'estomac ne sont pas toujours mortelles ; on les a vues guérir, soit complétement, soit en laissant une fistule stomacale. Il paraît même que les plaies de l'estomac guérissent plus vite que les plaies de l'intestin. De petites piqûres ou de petites incisions se ferment par première intention, comme sur l'intestin. Des ouvertures plus grandes, même des plaies par arme à feu, peuvent guérir par seconde intention. Comme la pression des intestins pousse l'estomac vers la plaie et comme cette pression peut également faire remonter l'épiploon et s'opposer ainsi à l'entrée des aliments dans la cavité péritonéale, on comprend que des personnes aient pu survivre même lorsque l'estomac était distendu au moment de la blessure.

On fera autant que possible la suture de la plaie pour prévenir la formation d'une fistule. — Si la fistule s'est formée, l'ouverture peut être fermée par l'avivement et la suture, comme Middeldorpf l'a prouvé.

Une *fistule stomacale* peut aussi se former du dedans en dehors et être le résultat d'un abcès ou d'une ulcération, par exemple, d'un ulcère perforant.

La *gastrotomie* (prise dans un sens restreint) peut devenir nécessaire pour enlever des corps étrangers, comme le prouve le cas célèbre où un malade avait avalé une fourchette. Dans les temps récents, on a essayé plusieurs fois d'ouvrir l'estomac et de pratiquer une fistule stomacale pour éviter la mort par la faim, lorsque les malades avaient une oblitération de l'œsophage. L'opération est plus difficile dans ces cas, parce que l'estomac est vide et ratatiné.

En cas d'*empoisonnement*, il est quelquefois indiqué de vider le contenu de l'estomac au moyen d'une sonde œsophagienne et d'une pompe aspirante (comp. p. 222). La pompe aspirante n'est pas toujours nécessaire ; l'estomac rejette souvent immédiatement par le vomissement l'eau qu'on y injecte ; dans les cas où cela n'arrive pas, on peut la laisser s'écouler naturellement par une sonde œsophagienne longue, en plaçant le malade sur le côté gauche.

Quelquefois on rencontre l'estomac dans une hernie ombilicale ou une grande hernie scrotale. Les hernies du côlon et de l'épiploon peuvent tirer l'estomac en bas et lui donner une position anormale.

*Gros intestin.* — Comme le gros intestin est appuyé en grande partie contre la paroi abdominale, il est exposé aux blessures plus qu'un autre organe. Dans la plupart des observations de plaies de l'abdomen, où l'intestin blessé a été poussé dans la plaie et pouvait être réuni par la suture, il s'agit du gros intestin. On le reconnaît aux trois faisceaux longitudinaux, de même qu'à la structure du mésocôlon. Quelques endroits du gros intestin, le côlon ascendant et descendant et quelquefois le cæcum, ne sont recouverts qu'en partie par le péritoine ; de là la possibilité d'ouvrir cet intestin, c'est-à-dire de faire la *colotomie* sans léser le péritoine ; une autre conséquence de ce fait, c'est que ces parties peuvent faire partie d'une hernie sans avoir d'enveloppe péritonéale (voy. p. 312). Du reste, on rencontre pour ces cas, comme pour la position et les courbures du côlon, beaucoup de différences d'individu à individu : chez certains hommes, le côlon ascendant et descendant est tellement enveloppé par le péritoine, que ce dernier forme une espèce de mésentère court. Les différences de cette espèce s'expliquent par les changements de position que subissent pendant la vie fœtale le cæcum, de même que l'S iliaque ; le cæcum est placé d'abord dans la région abdominale antérieure et supérieure, et doit donc se transporter, semblable au testicule, en bas et à droite. Cette descente peut, comme celle du testicule, être facilement dérangée et modifiée (1).

(1) En 1843, j'ai attiré l'attention sur les troubles de la descente du

Au-dessus de la valvule iléo-cæcale, puis dans le cæcum ou dans son appendice vermiculaire, de même que dans l'S iliaque, on voit souvent s'arrêter les *corps étrangers* ; ils se réunissent (par exemple des noyaux de cerise) et donnent lieu à la dilatation, ou bien ils déterminent une ulcération et une perforation. L'appendice vermiculaire du cæcum est surtout sujet à l'ulcération et à la perforation. Ces lésions y sont produites soit par des corps étrangers, de petits noyaux de fruits, etc., qui sont quelquefois retenus par une valvule membraneuse, soit par de petits entérolithes qui s'y forment. La perforation est souvent mortelle en donnant lieu à une péritonite ; dans d'autres cas, lorsque le péritoine a contracté préalablement des adhérences, il se développe de préférence une *pérityphlite*, c'est-à-dire une inflammation du tissu conjonctif dans la fosse iliaque droite, qui peut donner lieu à un abcès de cette région. [Si le processus vermiculaire occupe une position anormale, s'il est situé dans la région lombaire, ce qu'on observe assez souvent, c'est le tissu conjonctif de cette région qui devient malade, et il se forme un abcès lombaire. Si l'appendice vermiculaire est situé profondément dans le bassin, il peut se développer un abcès dans l'espace de Douglas (repli recto-utérin du péritoine), peut-être une fistule recto-vaginale.]

Quelquefois il se forme dans le gros intestin de grandes *tumeurs stercorales*, lorsque les matières fécales s'accumulent, se collent ensemble et s'épaississent ; elles donnent à travers les parois abdominales la sensation d'une tumeur. On a déjà souvent vu de pareilles tumeurs stercorales confondues avec d'autres lésions, on ne pouvait donc pas intervenir avec les seuls moyens rationnels, les purgatifs et les lavements. Quelquefois il est possible d'écraser ces scybales au travers des parois abdominales, de leur donner par la pression des doigts une autre forme, comme à une masse de terre glaise qu'on pétrit ; ce seul signe peut suffire pour établir le diagnostic.

C'est principalement le gros intestin qui devient le siége de grandes accumulations de gaz, de *tympanite*, lorsque la digestion

cæcum, et surtout sur le rapport de ces troubles avec le développement des hernies congénitales. Le cæcum peut être attiré trop en dehors du péritoine et être contenu dans une hernie inguinale ; d'un autre côté, il peut rester trop en dedans, et par conséquent se fixer trop haut dans la région lombaire ou trop près du promontoire, ou même dans le petit bassin. Il peut même être attiré jusque dans le côté gauche par des adhérences formées pendant la vie intra-utérine.

est troublée ou que la circulation des matières intestinales est défectueuse ou empêchée mécaniquement. Si cette affection atteint un degré très-élevé, dangereux pour la vie, on pourra essayer d'évacuer l'air en faisant une ponction avec un trocart long et aussi fin que possible. Il est vrai que dans la plupart des cas où l'on a fait jusqu'ici cette opération, il aurait peut-être mieux valu pratiquer l'entérotomie ou un anus artificiel. Car il est évident qu'un rétrécissement de l'intestin qui ne permet plus aux gaz de passer pourra difficilement être combattu autrement que par l'entérotomie.

*Foie.* — La position du foie derrière les fausses côtes et devant la portion inférieure du poumon explique pourquoi ses *lésions traumatiques* peuvent être compliquées par des fractures de côte, et par un hémothorax ou un emphysème, lorsque la plèvre ou le poumon est atteint en même temps. Cela s'applique de préférence à la face convexe du foie, tandis que les traumatismes de son bord inférieur ou de sa face concave atteignent plutôt l'estomac, le côlon, la vésicule biliaire et la veine porte. Si le foie est hypertrophié et déplacé, il pourrait être atteint par une piqûre faite plus bas, par exemple dans l'opération de la paracentèse.

Les grandes plaies du foie sont presque toujours mortelles par suite de l'épanchement sanguin et biliaire. Des plaies moins considérables peuvent guérir, surtout lorsque la position de l'endroit blessé et les conditions de la plaie extérieure sont telles, que l'extravasat sanguin mêlé de bile et le pus en voie de formation puissent s'écouler librement. On trouve dans les rapports des médecins militaires des cas de guérison de plaies par armes à feu et même des cas où la balle s'est enkystée dans le foie.

Les contusions de la région hépatique sont quelquefois suivies de *ruptures* du foie, sans que la paroi abdominale externe présente des traces de lésion. Le danger de cette rupture est moins grand, si le feuillet péritonéal qui recouvre ce viscère est resté intact. Quelquefois il se développe après les ruptures sous-cutanées du foie un abcès qui, dans les cas favorables, se termine par la guérison soit naturellement, soit artificiellement.

En dehors de la cause que nous venons de citer et de l'hépatite spontanée des pays chauds, les *abcès du foie* sont dus principalement à la pyohémie, à la syphilis secondaire et à la présence de kystes hydatiques. Ce sont surtout les abcès hydatiques qui peuvent donner lieu à une intervention chirurgicale.

Quelquefois un petit abcès du foie peut guérir par résorption et transformation crétacée. L'ouverture spontanée peut également être suivie de guérison ; dans ces cas, le pus peut se frayer un passage à travers les téguments externes ou se rendre dans l'estomac, le gros intestin, la vésicule biliaire ou dans le poumon et les bronches. Dans les cas défavorables il se développe une péritonite, une pleurite, une péricardite, une phlébite mortelles par suite de l'extension aux parties voisines. — On ouvre les abcès du foie d'après les mêmes règles que les autres abcès de l'abdomen (voy. p. 258). Si l'on n'était pas sûr de l'adhérence des feuillets péritonéaux au point correspondant à l'abcès, il faudrait d'abord provoquer cette adhérence en mettant à nu les couches profondes ou en y appliquant un caustique.

La *poche d'échinocoques* (acéphalocystes, hydatides) ne se rencontre dans aucune partie du corps aussi fréquemment que dans le foie. Il paraît que les œufs du tænia, qui se transforment dans le parenchyme hépatique en échinocoques, sont transportés du canal intestinal dans le foie par la veine porte. Comme ces entozoaires cestoïdes sont susceptibles de se multiplier et de s'agrandir considérablement, par développement de bourgeons et par formation de vésicules filles, ils peuvent donner lieu à une grosse tumeur qui descend peu à peu ou se presse contre les côtes, ou se développe du côté de la rate et du péricarde, ou enfin du côté de la cavité thoracique, où elle peut simuler un exsudat enkysté de la plèvre droite.

Autour de l'échinocoque il se forme une enveloppe séreuse ; le parenchyme hépatique s'atrophie ou est refoulé ; si l'irritation inflammatoire est de longue durée, la paroi cystique devient calleuse par suite de la production de tissu fibreux cicatriciel, quelquefois elle s'ossifie même. La tumeur peut faire saillie sur le foie et se développer vers l'intérieur d'organes voisins ; elle peut entraîner des dangers et des terminaisons très-variées par sa pression locale, par la rupture de ses parois distendues ou par la suppuration du sac. Le cas le plus favorable est celui où les entozoaires meurent, où le kyste se ratatine, et où il se fait un dépôt de graisse et une transformation crétacée. Lorsqu'un grand kyste suppuré s'ouvre spontanément à l'extérieur, on est fréquemment encore exposé au danger d'une suppuration épuisante, car les parois de la cavité, souvent épaisses et rigides, montrent peu de tendance à se ratatiner. Par la même raison on ne peut pas toujours établir un pronostic favorable après l'ouverture artificielle.

Malgré cela, il faut *opérer* les kystes hydatiques, suppurés ou non, lorsqu'ils sont situés assez superficiellement pour pouvoir être diagnostiqués. Si, par conséquent, on perçoit sous le rebord des côtes, à l'endroit correspondant au foie, des proéminences hémisphériques qui, rapprochées des autres symptômes, ne peuvent être autre chose que des kystes hydatiques ; si, d'un autre côté, la croissance et le volume de la tumeur ou les symptômes inflammatoires ne permettent pas d'espérer un ratatinement spontané, il y a indication d'ouvrir le kyste. Il faut éviter, dans ces sortes d'opérations, l'ouverture de la cavité péritonéale ; il paraît donc le plus sûr de mettre d'abord le péritoine à nu et d'attendre que des adhérences se soient formées entre lui et le kyste, avant d'inciser la tumeur ou d'y faire une ponction avec le trocart. Après avoir mis le péritoine à nu, on pourrait aussi attendre la perforation spontanée du kyste ou la provoquer par l'application d'un caustique. L'ouverture doit être au moins de la largeur d'un doigt, pour que les vésicules ou les portions de la paroi cystique, détachées par la suppuration, puissent sortir.

Quelques auteurs modernes ont recommandé la ponction du kyste avec un trocart fin. On dit avoir souvent réussi à obtenir par cette méthode la mort des hydatides, l'oblitération du kyste, la crétification, etc. Lorsque les tumeurs de cette espèce sont petites, on a plus de chance de les voir disparaître, tandis que lorsque les kystes sont volumineux, cette opération sera suivie plutôt de la décomposition et de la fonte suppurée du contenu.

*Vésicule biliaire.* — Le fond de la vésicule biliaire proémine un peu sur le bord du lobe droit du foie ; un instrument piquant, qui suivrait le bord externe du muscle droit, pourrait la blesser. L'épanchement de bile est très-dangereux à cause de ses propriétés irritantes ; il faudrait s'attendre, dans ces cas, à une péritonite mortelle. — Si le canal cystique est comprimé ou obturé, il se développe *une tumeur de la vésicule biliaire* qui, lorsqu'elle est trop distendue, peut se rompre et entraîner la mort. Mais, dans ces cas, il est plus fréquent de voir se développer une inflammation latente qui détermine des adhérences entre la vésicule biliaire et la paroi abdominale ; cette dernière se distend à l'endroit correspondant, forme une voussure, et, à la fin, on observe la rupture des téguments et la sortie de calculs biliaires. Il se forme, de cette façon, une *fistule biliaire* qui se fermera spontanément, si aucune accumulation de liquide ne l'en empêche, et se reproduira, s'il y a une nouvelle distension par la sécrétion accumulée ou une nouvelle formation de calculs biliaires. — Dans les cas où la forte dilatation de la vésicule biliaire ou l'accumulation des *calculs biliaires* donne lieu à de violentes douleurs ou devient même une source de dangers, on peut faire l'*incision de la vésicule biliaire* dans le but d'évacuer le contenu morbide. Mais il est évident qu'on ne doit pas se permettre de l'ouvrir, avant d'être sûr qu'elle a contracté des adhérences avec la paroi abdominale.

La *dilatation d'une fistule de la vésicule biliaire*, dans le but d'extraire des calculs biliaires, a été faite dans le temps avec de l'éponge préparée ; aujourd'hui on se sert du *laminaria*, qui est beaucoup plus actif et plus commode.

*Rate.* — Dans chaque blessure de la rate, il faut s'attendre à un grand épanchement de sang. La rate, en raison de sa structure molle, vasculaire, est beaucoup plus disposée que les autres viscères aux ruptures et aux contusions internes, sans que la paroi abdominale présente la moindre trace de blessure, par exemple lorsqu'une voiture passe sur le corps d'un individu ou qu'il tombe d'une hauteur assez considérable. Toute rupture de la rate est suivie d'une forte hémorrhagie. Quelquefois on observe aussi des ruptures spontanées de la rate (par exemple à la suite d'une tuméfaction rapide pendant la fièvre typhoïde) ; dans ces cas, l'hémorrhagie est mortelle. — Certains hommes ont une rate très-mobile, comme pédiculée (rate flottante). Plus la rate est mobile, plus aussi elle a de tendance à faire hernie à travers une plaie de la paroi abdominale et à s'étrangler près du hile. Dans quelques cas de cette dernière espèce, on a lié le pédicule, enlevé la rate prolabée et devenue gangréneuse, et les malades ont guéri. — En dehors de cette circonstance, on ne peut pas justifier l'essai d'extirper une rate malade, essai qui a déjà été fait plusieurs fois et qui s'est toujours terminé par la mort. Un prolapsus d'une rate saignante, par exemple une rate dont le bord blessé sortirait à travers la plaie, ne devrait pas être repoussée dans l'abdomen, il vaudrait mieux mettre une ligature autour de la partie saillante et la fixer à l'extérieur. — Quelquefois on rencontre la rate dans une hernie ombilicale. — Les abcès de la rate peuvent fuser par en bas ou du côté de la poitrine. Un grand abcès de la rate peut simuler un empyème. Si le diagnostic d'un grand abcès peut être sûrement établi, il faudrait en faire l'ouverture de la même manière dont on ouvre l'abcès du foie.

*Reins.* — Les reins subissent quelquefois une *contusion* par derrière, en même temps la colonne vertébrale ou la dernière côte peut être fracturée. Il n'est pas rare d'observer des contusions du rein sans suites fâcheuses. L'urine est pendant quelques jours teinte de sang, la lésion paraît guérir rapidement. — Une plaie, par exemple une plaie par arme à feu de la région lombaire, qui entame le rein ou son conduit excréteur, se reconnaît à l'urine sanguinolente et à l'écoulement de l'urine par la plaie.

L'inflammation du tissu cellulaire périrénal, la *périnéphrite*, se développe quelquefois primitivement; d'autres fois elle est consécutive à une affection du rein ou même du cæcum ou du côlon (voy. p. 304). Elle peut donner lieu à de grands abcès. On les ouvre au-dessous de la douzième côte, sur le bord du muscle grand dorsal et du sacro-lombaire.

Si un *calcul* du rein, du bassinet ou de l'urèthre est le point de départ d'un abcès, il faut ouvrir ce dernier dans la région lombaire et chercher à retirer les calculs. — (La formation des pierres sera traitée plus tard dans le chapitre des affections vésicales.)

*Formation du sac herniaire.* — Les prolongements du péritoine en forme de poche, qu'on appelle *sacs herniaires*, sont ou bien *congénitaux*, ou bien ils sont la conséquence d'un *relâchement* local de la paroi abdominale; dans ce dernier cas le péritoine se distend et proémine en avant; ou bien ils dépendent d'une *tumeur graisseuse* (fig. 38) qui s'est développée dans le tissu sous-séreux, s'est avancée vers la peau et a entraîné avec elle le péritoine. Ce dernier mode de production doit être considéré, surtout pour les hernies crurales, comme la règle ordinaire, si ce n'est absolue. Par contre, les hernies inguinales externes sont de préférence congénitales, et les hernies ombilicales des enfants ne sont dues le plus souvent qu'à une simple distension.

Quant à l'ancienne opinion que les sacs herniaires peuvent être produits subitement, sous l'influence d'une violence extérieure, d'un effort, etc., je crois l'avoir réfutée complétement par les raisons suivantes : 1° Il se produit dans les hernies, au moins dans toutes les hernies crurales et les hernies inguinales externes, un *glissement* considérable du péritoine, mais un pareil glissement de cette membrane ne peut pas être déterminé par la pression hydrostatique des intestins, comme le prouvent les expérimentations et les lois physiques. 2° Les malades qui croient avoir été atteints subitement d'une hernie se trompent, ils avaient depuis longtemps un sac herniaire, mais ne l'ont remarqué que lorsqu'il a été fortement rempli ou distendu, au moment d'une contraction énergique des muscles abdominaux. 3° Les hernies crurales se développent par suite d'une attraction du péritoine au dehors, et les hernies inguinales externes sont presque toujours congénitales ; elles sont

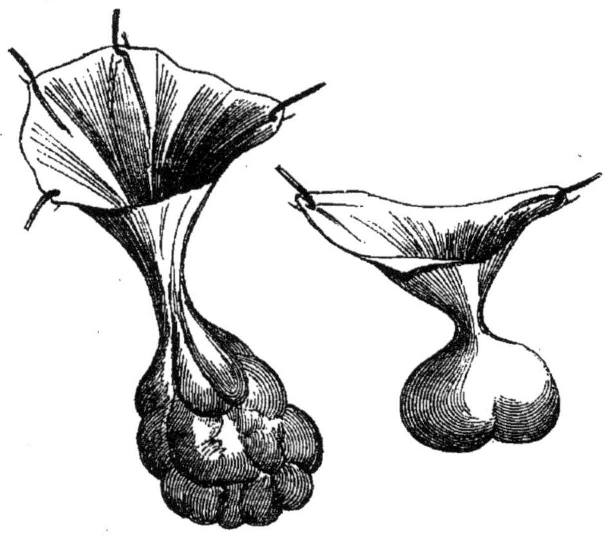

Fig. 38.

dues en général à l'occlusion incomplète du canal vaginal. — Lorsque certains auteurs prétendent que les plaies de la paroi abdominale donnent lieu au développement d'une hernie, ils font un abus de langage, car dans ces cas il n'y a pas de sac herniaire, pas de prolongement en forme de poche, mais quelquefois un simple relâchement local, un évasement du péritoine.

Une fois que le sac herniaire existe, il est distendu et agrandi par la pression des intestins. Il y entre toujours plus de parties intestinales, et la hernie devient sans cesse plus volumineuse, si rien n'est fait pour l'arrêter dans son développement. De cette manière, les hernies inguinales congénitales surtout peuvent s'agrandir pendant toute la durée de la vie, atteindre un volume énorme et recevoir presque tout le canal intestinal.

Un point d'une importance toute spéciale dans la formation des hernies, c'est le *col du sac*. Près de l'ouverture abdominale, c'est-à-dire à l'endroit où le péritoine traverse la paroi abdominale, la membrane séreuse prend souvent une forme plissée ; si, à cet endroit, la membrane s'épaissit ou que les plis se soudent entre eux, il se forme au niveau de l'ouverture abdominale (anneau) un rétrécissement annulaire du sac herniaire, c'est ce qu'on appelle le col du sac. Il peut devenir le siége d'un étranglement. — Quelquefois on voit le col du sac quitter sa position primitive par rapport à l'ouverture abdominale, par exemple lorsque le péritoine se retire en dedans et entraîne avec lui le col du sac ou lorsque la hernie entraîne ce dernier en dehors par suite de son poids.

Lorsque le col du sac se rétrécit beaucoup par suite de l'adhérence des plis et de leur ratatinement, les intestins ne peuvent plus y pénétrer. Quelquefois même on a vu que le sac herniaire a été séparé de la cavité péritonéale par l'oblitération du col, et qu'il s'est développé ainsi un kyste rempli de sérosité. — Le malade peut favoriser la formation de pareilles adhérences et même arriver à l'oblitération complète des sacs herniaires, en portant constamment un bandage bien fait, en évitant tout effort corporel, en gardant longtemps le lit; c'est ce qu'on observe, par exemple, pendant des maladies chroniques.

Le *tissu sous-séreux* des sacs herniaires est tantôt atrophié, tantôt hypertrophié; ses connexions avec les tissus avoisinants sont tantôt plus fermes, tantôt plus lâches. Dans les hernies crurales et les hernies inguinales internes, on le trouve ordinairement enveloppé par une fine membrane fibro-celluleuse (aponévrose péritonéale) assez libre, plutôt adjacente qu'adhérente au *fascia propria* de la hernie. Dans les hernies ombilicales et les hernies qui ont déjà été opérées ou qui ont été fortement comprimées par le bandage, souvent on rencontre à peine des traces du tissus sous-séreux.

Lorsque la graisse sous-séreuse s'accumule en grandes masses, on lui donne le nom de *hernie graisseuse*. Cependant il faut remarquer que les hernies graisseuses n'ont pas toutes un sac herniaire derrière elles, car la hernie graisseuse ne donne lieu à un sac herniaire que lorsqu'elle a contracté des adhérences avec le péritoine qu'elle entraîne avec elle. Certaines hernies graisseuses ne sont que des lipomes, qui se sont avancés depuis la couche sous-séreuse jusque dans la couche sous-cutanée sans entraîner d'autres conséquences.

Il existe des *sacs herniaires sans hernie* et des *hernies sans sac herniaire*. On rencontre quelquefois des dilatations sacciformes du péritoine, qui sont si étroites, qu'aucun intestin n'est capable de s'y loger, le sac reste toujours vide. — On a principalement observé des hernies sans sac herniaire sur la vessie, lorsque la partie antérieure de cet organe non recouverte de péritoine s'avançait directement sous forme d'un diverticulum, et formait, par exemple, une hernie inguinale interne. On a observé par-ci par-là le même fait pour le cæcum ; dans ces hernies cæcales, il est permis d'admettre une anomalie congénitale du péritoine, qui consiste en ce que cette portion de l'intestin n'est pas recouverte de péritoine du côté dirigé contre l'ouverture abdominale de la hernie ; dans ces conditions le cæcum sort encore davantage du péritoine par suite de sa descente. De la même manière l'S iliaque ou même la partie la plus inférieure de l'intestin grêle peut être renfermée dans une hernie sans être recouverte par le péritoine. Du reste, même les hernies cæcales de l'espèce que nous venons de décrire ne peuvent pas être désignées absolument comme des hernies sans sac, car le plus souvent il existe un sac herniaire à côté du cæcum, et les parties intestinales en question sont situées moitié en dedans, moitié en dehors du sac. Pour bien comprendre cette disposition, on n'a qu'à regarder la

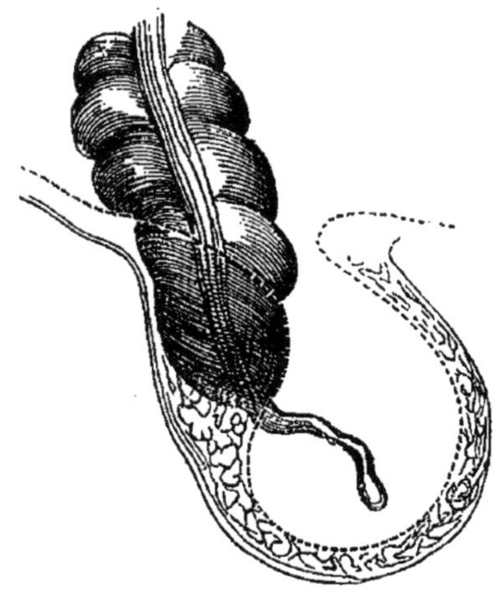

Fig. 39.

figure 39. Elle représente le schéma du sac d'une hernie inguinale droite, dans lequel le cæcum s'est engagé de telle sorte, que les parties externes et antérieures ne sont pas recouvertes de péritoine.

Une hernie sans sac peut aussi se former après la rupture du sac, ou après une opération de hernie étranglée, ou après une rupture sous-cutanée de la paroi abdominale. Il paraît arriver quelquefois, dans ces cas, que le tissu conjonctif forme une excavation à paroi lisse qui communique librement avec la cavité péritonéale et affecte les mêmes dispositions qu'un sac herniaire. En ouvrant une pareille excavation, on pourrait rencontrer un intestin libre de toute adhérence sans avoir incisé auparavant un sac herniaire membraneux. Les cas de ce genre ne s'observent que très-rarement. (J'ai eu occasion de voir tout récemment un cas semblable, qui s'était produit après un coup de couteau.)

*Guérison des hernies. Cure radicale.* — Certaines hernies guérissent spontanément. Ce fait s'observe le plus souvent pour les hernies ombilicales des tout petits enfants ; elles disparaissent très-fréquemment pendant la croissance, même dans le cas où l'on n'a rien fait pour en arrêter le développement. Les guérisons spontanées sont plus rares dans les hernies inguinales des petits enfants ; cependant, dans ce cas encore, il y a tendance évidente du canal inguinal à se rétrécir et du péritoine à s'oblitérer dans son prolongement vaginal. Chez des personnes âgées, on rencontre assez souvent des sacs herniaires ratatinés, oblitérés (voy. p. 311), surtout dans le canal crural. Ce sont, pour la plupart, des cas où l'on n'a jamais rien fait contre la hernie, où même le petit sac n'a jamais été remarqué par les malades.

Lorsque la nature vient tellement au-devant des essais de guérison, comme c'est le cas pour les enfants, on peut aussi s'attendre plus facilement à l'oblitération du sac herniaire et à l'occlusion des anneaux, lorsqu'on met en usage des appareils convenables qui empêchent les intestins de s'engager dans le sac, et qui en compriment les parois. Par conséquent, on fait une application de bandelettes agglutinatives sur la hernie ombilicale des enfants, et l'on emploie un bon bandage en cas de hernie inguinale ; on obtient ainsi beaucoup de guérisons. — Même les hernies inguinales qui apparaissent plus tard sont souvent guéries lorsque le malade porte de bonne heure et pendant longtemps un bandage.

L'essai de guérir une hernie par une opération, c'est-à-dire la *cure radicale*, ne paraît justifié que dans le cas où l'on ne parvient pas à bien maintenir les intestins par un bandage. En effet, les opérations exposent, d'un côté, au danger d'une péritonite mortelle, d'un autre côté, elles ne nous permettent pas d'espérer que l'adhérence des parois soit assez solide et persistante. Dans le temps, on ouvrait le sac, on bien on le liait, le cautérisait, on le traversait avec des épingles, on l'excisait pour y produire des adhérences inflammatoires ; mais la péritonite diffuse, qui succédait à ces opérations, a souvent été suivie de mort. Aujourd'hui, on cherche plutôt à provoquer une inflam-

mation et des épaississements dans le tissu cellulaire qui entoure
le sac, en introduisant dans ce tissu des aiguilles, des fils simples ou des fils de fer ; mais tout en admettant que, par la compression simultanée du sac herniaire, on réussira à y provoquer
quelques adhérences plastiques, cependant il ne se formera pas
un tissu cicatriciel assez solide pour empêcher, d'une manière
certaine, une nouvelle sortie de la hernie. Par conséquent, on
ne pourra recommander la cure radicale que dans les cas où la
hernie ne supporte pas de bandage, où elle devient très-incommode ou menace de devenir très-grande, sans être toutefois assez
volumineuse pour que ses dimensions seules interdisent l'essai
d'une pareille guérison.

*Etranglement herniaire.* — Il peut arriver qu'une anse intestinale, après avoir pénétré dans un sac herniaire, soit retenue
par l'étroite ouverture de communication et se trouve ainsi étranglée. Deux conditions peuvent amener ce résultat : le *gonflement*
de l'anse, et une *formation de soupape* déterminée par le plissement de l'intestin au niveau de l'endroit rétréci. Le gonflement
se comprend facilement, les veines si peu résistantes du mésentère et de l'intestin devenant turgescentes même sous une compression très-modérée. Mais cette turgescence ne suffit pas pour
expliquer le phénomène très-extraordinaire qui accompagne la
plupart des étranglements herniaires, à savoir, la *rétention du*
*contenu intestinal*, et, comme conséquence, la *dureté* de la hernie
étranglée. La dureté que l'on sent à la palpation d'une hernie
étranglée ne peut être attribuée qu'à cette circonstance que son
contenu est complétement isolé du côté de l'abdomen, et cet isolement ne peut être attribué qu'à la formation de soupapes ou de
replis valvulaires dus à l'adossement de la paroi intestinale
contre elle-même. Ce qui le prouve, c'est l'étranglement artificiel
d'une anse intestinale produit sur le cadavre, expérience que l'on
peut répéter à volonté et qui m'a permis de découvrir et de démontrer, en 1856, l'existence de valvules dans l'étranglement
herniaire.

On peut reconnaître facilement sur le cadavre le mécanisme de cette
obturation intestinale par formation de replis valvulaires, si l'on met
d'abord l'intestin dans un état turgide, se rapprochant de l'état d'un
intestin vivant, par une injection d'eau dans une artère mésentérique.
Si l'on fait passer l'anse intestinale, ainsi préparée, par un anneau de
l'épaisseur d'un petit doigt après l'avoir remplie d'air ou d'eau, elle
ne peut être vidée par une compression exercée sur sa convexité ;

il se forme, au contraire, au niveau de l'anneau, des plis qui proéminent dans l'intérieur du canal intestinal, plis qui, ressemblant en tout point à un système de soupape, isolent d'autant plus complétement le contenu intestinal qu'on exerce sur lui une compression plus forte. (Voyez mon travail dans *Archiv für phys. Heilk.*, 1856, 1857, 1860 et 1864.)

Le resserrement et le plissement éprouvés par l'anse intestinale étranglée au niveau de l'anneau entravent la circulation veineuse et la transmission des mouvements péristaltiques de l'intestin. Plus les parties herniées sont volumineuses, plus, par conséquent, l'ouverture de communication est proportionnellement étroite, plus aussi le trouble des fonctions intestinales sera grand. Il se produit une rétention des matières fécales, des vomissements simples, des mouvements antipéristaltiques, des vomissements stercoraux, et enfin, par augmentation de l'hypérémie veineuse et du gonflement, la paralysie et la gangrène de l'anse étranglée. De là le précepte de réduire à tout prix une anse intestinale étranglée, et, si ce résultat ne peut être obtenu par le taxis, d'inciser et de débrider le siége de la constriction à l'aide du bistouri.

La dureté de la hernie étranglée, la résistance de ses parois, donnent la preuve de l'isolement du contenu de l'anse herniée. Quelques auteurs ont cherché à s'expliquer cet isolement par une *constriction* exercée sur la hernie par l'anneau qui comprimerait les tissus comme le fil d'une ligature d'artère. Mais il suffit de la plus simple réflexion pour comprendre que cette analogie est fausse ; car cette hernie si dure, qu'on cherche en vain à vider et à réduire par la compression, se réduit souvent d'elle-même peu de temps après, et immédiatement les fonctions intestinales reprennent leur cours régulier, ce qui ne pourrait être le cas, si l'anse intestinale avait été longtemps soumise à une forte constriction et à un véritable arrêt de circulation. Bien des hernies peuvent, par le fait de la valvule d'étranglement, rester plusieurs jours sans se laisser réduire, et sans qu'il en résulte de grands troubles fonctionnels ; même le mouvement péristaltique peut dans certains cas continuer d'agir, effacer momentanément la valvule et maintenir la communication de la hernie avec le reste de l'intestin, par conséquent produire des selles, sans que pour cela la hernie soit réduite. Le plus souvent, à la vérité, la hernie se réduira d'elle-même, si par le mouvement péristaltique la valvule peut encore être soulevée.

La valvule d'étranglement peut exister sans qu'il s'y ajoute un gonflement de l'intestin ; d'ordinaire cependant le rétrécissement et le plissement se combinent bientôt avec un arrêt plus ou moins complet de la circulation. Les veines sont comprimées et le tissu de l'intestin se tuméfie. De là paralysie du mouvement péristaltique, car les muscles intestinaux ne pourront plus bien fonctionner s'ils sont le siége d'une hypérémie mécanique et si le sang ne peut pas s'y renouveler suffisamment. Le tissu de l'intestin s'infiltrant, par l'effet de la stase veineuse, d'un liquide séro-sanguin, l'anse étranglée prend un aspect de plus en plus foncé ; elle devient rouge-brun ou même bleu-rouge, presque noire. Le sac herniaire se remplit, partout où il reste de la place, d'un exsudat séreux ou séro-sanguin qui est sécrété par l'anse intestinale. La même exsudation se fait aussi dans l'intérieur de l'intestin, comme cela a été démontré par des expériences. L'anse intestinale, peut-être vide au commencement, pourra donc se remplir. A cela il faut ajouter une inflammation plus ou moins grande de l'anse étranglée et des parties circonvoisines ; mais plus la constriction est étroite, plus la mortification de la partie étranglée sera prompte et complète.

On comprend facilement que dans les hernies on n'a pas affaire à un étranglement aussi serré ni aussi immédiat que celui qui est par exemple artificiellement produit par la ligature d'un polype, etc. Tous les étranglements sont secondaires, en ce sens qu'ils dépendent avant tout du gonflement de l'anse herniée. Cependant on peut distinguer trois états ou degrés différents d'étranglements : 1° Le gonflement de l'intestin se fait immédiatement parce que la circulation veineuse est presque immédiatement gênée ou arrêtée. L'intestin peut dans ce cas être vide ou ne contenir qu'un peu de sérum sanguinolent. On peut supposer que, dans ces cas, une anse intestinale vide est chassée par une ouverture ou anneau étroit et qu'elle a immédiatement gonflé par suite de l'arrêt de la circulation. Tels sont les cas les plus aigus ; l'intestin est bleu foncé, et la guérison ne peut être obtenue que par une prompte opération. 2° Le gonflement se fait lentement, il est dû aux entraves portées à la circulation de l'intestin par son plissement et son rétrécissement relatif. L'obstacle n'est pas aussi considérable dans ces cas, et l'intestin n'est pas exposé à un danger aussi immédiat ; le danger de l'inflammation et de la gangrène n'arrive qu'au bout d'un certain temps, par exemple au bout de deux jours. L'anse étranglée se montre le plus souvent d'un brun-rouge quand elle est mise à nu par le bistouri. La formation de replis valvulaires et l'isolement du contenu intestinal s'observent toujours dans ce cas ; on peut supposer que l'isolement du contenu se fait en premier lieu, et que le gonflement par arrêt de la circulation n'a lieu qu'après coup. La grande majorité des opérations de hernies étranglées rentre dans cette catégorie. Cependant, si l'on ne perd pas de temps, on pourra très-souvent encore réduire à l'aide du taxis. 3° L'intestin n'est pas gonflé (ou il l'est si peu, que ce gonflement ne peut entrer en ligne de compte); mais la progression des matières intestinales est arrêtée par une formation valvulaire. Ces valvules empêchent la réduction. Dans les cas de ce genre la nature souvent s'aide elle-même; la hernie peut rentrer toute seule si le malade est couché dans une position favorable et si les mouvements péristaltiques continuent d'avoir lieu. C'est dans ces cas que le taxis donne le plus de résultats. Cependant il peut arriver que même ici l'opération devienne nécessaire, soit que la valvule n'ait pu être effacée par le taxis, soit que le mouvement péristaltique ne l'emporte pas sur l'obstacle, bien qu'ici il soit plus faible que dans les catégories précédentes.

J'ai vu deux fois une hernie contenir deux anses intestinales, dont l'une offrait les symptômes d'un fort arrêt de la circulation, tandis que ces symptômes manquaient pour l'autre. On conçoit ce fait, si l'on songe que l'une des anses peut être située près d'un bord tranchant de l'ouverture de sortie, et l'autre près d'un bord plus arrondi de cette même ouverture. On observe également que souvent la gangrène n'est que partielle, et qu'elle s'empare de préférence des parties qui s'appuient contre les arêtes vives de l'ouverture de sortie de la hernie.

Plus le rétrécissement est fort, plus vite se développeront les phénomènes de l'iléus (p. 297) et deviendront de plus en plus menaçants; si, au contraire, le rétrécissemet est faible, la marche peut devenir pour ainsi dire chronique, les symptômes peuvent offrir des intermittences, et même, si l'intestin s'est habitué à un obstacle peu considérable, ils peuvent se dissiper complétement. — Si l'anse étranglée appartient à la section supérieure de l'intestin grêle, le danger est plus pressant, le vomissement survient de bonne heure, la sécrétion urinaire s'arrête (parce que la résorption ne peut plus se faire), le collapsus se montre bientôt; si c'est le bout inférieur de l'intestin grêle qui s'étrangle, les symptômes sont beaucoup moins violents. La marche est encore plus bénigne si c'est le côlon et surtout l'S iliaque qui s'étranglent. Le vomissement dans ce cas arrive très-tard, mais le ballonnement du ventre, le météorisme devient plus intense; on reconnaît

18.

surtout dans ce cas la tension de la portion intestinale située immédiatement au-dessus de la partie étranglée et l'accumulation des matières dans cette portion.

L'étranglement aigu fait naître une douleur intense, une extrême sensibilité et une grande dureté dans la hernie, de la constipation, des vomissements devenant bientôt bilieux, puis stercoraux. Il faut ajouter à cela un abattement extrême, des yeux enfoncés, un pouls misérable, des extrémités froides. Quelquefois il survient même du délire. Dans les cas chroniques, on remarque peu ou point de douleur locale, une dureté plus faible, souvent inégale de la hernie, un accroissement lent, et quelquefois une remarquable intermittence des symptômes, souvent même leur cessation spontanée, ainsi que celle de l'étranglement lui-même.

*Étranglement apparent, faux étranglement.* — L'étranglement vrai, qui consiste dans le passage d'une anse d'intestin par une ouverture relativement étroite, au delà de laquelle elle enfle et reste engagée sans pouvoir rentrer dans l'abdomen, cet étranglement, disons-nous, doit être bien distingué de quelques états analogues qui sont : la péritonite herniaire, l'accumulation de matières fécales, les coliques accompagnées de flatulence chez des individus porteurs d'une hernie, et enfin les symptômes présentés par cette dernière à la suite d'adhérences, de torsion, de nœuds, etc., qui se sont produits dans son intérieur.

La *péritonite du sac herniaire* s'observe surtout dans les grandes hernies épiploïques. Quelquefois elle est aussi produite par des corps étrangers qui perforent l'intestin engagé dans la hernie ou par des ulcères intestinaux perforants, en outre par des coups et des contusions venant frapper la hernie, ou spontanément par des causes internes, analogues à celles qui peuvent produire d'autres genres de péritonite. — Si l'inflammation devient par elle-même une cause d'étranglement, comme, par exemple, dans une hernie épiploïque enflammée, on donne avec raison à cet état le nom d'*étranglement inflammatoire*. Si l'inflammation ne survient qu'à la suite de l'étranglement, cette désignation « étranglement inflammatoire » ne doit pas être employée.

Si une partie d'intestin engagée dans une hernie, par exemple l'S iliaque, entre dans un état de relâchement par l'effet duquel le mouvement péristaltique est arrêté et si les matières fécales s'accumulent dans son intérieur, cette accumulation peut rendre l'anse trop volumineuse pour qu'elle puisse encore se réduire facilement;

les phénomènes ressemblent alors à ceux de l'étranglement ; aussi quelques auteurs ont-ils donné à cet état le nom d'*étranglement stercoral*. Si dans ces circonstances les matières s'épaississent et se pelotonnent, l'obstacle sera d'autant plus difficile à vaincre et il peut arriver que l'incision du sac et le débridement de l'anneau, ou peut-être l'éloignement du contenu par une pression mécanique, exercée sur l'anse herniée, puissent seules encore remédier à l'étranglement. Au commencement on devra employer contre cet état des lavements, des purgatifs, ou bien encore des applications externes, telles que des compresses froides, qui excitent les mouvements péristaltiques de l'intestin.

Les individus atteints de grandes hernies sont particulièrement sujets à des accidents de flatulence, à la colique dite *spasmodique*, à l'atonie intestinale. Lorsque l'intestin descend dans une grande hernie, que le mésentère est tiraillé, que la pesanteur doit être vaincue dans l'anse suspendue dans la hernie, et lorsqu'à ces conditions s'ajoute encore momentanément la production valvulaire (sans interruption de la circulation) signalée plus haut, on peut bien concevoir que ces sortes d'embarras puissent se produire. Si des écarts de régime et d'autres causes semblables jettent un trouble encore plus fort dans les fonctions intestinales, la progression des matières peut être gênée à un tel point, qu'il en résulte des symptômes plus sérieux, analogues à ceux de l'étranglement. Mais le plus souvent on remédiera facilement à ces accidents par l'emploi de la chaleur, par l'administration de l'opium, si l'action des intestins est trop précipitée; par des lavements et des purgatifs, si l'intestin est dans un état de torpeur.

Quelques médecins ont admis pour ces cas un état de spasme intestinal, et ont attribué l'amélioration éprouvée par les individus à la cessation de ce spasme. C'est ce qu'ils appelaient avec Richter un *étranglement spasmodique* ; mais il ne faut pas confondre l'étranglement spasmodique ainsi conçu avec l'hypothèse d'un rétrécissement spasmodique des ouvertures par lesquelles se font les hernies. (Cette dernière hypothèse, que l'on a discutée beaucoup dans le temps, n'a plus guère besoin d'être réfutée depuis la découverte des valvules d'étranglement.)

La hernie peut devenir le siége d'un *volvulus*. Comme dans une hernie, surtout quand elle se complique d'adhérences avec l'épiploon ou des différentes parties de l'intestin entre elles, il peut se produire toute sorte de flexions et de tiraillements, de torsions ou d'autres causes d'oblitération, et cela en l'absence même de tout étranglement près de l'ouverture de sortie de la hernie, il ne faut pas s'étonner que des symptômes appartenant à ces états se manifestent quelquefois chez les individus atteints de hernies. Les symptômes de l'iléus peuvent ici se présenter de la même manière que si un obstacle mécanique de ce genre se produisait dans l'intérieur de la cavité abdominale. Si l'oblitération intestinale n'arrive pas à un degré bien élevé, on pourra souvent y remédier avec des médicaments ; dans les cas plus graves, il n'y a d'autre ressource que l'incision du sac herniaire, la recherche de l'obstacle, et, si ce dernier ne peut être levé, l'application d'un anus artificiel comme dernier moyen de salut.

Le diagnostic de l'étranglement peut devenir très-difficile quand une péritonite ou un volvulus se combine avec une hernie graisseuse ou une hernie avec adhérence (par exemple, de l'épiploon), ou bien quand plusieurs hernies irréductibles existent en même temps. On est alors en présence des symptômes de l'iléus, sans savoir au juste si c'est la hernie qui les a provoqués. Il y a des cas où cette incertitude exige une *kélotomie exploratrice.* Il vaut mieux s'exposer à ouvrir une hernie graisseuse ou épiploïque que de laisser mourir le malade d'un étranglement qui n'aurait pas été reconnu.

*Étranglement latéral de l'intestin.* — L'idée qu'il existe des étranglements ne comprenant qu'une moitié latérale ou les trois quarts de là circonférence de l'intestin, et permettant encore la progression des matières, quoique avec une certaine difficulté (fig. 40), cette idée est

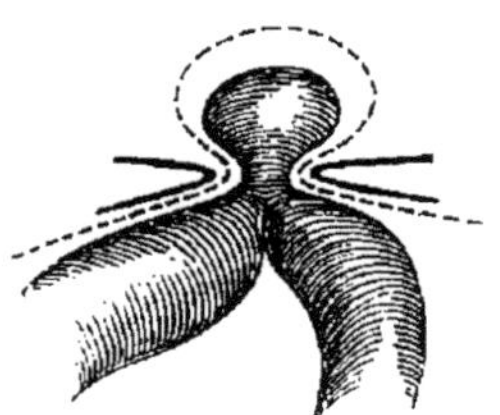

Fig. 40.

acceptée par presque tous les auteurs. Ils citent des autopsies dans lesquelles on avait trouvé sur l'intestin une gouttière circulaire, correspondant à cet étranglement latéral. Si l'on pose la question, comment l'intestin lisse, élastique, glissant, a pu se fixer de la sorte, tandis que ni sur l'intestin mort ni sur l'intestin vivant, on ne peut rien imiter de semblable, vu qu'une ligature jetée autour d'une pareille portion d'intestin devra glisser de toute nécessité, à moins qu'on ne la serre très-énergiquement comme s'il s'agissait de couper la partie étreinte ; si l'on pose cette question, disons-nous, la réponse que l'on reçoit est invariablement la suivante : ce que vous croyez impossible est vrai de fait. Il me semble que dans ces cas, on a commis une *faute d'observation*, et c'est ce qu'il est d'autant plus permis d'admettre, que l'on sait combien il est rare de voir dans l'opération de la hernie étranglée exactement le siége de l'étranglement. Les observateurs qui nous ont précédés ignoraient la production des valvules, et confondaient souvent l'étranglement avec la constriction, ce qui a pu les induire en erreur sur les résultats de l'autopsie ; peut-être aussi a-t-on vu des cas analogues à celui que représente la figure 41, et dans lesquels il y avait étrangle-

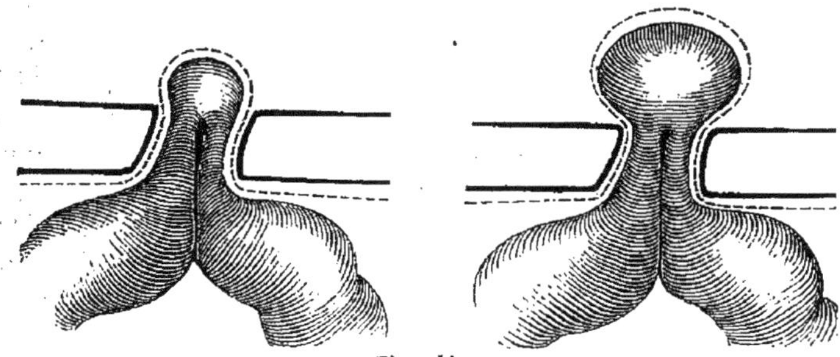

Fig. 41.

ment de l'intestin dans un canal relativement long, et gonflement de l'extrémité de l'anse proéminant dans le sac herniaire. Il est très-vrai qu'à l'opération, une semblable disposition des parties produira l'effet d'une hernie latérale, et ne montrera un sillon qu'autour de la partie tuméfiée ; et cependant la figure fait voir qu'il s'agissait là d'un étranglement de la totalité et non d'une partie de l'anse intestinale.

Si un intestin possède un diverticulum, et que ce dernier s'engage dans le sac herniaire, ou bien si l'extrémité du cæcum pénètre dans un sac herniaire, on ne voit également qu'une seule saillie arrondie de l'intestin, que l'on ne doit pas non plus confondre avec une hernie latérale.

*Siége de l'étranglement herniaire.* — Tantôt c'est une ouverture circulaire ou en fente, tantôt le canal inguinal long de 3 centimètres, tantôt toute l'étendue d'un long col herniaire qui forme le véritable siége de l'étranglement. Dans quelques cas, l'intestin s'étrangle, il est vrai, dans l'intérieur d'un sac herniaire, mais non à son ouverture abdominale: ainsi l'étranglement peut se faire derrière une bride d'adhérence ou bien au niveau d'une solution de continuité survenue dans l'épiploon ou dans le sac herniaire lui-même (par exemple, à la suite d'une rupture du sac). L'intestin étranglé sera donc rendu imperméable, soit au niveau de l'orifice herniaire, anneau inguinal, anneau crural, etc., soit au niveau du collet rétréci, soit encore, mais exceptionnellement, au niveau d'adhérences, de torsions de l'épiploon, etc.

Tant que le sac n'est pas ouvert, il est difficile de reconnaître où est le siége de l'étranglement ; toutefois on possède quelques signes qui permettent de conclure à l'existence de tel ou tel genre d'étranglement. Une hernie d'origine récente, dont le col n'a pas encore eu le temps de devenir rigide et où les anneaux sont encore étroits, peu dilatés, fera plutôt supposer un étranglement par l'ouverture de sortie de la hernie. Au contraire, une hernie ancienne contenue par un bandage dont l'application a favorisé le rétrécissement du col est plutôt étranglée par ce dernier. Si, avec le doigt, on sent une limite à partir de laquelle la hernie devient plus dure, ou bien à laquelle s'arrête l'impulsion communiquée par la toux, et si cette limite ne correspond pas à l'anneau, mais se trouve située au-dessous ou au-dessus de ce dernier, alors on doit songer plutôt à un étranglement par le col. Il est vrai que, le plus souvent, on ne pourra bien remarquer cette disposition qu'après avoir mis à nu le sac herniaire.

Si l'épiploon se forme en boule, il peut, à la manière d'une soupape, oblitérer l'anneau et en même temps l'anse herniée (fig. 42 a) de l'intestin ; si, dans ce cas, on tire sur l'épiploon ou que la toux le chassé en avant, l'anse intestinale peut se trouver dégagée. Voyez la figure 42 b. Le taxis, en comprimant la hernie de bas en haut, ou

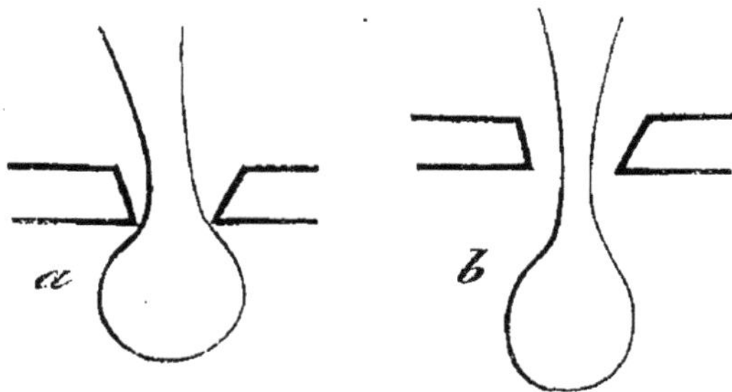

Fig. 42.

d'avant en arrière, peut contribuer à pousser encore davantage la tumeur épiploïque contre l'endroit rétréci. La hernie, dans ces conditions, se réduira donc plutôt d'elle-même, et dans tous les cas plus facilement par une traction exercée sur elle ou pendant un accès de toux que par une compression exercée de bas en haut.

*Traitement de l'étranglement herniaire. Taxis.*—On doit se demander avant tout : Quel est l'obstacle qui s'oppose à la réduction de la hernie par simple compression et refoulement de la tumeur? Pourquoi l'anse intestinale ne peut-elle être repoussée par l'ouverture par laquelle elle est sortie?

Il se peut qu'une anse intestinale vide, contractée ou rétrécie, ait passé dans cet état par l'ouverture relativement étroite, et qu'elle se soit remplie de gaz et de matières après coup, dans ces conditions elle ne trouve plus assez de place à l'ouverture et se plisse à cet endroit. L'arrêt de la circulation veineuse fait gonfler les tissus de l'intestin, de sorte que l'intestin devient plus dur et plus volumineux, qu'au moment où il est sorti par l'orifice abdominal. Dans tous les cas de ce genre, les replis valvulaires ne manqueront pas de se produire (car l'anse intestinale se remplit, si elle était vide, par une exsudation séreuse); mais l'étranglement s'explique, dans ces cas, même en dehors de la formation de valvules : on comprend qu'en cas d'étranglement très-aigu et très-serré, quand l'intestin est devenu positivement trop épais pour l'étroite ouverture de sortie, on ne peut remédier que par le débridement de cette ouverture. Ce sont surtout les sacs herniaires petits et étroits, dont la faible ouverture n'admet qu'une anse intestinale vide, qui donnent lieu à l'étranglement aigu. Dans ces cas, on parvient rarement à réduire la hernie, même lorsqu'on est appelé de bonne heure.

Mais les essais de réduction souvent ne réussissent pas, même dans les cas où l'étranglement est moins serré, et c'est ici que la formation de replis valvulaires, mentionnée plus haut, doit jouer le principal rôle dans l'interruption de la communication avec le reste de l'intestin. Il est très-vrai que, bien souvent, les valvules d'étranglement, c'est-à-dire les plis de la tunique étreinte de l'intestin, qui proéminent en avant, peuvent être déplacés et plus ou moins effacés par la compression : mais, dans beaucoup d'autres cas, ils forment une barrière si solide, que la compression de la hernie n'aboutit à aucun résultat. Malgré cela, des hernies de ce genre rentrent souvent toutes seules ou bien sous l'influence d'un essai de réduction recommencé plus tard, et cette fois sans le moindre effort. Il doit donc y avoir des conditions mécaniques effaçant ou écartant par moments la valvule qui forme l'obstacle. Ces conditions peuvent être assez variées : ainsi la valvule peut être effacée par une sorte de *traction venant du mésentère*, ou bien elle peut être déplacée par le *mouvement péristaltique*, ou

nivelée par la *pression interne*, ou enfin être effacée par un déplacement latéral. Parmi ces quatre conditions, c'est la traction
venant du mésentère qui me semble jouer le plus grand rôle; car
une anse intestinale qui avait résisté à tout essai de réduction,
peut souvent être réduite à l'autopsie par une légère traction qu'on
exerce de l'intérieur de l'abdomen sur le mésentère. Il est assez
probable que, de cette manière, la réduction peut être facilitée
par les mouvements respiratoires, tels qu'expirations profondes,
ou par le décubitus sur le côté sain, ayant pour effet d'attirer
par leur poids les intestins de ce côté. On pourrait aussi arriver
à un résultat semblable en faisant coucher le malade sur un
plan incliné, l'abdomen en haut, la tête en bas, ou bien en le
faisant s'appuyer sur les genoux et les coudes, de manière à ramener les intestins dans la région supérieure et antérieure de
l'abdomen ; enfin, en exécutant certaines manœuvres sur l'abdomen même, telles que le massage et la compression, manœuvres
qui auraient pour effet de déplacer, jusqu'à un certain point, les
intestins. On prétend même que la réduction a quelquefois été
obtenue par une sorte d'aspiration de la hernie faite au moyen
d'une ventouse. — Peut-être aussi l'accumulation des matières
qui se fait peu à peu dans la section intestinale située immédiatement au-dessus de la hernie contribue-t-elle, jusqu'à un certain
point, à la réduction. Car aussitôt que cette section devient pesante
en se remplissant, elle peut exercer une traction sur l'anse herniée et la dégager. La même influence pourrait être exercée par
des lavements abondants, remplissant la partie de l'intestin située immédiatement au-dessous de la hernie.

Outre la traction du mésentère, il y a encore lieu d'attribuer
au mouvement péristaltique une certaine influence sur le dégagement d'une anse d'intestin étranglée. On peut bien admettre que
les raccourcissements de l'intestin, ou la tension que sa muqueuse
éprouve sous l'influence de tel ou tel mouvement de ce canal,
peut agir dans le même sens que la traction du mésentère, et
contribuer à l'effacement de la valvule et au dégagement de
l'anse étranglée. — Une pression latérale, comme par exemple
une compression exercée sur un des côtés du collet, peut également déplacer la valvule et éloigner l'obstacle, comme on peut le
démontrer par des expériences faites sur une anse intestinale
étranglée. — Si les valvules sont molles, et souples, il suffit
d'une compression extérieure exercée pendant un certain temps
sur la hernie, pour la faire rentrer lentement dans l'abdomen.

La première condition à remplir en cas d'étranglement herniaire est de donner au malade une position convenable. Déjà le décubitus dorsal et l'immobilité sont d'un grand secours; mais, ce qui fait encore plus d'effet, c'est de coucher l'individu sur le côté sain en relevant le bassin. Pour effacer les valvules herniaires par des manœuvres extérieures, on doit avant tout chercher à comprimer la région du col de la hernie. On appliquera donc l'extrémité des doigts aussi haut que possible sur le col, et l'on cherchera à rendre cette partie plus étroite. En même temps, on essaye de faire rentrer l'anse herniée en comprimant, en pressant, en pétrissant, en roulant et en faisant glisser dans différents sens la hernie. Il est des cas où l'on réussit même en comprimant la hernie d'avant en arrière, d'autres où l'on fait mieux de la comprimer de bas en haut. Si l'on ne réussit pas d'une manière, on en essaye une autre; on peut essayer aussi d'exercer une compression continue pendant quelques minutes, de coucher le malade sur le côté, ou de le retourner et de lui recommander de s'appuyer sur les genoux et les coudes. Plus l'étranglement est chronique, plus on peut compter sur le succès de ces manœuvres; plus il est aigu, moins il est permis de perdre un temps précieux à les mettre en usage.

Si l'étranglement est aigu, le danger augmente d'heure en heure; dans les cas très-chroniques, on aurait tort de repousser les moyens indiqués et de ne pas vouloir attendre l'effet de l'immobilité prolongée, d'un taxis répété, des lavements, des cataplasmes, etc.

On se demande : Quel peut être l'effet de remèdes généraux ou d'applications locales sur la réduction de la hernie? Que peuvent, par exemple, la saignée, le bain chaud, l'opium, les purgatifs, les lavements, les cataplasmes? Il est naturellement très-difficile d'apprécier la valeur de ces remèdes, attendu que, lorsqu'une hernie, ayant paru irréductible au commencement, se réduit ensuite toute seule, ou avec un faible secours des doigts, on est toujours obligé de faire entrer en ligne de compte le décubitus dorsal prolongé, le séjour au lit, les oscillations naturelles et les exacerbations du mouvement péristaltique, ainsi que les changements de position accidentels du malade. Si l'étranglement est aigu, il ne faut pas beaucoup espérer de l'emploi de ces moyens; la cause du mal est toute mécanique, l'intestin étant simplement à l'étroit, le remède à employer doit donc également agir mécaniquement. Par contre, lorsque l'étranglement est chronique, et principalement lorsqu'une colique intestinale ou le ballonnement et l'atonie de l'intestin jouent un rôle dans la production des symptômes, les remèdes ayant pour effet, soit d'exciter, soit de tempérer les mouvements péristaltiques, peuvent être d'un grand secours. On conçoit facilement qu'un embarras mécanique de peu d'importance soit aggravé par une colique, un écart de régime, un catarrhe intestinal, et, d'un autre côté, que, dans ces sortes de cas, les fonctions intestinales soient rétablies et rendues aptes à vaincre l'obstacle mécanique, par des remèdes internes et externes, par des narcotiques et des fomentations chaudes, ou bien par l'action stimulante des compresses froides et des purgatifs ou des lavements.

Dans les cas où le taxis ne donne pas de résultat, où les symptômes deviennent de plus en plus menaçants, on est forcé de débrider le siége de l'étranglement et d'écarter ainsi l'obstacle qui s'oppose à la réduction. On devra d'autant plus vite avoir recours au bistouri, que les symptômes seront plus aigus, que l'état général sera plus gravement atteint; que, par conséquent, il y aura plus de danger d'attendre et de faire de nouveaux essais de taxis. En cas de constriction très-intense et de développement rapide des symptômes de l'iléus, douze heures d'attente sont déjà de trop, tandis que dans les cas chroniques on peut laisser passer plusieurs jours et épuiser tous les moyens préalables avant d'en venir à l'opération.

Il est permis d'affirmer que tout remède, ancien ou nouveau, vanté par les journaux comme efficace contre l'étranglement, coûte la vie à un certain nombre de malades. Il en est de cela comme des médicaments hémostatiques. Certains médecins, surtout ceux qui ont perdu leur temps pendant les années d'étude et qui ont négligé entre autres l'anatomie chirurgicale, redoutent toutes les opérations dont l'exécution exige des connaissances anatomiques : ainsi ils craignent surtout les hernies et les plaies artérielles, et il leur arrive facilement de laisser succomber un malade au miserere ou à une hémorrhagie ; ils prescriront le médicament le plus en renom au lieu d'opérer ; car ils pourront bien avoir le courage de produire une intoxication par la belladone ou d'autres accidents plus ou moins analogues, mais ils n'oseront ni entreprendre résolûment, ni même conseiller une opération de hernie étranglée, devenue nécessaire.

*Réduction apparente de la hernie.* — Plus d'un malade a succombé parce que son médecin croyait avoir dégagé la partie étranglée, tandis qu'en réalité il n'avait fait que la repousser dans l'intérieur de l'abdomen sans la réduire. La hernie ne pouvait plus être sentie extérieurement, le danger paraissait

conjuré, mais les symptômes d'étranglement continuaient d'exister, et plus tard l'autopsie faisait découvrir l'erreur. Dans quelques cas de ce genre, on a vu ce qui s'appelle une réduction en
masse ou en bloc, c'est-à-dire que le sac herniaire était repoussé
avec l'anse intestinale derrière l'anneau crural ou inguinal, et le
col du sac maintenait dans l'intérieur l'étranglement, comme
auparavant. La figure 43 montre le schéma de ce genre de réduc-

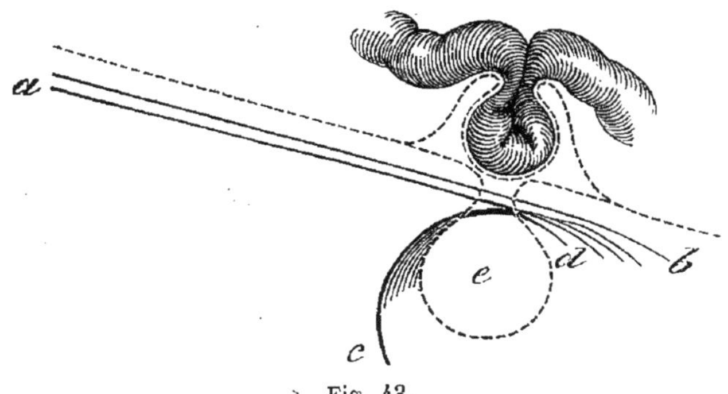

Fig. 43.

tion. *ab* représente le ligament de Poupart ; *cd*, le repli falciforme ; *e*, le contour du sac herniaire qui tout à l'heure occu-
pait cette place, et qui maintenant se trouve réduit avec l'anse.

Un second exemple de réduction apparente peut se présenter
dans les hernies inguinales, quand l'anse intestinale a été repoussée derrière l'anneau externe, mais reste engagée dans le canal

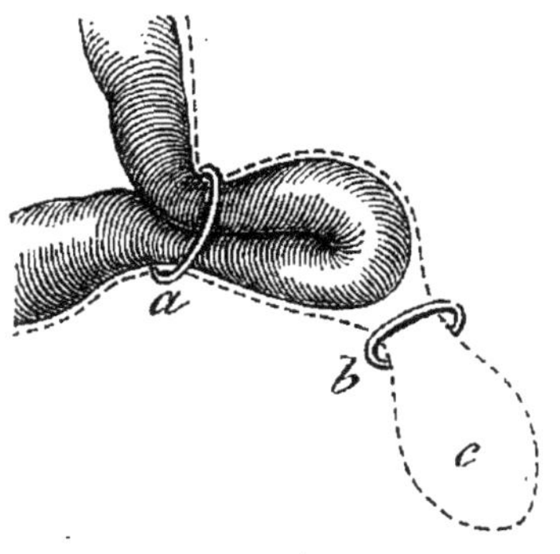

Fig. 44.

inguinal, qui est quelquefois assez distendu pour la contenir, et se
trouve alors étranglée par l'anneau interne, qui constitue l'orifice
du *fascia transversalis* (voyez figure 44 : *a*, anneau inguinal in-

terne ; *b*, anneau inguinal externe ; *c*, partie antérieure, vide, du sac herniaire). Un col très-élevé, qui s'est retiré peut-être à plus d'un pouce derrière le canal inguinal, peut occasionner la même erreur.

Dans l'opération de la hernie étranglée elle-même, de semblables erreurs ont déjà été commises : ainsi l'opérateur a, par exemple, ouvert le sac jusque tout près du col ; il a repoussé l'anse herniée et croit avoir tout bien réduit ; mais, à l'autopsie, on découvre que l'intestin, étranglé par le col ; s'est échappé par un des côtés du sac et s'est engagé entre le péritoine et la paroi abdominale (voy. fig. 45 : *ab*, anneau ; *c*, sac herniaire

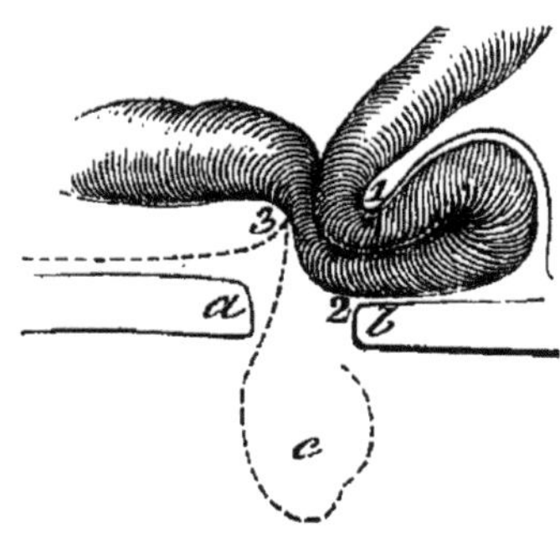

Fig. 45.

paroi abdominale (voy. fig. 45 : *ab*, anneau ; *c*, sac herniaire vide ; 4-3, col du sac ; 2, solution de continuité du sac, par où l'anse intestinale a été refoulée entre le péritoine et la paroi abdominale). — On pourrait citer bien des cas semblables ; l'étranglement peut s'être fait aussi par un trou de la partie de l'épiploon étalée au devant de l'intestin, ou par une pseudo-membrane, ou enfin par une valvule, et cet état peut persister sur les parties repoussées dans l'abdomen.

La ligne de conduite à suivre dans ces sortes de cas se trace en quelque sorte d'elle-même : on doit faire saillir de nouveau la hernie en faisant tousser le malade ou en lui faisant faire des efforts analogues ; si cela n'est pas possible, il faut faire une incision, fendre le canal inguinal ou le canal crural, attirer le sac herniaire au dehors, chercher à arriver, en un mot, sur le siége de l'étranglement et faire disparaître ce dernier.

*Kélotomie avec ouverture du sac.* — L'opérateur commence, comme pour la kélotomie externe (p. 332), par inciser un pli de la peau que l'on a soulevé au niveau du siége de l'étranglement. Il faut mettre à nu le sac en usant de grandes précautions, en se servant de la sonde cannelée, ou bien en employant la pince et

en faisant agir le bistouri en dédolant, ou mieux encore en se
servant de deux pinces, dont l'une est entre les mains de l'aide,
l'autre entre les mains de l'opérateur qui incise entre les deux.
On est exposé, dans ce cas, à bien des erreurs, les couches
superposées montrant toutes sortes de différences selon les individus. Les parties à inciser sont souvent modifiées, tantôt épaissies, tantôt amincies, tantôt indurées, infiltrées, atrophiées, hypertrophiées, etc. Le fascia péritonéal (voy. p. 314) peut présenter
un aspect tellement lisse, que l'on croit avoir sous les yeux l'intestin, ou, en cas d'accumulation graisseuse dans le tissu sous-
séreux, l'épiploon. Quelquefois il est nécessaire de soulever un
peu la membrane berniée avec deux doigts pour s'assurer si c'est
le sac herniaire. Si l'on n'opère pas avec d'extrêmes précautions,
on risque de tomber tout à coup dans le sac et d'inciser l'intestin
situé immédiatement en arrière.

Ce danger de léser l'intestin existerait surtout dans le cas ou ce
dernier serait adhérent au sac, ou bien dans le cas plus rare d'une
hernie sans sac herniaire, comme cela peut se présenter pour certaines
hernies du cæcum ou de la vessie.

Une fois que le sac herniaire est mis à nu, on l'ouvre, le mieux
à l'endroit où la sérosité sanguinolente se trouve accumulée,
c'est-à-dire au fond du sac. On procède à cette ouverture de la
manière suivante : On saisit la membrane superficiellement avec
la pince, on l'attire un peu, puis on incise la partie attirée
horizontalement par le côté. On agrandit l'ouverture du sac en
incisant sur la sonde cannelée ou avec des ciseaux ; on examine
l'intestin étranglé, on l'attire et l'on essaye si l'on peut le réduire
sans débrider le siége de l'étranglement. Si cela n'est pas possible, on procède au débridement de l'endroit rétréci. Pour cela,
il convient de mettre ce dernier à nu, autant que possible, afin
que l'on puisse voir ce que l'on coupe, et qu'on évite, le plus possible, d'ouvrir l'intestin ou un vaisseau sanguin. Si l'on craint
d'inciser, on peut souvent exécuter la *dilatation simple* à l'aide
d'une spatule, d'un crochet mousse ou d'une pince à pansement
dont on écarte les branches avec une certaine force, après l'avoir
introduite fermée dans l'orifice.

Pour débrider, on fait fixer l'intestin par un aide pendant qu'on
introduit le bistouri boutonné que l'on fait glisser à plat sur la
pulpe du doigt indicateur ; aussitôt que le bouton est arrivé derrière la bride d'étranglement, on relève le tranchant et on la

divise en pressant le tranchant contre elle. Après avoir ainsi agrandi l'ouverture, on essaye de faire rentrer l'intestin dans l'abdomen ; s'il n'y a pas encore assez d'ouverture, il faut agrandir l'incision ou en faire une seconde. Si l'étranglement a lieu au col du sac herniaire, on fait toujours bien d'attirer le sac pour mettre le col mieux à découvert ; de même, on peut souvent beaucoup faciliter la réduction en tendant le sac à l'aide de deux pincés, ce qui a pour effet d'effacer les plis au niveau du col.

On se sert le plus souvent, pour l'incision qui doit vaincre l'étranglement, d'un bistouri boutonné ordinaire. Si l'on veut cacher la partie inférieure de la lame, on peut facilement le faire avec du sparadrap, ou bien on choisit le bistouri de Cooper qui n'a qu'un tranchant très-court, terminé par le bouton. (Si l'on s'attache bien à suivre le principe d'éviter autant que possible d'inciser en aveugle, et de mettre à nu toutes les parties qui doivent être divisées, il est inutile de se servir de bistouris spéciaux.)

On fait la réduction de l'intestin de la même manière et en employant les mêmes précautions que s'il s'agissait d'un prolapsus traumatique de l'intestin (voy. p. 291). Les difficultés peuvent être assez considérables, même après le débridement. Si le malade contracte fortement ses muscles abdominaux, le prolapsus de l'intestin peut augmenter sensiblement, et l'on voit parfois plus d'un mètre du canal intestinal sortir, au grand effroi du malade et du médecin, par l'ouverture si étroite de l'abdomen. Dans ces cas, le malade doit, avant tout, se tenir aussi tranquille que possible, et, au besoin, être soumis à l'influence du chloroforme, s'il n'est pas possible d'obtenir de lui le repos nécessaire. Il faut maintenir l'ouverture béante avec des crochets mousses ; l'opérateur ne doit pas se laisser intimider, mais repousser énergiquement et rapidement avec une main l'intestin sorti, et retenir avec l'autre ce qui est rentré dans l'abdomen. En cas de météorisme intense de l'intestin prolabé, il est bon de faire une ponction avec le trocart explorateur pour laisser échapper les gaz. On a même fait avantageusement, à cet effet, de simples ponctions avec une aiguille.

Si l'on trouve sur l'anse herniée, qu'il s'agit de réduire, des *adhérences* ou des agglutinations récentes, on les déchire avec le doigt. Si l'on ne trouve que quelques brides déliées qui unissent l'intestin avec le sac herniaire, on les divise avec les ciseaux ; si ces brides sont plus larges, on peut être dans le cas de réduire l'intestin avec un petit fragment du sac qu'on y laisse adhérer ; mais si l'adhérence est assez intime et assez étendue pour rendre le décollement par trop dangereux, il faut se contenter de lever l'étranglement et de laisser la hernie demeurer dans le sac herniaire sans la réduire. Le dernier cas se présenterait surtout pour les hernies du cæcum, si ce dernier était tombé dans un sac herniaire avec un revêtement péritonéal incomplet, et avait alors contracté dans le sac herniaire des adhérences semblables à celles que souvent nous le voyons contracter dans la fosse iliaque droite (p. 336). — Pour les hernies épiploïques et les hernies gangréneuses, voyez p. 338.

Après avoir réduit l'intestin et s'être assuré avec le doigt que tout est rentré dans l'ordre, on couvre simplement la plaie ou l'on en fait la suture partielle. Dans quelques cas favorables on peut recoudre la plaie dans toute son étendue, et obtenir une guérison par première intention. Il n'y a pas lieu de recoudre dans tous les cas la plaie dans toute son étendue, parce que l'on doit souvent s'attendre à une forte exsudation dans le sac herniaire, exsudation à laquelle il faut ménager une issue. En bas on fait généralement bien de laisser une ouverture, d'autant plus que si le sac se remplit d'un exsudat inflammatoire, on peut être dans le cas de se demander s'il ne s'est pas produit une nouvelle hernie de l'intestin.

Toujours on doit faire en sorte que la hernie ne se reproduise pas ; s'il y avait une forte tendance à cette reproduction, il faudrait chercher à l'empêcher au moyen d'une suture profonde, par exemple une suture enchevillée, ou d'une pression continue sur la région du col, au moyen d'un brayer, ou, au besoin, d'une mèche introduite dans le canal par lequel la hernie s'est fait jour. Appliquer toujours une mèche à demeure, comme on faisait autrefois quand on cherchait encore à obtenir une cure radicale, ce serait très-irrationnel ; car on doit éviter autant que possible l'inflammation et la suppuration.

Pour le *traitement consécutif*, on se demande s'il faut chercher à calmer l'intestin par l'administration de l'*opium*, ou bien s'il faut donner des *purgatifs* (huile de ricin) pour rétablir les fonctions intestinales. En Angleterre, l'opium est aujourd'hui le moyen le plus usité et sans doute avec raison. Il y a cependant quelques cas où l'on est forcé de stimuler l'intestin par l'administration d'un laxatif ; et en effet on voit ordinairement une grande amélioration suivre de près la première selle. Plus le mouvement péristaltique est fatigué, plus l'indication des purgatifs paraît formelle, tandis qu'en cas de péritonite et de tendance aux vomissements, il faut toujours s'en abstenir, et surtout employer l'opium et principalement les injections d'opium.

*Kélotomie externe.* — La kélotomie externe consiste dans la mise à nu et le débridement de l'anneau constricteur, sans ouverture du sac. Il est évident que ce débridement ne sera efficace qu'autant que l'étranglement aura son siége dans l'anneau et non dans le col du sac. Comme dans la plupart des cas il est impossible de savoir où est le siége de l'étranglement, on devra toujours s'imposer la règle de commencer par la kélotomie externe, et de ne procéder à l'ouverture du sac et au débridement du col que dans le cas où la première opération n'aurait pas donné de résultat. Si la hernie est petite et ne dure que depuis peu de temps, on réussit le plus souvent à la réduire par ce débridement extérieur ; c'est donc contre ce genre de hernie qu'on essayera de préférence la kélotomie externe.

Il est clair que cette dernière, en faisant éviter l'ouverture du péritoine et le contact de l'intestin avec l'air extérieur, représente une lésion beaucoup moins dangereuse que l'opération mise en usage jusqu'à présent, et qui exige l'ouverture du sac herniaire. En faisant la kélotomie externe, on s'expose beaucoup moins à provoquer une péritonite, on ne risque jamais de faire naître une hémorrhagie dans la cavité abdominale ni de léser l'intestin ; enfin l'opération devient généralement beaucoup plus facile et la guérison plus prompte. La kélotomie externe se laisse comparer plutôt au taxis, et même elle est beaucoup moins redoutable qu'un taxis très-prolongé ou très-violent.

Les données statistiques de Key et de Luke, qui ont suivi la règle que nous venons d'exposer, sont si éminemment favorables, et tant d'autres observations, faites en Allemagne et ailleurs, sont venues les confirmer, qu'elles ont fini par convaincre la plupart des esprits. Key et Luke ayant fait, sur 96 cas, d'abord la kélotomie externe, ont en effet réussi 66 fois à réduire la hernie par ce moyen, et sur ces 66 malades il n'en est mort que 9. Sur les 30 malades chez lesquels il fallait ouvrir le sac herniaire, 11 sont morts. Par contre, sur 220 malades opérés dans les hôpitaux de Paris par les chirurgiens les plus habiles, d'après l'ancien procédé, le nombre des décès s'est élevé à 133. Parmi les voix allemandes qui se sont élevées en faveur de la nouvelle méthode, nous citerons surtout celle de Schuh : « J'ose exprimer une opinion, dit-il, sur l'opération de la hernie étranglée, attendu que je l'ai exécutée jusqu'à présent 140 fois, et que j'ai eu plus de résultats favorables que beaucoup d'autres. Néanmoins *je m'adresse des reproches* de n'avoir essayé que dans les dernières années cette réduction de l'étranglement en dehors du sac herniaire, et je suis persuadé que si j'y avais eu recours plus tôt, plus d'un malheureux qui a succombé à l'entérite après l'opération eût été sauvé. »

L'objection élevée par quelques-uns contre la kélotomie externe, à savoir qu'il vaut mieux connaître exactement l'état de l'anse intestinale, pour s'assurer s'il n'y a pas de gangrène et pour ne pas augmenter le danger en réduisant une anse déjà gangrenée, — cette objection, disons-nous, ne s'applique évidemment pas à la plupart des cas dont il est ici question. La kélotomie externe ne peut être proposée que pour les cas où l'on peut encore songer à l'emploi du taxis ; et, en effet, elle n'est pas autre chose qu'un taxis facilité par l'agrandissement de l'ouverture herniaire. Dès qu'on a lieu de soupçonner l'existence de la gangrène, on ne fait pas le taxis, on n'essaye même pas de le faire, et après avoir agrandi l'ouverture on ne réussira pas à réduire la hernie par ce moyen à moins d'imprudents efforts, pour la raison très-simple que l'inflammation et l'agglutination des parties s'y opposent. Plus il s'est écoulé de temps depuis que la hernie est étranglée, plus il y a de symptômes faisant soupçonner un commencement de gangrène, moins il faut compter sur le succès de la kélotomie externe. Il va sans dire aussi que dans un cas de ce genre on ne doit pas, après avoir fait disparaître la cause de l'étranglement, appuyer avec une grande force sur le sac herniaire mis à nu, pour la raison très-simple que de cette manière on pourrait amener la rupture de l'intestin devenu friable.

Les procédés particuliers de kélotomie externe sont contenus dans ce que nous dirons plus loin sur l'opération de la hernie inguinale et de la hernie crurale. Le traitement consécutif est celui des plaies cutanées simples.

*Hernies gangrenées.* — Lorsque après avoir ouvert un sac herniaire, on trouve le fragment étranglé de l'intestin dans un état qui évidemment se rapproche de la gangrène, dépourvu de brillant, de son épithélium poli, coloré en gris ou en brun noir, ramolli, couvert de nombreuses taches d'un gris noirâtre, il peut y avoir du danger à le réduire, parce qu'immédiatement après sa réduction, il peut se rompre dans l'intérieur de la cavité abdominale et donner lieu à un épanchement mortel de matières stercorales. Il n'est pas moins dangereux de séparer les adhérences entre l'intestin et le col du sac herniaire, parce que là, au siége de l'étranglement, la perforation peut avoir lieu le plus facilement et que l'adhérence, en cas de perforation de l'intestin, constitue une condition favorable en opposant une barrière à l'épanchement stercoral. Il se pourrait qu'après la séparation de ces adhérences, l'intestin gangrené rentrât dans la cavité abdominale et y vidât son contenu.

Si l'intestin gangrené et perforé depuis peu de temps, peut-être pendant l'opération, n'avait contracté aucune adhérence, il faudrait immédiatement le tirer dehors et le fixer au moyen d'une anse de fil traversant son mésentère, pour l'empêcher de rentrer inopinément dans l'abdomen. Il faudrait suivre en outre toutes les prescriptions que nous avons données antérieurement pour empêcher l'écoulement des matières fécales dans la cavité péritonéale. Les autres règles à suivre pour le traitement découlent de l'histoire de la fistule intestinale et de l'anus contre nature, dont il sera question plus loin.

La manière d'agir du reste ne devra plus être la même quand il n'y aura sur l'anse intestinale que de petites taches gangréneuses, ne faisant prévoir qu'une perforation de très-peu d'étendue : dans un cas de ce genre il faudrait lever l'étranglement et réduire l'intestin s'il n'était pas adhérent. L'inflammation plastique crée promptement dans l'intérieur de la cavité abdominale un exsudat qui, en se solidifiant, enkyste ces anses intestinales, de sorte que même dans le cas d'une perforation survenant ultérieurement, le malade peut encore être sauvé. Ainsi on a vu plusieurs jours après l'opération un abcès stercoral se montrer à l'orifice herniaire et la guérison se faire heureusement après cet accident. Comme dans les cas de ce genre le mouvement péristaltique est arrêté, les anses réduites s'éloignent peu de l'orifice, mais restent en rapport avec lui.

Si la *perforation* d'un intestin par gangrène s'est faite dans l'intérieur d'un sac herniaire, cet accident se reconnaît au gonflement emphysémateux avec rougeur consécutive de la peau et formation d'abcès. Un abcès stercoral de ce genre doit naturellement être ouvert, afin que le pus et l'extravasat stercoral puissent s'écouler librement. Ensuite il dépend de l'état des parties si la hernie doit rester, après l'ouverture, abandonnée à elle-même, ou bien si l'on doit encore débrider le siége de l'étranglement ou réséquer les parties tombées en gangrène.

Si la destruction gangréneuse de l'anse intestinale ne peut plus être évitée, on laisse séjourner l'intestin dans le sac et l'on y fait même une ponction ou une incision pour le vider. Si l'étranglement est considérable, il est nécessaire, même dans ce cas, de diviser l'anneau constricteur, afin que tout le contenu du canal intestinal puisse être librement évacué par l'ouverture pratiquée dans l'anse herniée de l'intestin. L'incision de l'endroit étranglé doit cependant, dans ces cas, être faite avec de grandes précautions et couche par couche, de dehors en dedans ; il faut bien se garder dans ce cas de diviser l'adhérence entre l'intestin et le col du sac herniaire, ce qui favoriserait l'épanchement des matières stercorales dans l'intérieur de la cavité péritonéale.

On a prétendu qu'il fallait enlever en totalité une anse intestinale tombée en gangrène, et réunir par suture ses deux extrémités. Cependant ce conseil ne pourrait être suivi qu'autant qu'il s'agirait d'une anse non adhérente. — Dans de certaines circonstances, il est vrai, l'ablation complète d'une anse intestinale, à moitié détruite, devrait être préférée à l'abandon de cette anse dans la plaie, parce que, si le malade venait à guérir après la destruction de toute une moitié de la paroi, par exemple, il en résulterait pour ainsi dire forcément un rétrécissement intestinal.

*Hernies adhérentes. Hernies immobiles.* — Lorsqu'une hernie se montre irréductible, cela peut tenir à trois causes : il peut y avoir adhérence, hypertrophie (comme on l'observe surtout à l'épiploon) ou obstacle à la progression des matières intestinales par formation de replis valvulaires.

L'adhérence ne peut pas toujours être diagnostiquée ; cependant on est en droit d'en supposer l'existence toutes les fois que le contenu du sac herniaire se laisse réduire en partie, tandis que le reste, quoique compressible, résiste aux efforts de taxis faits pour le réduire.

Il faut bien distinguer de l'adhérence inflammatoire la soudure extra-péritonéale du cæcum, de la vessie, etc. (comparez le dessin d'une hernie du cæcum, p. 342).

Les adhérences inflammatoires peuvent parfois disparaître par résorption lente ; ce qui contribue le plus efficacement à ce résultat, c'est de donner au malade une position convenable, de lui faire garder le lit en tenant relevée toute la région de la hernie par un coussin étendu transversalement derrière le scrotum, de bien contenir la hernie, d'exercer quelquefois des manœuvres ayant pour effet de tendre ou de rompre de faibles brides d'adhérence. Les mêmes mesures favorisent aussi la déplétion de la hernie, la diminution du sang dans une portion herniée de l'épiploon, etc. Dans bien des cas il n'est donc pas très-essentiel de savoir quelle est la part prise à l'irréductibilité par l'adhérence et quelle est celle qui peut revenir, par exemple, à l'hypertrophie de l'épiploon.

L'hypertrophie de l'épiploon, l'induration, le plissement, l'exsudation aqueuse seront particulièrement mentionnés page 338. L'hypertrophie des parties herniées de l'intestin a été observée si rarement et à un degré si faible, qu'il n'y a pas lieu de tracer des règles spéciales contre ces sortes d'accidents.

Une formation de valvules, sans étranglement (voy. p. 347) s'observe souvent comme unique obstacle à la réduction. Cependant ces hernies se réduisent le plus souvent quand on fait coucher le malade et qu'on attend un certain temps jusqu'à ce que les mouvements péristaltiques aient effacé la valvule, diminué le volume de l'intestin et amené ou au moins facilité la réduction. Des cas plus rares sont ceux où, pendant plusieurs semaines consécutives, chaque essai de réduction est empêché par un obstacle à l'évacuation de l'intestin hernié, où par conséquent il se produit un effet valvulaire à chaque compression extérieure. Tels sont principalement les cas où il suffit d'un purgatif pour réduire la hernie. (J'ai administré dans ces cas de la teinture de coloquinte d'après A. Cooper, et j'en ai obtenu de bons résultats.)

A la page 330, nous avons vu comment il faut agir quand on rencontre des adhérences, et en général des obstacles qui s'opposent à la réduction après l'ouverture du sac herniaire.

*Hernies du cæcum.* — Quand le cæcum possède une sorte de mésentère qui le rend très-mobile, il peut soit seul, soit accompagné d'une partie de l'intestin grêle ou du côlon, former une hernie qui se laisse réduire. Une *adhérence* du cæcum par laquelle cet intestin est fixé dans la hernie à peu près comme il est fixé normalement dans la région iliaque, se rencontre principalement dans les hernies inguinales, congénitales du côté droit. Cela s'explique par les troubles qui, dans l'état fœtal, peuvent accompagner la descente du cæcum en même temps que celle du testicule et de sa tunique vaginale. Il peut arriver que le cæcum soit alors plus ou moins arraché du péritoine et qu'il vienne à se loger dans une hernie scrotale sans revêtement péritonéal. (Voy. fig. 39 : on voit ici la limite du péritoine marquée par des lignes ponctuées.)

Si une formation de ce genre existe déjà chez les nouveau-nés, et que par manque de soins et par la contention incomplète de la hernie le mal vienne à empirer, on comprend facilement que le cæcum, y compris l'embouchure de l'intestin grêle et un certain nombre d'anses de ce dernier, descend dans la hernie. On comprend d'un autre côté que ces cas résistent à tout essai de taxis, et que la réduction complète de ces hernies devient absolument impossible.

Le *diagnostic* de ces hernies cæcales des enfants n'est généralement pas difficile. La hernie n'est pas très-facile à réduire, et la réduction ne se fait pas complétement; o[illegible] sent aussi l'appendice vermiculaire qui est un peu plus dur a[illegible] cher que le reste de l'intestin. La région de la valvule iléo-[illegible] peut également être un peu plus dure au toucher. — Lo[illegible] existe des adhérences entre l'appendice vermiculaire et le [illegible]ticule, cela se reconnaîtra peut-être à la tension de ce dernier et aux mouvements qui lui sont communiqués pendant les essais de réduction. — Il est naturellement très-essentiel que l'on cherche à combattre l'agrandissement de ces hernies cæcales des enfants, en leur faisant porter des bandages appropriés, munis au besoin de pelotes creuses. Aux adultes on ne peut guère conseiller autre chose que le port d'un suspensoir, si le mal a pris un grand développement.

Lorsqu'une hernie du cæcum *s'étrangle* et qu'il faut *l'opérer*, ses rapports particuliers et ses attaches peut-être extra-péritonéales doivent être pris en sérieuse considération. En effet, en n'y prêtant pas toute l'attention nécessaire, on pourrait risquer très-sérieusement d'ouvrir l'intestin, si on l'attaquait du côté non recouvert par le péritoine. Après avoir fendu le sac herniaire, on ne pourra pas réduire la hernie adhérente, mais on réunira, après avoir levé l'étranglement, le sac herniaire et l'on y laissera séjourner l'intestin.

Quels que soient les inconvénients qui semblent s'attacher au séjour du cæcum dans un sac herniaire ouvert, il n'en est pas moins vrai qu'il n'y a pas autre chose à faire. Du reste, J. Louis Petit a déjà remarqué qu'un cæcum ainsi abandonné dans le sac, se retirait progressivement jusqu'à un certain point, pendant la cicatrisation. (Un refoulement violent de la pointe du cæcum pourrait en déterminer la flexion forcée, et par conséquent amener un désordre des fonctions intestinales.

L'appendice vermiculaire peut également s'étrangler et être confondu avec une hernie d'un diverticulum, ou avec la hernie hypothétique de la paroi intestinale (voy. p. 320). — Quand l'appendice vermiculaire, descendu dans un sac herniaire, s'enflamme, on peut confondre cet état avec un étranglement. Bien des fistules stercorales qui s'étaient spontanément développées dans une hernie ont été attribuées bien à tort à l'étranglement,

tandis qu'il aurait mieux valu les expliquer par l'inflammation et
la suppuration de l'appendice vermiculaire. (Voyez *Archiv für
phys. Heilk.*, vol. XV, 1856.)

*Hernies épiploïques.* — L'épiploon possède la faculté d'affecter
les formes les plus variées, de se plisser et de s'accommoder à
toutes les variations des sacs herniaires. S'il est situé depuis
longtemps dans un sac herniaire, on observe souvent des adhérences tantôt par surfaces plus ou moins larges, tantôt par brides
plus ou moins déliées ; en outre on observe des végétations et des
hypertrophies plus ou moins dures de l'épiploon, des masses piriformes, ayant souvent une dureté calleuse et un pédicule allongé
et adhérant très-fréquemment à la paroi antérieure et supérieure
du sac herniaire. L'épiploon peut aussi devenir le siége d'une
exsudation aqueuse entre ses lames (dans la poche épiploïque).

Quand la hernie épiploïque descendue dans le scrotum est
molle, qu'elle a un long pédicule et qu'elle se complique d'une
exsudation aqueuse entre les lames de l'épiploon, on peut facilement la confondre avec l'hydrocèle. En général on reconnaît la
hernie épiploïque à sa mollesse pâteuse, et, si elle est ancienne,
quelquefois à sa dureté noueuse ; la matité à la percussion aide le
diagnostic ; en cas d'étranglement, des symptômes plus doux et
une dureté moins considérable de la hernie parlent en faveur d'un
étranglement de l'épiploon ; cependant dans beaucoup de cas on
ne peut pas savoir si l'on est en présence d'une simple hernie de
l'intestin ou d'une hernie intestinale compliquée par une hernie
épiploïque.

Les grandes hernies inguinales et ombilicales renferment
presque toujours quelques parties d'épiploon, celles du côté gauche
plus souvent que celles du côté droit ; les hernies inguinales des
enfants n'en renferment qu'exceptionnellement, parce que dans la
première enfance l'épiploon est encore peu développé. On peut
facilement confondre l'épiplocèle avec la hernie graisseuse ; en
faisant l'opération de la hernie étranglée, on est souvent tenté de
prendre ces accumulations de graisse pour une épiplocèle, et réciproquement. En cas de hernies de l'S iliaque, il faut se garder
de confondre les petits appendices graisseux de l'intestin avec
l'épiploon. Une entérocèle est souvent tellement couverte de
portions épiploïques, que ce n'est qu'en dépliant ces dernières et
en séparant les adhérences, que l'on aperçoit la petite anse intestinale.

Les hernies épiploïques irréductibles ont souvent cet inconvénient que l'individu qui en est atteint ne supporte pas bien le port d'un bandage herniaire, ou qu'à raison des adhérences de l'épiploon le bandage ne se laisse pas bien ajuster, que, par conséquent, il ne retient pas bien les intestins. Si, dans ces cas, l'orifice abdominal est étroit, les individus sont constamment exposés au danger de l'étranglement. Pour éviter ce danger, il est souvent arrivé que l'on a entrepris l'opération consistant, dans ce cas, à séparer l'adhérence épiploïque ou à enlever les nodosités formées par la dégénérescence de ce repli membraneux. Toutefois ce ne sera pas sans nécessité absolue que l'on se décidera à entreprendre cette opération qui fait toujours courir des dangers sérieux aux individus, et on ne l'entreprendra que dans les cas où aucun bandage ne peut être porté et où la hernie est absolument irréductible, ou bien encore dans les cas où le tiraillement de l'estomac, ou, comme cela s'est vu quelquefois pour la hernie congénitale, le tiraillement du testicule fait naître de vives souffrances.

On a vu rentrer des hernies épiploïques même très-volumineuses, accompagnées d'une production adipeuse considérable et où la formation d'adhérences ne pouvait guère être révoquée en doute. Il suffisait pour cela de retenir les individus au lit pendant des mois entiers, de les faire jeuner, de les purger, de comprimer graduellement la hernie par des sacs remplis de sable, des bandages herniaires, et de revenir de temps à autre sur les essais de réduction. (Le moyen qui m'a semblé le mieux réussir pour la réduction d'anciennes hernies épiploïques consiste à maintenir les individus au lit, à faire journellement des essais de réduction, et à relever la hernie en fixant un grand coussin derrière le scrotum.)

L'*étranglement de l'épiploon* est par lui-même beaucoup moins dangereux que l'étranglement de l'intestin ; ses symptômes sont, en général, beaucoup moins violents. La souplesse de l'épiploon lui permet de bien supporter un certain degré de compression, et l'hypérémie mécanique ne produit au commencement qu'une exsudation aqueuse. On obtient une diminution des symptômes par le repos au lit ; ce qui paraît surtout avantageux, c'est une position ayant pour effet de relâcher l'abdomen ; par conséquent, le corps courbé en avant. Si des phénomènes aigus, analogues à ceux de l'étranglement, constipation, vomissements stercoraux, collapsus, viennent à se déclarer, il faut opérer. Mais on ne perdra pas de vue que la péritonite à elle seule produit déjà ces phénomènes, et, par conséquent, on cherchera à bien distinguer la péritonite dans la hernie épiploïque de l'étranglement de cette hernie.

Lorsqu'une épiplocèle encore récente ne veut pas rentrer, qu'elle devient douloureuse, dure, tout fait supposer qu'il s'agit d'un étranglement. Si l'épiplocèle est ancienne, on doit plutôt songer à une inflammation ; mais lorsqu'une hernie épiploïque à orifice étroit vient à s'enflammer, cette inflammation peut elle-même entraîner un étranglement inflammatoire.

Si quelques auteurs ont commis la faute de confondre la péritonite dans les hernies épiploïques avec l'étranglement, Malgaigne paraît de son côté être tombé dans l'extrême opposé, en considérant comme simplement enflammées toutes les hernies épiploïques qui présentent les symptômes de l'étranglement.

Une inflammation dans l'épiplocèle peut produire un abcès ; dans ce cas, on ne tardera pas d'en faire l'ouverture.

Si dans un sac herniaire incisé on trouve l'épiploon paraissant encore sain, on le réduit ; mais s'il est dégénéré, bosselé et induré, couvert de lymphe plastique ou déjà rempli d'un exsudat purulent et en voie de désorganisation gangréneuse, on peut se demander s'il faut l'exciser, le lier ou le laisser séjourner dans la hernie. Le séjour de l'épiploon dans la hernie sera peut-être suivi d'une forte suppuration. La simple excision expose à une hémorrhagie interne et à une inflammation consécutive ; la ligature semble irrationnelle à beaucoup d'auteurs parce qu'elle constitue elle-même une sorte d'étranglement. Cependant la constriction absolue par une ligature, suivie de l'ablation de la partie étreinte doit être moins dangereuse que la suppuration et la gangrène d'une grande tumeur épiploïque due à une hypérémie mécanique et à la dénudation. Si l'on abandonne à lui-même, après avoir levé l'étranglement, l'épiploon en suppuration et en voie de gangrène, on a aussi à redouter la réaction du processus local de suppuration aiguë sur le reste de l'organisme.

Si, par conséquent, l'épiploon abandonné dans la plaie offrait une grande surface de suppuration et qu'on pût notablement diminuer cette surface par l'ablation de la tumeur, il serait rationnel de l'enlever. On fait toujours bien de lier d'abord le pédicule ; s'il est épais, il faut le traverser par le milieu avec une aiguille garnie d'un double fil qu'on lie ensuite séparément de chaque côté. — Si l'on voulait enlever une portion d'épiploon sans avoir fait une ligature préalable, il ne faudrait pas laisser rentrer le

reste dans l'abdomen avant de s'être assuré qu'il n'y a pas à redouter quelque hémorrhagie artérielle ; si, en coupant une portion
d'épiploon, on a divisé quelques branches artérielles qui donnent
du sang, il faut les tordre ou les lier avec des fils longs et minces.
— Si l'épiploon contracte des adhérences avec l'anneau, il n'est
pas impossible que la hernie soit oblitérée par une sorte de bouchon épiploïque cicatriciel.

*Hernie inguinale externe.* — Les hernies inguinales externes
passent par le canal inguinal, où elles côtoient le cordon spermatique. Elles ont donc un double orifice dont l'un, l'anneau postérieur, appartient au muscle transverse et à son aponévrose,
l'autre, l'anneau antérieur, au tendon de l'oblique externe. La
hernie s'appelle externe, parce qu'elle est située en dehors de
l'artère épigastrique qui, se croisant avec la direction du canal
inguinal, remonte vers le bord du muscle droit en longeant le
côté postérieur et interne de l'anneau inguinal interne.

La hernie inguinale externe se trouve ordinairement en avant
et en dehors du cordon spermatique, et elle est recouverte par
l'aponévrose le plus souvent hypertrophiée de ce cordon. Souvent on voit passer au-dessus d'elle des fibres hypertrophiées du
crémaster. Lorsqu'une hernie inguinale externe existe depuis
longtemps et devient volumineuse, la direction oblique du canal
inguinal finit par disparaître, l'anneau interne se distendant et
se déplaçant à un tel point qu'il se place immédiatement derrière
l'anneau externe. Par ce fait, la hernie inguinale externe affecte
une plus grande ressemblance avec la hernie inguinale dite directe
ou interne (p. 344).

Quand le sac herniaire d'une hernie inguinale externe ne dépasse pas l'anneau externe, que, par conséquent, la hernie reste
dans le canal inguinal et n'augmente de volume qu'aux dépens
de ce canal, on est en présence d'une hernie dite *hernie inguinale interstitielle*. Il est souvent arrivé que ces hernies intersti-
tielles ont passé inaperçues, parce qu'elles proéminaient très-peu
ou ne proéminaient pas du tout en dehors, et qu'elles s'étaient
développées surtout par le fait de la distension de la paroi postérieure du canal inguinal. On comprend facilement que ces hernies
se reconnaîtront bien plus au toucher qu'à la vue.

Le siége le plus probable de l'étranglement d'une hernie interstitielle est toujours l'extrémité postérieure du canal inguinal, par conséquent l'anneau interne. Toutefois il arrive encore assez souvent que
dans ce cas, le rétrécissement occupe le col du sac. Mais on se gar-

dera de confondre cette hernie inguinale interstitielle avec une hernie inguinale repoussée, comme elle est représentée par la figure 44 (p. 327). On n'oubliera pas, d'un autre côté, qu'une hernie inguinale peut avoir un col situé très-haut, quelquefois à plus d'un pouce derrière l'anneau interne, et attiré à ce niveau par toute sorte de tiraillements; on conçoit parfaitement qu'une hernie déplacée de la sorte et située *derrière* la paroi abdominale, doit différer essentiellement d'une hernie située dans l'interstice des deux anneaux.

Lorsqu'une hernie inguinale prend de l'accroissement, elle descend dans le scrotum et devient une hernie scrotale. (Chez les femmes, il se développe dans ces conditions une hernie des grandes lèvres.) Quand la hernie devient volumineuse, elle peut emprunter au pénis tout son tégument cutané ; on ne voit alors plus rien de cet organe, et il n'y a qu'un pli analogue au nombril qui montre l'orifice préputial. Si l'on néglige ces sortes de hernies, elles peuvent prendre un développement monstrueux, constituer une vaste poche qui pend jusqu'au genou ou même encore plus loin.

Les sacs des hernies externes sont ordinairement *congénitaux*, c'est-à-dire qu'ils dépendent d'une oblitération incomplète du prolongement fœtal du péritoine, autrement dit du canal vaginal, dont l'occlusion rencontre tant de difficultés et de troubles après la descente du testicule. Chez bien des individus, l'occlusion du canal vaginal ne peut pas s'effectuer, tout le canal reste ouvert, et il se forme une hernie qui est logée dans la même cavité séreuse que le testicule. Plus souvent encore l'oblitération ne se fait qu'immédiatement au-dessus du testicule et la partie supérieure du canal vaginal reste ouverte ; ceci donne lieu à une espèce de sac herniaire qui devient une hernie véritable par la pénétration d'une portion d'intestin. Ces derniers cas sont alors désignés sous le nom de *hernie vaginale du cordon.*

Il va sans dire qu'il y a ici bien des degrés intermédiaires: ainsi le sac herniaire peut ne s'étendre que jusqu'à l'anneau externe, ou bien il peut descendre jusque dans la moitié ou jusque dans le fond du scrotum ; il peut être resté sans le moindre rétrécissement ou s'être rétréci à un seul endroit; quelquefois il est transformé en un canal tout à fait étroit, tellement étroit même, qu'aucun intestin ne peut y pénétrer. Si le canal vaginal ne subit aucun rétrécissement, on peut s'attendre à le voir bientôt après la naissance distendu et rempli par les intestins pressés contre son orifice. Si l'oblitération n'est pas complète, le canal peut rester longtemps vide, et ne se transformer en hernie qu'après des années par l'effet d'une distension progressive. C'est alors ce qu'on appelle une hernie inguinale externe acquise, c'est-à-dire une hernie dont on ne pouvait rien apercevoir auparavant, mais dont la formation n'en était pas moins due à ce sac herniaire congénital resté latent.

Dans quelques cas rares, on trouve des hernies inguinales qui sont congénitales dans le sens le plus restreint du mot, c'est-à-dire des hernies dans lesquelles le testicule a contracté, avant sa descente, une adhérence avec une autre partie, par exemple l'appendice vermiculaire ou une portion de l'épiploon et a entraîné cette partie avec lui.

Beaucoup de hernies inguinales congénitales sont dues à la descente incomplète ou retardée du testicule. Souvent, ce dernier s'arrête à sa sortie du canal inguinal au lieu de descendre tout à fait ; chez les enfants, il est quelquefois si mobile, qu'on peut le faire remonter derrière l'anneau inguinal externe, ou qu'il remonte de lui-même à la moindre contraction du muscle crémaster. Quelquefois le testicule prend une position tout à fait anormale, par exemple dans l'intérieur du ventre, derrière l'orifice de la hernie ou immédiatement devant la hernie, ou en haut et en dehors de celle-ci, de telle sorte que le cordon spermatique passe par-dessus son col, etc. Un fait très-ordinaire, c'est de voir les parties constituantes du cordon, tiraillées et séparées les unes des autres, longer la paroi du sac herniaire.

Il existe aussi des *hernies inguinales congénitales chez les femmes.* Le péritoine subit dans le fœtus féminin des modifications analogues à celles qui se produisent dans le fœtus masculin ; il se forme une sorte de canal vaginal qui est en rapport avec la formation du ligament rond de la matrice. Quand ces changements de rapport du péritoine sont troublés pendant la vie fœtale, un diverticulum péritonéal peut souvent persister le long du ligament rond : c'est ce qu'on appelle le diverticulum de Nuck. Que ce diverticulum vienne à s'agrandir, alors on aura une hernie. La matrice et l'ovaire ont souvent, dans ces cas, une position oblique à cause du raccourcissement du ligament rond, et l'on a rencontré plusieurs fois les deux organes, surtout l'ovaire, compris dans ces hernies inguinales congénitales. Quand l'ovaire est entraîné dans le sac herniaire d'un enfant, il y constitue une tumeur dure, mobile, de la grosseur d'une fève. Il ne faut naturellement pas songer à l'excision de cette tumeur, comme

cela est déjà arrivé à la suite d'une erreur de diagnostic. Quand
l'ovaire logé dans le sac herniaire devient le siége d'un kyste, il
peut en résulter une grande tumeur qui exige l'ovariotomie.

*Hernie inguinale interne*. — Tandis que la hernie inguinale
externe traverse la paroi abdominale, au moins au commencement, dans une direction oblique de dehors en dedans et de haut
en bas, la hernie inguinale interne la traverse directement d'arrière
en avant. Elle fait saillie par l'anneau inguinal externe après
avoir glissé entre les fibres du *fascia transversalis* situées directement derrière cet anneau, ou bien après une distension locale
de l'aponévrose, permettant la sortie d'un sac herniaire formé par
le péritoine. En dedans de l'orifice de cette hernie est situé le
muscle droit de l'abdomen, en dehors se trouve l'artère épigastrique. La gaîne aponévrotique du cordon, qui s'insère à l'anneau
externe, enveloppe la hernie ; le cordon lui-même est situé en dehors. — Dans beaucoup de cas, la hernie inguinale directe
forme une saillie remarquable en haut, dans la région de l'anneau
inguinal interne, cette hernie ayant moins de tendance que la
hernie externe à descendre immédiatement dans le scrotum. — Un
certain nombre de hernies inguinales internes appartiennent à la
partie du péritoine qui se trouve située en dedans de l'artère ombilicale oblitérée. — Quelquefois on trouve aussi dans une hernie inguinale interne une partie de la vessie ou un diverticulum
de cet organe. — La couche adipeuse sous-séreuse, ainsi que
l'enveloppe fibro-celluleuse qui la couvre et l'isole, est fortement
développée dans les hernies inguinales internes comme dans les
hernies crurales.

Les hernies inguinales internes se rencontrent presque exclusivement chez les vieillards ; mais chez eux elles sont très-communes, et quand une hernie inguinale se produit à un âge avancé,
on peut toujours supposer qu'il s'agit d'une hernie directe.
Comme cause des hernies inguinales internes, on trouve souvent
des hernies graisseuses qui ont traversé le *fascia transversalis*;
mais il n'est pas rare non plus que le péritoine, en cas d'atrophie ou d'extensibilité pathologique de cette aponévrose, se dis-
tende et forme une saillie bombée en avant, d'où résulte un sac
herniaire (voy. p. 310).

Il est souvent difficile de diagnostiquer positivement la hernie
inguinale interne, parce qu'on ne peut guère introduire le doigt
assez loin pour sentir distinctement les battements de l'artère
épigastrique. Dans les cas d'étranglement herniaire où ce signe

fait complétement défaut, on est souvent dans l'incertitude si l'on se trouve en présence d'une hernie inguinale interne ou externe ; aussi a-t-on établi la règle de débrider, dans ces cas douteux, directement en haut, de n'inciser l'anneau ni en dehors ni en dedans. — C'est surtout dans la hernie inguinale interne que peut se présenter l'indication de lever l'étranglement sans ouvrir le sac ; on incisera donc par en haut, d'abord l'anneau externe, et, si cela ne suffit pas, encore l'ouverture du *fascia transversalis*, située immédiatement en arrière.

*Diagnostic des hernies inguinales.* — Les cas que l'on pourrait confondre avec la hernie inguinale sont les suivants : 1° L'hydrocèle, quand elle se continue bien haut, le long du cordon et jusque dans le canal inguinal, ou bien quand c'est une hydrocèle enkystée du cordon, située dans l'intérieur du canal inguinal, ou bien enfin quand il y a une hydrocèle dans la partie inférieure et une hernie dans la partie supérieure. La fluctuation, la transparence et le manque d'une impulsion bien sensible en toussant, aident le diagnostic, qui du reste ne saurait offrir de difficultés qu'autant qu'il s'agirait d'une hernie épiploïque irréductible et adhérente. — 2° Le varicocèle. Il y a des cas de varicocèle qui offrent plusieurs points de ressemblance avec la hernie inguinale ; la tumeur disparaît à la pression, elle reçoit une certaine impulsion par les efforts de toux et se reproduit aussitôt que la pression a cessé. Mais quand, après avoir produit le dégorgement du varicocèle, on appuie le doigt sur l'anneau inguinal externe, le varicocèle se remplit de nouveau, tandis que dans cette position du doigt, la hernie ne peut pas se reproduire. — 3° Les tumeurs du cordon spermatique. Un gonflement inflammatoire ou une tumeur développée dans le cordon spermatique peuvent offrir de grandes ressemblances avec une hernie. La confusion avec une hernie étranglée est plus facile encore si des symptômes de péritonite viennent s'y ajouter. — Une hernie épiploïque adhérente peut se présenter absolument comme une tumeur graisseuse du cordon, et il y a même eu des cas de ce genre où il était absolument impossible d'arriver à un diagnostic positif. — 4° L'inflammation d'un ganglion lymphatique de l'aine. Une hernie dans laquelle s'est développée une inflammation chronique et qui est devenue le siége d'adhérences, d'indurations ou de suppurations, peut quelquefois être confondue avec l'inflammation d'un ganglion inguinal, et réciproquement le ganglion peut être pris pour une hernie, si on ne l'examine pas avec assez d'attention, ou bien si le gonflement et la sensibilité des parties ne permettent pas de palper profondément. — On ne perdra pas de vue la possibilité d'une complication de la hernie par une induration ou une inflammation des ganglions.

*Bandage pour la hernie inguinale.* — Pour bien contenir une hernie inguinale et en amener autant que possible la guérison, il faut une pression qui comprime et aplatit le canal inguinal dans toute sa longueur, et qui, par conséquent, doit agir non-seulement sur l'anneau antérieur, mais encore sur l'anneau postérieur. — Sa pelote doit donc avoir une forme qui lui permet d'agir sur toute cette longueur, et le ressort doit exercer une compression perpendiculaire à la direction du canal. La pelote ne doit appuyer que légèrement sur le bord du pubis. En même temps, le cordon spermatique doit être ménagé et protégé contre une compression trop forte.

Les hernies inguinales externes sont les plus faciles à contenir; les hernies internes offrent, sous ce rapport, beaucoup plus de difficultés. — Ces dernières étant en contact immédiat avec le muscle droit de l'abdomen, des contractions de ce muscle peuvent facilement déranger la pelote qui doit les comprimer : c'est là, sans doute, la principale raison qui rend difficile la contention des hernies internes. — Quelques-unes de ces hernies ne peuvent être contenues qu'au moyen d'une pelote ayant la forme d'un champignon ou d'un bouton que l'on presse fortement en dedans et en arrière, à côté du muscle droit.

On fait usage de deux espèces de *ressorts*, dont la première est recourbée en spirale avec croisement des deux bouts : tels sont les bandages ordinaires ; la seconde espèce est formée par les ressorts anglais (Salmon), dont les extrémités sont parallèlement placées l'une vis-à-vis de l'autre. Ces derniers ressorts se distinguent par cette particularité que c'est du côté sain qu'ils décrivent un arc (presque les trois quarts d'un cercle) autour du corps, et que le ressort est fixé à la pelote par des articulations, et, entre autres, par une articulation en noix en avant. — Cependant ces bandages ne peuvent pas être portés pendant la nuit, parce qu'étant couchés, les individus en éprouvent trop de gêne.

Le *bandage à levier* (*lever struss*), consistant dans une ceinture autour du ventre, munie d'une pelote fixée par un ressort court et appliqué en levier, est préféré par beaucoup de malades. — Jusqu'à présent ce bandage a été peu employé par les chirurgiens. Curling seul fait exception sous ce rapport.

La hernie inguinale *double* exige un ressort en 8 de chiffre, garni de deux pelotes, ou bien deux ressorts bien reliés en arrière. Les bandages herniaires pour *petits enfants* doivent être journellement enduits d'huile ou d'un autre corps gras, afin que l'urine ne puisse pas les mouiller, ni par conséquent les détruire si facilement (1). — Quand une portion d'intestin ou d'épiploon adhère au sac herniaire ou au testicule, il faut employer une *pelote concave* de liége, qui retient le reste des intestins dans l'abdomen, sans trop comprimer ce qui est sorti. — De grandes hernies scrotales, qu'on ne peut ni retenir ni réduire exigent le port d'un suspensoir qui se lace en avant, sur la ligne médiane, et qui doit être assez résistant pour empêcher la hernie de prendre un plus grand développement.

*Opération radicale de la hernie inguinale.* — Les différentes tentatives ayant pour objet la guérison d'une hernie inguinale par voie opératoire dérivent de trois indications. On se proposait, soit de déterminer une adhérence inflammatoire du sac herniaire, soit d'oblitérer l'anneau inguinal dilaté par l'invagination du scrotum, soit enfin de provoquer simplement la condensation et le ratatinement du tissu enveloppant l'anneau par la formation d'une cicatrice.

*L'adhérence inflammatoire* du sac herniaire s'obtient souvent occasionnellement à la suite d'une kélotomie, mais il arrive aussi que ces hernies se reproduisent. Les essais qu'on a faits, d'obtenir l'adhérence en mettant à nu et en ouvrant le sac herniaire, en le cautérisant, en le scarifiant, en le bourrant de charpie, ou bien en le disséquant et en le liant, tous ces essais ont été successivement abandonnés à cause de la péritonite trop souvent mortelle qui en a été le résultat. La *constriction sous-cutanée* d'une partie du sac par un fil métallique a été avec raison très-peu pratiquée ; il y a lieu de craindre que les adhérences internes, obtenues par ce moyen, ne finissent par se rompre avec trop de facilité.

Par l'*invagination du scrotum* dans l'anneau ou dans le canal inguinal (Gerdy), on se propose d'oblitérer le canal inguinal par le scrotum refoulé comme un doigt de gant dans son intérieur, et par là on espère obtenir l'adhérence inflammatoire du sac herniaire comprimé. On fait rentrer avec le doigt la peau du scrotum dans l'anneau inguinal, et l'on fixe le morceau de peau invaginé dans cette position, au moyen d'une suture enchevillée. Pour faire cette suture, on se sert avec avantage d'une aiguille montée sur un manche et cachée dans une gaîne ayant une légère courbure. On fait glisser l'aiguille ainsi cachée sur le

(1) Il est malheureux qu'il y ait tant de médecins qui ne comprennent pas cette nécessité. Au lieu d'appliquer aux petits enfants des bandages huilés, on se contente de dire aux parents que le mal guérira plus tard, et ainsi on rend incurables bien des hernies qui, avec très-peu de peine, et au moyen d'une simple précaution, auraient été guéries.

doigt ; on l'enfonce dans le canal inguinal, et l'on en fait sortir la pointe en deux endroits, par la paroi antérieure de ce canal. Chacune de ces deux ouvertures est destinée à recevoir l'un des chefs d'une anse de fil qui entraîne avec elle un bouchon de charpie. Les deux chefs sont noués en dehors sur un petit rouleau de sparadrap. — Ordinairement le scrotum invaginé redescend et reprend son ancienne position, aussitôt que l'on a éloigné les fils. — Un effet absolument pareil est produit par l'invagination faite d'après les méthodes de Sotteau, Wutzer, etc., qui se servent d'une cheville de bois, qu'ils laissent pendant quelque temps séjourner dans la cavité. Les auteurs qui prétendent que la peau invaginée s'est transformée en corps obturant, ont sans doute commis une erreur d'observation. C'est l'induration inflammatoire du tissu conjonctif, induration qui se développe dans le canal inguinal sous l'influence du long séjour du fil et de la suppuration qui en résulte, que l'on a confondue avec un bouchon cutané. — Comme on ne sait jamais après ces sortes d'opérations si le sac herniaire a été fermé par des adhérences, on ne doit par trop tôt permettre à l'opéré d'ôter son bandage.

Dans ces derniers temps, on a souvent essayé d'*introduire une mèche dans le canal inguinal*, ou plutôt dans sa partie antérieure ; toutefois les résultats de cette méthode n'ont pas été très-satisfaisants. — En faisant des essais de ce genre, il ne faut jamais perdre de vue qu'une occlusion complète du canal inguinal n'est pas permise à cause du cordon spermatique, que des adhérences cicatricielles superficielles ne servent à rien, et que d'un autre côté la transformation de la peau, dans la région de l'anneau inguinal externe, en tissu cicatriciel, peut offrir de sérieux inconvénients, en rendant plus difficile l'application d'un bandage.

*Opération de la hernie inguinale.* — La position superficielle de l'anneau inguinal doit nous engager à donner la préférence à la kélotomie externe, dans tous les cas qui s'y prêtent un tant soit peu. Le procédé est des plus simples. On incise un pli de la peau au niveau de l'anneau ; on divise le *fascia superficialis* ainsi que le *fascia propria* de la hernie, qui se continue avec l'anneau inguinal externe, et l'on explore avec le doigt l'état des parties. Si l'on reconnaît l'anneau inguinal externe mis à nu pour le siège probable de l'étranglement, on le débride par en haut avec le bistouri boutonné, ou bien on fait une petite incision dans le tendon du muscle oblique externe, au-dessus de l'anneau, et, partant de là, on fend cet anneau de haut en bas sur la sonde cannelée. Cette dernière méthode, préconisée par Key, est plus commode dans un certain nombre de cas, en ce que le tendon du muscle oblique est souvent plus facile à reconnaître que le bord de l'anneau inguinal externe, qui se continue avec le *fascia propria*. Après la division de l'anneau, on essaye la réduction ; si la région de l'anneau postérieur, par conséquent l'ouverture du *fascia transversalis*, est reconnue pour être le siége de l'étranglement, on débride encore de ce côté. Si même après cette seconde opération on ne réussit pas à libérer les parties étranglées, il faut définitivement ouvrir le sac.

Quelquefois on parvient à reconnaître d'avance le col du sac herniaire à environ un travers de doigt au-dessous de l'anneau externe pour le siége de l'étranglement ; dans ce cas, il est évident que l'on doit s'abstenir de fendre l'anneau ; on se contente de mettre à nu l'endroit où siége l'étranglement, toujours en ayant soin de ménager les parties autant que possible, et de ne les découvrir qu'autant que la sûreté de l'opération l'exige.

Dans la hernie inguinale interstitielle (voyez p. 341), ou en général dans les cas où l'anneau postérieur, l'ouverture du *fascia transversalis*, a été reconnu d'avance pour être la cause de l'étranglement, on pourra peut-être laisser intact l'anneau externe. On se contentera par conséquent d'ouvrir la moitié extérieure du canal inguinal en fendant la partie correspondante de l'aponévrose de l'oblique externe ; ayant ainsi mis à nu le siége de l'étranglement, on débridera avec le bistouri boutonné ou l'on agrandira l'ouverture par une simple dilatation.

Si l'on est forcé d'opérer la hernie inguinale selon l'ancienne méthode, c'est-à-dire en *ouvrant le sac herniaire*, il faut faire une incision cutanée plus grande et plus rapprochée du scrotum. On fend donc la peau en suivant la direction du cordon spermatique, on découvre l'aponévrose qui sort de l'anneau inguinal et on la fend sur une sonde cannelée. En mettant à nu l'aponévrose, on peut tomber sur l'artère honteuse externe, qu'il faut se hâter d'entourer d'une ligature immédiate ou médiate. On ouvre le sac herniaire en prenant les précautions indiquées à la page 330, et on le débride par en haut, vers l'anneau externe.

L'incision de l'endroit rétréci avec le bistouri boutonné se fait, en général, directement de bas en haut, parce que souvent on ne peut pas savoir si l'on se trouve en présence d'une hernie inguinale externe ou interne, si par conséquent on risquerait d'atteindre l'artère épigastrique en dehors ou en dedans. Mais il est évident qu'il faut donner à cette incision la direction du trajet de la hernie; si ce trajet va obliquement de bas en haut et de dedans en dehors, comme cela arrive dans le cas d'une hernie congénitale encore peu volumineuse, il faut aussi donner cette direction à l'incision du débridement. Si le canal inguinal

est long et étroit, on ne peut lever l'étranglement qu'en fendant
le sac herniaire, et avec lui le canal inguinal, jusqu'à la cavité
abdominale. En cas d'étranglement par l'anneau postérieur,
quelques auteurs ont donné le conseil de ne pas toucher à l'anneau antérieur, et de ne débrider que l'anneau postérieur à l'aide
du bistouri boutonné de A. Cooper, n'ayant qu'un petit tranchant à son extrémité antérieure, et qu'on ferait glisser sur le
doigt pour l'introduire ; mais ce procédé est si peu sûr et si
difficile à exécuter, qu'on fait bien d'y renoncer. On fait donc
mieux de fendre le canal inguinal dans toute sa longueur. La
même nécessité se présente quand le col du sac est situé si
loin en arrière, qu'on ne peut pas bien le distinguer même en
tirant sur la poche. Même il y a des cas de déplacement ou de
rétraction du col où l'on est forcé de fendre la paroi abdominale
encore bien au delà de l'anneau postérieur, pour atteindre le
siége élevé de l'étranglement.

On ouvre le sac herniaire le moins possible, à moins que des raisons
particulières nous forcent de faire autrement ; si par conséquent on
avait positivement reconnu le col du sac pour être le siége de l'étranglement, il serait rationnel de n'inciser que l'endroit rétréci et de ne
diviser ni de mettre à nu aucune autre partie.

On s'abstiendra, autant que possible, de fendre dans toute leur longueur les hernies inguinales d'un grand volume ; on ne les ouvrira au
contraire que dans la partie supérieure, dans le voisinage de l'anneau
externe, et l'on fait même bien de les recoudre après que l'étranglement
a été levé, parce que sans cela le danger d'une péritonite suppurative
étendue deviendrait par trop menaçant. D'ailleurs on ne se décide pas
très-facilement à opérer les hernies inguinales d'un très-grand volume,
en d'autres termes, les hernies scrotales, parce que dans ces cas il n'y a
généralement pas d'étranglement proprement dit, mais plutôt une péritonite ou un volvulus, et des adhérences qui produisent des symptômes
analogues à l'étranglement.

La réduction et le traitement consécutif de la hernie inguinale opérée
se font d'après les principes émis page 334 et suivantes. — Il peut être
utile d'exciser une partie du sac quand il est très-grand et que ses
parois sont flasques, parce que de cette manière on diminue la surface
de la sécrétion inflammatoire qui va survenir naturellement ; dans les
cas où l'on prévoit une sécrétion de ce genre, on ne fera pas une suture
complète, mais on laissera à l'angle une ouverture, dans laquelle on introduira une mèche de charpie huilée, pour ménager un libre écoulement à l'exsudat. Malgré cette précaution, j'ai observé dans quelques
cas une formation d'abcès dans le fond du sac herniaire. L'abcès était
compliqué par la décomposition du pus, par un développement de gaz,
et il fallait enfin l'ouvrir largement.

*Hernie crurale.* — La hernie crurale ordinaire sort de l'abdomen par une ouverture du *septum crurale*, entre le ligament
de Gimbernat et la veine crurale ; elle se montre immédiatement
en dehors, au-dessous du bord du repli falciforme, à l'endroit où
ce dernier s'attache au ligament de Poupart (fig. 46) (1); elle est
enveloppée par le *fascia propria* et entourée d'une couche plus ou
moins épaisse de tissu graisseux sous-séreux. Les hernies cru-

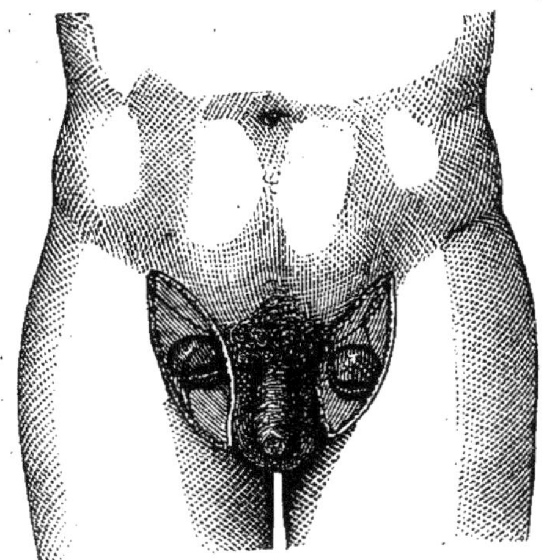

Fig. 46.

rales sont séparées de la veine crurale par la gaîne fibro-celluleuse des vaisseaux et les bandes fibreuses connues sous le nom
de *septum crurale*. (Ces bandes ne sont généralement pas très-
solides, et l'on peut ordinairement, chose importante pour l'opération, les déchirer par la simple pression du doigt, ce qui
procure l'avantage d'une dilatation considérable de l'orifice herniaire, en ce que le doigt qui comprime se fraye un passage aux
dépens de la veine et derrière elle.)

La gaîne fibreuse qui enveloppe la hernie, appelée par
A. Cooper *fascia propria*, est très-importante pour l'appréciation
de la hernie crurale. Cependant il ne faut pas se figurer sous ce
nom une membrane régulièrement formée ; mais, pour se rendre
compte de sa structure, on se rappellera plutôt son mode de
développement. Les hernies crurales dérivent toujours ou pres-

(1) Hernie crurale sortant derrière le repli falciforme ; la veine saphène
indiquée à droite, le col du sac herniaire à gauche.

que toujours d'un paquet de graisse sous-séreux, qui dilate l'anneau crural, s'en échappe et entraîne le péritoine en glissant en avant (l'intestin qui suit distend ensuite davantage la hernie). Le sac herniaire s'avance lentement et se fraye un passage en poussant au-devant de lui les plans fibreux et le tissu cellulaire qui lui barrent le chemin, et se loge dans la cavité ainsi créée. La graisse sous-séreuse du sac herniaire ne contractant aucune adhérence avec les tissus environnants, mais continuant de former une couche de tissu parfaitement isolée, il s'ensuit qu'en face de cette couche de graisse sous-séreuse se trouve une surface polie, et c'est là ce qui constitue la face interne du *fascia propria*. Ce dernier se compose donc des couches fibreuses et fibro-celluleuses dans lesquelles la tumeur herniaire se loge à mesure qu'elle sort de l'abdomen. On y rencontre donc toute sorte de fibres tirant leur origine de l'arcade crurale, du repli falciforme, de l'aponévrose pectinée, etc., et se rendant en partie dans le *fascia superficialis*.

On a observé les variétés suivantes de la hernie crurale.

1° *Hernie crurale sous-aponévrotique.* — Dans ce cas la hernie, au lieu de sortir en arrière du repli falciforme, descend le long de la cuisse, derrière la lame superficielle du *fascia lata*, appelée aussi gaîne crurale (1). Cette lame la recouvre, à moins qu'en se développant, elle ne sorte par une de ses ouvertures et ne se montre, par conséquent, sous le *fascia superficialis*.

D'après les descriptions de presque tous les auteurs, la hernie crurale descendrait ordinairement derrière le *fascia lata*, c'est-à-dire derrière la lame superficielle de cette aponévrose. Ce qui avait donné lieu à cette supposition, c'était évidemment l'expérience par laquelle on cherche à imiter la hernie crurale en poussant le doigt de dedans en dehors entre la veine et le ligament de Gimbernat. Le doigt ainsi dirigé arrive sous le *fascia lata*, d'où l'on a tiré la conclusion presque forcée que les hernies crurales devaient également suivre ce chemin. Mais en étudiant mieux les conditions anatomo-pathologiques de la hernie crurale, on trouve que les choses ne se passent pas de cette manière, que ce n'est pas avec la veine, mais avec les vaisseaux lymphatiques que les hernies sortent de dessous le ligament de Poupart, et que, par conséquent, sauf quelques rares exceptions, elles ne sont pas couvertes par la lame du *fascia lata*.

2° La hernie sort, en cas d'anomalie du repli falciforme, sous un

___________

(1) Il ne faut pas perdre de vue que le mot gaîne crurale doit être pris ici dans le sens le plus large. Entre la veine et la hernie il y a toujours des couches fibro-celluleuses qui forment la gaîne proprement dite.

cordon fibreux situé plus bas, près de la cuisse et analogue à ce repli.
On rencontre diverses anomalies semblables du repli falciforme ou des
parties aponévrotiques qui s'y rattachent. Quand ces hernies crurales
sortent par une ouverture située plus bas, c'est aussi à ce niveau qu'il
faut chercher le siége de l'étranglement. L'opération est facile. On a
représenté ces hernies comme des hernies de la gaîne crurale, faisant
saillie à travers un des orifices du *fascia cribriformis;* mais pour peu
qu'on se donne la peine de regarder la planche de Hesselbach qui donne
le dessin de cette variété, on reconnaît que cette manière de voir était
erronée.

3° La hernie glisse derrière les vaisseaux fémoraux; elle reçoit alors
le nom de *hernie rétro-vasculaire* (Cloquet). On a même remarqué un
déplacement jusque derrière le muscle pectiné.

4° La hernie sort en dehors des vaisseaux fémoraux, dans l'angle
formé par l'artère crurale et l'artère circonflexe iliaque, et constitue
alors ce qu'on appelle la *hernie crurale externe.*

5° La hernie sort entre les fibres écartées du ligament de Gimbernat,
pour former ce qu'on appelle la *hernie de Gimbernat.* Ces cinq variétés
se montrent toutes très-rarement et d'une manière tout à fait exceptionnelle.

Quant aux vaisseaux, on remarque cette variété, du reste assez rare,
que l'*artère obturatrice,* dans les cas où elle provient de la crurale ou
de l'épigastrique, décrit parfois un arc autour du col de la hernie, allant
de dehors en dedans et de là en bas. La veine obturatrice peut suivre la
même direction. — Un cas très-exceptionnel est celui où le sac a longé
le côté externe de l'artère épigastrique pour descendre ensuite dans
l'angle formé par cette dernière avec l'artère crurale. Dans ce cas, le côté
interne du col du sac herniaire s'est donc trouvé en contact avec l'artère
épigastrique, tandis qu'ordinairement cette artère est placée en dehors
de la hernie crurale et nullement dans le voisinage immédiat de son col.

La hernie crurale est quelquefois d'un *diagnostic* difficile; un
abcès par congestion, un gonflement des ganglions lymphatiques,
une varice de la veine crurale et de la veine saphène, ou une
tumeur quelconque de cette région, et, avant tout, des tumeurs
graisseuses, peuvent être confondus avec la hernie. Une petite
hernie crurale peut être si difficile à reconnaître au toucher, chez
les personnes obèses, qu'il n'y a que la sensibilité de la partie
qui nous permette de conclure à l'existence d'une hernie crurale
étranglée. La distinction entre la hernie crurale et la hernie
inguinale peut également offrir des difficultés quand il n'est pas
possible de suivre exactement avec le doigt le ligament de Poupart, soit à cause du gonflement et de l'induration des parties,
soit à cause d'une grande flaccidité des parois abdominales.

20.

Souvent la hernie crurale, en faisant des progrès, vient couvrir le ligament de Poupart, et ressemble alors davantage à la hernie inguinale. Le meilleur moyen de distinguer dans ces cas la hernie crurale, c'est de chercher à enfoncer le doigt dans l'anneau crural, à partir de l'artère fémorale, et de faire ensuite tousser le malade. Si dans ce cas l'extrémité du doigt reçoit une forte impulsion, on a affaire à une hernie crurale ; si, au contraire, on sent qu'un organe est poussé en avant au-dessus du doigt, il faut songer à une hernie inguinale.

Le *bandage* dont on se sert pour retenir la hernie crurale ne diffère pas essentiellement du bandage employé contre la hernie inguinale ; il ne faut pas qu'il avance en dedans autant que ce dernier, et, par contre, il doit descendre plus bas. On ne peut ici généralement pas se passer de sous-cuisse. La pelote doit être étroite de haut en bas pour ne pas trop gêner les mouvements, ou ne pas se laisser trop facilement déplacer par ces derniers. En général, les bandages rendent beaucoup moins de services contre la hernie crurale que contre la hernie inguinale ; ils n'agissent que très-superficiellement sur l'orifice du canal crural et ne restent pas si bien en place.

Les hernies crurales sont principalement sujettes à l'étranglement, à raison de l'étroitesse de leur orifice. Pour le taxis de ces hernies, on a donné la règle de faire fléchir un peu la cuisse et de lui faire décrire un mouvement de rotation en dedans, afin que le repli falciforme qui communique avec l'anneau crural soit relâché autant que possible. On a aussi donné le conseil opposé, c'est-à-dire de faire tendre la cuisse et de la porter dans l'abduction, afin que le repli falciforme se tende et ne recule pas avec la hernie pendant les efforts de taxis. La règle la plus essentielle est d'appliquer le doigt le plus haut possible sur le col de la hernie, du côté interne, pour effacer par la compression de cette partie la valvule qui retient le contenu intestinal dans l'anse étranglée.

*Opération de la hernie crurale.* — Pour mettre à nu la hernie crurale, on soulève la peau qui couvre l'anneau en un pli, et l'on fait une incision allant de haut en bas et en dedans par-dessus la région de l'anneau crural. Selon le besoin, on peut aussi inciser en T ou en croix. Si le sac herniaire doit être ouvert, il faut généralement faire une incision cutanée plus grande que s'il s'agissait de dilater simplement l'orifice par la kélotomie externe.

·La *kélotomie externe*, constituant la méthode la plus facile, la plus simple et la moins dangereuse, doit toujours être essayée, à moins que des phénomènes particuliers, par exemple des signes de gangrène intestinale, ne s'opposent à l'emploi de cette méthode. Toutefois la kélotomie externe n'est pas aussi facile à exécuter qu'on pourrait le croire à première vue, par exemple en jugeant d'après la facilité de la mise à nu et de la dilatation de l'anneau crural normalement constitué sur le cadavre. Deux conditions contribuent, en effet, à rendre l'opération plus difficile : premièrement, le développement de la tumeur herniaire qui remonte au-dessus de l'anneau crural, ainsi caché à la *vue* ; deuxièmement, la continuation de l'anneau crural avec l'aponévrose qui couvre la hernie, autrement dit le *fascia propria*, et la difficulté qui en résulte, de *sentir* distinctement l'anneau avec le doigt. Cependant il suffit de connaître ces difficultés pour savoir en triompher. Le précepte le plus essentiel est de diviser d'abord à la partie supérieure de la hernie l'aponévrose d'enveloppe de la hernie avant de chercher l'anneau crural. Comme le tissu conjonctif sous-séreux ne possède aucune ou très-peu d'adhérences avec le *fascia propria*, et que par conséquent rien n'est plus facile que de faire glisser le doigt entre ce fascia et le sac herniaire, il suffit de fendre l'aponévrose et d'aller derrière elle avec le doigt à la recherche de l'anneau, et de cette manière il sera généralement très-facile de reconnaître ce dernier. Une fois arrivé à ce point, on peut dilater l'anneau par la pression du doigt indicateur, ou le distendre violemment à l'aide d'un crochet mousse ou d'une pince à pansement, ou enfin le débrider avec le bistouri boutonné.

L'incision est rarement nécessaire, parce que les fibres du *septum crurale* sont si extensibles et se laissent déchirer si facilement, qu'il suffit de comprimer ou de labourer un peu avec le doigt pour agrandir l'anneau (1).

L'anneau crural représentant un espace triangulaire limité en avant

(1) La dilatation à l'aide d'un doigt a réussi dans un bon nombre de cas. Le mécanisme offre l'avantage, non-seulement d'être exempt de tout danger, mais encore de permettre une appréciation bien plus exacte du degré de la dilatation que si l'on se servait du crochet mousse, d'un dilatateur ou d'un couteau. Selon les circonstances, on peut aussi faire une petite incision et combiner avec ce moyen la dilatation à l'aide du doigt.

par le fort ligament de Falloppe et en arrière par le pubis, sa dilatation forcée ne peut avoir lieu qu'aux dépens des couches extérieures et surtout des parties externes du *septum*, situées derrière la veine. Précédemment j'ai déjà appelé l'attention sur ce point, et une expérience faite sur le cadavre confirme immédiatement le fait.

Quelquefois c'est le repli falciforme, fortement saillant en avant, qui constitue la bride d'étranglement, ou bien il se trouve ici des bandes fibreuses anormales qui rétrécissent l'entrée de la hernie ; ces bandes, à raison de leur situation superficielle, seront très-faciles à attaquer avec le bistouri boutonné.

Si l'on juge indispensable d'inciser l'arcade crurale, on doit se rappeler qu'immédiatement derrière elle on trouve le cordon spermatique ou le ligament rond de la matrice. On n'oubliera pas non plus que derrière l'arcade crurale s'étend encore une bande de fibres volumineuses transversalement dirigées et qui sont originaires du *septum crurale* (ligament de Hey). Si l'on veut faire cesser la constriction en cet endroit, il faut diviser ces fibres avec l'arcade.

Si l'on fait une petite incision dans le tendon du muscle oblique externe de l'abdomen, et que de là on fasse passer par derrière une sonde cannelée recourbée dans l'anneau, on peut opérer la dilatation avec une facilité et une sûreté très-grandes, et cette méthode, qui est celle d'A. Key, semble positivement mériter la préférence dans un certain nombre de cas. Si la division de l'arcade crurale et des fibres situées derrière elle ne suffisent pas pour lever l'étranglement, si par conséquent on a des raisons pour chercher ce dernier dans le col du sac, on peut légèrement ouvrir ce dernier, l'attirer à l'aide de deux pinces et dilater ensuite le col avec ou sans incision.

S'il s'agit d'inciser le siége de l'étranglement par *en dedans*, c'est-à-dire à partir de la cavité du sac, on ouvre celui-ci avec précaution et l'on fait avancer l'extrémité du doigt jusqu'au siége de l'étranglement. On conduit ensuite le bistouri boutonné sur le doigt, et l'on fait, d'après les règles ordinaires, le débridement, mais cette fois en dedans, du côté du ligament de Gimbernat. On dirige donc ici le bistouri boutonné contre la partie interne du ligament de Fallope, à laquelle on a réservé le nom de *ligament de Gimbernat*, et l'on fait une incision de quelques lignes de profondeur.

On risque de blesser en avant et en haut le cordon spermatique, en dehors l'artère épigastrique, en dedans l'artère obturatrice, si elle con-

tourne le col de la hernie, comme cela arrive dans certaines anomalies.
Pour ne pas blesser l'artère, dans une anomalie de ce genre, on ne doit
pas engager le bistouri boutonné plus profondément que cela est absolument nécessaire. L'extrémité du doigt indicateur de la main gauche servira
de guide à la lame du bistouri dont on pressera le tranchant lentement et
avec précaution contre le ligament de Gimbernat, en ayant soin de ne
pas faire une incision trop grande. Jamais on ne doit inciser à plus d'un
quart de pouce de profondeur. Si l'incision faite en dedans n'est pas
suffisante, il y a lieu de faire, d'après la plupart des auteurs, plusieurs
incisions superficielles en divers sens plutôt que de faire une incision
par trop hardie dans une seule direction.

Le débridement fait directement par en haut, naturellement
avec les précautions nécessaires, et le mieux, en divisant successivement les couches musculaires, est plus facile à exécuter chez
la femme que chez l'homme. Chez ce dernier, il faudrait ouvrir
le canal inguinal et attirer en haut le cordon spermatique (Cooper),
si l'on voulait faire une large incision allant directement de bas
en haut.

Toute incision faite à l'aveugle avec le bistouri boutonné, c'est-
à-dire sans voir les parties qu'il s'agit d'inciser, expose à un
danger incontestable, comme nous l'avons vu page 329. On fera
toujours bien d'éviter cette manière d'agir, et de bien mettre à
nu les parties qu'il importe de diviser. On mettra donc à nu le
repli falciforme et le ligament de Poupart, et l'on incisera ces
parties directement de bas en haut. Si l'on trouve derrière le
repli falciforme et l'arcade crurale des fibres du *septum crurale*
qui ne veulent pas céder, on les divisera également, soit avec le
bistouri boutonné, soit sur la sonde cannelée. Si les fibres du
*septum crurale* ne sont pas trop fortement développées, on peut
aussi les distendre ou les déchirer par la simple pression du
doigt, ou bien à l'aide d'une pince à pansement ou d'un crochet
mousse, et dilater ainsi le rétrécissement.

Le *col du sac herniaire* exige plus rarement que dans la
hernie inguinale un procédé particulier. Pour ne pas être forcé
de porter l'incision trop haut, on cherchera le plus possible
à se tirer d'embarras en attirant le sac au dehors et en dilatant
le col.

Pour la réduction et le traitement consécutif, nous renvoyons
aux règles exposées à la page 334.

*Hernie ombilicale.* — On compte trois genres de hernie ombilicale qui diffèrent sous le rapport de leur origine :

1° Les hernies congénitales, dites *hernies du cordon ombilical;* 2° les hernies des petits enfants, qui dépendent d'une dilatation de l'anneau ombilical non encore oblitéré ; 3° les hernies ombilicales des adultes, qui sont parfaitement analogues aux hernies abdominales de la ligne blanche et peuvent même être souvent confondues avec elles.

Les *hernies du cordon ombilical* dépendent d'un arrêt de développement. On sait que, dans les premières périodes de la vie embryonnaire, une partie du péritoine et des viscères abdominaux est située en dehors de l'abdomen, et que, par la suite, il se fait une sorte de rétraction de ces parties. Si cette rétraction subit un temps d'arrêt, un diverticulum du péritoine peut rester dans le cordon ombilical ; mais la formation de l'anneau ombilical lui-même et des parties environnantes peut elle-même être arrêtée, et de là peut résulter l'absence complète d'une partie de la paroi et de la peau de l'abdomen. Cette dernière condition paraît même être la plus commune dans la hernie du cordon ombilical. Le plus souvent on trouve à la place de l'anneau ombilical une grande lacune dans la paroi, et au lieu du petit prolongement de la peau sur la base du cordon normal, la peau manque ici complétement et la membrane de l'amnios se continue avec la paroi abdominale. Les parties constituantes du cordon ombilical peuvent être, dans ce cas, disjointes ou déplacées latéralement.

Dans les hernies congénitales récentes du cordon ombilical, on trouve donc un sac herniaire recouvert par la membrane de l'amnios. Or, tout comme la membrane amniotique du cordon ombilical sain dessèche et meurt au contact de l'air, nous voyons aussi le tégument amniotique des hernies du cordon ombilical mourir ou dessécher, ou tomber en gangrène pendant les premiers jours de la vie extra-utérine. Derrière l'eschare éliminée on trouve une mince couche d'aponévrose abdominale, ou, si celle-ci manque également, le tissu sous-séreux mis à nu. Cependant le bourgeonnement se produit immédiatement ; les bords de la peau, à raison de la rétraction cicatricielle, qui d'ordinaire est très-énergique, se rapprochent de tout côté, et au milieu il se produit une forte cicatrice. Dans les cas les plus favorables, le mal est guéri par là. Mais si les conditions sont moins favorables, la hernie qui n'a fait que retrouver ses téguments persiste ; car cela ne suffit pas pour fermer l'anneau ombilical, et la ligne blanche, ordinairement extensible, incomplétement développée, laisse saillir en avant les viscères abdo-

minaux. Si par conséquent on arrive à voir ces enfants plus tard
(ils meurent pour la plupart de bonne heure, soit d'une rupture,
soit d'une gangrène de la hernie, soit d'autres vices de développement concomitants), ils ont une cicatrice ombilicale saillante,
ou même une hernie ombilicale formant une poche plus ou moins
grande. Les grandes hernies de cette espèce renferment ordinairement une partie du foie déformé de différentes manières, en
outre la rate et une partie de l'estomac et de l'intestin grêle.
Elles sont susceptibles d'un grand développement, et pendent
alors, à raison de leur poids, le long de l'abdomen.

Le but que doit se proposer la thérapeutique en face d'une
hernie du cordon ombilical, ne peut guère consister qu'à réduire
et à contenir les viscères, et à rendre ainsi plus facile la rétraction cicatricielle et le rétrécissement de l'anneau ombilical. Le
moyen le plus efficace est d'appliquer de longues bandes de sparadrap faisant le tour du ventre et renversant en dedans les
parties saillantes, comme on a l'habitude de faire pour la hernie
ombilicale ordinaire des enfants. Cette méthode se recommande
autant pour les hernies récentes des nouveau-nés que pour les
grandes hernies du cordon, déjà munies d'une enveloppe tégumentaire. En général, la hernie du cordon ombilical, enveloppée
d'une membrane, doit être traitée absolument de la même manière que la hernie ombilicale ordinaire, dont elle ne diffère essentiellement que par son mode d'origine.

Chez un petit garçon de cinq à six ans j'ai pu parvenir, par l'emploi
longtemps continué des bandes de sparadrap, à faire disparaître complétement une hernie du cordon ombilical, de la grosseur d'une tête
d'enfant, et qui contenait l'estomac, la rate et beaucoup d'anses intestinales.

L'ablation d'une hernie récente du cordon ombilical par la
ligature ou par le bistouri (après l'application préalable d'une
suture enchevillée bien solide) ne doit être entreprise, vu le peu
de chance de sauver l'enfant, que dans des conditions particulièrement urgentes et en même temps favorables à l'opération,
par exemple quand la hernie est trop grande, qu'elle a des
parois très-minces, et qu'en même temps elle se laisse complétement réduire.

Les *hernies ombilicales ordinaires des petits enfants* proviennent
d'une oblitération incomplète ou d'une dilatation morbide de
l'anneau ombilical déjà oblitéré, suivie d'une distension et d'une

saillie de la partie correspondante du péritoine. La raison pour laquelle l'anneau ombilical déjà oblitéré peut de nouveau s'ouvrir chez certains enfants n'est pas connue. Souvent on rencontre des hernies ombilicales chez des enfants paraissant du reste bien nourris et bien constitués.

Les hernies ombilicales guérissent souvent spontanément. Elles disparaissent petit à petit pendant l'enfance, et le plus souvent d'une façon si complète, qu'il n'en reste plus aucune trace ; même si elles ne guérissent pas entièrement, au moins ne montrent-elles, en général, aucune tendance à prendre un grand développement et conservent un faible volume pendant la vie entière.

Les grandes hernies ombilicales ne se rencontrent ordinairement que chez les personnes très-obèses, et qui n'ont généralement pas leur hernie depuis l'enfance. On favorise la guérison de ces hernies par un pansement au sparadrap. La meilleure manière de faire ce pansement consiste à refouler le nombril dans la profondeur d'un grand pli de la peau que l'on forme sur la ligne médiane, et à le maintenir dans cette position au moyen d'une bande de sparadrap, longue de près d'un mètre et faisant le tour du corps. Cet appareil, bien posé, peut rester en place pendant quinze jours et même plus longtemps, et la hernie disparaît bientôt sous l'influence de ce traitement. Chez les enfants plus âgés, par exemple d'un an, la guérison s'obtient moins vite, parce qu'à cet âge l'anneau ombilical a déjà perdu sa tendance à s'oblitérer rapidement, et que les enfants ne laissent pas si bien l'appareil en place.

Il semble irrationnel de placer dans la hernie, derrière l'appareil, des corps sphériques, tels que boules de cire, etc., ces corps devant plutôt contribuer à dilater l'anneau qu'à le rétrécir. Il est très-vrai qu'ils gênent peu la guérison, d'autant plus que la plupart des hernies ombilicales guérissent toutes seules et en l'absence de toute intervention, à raison de la disposition naturelle.

On ne sera guère dans le cas de tenter ici une cure radicale par la ligature, parce que les hernies ombilicales des enfants ne montrent aucune tendance à grandir ni à s'étrangler.

Chez les *adultes*, les hernies ombilicales proviennent souvent de hernies graisseuses qui, dans cette région, se frayent un passage entre les fibres de la ligne blanche et entraînent avec elles le péritoine. Dans tous les cas, l'obésité est la principale cause de ces hernies, car on les rencontre presque exclusivement chez les individus chargés d'embonpoint. Souvent elles atteignent un volume assez considérable. — Dans certains cas, la grossesse ou l'ascite distend l'anneau ombilical à un tel point qu'il en résulte une proéminence herniaire. — Une certaine prédisposition à la hernie ombilicale peut aussi tenir à cette circonstance que, dès la naissance, les deux muscles droits n'adhèrent pas solidement entre eux et s'écartent tantôt immédiatement au-dessus, tantôt, mais plus rarement, au-dessous de l'ombilic, laissant ainsi entre eux une lacune incomplétement fermée (p. 363).

Les hernies ombilicales qui ont pris naissance à une époque postérieure sortent souvent sur un des côtés de la cicatrice ombilicale, ce qui peut faire croire qu'elles ne se sont pas produites dans l'ancien anneau ombilical, mais dans son voisinage. Dans ce cas, il faudrait leur donner le nom de hernie abdominale. Ceci offre du reste peu d'intérêt, car une hernie qui est sortie à quelques lignes au-dessus ou au-dessous de l'anneau ombilical n'en doit pas moins être traitée comme une véritable hernie de ce nom.

Les *bandages pour hernies ombilicales* rendent très-peu de service à raison de leur grande tendance à se déplacer. Cela se conçoit facilement, si l'on prend en considération la mobilité et les grandes variations qui se produisent dans le volume de l'abdomen. Tout mouvement respiratoire un peu fort et toute contraction des muscles de l'abdomen déplacent la pelote ; en outre, la mollesse et la forme sphérique de cette région du ventre suffisent déjà pour rendre impossible l'application solide d'un bandage. Ordinairement le bandage pour hernies ombilicales est muni d'une pelote élastique et d'un ressort demi-circulaire analogue à celui du bandage herniaire anglais. Une ceinture élastique (ceinture abdominale) rend souvent plus de services que toute espèce de bandage herniaire ; avec la ceinture on peut combiner une pelote cousue dans son intérieur. Quelques-unes de ces hernies ne peuvent être qu'imparfaitement contenues à l'aide d'une espèce de corset abdominal garni d'un ressort. Les hernies ombilicales adhérentes, irréductibles, exigent l'emploi d'une pelote creuse pour les empêcher de s'agrandir. Si l'on veut diminuer le volume de la hernie, ou la rendre réductible, on y parvient le mieux en employant un pansement au sparadrap et en maintenant le malade longtemps couché sur le dos.

L'appareil de sparadrap est très-avantageux aussi contre les hernies ombilicales des adultes. Ce sont surtout les cas dans lesquels la peau s'est excoriée au-dessus d'une hernie ombilicale et dans lesquels les enveloppes de la hernie ont été amincies au point qu'elles menacent de rompre, qui indiquent l'emploi de ce genre d'appareil. Il faut faire sur le sac herniaire un ou plusieurs plis que l'on pousse en dedans, ensuite on comprime la hernie et on la maintient réduite ainsi disposée. On peut, avec ces appareils, se rendre maître de hernies ombilicales du volume d'une tête, pourvu qu'on ne ménage pas l'emplâtre.

L'*étranglement* et l'opération de la hernie ombilicale se présentent rarement. Ces hernies renferment presque toujours une partie de l'épiploon, et, d'après Scarpa, une ouverture qui s'est faite petit à petit dans ce dernier devient parfois le siége de l'étranglement. —Quand on a des raisons pour croire que l'anneau ombilical est seul le siége d'un étranglement, on cherchera à opérer en ouvrant le sac herniaire le moins possible. Pour cela, on devra diriger l'incision servant à ouvrir la hernie ombilicale, non diamétralement par le centre de l'anneau, mais en suivant un de ses rayons, ou bien on fera une incision latérale en suivant la circonférence. —Le débridement de l'anneau constricteur peut se faire dans toutes les directions, excepté en haut et à droite, parce que dans cet endroit est située la veine ombilicale oblitérée, le ligament suspenseur du foie. —Si le sac herniaire est très-lâche et ses parois très-minces, il semble assez rationnel de l'exciser après avoir opéré la hernie ombilicale étranglée ; seulement il faudrait avoir soin d'appliquer, dans ce cas, une bonne suture abdominale pour empêcher la saillie des intestins.

Il ne peut être question de kélotomie externe dans la hernie ombilicale étranglée, parce que le péritoine adhère si intimement à l'anneau, qu'il est impossible de pénétrer entre ce dernier et le péritoine.

*Hernies abdominales.* — Il y a lieu de distinguer ici deux genres de formation herniaire, les hernies proprement dites, possédant un *sac* avec un orifice relativement assez étroit, et les simples *éventrations* de la paroi abdominale, qui consistent en une saillie plus plate, à peu près demi-sphérique, d'une partie relâchée de la paroi abdominale. Les procidences sacciformes du péritoine devront être plus particulièrement attribuées à des hernies graisseuses, les éventrations à un relâchement local, à la cicatrisation incomplète d'une grande plaie de l'abdomen (par exemple, celle de l'opération césarienne), à une paralysie partielle ou à l'atrophie d'une partie de la paroi abdominale. Les deux genres de hernie se rencontrent de préférence dans la ligne médiane et surtout dans la région ombilicale. Souvent on voit des hernies graisseuses sortir par les orifices dilatés destinés au passage des veines ; plus souvent encore on observera des relâchements et des distensions de la ligne blanche, produisant une disjonction (diastase) des deux muscles droits de l'abdomen, qui laissent apercevoir dans leur intervalle une éventration allongée ou une simple fente, si les muscles se contractent.

Le traitement des hernies abdominales doit être presque identique avec celui des hernies ombilicales. Encore, dans ce cas, une sorte de corset du ventre devient parfois nécessaire pour prévenir le développement ultérieur de la hernie. Pour les cas rares dans lesquels les hernies abdominales s'observent en dehors de la ligne blanche, il n'est pas possible de tracer des règles spéciales.

Si l'on est obligé d'opérer une hernie abdominale étranglée, on doit toujours essayer le débridement extérieur.

*Hernie obturatrice.* — La hernie qui sort par le trou obturateur ne s'observe pas très-rarement sur les cadavres, mais elle est rarement reconnue sur le vivant. Sa naissance remonte probablement toujours à une masse graisseuse qui, en sortant par le trou, entraîne avec elle le péritoine. A raison de sa situation profonde derrière les muscles, où, chez les personnes obèses surtout, on ne la sent pas du tout, ou du moins très-indistinctement, cette hernie est d'un diagnostic extrêmement difficile. C'est en faisant porter la jambe dans l'abduction qu'on parviendra peut-être le mieux à reconnaître la hernie obturatrice. Cependant, si des symptômes d'iléus se prononcent, on ne négligera jamais d'explorer la région du trou ovalaire, extérieurement aussi bien que par le vagin ou le rectum. Si la production de la hernie était accompagnée de douleurs sur le trajet du nerf obturateur, cette circonstance pourrait aider le diagnostic.

Si l'on avait reconnu dans la hernie obturatrice la cause d'un étranglement et qu'une opération parût indiquée, il faudrait diviser transversalement le muscle pectiné au-dessous du ligament de Poupart et arriver sur le sac herniaire en passant entre le grand adducteur et la veine crurale. Comme les branches de l'artère obturatrice et du nerf obturateur, se distribuant en éventail à partir du trou obturateur, s'étendent sur le muscle obturateur externe par en dedans et en bas, on ne pourrait débrider l'ouverture fibreuse, formant l'anneau constricteur du sac herniaire, que par une incision faite en dedans, c'est-à-dire parallèle aux nerfs et aux vaisseaux. Mais, pour éviter sûrement l'hémorrhagie, il vaudrait certainement encore mieux essayer la dilatation au moyen d'un crochet mousse ou d'une spatule, ou d'une pince à pansement. Je conseillerais d'appuyer fortement un crochet mousse contre le bord de la membrane obturatrice par le côté interne du sac herniaire, et sans l'ouvrir pour commencer.

*Hernies à la sortie du bassin.* — La *hernie périnéale* se rencontre principalement chez la femme; elle est le plus souvent compliquée d'une chute du vagin (comparez le chapitre qui traite de cet accident). — Chez l'homme la descente du péritoine et des intestins entre la prostate et le rectum peut augmenter les dangers de la taille périnéale. — Si les intestins descendent dans le rectum prolabé on est en présence d'une *hernie rectale* qui peut aussi être considérée comme une variété de la hernie périnéale, parce qu'elle est originaire du même côté que la hernie périnéale proprement dite (comparez le chapitre X).

La *hernie sciatique,* que l'on a déjà observée à l'état congénital, sort par l'échancrure sciatique à côté du muscle piriforme et en longeant plus souvent le bord inférieur que le bord supérieur de ce muscle; elle s'étend du côté de la fesse; en arrière elle est recouverte par le muscle grand fessier, aussi le diagnostic de cette hernie n'est guère possible, tant qu'elle ne s'est pas avancée jusqu'au bord de ce muscle, dans le voisinage de l'anus. Pour opérer cette hernie il faudrait diviser le muscle grand fessier, ensuite, pour lever l'étranglement, il vaudrait mieux employer des instruments dilatateurs mousses que le bistouri.

*Fistule intestinale.* — Outre la fistule stomacale (p. 302) et les formations fistuleuses au rectum (chap. IX), le canal intestinal peut présenter différentes variétés fistuleuses qui se distinguent ainsi qu'il suit : 1° selon leur *siége :* fistules du jéjunum, de l'iléon, du côlon. Plus la fistule se rapproche de l'extrémité inférieure de l'intestin, moins la nutrition sera compromise par l'écoulement des matières. Au côlon ascendant et descendant et exceptionnellement au cæcum une formation fistuleuse est possible sans perforation simultanée du péritoine, attendu qu'une partie du côlon est dépourvue du revêtement péritonéal dans la région lombaire et dans la fosse iliaque droite.

2° Selon l'*orifice extérieur* de la fistule. La fistule peut s'ouvrir dans la paroi abdominale ou à un sac herniaire; elle peut aussi s'ouvrir dans le vagin, voire même dans la vessie. Il se fait quelquefois une communication fistuleuse entre deux parties différentes du tube digestif, par exemple entre l'estomac et le gros intestin; c'est ce qu'on a appelé la fistule bimuqueuse.

3° Selon l'abondance de l'écoulement, on distingue la *fistule stercorale* et l'*anus contre nature*. Les fistules intestinales d'un petit volume, celles qui ne laissent échapper qu'une faible quantité du contenu de l'intestin sont généralement désignées du nom de fistule stercorale, tandis que les grands orifices anormaux de l'intestin, ceux qui laissent échapper beaucoup de matières, ont reçu le nom d'anus contre nature. Dans le sens le plus restreint, on n'emploiera le terme d'anus contre nature que pour les cas où rien ne sort plus par l'extrémité normale du rectum et où l'intestin se vide complétement par l'ouverture fistuleuse.

4° Avant tout, il faut s'attacher, pour les fistules intestinales, à saisir la différence qui existe entre les fistules *en forme de lèvre* (1), revêtues d'une membrane cicatricielle et les fistules *en forme de canal*, tubuleuses suppurantes. Les premières sont permanentes et ne peuvent être fermées que par le secours de l'art, tandis que les secondes guérissent spontanément par oblitération cicatricielle, quand aucun obstacle particulier ne s'y oppose.

5° Un autre différence bien essentielle consiste à savoir s'il y a perforation unique de l'intestin, si, par conséquent, il n'y a qu'une fistule *latérale* ou bien si, comme après la mortification de toute une anse intestinale, il s'est formé un orifice double provenant d'une portion supérieure et d'une portion inférieure de l'intestin, ayant généralement leurs orifices juxtaposés. Ce double orifice est ou immédiatement à jour, de manière à laisser apercevoir du dehors les deux bouts de l'intestin, ou il se cache derrière une ouverture extérieure, plus étroite, et les deux bouts de l'intestin s'ouvrent dans un cloaque commun ou communiquent avec le dehors par un canal fistuleux qui leur appartient à l'un et à l'autre.

6° Il y a des fistules intestinales *internes* (incomplètes). Elles proviennent principalement d'abcès internes qui se sont vidés dans l'intestin. Ordinairement, un pareil trou dans l'intestin n'en laisse point passer les matières ni même les gaz dans la cavité de l'abcès ; il semble, au contraire, qu'il se produit le plus souvent des espèces de valvules qui ne laissent rien sortir de

---

(1) Cette différence entre les fistules en forme de lèvre et les fistules tubuleuses a été signalée par moi pour la première fois en 1841 dans la *Gazette médicale* (numéro du 3 avril). Plus tard je l'ai développée davantage dans *Archiv für physiol. Heilkunde*, 1842 et 1845 ; enfin plus récemment dans un petit mémoire, Marbourg, 1857.

l'intestin. Du moins, il n'est pas rare que ces abcès se vident dans le canal intestinal sans que l'on ait pu constater des symptômes d'un mélange du pus avec les liquides ou les gaz intestinaux (voy. p. 287).

Les fistules intestinales internes ou incomplètes peuvent donc se diviser en fistules laissant passer le contenu de l'intestin dans la cavité de l'abcès, et en fistules par lesquelles ce passage n'a pas lieu. Lorsque le contenu de l'intestin pénètre dans la cavité de l'abcès on se trouve en présence d'*un abcès stercoral*, page 294. Parmi ces derniers, il faut encore compter les cas qui peuvent quelquefois se présenter où un kyste, une tumeur cystique, par exemple, de l'ovaire entre en communication avec l'intestin et se transforme en abcès stercoral par la pénétration des matières intestinales et la suppuration qui en est la conséquence.

Jusqu'à présent personne ne paraît avoit songé à faire une opération dans les cas de ce genre ; cependant il est clair qu'on ne peut guère espérer sauver ces malades autrement qu'en pratiquant une contre-ouverture permettant à l'abcès stercoral de se vider à l'extérieur.

Lorsque l'orifice extérieur d'une fistule intestinale est large et spacieux il se présente facilement une complication particulière, à savoir le *prolapsus de l'intestin renversé*. Si la partie lésée de l'intestin est soumise à une forte rétraction cicatricielle, on voit naître une autre complication dangereuse, à savoir le *rétrécissement intestinal*. Du reste, le phénomène si connu de la rétraction cicatricielle nous explique parfaitement pourquoi le rétrécissement de l'intestin se combine de temps à autre avec la fistule intestinale.

A raison de la grande variété des types offerts par les fistules intestinales, par exemple fistules grandes, petites, en forme de lèvre, suppurées, latérales, doubles, renversées en dehors, compliquées de rétrécissement, etc., et à raison des nombreuses combinaisons de ces états, d'où résultent des fistules latérales et suppurées, latérales et en forme de lèvre, suppurées et à double orifice, en forme de lèvre et à double orifice, etc., etc., une vue d'ensemble sur cet objet a présenté de grandes difficultés à bien des auteurs, et les traités de pathologie chirurgicale sont remplis d'erreurs et de confusions dans l'exposé des fistules intestinales.

*Mécanisme de la fistule intestinale suppurée.* — Quand l'intestin a été perforé, blessé, divisé par suppuration ou gangrène, et quand la solution de continuité n'a pas pu se former par première intention, au moyen d'un exsudat plastique, et que, d'un autre côté, une péritonite mortelle n'est pas venue enlever le

malade, il s'agit, avant tout, de savoir, pour la marche du processus curatif, quelle est la situation respective de la plaie
cutanée et de la plaie intestinale. Si ces deux orifices sont dans
une situation telle qu'il doit se former entre eux un canal qui
suppure et par lequel le contenu de l'intestin s'écoule, on doit
s'attendre, en général, à voir le mal guérir par la formation
d'une cicatrice ; le canal suppuré qui joint les deux orifices
guérit, comme d'autres trajets purulents, par rétraction successive, à moins qu'un obstacle, tel qu'un corps étranger, une valvule
d'abcès, une dyscrasie, ne s'oppose à la guérison. Si, au contraire,
la plaie intestinale, dont les bords muqueux sont plus ou moins
renversés en dehors, est située près de la plaie extérieure, la rétraction cicatricielle déterminera l'adhérence entre la peau et la
muqueuse, par conséquent une ouverture permanente. une fistule
en forme de lèvre, une fistule labiée.

Rien de plus admirable que le mécanisme en vertu duquel
s'effectue, dans les cas heureux, la guérison et même la guérison
sans rétrécissement consécutif de l'intestin, quelquefois après la
destruction gangréneuse de toute une anse intestinale. Ce mécanisme est le suivant : les deux bouts du tube intestinal qui, après
l'élimination de la partie étranglée, se trouvent accolés près de
l'orifice abdominal de la hernie et y sont fixés par adhérence inflammatoire, éprouvent continuellement un certain tiraillement
provenant de leur mésentère et de la contraction péristaltique des
parties voisines de l'intestin. En vertu de ce tiraillement, les
deux bouts de l'intestin tendent à se retirer et à se dégager de
l'adhérence, tandis qu'en même temps le trajet purulent de la
fistule se rétrécit par rétraction cicatricielle. Si le tissu cicatriciel
bourgeonnant de la fistule cède à la traction du mésentère, le
canal fistuleux doit nécessairement s'allonger ; mais en même
temps il deviendra de plus en plus étroit et finira par être réduit
à l'état d'un simple cordon fibreux parfaitement oblitéré ; même
ce cordon peut s'atrophier et finir par disparaître entièrement, de
sorte que l'intestin montre à peine encore la trace d'une ancienne
adhérence.

Pendant que cette guérison naturelle est en voie de s'accomplir, le
canal fistuleux et la partie de l'intestin avec laquelle il est en contact
prennent la forme d'un *entonnoir* ; en dehors, l'entonnoir est le plus
étroit à cause de la rétraction cicatricielle ; en dedans, où le canal se
continue avec la cavité de l'intestin, il est plus large. La formation de
cet infundibulum dépend en partie de l'allongement des bords tiraillés

de l'intestin ; la rétraction cicatricielle d'un côté attire la muqueuse intestinale en dehors, la tension du mésentère tire de son côté l'intestin en dedans. La traction a pour effet l'allongement de cette partie de la muqueuse intestinale (voy. fig. 47).

Il est rare que l'on soit dans le cas d'intervenir pour favoriser la guérison spontanée d'une fistule suppurée de l'intestin. Si la présence d'un corps étranger s'opposait à la guérison, il faudrait chercher à le retirer ; de même, il faudrait faire disparaître une valvule d'abcès qui causerait la rétention du pus. Si l'oblitération se faisait par trop attendre, on chercherait à arriver au résultat désiré en améliorant la constitution, en régularisant la digestion, en cautérisant le trajet purulent, en ordonnant le repos et quelquefois, au contraire, le mouvement. Il est des cas d'une extrême opiniâtreté, mais qui n'en guérissent pas moins d'une manière spontanée, à la longue, comme cela s'observe, du reste aussi pour d'autres fistules suppurées. — Il est rare que l'on soit dans le cas de pratiquer des contre-ouvertures ou de fendre des trajets sinueux pour hâter la guérison des fistules intestinales ; mais il est clair que si la peau était minée par le pus, ou en cas de fusées purulentes ou de stagnation du pus, il faudrait suivre les mêmes principes que s'il s'agissait d'autres suppurations fistuleuses.

*Fistules intestinales en forme de lèvres (labiées ou labiformes).* — L'adhérence en lèvre de la muqueuse intestinale avec la peau extérieure ne peut se faire qu'aux endroits où l'intestin perforé est situé très-près de la plaie cutanée. C'est ce qui arrive le plus fréquemment pour les hernies ombilicales ou inguinales tombées en gangrène. Si le malade survit à la gangrène, la rétraction cicatricielle attire souvent la muqueuse intestinale tellement en dehors, ou la peau extérieure tellement en dedans, que peau et muqueuse s'unissent et concourent à former une ouverture ayant la conformation d'une lèvre. Plusieurs de ces fistules labiées montrent un renversement de la muqueuse intestinale en dehors, comme dans l'ectropion ; dans d'autres cas, c'est la peau extérieure qui est tirée en dedans, comme dans l'entropion, de sorte que du dehors la muqueuse intestinale ne peut être aperçue.

Quelques-unes de ces fistules sont constituées par un simple trou traversant la paroi antérieure du tube intestinal et la peau, étroitement unies ; nous les appelons fistules *latérales* de l'intestin ; ces fistules se rencontrent principalement au côlon transverse, ce qui s'explique fort bien par la situation de ce dernier ; une large plaie abdominale, par exemple à la ligne blanche, avec prolapsus et lésion du côlon transverse, pourra entraîner le plus facilement cette fistule labiée.

Lorsque toute une anse intestinale est tombée en gangrène par suite de prolapsus ou d'étranglement, il en résulte de préférence une fistule intestinale à *double orifice extérieur*. C'est là la forme que l'on désigne plus particulièrement sous le nom d'*anus contre nature*. Toutes les fois qu'il y a double orifice, il se forme nécessairement une *cloison intermédiaire* entre les deux bouts contigus de l'intestin. (Un cas formant une sorte de transition entre la fistule latérale et la fistule à double orifice, c'est celui dans lequel l'intestin est largement ouvert, de sorte que sa paroi postérieure est poussée en avant et forme ainsi également une cloison séparant la partie inférieure de l'intestin de la partie supérieure.) La grande signification de la cloison intermédiaire, appelée éperon, est de pouvoir, à la manière d'une valvule, empêcher le contenu de la partie supérieure de l'intestin d'arriver dans la partie inférieure, obstacle qu'il s'agit d'éloigner avant de songer à fermer l'orifice extérieur. Mais, dans un grand nombre de cas, la cloison intermédiaire forme en même temps un *rétrécissement* de l'intestin. En effet, on trouve l'espace entre l'ouverture fistuleuse extérieure et l'éperon parfois tellement rétréci que les matières de la partie supérieure peuvent à peine s'échapper (fig. 47, 9), et qu'il se produit facilement une obstruction accompagnée de symptômes quelquefois fort dangereux. — Quand l'ouverture extérieure est très-large, on voit souvent survenir une autre complication, à savoir : le *prolapsus* de l'intestin qui se renverse en dehors et qui donne lieu, de même que la chute du rectum, à une sorte d'étranglement de la partie prolabée.

Les deux tubes intestinaux, dans l'anus contre nature à double orifice, sont, en général, très-inégalement constitués. Le tube supérieur se maintient dans un état de dilatation, et souvent de dilatation exagérée, à raison de l'étroitesse de l'orifice extérieur ; il aura, par conséquent, une tendance à s'hypertrophier ; le tube inférieur reste vide et aura plutôt de la tendance à s'atrophier. La disposition valvulaire de la cloison intermédiaire en deviendra d'autant plus apparente en ce que la distension du tube intestinal supérieur aura pour effet de repousser le tube inférieur.

Quand le contenu de l'intestin ne peut plus arriver dans le segment inférieur, et que les excréments passent en totalité par l'anus contre nature, le segment inférieur cessera nécessairement de fonctionner. On ne verra plus que de petites masses muqueuses, plus ou moins desséchées, s'échapper de temps à autre du rectum de ces individus.

La fistule intestinale simple, latérale, est amenée à guérison par la cautérisation ou la suture, ou à l'aide d'un lambeau que l'on fait glisser par dessus l'ouverture et que l'on réunit par suture avec ses bords (voy. p. 375). Mais la fistule à double orifice extérieur, l'anus contre nature proprement dit, exige un traitement préparatoire avant qu'il y ait lieu de songer à la fermeture de l'ouverture fistuleuse. Il faut, en effet, faire en sorte que le contenu de l'intestin puisse arriver sans difficulté dans le segment inférieur. Si l'on voulait fermer l'ouverture fistuleuse avant d'avoir obtenu ce résultat, il se produirait immédiatement une obstruction dangereuse et une rétention des matières fécales. Il s'agit donc de repousser la cloison intermédiaire qui fait fonction de valvule ou de la diviser, et d'assurer ainsi le libre passage du contenu du segment supérieur dans le segment inférieur. Pour savoir si les

Fig. 47. — Tracé schématique de différentes fistules stercorales.

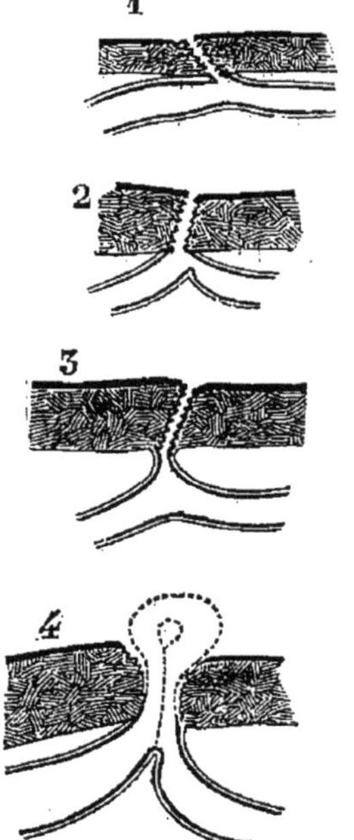

N° 1. Représente le canal suppuré d'une fistule stercorale qui, après un trajet oblique, s'ouvre sur la paroi abdomidale. (Guérison spontanée.)

N° 2. Canal suppuré d'une fistule stercorale, d'où l'intestin tend à se détacher et paraît, par conséquent, fixé sous forme d'un entonnoir sur le canal.

N° 3. Même état. Forme d'entonnoir fortement marqué.

N° 4. Anus contre nature, dû à la mortification d'une anse intestinale indiquée par des points. Quand la cloison est ramenée en arrière par la traction du mésentère et que la rétraction cicatricielle s'opère, la guérison peut s'effectuer comme pour les n°ˢ 2 et 3.

N° 5. Même état, guérison plus avancée ; l'orifice extérieur possède ici la forme d'un *entonnoir* ; la muqueuse commence à se renverser en dehors.

N° 6. Fistule stercorale simple, latérale, en forme de lèvre. Muqueuse unie avec la peau par adhérence cicatricielle.

N° 7. Anus contre nature, les deux tubes intestinaux séparés par la cloison. L'anse intestinale tombée en gangrène est marquée par des points.

N° 8. Un cas analogue, ouverture plus étroite, cloison plus courte.

N° 9. Anus contre nature coïncidant avec un *rétrécissement de l'intestin*, et qui s'est développé après la destruction gangréneuse d'une anse intestinale étranglée.

N° 10. Cas semblable. Bout supérieur de l'intestin hypertrophié. Interruption du passage des matières du bout supérieur dans le bout inférieur par la formation d'une cloison valvulaire.

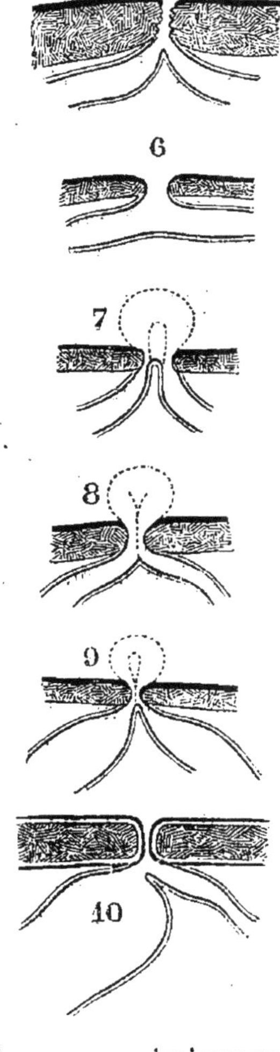


matières passent librement, il suffit de fermer provisoirement l'ouverture au moyen d'un gâteau de charpie ou d'un linge cératé, sur lequel on applique la pelote d'un bandage herniaire, et de s'assurer si, après l'application de cet appareil, le malade rend ses excréments par la voie normale.

Il peut être utile de faire administrer des lavements pour habituer de nouveau la partie inférieure du canal intestinal à fonctionner régulièrement. Dieffenbach vante les lavements de bière qui, en donnant lieu à un développement de gaz, contribueraient d'autant plus efficacement à exciter les contractions intestinales.

Pour repousser la cloison intermédiaire, on se sert d'un petit instrument ayant la forme d'une *béquille* ou d'un croissant. Cette béquille, faite d'ivoire, est maintenue appuyée contre la cloison, au moyen d'un bandage herniaire dont la pelote est trouée. Par ce moyen, on parvient quelquefois à rétablir le calibre normal de l'intestin. Si l'on ne réussit pas de cette manière, il faut avoir recours à l'entérotome de Dupuytren, dont le but est de diviser et de détruire l'éperon, et de confondre ainsi en une seule cavité les deux bouts parallèles de l'intestin. Cet instrument est une sorte de compresseur entre les branches duquel l'éperon est engagé et comprimé au point de tomber en gangrène sur la ligne médiane, entre les deux bouts de l'intestin.

L'entérotome à branches parallèles mérite la préférence qu'on lui accorde généralement. Il faut que l'instrument soit aussi léger que possible, afin que son poids n'occasionne aucun tiraillement. Pour empêcher l'oxydation on fait bien de le couvrir d'une dorure.

Il est facile d'appliquer cet instrument si l'on reconnaît les deux orifices extérieurs de l'intestin, et si les deux segments suivent une direction parallèle ou forment entre eux un angle très-aigu. Il suffit d'engager alors, dans chacun des deux orifices, une des branches de l'entérotome à environ 2 pouces de profondeur, de fermer l'instrument au moyen de la vis qui s'y trouve adaptée, et de bien le fixer sur le ventre par des bandes et des compresses, afin qu'il ne puisse être déplacé par un choc ou effort quelconque. Peu à peu on serre davantage la vis jusqu'à division complète de l'éperon. Les douleurs provenant de la compression durent, en général, très-peu de temps ; après quatre à huit jours, l'éperon est détruit et une eschare étroite s'est formée entre les branches de l'instrument. Les deux bouts de l'intestin adhèrent entre eux et forment alors une sorte d'entonnoir commun, muni d'un seul orifice. Si l'instrument fait naître trop de douleur, et qu'il y ait menace de péritonite, il faut le retirer. Si son action n'a pas été assez profonde, il faut en répéter l'application.

L'introduction de l'entérotome peut offrir des difficultés quand la plaie extérieure est étroite et ne peut être suffisamment dilatée avec l'éponge préparée. Il pourrait y avoir du danger à la débrider avec le bistouri, au moins dans le voisinage de la cavité péritonéale ; ce n'est donc que dans un cas d'extrême nécessité qu'il faudrait recourir à ce procédé. Si le doigt ne peut être poussé dans l'un et l'autre orifice intestinal, on peut aller à leur recherche au moyen d'une sonde de femme. Il en faut une pour chaque orifice : après les avoir introduites, on cherche à s'assurer par le toucher, en poussant leurs deux pointes l'une contre l'autre, ou en cherchant à en contourner l'une par l'autre, si elles se trouvent réellement chacune dans un bout d'intestin différent. Ensuite on se guide sur les sondes pour introduire les branches de l'entérotome.

L'application de l'entérotome n'est pas sans offrir quelques dangers ; car il pourrait en résulter une perforation suivie de péritonite mortelle. Il pourrait aussi arriver qu'outre l'éperon une autre partie viscérale, par exemple une anse d'intestin interposée, fût saisie entre les mors de l'instrument et détruite avec l'éperon. L'emploi de l'entérotome ne convient donc que dans les cas où le refoulement avec le croissant ne donne aucun résultat.

L'entérotome offre cet avantage qu'il amène la guérison du rétrécissement intestinal, en même temps qu'il détruit l'obstacle formé par l'éperon. Il met à la place de l'orifice étroit une cavité assez large formée par la réunion des deux bouts intestinaux et dans laquelle le bout supérieur verse son contenu, qui de là se rend dans le bout inférieur. Il est vrai que la disparition du rétrécissement intestinal ne peut pas toujours être obtenue par ce moyen. Il y a des cas de rétrécissement et d'adhérence très-étendus de l'intestin, d'occlusion de sa partie inférieure et de séparation complète des deux bouts, où ni croissant, ni entérotome ne suffisent pour amener la guérison. On sera quelquefois forcé de renoncer à l'espoir d'obtenir la guérison d'états aussi compliqués.

Le procédé de Dieffenbach, qui eut la hardiesse d'enlever en totalité un anus contre nature, formé par une anse intestinale adhérente dans une hernie inguinale et perforée et rétrécie en plusieurs endroits et d'opérer plus haut la réunion des deux bouts, ce procédé ne doit être imité que dans des cas particulièrement favorables. Comparez Dieffenbach, I, p. 727. Lorsqu'un prolapsus irréductible complique l'anus contre nature, il ne reste pas autre chose à faire que de couper les parties prolabées. Comparez Schuh, *Œsterreichische Wochenschrift*, 1856.

Pour *fermer une fistule intestinale en forme de lèvre*, on peut recourir à la suture combinée avec différentes opérations anaplastiques ou à la cautérisation. Toujours il faut avoir en vue le mécanisme de la formation de ces fistules et s'efforcer, avant tout, de détruire l'accolement entre la peau et la muqueuse, ou l'empêcher de se reproduire après qu'il a été détruit.

En général, pour oblitérer par des points de suture une fistule intestinale, les règles à suivre sont les mêmes que s'il s'agissait d'autres fistules. Il faut chercher à gagner des surfaces d'adhérence saines et larges, et réunir ces surfaces étroitement et solidement. Cela n'est pas toujours aussi facile qu'on pourrait le supposer. En effet, les environs immédiats de l'ouverture fistuleuse consistent souvent en un tissu cutané cicatriciel, quelquefois tendu, et qui se prête très-peu à la réunion ; il manque par conséquent la substance nécessaire pour faire des points de suture. Dans certains cas, la muqueuse est très-manifestement renversée en dehors, et il faut alors la décoller avec soin ou la couper. On n'aime pas à inciser bien loin en profondeur, parce que l'on craint le développement d'une péritonite. — Ce sont surtout les gaz intestinaux qui s'opposent à la réunion quand ils sont chassés avec une certaine force dans les interstices d'une suture et s'y infiltrent.

Ajoutez à cela que le contenu de l'intestin, qui est poussé contre la suture, peut également contrarier l'adhérence. On comprend bien que, dans ces conditions, plus d'une opération a dû échouer, quoique dans bien des cas cet échec provienne de ce que l'on ne s'était pas assez préoccupé du mécanisme particulier qui préside à cette formation en lèvre, et de ce qu'on avait négligé de créer des surfaces d'adhérence assez larges et d'appliquer des sutures assez solides sur des tissus non tendus (p. 120).

Dans les cas difficiles, et particulièrement quand on n'a pas assez de peau pour couvrir la fistule, et qu'il y a lieu de redouter la pression des matières fécales, il faut, d'après l'ingénieuse méthode de Dieffenbach (fig. 48), modifier le procédé en ce sens que l'on fait glisser, il est vrai, un lambeau en forme de pont ou de languette sur l'ouverture fistuleuse, mais qu'au lieu de le fixer complétement on laisse assez de place au contenu de l'intestin pour lui permettre de s'écouler librement sous le lambeau. Le lambeau ne sera donc d'abord appliqué qu'à la manière d'un rideau au devant de l'ouverture ; comme il bourgeonne alors à sa face postérieure, et que la nouvelle situation des parties empêche une seconde adhérence entre la peau et la muqueuse, l'ouverture suppurante finit par se fermer d'elle-même.

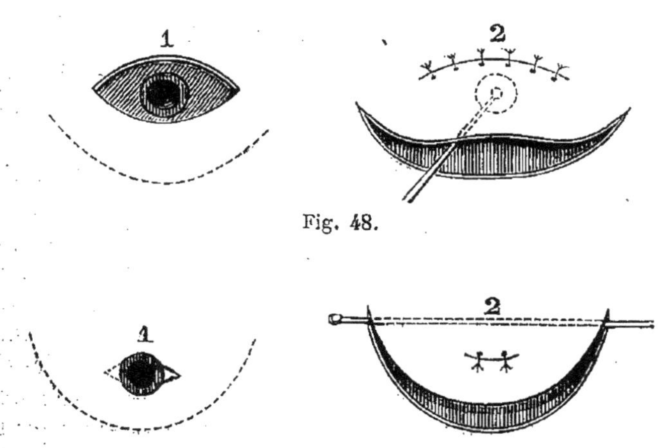

Fig. 48.

Fig. 49.

La figure 48 montre l'excision ovalaire du bord de la fistule et la formation d'un lambeau cutané en forme de pont. Au n° 2, ce lambeau est fixé par une suture au-dessus de la fistule et une sonde introduite montre l'orifice intestinal situé à présent derrière le pont cutané. La fig. 49 montre l'excision du bord fistulaire et le décollement de la peau environnante sous forme d'un lambeau demi-circulaire. L'ouverture cutanée doit être, d'après ce plan, fermée par des sutures et le lambeau doit flotter devant la fistule.

Le mécanisme de la guérison ne consiste donc, dans ce cas, qu'en une transformation de la fistule labiée en fistule tubuleuse et suppurée, qui, de son côté, s'oblitère spontanément (1).

La méthode de Dieffenbach pourrait encore être améliorée par le procédé suivant : Le morceau de peau dans lequel est comprise

(1) Dieffenbach n'a pas saisi la vraie théorie de cette opération, pas plus que celle de sa stomatoplastie. Il obéissait, comme dans bien d'autres occasions, à une inspiration guidée plutôt par des analogies obscures et dont il n'avait que vaguement conscience, que par des raisons positives frappant son intelligence et lui imposant telle ou telle manière d'agir.

l'ouverture fistuleuse est détaché du tissu cellulaire sous forme d'un lambeau en languette ou demi-circulaire, ou bien encore sous forme d'un pont quadrangulaire (fig. 50); ensuite on peut

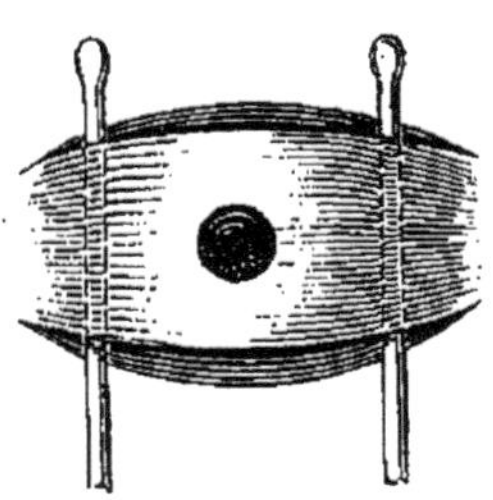

Fig. 50.

fermer le trou cutané par des sutures, et le contenu de l'intestin peut s'écouler, pendant un certain temps, derrière le rideau cutané, jusqu'à ce que la rétraction cicatricielle finisse également par fermer cette ouverture. Cette dernière méthode a peut-être sur celle de Dieffenbach, d'après le principe de laquelle elle est conçue, l'avantage d'une simplicité et d'une sûreté plus grandes. Elle se distingue, dans tous les cas, par cet avantage qu'il n'est pas nécessaire de faire reprendre d'abord le lambeau en rideau et, que, par conséquent, il n'y a pas lieu de craindre que cette reprise n'échoue.

Il va sans dire qu'en faisant l'opération de l'anus contre nature on doit chercher à arrêter pendant quelques jours les selles en administrant de l'opium, afin que la reprise des parties ne soit pas troublée dès le principe par l'écoulement des matières.

La cautérisation avec le fer rouge pourra surtout être utile dans les cas où l'ouverture fistuleuse sera étroite, et laissera passer le bord renversé de la muqueuse ; après la destruction de ce bord on pourra espérer une forte rétraction cicatricielle et, comme conséquence, le rétrécissement et l'occlusion de l'orifice. Pour ne pas s'exposer à toucher avec le fer rouge la paroi opposée de l'intestin, il faut, avant de cautériser, introduire quelques bourdonnets de charpie dans sa cavité. — Si la muqueuse intestinale n'est pas renversée en dehors, on peut, d'après l'heureux exemple de Dieffenbach, faire usage d'un cautère actuel en crochet pour cautériser circulairement le bord interne de la fistule.

La *suture à ligature* (c'est-à-dire la circumduction sous-cutanée d'un fil avec lequel on fait ensuite une ligature plus ou moins serrée) ne promettra du succès que dans le cas où l'ouverture sera petite et la peau ridée ou au moins flasque. Quelquefois on peut ajouter à ce procédé la cautérisation. On conçoit facilement que la destruction du bord interne de la fistule par le cautère actuel, combinée avec la constriction de la peau par la suture à ligature puisse amener le rétrécissement et l'oblitération de l'ouverture fistuleuse.

*Colotomie. Anus artificiel.* — En cas de rétrécissement incurable de l'intestin ou d'occlusion congénitale du rectum, située assez haut pour rendre impossible une opération faite dans la région de l'anus (1), il faut, pour sauver la vie du patient, créer ce qu'on appelle un anus artificiel, c'est-à-dire ouvrir l'intestin et le fixer contre la plaie de la paroi abdominale. L'opération se pratique ordinairement sur le gros intestin et a reçu, pour cette raison, le nom de colotomie.

L'endroit de l'intestin ou de la paroi que l'on choisit pour y appliquer l'anus artificiel diffère naturellement, selon les circonstances. Si le rétrécissement a son siége dans le rectum, il faut ouvrir l'S iliaque ou le côlon descendant ; si l'obstacle siége dans le côlon transverse, c'est le côlon ascendant qu'il faut ouvrir ; si, enfin, un obstacle dangereux pour l'existence pouvait être diagnostiqué avec assez de certitude dans le cæcum, on opérerait sur la région inférieure de l'intestin grêle, dans la partie supérieure de l'aine droite.

Autrefois, on ne choisissait, d'après Littre, pour la colotomie que la région inguinale supérieure du côté gauche où l'on divisait la paroi abdominale et le péritoine pour attirer ensuite dans la plaie l'S iliaque ; mais de nos jours la méthode de Callisen et d'Amussat, c'est-à-dire l'ouverture du côlon dans la région lombaire, du côté où il n'est pas recouvert par le péritoine, a obtenu la préférence. Les avantages de cette méthode sautent aux yeux. Le péritoine n'est ni lésé ni exposé au contact irritant des matières fécales, il n'est pas nécessaire d'exercer une traction sur l'intestin, enfin l'anus artificiel situé en arrière, dans la région un peu enfoncée des lombes, est moins incommode et moins dégoûtant qu'en avant, sur la saillie formée par le ventre. Selon

(1) L'opération par laquelle on remédie dans la région même de l'anus à l'imperforation de cet orifice ne s'appelle pas application d'un anus artificiel, mais simplement opération de l'imperforation de l'anus (voy. chap. IX). S'il s'agit seulement d'inciser l'intestin sans avoir en vue la formation d'un orifice permanent, l'opération porte le nom d'entérotomie. Voyez page 300.

le siége du mal (rectum, S iliaque, partie moyenne du côlon),
on fait l'opération du côté droit ou du côté gauche.

On commence par une incision transversale, faite à égale
distance entre la dernière côte et la crête iliaque (fig. 54). S'il
faut plus d'espace, on peut la changer en une incision cruciale
ou en T. L'incision transversale atteint d'abord le grand dorsal et
l'oblique externe qui se touchent en cet endroit, ensuite l'oblique
interne et le muscle transverse qui, en arrière, à la partie postérieure de l'incision transversale, enveloppent de leurs prolonge-

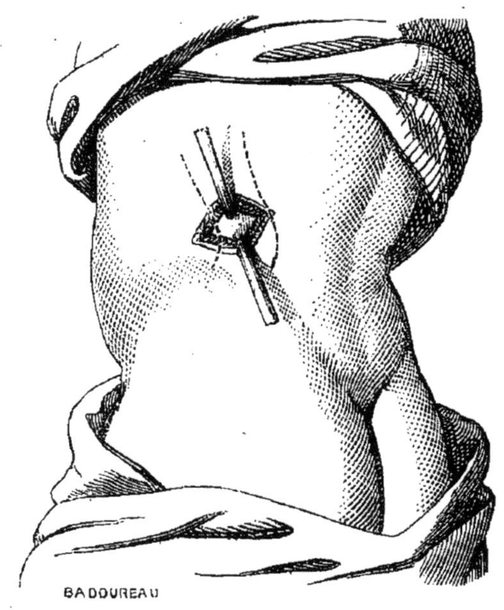


Fig. 54.

ments aponévrotiques le muscle carré des lombes. On peut être
forcé d'inciser aussi un peu ce dernier muscle. Entre les couches musculaires rampent quelques petites artères lombaires qui
se dirigent en bas et en dedans et que l'on divise en même temps
que les petits nerfs qui les accompagnent, sauf à en faire la ligature si une hémorrhagie se présente. Le nerf iléo-scrotal, situé
près du muscle carré des lombes, reste intact. Après avoir
traversé la mince aponévrose derrière le muscle transverse, on a
devant soi, en avant, la couche sous-séreuse du péritoine ; plus
en dehors et en arrière, le côlon, dont les fibres musculaires

sont couvertes d'une couche graisseuse plus ou moins épaisse ;
encore plus en arrière, se trouve l'épaisse couche graisseuse qui
enveloppe le rein. Il faut user de grandes précautions pour ne
pas entamer le péritoine au lieu du côlon. Quand, par le toucher,
on sent les excréments durs contenus dans le côlon, ou bien
quand on a reconnu les fibres musculaires longitudinales du gros
intestin mis à nu ou les vaisseaux qui s'y rendent par le côté
non adhérent, quand, en un mot, on est sûr qu'on a devant soi
le côlon entièrement découvert, on procède à l'incision de cet
organe.

Par mesure de précaution, on peut, avant d'inciser, appliquer
deux anses de fil au moyen desquelles l'intestin est attiré et maintenu ouvert. On fera bien de donner à la plaie intestinale une direction parallèle à la plaie extérieure, afin que l'on puisse plus faci-
ment réunir les bords de cette dernière avec ceux de la muqueuse
intestinale par l'application d'une suture. On recoud les angles de
la grande plaie cutanée et l'on unit, par des sutures appropriées,
l'intestin, qu'on a eu soin d'attirer, avec le milieu de la plaie,
qui reste béant. — Il peut être avantageux d'attendre, pour faire
les sutures, que l'intestin soit vidé et nettoyé par une injection
détersive.

L'ouverture par laquelle on se propose de donner aux excréments
une issue artificielle ne doit être ni trop grande, ni trop petite. Si elle
est trop petite on en risque l'oblitération par des matières dures, si au
contraire elle est trop grande, il peut se produire un renversement en
dehors et un prolapsus de l'intestin. Il faut, du reste, avouer qu'on
n'est pas toujours le maître de donner les dimensions que l'on veut à
l'anus artificiel qu'il s'agit d'appliquer. Car la guérison de toute la plaie
par première intention, et l'union de la muqueuse avec la peau ne réussissent peut-être jamais à un tel point qu'il n'en résulte aucune rétraction cicatricielle pouvant modifier le résultat primitif de l'opération. En
général, on devra s'attendre à un rétrécissement par rétraction cicatricielle, et en vue de cet événement on établira une ouverture plutôt trop
grande que trop petite, d'autant plus qu'il semble assez facile d'obtenir
par la cautérisation une diminution de l'ouverture.

Quand on est forcé d'ouvrir le péritoine et d'inciser la partie
de l'intestin qui est recouverte par cette membrane, il faut user
de précautions toutes particulières pour empêcher l'écoulement
des matières intestinales dans l'intérieur de l'abdomen. Cela n'est
pas toujours aussi facile à obtenir qu'on pourrait le croire. Même
en attirant l'intestin hors de la plaie avant de l'inciser et en le

maintenant attiré au moyen d'anses de fil, on risque que les matières fécales, en s'écoulant, baignent toute la plaie et qu'alors un mouvement du malade, un effort pour vomir ou pour respirer fassent naître un petit intervalle libre par lequel le contenu de l'intestin se déverse dans l'abdomen (voy. p. 301).

La colotomie, sans lésion du péritoine, ne réussit pas chez chaque individu. Il en est dont le côlon descendant ou ascendant est tellement enveloppé par le péritoine qu'il est impossible d'arriver chez eux sur l'intestin sans entamer le péritoine. Souvent, d'ailleurs, l'endroit non recouvert par le péritoine n'est pas assez facile à reconnaître pour être sûrement distingué du reste. Ajoutez à cela que la situation du côlon montre elle-même des différences et que cet intestin peut s'attacher tantôt plus en avant, tantôt plus en arrière dans la région lombaire. Mais, malgré cet inconvénient le choix de la partie lombaire du côlon aura sur celui de l'S iliaque cet avantage que la première, étant attachée solidement à la paroi abdominale, n'a aucune tendance à se retirer plus ou moins brusquement en arrière et à donner ainsi lieu à un épanchement de matières fécales dans la cavité péritonéale.

Si l'on est forcé de pratiquer la côlotomie sur un nouveau-né à cause d'une oblitération congénitale et irrémédiable du rectum, on peut plutôt se permettre de choisir l'ancien procédé consistant dans l'ouverture de l'S iliaque, un peu au-dessus et à côté de l'épine iliaque gauche, parce qu'en opérant de cette manière on fait une plaie plus petite, que l'opération semble plus facile et qu'on peut s'attendre plutôt à une situation anormale du côlon ascendant chez ces enfants. Tüngel, dans son excellent mémoire sur l'opération de l'anus artificiel (Kiel, 1853) donne, pour cette raison, positivement la préférence à la méthode de Littre pour la côlotomie des nouveau-nés. Le même auteur rapporte deux cas, où cette application de l'anus contre nature dans la région inguinale supérieure gauche lui avait pleinement réussi chez des enfants de cet âge.

# CHAPITRE IX

## RECTUM.

Occlusion congénitale ou atrésie de l'anus ou du rectum. — Exploration du rectum. — Lésions traumatiques du rectum. — Corps étrangers dans le rectum. — Inflammation du rectum. — Abcès autour du rectum. — Fistules du rectum. — Tumeurs hémorrhoïdales. — Chute de l'anus. — Chute du rectum. — Hernie du rectum. — Dilatation de l'anus. — Dilatation du rectum. — Rétrécissement de l'anus. — Rétrécissement du rectum. — Tumeurs du rectum (polypes). — Cancer du rectum.

*Atrésie du rectum.* — Les occlusions ou les rétrécissements congénitaux se rencontrent au rectum à tous les degrés et avec toutes les modifications. Tantôt il n'existe qu'une simple cloison membraneuse, soit à l'anus lui-même, soit plus haut, tantôt le rectum manque dans une certaine étendue, ou bien en totalité, de sorte que l'intestin se termine en cul-de-sac au niveau de l'S iliaque. D'autres fois, le rectum n'est que rétréci sur une étendue plus ou moins grande. En même temps que l'anus est oblitéré, le rectum peut présenter une communication anormale avec la vessie, l'urèthre, le vagin, ou s'ouvrir au vestibule, même au périnée, ou en avant des bourses. (Atrésie vésicale, uréthrale, vaginale, vestibulaire, périnéale, préscrotale de l'anus.) Dans quelques cas rares, on trouve à la région périnéale les indices d'un anus, mais il se termine en cul-de-sac, tandis qu'un peu plus haut le rectum s'ouvre peut-être dans les cavités du système urinaire ou génital. Si le rectum fait complétement défaut, on trouve d'ordinaire, en même temps, le bassin rétréci d'avant en arrière et fortement incliné et les parties génitales placées très en arrière.

L'anus peut être fermé en bas et cependant il peut exister un sphincter assez développé sous la peau. De ce fait, on a tiré à juste titre la règle que l'incision ne doit être faite que sur le raphé et que les fibres du muscle doivent être ménagées autant que possible. La même chose s'applique au releveur de l'anus qui, dans certains cas d'atrésie, est bien développé et apte à fonctionner, par exemple lorsque le rectum s'ouvre au vestibule.

Le rectum se développe, comme nous l'apprend l'embryologie, en même temps d'en haut et d'en bas, le gros intestin et l'anus s'avancent à l'encontre l'un de l'autre. Si cette marche réciproque est troublée, ou si le développement d'une partie ne se fait pas, une portion du rectum peut manquer ou bien le rectum existe, mais il n'y a pas d'anus, ou bien il peut y avoir un anus, mais pas de rectum, etc. Le degré le plus faible de cette anomalie, c'est lorsque la *déhiscence* terminale fait défaut, de telle sorte que les parties sont formées, il est vrai, mais fortement agglutinées par l'adhérence de leur couche épithéliale. (La doctrine de ces fusions épithéliales a été traitée par moi avec détails dans « *Abhandlungen der Berliner geburtshülflichen Gesellschaft* », vol. IV). Il faut quelquefois beaucoup d'attention pour que ces fusions épithéliales n'échappent pas à l'observation. Surtout dans les cas où il existe un anus un peu profond, on ne doit pas trop se hâter de dire qu'il se termine en cul-de-sac, mais on pressera énergiquement avec des sondes terminées par un cône mousse ou avec d'autres instruments semblables, contre l'épithélium de l'endroit fermé et l'on tâchera ainsi de reconnaître et de séparer la fusion épithéliale.

On voit les enfants, affectés d'occlusion de l'anus, contracter les muscles abdominaux pour vider l'intestin. Ces efforts deviennent de plus en plus considérables pendant les premiers jours qui suivent la naissance ; s'ils n'aboutissent pas, il s'y ajoute des vomissements. La mort de l'enfant arrive dans peu de jours, comme dans l'iléus.

S'il n'existe à l'anus qu'une mince membrane obturatrice, elle sera tendue et dilatée par l'accumulation du méconium. S'il ne manque qu'une petite portion du rectum, on sent dans la profondeur, à travers les téguments, le cul-de-sac qui se tend pendant les efforts de l'enfant. Si l'intestin s'ouvre dans le système urinaire, on voit sortir du méconium par l'urèthre, et, dans le cas où il aboutit à la vessie, le méconium sortira mêlé à l'urine, tandis que s'il s'ouvre dans l'urèthre, on verra sortir également par ce canal du méconium pur, pendant les efforts de défécation de l'enfant.

Les communications anormales sont ordinairement très-étroites, de sorte qu'elles laissent bien passer le méconium liquide du nouveau-né, mais qu'elles s'opposent au passage de masses plus dures, telles qu'on les rencontre souvent chez les enfants de quelques mois. Pour cette raison, l'anus vaginal ou vestibulaire devient, plus tard, dangereux pour la vie ; dès que l'enfant est un peu plus âgé et a des excréments plus solides, il y a rétention. Ce n'est que dans quelques cas rares qu'on a observé, dans la région vestibulaire, devant l'hymen, un anus tout à fait suffisant à la défécation.

L'anus fermé doit être ouvert artificiellement, pour qu'une évacuation régulière du gros intestin puisse avoir lieu. Lorsque la situation de l'ouverture extérieure est défectueuse, il faut transporter, autant que possible, l'extrémité du gros intestin à sa place normale. Lorsque le rétablissement d'un anus n'est pas possible, il faut faire la côlotomie (voy. p. 377) pour sauver l'enfant.

Lorsqu'il n'existe qu'une simple et mince cloison, ce qu'on appelle une atrésie membraneuse, on fait une incision et l'on maintient la plaie dilatée. Lorsque l'absence de l'intestin s'étend plus en profondeur, il faut faire une incision vigoureuse du périnée au coccyx, rechercher l'extrémité de l'intestin, l'ouvrir et la fixer aussi bien que possible à la région anale. Dans cette opération, appelée *proctoplastie*, il est nécessaire de ramener le rectum en bas et de l'unir par la suture à la peau, pour que la contraction cicatricielle ne donne pas lieu à un rétrécissement ou même à une occlusion du nouvel anus. On suit, dans ce cas, le principe applicable à toutes les opérations semblables, c'est que, pour éviter le rétrécissement ou l'occlusion, après une pareille incision, il faut réunir par suture la muqueuse avec les bords de l'incision cutanée. Cette réunion des téguments internes et externes se fait spontanément, lorsque la distance qui les sépare est faible ; mais plus la distance est grande, plus il est nécessaire de ramener la muqueuse au dehors et de la fixer par la suture. Dans un cas, comme le représente la figure 52, cette opération ne présentera pas de difficulté particulière. Mais si l'extrémité borgne est située à une profondeur de 2 centimètres et demi ou plus, sa recherche ne peut être faite que par une dissection minutieuse, (quelquefois avec excision du tissu graisseux) et en pénétrant lentement vers la profondeur, les bords de la plaie étant fortement écartés.

La *ponction avec le trocart* ne promet pas de succès durable ; les enfants meurent régulièrement quelques jours après cette opération ; car de cette façon on ne forme qu'un canal étroit qui suppurera et qui aura toujours une tendance de se rétracter. Outre cela, on aura toujours à craindre, en employant le trocart, l'infiltration du méconium dans le tissu cellulaire du bassin, quelquefois aussi la blessure du péritoine ou de la vessie.

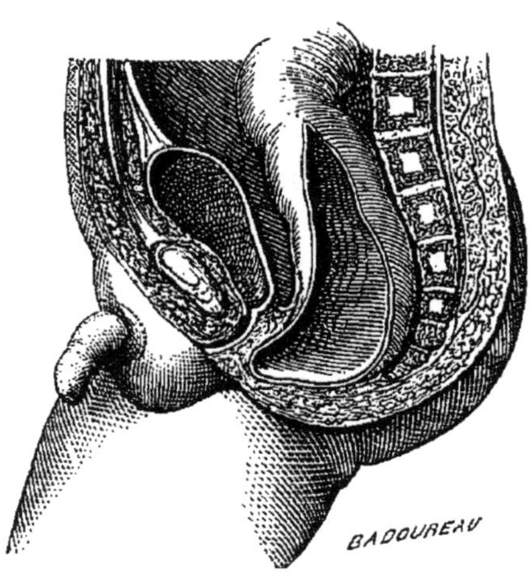


Fig. 52.

Lorsque l'anus s'ouvre au périnée ou au scrotum, dans le vagin ou le vestibule, le canal de l'urèthre, le col de la vessie, il faut faire une incision qui mette à nu l'extrémité du gros intestin ; sa partie inférieure sera séparée du vagin, du col de la vessie, de l'urèthre, et transplantée dans la région anale où elle sera fixée par des points de suture.

En cas d'anus *vestibulaire* (1), il ne suffira pas de fendre simplement le périnée et la région anale (comme on l'a fait souvent); de cette façon on verrait l'ouverture se refermer ou bien l'anus, s'il persistait, resterait béant. La seule méthode convenable, c'est de faire sur le raphé, à l'endroit où se trouve le sphincter, une incision allant de la région périnéale postérieure jusqu'au coccyx. En avant, on peut y ajouter une incision transversale, pour faire un T. Le gros intestin sera ouvert et attiré et, avec de petits ciseaux courbes, on coupe d'arrière en avant son insertion à

_________________

(1) J'ai eu occasion d'observer quatre fois l'anus vestibulaire, dont les auteurs ne font pas une mention spéciale; une fois je l'ai opéré avec succès par la méthode décrite ici.

l'orifice vaginal. (Évidemment, on enlève non- seulement la muqueuse, mais encore la couche musculeuse qu'on trouve intimement unie au releveur de l'anus.) L'extrémité de l'intestin ainsi
détachée est ensuite implantée par des sutures à la région anale.

En cas de communication avec le vagin, on doit faire, d'après
Dieffenbach, une incision qui fend la peau de la région anale et de
la région périnéale postérieure et qui met en même temps à nu
l'extrémité du rectum. On introduit dans le rectum, par le vagin,
une sonde cannelée recourbée. On ouvre ensuite le rectum et l'on
réunit par la suture les bords de cette ouverture à la partie postérieure la plaie cutanée. Plus tard, il resterait encore à fermer
l'ouverture fistuleuse du vagin. — D'après une autre méthode de
Dieffenbach, on fait une excision ovalaire dans la peau de la région anale, on met à nu l'extrémité du rectum et l'on fait une
incision transversale indépendante à la partie antérieure du périnée, par là on ouvre et l'on contourne immédiatement la partie
du gros intestin qui s'ouvre dans le vagin et on la sépare (avec
des ciseaux) du vagin. On attire ensuite l'extrémité de l'intestin
en arrière et on la fixe à la région anale par un nombre suffisant
de sutures entrecoupées. — Il faudrait suivre un plan tout à fait
analogue à ce dernier, lorsque le gros intestin s'ouvre dans
l'urèthre d'un enfant mâle.

Dans l'anus périnéal on suivrait le même procédé ; le canal
tout à fait inutile qui se trouve au périnée pourra être disséqué
et enlevé (comme je l'ai fait une fois avec succès).

Dans le cas très-remarquable et observé plusieurs fois déjà, où l'anus
est situé devant le scrotum ou même à la partie inférieure du pénis, et
où l'on trouve, au lieu d'un anus normal, un canal qui, derrière le raphé
des bourses, s'étend devant l'urèthre et s'ouvre à la partie inférieure
du pénis, Dieffenbach fit une section transversale du canal dans la région périnéale et implanta l'extrémité postérieure de l'intestin dans
une ouverture pratiquée à la région anale. Le bout antérieur fut abandonné à l'atrophie. South (*Chelius translated*, I, 329) ne fît qu'une
simple ouverture du rectum à la place normale et n'arriva à un résultat
passable qu'après avoir fait à quatre reprises différentes des incisions
pour agrandir le passage.

Lorsque l'intestin s'ouvre dans la vessie, il est difficile de sauver l'enfant, car le mélange continuel d'urine et de matières
fécales donne lieu à une cystite impossible à guérir. Ce n'est que
la côlotomie qui puisse donner quelque espoir de guérison.

L'opération de l'atrésie anale devient très- difficile, lorsqu'on n'est pas en état de reconnaître si l'oblitération remonte bien haut ou si, par une incision de la région coccygienne, on peut atteindre l'extrémité de l'intestin et l'attirer à l'extérieur. S'il n'existe pas dans la région anale de voussure ou de fluctuation, déterminées par l'accumulation du méconium dans la partie infé-rieure de l'intestin, Amussat recommande de faire une incision longitudinale à côté du coccyx, de pénétrer dans l'excavation du bassin et d'y chercher l'extrémité de l'intestin; si on ne la trouve pas, il n'y a plus que deux voies à suivre : ou bien on ouvre la cavité péritonéale au fond de la plaie et l'on cherche à attirer par cette ouverture le gros intestin, ou bien on fera un anus artificiel à la région inguinale ou lombaire. La première de ces opérations n'a pas encore été essayée jusqu'ici, elle présente un grand dés-avantage, c'est qu'on est loin d'être sûr de rencontrer et de reconnaître à cette profondeur l'extrémité du gros intestin, et de pouvoir le ramener à l'extérieur et l'ouvrir. — Quant à l'opé-ration de l'anus artificiel, voyez page 377.

*Exploration du rectum.* — On est souvent obligé d'intro-duire le doigt dans le rectum pour établir un *diagnostic.* Non-seulement les maladies du rectum lui-même, mais celles de la vessie et de l'urèthre, les tumeurs des vésicules séminales, des glandes de Cooper, de la prostate, ou des affections de l'utérus et du vagin ou des ovaires nous forcent souvent de faire le toucher rectal. Certains états morbides de la paroi du bassin, par exemple, les fractures des os du bassin, certaines maladies de la cavité cotyloïde, les tumeurs, les abcès, les exostoses, etc., doi-vent quelquefois être reconnues au travers du rectum. Si le rectum a beaucoup de laxité, on peut explorer par lui le pubis et même la paroi antérieure et inférieure de l'abdomen. Les artères du bassin peuvent être explorées en partie par cette voie; on sent la honteuse interne, l'artère hémorrhoïdale, etc.

Si l'on veut introduire le doigt un peu profondément dans le rectum, il rencontre souvent quelque résistance, une espèce de pli qui doit être évité. Ce pli correspond à l'endroit où s'insère le péritoine; souvent, il est assez résistant, de sorte que le doigt, après l'avoir dépassé, en est sensiblement gêné dans l'explora-tion des parties antérieures, surtout de la région vésicale chez l'homme. Du reste, ce pli n'est pas le seul obstacle que rencontre dans la profondeur du rectum le doigt où un instrument quelconque qu'on tente d'y introduire. Les plis de la muqueuse, qui se forment dans le rectum à l'état de vacuité, se pressent contre le doigt et rendent difficile de reconnaître la direction dans laquelle le canal se continue. Comme ces plis peuvent s'opposer même au doigt explorateur, on comprend facilement que tous les essais qu'on fait pour sonder le rectum avec des instruments élastiques ou solides doivent être très-incertains. Les instruments s'arrêtent dans les plis du rectum ou s'arc-boutent contre le promontoire ; on sent alors évidemment une résistance, et souvent on s'est trompé en prenant cette résistance pour un symptôme de maladie, par exemple pour un rétrécissement du rectum.

Pour reconnaître l'état de la surface interne du rectum ou pour se faciliter une opération dans cette partie, il faut posséder plusieurs espèces de *spéculum de l'anus*, auxquels on donne généralement la forme de tubes fermés en haut et ouverts seulement sur les côtés ou garnis d'une fenêtre. En effet, si le tube est ouvert à sa partie supérieure, on est facilement dérangé dans l'examen par les plis muqueux et le contenu de l'intestin qui se pressent dans l'instrument. Les bords de la fenêtre d'un pareil spéculum doivent être bien arrondis ou, mieux encore, repliés en dedans, pour qu'ils ne puissent pas excorier la muqueuse pendant qu'on tourne l'instrument autour de son axe longitudinal. Ordinairement, on donne au spéculum une forme cylindrique ; dans quelques cas, la forme conique est plus commode ; dans tous les cas, les spéculums coniques sont plus faciles à introduire. Dans quelques cas exceptionnels, on peut faire usage d'un spéculum à trois valves (de Weiss) ou d'un petit spéculum court à deux valves, semblables au spéculum bivalve de l'oreille ou au spéculum de la bouche, représenté à la page 213 ; c'est ainsi qu'on peut employer quelquefois le spéculum bivalve pour des enfants chez lesquels le spéculum ordinaire de l'anus serait trop grand. Si la saillie de la muqueuse entre les valves dérangeait l'examen, il faudrait ajouter à l'instrument des crochets plats qui s'opposeraient à cette saillie.

*Blessures du rectum.* — Les blessures du bord anal sont généralement peu graves, même lorsque tout le sphincter est divisé ; on observe un recollement facile sans employer la suture. Si le rectum est perforé au-dessus du sphincter ou du releveur de l'anus, de telle sorte que des gaz intestinaux ou des matières fécales entrent dans le tissu cellulaire du bassin, on a à craindre une inflammation dangereuse de ce tissu (périproctite). On pourrait être tenté, dans un cas semblable, d'introduire dans le rectum un tube qui permît au contenu du gros intestin un écoulement libre et continu ; mais, comme le plus souvent ce procédé n'est pas applicable (parce que le tube irrite trop ou se dérange et se bouche trop facilement), il ne reste guère d'autre moyen contre de pareilles accumulations internes de matières fécales et les abcès stercoraux, qu'une large incision de l'anus, qui anéantit pour quelque temps la contraction du sphincter. Dans les plaies du rectum par arme à feu, l'importance de cette règle est évidente. Si l'on n'incise pas l'anus, le trajet suivi par la balle se remplit de gaz intestinal et de matière fécale. — Quand le rectum est blessé pendant la taille latéralisée, la même règle est encore applicable. — La plupart des blessures du rectum sont de nature très-compliquée ; la vessie et l'urèthre peuvent être lésés en même temps. Chez la femme, il peut y avoir blessure du vagin (rupture du périnée, etc.), ou bien le péritoine, l'ischion, le sacrum, peuvent avoir été atteints simultanément avec le rectum par un instrument piquant ou un coup de feu.

*Corps étrangers dans le rectum.* — Les corps de nature très-diverse que le malade a avalés, tels qu'épingles, morceaux d'os, arêtes de poisson, peuvent se fixer au-dessus du sphincter, y prendre une position plus ou moins oblique et irriter, de cette façon, la paroi du rectum. Des épreintes douloureuses, en partie involontaires, sont la conséquence d'un pareil accident. Il faut se garder de croire trop vite à une affection hémorrhoïdale, lorsque les malades se plaignent de douleurs à l'anus et d'épreintes, et de laisser passer inaperçu un corps étranger, qui s'y est fixé peut-être d'une manière inaperçue.

Que les corps étrangers aient été directement introduits par l'anus ou qu'ils y soient venus par en haut, ils exigent souvent la *version*, pour arriver dans une position plus favorable lorsqu'ils se présentent transversalement ou la pointe tournée en avant. Un spéculum plein ou bivalve facilitera, dans certaines circonstances, la sortie de pareils corps.

Lorsque le rectum est relâché ou dilaté, il peut s'y former des masses de matières fécales durcies, que le malade ne peut pas chasser ; en même temps, il peut y avoir de la diarrhée. Ces *scybales* produisent, le plus souvent, chez le malade, une sensation de pesanteur ; mais cette sensation peut aussi manquer, et il arrive alors facilement que la cause réelle du mal, la koprostase, passe inaperçue, à cause du liquide moitié muqueux, moitié stercoral qui s'écoule en même temps par l'anus. Il ne faut donc pas se laisser induire en erreur par ce dernier symptôme ; au contraire, c'est précisément lui, c'est cet anus constamment souillé, qui doit nous engager à explorer cet organe. Les scybales irritent le rectum et y provoquent une hypersécrétion ; sans doute, elles sont aussi la cause de la sortie involontaire des mucosités, colorées par les excréments et ne s'écoulant parfois que goutte à goutte ; les masses s'avancent souvent jusque dans l'anus, de sorte que cette ouverture ne peut plus être complétement fermée, et cependant elles ne peuvent pas sortir. Il arrive même que de pareilles masses stercorales ferment l'anus à la manière d'une soupape à boule, comme Simpson l'a observé en premier lieu. Dans ce cas, rien ne part malgré les essais et les efforts même que fait le malade pour aller à la selle ; mais s'il reste tranquille, un peu de liquide stercoral s'écoule en même temps que la masse durcie. Il est évident que, dans ces cas, on ne peut guérir le malade qu'en écrasant et en faisant sortir ces matières.

De même que les masses durcies, d'autres corps étrangers peuvent obturer le rectum et donner lieu à des symptômes très-pénibles, à du ténesme, des coliques ou même aux accidents de l'iléus (voy. p. 297). On a surtout observé ces symptômes après l'ingestion d'une quantité immodérée de fruits avec leur noyaux ou leurs pepins, par exemple, de raisins, de cerises, etc. Les corps étrangers de cette nature se réunissent quelquefois dans le rectum en masses dures et stratifiées, et la contractilité de l'intestin ou les efforts des muscles abdominaux ne sont plus capables de les chasser par l'anus. Évidemment, les injections ne peuvent pas être d'un grand secours dans ces cas ; le conglomérat doit être évacué au moyen des doigts, ou d'une spatule ou d'une grande curette, etc.

*Inflammation de l'anus et du rectum.* — Le phénomène le plus remarquable auquel donne lieu l'inflammation de l'anus, c'est le *prolapsus inflammatoire* de ce dernier. Le plus souvent, ce ne sont que quelques plis de la surface cutanée ou muqueuse qu'on voit former à la suite de leur gonflement inflammatoire une petite petite tumeur ou qui sont poussés hors de l'anus ; mais il arrive aussi que tout le bord de l'anus forme un gonflement annulaire, ou qu'un large anneau de muqueuse gonflée sort par l'ouverture anale. Généralement, on s'est représenté le mécanisme des prolapsus inflammatoires de la manière suivante : la muqueuse, chassée pendant les efforts en dehors de l'anus, ne pourrait plus revenir par suite de contraction du sphincter ;

22.

mais, lorsqu'on observe attentivement ces prolapsus, on peut se convaincre facilement que le gonflement de la muqueuse en est la condition essentielle, et que la saillie de la muqueuse anale doit être considérée plutôt comme un *renversement inflammatoire*, semblable à l'ectropion inflammatoire (chémotique) ou sarcomateux de l'œil. La muqueuse gonflée par l'inflammation forme de grands plis épais, qui sont pressés les uns contre les autres dans ce tube musculaire, et provoquent chez le malade la sensation d'un corps étranger et le besoin d'aller à la selle. Ces plis gonflés dilatent également le sphincter et l'empêchent de fonctionner; ils sortent alors par l'anus, parce qu'ils n'ont plus la place nécessaire dans son intérieur; pour cette raison, on les voit aussi ressortir immédiatement où peu de temps après la réduction, La partie renversée en dehors est, il est vrai, comprimée un peu à sa base et gonflée dans sa partie libre; elle peut même se gangréner par suite de la stase inflammatoire, mais il ne nous est pas permis de conclure de là qu'il existe un véritable étranglement. Si l'inflammation cesse, les plis dégonflés rentrent d'eux-mêmes.

D'ordinaire, ce n'est pas la muqueuse seule, mais surtout le tissu sous muqueux qui est le siége de la maladie dans ces prolapsus inflammatoires du rectum. L'exsudat est de nature séreuse et se résorbe le plus souvent en peu de temps; mais, si la maladie est négligée, les plis muqueux du bord anal passent à un état œdémateux chronique, ou à un épaississement hypertrophique qu'on désigne par le nom de *chute du rectum* (voy. p. 404). Il est rare que la suppuration et la formation d'abcès dans le tissu sous-muqueux viennent s'ajouter au prolapsus inflammatoire. On rencontre souvent, dans ces cas, une dilatation variqueuse des veines, mais elle ne doit pas être considérée comme la cause essentielle ou constante de pareilles saillies, comme on l'a fait souvent. Dans certains cas, ces varicosités du prolapsus doivent plutôt être considérées comme la conséquence de la position anormale des parties.

Quelques cliniciens ont pris l'habitude de considérer toute chute inflammatoire du rectum comme un bourrelet hémorrhoïdal, et cependant ce nom ne doit être appliqué qu'à une partie et même à une très-petite partie des cas de ce genre. C'est à tort surtout que l'on a compté les chutes inflammatoires du rectum, chez les femmes en couches, parmi les gonflements hémorrhoïdaux.

*L'inflammation superficielle* du bord interne de l'anus entraîne souvent ces crevasses particulièrement douloureuses qui, depuis Boyer, ont été souvent décrites et traitées comme une maladie particulière, sous le nom de *fissures à l'anus*. Le mal consiste essentiellement en une affection de la couche superficielle de la peau; l'irritation du sphincter vient seulement s'y ajouter comme une espèce de phénomène réflexe. Pour le traitement de cette maladie, voyez page 408.

Les inflammations de la *marge de l'anus* sont quelquefois une suite de malpropreté. — Chez les personnes obèses il suffit souvent du simple frottement déterminé par la marche pour donner lieu à une inflammation douloureuse du bord de l'anus. — Si l'on se coupe les poils qui entourent l'orifice, tout près de ce dernier, les bouts frottent à l'instar d'une brosse et occasionnent parfois une inflammation de la peau.

On a vu quelques cas de *blennorrhagie* du rectum par infection directe avec le virus blennorrhagique.

Si l'inflammation de la muqueuse du rectum se communique au tissu cellulaire profond qui entoure le rectum; on doit généralement s'attendre à une *formation d'abcès*. Il y a lieu de redouter alors des fistules à l'anus ou même une suppuration qui remonte le long du rectum, une périproctite.

Si l'on excepte le cancer, les *ulcères* sont rares sur la muqueuse du rectum. Quelquefois, cependant, elle devient le siége d'une ulcération dysentérique, scrofuleuse et tuberculeuse, lupeuse ou syphilitique secondaire. — Le même processus qui amène les ulcères dits diarrhéiques du côlon paraît aussi pouvoir atteindre la muqueuse du rectum. — Il existe aussi une dysenterie puerpérale (pyohémique) du rectum. — L'ulcération peut aussi être l'effet d'une affection hémorrhoïdale de la muqueuse rectale. L'ulcération peut se manifester très-superficiellement en montrant le caractère de l'érosion, mais elle peut aussi décoller la muqueuse et même perforer la tunique musculaire.

Les ulcères du rectum peuvent passer facilement inaperçus, si l'on se contente de la description vague donnée par un malade qui se plaint d'un peu d'écoulement purulent ou de douleurs en allant à la selle, et qu'on néglige l'examen local. On peut les confondre avec le cancer, et l'on a vu de ces ulcères ainsi confondus avec le cancer et qui, peut-être, n'étaient que des ulcères scrofuleux ou variqueux, guérir sous l'influence d'un traitement à l'iodure de potassium, à l'huile de foie de morue, au nitrate d'argent, etc.

Les grands ulcères du rectum entraînent le danger d'un *rétrécissement* de ce canal (page 410). — Les ulcères qui minent la muqueuse du rectum peuvent occasionner des cicatrices en ponts ou en lanières. — Quelquefois, on voit une végétation polypeuse de la muqueuse s'élever du centre d'un ulcère annulaire; cette formation s'explique par le ratatinement du fond de l'ulcère tout autour d'une partie isolée, d'une sorte d'îlot de la muqueuse. C'est le processus dysentérique qui entraîne principalement ces conséquences. — Les ulcères qui siégent au bord interne de l'anus, dans le domaine du sphincter, peuvent même, en étant petits et superficiels, déterminer les plus hauts degrés de l'affection connue sous le nom de *fissure à l'anus* (voy. p. 408).

Le traitement des *processus inflammatoires* qui se passent dans le rectum et l'anus ne se distingue par aucune particularité bien remarquable. La réduction de la chute inflammatoire de l'anus n'offre guère d'avantages, ainsi que nous l'avons vu. Le repos au lit, la propreté, l'application de compresses froides quand les douleurs sont bien aiguës, l'administration de l'opium contre le ténesme, le soin de procurer des selles molles, la défense des aliments végétaux, les lavements émollients, telles sont les prescriptions qui coulent pour ainsi de source. — Si l'on veut agir localement sur la muqueuse malade, par exemple sur des ulcères, on peut le faire en se servant du spéculum ani, à moins qu'une trop grande sensibilité n'en rende l'application trop pénible. Pour introduire des onguents dans le rectum, on peut remplir avec l'onguent l'extrémité d'une grosse sonde ou un tube de conformation analogue, et pousser ensuite le contenu dans le rectum au moyen d'un petit piston qui s'engage dans le tube.

Un remède interne, qui semble doué d'une certaine spécificité locale sur la muqueuse du rectum, c'est le *poivre*. Le poivre blanc, le remède par excellence des Anglais (Brodie et autres) contre les gonflements hémorrhoïdaux, partage cette action spécifique avec le piment. Ces deux substances agissent sur le rectum, à peu près comme le cubèbe et le copahu sur la muqueuse de l'urèthre.

*Abcès au rectum.* — Les abcès de la région anale se font, soit dans le tissu sous-muqueux, soit dans le tissu sous-cutané, soit dans la couche celluleuse profonde, sous-aponévrotique, qui environne le rectum et occupe surtout un large espace sur les deux côtés de l'anus, dans les fosses ischio-rectales.

Ces abcès peuvent atteindre un très-grand volume, remplir

presque tout le bassin et même, en s'étendant latéralement, une partie des fesses; le rectum peut même être tout à fait entouré de tissu cellulaire enflammé et complétement baigner dans le pus. On a donné à cet état le nom de *périproctite*.

Il est rare que des abcès se développent au-dessus du muscle releveur de l'anus, et ce n'est que par exception qu'une suppuration se développe entre le rectum et le sacrum ou près du fond de la vessie et des vésicules séminales, et fuse de là vers la région anale. (Les abcès provenant de la tubérosité de l'ischion ou de l'échancrure sciatique ou de n'importe quel point de la paroi pelvienne portent le nom d'abcès du bassin et non d'abcès du rectum. Les abcès qui s'étendent de l'urèthre au voisinage du rectum sont connus sous le nom de *fistule périnéale*.)

Des follicules et des glandes sudoripares ulcérés, des extravasats hémorrhoïdaux suppurés, des corps étrangers qui se fixent entre les plis de la muqueuse, en outre des dépôts tuberculeux, furonculeux, métastatiques, etc., enfin, l'inflammation sympathique du tissu cellulaire dans les affections de la muqueuse : telles sont les causes des abcès du rectum.

Les abcès de la *région anale externe*, qui se développent dans le tissu cellulaire si abondant des fosses ischio-rectales, en dehors du sphincter, s'ouvrent facilement en dedans, la muqueuse étant perforée au-dessus du sphincter, et une communication pouvant ainsi se former entre le rectum et la cavité de l'abcès. Pour éviter cette communication, il faut ouvrir l'abcès de bonne heure, à côté de l'anus, et empêcher l'ouverture de se fermer jusqu'à ce que le foyer de l'abcès soit guéri. Si l'on ouvre tard un abcès de ce genre, quand déjà la peau et la muqueuse du bord de l'anus ont été minées dans une étendue considérable, la guérison devient naturellement plus difficile. Dans cet état, la maladie est généralement connue sous le nom de *fistule externe du rectum*.

Dans les abcès de la région anale, tout comme dans les autres suppurations sinueuses ayant pour effet un décollement de la peau ou de la muqueuse, on peut être forcé de fendre la partie minée et même d'exciser les parties membraneuses qui semblent devenues impropres à la reprise. Si l'abcès remonte à une certaine distance le long de la paroi décollée du rectum, il ne suffit pas toujours de faire une incision à côté de l'anus pour amener la guérison, mais il faudra fendre en long l'anus lui-même, surtout le sphincter et peut-être même une partie du rectum, afin que l'abcès arrive à se fermer. On peut admettre que les contractions du sphincter anal, en empêchant le bord de l'anus de contracter une adhérence avec la paroi latérale de l'abcès, s'opposent à la guérison, et que c'est encore là une raison pour laquelle on fait bien de diviser le sphincter. Pour faire cette opération, on introduit dans le rectum un spéculum ouvert d'un côté ou un gorgeret de bois, et l'on fend ensuite, sous la protection de cet instrument, la partie correspondante de l'anus, à partir de la cavité purulente. Dans les cas difficiles, on peut se servir, pour faire l'incision, d'une sonde cannelée que l'on introduit dans le trajet purulent et que l'on pousse contre le spéculum ou le gorgeret qui séjourne dans le rectum.

Les abcès de la région anale, qu'ils soient superficiels ou qu'ils viennent de la profondeur du bassin ne doivent du reste être opérés de la manière que nous venons d'indiquer qu'autant qu'ils présentent le caractère d'une suppuration *décollant* l'anus ou le bout du rectum. Il se présente quelquefois des abcès fistuleux à côté du rectum et dont le mécanisme est tout autre, l'obstacle à la guérison ne consistant pas ici dans le décollement de la peau ou de la muqueuse, ou de la paroi entière du rectum, mais dans l'étroitesse ou dans la disposition valvulaire de l'ouverture de l'abcès elle-même. Dans ces derniers cas il suffit, pour amener la guérison, de dilater ou de maintenir ouvert l'orifice de l'abcès.

*Fistules du rectum.* — Les abcès qui se développent au rectum et au bord de l'anus peuvent s'ouvrir de trois manières et, par conséquent, représenter trois espèces de trajets purulents qui ont reçu le nom de fistules complètes, fistules borgnes internes et fistules borgnes externes. La fistule du rectum, appelée aussi fistule à l'anus, est *complète* quand le trajet purulent se termine par deux orifices dont l'un est au rectum, l'autre à la peau. La *fistule borgne interne* est un trajet fistuleux qui s'ouvre dans l'intestin et se termine en cul-de-sac dans le tissu cellulaire. Quand un abcès situé à côté de l'anus n'a qu'un orifice fistuleux extérieur sur la peau, la fistule est appelée *fistule borgne externe*. Les deux premières espèces peuvent être compliquées par la pénétration d'une partie du contenu de l'intestin dans leur intérieur.

Les trajets purulents communiquant avec le rectum, offrent, en outre, de nombreuses variétés. Ils sont simples ou multiples, superficiels ou profonds, droits ou tortueux, en zigzag ou contournant l'anus en demi-cercle, souvent accompagnés d'un décollement du sphincter ou de la muqueuse, ou même de la peau.

qui peut être perforée en plusieurs endroits; enfin, il peut se former des trajets borgnes qui suivent diverses directions. On a quelquefois de la peine à trouver l'orifice interne et, dans les cas où avec la sonde et le doigt introduit dans le rectum on n'arrive pas à trouver l'orifice, on peut être forcé de recourir au spéculum ou aux injections.

Les fistules complètes du rectum guérissent rarement seules. Le contenu de l'intestin, gazeux, liquide ou composé de parcelles solides, pénètre trop facilement dans la cavité de l'abcès et provoque constamment des inflammations nouvelles. Le pus, mêlé de ces substances, se décompose d'autant plus vite, d'où résulte une suppuration ichoreuse et une exacerbation inflammatoire. Ajoutez à cela le décollement souvent très-étendu de la membrane, l'étroitesse et l'état valvulaire de l'ouverture fistuleuse, enfin la résistance du sphincter. Le décollement et l'arrêt de la nutrition, qui en est une conséquence, empêchent la reprise de la membrane, tout comme cela arrive en pareil cas dans d'autres parties du corps. D'ailleurs les contractions du sphincter s'opposent de leur côté à un contact régulier des parties qui doivent se réunir. Si la suppuration se prolonge, la callosité de la paroi de l'abcès ou la torpidité de la surface purulente qui a pris jusqu'à un certain point le caractère d'une membrane muqueuse, enfin une certain accoutumance des parties à la suppuration forment un obstacle qui s'oppose de plus en plus à la guérison. S'il existe une dyscrasie, si, comme cela arrive si souvent, la suppuration a eu pour point de départ une tuberculose, la difficulté de la guérison du trajet fistuleux se conçoit encore plus facilement.

Le vieux préjugé de l'imminence d'une tuberculose après l'opération de la fistule à l'anus trouve une explication toute simple dans ce fait que bien des individus, malgré la guérison de leur fistule, souvent de nature tuberculeuse, contractent encore une phthisie pulmonaire.

Pour vaincre les obstacles mécaniques qui s'opposent à la guérison, le moyen le plus simple est de *fendre* le trajet fistuleux. La division se fait généralement, comme en d'autres endroits du corps, à l'aide du bistouri boutonné, ou des ciseaux, ou de la sonde cannelée et du bistouri pointu. Ainsi on conduit par exemple une sonde cannelée légèrement recourbée à travers le trajet jusque dans le rectum et on le fait ressortir par l'anus; sur cette sonde on fait glisser la pointe de l'instrument tranchant et l'on divise tout ce qui se trouve au devant. Comme l'ouverture extérieure se trouve ordinairement située très-bas, tout près du sphincter, ce procédé simple avec la sonde cannelée est en général des plus faciles à exécuter. Dans beaucoup de cas il est plus facile encore d'introduire un bistouri boutonné courbe à travers la fistule, jusqu'au doigt porté dans le rectum et de faire l'incision en ramenant l'instrument en avant, l'extrémité mousse appuyée contre le doigt.

En cas de fistule étroite, difficile à sonder, j'ai souvent, pour ne pas perdre de nouveau le trajet heureusement trouvé, fendu la fistule avec le bistouri convexe, sur la sonde cannelée.

Quand la fistule est trop étroite pour le bistouri boutonné et remonte en même temps à une certaine hauteur, on peut introduire une sonde cannelée dans le trajet fistuleux et en même temps un gorgeret ou un spéculum présentant une ouverture latérale dans le rectum ; ensuite, les deux instruments étant fortement appuyés l'un contre l'autre, on fend les parties avec beaucoup de sûreté sur la sonde cannelée. On reconnaît que tout est bien divisé lorsque la sonde cannelée et le gorgeret peuvent être retirés ensemble dans la position qu'on leur avait donnée pour faire l'incision.

Il est quelquefois nécessaire de faire encore d'autres incisions, par exemple parallèlement à l'anus ou dans la direction de la fesse. Quelquefois plusieurs trajets fistuleux remontent le long du rectum ou un seul et même trajet communique avec le rectum par plusieurs ouvertures situées les unes au-dessus des autres ou les unes à côté des autres. Quand quelques parties membraneuses décollées se montrent amincies et atrophiées on fait bien de les enlever tout à fait vu qu'elles ne reprennent cependant plus, mais se ratatinent lentement et mettent obstacle à la guérison. Il faut du reste bien distinguer dans ce cas entre le décollement du rectum lui-même et le simple décollement de la peau ou de la muqueuse. On ne sera guère dans le cas d'exciser une partie du rectum. Il arrive assez souvent que le rectum se montre décollé encore à une certaine distance au-dessus de la perforation fistuleuse; mais jamais on n'est forcé de diviser encore cette partie de la paroi rectale. Toutes les fois que cela est possible il faut éviter. à cause de l'hémorrhagie, de faire une incision profonde remontant bien haut sur la paroi du rectum. — Quelquefois il peut être utile de ne pas fendre à la fois tous les trajets sinueux, mais de laisser à un trajet le temps de se cicatriser avant d'en entamer un autre.

Si la fistule est borgne *interne*, il faut fendre la peau extérieure qui couvre la cavité de l'abcès avant d'attaquer le trajet fistuleux. A cet effet on peut laisser la cavité bien se remplir de pus pour pouvoir d'autant mieux l'atteindre du dehors, ou bien on y introduit directement, par l'orifice interne, une sonde cannelée, sur laquelle on fend avec le bistouri concave la paroi du trajet purulent.

Quant à l'opération de la *fistule* dite *externe* du *rectum*, voyez p. 394.

L'opération de la fistule à l'anus, si facile dans la plupart des cas, peut cependant être rendue difficile par l'agitation, par la sensibilité et par la résistance du malade. L'emploi du chloroforme est donc indiqué dans ces conditions.

Après la division de la fistule à l'anus, il n'y a généralement aucun traitement consécutif à instituer. La guérison se fait par resserrement cicatriciel, par atrophie de la surface suppurante, absolument comme après la division de n'importe quel autre trajet fistuleux sous-cutané. Dans quelques cas il est nécessaire de mettre un peu de charpie huilée dans la plaie pour empêcher la réunion par première intention des surfaces séparées. Quand cette réunion est à craindre, ou bien plus tard, quand le ratatinement du trajet fistuleux, transformé en gouttière, marche trop lentement, il y a lieu de toucher avec le crayon de nitrate d'argent.

La *ligature* de la fistule du rectum mérite la préférence sur la division avec le bistouri quand il y a danger d'hémorrhagie, quand l'ouverture interne est située très-haut ou bien quand on a affaire à des malades très-pusillanimes qui ne peuvent pas se décider à se laisser opérer au bistouri. On introduit un fil d'argent flexible ou une anse de fil; pour exécuter ce temps de l'opération on se sert de divers genres de sondes percées d'une ouverture, de sondes élastiques, de cordes à boyau ou de la sonde de Belloc, etc. Ensuite on arrive à couper successivement les parties en serrant de plus en plus la ligature. Selon le plus ou moins d'épaisseur et de sensibilité des parties, le traitement est long et douloureux, ou court et exempt de douleur.

Il peut être utile de *combiner la ligature avec l'incision*, en incisant, par exemple, la partie extérieure et en divisant ensuite les parties situées plus à l'intérieur au moyen d'une ligature, pour éviter une hémorrhagie qui pourrait provenir d'une artère située plus haut et dont on a senti les battements.

*Hémorrhoïdes.* — Les phénomènes qui dépendent d'une accumulation du sang dans la muqueuse du rectum ont été réunis sous le titre d'hémorrhoïdes. Ces phénomènes sont de trois espèces : 1° hémorrhagies de l'extrémité inférieure du côlon et dont quelques-unes ont un caractère analogue à celui de l'épistaxis, peut-être même à celui de l'hémorrhagie menstruelle; souvent les individus se sentent soulagés de certaines souffrances abdominales quand ces hémorrhagies se présentent, et la perte de sang est quelquefois périodique ; 2° gonflement inflammatoire et œdémateux de la muqueuse du rectum et surtout de l'anus ainsi que du tissu sous-muqueux (p. 389). C'est à tort que l'on désigne ces gonflements et inflammations du nom de tumeurs hémorrhoïdales, attendu que dans ces cas la stase veineuse ne peut pas être démontrée et qu'elle n'est même pas probable. Une partie de ces gonflements est plutôt de nature aiguë, fluxionnaire ; le gonflement œdémateux aigu d'un pli de la muqueuse du bord anal s'observe principalement chez les femmes en couches, ensuite chez les individus sujets à la constipation habituelle ou chez ceux qui ont fait abus des boissons alcooliques. Ces gonflements peuvent laisser à leur suite un relâchement de la muqueuse, qui, à un degré plus prononcé, est appelé chute de l'anus (p. 402); 3° les *tumeurs hémorrhoïdales* proprement dites sont des dilatations vasculaires, des gonflements variqueux qui poussent la muqueuse au-devant d'eux, en agrandissent et allongent les plis et affectent ainsi la forme de nodosités arrondies. Ces nodosités s'observent tantôt en dehors du sphincter et portent alors le nom d'*hémorrhoïdes externes*, tantôt en dedans et reçoivent alors le nom d'*hémorrhoïdes internes*. Quand elles siégent directement sur le bord qui sépare la peau de la muqueuse on les appelle *hémorrhoïdes moyennes* ou *intermédiaires*. On ne doit pas se figurer ces tumeurs hémorrhoïdales comme constituées par de simples gonflements veineux; le tissu conjonctif est dans ces cas souvent le siége d'une infiltration séreuse et d'un développement hypertrophique ; souvent aussi les petites artères sont dilatées en même temps et ce sont précisément ces dilatations artérielles et la tendance aux hémorrhagies qui en est la conséquence, qui forment un des principaux objets du traitement.

Quand les tumeurs sont déjà anciennes, la muqueuse se montre assez souvent épaissie et devient quelquefois le siége d'une végétation papillaire d'un rouge écarlate, en même temps le tissu cellulaire sous-muqueux est hypertrophié. Ce sont là des cas auxquels on peut parfois appliquer avec tout autant de raison le nom de prolapsus. On ne doit donc leur donner le nom d'hémorrhoïdes qu'autant que ces tumeurs renferment des vaisseaux dilatés, tandis qu'il y a chute ou prolapsus quand la muqueuse est relâchée, allongée et descendue sous le niveau de l'orifice.

La disposition anatomique des plis du rectum, la formation de plis longitudinaux avec intersection transversale, comme on les rencontre sur cette muqueuse, la possibilité du glissement de la muqueuse de haut en bas, glissement qui correspond au raccourcissement du rectum par action musculaire, telles sont les conditions qui expliquent le mécanisme de ces plissements noueux. Il peut se développer plusieurs nodosités les unes à côté des autres ou les unes derrière les autres, ou bien toute la circonférence de la muqueuse peut former un bourrelet circulaire.

Les nodosités hémorrhoïdales se montrent à l'état de tumeurs tubéreuses ordinairement d'un bleu rouge, implantées sur une base tantôt large, tantôt mince et pédiculée. Leur grandeur varie; on trouve les nodosités plus ou moins remplies de sang. Les hémorrhoïdes internes sont poussées en avant dans la défécation et il faut ensuite les réduire. Elles donnent souvent la sensation trompeuse d'un corps étranger et provoquent le ténesme.

Lorsque la paroi des vaisseaux et la muqueuse qui les couvre s'amincissent par trop ou s'érodent, les vaisseaux peuvent se rompre, surtout sous l'influence d'un engorgement et d'une tension augmentée et du frottement déterminé par les selles : il se produit alors des *hémorrhagies*. Les hémorrhagies de cette espèce, quand elles reviennent par trop souvent, par exemple à chaque selle, prennent quelquefois un caractère dangereux. Elles peuvent entraîner une anémie extraordinaire et il ne faut pas les confondre avec les écoulements sanguins inoffensifs et soulageant même le patient, dont il a été question plus haut, p. 398.

Souvent il se forme dans les veines dilatées du rectum des *caillots* solides, comme on les rencontre dans d'autres vaisseaux variqueux. Ces caillots peuvent aussi se former dans le tissu cellulaire, aux environs d'un vaisseau qui s'est rompu. — Quelquefois les nodosités *s'enflamment* et suppurent ; les caillots sont éliminés par la suppuration et le bouton peut s'affaisser et se ratatiner.— Un bouton interne, prolabé, peut, s'il n'est pas réduit à temps, se tuméfier par arrêt de la circulation et s'étrangler. Il y a lieu de craindre l'ulcération et la gangrène de la partie ainsi étranglée.

Naturellement le *traitement des hémorrhoïdes* se modifie selon qu'on a affaire à des boutons internes ou externes, enflammés, chroniquement tuméfiés, ulcérés, saignants. Pour les boutons enflammés, on fait souvent le mieux de les *ouvrir ;* en effet, s'ils renferment des caillots sanguins, il vaut mieux évacuer ces caillots que d'en attendre la fonte purulente. — Les boutons étranglés sont à réduire ; quelquefois il faut d'abord les soumettre à une compression pour pouvoir opérer la réduction. Si déjà ces boutons sont en voie d'ulcération gangréneuse, on fait bien de les laisser se dégonfler. Les boutons saignants exigent souvent l'emploi de moyens hémostatiques. Si l'eau froide et les injections astringentes ou l'application du perchlorure de fer ne suffisent pas, il faut faire la ligature ou appliquer le cautère actuel.

Les tumeurs hémorrhoïdales qui donnent lieu à des hémorrhagies opiniâtres et qui occasionnent de vives souffrances doivent être extirpées par une opération ; il faut les détruire sur place ou en faire l'ablation.

Pour rendre les boutons internes apparents, lorsqu'il s'agit d'opérer, on fait donner au malade un lavement et on l'engage à faire un effort comme pour aller à la selle. Un gros bourrelet de charpie ou une éponge, qu'on introduit dans le rectum et qu'on attire ensuite au moyen d'un fil qui s'y trouve attaché, peut également être utilisé pour faire saillir et maintenir saillants les boutons hémorrhoïdaux. Afin que le malade ne puisse pas rendre l'opération trop difficile en faisant agir le sphincter, il y a lieu d'employer le chloroforme comme d'ailleurs pour toutes les opérations un peu difficiles qui se pratiquent sur le rectum.

Avant d'opérer il faut avoir soin de bien vider l'intestin ; le malade ne doit se nourrir que d'aliments légers et de facile digestion.

Si l'on veut extirper les boutons, il faut prendre les précautions nécessaires pour prévenir une hémorrhagie, surtout lorsqu'il s'agit d'hémorrhoïdes internes. On peut traverser la base de la tumeur avec une aiguille garnie d'un fil double et faire ensuite la ligature à droite et à gauche avant de réséquer la partie saillante, ou bien on fait passer des aiguilles garnies de fils par la base de la tumeur, ensuite on enlève cette dernière et l'on se sert des fils pour fermer la plaie par une suture ordinaire. Les boutons externes doivent être extirpés d'après cette dernière méthode, car les étreindre dans une ligature serait trop douloureux, et l'hémorrhagie n'est pas non plus autant à redouter que s'il s'agissait d'hémorrhoïdes internes.

Si l'on coupe des boutons d'hémorrhoïdes internes sans s'être assuré de leur base, il peut se produire par la plaie une forte hémorrhagie interne qui cependant, à raison de l'accumulation du sang dans le côlon, passe facilement inaperçue, et il est difficile d'opposer à cette hémorrhagie des mesures efficaces. Le tamponnement du rectum offre très-peu de garanties contre ce genre d'hémorrhagie, et la ligature ou la cautérisation de l'endroit saignant est alors entourée de grandes difficultés ou devient même impossible à exécuter une fois que les parties se sont retirées dans la profondeur du rectum.

Le *tamponnement* du rectum avec de la charpie, en cas d'hémorrhagie, offre du reste cet inconvénient que la présence d'un tampon épais dans le rectum force le malade à faire des efforts involontaires pour expulser le corps étranger. Cependant, dans les cas où le tamponnement ne peut être évité, lorsque, par exemple, le malade ne consent pas à se laisser cautériser, il faut pousser aussi haut que possible dans le rectum un épais bourdonnet de charpie auquel s'attachent deux fils entre lesquels on tasse de nombreuses petites boulettes de charpie, enfin on fixe encore extérieurement, entre les deux fils une boulette plus épaisse sur laquelle on noue les fils pour maintenir le tampon attiré vers le bas, contre le sphincter. Un morceau de toile ou de vessie que l'on pousse dans le rectum à la manière d'un doigt de gant et que l'on bourre ensuite de charpie peut remplir le même office. Afin que le contenu de l'intestin, les vents, aient un libre échappement, on peut faire usage d'une petite canule qui traverse le petit sac de toile ou la vessie (canule en chemise).

La cautérisation des tumeurs hémorrhoïdales se fait le mieux à l'aide de la pince à ailes de Langenbeck. De cette manière on peut y procéder d'une manière très-sûre et très-efficace, et cette méthode a obtenu dans ces derniers temps une juste faveur. On saisit les boutons avec une pince à mors droits convenablement disposée pour pouvoir mieux les attirer; ensuite on applique la pince de Langenbeck derrière la pince à mors droits et l'on brûle le bouton avec un fort cautère jusqu'à sa base. L'opération n'est pas très-douloureuse, le malade ayant peu de sensibilité dans la partie étreinte par la pince et privée de circulation (du reste la muqueuse du rectum est en général fort peu sensible, et il n'y a que la peau extérieure de l'anus qui le soit à un haut degré); l'opération est en outre très-sûre, la pince à ailes mettant les parties circonvoisines complétement à l'abri et n'exposant au contact du fer rouge que les parties que l'on veut réellement toucher ; enfin, la méthode est très-efficace en ce sens que rien n'empêche de détruire complétement le bouton saisi. En effet, la pince à ailes ne laissant plus arriver du sang nouveau dans la tumeur, le fer n'est pas éteint par l'affluence du sang, et le bouton se dessèche et se carbonise immédiatement au contact du métal chauffé à blanc.

Jamais je n'ai été dans le cas d'employer l'*écraseur de Chassaignac* pour faire tomber un bouton hémorrhoïdal. En effet, les raisons suivantes m'empêchent de reconnaître à cet instrument des avantages bien positifs : 1° Le danger de l'hémorrhagie n'en étant pas sûrement écarté la ligature et la cautérisation me semblent préférables ; 2° le danger de la pyohémie n'est pas diminué par l'écrasement, car la pyohémie dépend bien plutôt d'influences miasmatiques que des méthodes opératoires ; 3° l'écrasement dure beaucoup plus longtemps que les autres procédés ; 4° on ne peut pas suivre avec l'écraseur exactement la ligne sur laquelle on veut faire la division. Quelquefois il enlève plus qu'on ne voudrait, d'autres fois moins.

Contre l'ablation des tumeurs au moyen de l'*anse galvano-caustique* de Middeldorpf on peut faire valoir les mêmes raisons que contre l'emploi de l'écraseur. Cette méthode n'est pas très-sûre ; elle ne met pas non plus à l'abri de l'hémorrhagie qui est ensuite difficile à arrêter ; d'un autre côté le procédé est très-embarrassant, et l'on agit bien plus librement avec des aiguilles et des ciseaux qu'avec l'appareil galvano-caustique si compliqué.

Dans certains cas légers, le choix de la méthode peut être assez indifférent. Ainsi le badigeonnage avec l'*acide nitrique* concentré, dont quelques auteurs font un grand éloge, a peut-être rendu quelques services contre les petits boutons et excroissances. Mais il est évident que ce caustique, si le malade ne se tient pas tranquille, peut couler à côté, et si le bouton contient beaucoup de sang il n'aura qu'une action très-faible et très-superficielle. La même remarque s'applique à la *potasse caustique*.

*Prolapsus, chute de l'anus.* — Page 389, il a été question de la chute de l'anus. Ce qu'on entend généralement par chute de l'anus, c'est le gonflement chronique, l'allongement et l'hypertrophie des plis de la muqueuse situés près de l'anus, conditions sous l'influence desquelles ces plis s'agrandissent à un tel point qu'ils pendent continuellement dehors ou s'échappent à chaque effort. Par la défécation ils sont chassés hors de l'anus ou bien, si déjà ils pendent hors de cet orifice, le prolapsus est rendu plus fort. Plus le sphincter et la peau extérieure se relâchent, plus la chute ou l'agrandissement de cette dernière se produit facilement.

Si dans la partie saillante le sphincter de l'anus produit un arrêt de la circulation, ou bien si cette partie enfle par le fait d'une nouvelle inflammation, ce sont autant de causes qui contribuent encore pour leur part à exagérer le mal.

Pour le traitement de la chute chronique ou habituelle, il faut, avant tout, empêcher les selles trop dures et régler le régime des individus. Après chaque selle on a soin de réduire soigneusement le prolapsus. Une bande en T avec un plumasseau de charpie ou avec une pelote de caoutchouc : ou bien un ressort qui s'attache, en arrière, à une ceinture d'acier faisant le tour du bassin, et qui supporte une pelote élastique à son extrémité libre, tels sont les moyens qui peuvent rendre de bons services pour soutenir l'anus. Un pessaire en poire, qu'on introduit dans le rectum, peut encore presser un peu les plis de la muqueuse contre la paroi et les rendre plus petits ou au moins mieux les retenir. — Les plis relâchés ou chroniquement gonflés de la muqueuse peuvent aussi être excités à se contracter par l'application du nitrate d'argent ; mais il est évident que l'on ne doit espérer un résultat de ce remède que dans les degrés légers et au commencement de l'affection. — D'après Dupuytren on pourrait remédier au relâchement et à la dilatation de l'anus en excisant plusieurs des plis de la peau qui en environnent le bord, parce que de cette manière l'anus se resserrerait pendant la cicatrisation, et qu'ainsi la saillie des plis de la muqueuse serait rendue plus difficile. Cette opération est un moyen simplement palliatif, comme l'épisiorrhaphie dans la chute de l'utérus ; cependant elle offre parfois cet avantage que l'effet de l'inflammation se propage plus haut et que la résolution du gonflement chronique en est le résultat.

Cependant, tous ces remèdes restent souvent sans effet, surtout dans les cas déjà anciens, et il n'y a pas autre chose à faire alors que de tenter la *cure radicale*. Celle-ci consiste dans l'excision, la ligature ou la destruction du prolapsus. L'opération se fait en général d'après les principes que nous venons d'indiquer pour l'extirpation des boutons hémorrhoïdaux. La cautérisation avec le fer rouge mérite encore ici généralement la préférence.

Pour l'excision, le procédé dépend entièrement de la forme et de la grandeur du prolapsus. Si ce dernier consiste en un ou plusieurs plis longitudinaux, il faut en enlever chacun dans la forme d'un ovale allongé. Les sutures se font alors transversalement. Si le prolapsus est annulaire il faut couper transversalement l'anneau formé par la muqueuse et faire ensuite un certain nombre de sutures dans le sens de la longueur. Quelquefois on sera forcé de répéter l'opération si la première excision n'a pas donné un résultat suffisant. Il vaut mieux s'exposer à la nécessité de revenir ainsi sur l'opération que de risquer un tiraillement de la muqueuse par en bas en excisant trop largement (voy. p. 407).

*Chute du rectum.* — Il faut bien distinguer le prolapsus du rectum du prolapsus de l'anus dont il vient d'être question. En effet, ici il ne s'agit plus simplement d'un renversement en dehors de la muqueuse, mais c'est le rectum lui-même, y compris sa couche musculaire, qui se renverse. Souvent il n'est pas du tout facile d'établir le diagnostic entre ces deux états, si la partie prolabée est très-enflée ; il faut par conséquent s'assurer s'il existe entre la partie proéminente et le bord de l'anus un cul-de-sac dans lequel le doigt ou la sonde peut remonter à une certaine distance, et il faut voir en outre si la partie prolabée est composée de deux membranes ou d'une seule..

Il faut examiner, en outre, si le renversement de l'intestin se fait d'abord par la partie inférieure qui, de son côté, entraîne la partie supérieure, ou bien si c'est le contraire qui a lieu, si la base du rectum forme un prolapsus en bas et *se renverse en dehors*, ou bien s'il y a invagination de la partie supérieure du rectum et quelquefois de l'S iliaque. Toutes ces variétés peuvent se présenter (1).

Le cas le plus rare est celui du prolapsus proprement dit du rectum, où la portion de cet intestin, située immédiatement au-dessus du muscle releveur de l'anus commence à s'affaisser, et entraîne successivement dans sa chute des portions de plus en plus élevées. Dans l'invagination, au contraire, la portion supérieure de l'intestin se montre la première ; elle s'avance de plus en plus dans la portion inférieure, et les progrès de l'affection se font, non par le sommet, mais par l'extrémité interne du bout

---

(1) Chez quelques vieilles femmes, j'ai observé une combinaison des deux mécanismes ; au commencement une portion du rectum, longue d'environ deux pouces, était chassée de haut en bas ; mais, par la continuation des efforts, il se faisait un renversement de l'intestin à l'extrémité inférieure du prolapsus, tout comme cela arrive pour la chute ordinaire du vagin. Un petit pessaire piriforme, à tige courbe fixée en arrière à une ceinture du bassin, et appliqué dans le rectum de la même manière que les pessaires à tige du vagin remédia parfaitement à cet état de choses.

invaginé. — Une certaine laxité des attaches du rectum, un mésorectum trop long, peuvent prédisposer à ce genre d'accident. Il en est de même d'une trop grande longueur ou d'une trop grande largeur des replis péritonéaux recto-utérins (hernie rectale).

Un genre de chute du rectum, ordinairement très-peu grave, s'observe assez souvent chez les *enfants* quand ils font de grands efforts pour aller à la selle. Les enfants atteints de calculs de la vessie et sujets à un ténesme continuel par suite de cet accident, présentent plus souvent que d'autres ce genre de chute du rectum. Ce sont des prolapsus invaginés de la partie supérieure du rectum ou de l'S iliaque. A moins d'une négligence brutale de la part des parents, il n'en résulte, en général, aucun dommage sérieux ; le plus souvent, il suffit d'une légère pression pour réduire le prolapsus. La prédisposition à cet accident disparaît ordinairement à un âge plus avancé. Pour l'éviter, il peut être utile de faire aller les enfants à la selle en les laissant fléchir très-peu les hanches, ou même en les maintenant tout à fait dans l'extension. — En cas de relâchement considérable du sphincter et de tendance habituelle au prolapsus, on pourrait appliquer sur l'anus des enfants une petite éponge et leur tenir les fesses rapprochées avec des bandes de sparadrap. — Si la chute du rectum n'est pas réduite, le bout prolabé enfle, et il y a lieu d'en redouter l'ulcération gangréneuse. Dans un cas de ce genre, il faudrait chercher à favoriser la réduction par le repos, des fomentations, une pression modérée et continue, et peut-être aussi par la dilatation du sphincter.

Si l'on excepte ces prolapsus invaginés des enfants, la chute du rectum ne s'observe pas très-souvent. — L'affaissement de l'extrémité inférieure du rectum peut être rendue irréductible par des adhérences. — Un prolapsus ancien du rectum se recouvre d'une membrane épaisse, analogue au cuir, tout comme un ancien prolapsus du vagin. — Quelquefois ces deux prolapsus se rencontrent sur le même sujet ; on remarque aussi que dans ce cas le péritoine descend très-bas.

Pour maintenir réduite la chute du rectum, on ne peut guère tenter une opération, sauf peut-être le rétrécissement simple de l'anus, comme on rétrécit le vagin par l'épisiorrhaphie. — Pour la rétention, on peut se servir de pelotes ou de pessaires. On fait descendre, le long du pli des fesses, un ressort de bandage herniaire attaché par une de ses extrémités à une ceinture qui fait le tour du bassin, et supportant par l'autre extrémité une pelote qui s'applique sur l'anus. Si la pression extérieure à l'aide d'une pelote élastique n'est pas suffisante, il faut introduire dans le rectum un pessaire à tige.

*Hernie du rectum.* — On peut distinguer trois sortes de hernies du rectum :

1° Le prolapsus du rectum renferme en même temps un sac herniaire. Cela arrive même pour chaque prolapsus volumineux.

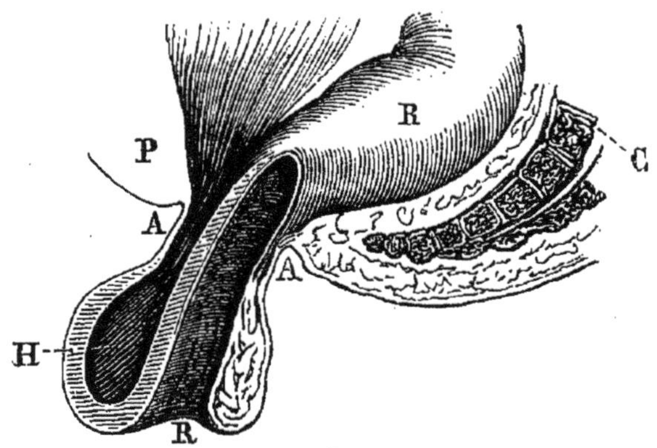

Fig. 53. — A, anus ; C, coccyx ; P, périnée ; R, rectum ; H, hernie.

La partie saillante de ce dernier forme en même temps le sac herniaire comme l'indique la figure 53.

2° Dans quelques cas très-rares, une hernie périnéale s'avance tellement en arrière qu'elle pousse au devant d'elle la paroi antérieure du rectum, et forme ainsi une saillie dans la cavité du rectum.

3° Le rectum lui-même peut éprouver un déplacement herniaire en avant; sa paroi antérieure peut proéminer dans le vagin, et si la hernie devient volumineuse, elle peut faire saillie par la vulve; c'est là ce qui constitue ce prolapsus du vagin appelé par Malgaigne *rectocèle vaginale* (comparez chap. xi).

*Dilatation de l'anus.* — Lorsque la peau qui entoure l'ouverture anale est allongée et élargie, et que le sphincter est relâché, il se fait très-facilement un abaissement de la muqueuse, une chute de l'anus. Il est plus rare d'observer dans les dilatations de ce genre une incontinence des gaz ou des selles liquides. Même en cas de paralysie du sphincter, ou bien lorsqu'après l'extirpation du bord de l'anus il manque complétement, les fibres circulaires du rectum opposent une résistance encore assez efficace

pour empêcher une incontinence proprement dite. Le seul inconvénient qui existe pour ces personnes, c'est d'être forcées de
satisfaire immédiatement le besoin d'aller à la selle, surtout
quand ces dernières sont plus ou moins liquides. — Quand la
dilatation de l'anus prend des proportions fâcheuses, et surtout
quand elle entraîne la chute de la muqueuse, on peut tenter le
*rétrécissement* par des excisions appropriées. Ou bien on excise
plusieurs des plis cutanés longitudinaux qui convergent autour
de l'anus (p. 404); ou l'on excise un segment cunéiforme du bord
de l'anus lui-même (Robert). Dans ce dernier cas, il faut naturellement appliquer une suture très-exacte. Quelle que soit la manière d'opérer, il est toujours bon de n'enlever que peu de tissu
à la fois, attendu qu'après une large excision, la plaie, si elle
ne guérit pas par première intention, peut donner lieu à une
cicatrice transversale qui sera plutôt nuisible qu'utile.

Pour mieux se représenter cet état de choses jusqu'à présent
trop peu pris en considération, il suffit de jeter un regard su

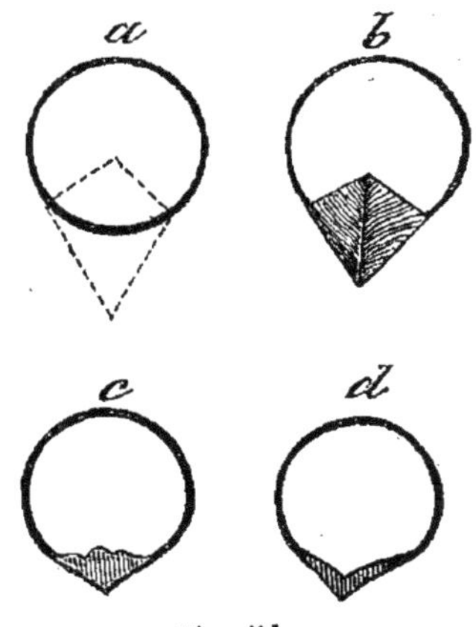


Fig. 54.

le dessin schématique représenté par la figure 54 : si *a* représente
la direction suivie par le bistouri dans une excision du bord de
l'anus et *b* la plaie qui en résulte, la suppuration de la plaie pourra
avoir pour effet d'attirer en bas la muqueuse rectale, comme cela
est indiqué par *c* et *d*. Ce fait n'est pas sans importance, attendu
qu'il existe même des exemples où des excisions imprudentes,
surtout en cas de fistules compliquées du rectum, avaient donné
lieu à un *ectropion* cicatriciel du bord anal. Les malades ont alors

des selles involontaires et se plaignent amèrement de l'opérateur.
(Pour guérir le mal, il faut faire l'excision de la cicatrice, suivie
d'une suture exacte, au besoin avec incision latérale, comme pour
le coloboma de la paupière.)

Parmi les dilatations de l'anus, il faut encore citer la *formation d'un cloaque*, comme on l'observe surtout après les déchirures profondes du périnée chez les femmes (voy. chap. XI).

*Dilatation du rectum.* — La dilatation du rectum peut être la
conséquence d'un anus trop étroit. Si les muscles intestinaux ou
ceux de l'abdomen sont trop faibles, un anus même normal peut
offrir une trop grande résistance, surtout quand les excréments
sont d'une grande dureté; de là résulte alors une rétention de scybales durcies (p. 388), comme cela se remarque principalement
chez les vieillards affaiblis. — Un état de dilatation du rectum
peut ajouter aux difficultés de l'opération de la taille en ce que,
dans un cas de ce genre, on peut tomber dans le rectum en faisant la taille latérale. — Chez les femmes, on observe quelquefois la dilatation du rectum en avant, d'où résulte une hernie
recto-vaginale, une rectocèle vaginale. Dans d'autres directions
encore, il peut se former des dilatations partielles sous forme de
cul-de-sac, contenant quelquefois des masses fécales indurées.

*Rétrécissement de l'anus* (fissure à l'anus.) — Divers états inflammatoires de la peau ou de la muqueuse du bord anal, de
petits ulcères, des crevasses, des exanthèmes, des indurations
peuvent rendre l'anus *sensible* à la dilatation qu'il subit pendant
la défécation et, par conséquent, rendre cette dernière plus ou
moins douloureuse. Les souffrances du malade sont encore aug-
mentées quand il s'y ajoute une *contraction spasmodique du muscle constricteur*, un état de contracture et d'induration de ce
muscle (hypertrophie du sphincter). Le passage des matières
fécales aussi bien que l'introduction du doigt dans l'anus engendre, dans ces conditions, une douleur très-vive, durant souvent
des heures entières. Il se produit une constipation opiniâtre et
les selles rares, mais aussi d'autant plus dures, sont accompagnées de souffrances dont l'intensité grandit avec le degré de la
constipation.

Tels sont les phénomènes auxquels on a donné le nom de *fissure à
l'anus*, parce que le plus souvent ils coïncident avec des crevasses ou
des ulcères en crevasses. Une plaie par instrument tranchant fait souffrir

beaucoup moins qu'une érosion ou une crevasse qui met à nu les extrémités nerveuses de la peau et y provoque une irritation constamment
renouvelée. Les crevasses douloureuses des lèvres, dans certaines inflammations de la muqueuse labiale, offrent une grande analogie avec la
fissure à l'anus. Dans beaucoup de cas, on pourra comparer l'état du
sphincter en cas de fissure à l'anus à celui de l'orbiculaire des paupières dans la photophobie. Ainsi, toutes les fois qu'une crevasse douloureuse se sera produite au bord de l'anus, le malade contractera involontairement son sphincter pour résister à l'introduction du doigt,
tout comme un individu atteint d'une affection de l'œil accompagnée de
photophobie s'opposera involontairement à l'ouverture de l'œil. L'emploi
du chloroforme fait disparaître cet obstacle.

Les degrés légers de cette affection peuvent être guéris en
peu de temps. Il faut avoir soin de procurer au malade des
selles molles, et l'on fait usage en même temps de pommades
résolutives ou légèrement astringentes (par exemple, la pommade au précipité) qui amènent la guérison de l'affection superficielle de la peau. Les pommades peuvent être introduites dans
le rectum à l'aide d'un petit tube ou de la seringue à onguent
dont nous avons déjà parlé.

Une incision peu profonde dans la crevasse ou la déchirure de
cette dernière, comme on peut la produire en distendant fortement
l'anus pendant le sommeil du chloroforme, suffit également pour
débarrasser bien des individus, atteints de fissure, immédiatement de leurs souffrances.

Dans certains cas plus sérieux, il n'y a pas d'autre moyen,
pour faire disparaître les grandes souffrances du malade, que
d'*inciser largement le bord de l'anus* y compris le sphincter. On
fait cette opération avec le bistouri boutonné et, ordinairement,
on fait tomber l'incision dans l'ulcère ou la crevasse qui est le
siége de la douleur. On divise du même coup le sphincter interne.
On évitera d'inciser sur la ligne médiane parce que, de cette
manière, on n'attaquerait pas les fibres demi-circulaires du
sphincter externe. Dans les cas les plus graves, on pourrait inciser dans deux sens différents pour atteindre les deux moitiés du
sphincter externe.— Par la dilatation que l'on obtient en incisant
largement le bord de l'anus, on met fin à la douleur ; la maladie
locale qui, auparavant, était constamment renouvelée par la constipation et les selles dures, peut guérir plus facilement après l'opération, et la plaie du sphincter se referme lentement à son tour.

La division *sous-cutanée* du sphincter, proposée par quelques auteurs, a contre elle cet inconvénient qu'elle ne remédie en rien à la tension douloureuse de la peau, qu'elle ne délivre pas cet anneau cutané rigide du bord anal, c'est-à-dire le siége primitif et véritable de la maladie, de l'irritation continuelle produite par les selles, enfin qu'il n'est pas facile de diviser sûrement le sphincter dans toute son épaisseur.

Il est hors de doute qu'un spasme douloureux du sphincter peut aussi exister indépendamment de ces affections de la muqueuse et provenir d'autres causes, par exemple d'une affection de la vessie et constituer dans ce cas un spasme synergique. Si les remèdes antispasmodiques usuels n'étaient d'aucun secours dans ces sortes de cas, il faudrait également chercher le remède dans l'incision du sphincter.

Les *rétrécissements* proprement dits de l'*anus*, qu'ils soient congénitaux (p. 381) ou qu'ils proviennent de cicatrices, peuvent également exiger l'incision dans deux ou plusieurs directions. Il n'est pas toujours possible, dans ces cas, de disséquer la muqueuse et d'en réunir le bord avec les angles de la plaie, comme dans la stomato-plastique ; il faudra donc se contenter d'introduire des mèches larges ou des bougies pour presser la muqueuse contre ces angles.

D'après Dieffenbach, il existerait des rétrécissements qui n'auraient leur raison d'être que dans un état rigide de la marge cutanée de l'anus. Pour ces sortes de cas, Dieffenbach conseille d'inciser l'anneau rigide et de pousser la muqueuse dans l'incision béante au moyen de boulettes de charpie huilée que l'on introduit dans le rectum (comparez figure 54).

*Rétrécissement du rectum.* — Le rétrécissement a son point de départ, soit dans la muqueuse et son tissu sous-muqueux, soit dans la musculeuse. Des tumeurs qui proéminent dans l'intérieur du rectum, par exemple des polypes, ou des tumeurs qui compriment le rectum de dehors en dedans peuvent gêner le passage des excréments et ne doivent pas être confondues avec le rétrécissement proprement dit du rectum. Pour établir le diagnostic, il faut faire l'exploration avec le doigt. Au delà des limites que le doigt peut atteindre, le diagnostic est extrêmement incertain; les sondes élastiques, dont on se sert quelquefois pour reconnaître le siége ou la nature, la forme, le degré, la cause, etc., d'un rétrécissement du rectum, entraînent facilement des erreurs, la sonde venant souvent à s'arrêter contre l'angle sacro-vertébral ou dans des fossettes latérales, dans des replis de la muqueuse, sans que la main de l'opérateur puisse distinguer la nature de l'obstacle. Une sonde molle peut se replier pendant que l'opérateur croit l'enfoncer davantage ; une sonde plus forte, si elle est introduite avec imprudence, peut occasionner une perforation du rectum, suivie d'une péritonite mortelle.

Les causes du rétrécissement du rectum ne sont pas toujours faciles à connaître. Quelquefois l'affection est congénitale, dans d'autres cas elle a pour point de départ une ulcération dysentérique ou hémorrhoïdale ayant donné lieu à une rétraction cicatricielle. Quelquefois aussi le rétrécissement paraît dû à une induration et à une rétraction chroniques du tissu sous-muqueux. Ce n'est qu'exceptionnellement qu'on a rencontré un état de contracture et d'hypertrophie de fibres musculaires autres que celles du sphincter.

La cause la plus commune du rétrécissement du rectum c'est le cancer, surtout l'ulcère cancéreux cicatrisant (voy. p. 413).

Le rétrécissement du rectum donne lieu à la constipation, à une accumulation de matières suivie de distension au-dessus de la lésion et à des selles douloureuses ; aux degrés les plus élevés, il peut s'y ajouter une excoriation de la muqueuse, une ulcération avec production de fistules, des symptômes d'iléus et même la rupture de la partie distendue de l'intestin. — Le rétrécissement du rectum peut exister longtemps sans occasionner des symptômes particuliers, pourvu que le contenu de l'intestin soit d'une grande mollesse. Mais lorsqu'une scybale dure ou un corps étranger tel qu'une agglomération de noyaux de cerises, etc., s'arrête à l'endroit rétréci, le mal, resté peut-être latent jusqu'à ce moment, pourra subitement donner lieu à de grands embarras.

Le moyen mécanique le plus simple pour améliorer les rétrécissements du rectum consiste dans l'emploi de bougies dilatatrices. Il faut qu'on attache ces bougies à un fil pour les empêcher de glisser au-delà du rétrécissement, ou qu'on les fixe par un pédicule mince sur une plaque perpendiculaire à leur direction et qui s'applique dans le pli des fesses. On introduit des cylindres épais de cire, des bouts de chandelle, des tubes de caoutchouc, etc., dans le passage étroit, pour dilater le rétrécissement cicatriciel ou disposer à la résorption l'induration du tissu sous-muqueux. Dans quelques cas, il suffit d'introduire une seule fois le doigt ou de laisser une bougie appliquée pendant une demi-heure pour améliorer l'état du malade. Si la sensibilité n'est pas très-grande, on peut laisser la bougie à demeure pendant des

journées entières. Si l'irritabilité du rectum est très-grande, il
faut y renoncer complétement.

Quand le rétrécissement est déterminé par des plis rigides de
la muqueuse ou par des cicatrices transversales on fait des
*incisions* simples ou multiples avec le bistouri boutonné. On peut
espérer que l'incision longitudinale devenant transversale par
la rétraction, on pourra obtenir une cicatrisation plus favorable,
principalement dans les cas ou la muqueuse est seule le siége du
rétrécissement. Une incision de ce genre se fera le mieux à découvert, avec le secours du spéculum ani. Pour le traitement
consécutif, le meilleur moyen est d'opérer tous les jours la dilatation avec le doigt.

Dieffenbach (I, 687) rapporte qu'en cas de rétrécissement opiniâtre
par un repli annulaire, il avait plusieurs fois excisé tout l'anneau de
coarctation et réuni ensuite la perte de substance par des sutures entrecoupées. Il fendait, dans ces cas, l'anus en arrière et en avant pour
gagner l'espace nécessaire à l'opération ; chaque incision avait l'étendue
de 4 centimètres. Les sutures restaient abandonnées à elles-mêmes. —
Dans un cas très-remarquable où le rétrécissement membraneux représentait un mécanisme valvulaire très-manifeste, j'ai pu obtenir la guérison en fendant l'anus en arrière, en attirant en bas le repli qui formait
le rétrécissement, et en le divisant avec des ciseaux coudés sur le bord.
Avant d'inciser, j'avais fait passer deux fils à ligatures à travers le repli
à gauche et deux à droite, et j'ai pu obtenir au moyen de cette suture
un revêtement membraneux isolé pour chacune des deux surfaces de
section.

Lorsque ces moyens échouent les uns et les autres ou bien
lorsque le rétrécissement, à raison de sa situation profonde qui le
rend inaccessible au doigt et de la difficulté d'un diagnostic exact,
n'est susceptible d'aucun traitement de ce genre, et que les lavements et les purgatifs restent sans effet, il n'y a plus d'autre ressource que la côlotomie et l'application d'un anus artificiel.

*Tumeurs du rectum* (polypes). — Une espèce particulière de
végétations papillaires, généralement assez riches en sang, à surface inégale, rappelant la forme d'une fraise et implantées parfois
sur un assez long pédicule s'observe principalement chez les
*enfants*. L'insertion de ces polypes se fait ordinairement à un ou
deux pouces de profondeur, de sorte qu'ils ne se montrent à l'extérieur que quand les individus vont à la selle. Ils donnent souvent lieu à des hémorrhagies et au ténesme. On ne connaît pas
la cause de cette production singulière qui, sans doute, ne pro-

vient que d'une anomalie de la formation première (croissance unilatérale ou déhiscence incomplète). Le traitement consiste à faire la ligature du pédicule, suivie ou non de l'ablation de la tumeur ; le mieux c'est de faire deux ligatures séparées en traversant le pédicule avec un fil double.

On trouve quelquefois aussi chez les adultes des polypes analogues, ayant l'apparence de choux-fleurs ou de fraises ; peut-être dans ces cas le mal remonte-t-il à la première enfance. (Tous les cas de ce genre qui ont été soumis à mon observation existaient depuis nombre d'années, et avaient été confondus pendant longtemps avec des tumeurs hémorrhoïdales.)

Nous avons déjà mentionné (p. 391) une espèce particulière de végétation polypeuse de la muqueuse ayant pour point de départ une partie isolée de cette membrane, circonscrite par une ulcération annulaire.

Il est rare de rencontrer des excroissances au rectum autres que les tumeurs hémorrhoïdales et les tumeurs cancéreuses. — Ce n'est que par exception qu'on y trouve des formations fibroïdes ou verruqueuses. Si ces productions sont situées dans l'intérieur du rectum, on peut les exciser à l'aide d'un spéculum fenêtré.

Le *bord de l'anus* montre la plus grande prédisposition à la production condylomateuse, même les verrues de bonne nature prennent parfois en cet endroit un développement excessif. — Quelquefois, on y voit aussi des follicules de la peau se transformer en petits kystes.

Les *tumeurs* qui ont leur siége *en dehors* du rectum peuvent déplacer cet intestin et le rétrécir. Tel peut être l'effet d'un athérome ou d'une tumeur lipomateuse de l'excavation sacrée ou d'une grande exostose du bassin. Le plus souvent ce sont des tumeurs malignes, situées entre le sacrum et le rectum qui ont ce résultat. — On a rapporté quelques cas où des tumeurs bénignes de la région sacrée ou coccygienne antérieure ont été opérées avec succès. — Si l'on voulait faire une opération de ce genre, il faudrait s'y prendre avec une extrême prudence, à cause des artères et des nerfs qui descendent le long de la paroi postérieure du bassin (artères sacrées latérales, sacrée moyenne, nerfs sacrés).

*Cancer du rectum.* — Le cancer du rectum se présente sous les formes les plus diverses, par exemple, comme ulcère superficiel de la muqueuse, comme cancer épithélial et comme cancer villeux végétant, comme cancer cicatrisant (donnant lieu à des rétrécissements), comme encéphaloïde et comme cancer gélatineux ; quelquefois ces productions morbides sont très-volumineuses et remplissent tout le bassin. Le rectum peut être comprimé par la tumeur, ou bien il peut être transformé en un tube rigide par suite de l'induration des tissus et de la destruction du muscle, tube qui n'intervient plus activement dans la propulsion des matières fécales.—Les symptômes ordinaires sont la constipation, l'hémorrhagie, les douleurs, le ténesme. Par suite des progrès de la maladie, qui généralement se font d'une manière lente, les tissus environnants prennent part à la dégénérescence, et à la fin, on voit se développer de la rétention d'urine, des fistules recto-vaginales, etc.

Le diagnostic du cancer du rectum est d'ordinaire peu difficile, et la plupart des erreurs commises dans ce cas dépendent de ce que certains médecins se contentent d'admettre l'existence d'hémorrhoïdes au lieu de faire une exploration régulière. Cependant il existe aussi des cas de proctites syphilitique, scrofuleuse et même tuberculeuse, ou d'une dégénérescence compliquée des varices de la muqueuse rectale (hémorrhoïdes), sur la nature desquels on peut être dans le doute.

L'opération d'une *petite tumeur cancéreuse à la marge de l'anus* n'offre pas de grandes difficultés. Mais si la dégénérescence du rectum remonte au delà de 6 à 10 centimètres, on s'expose à blesser le péritoine. Une autre difficulté, c'est qu'à cette hauteur il n'est pas toujours aisé d'arrêter l'hémorrhagie. Si les tissus dégénérés s'étendent jusque dans la région du col de la vessie, il n'est pas toujours facile de les extirper complétement, de les séparer, par exemple, de la prostate naturellement dure. Ce qui enlève encore à la précision de l'opération, c'est que les parties carcinomateuses sont souvent entourées d'un tissu cellulaire qui, sans être dégénéré, est cependant anormalement épaissi. Dans ces cas, on peut être dans l'incertitude de savoir si l'on a éloigné tous les tissus morbides. Malgré cela, il faut opérer le cancer du rectum même lorsque les chances de salut sont faibles, car les souffrances de ces malades sont si considérables, et le soulagement qu'on leur procure par l'opération si grand, qu'il est permis d'être hardi.

L'opération du cancer du rectum a été rejetée d'une manière absolue par quelques chirurgiens. Cependant, dans ces derniers temps, on a publié un grand nombre d'observations, auxquelles je puis ajouter plusieurs tirées de ma propre pratique, qui parlent en faveur de cette opération. Le professeur Schuh a relevé beaucoup, par ses succès encourageants, la confiance dans l'opération du cancer du rectum ; il se loue surtout des résultats favorables qu'il a obtenus par l'extirpation des grands cancers épithéliaux et villeux du rectum et de l'anus.

Certains auteurs recommandent de mesurer jusqu'à quelle profondeur s'élève le tissu carcinomateux pour savoir si le péritoine peut être lésé ou non pendant l'opération. Mais ces mensurations ne peuvent pas être d'une grande utilité, car chez l'homme sain déjà on observe de grandes différences quant à la distance qui sépare l'anus du péritoine. On se rappellera que le cul-de-sac postérieur du vagin se trouve enveloppé par le péritoine, et que cette membrane se rencontre derrière la prostate et les vésicules séminales. Il faut encore remarquer qu'un cancer végétant donne nécessairement lieu à une augmentation de volume des parties malades et un cancer cicatrisant à une diminution dans l'étendue de ces parties.

Les règles à donner pour l'*extirpation* de la partie inférieure du rectum sont très-simples. On circonscrit l'anus par deux incisions demi-circulaires, on coupe tout à l'entour le releveur de l'anus, puis on isole la portion de l'intestin à enlever en tirant sur les parties, en les séparant avec le doigt ou en se servant du bistouri. En général, il sera avantageux de fendre l'intestin et d'agrandir la plaie en arrière ou, en cas de besoin, en avant. Dans la profondeur, on se servira principalement des ciseaux courbes en exerçant une traction convenable sur les tissus à enlever. Lorsqu'on a ainsi extirpé l'anus en entier ou au moins en grande partie, les bords de la plaie peuvent être maintenus écartés, les parties profondes deviennent beaucoup plus accessibles à la vue, et les instruments peuvent y être introduits plus facilement. — Les artères qui donnent seront liées avec soin. — Quelquefois il faut enlever en même temps des ganglions infiltrés du bassin. — Le tissu cellulaire épaissi et induré qui se rencontre à l'entour du cancer rectal n'est pas toujours du tissu cancéreux. — Chez les femmes, il peut devenir difficile de séparer le rectum du vagin ; quelquefois on est forcé d'enlever en même temps tout le périnée dégénéré, ou même une partie de la paroi postérieure du vagin (1).

Évidemment, on n'enlève pas plus qu'il ne faut. Si, par conséquent, le cancer ne siége que d'un côté de l'anus, on n'extirpera que ce côté.

Chaque fois qu'on pourra, on réunira par des sutures l'extré-

(1) J'ai eu plusieurs fois recours à ce moyen. Il y a quelques années, j'ai opéré ainsi un grand cancer épithélial ; c'était un cas qui paraissait désespéré. Sept ans après, la malade se trouvait encore parfaitement bien, si ce n'est qu'elle ne pouvait retenir qu'incomplétement les gaz.

mité inférieure du rectum avec la plaie extérieure. Si le sphincter externe peut être conservé, on le laissera intact avec la peau qui le recouvre. Lorsque la suture ne peut pas être faite (ce qui est le cas le plus fréquent), la rétraction cicatricielle suffit pour réunir ces deux parties; mais, dans ce cas, il peut aussi se faire une forte rétraction dans le sens transversal et un rétrécissement du nouvel anus.

Si l'anus est sain et que la partie la plus inférieure du rectum soit cancéreuse, on peut être dans le doute sur la manière d'opérer. Trois méthodes peuvent être suivies : 1° l'excision des portions de la muqueuse à l'aide du spéculum de l'anus ; 2° la section de l'anus en avant et en arrière, suivie d'excision de la portion malade du rectum, au-dessus de l'insertion du releveur de l'anus; 3° enfin, l'excision d'une partie saine de l'anus pour pouvoir arriver jusqu'à la partie malade. Cette dernière opération a quelquefois été jugée nécessaire, par le seul fait que l'excision de la portion inférieure du rectum paraissait presque impossible sans enlever l'anus.

Dans tous les cas, si l'on voulait faire l'excision de la portion inférieure du rectum en conservant l'anus, il faudrait fendre le rectum en arrière et couper le releveur de l'anus par le côté extérieur du rectum. — L'ablation d'excroissances suspectes, par exemple, de végétations épithéliales se fait quelquefois assez facilement à l'aide d'un spéculum fenêtré de l'anus.

Chez quelques malades les matières fécales sont retenues d'une manière très-satisfaisante, quoique l'anus ait été extirpé et que le sphincter et le releveur de l'anus ne fonctionnent plus. Au moyen des fibres circulaires des parties supérieures du rectum, ils arrêtent les excréments solides et ne souffrent d'incontinence qu'en cas de diarrhée ou de développement exagéré de gaz.

La plupart des cancers du rectum ne se prêtent pas à une opération, parce que leur siége est trop élevé (dans la moitié supérieure du rectum) ou parce qu'ils s'étendent trop en haut, de sorte qu'on ne peut pas les atteindre convenablement. Dans ces cas, il n'y a guère autre chose à faire que de soulager les malades par des lavements et les préparations opiacées. Comme opération palliative, on pourrait faire, dans un certain nombre de ces cas, la côlotomie. Elle peut utilement combattre les symptômes qui dépendent du rétrécissement intestinal et de la rétention des matières fécales, et prolonger de cette façon la vie.

# CHAPITRE X

## ORGANES GÉNITO-URINAIRES DE L'HOMME.

### § 1. — Testicules.

Blessures du testicule et du scrotum. — Inflammation du scrotum. — Cancer cutané. — Éléphantiasis. — Ectopie inguinale du testicule. — Diagnostic des tumeurs du testicule. — Hydrocèle. — Hydrocèle enkystée. — Hydrocèle du cordon. — Hématocèle. — Inflammation du testicule. — Abcès, tubercules, fistules du testicule. — Sarcocèle ; cancer. — Varicocèle. — Névralgie du testicule. — Castration.

*Blessures du scrotum et des testicules.* — Les bourses se prétent à un haut degré à *l'infiltration* sanguine ; cette prédisposition ne doit pas être perdue de vue quand il s'agit de blessures et d'opérations dans cette région. L'infiltration sanguine qui succède aux contusions, etc., peut donner lieu à une forte tumeur des bourses de couleur bleu foncé; mais elle est susceptible d'une résorption rapide.

Lorsque la lésion du scrotum est plus grave, que la vaginale est ouverte, il peut y avoir prolapsus du testicule, qui s'échappe de la vaginale ou qui en est chassé par le tissu contractile des bourses. Dans ces conditions, il faut réduire et fermer la plaie par la suture. Si l'on a négligé d'agir ainsi, et si la suppuration et la contraction cicatricielle se sont déjà montrées sur les bords de la division cutanée, on sera obligé d'agrandir l'ouverture extérieure avec le bistouri et de repousser le testicule à sa place normale, en ramenant la peau au-dessus de lui et en la réunissant par des points de suture. Il ne faut pas se laisser arrêter dans cette opération par les granulations vigoureuses qui peuvent recouvrir dans ce cas le testicule prolabé.

Un pareil prolapsus peut encore se produire à la suite de la destruction suppurative d'une partie des bourses et de la vaginale. Le même procédé opératoire est applicable dans ce cas, si d'autres circonstances ne viennent pas compliquer la plaie (comp. p. 421).

La *contusion du testicule* se reconnaît à la douleur particulièrement forte ; elle donne facilement lieu à une lipothymie ; du reste, ce genre de blessures ne présente pas de danger particulier. — Les plaies du testicule par instrument piquant (par exemple par le trocart pendant la ponction de l'hydrocèle) ont souvent été observées sans qu'il en soit résulté des suites fâcheuses. — Lorsque la tunique albuginée du testicule est fendue, il faut s'attendre à une saillie des vaisseaux séminifères gonflés par l'inflammation ; on doit se garder d'enlever ces parties saillantes, dans la supposition que ce soit du tissu cellulaire mortifié.

Les *vaisseaux sanguins* qui sont ouverts dans les blessures des testicules donnent quelquefois lieu à une hémorrhagie considérable. Les artères scrotales postérieures, fournies par la honteuse interne, les artères scrotales antérieures fournies par la honteuse externe, et bien plus encore l'artère spermatique et même l'artère déférentielle peuvent quelquefois exiger la ligature. Lorsque le testicule est malade, qu'il est augmenté de volume, il faut s'attendre à rencontrer des artères plus grosses.

*Inflammation, œdème, gangrène du scrotum.* — Le tissu cellulaire sous-cutané de cette région se prête tellement au gonflement et à l'infiltration, la peau est si extensible, que les symptômes de l'*œdème aigu* ne sont nulle part aussi marqués que dans le scrotum. De même, l'infiltration sanguine ou le gonflement dans l'infiltration urinaire peut atteindre un très-haut degré. En général, les inflammations sont toujours accompagnées, dans cette région, d'un œdème plus ou moins considérable.— Dans l'*érysipèle malin*, on observe une transformation rapide en gangrène et une élimination également rapide des tissus mortifiés. Le dartos tombe par grands lambeaux et les deux testicules pendent alors le long du périnée, couverts uniquement par la vaginale. A la suite de ces pertes de substance on remarque un fait assez curieux et qui s'explique par la grande extensibilité de la peau environnante : c'est que de grandes pertes de substance de la peau disparaissent rapidement sous l'influence de la rétraction cicatricielle et des testicules qui, au début, étaient presque complétement dépourvus de téguments, se recouvrent en peu de temps avec la peau attirée des parties avoisinantes. Cependant nous avons vu (p. 417) que le testicule ne se recouvre pas toujours spontanément de peau lorsqu'il est mis à nu. Lorsque la vaginale a été ouverte en même temps que les autres enveloppes des glandes séminales et que le testicule en est sorti, on voit la peau, au lieu de venir recouvrir le testicule, se réunir derrière lui, de sorte que cet organe devient, de jour en jour, moins apte à rentrer dans sa position normale.

*Cancer du scrotum.* — On observe rarement la dégénérescence cancéreuse des bourses ; elle ne présente, du reste, rien de particulier, si l'on excepte le *cancer des ramoneurs.* On attribue à la nature ridée du scrotum et à l'accumulation de la suie dans les plis de cette membrane les excroissances et les ulcérations cancéreuses si remarquables qu'on observe chez les ramoneurs anglais. Comme ces hommes sont nus pendant le travail, leur scrotum est très-exposé à l'influence de la suie. Chez ces ouvriers, cette maladie s'observe, du reste, également sur d'autres parties plissées du corps, telles que le prépuce. — Ordinairement on enlève avec le bistouri les parties dégénérées de cette forme de cancer, qui, par son aspect et sa marche, répond complétement au cancer verruqueux de la peau. La maladie est traitée comme un cancer ordinaire de la peau.

*Éléphantiasis du scrotum.* — L'état de la peau et surtout de la couche sous-cutanée, état qui participe en même temps de l'hypertrophie et de l'œdème, et qu'on désigne habituellement sous le nom d'*éléphantiasis,* atteint quelquefois au scrotum une extension énorme ; c'est ainsi qu'on voit des tumeurs atteindre le poids de 50 kilogrammes, descendre jusqu'au-dessous des genoux et même jusqu'aux pieds. La cause de cette maladie est inconnue. Elle se rencontre très-rarement chez nous, plus fréquemment dans les pays chauds. Le diagnostic de cette affection ne pourrait être embarrassant qu'au début, lorsque l'éléphantiasis ressemble encore à un œdème chronique sans gravité. — L'opération est le seul moyen à employer contre cette maladie arrivée à son développement complet. Les portions malades de la peau doivent être enlevées, et les testicules avec le pénis recouverts, aussi bien que possible, avec la peau restée saine.

Il est évident qu'il faut enlever ces produits hypertrophiques avant qu'ils ne deviennent trop grands ; car, lorsque la tumeur est tellement développée que le pénis disparaît complétement dans la masse, lorsque les testicules ne peuvent plus être sentis du dehors, que les cordons spermatiques sont allongés par la traction, l'énucléation de ces parties, cachées dans la tumeur, ne peut se faire que par une opération longue et difficile, qui entraîne une forte perte de sang.

On a enlevé avec succès des masses de 30 à 40 kilogrammes, mais d'autres malades ont succombé aux fortes hémorrhagies qui accompagnent ces opérations. Peut-être serait-il préférable de faire l'extirpation partielle, sous forme de grandes sections cunéiformes, ou l'amputation partielle du sac, plutôt que d'entreprendre ces extirpations totales trop dangereuses.

*Ectopie inguinale du testicule.* — La descente du testicule ou plutôt le dernier acte de cette descente, c'est-à-dire le parcours depuis l'anneau inguinal jusqu'au scrotum ne se fait, chez un grand nombre d'enfants, qu'après la naissance. Chez beaucoup de petits enfants, on peut à volonté faire sortir le testicule du canal inguinal et l'y faire entrer. Cette disposition n'a pas de suite fâcheuse, à moins que l'occlusion retardée du canal vaginal ne devienne une cause de hernie. Mais si le testicule reste fixé dans le canal inguinal et si, plus tard, à l'époque de la puberté, il augmente de volume, il peut se produire une sorte d'*étranglement* de cet organe. On a déjà été dans la nécessité de mettre l'anneau inguinal à nu et de l'agrandir pour faire cesser les symptômes produits par la compression du testicule.

Lorsque le testicule retenu à l'anneau devient le siége d'une inflammation, d'un abcès, d'une hydrocèle, d'un sarcome, etc., on est quelquefois obligé de fendre le canal inguinal pour pouvoir faire sur les parties malades les opérations nécessaires.

Si le testicule ectopique devient le siége d'une inflammation aiguë, et qu'il se manifeste des symptômes généraux, tel que le vomissement, le cas peut avoir une grande ressemblance avec une hernie étranglée; c'est là une des circonstances où la *kélotomie exploratrice* peut être indiquée. Il faut mettre à nu les parties malades avec les mêmes précautions que dans l'opération de la hernie étranglée, pour que, si l'on rencontrait cette dernière lésion, on puisse la combattre.

Lorsque le testicule occupe du côté de la cuisse ou du périnée une position anormale (telle qu'on l'a observée dans quelques cas rares, comme anomalie congénitale), on pourrait facilement commettre une erreur diagnostique. Cependant on l'évitera avec un peu d'attention.

*Diagnostic des tumeurs du testicule.* — Toutes les grosses tumeurs des testicules et des bourses ont cette conséquence que la peau des bourses s'adjoint la peau du pénis pour recouvrir toute la masse. Le pénis disparaît alors dans les bourses, et au lieu d'un organe saillant on ne trouve qu'une dépression ombiliquée par laquelle s'écoule l'urine. — Le plus souvent ce sont les hernies inguinales, surtout les hernies épiploïques adhérentes et dégénérées, ou les hernies graisseuses du canal inguinal, ou les sacs herniaires devenus le siége d'une exsudation, qui peuvent être confondus avec le gonflement des parties appartenant au testicule et au cordon (comp. p. 345). Si une tumeur du testicule est compliquée d'une hernie, ou si à côté d'une tumeur il existe une anomalie congénitale dans la position du testicule, il faut faire bien attention pour ne pas se tromper. — Si l'on a établi qu'une pareille tumeur n'est pas une hernie, il se présente la question : La tumeur appartient-elle au testicule lui-même ou à la vaginale, ou à l'épididyme, ou au tissu cellulaire sous-cutané, ou à une des parties constituantes du cordon ? En dehors des difficultés que peuvent présenter ces différents cas, il peut encore y avoir des doutes sur la nature même de la tumeur.

Quand on fait tousser le malade et qu'on sent une secousse, une impulsion communiquée à la tumeur, il est probable qu'on a affaire à une hernie. — La sensation du poids, qui est plus ou moins considérable, selon que la tumeur est solide ou renferme du liquide, peut également fournir des éléments pour poser le diagnostic. — Lorsque la tumeur se laisse traverser par les rayons d'une lumière, on peut être sûr qu'il s'agit d'un épanchement aqueux ; ce symptôme se reconnaît le mieux à l'aide d'un stéthoscope ou d'un tube analogue. — Il s'agit d'un varicocèle, lorsque la tumeur réduite se reproduit malgré la compression de l'anneau inguinal, ou lorsqu'on perçoit le susurrus particulier auquel donne lieu le reflux veineux. — Lorsqu'on ne peut pas distinguer le testicule de l'épididyme, et qu'on ne reconnaît dans les bourses qu'une tumeur ronde et rénitente, il est plus que probable que le sac vaginal qui entoure le testicule est rempli par de l'eau ou du sang. Mais si l'on peut circonscrire pa la palpation le testicule, si en le comprimant on produit cette sensation douloureuse, spéciale à cet organe, il est permis de conclure que le testicule lui-même n'est pas malade, mais qu'il existe à côté et indépendamment de lui un produit morbide.

Il ne faut pas oublier que deux ou plusieurs maladies peuvent se trouver réunies ; par exemple, il peut y avoir hydrocèle avec hernie, ou hernie avec varicocèle, ou hydrocèle avec sarcocèle, sarcocèle avec ectopie inguinale du testicule, etc. Dans ces cas, le diagnostic devient plus délicat. Il en est de même lorsqu'une blessure, un épanchement de sang, une inflammation, un œdème, un abcès, une ulcération, une tumeur cancéreuse viennent s'ajouter à la position anormale ou à une affection préexistante du testicule. Le tubercule du testicule peut, par exemple, donner lieu à un abcès ; celui-ci peut s'ouvrir dans la vaginale et donner lieu à une hydrocèle inflammatoire ; dans ces cas, les enveloppes extérieures sont également perforées par le pus, et il se forme un prolapsus du testicule ; le testicule prolabé se recouvre ensuite d'une couche de granulations végétantes et présente alors l'aspect de ce qu'on a appelé fongus du testicule. Les cas de ce genre se sont déjà souvent présentés, et en général ils ont été mal interprétés.

Le repli, l'espèce de petit mésentère qui réunit le testicule à l'épididyme, présente des modifications individuelles considérables ; il est tantôt court, tantôt lâche, d'autres fois tendu, etc. Toutes ces modifications peuvent avoir leur importance sous le rapport du diagnostic dans les hernies, les inflammations, les tumeurs, de même que dans l'hydrocèle.

*Hydrocèle.* — L'hydrocèle consiste en une hydropisie de la tunique vaginale du testicule.

A cause des irrégularités que présentent la descente du testicule et l'oblitération du prolongement péritonéal, on rencontre une foule de formes diverses, sous lesquelles se montre la tunique

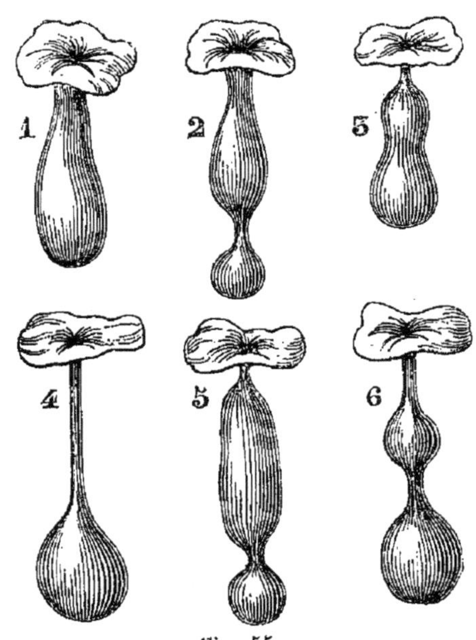

Fig. 55.

vaginale du testicule lorsqu'elle est distendue par un épanchement. Tantôt le canal vaginal ne se ferme pas du tout, tantôt il ne se ferme qu'en haut, près de l'anneau inguinal, ou sur une petite étendue de sa portion supérieure, ou bien il se ferme audessus du testicule mais pas plus haut, ou bien il s'oblitère en haut et en bas, mais non au milieu entre le testicule et l'anneau inguinal. Toutes ces modifications peuvent encore présenter un grand nombre de variétés.

On voit sur la figure 55 le dessin schématique d'un grand nombre de ces formes. Le n° 1 représente le canal vaginal complétement ouvert, tel qu'on le rencontre dans l'hydrocèle congénitale (prise dans le sens restreint). Le n° 2 représente un état qu'on pourrait appeler hydrocèle congénitale du cordon ; dans ce cas on peut, comme dans le n° 1, refouler le liquide dans la cavité péritonéale, parce que le canal vaginal est ouvert par en haut. Au n° 3, une portion du cordon est également comprise dans l'épanchement vaginal. Le n° 4 représente l'hydrocèle tout à fait normale du testicule, le n° 5 une hydrocèle étendue du cordon et le n° 6 une petite hydrocèle du cordon à côté d'une hydrocèle du testicule. — On comprend facilement que les dessins que nous représentons ici ne forment qu'une faible partie des nombreuses variétés que peut présenter l'hydrocèle. On en trouve qui sont évasées, piriformes, en forme de clepsydre, à deux sacs, pointues. Le testicule peut avoir une position transverse, ou être tout à fait retourné, ou être fixé trop haut, ou même être resté dans le canal inguinal ; le cordon peut être tordu ou être disposé sous forme d'éventail ; l'épididyme peut avoir des positions anormales très-diverses par rapport au testicule.

La quantité d'eau accumulée dans une hydrocèle atteint souvent un très-haut degré, de sorte que les bourses sont transformées en une grosse vessie remplie de liquide. La peau avoisinante et celle du côté opposé se distendent pour recouvrir la tumeur ; celle-ci peut devenir tellement grande que souvent on ne voit plus le pénis qui est caché dans un pli ombiliforme de la tumeur, comme on l'observe dans les grandes hernies inguinales.

L'hydrocèle peut être congénitale, elle peut se développer d'une manière plus ou moins aiguë, être plus ou moins inflammatoire, se compliquer d'épaississement de la vaginale ou d'autres maladies, telles qu'une tumeur du testicule. Certaines hydrocèles dépendent d'une inflammation gonorrhéique de la glande séminale ; d'autres fois c'est une contusion qui est le point de départ de la maladie ; dans la plupart des cas on ne connaît pas la cause.

Ordinairement le *diagnostic* de l'hydrocèle est très-facile : la forme ronde, la fluctuation et la transparence de la tumeur, quand on applique d'un côté un tube et qu'on met une lumière de l'autre, ne permettent pas d'être dans le doute sur la maladie. Mais si la quantité du liquide accumulé est faible et que la tunique vaginale soit très-tendue, ou bien si les parois de cette dernière sont très-épaisses, si le sac renferme un liquide trouble,

sanguinolent, si la cavité est divisée en nombreux compartiments, si d'épaisses pseudo-membranes se sont formées sur la
séreuse, le diagnostic devient moins certain. Un encéphaloïde
mou peut présenter une fluctuation aussi distincte qu'une hydrocèle ; un kyste siégeant dans le tissu propre de la glande peut se
développer de telle façon qu'il ne peut pas être distingué de
l'hydrocèle de la vaginale (comp. p. 428). Dans certains cas douteux il faut faire une ponction avec un trocart explorateur ou
même une incision pour pouvoir établir un diagnostic et pour
savoir si le mal exige l'extirpation du testicule ou si un traitement
plus simple peut suffire.

Quelquefois on est dans le doute de savoir si l'on est en présence
d'une hydrocèle vraie ou une hydrocèle du cordon située très-bas. Une
grande hydrocèle du cordon peut tellement s'étendre sur le testicule
ou l'entourer à moitié, qu'il n'est pas possible d'établir la distinction.
Du reste, il n'y a aucun inconvénient à confondre ces deux états pathologiques.

Dans le *traitement* de l'hydrocèle, la première indication est
d'éloigner le liquide et d'empêcher sa reproduction, qui a lieu
très-fréquemment dans ce cas. Les remèdes qui favorisent la résorption, employés *intus* et *extra*, la compression du sac, le repos
au lit, le scrotum étant élevé : voilà les moyens qu'on peut essayer
au début, lorsque la collection liquide commence à se former ou
qu'elle est encore peu considérable. L'hydrocèle des nouveau-nés
est ordinairement traitée par des compresses trempées dans une
solution de sel ammoniac et souvent on la voit disparaître. Dès
que la collection aqueuse est devenue plus considérable, on ne
peut plus espérer d'obtenir la guérison sans opération.
Les opérations qu'on pratique dans le traitement de l'hydrocèle
sont la ponction, l'injection, l'introduction d'un séton, l'incision
et l'excision. Celle qui se présente le plus naturellement à l'esprit, c'est l'*évacuation* du liquide par le trocart ou la lancette.
Mais la maladie revient très-facilement. Il n'y a à espérer de
succès durable que dans les faibles degrés de l'affection, surtout
chez les petits enfants. Il en est de même de l'acupuncture et de
l'incision sous-cutanée du sac. Après ce procédé, on voit la sérosité de l'hydrocèle passer dans le tissu cellulaire du dartos, et
c'est de là qu'elle est résorbée. Mais bientôt la cavité séreuse se
referme, aussi faut-il s'attendre, dans la plupart des cas, à voir
se former une nouvelle accumulation de liquide.

Quelquefois on fait la ponction dans un but simplement palliatif, afin de débarrasser le malade pour quelque temps de ce poids incommode.

Il est évident que pour évacuer le liquide on se servira d'un trocart qui ne soit pas trop gros. Avec la main gauche on maintient l'hydrocèle, qu'on tend fortement pendant que la main droite enfonce le trocart. Si un aide tend le sac, la ponction se fait plus facilement. On choisit l'endroit où la paroi est le plus mince et le testicule le plus éloigné ; ordinairement c'est à la partie antérieure et inférieure qu'on opère. Mais si le testicule occupe cette place, il faut évidemment choisir un autre endroit.

Comme la simple ponction est rarement suivie d'une guérison radicale, on la fait suivre ordinairement de l'*injection* d'un liquide irritant, dans le but d'enflammer les parois du sac. Aujourd'hui on se sert le plus souvent de la teinture d'iode, soit pure, soit mélangée d'eau (à parties égales) ou d'une solution d'iodure de potassium. Quelques opérateurs modernes préfèrent la solution de Lugol, c'est-à-dire l'iode dissous dans une solution aqueuse d'iodure de potassium. La sérosité de l'hydrocèle est évacuée avec un petit trocart, et immédiatement après on injecte avec une petite seringue de verre la solution iodée. Ordinairement on laisse s'écouler de nouveau une partie de la solution, l'autre partie y reste. Cette substance donne lieu à une inflammation modérée, la vaginale se remplit d'une sérosité plastique, et le plus souvent ses feuillets se soudent après la résorption de cet exsudat.

Certains malades éprouvent une douleur assez vive au premier contact de la teinture d'iode avec la vaginale, d'autres y sont tout à fait insensibles. — La concentration et la quantité de la solution iodée à injecter doivent être d'autant plus fortes, que l'exsudat est plus considérable, la durée de la maladie plus longue et le malade moins sensible. Si l'on malaxe un peu les bourses, pendant que la teinture d'iode se trouve encore dans la séreuse, la paroi interne de cette dernière sera plus complétement mise en contact avec le liquide irritant. — L'iode forme immédiatement un précipité avec l'albumine renfermée dans la sérosité ; il est convenable de retirer bientôt la canule du trocart, car la partie de ce tube qui se trouve dans l'intérieur du sac se recouvre également de ce précipité et devient plus volumineuse ; on sent alors une résistance en la retirant. — Il n'est pas nécessaire que les malades gardent le lit jusqu'à guérison complète ; après la disparition des premiers symptômes inflammatoires, on peut leur permettre de se lever en leur recommandant de porter un suspensoir. — La résorption se fait quelquefois d'une manière très-lente, et il ne faut pas désespérer du succès même après des mois. — Chez un certain nombre de malades la guérison se fait par simple résorption, sans que les feuillets de la vaginale se soudent, comme on a pu s'en convaincre plus tard par l'autopsie.— On observe quelquefois des récidives, surtout dans les cas où l'on n'a injecté que de petites quantités d'une solution faible. — Lorsque l'hydrocèle est très-considérable, il vaut mieux commencer par une simple ponction pour évacuer le liquide, et lorsqu'après quelque temps il s'est reformé en partie, on entreprendra la guérison radicale. De cette façon, la cavité, étant plus petite, sera plus facile à guérir que si elle avait les dimensions d'une tête d'homme.

A la place de teinture d'iode, on s'est servi également d'autres liquides, par exemple de l'eau de chaux, d'une solution de sel, d'alcool, de vin rouge, de chloroforme, etc. On a aussi essayé les injections d'air et l'on en a retiré quelquefois de bons résultats. L'injection de vin rouge chauffé était employée assez souvent autrefois dans beaucoup d'endroits, mais elle a donné lieu quelquefois à la gangrène du scrotum, lorsqu'une partie du liquide s'infiltrait dans le dartos.

On peut encore *traverser la poche avec un fil*, au moyen d'une aiguille courbe, ou bien, dans le cas où l'on a commencé l'opération par la ponction, au moyen d'une aiguille droite qu'on introduit par la canule. Cette méthode rend à peu près les mêmes services que l'injection. Il en est de même des *sondes élastiques* laissées à demeure dans la poche ou des tubes de caoutchouc présentant une ouverture dans le milieu de leur longueur et d'un fil métallique, qui traversent la poche. Dans ces cas, il faudrait laisser le fil ou la sonde pendant un ou plusieurs jours en place, jusqu'à ce que l'inflammation ait atteint un degré convenable. Mais il est évident que lorsque l'épanchement est considérable, un pareil moyen aura moins d'action que l'injection, car le corps étranger n'entre en contact qu'avec une portion relativement petite de la cavité.

Une méthode plus énergique encore, c'est la large *ouverture* du sac ou l'*excision* d'une portion du sac, en vue de provoquer une *inflammation suppurative*. Cette opération garantit sûrement contre la récidive, mais elle est douloureuse et non sans danger ; le malade est obligé de garder le lit pendant un temps assez long ; souvent on observe à la suite l'atrophie du testicule, et quelquefois même la mort, par exemple lorsque la pyohémie vient compliquer la lésion. L'opération consiste à mettre le sac à nu en faisant à la peau un pli qu'on incise ; on ponctionne avec le bistouri, et l'on agrandit l'ouverture avec les ciseaux. Lorsqu'on rencontre des parois épaissies, des couches pseudo-membraneuses sur la vaginale, on peut être obligé de détacher ces couches avec le manche d'un scalpel (décortication) ou de les exciser avec les parties correspondantes de la séreuse. Il en est de même pour les ossifications qu'on rencontre quelquefois dans les parois épaissies du sac vaginal. — Si, après l'incision ou l'excision, on veut augmenter l'irritation inflammatoire, on peut se servir d'une bandelette de linge qu'on introduit dans la plaie.

*Hydrocèle du cordon.* — On désigne généralement sous ce nom des kystes séreux qui se sont formés à la suite de l'oblitération incomplète du prolongement péritonéal ; il reste ainsi sur le cordon spermatique une cavité séreuse qui devient plus tard le siége d'une sécrétion aqueuse (comp. fig. 55, nos 5-6). De semblables kystes se rencontrent assez souvent, surtout chez les enfants ; généralement on les reconnaît assez facilement : ce sont des tumeurs arrondies, fortement distendues, mobiles, situées entre le testicule et l'anneau inguinal. Leur diagnostic est plus difficile lorsqu'ils se trouvent dans l'intérieur du canal inguinal. Cependant le doute cesse bientôt, lorsqu'on examine le malade à plusieurs reprises et qu'on trouve la tumeur toujours dans le même état, et surtout lorsqu'il y a absence de tous les autres symptômes qui caractérisent la hernie.

On ponctionne le kyste avec un trocart capillaire ou un petit bistouri pointu ; la sérosité s'écoule et la maladie est comme disparue. Si la collection se reproduit, on peut la traverser par un fil ou y pousser une injection, comme dans l'hydrocèle ordinaire.

Sous le nom d'*hydrocèle diffuse du cordon* on a décrit une affection assez rare, qui consiste en une espèce d'œdème local du tissu cellulaire du cordon. Peut-être cette affection prend-elle aussi son point de départ dans le canal vaginal, lorsque celui-ci, au lieu de s'oblitérer complétement, forme un grand nombre de loges qui peuvent se remplir de sérosité. Cet état pathologique s'étend quelquefois jusque dans le canal inguinal et ressemble alors beaucoup à une hernie épiploïque adhérente ou à une accumulation graisseuse locale (hernie graisseuse du cordon). Il existe des cas de ce genre où il est impossible de poser un diagnostic positif. Si l'affection se présente d'une manière aiguë, la tension et la dureté des parties peuvent faire admettre une hernie étranglée, ou bien la fluctuation de l'exsudat liquide peut faire croire à un abcès.

*Formation de kystes sur le testicule.* — Si des kystes volumineux à contenu liquide prennent leur point de départ dans le testicule, on leur donne le nom d'*hydrocèle cystique.* Cette affection est relativement rare. Ce n'est qu'exceptionnellement que la dilatation des vaisseaux séminifères semble donner lieu à un kyste ou à un cystoïde composé ou à un cysto-sarcome. Lorsqu'on rencontre des spermatozoïdes dans le liquide qui s'écoule après l'opération de l'hydrocèle, on ne peut pas encore dire qu'il s'agit d'une hydrocèle cystique. Il faut admettre bien plutôt que ces spermatozoïdes proviennent d'un vaisseau spermatique qui s'est ouvert dans la tunique vaginale. Cependant il paraît qu'il existe des cas où un petit diverticulum vésiculeux des vaisseaux seminifères, situé près de la tête de l'épididyme (hydatide de Morgagni), se développe et forme un grand kyste, simulant une hydrocèle. Dans ce cas, on comprend facilement la présence des spermatozoïdes. Certains kystes qu'on rencontre sur la paroi de la tunique vaginale pourraient bien être des diverticulums de cette tunique qui s'en sont isolés. — L'hydrocèle cystique est traitée de la même façon que l'hydrocèle ordinaire. — A-t-on trouvé quelquefois à cet endroit des *kystes dermoïdes,* des *tumeurs fœtales par inclusion*, il faudrait les opérer par extirpation. De même, le cystosarcome ne peut être guéri que par extirpation.

*Hématocèle.* — On voit des extravasats sanguins se former dans la tunique vaginale après des contusions ; d'autres fois, sans cette cause, souvent à la suite d'une inflammation de nature hémorrhagique. Ces tumeurs peuvent prendre un volume très-considérable. L'extravasat sanguin peut venir s'ajouter à un épanchement séreux, ou bien il est accompagné d'une inflammation chronique à recrudescences, ou d'épais dépôts pseudomembraneux, cas qui peuvent facilement être confondus avec le sarcocèle. La transparence, ce symptôme pathognomonique de l'hydrocèle, n'existe pas dans l'hématocèle; il y a des cas qui ne peuvent être reconnus que par la ponction ou l'incision. — Un petit extravasat sanguin dans la vaginale peut se résorber ; quand il est plus considérable, il vaut mieux l'évacuer. Lorsqu'il existe des caillots sanguins volumineux, le trocart ne peut pas être employé ; il faut avoir recours à l'incision. — Dans le cas où l'exsudation n'est pas séro-sanguinolente, la méthode ordinaire par l'injection iodée amènera presque toujours la guérison. Lorsqu'il existe des pseudo-membranes et des dépôts fibrineux d'une forte épaisseur, il faudra en faire l'excision et la décortication. Quelquefois, on a jugé convenable de faire la castration, lorsque la maladie était trop étendue, que l'induration s'étendait trop loin ou que toute la poche était le siége d'une suppuration ichoreuse.

*Inflammation du testicule.* — On distingue une *vaginalite*, ou hydrocèle inflammatoire ; une *épididymite* et une *orchite*, ou inflammation du parenchyme testiculaire. Dans cette dernière, il faut encore distinguer si les tubes séminifères forment le point de départ, comme c'est le cas pour l'orchite blennorrhagique, ou si c'est l'albuginée avec ses alvéoles, comme on le trouve dans l'orchite syphilitique. Quant aux causes des inflammations du testicule, elles sont tantôt inconnues, tantôt de nature scrofuleuse, tuberculeuse pyohémique, rhumatismale, syphilitique, blennorrhagique ou d'origine épidémique (oreillons).

La forme de beaucoup la plus fréquente de l'inflammation testiculaire, c'est l'*épididymite*. Celle-ci prend principalement son point de départ dans le col de la vessie, dont l'inflammation se propage à travers le canal déférent. Parmi les causes de ces inflammations du col, la plus fréquente, c'est l'uréthrite blennorrhagique. Cette même forme morbide s'observe, du reste, aussi après une irritation mécanique du col de la vessie par la sonde, par des calculs, etc.; on conclut de là que l'épididymite doit être simplement attribuée à la participation que prennent les vaisseaux efférents à l'état d'irritation du canal déférent.

On distingue dans ces cas une origine sympathique de la maladie, lorsque le canal déférent reste sain (en apparence ?), et une propagation directe, lorsque tout le canal déférent, depuis le col de la vessie jusqu'au testicule, est devenu le siége du gonflement et de l'inflammation. Dans le dernier cas, on constate une tuméfaction bien sensible du canal déférent non-seulement à la région inguinale, mais même à travers le rectum.

L'épididymite se combine souvent avec l'inflammation du testicule lui-même, ensuite avec l'hydrocèle aiguë, c'est-à-dire avec une exsudation séreuse dans la cavité de la tunique vaginale, ou bien avec une exsudation dans le tissu cellulaire du canal déférent et même des bourses. Le processus inflammatoire est plus ou moins aigu, accompagné de plus ou moins de douleur et de fièvre ; rarement il atteint les deux testicules ; le testicule gauche est pris le plus souvent, sans qu'on puisse donner de ce fait une explication suffisante. Quelquefois il ne s'étend que sur une partie de l'épididyme, de sorte qu'on n'y trouve qu'un petit endroit induré, mais le plus souvent très-sensible. Quelquefois une pareille affec-

tion locale ne se rencontre que sur une partie du canal déférent.
Il est probable que, dans cette maladie, l'exsudat inflammatoire
d'ordinaire n'est que séreux ; il est donc susceptible d'une résorp-
ption rapide et facile, et il y a peu de tendance à la formation
de pseudo-membranes ou de pus. Par contre, on rencontre
par-ci par-là, comme résidu de l'épididymite, une induration
chronique de l'épididyme ou une hydrocèle, ou les deux à la fois.
Si les deux épididymes sont complétement indurés, la faculté
d'engendrer cesse d'exister.

Tout testicule ou épididyme enflammé doit avant tout être garanti contre les tiraillements, la pression ou les secousses. C'est
à quoi l'on arrive en partie par des *suspensoirs* convenables, en
partie par des coussins ou des linges qu'on met sous les bourses.
Les suspensoirs qui doivent protéger le testicule, surtout chez
les malades obligés de marcher, doivent être faits de telle sorte
qu'ils relèvent convenablement le testicule en avant ; souvent
on fait bien de les remplir à moitié d'ouate, pour que le testicule soit placé plus mollement et situé plus en haut et en avant
dans le suspensoir. Si le malade est couché, le moyen le plus
sûr pour donner une position tranquille et élevée au testicule,
c'est de se servir d'un large coussin ou d'un grand drap, qui,
placé derrière les bourses, est fixé autour de la taille par des rubans.

La *compression* du testicule par des bandelettes de sparadrap
est un moyen efficace dans les orchites blennorrhagiques chroniques ou subaiguës pour hâter la résorption de l'exsudat. On
commence par appliquer les bandelettes au-dessus du testicule,
autour du canal déférent, puis on en recouvre le testicule lui-
même en décrivant des spirales. La partie inférieure de cet organe
est recouverte par des bandelettes croisées qui en parcourent toute
la longueur de haut en bas et de bas en haut, et sont fixées par
des tours circulaires. Ce pansement ne doit pas être trop lâche,
de peur qu'il ne glisse ou ne produise aucun effet ; il ne doit
pas être trop serré, pour qu'il n'arrête pas la circulation et ne
donne pas lieu à des excoriations. Pour empêcher cette dernière
complication, on fera bien de mettre un peu de charpie sous les
premiers tours de bandelettes. La compression ne doit pas
donner lieu à trop de douleur, et surtout la douleur doit cesser
bientôt après l'application du pansement (une demi-heure). Dans
le cas contraire, il faudrait craindre une inflammation plus considérable et enlever, par conséquent, le pansement. Après quel-

ques jours, lorsque le pansement s'est relâché, on le resserre par l'application de nouvelles bandelettes, ou bien on le divise au moyen de la sonde cannelée et des ciseaux, et on l'enlève. On le renouvelle, si on le juge à propos.

Dans quelques cas d'inflammation aiguë du testicule on peut beaucoup soulager le malade en ponctionnant la vaginale qui est distendue en même temps de l'exsudat (vaginalite). — Lorsque le gonflement du testicule enflammé ou de l'épididyme est considérable et douloureux, Vidal recommande de donner un coup de lancette dans la partie douloureuse, il dit que cette petite opération fait cesser bientôt la douleur, diminue la tuméfaction et prévient la fonte suppurée.

A côté du traitement purement chirurgicale, on peut employer dans l'inflammation du testicule les différents moyens antiphlogistiques et résorbants. — Les sangsues ne doivent être appliquées qu'au périnée et au-dessus de l'anneau inguinal, jamais au scrotum, parce qu'elles y provoquent trop facilement une inflammation.

Il faut se garder de confondre avec l'orchite blennorrhagique le *sarcocèle syphilitique*, cette inflammation du testicule qui se développe pendant la vérole et qui d'ordinaire est accompagnée d'autres symptômes tertiaires. Il peut affecter une acuité plus ou moins grande, avec ou sans participation de la vaginale. Il peut s'accompagner d'un gonflement inflammatoire rapide, d'une induration chronique persistante, d'un ratatinement atrophique, de la formation de concrétions tophacées ramollies ou de suppurations destructives. Le plus souvent, il semble se présenter sous la forme suivante : Les différentes cloisons fibreuses qui séparent les vaisseaux séminifères deviennent le siège d'une végétation et d'une induration chroniques; de cette façon, les vaisseaux séminifères sont repoussés, et l'on comprend facilement que leur atrophie en soit une conséquence forcée.

*Abcès et fistules du testicule.* — Il est rare que le testicule soit le siège d'*abcès aigus;* du reste, dans les cas où cette maladie se développe, elle est facilement cachée par l'inflammation aiguë de la vaginale qui se montre en même temps. — La tuberculose miliaire aiguë du testicule se rencontre presque toujours en coïncidence avec la tuberculose miliaire généralisée.

On observe souvent la *formation isolée de tubercules* (tuberculose localisée) qui se terminent par suppuration. Un certain nombre de ces malades succombent plus tard à une tuberculose générale.

Les abcès chroniques des testicules ont cela de particulier

qu'ils se développent d'une manière très-insidieuse et ne perforent l'albuginée du testicule que très-lentement. Ils se montrent très-souvent à différents endroits du testicule ou de l'épididyme, soit en même temps, soit successivement ; il ne faut pas se hâter, dans ces cas, de croire à la nature tuberculeuse de la maladie, comme cela est arrivé à certains médecins. De même la guérison lente de ces abcès ne permet nullement de conclure à une dyscrasie tuberculeuse, quoiqu'il soit positif que certains abcès chroniques du testicule, mais surtout de l'épididyme, ne sont autre chose qu'une localisation isolée de la tuberculose.

Si l'albuginée du testicule est perforée par ces abcès et le testicule à découvert, il arrive très-souvent qu'un chirurgien inexpérimenté considère les vaisseaux séminifères à nu dans la plaie comme du tissu cellulaire mortifié, et est tenté de les extraire et de priver ainsi le malade de ce tissu important.— Il peut arriver également qu'un tissu de granulations végétantes (fongus bénin) sorte par l'albuginée perforée; il faudrait les enlever avec les ciseaux.

Une forme particulière de *végétation fongueuse* du testicule (fongus bénin), une formation de granulations vigoureuses sur le testicule même, s'observe dans certains abcès du testicule lorsqu'une inflammation suppurative de la vaginale est venue s'y ajouter. Dans ces circonstances, on voit quelquefois tout le testicule recouvert de granulations exubérantes se frayer un passage par l'ouverture cutanée et former un prolapsus. Ce prolapsus ne doit évidemment pas être pris pour une espèce de végétation granuleuse et enlevé, ce qui est arrivé déjà plusieurs fois. A moins que l'état trop grave du testicule n'oblige de recourir à la castration, on ramènera la peau par-dessus le testicule et l'on tâchera d'obtenir la guérison par la suture ou des bandelettes agglutinatives, d'après le conseil de Dieffenbach et de Lawrence. (Comp., p. 417.)

Les *fistules* des testicules sont quelquefois très-tenaces. Dans certains cas, le rétrécissement de l'ouverture externe, et quelquefois peut-être le rétrécissement de l'ouverture de l'albuginée empêchent l'écoulement du pus et s'opposent ainsi à la guérison. Il peut être utile de fendre de pareilles fistules, de cautériser le fond et même d'exciser en cas de besoin une partie des parois de la fistule.

Ce n'est que dans le cas où un testicule est en complète suppuration, qu'il est désorganisé et le siége d'une sécrétion purulente difficile à arrêter, qu'on sera en droit de l'enlever complétement. Lorsqu'on a l'espoir de guérir le malade par une excision partielle, elle doit naturellement être préférée à la castration.

*Sarcocèle. Cancer du testicule.* — Dans le temps, on comprenait sous le nom de sarcocèle des tumeurs du testicule de nature très-diverse, en opposition avec les collections liquides dans la vaginale (hydrocèle et hématocèle). D'après cette définition, les diverses espèces de sarcocèle se subdivisent d'abord en tuméfactions chroniques inflammatoires (de nature syphilitique ou scrofuleuse, par exemple) et en néoplasmes. Parmi ces derniers, ce sont principalement les tumeurs bénignes, non cancéreuses, qui aujourd'hui encore portent le nom de sarcocèle. Ces tumeurs sont excessivement rares. On a quelquefois rencontré sur le testicule des fibroïdes, des enchondromes, des cysto-sarcomes et des cystoïdes de nature bénigne, des tumeurs composées de fibres musculaires (myosarcomes), de même que des tumeurs sanguines bénignes. On a décrit des cas où la tumeur testiculaire renfermait un petit fœtus, ou plutôt des rudiments de ce dernier. Quant aux formations cystiques dans le testicule, comparez p. 427.

Le *cancer* du testicule se montre de préférence sous la forme de l'*encéphaloïde*. Le testicule, ainsi malade, se transforme en une grande tumeur assez molle. Les tumeurs de ce genre sont susceptibles d'un accroissement rapide et montrent souvent une disposition spéciale à se propager dans le cordon spermatique et le long des ganglions lymphatiques de la colonne vertébrale. Lorsque ces encéphaloïdes étaient très-vasculaires ou étaient accompagnés de dilatations veineuses, on leur donnait dans le temps le nom de *fongus hématode*.

En général, on distingue les tumeurs solides de l'hydrocèle et de l'hématocèle par le poids plus considérable, par l'absence de transparence et par la consistance anormale. Dans certains cas, on ne peut arriver à un diagnostic positif que par la ponction et quelquefois même par l'incision seule, surtout quand un exsudat dans la vaginale vient compliquer la tumeur du testicule ; ces derniers cas portent le nom d'*hydro-sarcocèle*.

Il est quelquefois très-difficile de décider si une tumeur du testicule est de nature bénigne ou maligne. Les tumeurs cystoïdes, quelque bénigne que soit leur apparence au premier abord, récidivent le plus souvent sous la forme de l'encéphaloïde.

Une erreur de diagnostic, contre laquelle il faut surtout se tenir en garde, consiste à confondre une tumeur syphilitique avec un cancer du testicule qu'on serait tenté d'extirper. Dans les cas douteux, n'eût-on qu'un faible soupçon de l'existence de la vérole, il faudrait de toute nécessité essayer un traitement spécifique avant de songer à la castration.

Les tumeurs testiculaires doivent être opérées, lorsqu'elles menacent de devenir malignes ou qu'elles sont insupportables par leur poids, surtout si l'on peut s'attendre à les voir devenir de plus en plus lourdes. Les tumeurs de mauvaise nature doivent être éloignées par la castration aussi longtemps que c'est encore possible ; mais dès que la maladie a dépassé le canal inguinal, l'opération ne pourra plus être d'aucun secours.

*Affections nerveuses du testicule.* —Il existe des *névralgies*, dépendant de causes locales, qui peuvent être guéries par des remèdes externes, ou, dans les cas les plus graves, par la castration. Quand une névralgie violente ne cède à aucun moyen, quand des raisons spéciales, telles, par exemple, qu'une inflammation antérieure, des traces de gonflement, etc., nous permettent de croire à une cause locale, on sera en droit, d'après l'exemple de A. Cooper, de faire la castration. — Il faut bien se garder de confondre ces névralgies du testicule avec la *sensibilité* morbide de cet organe, avec ce qu'on a appelé le *testicule irritable*. Cette dernière affection est ordinairement un symptôme de nature hypochondriaque. Quelquefois, elle coïncide avec la spermatorrhée (Curling).

Certaines sensations douloureuses dans les testicules doivent être attribuées à une irritation sympathique provoquée par une maladie des reins et des uretères ; d'autres trouvent leur cause dans une maladie de la moelle épinière. — On observe quelquefois une contraction spasmodique du crémaster ; en général on peut également l'attribuer à des causes internes de l'espèce précédente.

*Varicocèle.* — Dans le varicocèle, les veines du cordon spermatique, surtout celles du côté gauche, sont dilatées et hypertrophiées d'une manière toute particulière. Jusqu'ici, on n'a pas encore trouvé d'explications suffisantes de cette dilatation veineuse.

J'incline à considérer le varicocèle comme une anomalie congénitale, coïncidant avec la descente difficile du testicule. La veine serait soumise dans ce cas à un tiraillement. Pour soutenir cette opinion, je puis dire qu'on voit assez souvent de jeunes garçons avec des varicocèles et que, d'une manière générale, la maladie se développe presque toujours pendant la jeunesse.

Souvent la dilatation des veines du cordon n'exerce aucune influence préjudiciable ; mais quelquefois elle est accompagnée d'une sensation de tiraillement pénible et douloureuse le long du cordon jusque dans la région lombaire, sensation qui augmente, comme la dilatation veineuse elle-même, par la marche et la station prolongées, et qui peut être diminuée par l'usage d'un suspensoir.

Les veines du *scrotum* se dilatent souvent en même temps. Mais leur dilatation a une importance beaucoup moindre, parce qu'elle ne joue aucun rôle dans la production des symptômes pénibles qui appartiennent au varicocèle. Cependant certains malades se plaignent d'une transpiration excessivement désagréable et même d'excoriation du scrotum, coïncidant avec cette dilatation des veines cutanées.

Ordinairement, on reconnaît distinctement au toucher les différentes veines dilatées. Le diagnostic du varicocèle peut devenir plus difficile, lorsque la maladie atteint un degré très-élevé ou qu'elle se complique d'œdème du tissu cellulaire, de hernie inguinale, d'hydrocèle ou d'une dégénérescence quelconque du testicule. Le fait que la tumeur augmente par la station, pendant que le doigt comprime l'anneau inguinal, constitue le signe le plus important pour distinguer le varicocèle d'une hernie.

Contre le varicocèle, il faut avant tout recommander au malade de porter un bon suspensoir. Dans beaucoup de cas, ce moyen suffit pour enlever toute souffrance. Curling recommande un bandage herniaire avec une grande pelote douce et élastique. Ce médecin veut réagir de cette façon contre la pression que produit la colonne sanguine dans la veine longue et sans valvules du cordon spermatique.

Il n'est certes pas permis d'*opérer* de prime abord le varicocèle. Cependant si les douleurs sont considérables, on peut chercher à obtenir l'oblitération des veines du varicocèle aussi bien que celle d'autres veines variqueuses. (Je ne me suis jamais cru dans la nécessité de recourir à ce moyen. A Paris, j'ai vu faire en 1840 un grand nombre de ces opérations qui ne me paraissaient nullement indiquées.) Si l'on veut que l'oblitération produise l'effet voulu, elle doit s'étendre sur une certaine longueur des veines variqueuses du cordon, sans quoi l'affection pourrait revenir par le fait des anastomoses. Cependant, d'un autre côté, elle ne doit pas aller trop loin, car une interruption trop complète de la circulation dans le cordon pourrait entraîner une atrophie du testicule. Parmi le grand nombre de méthodes opératoires qui ont été appliquées et proposées, il faut choisir celles qui exposent le moins à la phlébite suppurative. On donne, par conséquent, la préférence aux méthodes où les veines sont mises à nu le moins possible et où l'oblitération est obtenue par un procédé sous-cutané. Toutes les méthodes sous-cutanées sont basées sur la possibilité de reconnaître et de distinguer le canal déférent à sa dureté. Si l'on maintient le canal déférent du côté interne et qu'on repousse le paquet veineux en dehors, il est possible d'entourer ces veines avec une aiguille ou un fil, etc., sans blesser en même temps les autres parties du cordon.

Parmi les différentes méthodes inventées dans le but d'amener l'oblitération des veines, celle de Breschet est peut-être la plus efficace. Elle consiste dans l'emploi d'une pince à branches parallèles qui comprime les veines variqueuses avec la peau qui les recouvre. La compression est augmentée peu à peu au moyen d'une vis, et de cette façon on obtient au bout de quelques jours une eschare sèche et mince, sans provoquer en général, chez le malade, beaucoup de douleur ou d'inflammation. — Il est évident qu'on ne saisit entre les mors de la pince que la quantité de peau strictement nécessaire ; d'un autre côté, la tension de la peau à la racine du pénis ne doit pas être assez forte pour donner lieu à un tiraillement douloureux en cas d'érection. — Il ne sera permis d'opérer par la méthode de Breschet que dans les cas où le canal déférent peut être facilement distingué des veines. Pour que le succès soit certain, il faut comprimer les veines à deux endroits, aux parties supérieure et inférieure du cordon spermatique, pour que le sang veineux se coagule dans l'intervalle et que plus tard on arrive à l'oblitération complète.

La *ligature sous-cutanée* se fait d'une manière très-simple : on prend un fil dont les deux extrémités portent chacune une aiguille ; une des aiguilles est enfoncée au-dessous du paquet veineux, l'autre au-dessus en passant par les mêmes piqûres de la peau ; si l'on retire les aiguilles, on a une anse qui peut être liée au-dessus d'une mèche de charpie ou d'un petit rouleau de diachylon, ou serrée plus ou moins fortement au moyen d'un petit serre-nœud. De la même manière, on peut se servir de la suture entortillée, en passant une épingle au-dessous du paquet veineux et en liant le fil au-dessus. Évidemment il faut faire cette opération à différents endroits, si l'on veut arriver à un résultat.

La méthode de Ricord consiste à passer une anse de fil en avant du paquet veineux et une autre en arrière ; les deux sont combinées de telle sorte qu'en tirant dessus elles serrent les veines contournées ; cette méthode n'a pas d'avantage particulier, mais elle a contre elle la nécessité d'avoir un serre-nœud particulier.

La méthode de *Vidal* consiste à saisir la veine entre deux fils d'argent, dont l'un est très-flexible ; ces fils sont tordus l'un sur l'autre, de sorte que la veine est d'abord comprimée et finit par s'enrouler elle-même autour d'eux. Cette méthode mérite peut-être quelques-uns des éloges que son auteur lui dispense. Après que la veine est en-roulée, les extrémités du fil double sont de nouveau tordues ensemble sur une petite bande roulée, ce qui augmente encore la compression. On laisse le fil en place, jusqu'à ce que tous les tissus intermédiaires soient détruits par la suppuration, ou bien on coupe à la fin le pont cu-tané qui reste encore. On ne peut pas émettre de doute sur l'efficacité de cette méthode, qui comprime et détruit les veines sur une certaine étendue de leur parcours ; mais ce dont il est permis de douter, c'est de la faible douleur et du peu d'inflammation dont cette méthode doit être suivie.

*Castration.* — Lorsque le testicule n'est pas augmenté de vo-lume et qu'il n'adhère que sur une faible étendue au scrotum, l'extirpation en est très-simple. On fait une incision cutanée depuis le haut jusqu'en bas, le plus commodément, en formant un pli transversal de la peau, on fait sortir par la pression le testi-cule et le cordon spermatique ; on enfonce le bistouri derrière ce cordon, et l'on détache de haut en bas le tissu cellulaire qui fixe le testicule en arrière : le cordon spermatique est coupé en der-nier lieu. Ou bien, on commence par couper le cordon spermatique, et, pendant qu'un aide en tient l'extrémité supérieure et la comprime, on sort complétement le testicule.

Les artères du cordon et des bourses doivent être liées soi-gneusement, non-seulement pour éviter une perte de sang inutile, qui peut devenir très-considérable lorsque les artères sont anormalement dilatées, mais parce que le tissu cellulaire du scrotum s'infiltre trop facilement de sang. La ligature en masse du cordon spermatique (faite évidemment avant la section) pré-sente l'avantage d'être plus facile et plus rapide à exécuter que la ligature des différents vaisseaux qui donnent du sang sur la surface de section. Il est vrai qu'au moment de la constriction, la douleur est très-vive, mais cette douleur cesse bientôt, si la ligature a été fortement serrée, et, d'après l'expérience, on n'a pas à craindre de conséquences fâcheuses pour le système ner-veux. Par ces raisons, il est préférable, dans les cas au moins où l'on peut s'attendre à une dilatation des vaisseaux du cordon, de lier le cordon en masse plutôt que de lier chaque vaisseau isolé-ment, ce qui rendrait l'opération plus pénible et plus longue. Plus le cordon spermatique est coupé haut, plus il faut prendre de précautions pour le fixer avec une érigne ou une anse de fil, afin

qu'il ne se retire pas derrière l'anneau inguinal et y fournisse
du sang. Dans ce cas, il faudrait le retirer avec une pince, et si
l'on n'y réussissait pas, on serait obligé de fendre le canal inguinal, à moins que l'application d'un bandage herniaire suffise
pour arrêter l'hémorrhagie.

Si le testicule est beaucoup augmenté de volume et adhérent à
la peau, au point qu'on soit obligé d'enlever une partie de cette
dernière, il faut opérer avec beaucoup de précaution pour qu'on
n'atteigne pas avec le bistouri la racine du pénis, à moitié caché
dans le scrotum, ou le testicule du côté sain.

Il n'y a pas grand avantage à réunir par la suture la plaie du
scrotum après la castration, parce que la cicatrisation se fait facilement et rapidement sans cette précaution ; cependant, la réunion partielle de la plaie par des points de suture facilite le pansement. En cas d'hémorrhagie consécutive, même faible, l'occlusion complète de la plaie serait évidemment nuisible, parce qu'il
se développerait trop facilement une infiltration sanguine.

## § 2. — Pénis.

Rétrécissement de l'ouverture du prépuce. — Paraphimosis. — Brièveté du filet. — Adhérences du prépuce.— Maladies du prépuce. —
Anomalies du méat urinaire. — Blessures du pénis. — Maladies du
pénis. — Amputation du pénis.

*Rétrécissement de l'ouverture préputiale. Phimosis.*— La plupart
des rétrécissements du prépuce sont congénitaux.— Par suite d'inflammations répétées, un prépuce qui, originairement, n'était pas
trop étroit, peut le devenir en se gonflant ou en s'indurant. Un
prépuce modérément étroit, qui à l'état normal peut être ramené
derrière le gland, peut immédiatement perdre son extensibilité
par une inflammation aiguë, parce que le gonflement du tissu
ne permet plus de pareils glissements. Les cas de ce genre ont
reçu le nom de « phimosis inflammatoire ». Après la résolution de
l'inflammation, un pareil prépuce devient de nouveau extensible. — Il arrive rarement qu'un prépuce devienne trop étroit
par suite de cicatrices ; cependant on comprend bien qu'une
série de chancres qui ont leur siége sur le bord de l'ouverture
préputiale puissent amener le rétrécissement de cette dernière.

Les conséquences fâcheuses du phimosis consistent principalement en ce qu'il gêne le coït ou qu'il le rend douloureux, et

qu'il s'oppose à l'élimination du smegma qui s'accumule entre le gland et le prépuce. Dans les degrés plus élevés du rétrécissement, l'évacuation de l'urine est également entravée. Par suite de l'accumulation de cette sécrétion caséeuse, il peut se produire une inflammation lente ou souvent renouvelée du gland et du feuillet préputial adjacent. Quelquefois on voit se former de véritables incrustations, des masses pierreuses qui consistent en smegma épaissi et qui entourent le gland comme une cuirasse. — Dans les cas d'infection, le phimosis devient surtout fâcheux, parce que les endroits enflammés ou ulcérés, qui sont couverts par le prépuce, deviennent moins accessibles à un traitement local qu'on le désirerait.

Le prépuce peut être tout à fait imperforé chez le nouveau-né ; dans ces cas, il est distendu par l'urine comme une vessie, et il faut l'ouvrir par une petite incision ou par l'excision d'une petite partie de la peau. De même, cette excision devient nécessaire chez le nouveau-né, quand l'ouverture est trop petite et qu'elle ne permet pas à l'urine de s'écouler facilement.

L'*élargissement* du prépuce trop étroit se fait le plus facilement par une section avec les ciseaux sur le dos du gland. Au lieu des ciseaux, on peut aussi se servir d'une sonde cannelée et d'un bistouri pointu et falciforme. L'effet qu'on veut obtenir par cette incision, c'est-à-dire la guérison définitive du rétrécissement préputial, dépend de cette circonstance, que, pendant la cicatrisation de la surface de section, les feuillets externe et interne forment une *réunion labiale*. Pour que ce but soit atteint, et pour qu'on soit assuré que les surfaces saignantes ne se réunissent pas de nouveau ou qu'il ne se forme pas un rétrécissement cicatriciel, on doit observer certaines règles : il faut que l'incision soit suffisamment grande, qu'elle aille jusque près de la couronne du gland, et souvent on est obligé de donner un deuxième coup de bistouri, quand la première incision a été trop petite. Surtout il ne faut pas négliger de couper non-seulement les feuillets cutané et muqueux du prépuce, mais aussi la membrane élastique qui se trouve entre les deux (1). Très-souvent, après la première

(1) Lorsqu'on se sert des ciseaux pour faire la section du prépuce, méthode la plus ordinaire, il arrive facilement que d'abord la peau avec la membrane élastique est retirée et tendue ; avec le deuxième coup de ciseaux, on prolonge ensuite l'incision dans le feuillet muqueux ; le tissu élastique intermédiaire reste, dans ce cas, en grande partie intact ; on comprend facilement que ce soit là une cause de récidive.

incision, il faut prolonger cette dernière sur le feuillet muqueux. Mais une incision même de la longueur indiquée ne met pas toujours à l'abri d'un rétrécissement consécutif. En effet, lorsque le prépuce est épais, induré, gonflé, ou lorsqu'il existe un gonflement considérable du tissu sous-cutané, que, par conséquent, les feuillets sont fortement écartés, la réunion labiforme entre la partie interne et externe du prépuce divisé est impossible, la contraction cicatricielle dans le sens de la longueur de la plaie et dans l'angle devient prédominante, et de cette façon la maladie peut revenir.

Jusqu'à présent ce point n'a pas été assez pris en considération. Comme la guérison du rétrécissement au moyen de l'incision dépend absolument de la réunion labiforme des deux feuillets préputiaux, la guérison du phimosis sera d'autant plus facile que le prépuce sera moins épais (1), et elle sera d'autant plus dificile que le prépuce sera plus gonflé. Si les deux feuillets préputiaux sont séparés par une couche celluleuse très-large, dense et peu disposée à une cicatrisation rapide, une incision assez grande, même une incision qui s'étend jusqu'à la couronne, peut être suivie de récidive. Il suit de là que lorsque le prépuce est mince, une incision relativement petite peut être suffisante, et que lorsque le prépuce est très-épais et induré, l'incision ne peut jamais être trop grande. D'une manière générale, il résulte encore de là qu'on ne peut pas opérer aveuglément d'après une méthode unique, mais qu'ici, comme dans toutes les opérations, le procédé doit être choisi d'après les circonstances spéciales.

Si pour prévenir les récidives on veut entreprendre la réunion des deux feuillets préputiaux par la suture, la réussite de l'opération est beaucoup plus certaine. Mais on ne peut pas nier que cette suture ne rende le procédé beaucoup plus douloureux et plus long. D'un autre côté, il faut bien remarquer que la suture est le moins utile dans les cas précisément où la récidive se montre le plus facilement après l'incision simple, c'est-à-dire dans ceux où il y a gonflement inflammatoire du prépuce. Car dans les cas où ce gonflement existe d'avance ou s'ajoute à la plaie, il faut s'attendre à voir tomber les fils par suppuration ou bien à voir, en général, la réunion par première intention ne pas réussir.

(1) J'ai observé quelquefois dans des cas où le prépuce était très-peu épais une réunion primitive spontanée ; la surface de section est devenue sèche et s'est ratatinée presque immédiatement.

Les grandes divisions de tout le prépuce, allant jusqu'à la couronne du gland, nous mettent bien à l'abri d'un rétrécissement aussi complet qu'il existait auparavant, mais elles sont souvent suivies d'un autre inconvénient, c'est-à-dire que les deux moitiés du prépuce forment des masses informes sur les côtés du gland, et souvent on voit dans ces cas le prépuce devenir le siége d'un œdème opiniâtre. Pour prévenir cet œdème, il ne reste souvent d'autre ressource que d'enlever, après les grandes incisions, les deux lambeaux de peau situés à gauche et à droite du gland. De cette façon, on enlève presque tout le prépuce.

Pour obvier à ces diverses difficultés, il me paraît le plus convenable de faire la division du prépuce par une incision en Y, telle qu'elle est représentée sur la figure 56. On voit en *a* la

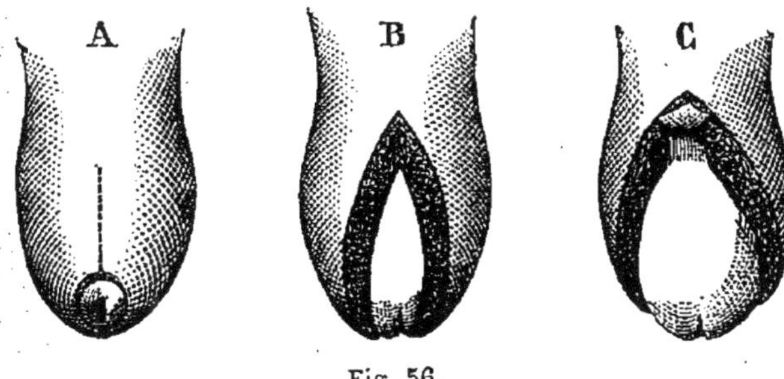

Fig. 56.

première incision qui est très-facile à faire au moyen des ciseaux, dont la branche mousse est introduite entre le gland et le prépuce. La plaie devient sur-le-champ béante, et l'on peut ajouter immédiatement la petite incision en V sur le feuillet interne du prépuce, telle qu'elle est indiquée en *b*. Cette incision s'écarte aussi immédiatement, et le petit lambeau situé dans l'angle se retourne en dehors d'une façon qui est très-favorable à la réunion et qui empêche le recollement des surfaces saignantes. (Voy. fig. 56 *c*.) Ici encore, il ne faut pas négliger de séparer largement le tissu conjonctif élastique qui se trouve entre la muqueuse et la peau et dont nous avons parlé page 439. Lorsque ces couches fibreuses se placent en travers dans l'angle de la plaie, on est souvent obligé de les diviser par quelques coups de ciseaux.

Quelques points de suture, appliqués au milieu et des deux côtés, peuvent hâter la guérison et rendre le succès de cette

25.

méthode opératoire plus certain. Mais, même dans les cas où l'on néglige de les faire et où l'inflammation gonfle les parties, on n'a guère à craindre la reproduction du rétrécissement; car le petit lambeau qui occupe l'angle de la plaie, et qui est tourné en dehors, s'oppose à ce que la plaie s'y resoude et se resserre. — Lorsqu'on s'attend à une longue suppuration, l'incision doit être faite plus grande, car les deux parties latérales de la plaie deviendront évidemment plus courtes sous l'influence de la rétraction cicatricielle.

Si l'on avait à craindre l'infection de la plaie par des chancres avoisinants, il faudrait neutraliser et détruire le contagium par l'emploi continu de l'eau blanche ou de moyens semblables.

La *circoncision* ou l'ablation de tout le prépuce ne doit pas être faite en cas de simple rétrécissement du prépuce. Ce serait donner inutilement la préférence à une opération qui est beaucoup moins simple que l'incision, par conséquent elle n'est justifiée qu'en cas de dégénérescence du prépuce (ou peut-être en cas de chancres récents localisés sur le bord préputial?). — La méthode la plus simple pour faire la circoncision, c'est de saisir le surplus de la peau avec une pince à pansement appliquée transversalement au devant du gland, et l'on enlève d'un coup de bistouri toute la partie de la peau qui dépasse la pince. Ordinairement il **faut** encore donner un coup de ciseaux, qui divise le reste du feuillet interne du prépuce jusqu'au bord du gland, pour que cette partie de la peau puisse se rabattre.

Si l'on veut tâcher de prévenir la suppuration et la rétraction cicatricielle après la circoncision, il faut faire des points de suture. Mais comme l'application d'un grand nombre de points de suture sur ces parties saignantes et glissantes est un peu longue et incommode, on a donné le conseil de placer les fils déjà avant l'opération. Lorsque le prépuce est flasque, la manière la plus simple est d'employer dans ce but la pince fenêtrée de Ricord ; à travers les fenêtres longues et étroites de cette pince, on fait passer de longs fils dans le prépuce saisi de la manière que nous avons indiquée ; après l'ablation de la partie antérieure du prépuce, les fils sont tirés en avant, coupés au milieu et liés à droite et à gauche. — Lorsque le feuillet interne du prépuce est serré sur le gland, de sorte qu'il n'est pas sûr qu'il soit saisi par la pince, la méthode de Ricord ne peut pas être employée.

L'emploi des serres-fines de Vidal, au lieu des sutures, est chaudement recommandé par certains auteurs. Mais il est évident que ce moyen d'union pourrait, en cas d'érection, se détacher d'une manière désagréable.

Lorsque le phimosis est compliqué d'une trop grande brièveté du filet ou d'adhérence partielle du prépuce, le procédé devra être modifié d'après les principes énoncés pages 444 et 445.

*Paraphimosis.* — Lorsqu'un prépuce à ouverture relativement étroite est ramené derrière le gland, il peut arriver que la réduction ne soit plus possible, surtout lorsqu'il existe en même temps une inflammation ou un gonflement œdémateux de la peau. Le bord étroit du prépuce produit alors une sorte d'étranglement qui est suivie du gonflement du gland et du feuillet interne du prépuce, et qui peut même donner lieu dans les degrés élevés à la rétention d'urine et à la gangrène.

Il existe aussi un *paraphimosis purement inflammatoire* qui a une importance beaucoup moindre. Le gonflement œdémateux aigu constitue dans ce cas le point important ; il suffit à lui seul pour produire une espèce de paraphimosis. En effet, lorsque sur un large prépuce la muqueuse se gonfle d'une manière aiguë, elle fait saillie à l'extérieur, et si le feuillet extérieur est fortement distendu, elle se retire derrière la couronne du gland sous forme d'un bourrelet épais. C'est ainsi que le paraphimosis se produit sans cause mécanique extérieure, de la même façon que l'ectropion inflammatoire à l'œil. Mais il est évident que les deux causes du paraphimosis, le renversement mécanique et le gonflement inflammatoire, se trouvent souvent réunies.

Dans le paraphimosis, le gland est entouré d'un ou de plusieurs bourrelets élevés, qui sont formés par le prépuce enflammé ou œdémateux. Si le prépuce est simplement *ramené en arrière*, l'endroit rétréci se trouve immédiatement derrière le dos du gland ; mais si, comme cela arrive ordinairement, il est complétement *renversé*, et que son feuillet interne est tourné à l'extérieur, le feuillet interne est également étranglé, et l'on rencontre entre le gland et l'étranglement, qui est situé profondément, un gros bourrelet inflammatoire du prépuce.

Dans les cas où le renversement du prépuce est la cause essentielle du paraphimosis, il faudrait essayer la réduction aussi tôt que possible ; lorsqu'elle n'est pas possible et que l'inflammation a atteint un degré élevé ou qu'il existe un véritable étranglement, de sorte qu'on est menacé d'une destruction gangréneuse du prépuce, il faut diviser l'endroit qui étrangle.

Pour faciliter la réduction, on peut comprimer pendant quelque temps le gland ou le bourrelet formé par le feuillet interne renversé ; on peut ainsi chasser le sang contenu dans les vaisseaux et la sérosité de l'œdème, et, de cette façon, diminuer considérablement le volume de la partie étranglée. On peut également procurer une issue à l'œdème par la scarification du pli préputial le plus avancé. — Pour *réduire* le prépuce, il faut

tâcher de le ramener en avant, pendant qu'on repousse le gland
en arrière. La manière la plus simple pour arriver à ce résultat,
c'est de placer les extrémités des deux pouces sur le gland et de
pousser des deux côtés le prépuce en avant avec les doigts in-
dicateurs et médius. Quelquefois, il faut employer une assez
grande force pour ramener le prépuce. On peut aussi saisir le
pénis à pleine main, l'attirer et repousser le prépuce en avant,
tandis qn'avec l'autre main, on comprime et l'on pousse en arrière
le gland et le bourrelet préputial. Si l'inflammation est déjà très-
avancée, ces moyens violents ne sont plus permis.

Si la réduction ne réussit pas, que les symptômes pressent d'agir, que la gangrène menace de survenir, on incise
l'étranglement, soit à main libre, en enfonçant sous lui un petit
bistouri ; soit, ce qui est plus sûr, en faisant d'abord une petite
incision dans le bourrelet antérieur ou postérieur du prépuce, sur
la face dorsale du gland, et en prolongeant ensuite l'incision avec
un petit bistouri boutonné ou à l'aide de la sonde cannelée.

Dans les cas relativement fréquents de paraphimosis inflammatoire et œdémateux, où l'obstacle à la réduction est constitué
par un simple gonflement, et non par l'étroitesse de l'anneau
préputial, il n'est pas nécessaire de recourir à un traitement
mécanique. L'affection guérit uniquement par l'emploi de compresses d'eau blanche ou de moyens analogues. — Même après
l'opération du paraphimosis par l'incision, la réduction souvent
ne réussit pas immédiatement à cause du gonflement, mais
seulement après quelques jours, lorsque le gonflement inflammatoire s'est dissipé.

Des symptômes qui ressemblent à ceux du pharaphimosis se produisent quand le pénis a été serré par un *anneau* ou entouré d'un fil, qui
étranglent les tissus. La partie qui est le siége de la constriction se
cache entre les bourrelets très-élevés formés par la peau ; on a à craindre
la rétention d'urine, la gangrène et la formation d'une fistule urinaire.
Il faut mettre à nu le fil constricteur et le couper ; s'il s'agit d'un
anneau métallique on le cassera ou on le divisera avec une pince ou
une lime, selon les circonstances ; il est impossible d'indiquer des
règles spéciales à cause de la grande variété des cas.

*Brièveté du filet.* — Le filet peut être d'une structure trop peu
élastique ou s'insérer trop haut sur le gland, de sorte que le prépuce ne peut que difficilement être ramené en arrière et que le
coït devient douloureux. On le divise transversalement avec les

ciseaux ou un petit bistouri. Il ne faut pas que l'incision soit trop profonde, on s'exposerait trop à une hémorrhagie artérielle. Lorsque la plaie est fortement béante, il est bon de hâter la guérison en réunissant les bords de droite à gauche par des points de suture fins ; lorsqu'à la base du filet coupé on ajoute de petites incisions latérales en V (d'après Nussbaum), la réunion de la plaie est plus complète et sa guérison par première intention plus sûre.

Si le *frein*, inséré trop en avant, est trop dur et trop large, de sorte qu'une simple incision ne suffirait pas pour remédier complétement au mal, il faudrait donner la préférence à une incision en V, dont le sommet serait dirigé en bas ; si l'on fait glisser en haut le lambeau ainsi formé, on obtient un Y, qu'on fixe dans cette position par des points de suture.

Si le *frein* est perforé par un chancre, le mieux est en général de le diviser complétement. On hâte de cette façon la cicatrisation, comme dans d'autres parties où existent des ponts cutanés.

*Adhérences du prépuce.* — La plupart des adhérences du gland avec le prépuce sont congénitales ; elles dépendent de ce que la déhiscence par laquelle les deux parties devaient se séparer n'a pas eu lieu. Cette lésion se rencontre à des degrés très-divers ; tantôt ce n'est que la couronne du gland qui reste soudée avec le prépuce, tantôt l'adhérence va jusqu'au milieu du dos du gland, tantôt elle s'étend jusqu'au bord du méat urinaire. Ces derniers cas sont très-importants. Tandis qu'une adhérence incomplète peut tout au plus gêner le coït ou compliquer l'opération du phimosis, on rencontre, en règle générale, avec l'adhérence complète du prépuce, le rétrécissement du méat urinaire qu'il n'est pas toujours facile de guérir.

Les *adhérences partielles* latérales, semblables au ptérygion ou au symblépharon de l'œil, s'observent principalement à la suite de pertes de substance ulcéreuses au bord du gland. L'ulcère du gland se re-recouvre pendant sa cicatrisation de la muqueuse préputiale attirée ; un fait analogue s'observe souvent pour l'œil, où un ulcère latéral de la cornée attire la conjonctive. Quelquefois il se forme de cette façon des saillies en forme de pli, qui rendent l'érection douloureuse et rentrent pour cela dans le domaine de la chirurgie. — Dans quelques cas rares, il se forme des adhérences entre deux endroits dénudés du gland et du prépuce qui se correspondent.

Une forme particulière d'adhésion entre le gland et le prépuce, dépendant d'une *fusion des deux couches épithéliales opposées*, s'observe souvent chez les petits enfants. Au premier aspect, on croit avoir affaire à une adhérence complète du prépuce, mais si l'on entame l'épiderme à la limite du prépuce, on réussit à introduire une sonde huilée et à séparer toute l'agglutination épithéliale, comme on séparerait deux surfaces séreuses légèrement adhérentes (1).

On a rarement l'occasion d'opérer des adhérences préputiales. Lorsqu'il n'existe qu'une corde fibreuse entre les deux surfaces muqueuses, on la divise simplement, et l'on interpose un petit linge huilé. Des plis étroits qui ont une disposition analogue à celle du frein et qui se trouvent à la partie inférieure du gland peuvent être détruits, comme le frein, par l'incision et la suture. Si les adhérences sont plus larges, la méthode reste la même; mais il est probable qu'on n'obtiendra jamais un résultat parfait. — Quelquefois, le phimosis est compliqué d'adhérences préputiales; dans ces cas, le prépuce ne peut pas être fendu dans toute sa longueur, quelquefois, seulement jusqu'à la moitié du gland, l'autre moitié ne peut être découverte, parce que les surfaces sont étroitement unies. On conçoit facilement que, dans ces cas, il faille modifier l'opération du phimosis. Une incision en T, c'est-à-dire la division du prépuce sur la partie dorsale et, à l'extrémité de cette division, des incisions transversales à droite et à gauche et suture de la muqueuse avec le bord cutané sur toute la surface de section, voilà ce qui semble principalement indiqué dans ces cas.

En cas d'adhérence complète du prépuce, le simple décollement du prépuce et la section de la partie décollée ne servirait à rien; car pendant le travail de cicatrisation la peau environnante n'en serait pas moins attirée et produirait une tension d'autant plus forte; il faudrait

(1) Dieffenbach (I, 526) déjà a attiré l'attention sur ces agglutinations épithéliales, auxquelles j'ai consacré un article spécial en 1853 (comparez *Verhandlungen der Berliner geburtshülflichen Gesellschaft*, Bd. VIII). Dieffenbach croit que si, dans l'enfance, on néglige de séparer ces deux couches, elles peuvent plus tard contracter des adhérences persistantes. D'après cela, il faudrait admettre que la couche épithéliale est refoulée par du tissu conjonctif de formation nouvelle, et finit par s'atrophier complétement. — Chez quelques enfants, mon attention a été attirée par la forme en massue du pénis (au lieu de la forme pointue), je les ai examinés de plus près, et j'ai trouvé constamment l'agglutination épithéliale.

donc dans un cas semblable, si toutefois on voulait intervenir contre l'adhérence (1), renverser en dedans le prépuce décollé en avant, et fixer à l'aide de sutures l'espèce de bordure ainsi produite, de sorte qu'un pli annulaire de la peau se formerait autour du gland. Du moment que la face de la peau qui est couverte d'épiderme est appliquée contre la base du gland, il n'y a plus d'adhérence ni un tiraillement cicatriciel aussi considérable à craindre ; le gland peut dès lors se recouvrir isolément d'une couche membraneuse, et cela pourra se faire d'autant plus facilement qu'il restera encore un rudiment de la couche primitive.

*Maladies du prépuce.* — Il y a des inflammations œdémateuses, furonculeuses, ulcéreuses, blennorrhagiques du prépuce. La structure du prépuce le prédispose à l'œdème et aux tuméfactions rapides. Il suffit d'une légère irritation de la peau, d'une contusion insignifiante pour provoquer dans ces cas un œdème. — L'œdème chronique peut devenir une espèce d'*éléphantiasis*, mais on ne connaît pas les conditions intimes qui donnent naissance à cette rare maladie. Elle exige le même traitement que l'éléphantiasis du scrotum (p. 419). — L'inflammation aiguë et la destruction ulcéreuse du prépuce se rencontrent à tous les degrés dans l'infection syphilitique. En cas de chancre phagédénique ou gangréneux, l'ulcération du prépuce est quelquefois suivie d'une perforation de cet organe et de la sortie du gland par l'ouverture latérale nouvellement formée. Il ne reste pas autre chose à faire dans ce cas que de fendre complétement ou d'enlever la partie du prépuce qui se trouve repoussée ainsi sur un des côtés du gland.

On rencontre assez souvent au prépuce des *verrues* bénignes, des *condylomes* à tous les degrés, le *cancer épithélial* de forme plate, indurée ou, au contraire, à végétation exubérante et en forme de chou-fleur ; on soumet ces affections au même traitement que lorsqu'elles siégent à d'autres parties du corps. Il en est de même des athéromes ou des angiectasies que l'on remarque quelquefois dans cette expansion cutanée.

Lorsque le feuillet interne du prépuce a l'organisation bien caractérisée d'une membrane muqueuse, il peut, de même que le gland, devenir le siège d'une inflammation muco-purulente (balanite).

*Maladies du gland, balanite.* — La tunique membraneuse du

---

(1) Je ne pense pas qu'il y ait jamais lieu de faire cette opération. Les sujets que j'ai vus n'étaient pas gênés par l'adhérence du prépuce, et ils n'étaient venus me consulter qu'à cause du rétrécissement de l'orifice (voy. p. 449).

tissu spongieux du gland se montre sujette à diverses affections superficielles, telles que la formation d'excoriations, d'ulcères, d'excroissances verruqueuses, etc. ; ces affections sont en grande partie de nature vénérienne ; d'autres sont dues à la malpropreté et à l'accumulation du smegma qui parfois se réunit même en concrétions pierreuses. Si la membrane qui couvre le gland affecte le caractère d'une membrane muqueuse, elle est d'autant plus apte à contracter une affection muco-purulente, autrement dit la balanite. Si le gland est découvert, on y observe plutôt les formes exanthématiques, l'eczéma, etc. — Pour guérir les maladies du gland, il faut souvent le découvrir, inciser le prépuce, dans le but de compléter le diagnostic et entreprendre le traitement local de ces affections. Dans les cas légers il suffit d'injecter ou d'instiller des liquides irritants ou astringents en ayant soin d'attirer le prépuce au devant du gland en forme d'entonnoir. — Pour le cancer du gland, voyez p. 452. — Lorsqu'il se produit à la couronne du gland une perte de substance ulcéreuse, il peut se développer une adhérence cicatricielle entre le gland et le prépuce. Un ulcère du gland au bord du méat urinaire entraîne facilement le rétrécissement de ce dernier.

*Anomalies du méat urinaire ou orifice externe de l'urèthre.* — Le méat urinaire est sujet à plusieurs vices de conformation *congénitaux :* ainsi il peut être transformé en une fente se prolongeant au-dessous du gland (hypospadias) ou au-dessus du gland (épispadias) ; ou bien il y existe une atrésie, et dans ce cas l'orifice manque ordinairement au gland et se trouve plus bas à l'urèthre. Quelquefois on trouve au gland deux orifices, ou, ce qui est le plus commun, un orifice est situé au-dessous du gland, l'autre au gland lui-même ; mais l'ouverture supérieure se termine alors généralement en cul-de-sac.

Souvent aussi on remarque une trop grande *étroitesse* de l'orifice de l'urèthre ; dans ce cas on observe quelquefois à l'angle inférieur du méat un repli valvulaire qui se renverse en dedans pendant l'introduction de la sonde et qui produit, lorsqu'on ne le divise pas, un tiraillement douloureux pendant le cathétérisme. Souvent ce rétrécissement exige l'usage d'une sonde plus mince ou l'agrandissement de l'orifice.

Les degrés inférieurs d'*épispadias* ou d'*hypospadias*, qui ne vont pas au delà du gland, n'empêchent pas la faculté d'engendrer ; on n'aura donc aucune raison d'y remédier par une opération. Cependant, dans certains cas de développement suffisant du pénis avec situation trop profonde du méat urinaire, cas dans lesquels la partie antérieure de l'urèthre n'est représentée que par une simple gouttière, on pourrait chercher à convertir cette gouttière en canal en avivant ses bords et en les réunissant au-dessus d'une sonde introduite dans l'urèthre (Dieffenbach). Ou bien on pourrait transplanter au-dessus de la gouttière un double lambeau emprunté à la peau de l'abdomen et à la peau du scro-tum (Nélaton). Des tentatives de ce genre, quoiqu'elles ne pro-mettent aucun succès positif, se justifient chez les malades qui à côté de l'épispadias sont encore atteints d'une incontinence d'urine faisant continuellement déborder l'urine sur le pénil.

Si la partie antérieure du pénis, y compris le gland, n'est pas perforée du tout, on a donné le conseil d'enfoncer un trocart à travers toute la partie imperforée et de maintenir ce canal artificiel ouvert à l'aide d'une sonde; mais je doute fort que par ce procédé on puisse obtenir un canal permanent revêtu d'une membrane muqueuse, et par conséquent donner à l'individu la faculté d'engendrer. Il faut s'attendre, au contraire, à voir le canal, ainsi foré au trocart, toujours se resserrer et se fermer à la longue. Les cas dans lesquels on prétend avoir fait des cures de ce genre ne paraissent guère authentiques. Je crois qu'en mettant des sondes à demeure on arrivera plutôt à une atrophie et à un ratatine-ment des corps caverneux qu'à la formation d'un trajet tapissé d'une membrane muqueuse, laissant passer le sperme et l'urine.

En cas de *rétrécissement du méat urinaire*, il faut souvent une incision pour faciliter l'écoulement de l'urine ou pour permettre l'introduction d'instruments de lithotritie. Cette opération peut se faire avec le bistouri boutonné ou avec les ciseaux ou bien avec un uréthrotome particulier, inventé par Civiale, et qui ressemble au lithotome caché. La plaie a le plus souvent une forte ten-dance à se refermer par la contraction cicatricielle. Pour empê-cher ce résultat on place des bougies ou bien on incise à plusieurs reprises la cicatrice dans l'angle de la plaie, ou l'on fait une petite incision en Y analogue à la figure 57, ou enfin, ce qui est le plus sûr, on fait une suture entre la peau extérieure et l'angle de la muqueuse uréthrale. Ce dernier procédé paraît surtout nécessaire quand le rétrécissement dépend d'une adhérence du prépuce, ou d'une formation cicatricielle ou lorsqu'il est la conséquence de la destruction d'une partie du pénis. La simple incision ne promet de succès que dans les cas où l'angle antérieur de l'orifice de l'u-rèthre n'est constitué que par un pli mince de la peau. Mais lors-qu'il s'agit de diviser des bords épais, tuméfiés ou, ce qui est pire, composés d'un tissu cicatriciel, il est clair qu'une simple incision, et surtout une petite incision, ne peut qu'être suivie d'une reproduction du rétrécissement. Dans ces cas le meilleur moyen d'éviter la récidive est de faire l'incision assez grande et de chercher, au moyen d'une division en Y de la peau extérieure, à insérer un petit lambeau de peau (fig. 57) dans l'angle du bout fendu de

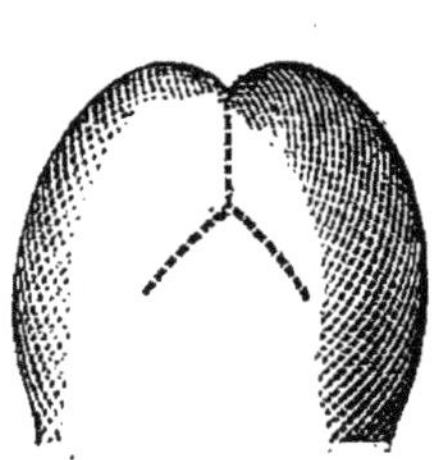
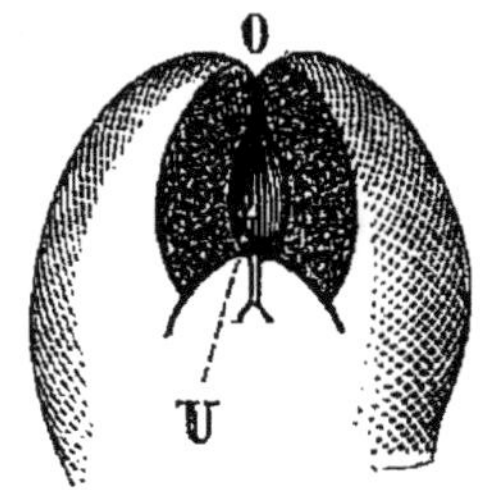


Fig. 57.

l'urèthre. Il peut être utile, en même temps, de border latéralement la peau avec la muqueuse uréthrale.

J'ai fait cette dernière opération à plusieurs reprises, et toujours avec un heureux résultat. Elle me paraît surtout digne d'être recommandée pour les cas où le prépuce est partout adhérent au gland, où par conséquent les deux ouvertures, celle du prépuce et celle de l'urèthre, n'en font qu'une. Les simples incisions ne rendent ici aucun service, parce que les lèvres épaisses de l'ouverture sont beaucoup trop favorables à la contraction cicatricielle. Les malades finissent par succomber à l'urémie si on ne leur vient pas en aide (comparez *Archiv für Heilkunde*, 1861).

Le professeur O. Weber se félicite du succès d'un procédé analogue à celui que représente la figure 57 : à savoir, excision d'une partie de la peau extérieure et suture entre la muqueuse uréthrale et les bords de la plaie cutanée. J'ai également opéré un jour avec succès d'après cette dernière méthode. Quand la peau extérieure située au-dessous de l'orifice de l'urèthre a subi une dégénérescence cicatricielle, mais que la muqueuse est intacte, il y a lieu d'accorder la préférence à l'incision de la peau calleuse, suivie de la réunion des bords de la plaie avec la muqueuse. Quant au rétrécissement de l'orifice du moignon d'un pénis amputé, ou détruit par la gangrène, voyez p. 454.

*Lésions traumatiques du pénis* (1). — L'*hémorrhagie* qui succède à une blessure du pénis peut devenir très-considérable; à raison

(1) Les lésions de l'urèthre sont traitées dans un paragraphe séparé. Pour la constriction du pénis par des anneaux, etc., voy. p. 444.

du tissu sous-cutané très-lâche, il peut y avoir de fortes infiltrations sanguines, soit que les artères dorsales sous la peau aient seules été divisées, soit que la division porte sur les corps caverneux du pénis ou le corps spongieux de l'urèthre. — La *flexion* forcée du pénis en érection peut être suivie d'une rupture de la gaîne fibreuse des corps caverneux et d'une collection sanguine sacciforme dans le genre d'un anévrysme faux. Le meilleur traitement d'un cas de cette espèce serait d'appliquer au commencement des compresses froides, peut-être aussi d'exercer une compression par une application de bandelettes de diachylon tout en laissant séjourner une sonde dans l'urèthre. Si ces moyens restaient inefficaces, il faudrait essayer de faire tomber le sac en étreignant sa base dans une ligature, ou bien il faudrait enlever tout ce qui dépasse l'ouverture du corps caverneux et fermer au besoin l'ouverture de ce dernier par quelques sutures fines. Le conseil, donné par Chelius, de faire dans ces cas immédiatement l'amputation du pénis, ne me semble nullement justifié.

Pour toute lésion et hémorrhagie, comme aussi pour tout pansement du pénis, il faut tenir compte de l'érection. Elle provoque des tiraillements de la plaie ou des appareils, des déplacements de la peau, mais surtout des hémorrhagies secondaires auxquelles il faut toujours s'attendre.

*Maladies du pénis.* — Dans la blennorrhagie les corps caverneux de la verge participent souvent à l'inflammation, d'où résulte ce qu'on appelle la *chaudepisse cordée*, c'est-à-dire la flexion du membre érigé dans le sens du côté malade, inextensible. — Le même phénomène, flexion du membre en érection, peut aussi être dû à des brides cicatricielles ou à un raccourcissement du ligament suspenseur. On a proposé la section des parties ainsi raccourcies. — Lorsqu'il y a inflammation et oblitération des veines du pénis, surtout de celles des corps caverneux, il se développe un état de *priapisme*.

Certains chancres malins et quelquefois la complication du chancre par la fièvre typhoïde, etc., peuvent faire tomber le pénis en gangrène. On a même observé la gangrène spontanée du pénis dans la fièvre typhoïde. Quelques auteurs rapportent des cas d'amputation du pénis pour cause de gangrène. Mais on ne comprend guère les avantages que l'amputation peut procurer dans ce cas. Par contre, une hémorrhagie dangereuse d'un pénis rongé par une ulcération phagédénique pourrait justifier parfaitement l'amputation comme dernier remède.

La maladie la plus importante du pénis est le *cancer*. Ce dernier débute ordinairement dans la peau du gland ou du prépuce. Il devient quelquefois très-volumineux. Il faut se garder de confondre un cancer superficiel de la peau ou du prépuce avec le cancer du pénis lui-même, et de faire ainsi une amputation du membre quand il aurait suffi d'enlever un prépuce dégénéré. Dans les cas douteux, il s'agit de fendre la masse dégénérée et de s'assurer ainsi si derrière elle le gland est encore en bon état.

Les *condylomes* à la partie antérieure du pénis, s'ils ont persisté longtemps et sont devenus le siége d'une ulcération, peuvent ressembler beaucoup au cancer. Un ulcère syphilitique induré est également parfois très-difficile à distinguer du cancer. Plusieurs fois on a déjà vu commettre la faute d'amputer un pénis condylomateux ou induré que l'on croyait atteint de cancer.

Il est rare qu'au pénis on rencontre des *tumeurs de nature bénigne*. L'éléphantiasis a déjà été mentionné à la page 447. Quelquefois on a constaté une *formation osseuse* au corps du pénis, ayant pour résultat un empêchement de l'érection ou du coït. Dans son rapport sur la clinique de Fribourg (1845), Stromeyer raconte l'extirpation d'une formation osseuse de cette espèce.

*Amputation du pénis.*— Deux points principaux sont à prendre en considération lorsqu'il s'agit d'amputer la verge : l'hémorrhagie et le rétrécissement consécutif de l'orifice de l'urèthre. L'hémorrhagie peut donner des embarras quand on opère fort en arrière, près du scrotum. Il peut arriver dans ces cas que le moignon des corps caverneux, si l'on n'a pas eu soin de bien le maintenir, se retire vers l'arcade du pubis, et qu'une hémorrhagie dangereuse se fasse par les parties rétractées. Pour éviter cet inconvénient on ne fera pas en une fois la section du membre en cas d'amputation profonde, mais on ne le divisera qu'à moitié et l'on saisira ensuite le moignon, avant d'achever la section, avec la pince ou avec une anse de fil qu'on a fait passer à travers son épaisseur. On fait ensuite la ligature médiate ou immédiate des artères saignantes qui sont ordinairement au nombre de six : deux dorsales, deux des corps caverneux et deux du corps spongieux.

Si l'hémorrhagie était très-forte ou difficile à arrêter, on pourrait engager une sonde dans l'urèthre, puis lier le moignon au-dessous de la sonde. — Quelques modernes recommandent, pour éviter l'hémorrhagie, l'écraseur linéaire ou l'anse galvano-caustique. Mais ces appareils compliqués ne me semblent guère mériter la préférence sur la section pure et simple. Car ordinairement l'hémorrhagie ne donne pas d'embarras dans l'amputation du pénis, et dans les cas exceptionnellement difficiles où les artères sont dilatées et multipliées et où la pression sanguine paraît augmentée, il se pourrait aussi que l'écrasement ou la section avec l'anse galvano-caustique fussent des moyens insuffisants.

L'opération est facile à exécuter : on saisit le pénis avec une pince-érigne ou une pince droite à mors dentelés et l'on en fait la section transversale avec un couteau un peu long. Il faut dans ce cas éviter d'une part d'enlever trop de peau et d'autre part d'en laisser trop. Si on enlève trop de peau, le moignon n'est pas couvert, les corps caverneux sont à nu et la guérison est rendue difficile ou retardée. Si au contraire on laisse trop de peau, le cylindre cutané creux qui se trouve en excès forme un large anneau, bourgeonnant extérieurement autour de l'orifice de l'urèthre; cet anneau se resserre, la peau se plisse et l'orifice de l'urèthre se rétrécit. — Naturellement il faut toujours s'attendre à un certain degré de rétrécissement de cet orifice par le fait de la contraction cicatricielle du moignon. Mais pour être sûr que cette contraction n'ira pas trop loin, jusqu'à l'imminence d'une oblitération des voies urinaires, il est toujours utile d'ajouter encore une division de l'urèthre en bas, à peu près de la longueur d'un centimètre. En même temps il est bon d'exciser la membrane élastique du pénis et d'enlever le tissu cellulaire correspondant (p. 439) ou de tailler même sur la face inférieure du moignon du pénis un petit lambeau de peau en forme de languette et de l'attacher en dedans par des points de suture, de manière à faciliter autant que possible la réunion en forme de lèvre entre la peau et la muqueuse.

L'essai d'obtenir la réunion par première intention de ces parties, à l'aide de la suture, est fort à conseiller après chaque amputation du pénis. Il ne faudrait pas toujours compter, il est vrai, sur la réussite de cette réunion, mais si elle réussit, c'est un grand avantage, et si elle ne réussit pas, au moins on n'a pas fait de mal. C'est dans l'angle inférieur qu'il importerait le plus d'obtenir une réunion entre la peau et la muqueuse; c'est par conséquent en cet endroit qu'on essayera principalement la suture ou la formation d'un lambeau d'après le plan indiqué par la figure 57.

Si les corps caverneux sont atteints profondément et que le corps spongieux de l'urèthre le soit moins, on fait bien de chercher à conserver ce dernier par une dissection minutieuse ; puis on fend l'extrémité de l'urèthre en deux moitiés dont on réunit la muqueuse à la peau extérieure (Bardeleben).

Pendant les premiers jours qui suivent l'amputation du pénis, il peut être nécessaire de sonder les individus, soit qu'on veuille garantir la plaie du contact de l'urine, soit qu'à cause du gonflement des parties, le malade ne puisse pas uriner volontairement. Il faut se garder, en faisant le premier essai de cathétérisme, de pénétrer dans un espace caverneux au lieu de tomber dans l'urèthre.

Quelquefois il faut diriger un traitement secondaire contre la tendance au rétrécissement. Pendant la période de cicatrisation, on introduit journellement une sonde ou on laisse séjourner pendant des heures entières de petites bougies dans l'ouverture. Si l'on a négligé cette précaution, et que déjà il se soit produit un rétrécissement cicatriciel, il faut chercher à dilater de nouveau la cicatrice par des bougies coniques. Quelquefois il a fallu, pour rendre la miction possible, se servir des bougies qui gonflent, telles que des cordes à boyaux ou de petites tiges de laminaire. Les mêmes mesures se recommandent lorsqu'après la chute gangréneuse du pénis, un rétrécissement menace de se produire au moignon ou s'y est déjà produit. — Des rétrécissements intenses et opiniâtres de cette nature exigent une opération qui doit être conçue d'après les principes exposés à la page 450.

### § 3. — Urèthre.

Lésions traumatiques de l'urèthre. — Inflammation de l'urèthre. — Sonde. — Calculs et corps étrangers dans l'urèthre. — Rétrécissements de l'urèthre. — Uréthrotomie interne. — Uréthrotomie externe. — Incision de l'urèthre derrière le rétrécissement. — Adhérence des parois de l'urèthre. — Fistule uréthrale. — Fistule uréthrale labiforme. — Fistule recto-uréthrale. — Maladies de la glande de Cooper. — Maladies de la prostate. — Hypertrophie de la prostate. — Opération des replis valvulaires du col de la vessie. — Spermatorrhée.

*Lésions traumatiques de l'urèthre* (1)..— Le principal danger que courent les individus atteints d'une lésion traumatique de

_______

(1) Les lésions traumatiques du pénis et de ses vaisseaux sanguins ont été exposées page 450.

l'urèthre consiste dans l'*infiltration urineuse*. Si la lésion de l'u-
rèthre se continue jusque dans le tissu cellulaire environnant, si
en même temps la progression de l'urine ou son évacuation se
trouve arrêtée à l'endroit lésé, et que cependant la vessie continue d'expulser l'urine cu de la laisser s'écouler, ce liquide s'épanche par la plaie et s'infiltre dans le tissu cellulaire qui entoure
le canal de l'urèthre. De là l'infiltration s'avance encore plus loin,
dans le tissu cellulaire du périnée, du scrotum, du pénis, du
mont de Vénus, de l'abdomen, du bassin, de la région supérieure
des cuisses, etc. Cette infiltration de l'urine entraîne une suppuration ichoreuse et une destruction gangréneuse, et menace
ainsi gravement l'existence. — En général, les lésions les plus
fâcheuses de l'urèthre sont celles que l'on voit survenir à la suite
d'une forte *contusion du périnée*. Si dans cet endroit l'urèthre est
pressée contre l'arcade du pubis, il se produit facilement une
rupture transversale de la portion membraneuse avec extravasation sanguine, infiltration sanguine avec gonflement et oblitération de la partie antérieure; l'urine, quand le blessé essaye de
l'évacuer, pénètre dans la déchirure interne, se mêle au sang
extravasé, il y a imminence de décomposition de ce dernier, et,
sous l'influence de la pression vésicale agissant d'arrière en avant,
d'une infiltration urineuse rapidement progressive.

L'unique remède qu'on puisse apporter dans cette circonstance
consiste à inciser promptement la partie lésée de l'urèthre. Il faut
que l'on ménage à l'urine un libre écoulement en cet endroit, et
qu'en outre, on fasse écouler le liquide déjà infiltré dans le tissu
cellulaire par des contre-ouvertures pratiquées à tous les endroits appropriés, afin de prévenir, autant que possible, les
destructions gangréneuses. Si l'on a fait à temps l'incision nécessaire, on peut obtenir une issue favorable; la plaie du périnée
peut guérir comme celle qui reste après la taille périnéale. — Si
l'incision a été faite trop tard, il se forme de nombreux trajets
fistuleux, de fortes rétractions et des coarctations cicatricielles,
quelquefois une oblitération complète de l'urèthre.

Lorsque les lésions de l'urèthre sont moins considérables, ou
bien lorsque ce canal est perforé peu à peu, par exemple par un
calcul, l'infiltration urineuse ne se fait pas si facilement, et parfois
il se produit simplement un abcès mêlé d'urine, autrement dit
un *abcès urineux*. (De même, on n'a pas à redouter si facilement
l'infiltration de l'urine ou l'abcès urineux, après une petite uréthrotomie interne, pourvu que l'on ait soin que l'urèthre reste

libre en avant, et qu'entre autres, elle ne soit pas oblitérée par un caillot sanguin. On trouvera des détails plus circonstanciés à l'occasion du rétrécissement.)

Les *fausses routes*, c'est-à-dire les trajets anormaux que peut produire la main malheureuse ou inhabile d'un opérateur cherchant à exécuter le cathétérisme, déterminent également assez rarement une infiltration urineuse. Il en résultera plutôt un abcès urineux. Sans doute, la plupart des lésions de cette nature sont tellement superficielles, qu'elles ne pénétrent pas jusque dans le tissu conjonctif de la région périnéale, et ne donnent, par conséquent, pas lieu à l'infiltration de cette région. De plus, les fausses routes sont presque toujours dirigées de telle sorte, qu'elles représentent un trajet borgne dont l'orifice se trouve placé au-devant d'un endroit rétréci. Il arrive facilement que l'urine passe à côté de l'ouverture d'un trajet de ce genre, fermé par l'élasticité de ses bords, sans y pénétrer. Ces fausses routes n'ont donc heureusement pas des suites aussi fâcheuses que l'on pourrait s'y attendre au premier abord. (Pour les fausses routes à travers la prostate, voyez plus bas.)

Les lésions traumatiques de l'urèthre comprises dans la portion de ce canal qui correspond au pénis entraînent surtout le danger d'une *fistule labiforme* permanente. A la face inférieure du pénis, l'urèthre n'est recouvert que par la peau, et par cela même une réunion labiforme entre la muqueuse uréthrale et la peau extérieure se trouve beaucoup facilitée. Une incision un peu profonde qui atteindrait l'urèthre dans cette région, ou bien une lésion accompagnée de perte de substance, telle qu'une plaie par arme à feu, pourrait entraîner une formation fistuleuse de cette nature. Toutes les fois que cela est possible, il y a lieu d'appliquer une suture appropriée pour éviter la formation de la fistule.

*Inflammation de l'urèthre.* — Un écoulement muqueux inflammatoire par l'urèthre se fait tantôt d'une manière plus ou moins aiguë, tantôt d'une manière chronique, sous l'influence du contagium blennorrhagique ou d'une simple irritation locale, telle que l'application d'une bougie, ou bien d'une diathèse scrofuleuse ou goutteuse, ou enfin, par un effet purement consensuel, en cas de chancre uréthral, de tuberculose de l'urèthre et d'autres états analogues. Outre les écoulements muqueux, les états catarrhaux de l'urèthre, on observe aussi, quoiqu'en somme assez rarement, une infiltration fibrineuse de la muqueuse après des lésions traumatiques, des rétrécissements, et dans les états pyémiques et urémiques, etc.

La forme ordinaire de l'uréthrite est la *blennorrhagie* ou chaude-pisse. On l'observe à des degrés très-différents d'acuité ou de malignité. L'écoulement est d'abord aqueux, ensuite plus épais, purulent, verdâtre, plus tard muqueux, blanchâtre. Quelquefois, il est mêlé de sang, surtout lorsque l'inflammation est très-intense. Il faut se représenter dans les cas ordinaires la muqueuse tuméfiée et infiltrée d'une sérosité aqueuse, relâchée et d'une consistance veloutée, quelquefois aussi froncée en différents endroits. Dans les cas graves, il peut s'y ajouter un exsudat fibrineux, avec mortification ou fonte purulente et surtout aussi avec forte rétraction secondaire du tissu. Quelquefois on voit enfler la muqueuse uréthrale sans sécrétion ; c'est ce qu'on appelle chaude-pisse sèche. — Les récidives se présentent très-souvent sous l'influence de causes légères ; en général, la seconde attaque et les suivantes sont plus légères que la première. Souvent il reste pendant longtemps une certaine tendance à la sécrétion muqueuse, en d'autres termes, une chaude-pisse chronique ou goutte militaire.

L'inflammation blennorrhagique de l'urèthre montre plusieurs complications importantes ; en cas de développement exagéré du prépuce elle se combine facilement avec la balanite (p. 447) ; si le degré de l'inflammation est d'une certaine intensité ou que la maladie dure depuis longtemps, il s'y ajoute souvent une inflammation des testicules (p. 429) ; l'inflammation peut, en remontant le long de la vessie, s'étendre jusqu'aux reins ; elle peut aussi quitter l'urèthre et se fixer sur ces muqueuses éloignées. Ou bien l'inflammation pénètre plus profondément, il se forme une prostatite ou il se dépose un exsudat abondant dans le tissu cellulaire sous-muqueux avec induration et gonflement de ce dernier, d'où résulte une rétention d'urine. Le corps spongieux peut s'enflammer à son tour et perdre ainsi son extensibilité, de sorte que pendant l'érection la verge est courbée (chaude-pisse cordée). — Plus les tissus profonds, sous-muqueux et spongieux prennent part à l'inflammation et plus l'affection de ces tissus se prolonge, plus il y a lieu de craindre que ces tissus ne perdent leur extensibilité élastique, qu'ils ne subissent un ratatinement et une condensation atrophiques et qu'ainsi il ne se développe un rétrécissement de l'urèthre. De même, et encore plus facilement, il se produit des rétrécissements quand il y a infiltration fibrineuse ou ulcération de la muqueuse ou formation d'un abcès sous-muqueux. — Quelquefois il se forme, outre l'inflammation de la muqueuse, des abcès et une fonte purulente des lymphatiques autour de l'urèthre ; ces abcès peuvent occasionner une fistule uréthrale. Une fistule uréthrale peut aussi se former quand il se développe un abcès folliculaire, comme cela paraît surtout avoir lieu quelquefois sur les grands follicules muqueux de la fosse naviculaire.

Le traitement de la blennorrhagie se compose, outre le régime antiphlogistique ordinaire, de l'administration, à l'intérieur, de la poudre de cubèbe, du copahu, etc., d'une part, et d'injections astringentes ou caustiques d'autre part. En prescrivant des *injections*, on peut avoir en vue deux buts : ou il s'agit d'arrêter court le développement d'une chaude-pisse commençante (traitement abortif), ou l'on se propose de combattre un écoulement muqueux qui déjà se rapproche de l'état chronique. Les substances les plus employées sont les solutions de nitrate d'argent et de sulfate de zinc. On introduit le bout d'une seringue de verre que l'on presse contre les lèvres du méat urinaire, et l'on en vide le contenu dans l'urèthre. La seringue vide peut être maintenue en place pendant quelques minutes encore, afin que le liquide soit retenu pendant ce temps dans l'urèthre. — Pour couper une chaude-pisse, il faut injecter la solution de nitrate d'argent plusieurs fois pendant les premiers jours de la maladie, jusqu'à ce que l'on voie l'écoulement diminuer et devenir plus séreux ou *séro-sanguin*. — Dans les cas plus chroniques, il faut souvent un traitement prolongé, soit interne, soit externe, pour mettre fin à l'écoulement. — Il n'y a nullement lieu de craindre, dans ces cas, les injections; car, loin de provoquer la formation de rétrécissements, elles sont, au contraire, le meilleur moyen de les prévenir en mettant fin à l'inflammation chronique.

*Cathétérisme.* — Le cathétérisme, ou application de la sonde uréthrale, peut être divisé en deux temps : premièrement, introduction de la sonde jusqu'au-dessous de la symphyse; deuxièmement, changement de direction du bec de la sonde qu'on relève en même temps qu'on le fait pénétrer dans le col de la vessie. On se place ordinairement au côté gauche du malade et l'on saisit la verge avec la main gauche. Une fois que la sonde a pénétré jusqu'au delà du scrotum, on fait bien d'abandonner la verge et de se servir de la main gauche pour suivre au périnée la direction de la sonde, si cette précaution paraît nécessaire.

Les règles pour le cathétérisme ordinaire sont données de diverses manières. Les uns placent tout d'abord la verge dans la direction de la ligne blanche, les autres l'inclinent vers le côté gauche, d'autres enfin attachent de l'importance au tour de maître, autrefois fort en usage, et qui consiste à introduire la sonde, la convexité dirigée en haut, jusqu'à la symphyse, puis à lui faire décrire un mouvement de rotation dirigeant la convexité en bas. — Exercer une traction sur la verge pendant que la sonde y pénètre est quelquefois utile ; quelquefois, au contraire, cela crée un nouvel obstacle, il paraît en effet que par cette manœuvre on efface dans quelques cas les plis qui existent et que dans d'autres on en forme des nouveaux.

Une règle essentielle est de laisser la sonde chercher en quelque sorte son chemin elle-même, en la laissant glisser en avant plutôt que de la pousser. Aussi, lorsque la sonde est arrivée sous la symphyse au point correspondant à la courbure de l'urèthre, doit-on simplement soulever l'instrument en avant plutôt que de chercher le bon chemin en poussant directement la pointe de l'instrument vers la vessie. — On peut appuyer les doigts de la main gauche sur le périnée ou sur la paroi antérieure du rectum pour conduire, par ce moyen, l'extrémité de la sonde ou s'assurer de sa position et de sa direction. (Dans tous les cas difficiles, je conseillerais d'introduire le doigt indicateur gauche dans le rectum et d'appliquer le pouce gauche au périnée, pour surveiller ainsi à l'aide des doigts les positions et les mouvements de la sonde.) Aussitôt qu'on sent par le rectum la pointe de la sonde, on peut admettre que l'instrument a pénétré dans la portion membraneuse et qu'il est temps de soulever le pavillon.

Les sondes diffèrent sous le rapport de l'épaisseur, de la courbure et de la matière première. Pour l'usage ordinaire on se sert avec avantage de la sonde qui se trouve dans la trousse des praticiens et qui se compose d'une pièce dans laquelle on peut visser, selon le besoin, un bout pour hommes ou un bout pour femmes. — Les sondes *flexibles* composées d'un tissu enduit d'une solution de caoutchouc ou d'un autre mélange analogue formant une espèce de vernis, ou faites simplement de caoutchouc vulcanisé, ont cet avantage qu'on peut les faire passer sur un fil de fer recourbé et leur donner ainsi n'importe quelle courbure. En général, on emploie deux espèces de sondes élastiques, celles qui ont une certaine solidité et que l'on peut introduire sans mandrin ou fil de fer conducteur, et les sondes plus molles auxquelles on donne n'importe quelle courbure à l'aide du fil de fer. — Les sondes élastiques courbes et solides conviennent surtout pour les malades qui veulent se sonder eux-mêmes. — Les sondes de gutta-percha ont cet inconvénient que, tôt ou tard, elles deviennent cassantes et peuvent ainsi se rompre dans la vessie.

Dans les cas où l'application de la sonde est difficile, on se sert avec avantage d'un instrument muni d'une poignée de bois d'une certaine largeur et longueur ; on peut ainsi donner beaucoup plus facilement à la sonde la direction voulue que si l'instrument est formé d'un simple tube. — Les sondes élastiques se laissent en général facilement introduire même sans mandrin ; mais on peut aussi, quand la sonde, munie de son mandrin, est arrivée sous la symphyse, retirer ce dernier, et faire glisser en avant le tube qui, par son élasticité et sa flexibilité, trouve tout seul le vrai chemin.

Pour laver la vessie on se sert de sondes à double courant composées de deux demi-cylindres.—Pour entraîner de petits fragments de calcul avec l'urine, on peut se servir d'une grosse sonde ayant un œil aussi grand que possible. — En cas d'hypertrophie de la prostate, il faut souvent une plus forte courbure de la partie antérieure, une direction presque à angle droit du bec raccourci de l'instrument. — Les sondes droites ne présentent plus qu'un intérêt historique ; dans la pratique, elles ne trouvent plus leur emploi. Le *calibre* des sondes se calcule ordinairement d'après des numéros correspondant chacun à un tiers de millimètre.

La non-réussite avec les sondes ordinaires peut être attribuée aux causes suivantes : 1° Il y a un rétrécissement ou une tumeur qui diminue le calibre de l'urèthre, il faut donc des instruments plus fins ; 2° à une hypertrophie de la prostate ; cette anomalie exige surtout une plus forte épaisseur ou une courbure rectangulaire de la sonde. 3° Il se forme des replis ; ceux-ci pourront peut-être s'effacer par l'emploi d'une grosse sonde, ou bien on pourra les contourner avec des instruments appropriés. 4° Il existe une fausse route ; à ce sujet on se rappellera les indications exposées page 456. 5° Il y a une contraction involontaire des muscles du périnée. Pour remédier à cet inconvénient, on peut employer avec avantage les bains, les frictions, la saignée, l'opium, etc. Quelquefois il suffit de faire respirer du chloroforme pour dissiper immédiatement l'obstacle. Ce fait s'explique sans doute le mieux par cette circonstance que le malade anesthésié cesse de tendre avec anxiété ses muscles abdominaux ou périnéaux.

En pratiquant le cathétérisme, on peut commettre la faute de se croire arrivé dans la vessie quand on n'est encore parvenu que dans la portion membraneuse dilatée et dans la portion prostatique. Mais on peut encore commettre la faute opposée et pousser la sonde dans la partie postérieure de la vessie, lorsqu'on ne se croit pas encore arrivé dans ce réservoir. Cet accident pourrait surtout arriver dans les cas où l'œil de la sonde serait bouché par des caillots sanguins ou des mucosités, qui ne permettraient plus à l'urine de s'écouler par ce canal. On évite le mieux ces sortes d'erreurs en introduisant l'index de la main gauche dans l'anus et en cherchant à reconnaître par cette voie la position de l'instrument.

Quelquefois, il est indiqué de laisser, pendant un certain

temps, la sonde *à demeure* dans la vessie, par exemple lorsqu'on craint de ne pouvoir plus l'introduire avec facilité, ou bien lorsqu'on veut maintenir l'urèthre dilaté, en cas de rétrécissement, ou bien, enfin, quand on voudrait laisser l'urine s'écouler continuellement de la vessie. Dans ce dernier cas, il faut laisser ouvert le bout antérieur de la sonde, tandis que, dans les autres cas, on le ferme à l'aide d'un bouchon qu'on retire selon le besoin ; par exemple toutes les quatre heures. — Laisser la sonde à demeure pendant un temps très-long, c'est dangereux et difficile. Presque toujours, il en résulte un catarrhe de la vessie et de l'urèthre. Les sondes élastiques (excepté celles de caoutchouc vulcanisé) sont bientôt macérées et rongées par l'urine ammoniacale, ce qui les rend rugueuses et cassantes ; les sondes métalliques nuisent par la pression, soit que le bec de l'instrument appuie contre la vessie, soit que la convexité de la courbure provoque une érosion ou une eschare dans la muqueuse uréthrale. Toute sonde qui séjourne longtemps dans la vessie se couvre au bout d'un certain temps, quelquefois déjà après quelques jours, d'incrustations uriques, et il y aurait alors du danger à la laisser appliquée plus longtemps. — Le but de faire écouler par la sonde toute l'urine contenue dans la vessie souvent n'est pas atteint ou n'est atteint qu'au commencement, parce que bientôt le liquide, quelle que soit l'épaisseur de la sonde choisie, s'écoule le long de cet instrument.

La *fixation* de la sonde à demeure exige de grandes précautions. Il faut se garder de laisser séjourner une sonde élastique coupée court, sans bouton et non attachée, dans l'urèthre, parce qu'on s'exposerait ainsi à voir ce tube pénétrer entièrement dans le canal et devenir un corps étranger dans la vessie. A raison des mouvements du malade et des érections, il n'est pas permis d'attacher la sonde trop solidement, mais on aura soin de lui laisser toujours un peu de jeu. Souvent il est difficile de fixer la sonde à l'aide d'une simple ceinture faisant le tour du ventre. Mieux vaut un suspensoir auquel on attache la sonde par quelques fils ; ou bien on se sert d'un petit ruban qui contourne lâchement la base du gland et, dans le cas où le gland est couvert par le prépuce, d'une bandelette de sparadrap faisant le tour du pénis. — Si l'on veut ménager à l'urine un écoulement continu, il faut choisir une sonde élastique munie d'un tuyau de caoutchouc qui communique avec un vase.

*Calculs et corps étrangers dans l'urèthre.* — Les calculs et fragments de calcul se déposent principalement aux deux en-droits les plus étroits, dans la portion membraneuse et à l'orifice externe de l'urèthre. — Quelquefois, on peut faire glisser un calcul ou un fragment de calcul en avant ou en arrière dans l'urèthre avec le doigt ou la sonde. Dans quelques cas rares, on a vu des calculs séjourner dans des diverticulums latéraux de l'urèthre.

Pour entraîner un calcul, on utilise quelquefois le jet rapide de l'urine, après avoir, au besoin, dilaté, à l'aide d'une bougie, la partie de l'urèthre située au-devant du calcul, pour ménager plus d'espace à ce dernier. — Souvent on peut saisir le calcul avec un instrument en forme de cuiller qui, selon le besoin, peut prendre la courbure d'un crochet (Leroy). Les pinces uréthrales sont ordinairement d'une faible utilité, le corps étranger re-culant facilement devant elles lorsqu'on les fait avancer et un repli de la muqueuse qui s'engage entre les branches de l'in-strument pouvant trop facilement être saisi à la place du corps étranger. Dans tous les cas, une pince à anneaux, longue et étroite, dont les branches s'ouvrent le plus parallèlement possible, mérite la préférence sur les pinces plus compliquées de Hales, de Hunter, etc. En se servant de la première, on est bien plus maître de l'instrument. Si par ces moyens il est impossible d'éloi-gner le calcul, il n'y a plus d'autre remède que de le briser dans l'intérieur de l'urèthre ou de l'extraire par une incision. La première méthode n'est indiquée que dans les cas où le calcul est situé très-près de l'orifice extérieur où l'on peut, par con-séquent, facilement l'atteindre et l'écraser entre les mors d'une pince.

Pour *exciser* un calcul uréthral, il faut d'abord le fixer, afin que, l'incision faite, il ne puisse pas s'échapper dans une autre direction. On pousse donc le calcul vers la ligne d'incision, soit à partir du rectum, soit en agissant par les deux côtés. En fai-sant une incision de ce genre, il faut éviter la région du scrotum, parce que, de ce côté, on risque plutôt une infiltration urineuse; il vaudrait peut-être mieux faire reculer un peu le calcul vers le périnée que de l'extraire du milieu du scrotum. — Lorsque l'in-cision a été faite sur le calcul lui-même où sur une sonde qu'on a eu soin d'introduire dans l'urèthre, il faut chercher à dégager le calcul et à l'extraire, soit avec une petite pince, soit avec une cuiller ou une spatule, et en exerçant en même temps une pres-sion d'arrière en avant.

Les *corps étrangers* d'autres espèces doivent être traités d'une manière analogue ; il faut surtout prendre garde dans ces cas que le corps étranger ne s'immobilise par l'enfoncement de ses angles dans les parois de l'urèthre, et que, d'un autre côté, ils ne s'engage pas plus loin pendant des essais d'extraction mal dirigés. On évitera le mieux ce dernier inconvénient en appuyant les doigts contre la paroi antérieure du rectum ou contre le périnée. Ce sont surtout les *corps oblongs* qui glissent facilement en arrière et arrivent ainsi jusqu'à la vessie. La configuration pointue ou conique de ces corps, et avant tout l'élasticité de l'urèthre et la flexibilité et l'extensibilité du pénis expliquent suffisamment cette émigration des corps étrangers vers l'intérieur. Ainsi, par exemple, lorsqu'un individu essaye de s'introduire une épingle, la tête en avant, dans l'urèthre, en réclinant le pénis en arrière, et qu'étant subitement dérangé dans ce jeu, il abandonne rapidement la verge, celle-ci glisse sur le corps étranger qu'elle engloutit en quelque sorte. Dans la région périnéale, les muscles peuvent produire un effet semblable et pousser le corps encore plus loin en arrière.

Pour extraire une épingle qu'on sentait sur le rectum et dont la tête était appuyée contre la portion membraneuse, Dieffenbach fit sortir la pointe par le périnée en exerçant sur la tête une pression avec les doigts, puis il tira l'épingle à lui et acheva de l'extraire en faisant une petite incision sur la tête encore engagée. — Pour faire sortir une épingle encore retenue dans le pénis, cet ingénieux opérateur poussa la pointe dehors en recourbant la verge, puis il tira sur la pointe et poussa l'épingle, la tête en avant, par l'orifice de l'urèthre.

*Rétrécissement de l'urèthre.* — Par *rétrécissement de l'urèthre*, dans un sens restreint (stricture), on entend le cas dans lequel une partie limitée de ce canal a pris un calibre plus petit par suite d'un raccourcissement du tissu. Les cas dans lesquels une tumeur extérieure rétrécit l'urèthre par la pression qu'elle exerce sur ce canal ne rentrent donc pas dans cette définition du rétrécissement, pas plus que ceux où un agrandissement de la prostate ou un gonflement de la muqueuse uréthrale ou un état spasmodique des muscles qui entourent l'urèthre diminuent le calibre de ce canal. De même, il n'y aurait pas lieu de compter parmi les rétrécissements proprement dits l'oblitération de l'urèthre par une excroissance polypeuse ou verruqueuse. — (Pour le rétrécissement du méat, voyez p. 449.)

La production des rétrécissements tient ordinairement au *ratatinement*, à l'*induration atrophique* d'un endroit d'abord enflammé, soit qu'il y ait eu lésion traumatique ou ulcération suivie d'une formation cicatricielle, soit qu'une inflammation chronique, non précédée d'une perte de substance, ait entraîné l'induration atrophique et le raccourcissement du tissu.

Quelques auteurs pensent qu'une stricture peut aussi se produire par la *réunion adhésive* de plis que l'on doit se figurer serrés les uns contre les autres dans l'état inflammatoire. Cette supposition n'est pas à rejeter d'une manière absolue. Ce qui parle en sa faveur, c'est que dans l'ophthalmie blennorrhagique on voit parfois se produire des plis de ce genre et qu'il suffit souvent de réussir à faire pénétrer une seule fois la sonde pour désobstruer l'urèthre. Le dernier fait s'explique du moins très-facilement si l'on admet que la sonde a pu porter un si prompt remède en écartant des plis longitudinaux légèrement adhérents entre eux sur un point du trajet de l'urèthre.

Le simple *gonflement* et l'*épaississement* chronique de la muqueuse uréthrale sans raccourcissement cicatriciel ne provoqueront guère les symptômes d'un rétrécissement proprement dit. Le gonflement de la muqueuse ne peut se produire autrement qu'en donnant lieu à des plis longitudinaux qui surviennent dans l'intérieur du canal ; dans ces conditions le cathétérisme peut bien être douloureux, mais il ne sera pas aussi difficile qu'en cas de coarctation cicatricielle. Mais la rétraction cicatrielle peut se combiner avec le gonflement ; ainsi il peut y avoir hypergenèse d'une partie du tissu et tout à côté fonte ou atrophie d'une autre. Comme dans la blennorrhagie oculaire nous voyons si souvent coexister ces deux états, nous avons tout lieu de croire qu'il doit en être de même dans la blennorrhagie uréthrale.

Tout ce que l'on a avancé sur les rétrécissements dits spasmodiques de l'urèthre ne s'appuie que sur des suppositions, des raisonnements contre lesquels on peut élever bien des objections sérieuses. Il est clair qu'une contraction des muscles profonds du périnée (constricteur de l'urèthre, etc.), peut rendre le cathétérisme difficile et douloureux. D'un autre côté on a souvent remarqué qu'une rétention d'urine était dissipée ou que le cathétérisme s'exécutait facilement aussitôt que le malade était narcotisé par le chloroforme. Mais tout en expliquant ces faits par la cessation d'une tension passagère des muscles, on se gardera de confondre avec les rétrécissements continus les rétentions d'urine et les obstacles au passage de la sonde qui peuvent être levés par le chloroforme. Il n'est guère possible d'admettre une résistance considérable ni à plus forte raison une résistance absolue des muscles du périnée contre la pénétration de la sonde ; car ces muscles n'ont pas la force nécessaire pour fermer l'entrée à une sonde lisse et d'une certaine épaisseur. — Quant aux fibres contractiles qui existent dans le tissu même de l'urèthre, elles ont encore bien moins ce pouvoir. — Si une sonde ou une bougie ne se laisse plus facilement retirer, cela ne peut être dû qu'à un repli valvulaire (p. 468), à une petite excroissance, à un corps étranger, etc., et non à une contraction spasmodique des muscles uréthraux.

Le raccourcissement cicatriciel ou atrophique que le diamètre transversal de l'urèthre subit dans les rétrécissements comporte bien des variétés selon le degré, le siége, la longueur, le nombre des rétrécissements, leur dureté, leur extensibilité, leur élasticité, leur sensibilité et bien des phénomènes concomitants. Le siége le plus fréquent des rétrécissements est le point qui correspond à la courbure de l'urèthre où se trouvent le bulbe et la portion membraneuse ; c'est dans la partie prostatique que les rétractions cicatricielles se rencontrent le plus rarement. — Quant au degré du rétrécissement, il peut s'élever si haut, que l'urine ne peut plus s'échapper que par gouttes, qu'à la fin on ne peut plus faire passer qu'une simple soie et que l'oblitération devient même complète (p. 469). Lorsque le rétrécissement a atteint un degré supérieur, il suffit d'un petit caillot sanguin ou d'un amas de mucus pour retenir complétement l'urine. — La longueur sur laquelle s'étend le rétrécissement donne lieu à d'importantes différences. Il y a des rétrécissements valviformes qui ne sont constitués que par un mince repli transversal de la muqueuse ou par une mince bride cicatrielle. Mais la plupart des strictures s'étendent davantage en longueur, par exemple à deux lignes. Il est plus rare de trouver des strictures d'une longueur considérable rétrécissant l'urèthre dans une étendue de plus d'un pouce ou même dans toute sa longueur. — Quelquefois, on trouve plusieurs rétrécissements, soit très-rapprochés les uns des autres, soit plus éloignés, et qu'on prétend avoir rencontrés même au nombre de neuf ou dix sur un même individu. — Les tissus rac-

---

(1) Il m'est arrivé plusieurs fois de ne pas pouvoir retirer immédiatement la sonde élastique de l'urèthre de la femme. En examinant la chose de plus près, je remarquai qu'un des replis papillaires de la muqueuse, près de l'orifice, s'était pris dans l'œil de la sonde. En tirant sur la sonde, on en allongeait l'œil et le repli muqueux était d'autant plus serré. — Une bougie boutonnée peut être retenue par un petit gravier qui vient se loger dans l'urèthre à côté de la sonde, comme la baguette d'un fusil peut être retenue par un plomb qui s'est engagé entre elle et le canon. Amussat relate un fait de ce genre qui avait causé de grands embarras.

courcis peuvent encore beaucoup différer sous le rapport de l'état pathologique dans lequel on les rencontre. Au commencement de sa formation, une cicatrice donnant lieu à un rétrécissement peut se montrer plus dure ou plus sensible que plus tard. Souvent, tant que le ratatinement atrophique est encore en voie d'augmentation, il faut s'attendre à voir le rétrécissement augmenter à son tour. Si l'induration cicatricielle est très-considérable, il faut naturellement s'attendre à très-peu d'extensibilité et d'élasticité. Si le tissu s'est condensé sans induration, on observe souvent une assez grande extensibilité et peut-être après la distension une rétraction élastique tout aussi considérable. — Il arrive assez souvent qu'on sent en dehors des indurations noueuses qui correspondent au rétrécissement et qui siégent dans le corps spongieux de l'urèthre. Si une fistule au périnée s'ajoute encore à cet état de choses, on voit naître des indurations calleuses qui peuvent prendre une dureté presque pierreuse. Les abcès périnéaux sont très-durs à la palpation au commencement, quand ils sont encore situés derrière le bulbo-caverneux et qu'ils sont fortement tendus ; il n'est pas permis de confondre cette dureté, comme cela est déjà souvent arrivé, avec la callosité d'anciens trajets fistuleux.

Les *effets* d'un rétrécissement consistent d'abord dans l'émission lente et difficile, trop fréquente et souvent douloureuse de l'urine. La muqueuse sécrète un peu de mucosité que l'on voit précéder le jet d'urine au commencement de la miction. Après cet acte il s'échappe souvent encore des gouttes d'urine, ce qui provient sans doute de ce que la partie postérieure de l'urèthre qui a perdu une partie de son élasticité se vide d'une manière lente et incomplète. — La vessie s'hypertrophie et souvent se dilate, la partie postérieure de l'urèthre et le col de la vessie peuvent également se distendre et finalement l'incontinence d'urine peut venir s'y ajouter. Si l'urine, comme ordinairement cela arrive dans les cas graves, devient fortement ammoniacale en se déposant, il se développe une inflammation de l'urèthre, surtout dans la partie située derrière le rétrécissement. Si la rétention d'urine devient complète, le malade est menacé, d'une part, des dangers de la rétention des éléments de l'urine dans le sang, autrement dit d'une urémie, d'autre part il y a lieu de redouter la rupture de la vessie, la production des eschares dans la muqueuse enflammée de l'urèthre et de la vessie, l'ulcération des diverticulums vésicaux, la rupture de l'urèthre et la formation d'abcès derrière le rétrécissement, accompagnés d'infiltrations urineuses, d'abcès urineux et de fistules périnéales.

Parmi les conséquences des rétrécissements, il faut encore compter la *fièvre* dite *uréthrale*. Ainsi, chez les individus atteints de rétrécissements on observe des accès de fièvre, avec frisson violent, élévation de température, sueur consécutive, et accompagnés dans les cas graves de vomissements, de cyanose, de coma, de délire et même d'un collapsus mortel. Les accès se produisent, soit spontanément, soit, chose singulière, peu d'heures après le cathétérisme, alors même que l'opérateur a procédé avec les plus grands ménagements et la plus grande prudence. Il faut bien admettre pour ces cas un phénomène réflexe, quoique pour le moment on ne puisse pas encore s'expliquer les conditions qui président à cette action réflexe ayant pour point de départ l'urèthre irrité, ni comment la fièvre est déterminée par ce phénomène. Je suis parvenu presque sans exception à prévenir les fièvres uréthrales en faisant administrer aux individus prédisposés à cet accident une dose de morphine, soit avant de les sonder, soit immédiatement après. (Comparez *Archiv für Heilkunde*, 1867.)

*Diagnostic des rétrécissements de l'urèthre.* — Pour distinguer une stricture d'un autre obstacle à l'écoulement de l'urine, par exemple d'une hypertrophie de la prostate, il faut souvent une grande attention et il est hors de doute que jusque dans ces derniers temps, ces deux affections étaient encore souvent confondues l'une avec l'autre. De même, il faut une certaine attention pour distinguer le rétrécissement proprement dit, la stricture ratatinée, d'une simple tuméfaction de la muqueuse ou de plis produits dans son tissu. Le siége d'une stricture, le degré du rétrécissement, son étendue, doivent être examinés autant que possible. La première chose à faire est d'introduire une sonde jusqu'au rétrécissement et de s'assurer avec le doigt où la pointe de l'instrument rencontre l'obstacle. Si l'on veut mesurer à quelle distance de l'orifice externe de l'urèthre est situé l'endroit rétréci, on ne doit ni attirer la verge ni la ramener en arrière pour ne pas arriver à un faux résultat. — Pour juger du degré du rétrécissement il suffit d'introduire des sondes uréthrales boutonnées comme elles sont représentées par la figure 58 (1) ou des sondes

(1) Cette *sonde à rétrécissement*, emmanchée et boutonnée, se montre très-utile. Le manche de bois la rend très-commode à manier, on peut

ordinaires de différentes épaisseurs. Les règles pour sonder

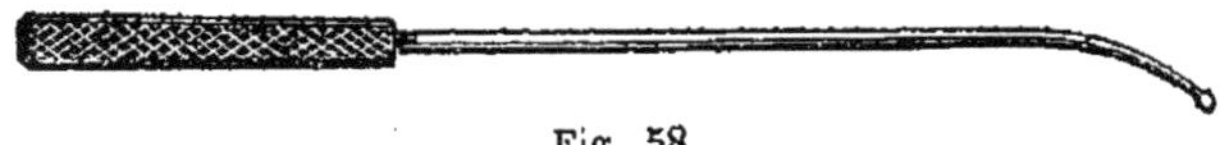

Fig. 58.

les rétrécissements sont les mêmes que pour le cathétérisme (p. 458).

Avec un instrument en forme de sonde, que j'ai récemment inventé, et sur le côté duquel s'avance, après qu'il a traversé l'endroit rétréci, une petite saillie formant un crochet (fig. 59), on peut très-bien re-

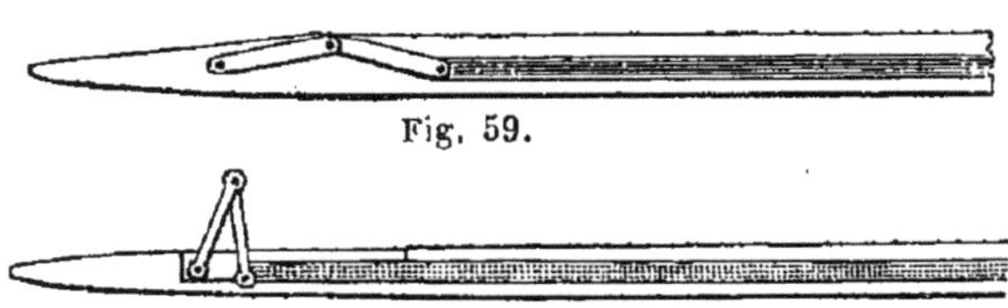

Fig. 59.

Fig. 60.

connaître l'extrémité postérieure d'un rétrécissement et surtout sa forme valvulaire ou en demi-anneau. L'instrument s'introduit absolument comme une sonde ; aussitôt que sa pointe a pénétré assez loin, on fait avancer la saillie latérale et l'on ramène l'instrument vers le rétrécissement. Là il rencontre une résistance dont on reconnaît le siége par la palpation extérieure.

Quelques-uns de ces rétrécissements présentent une assez grande mobilité du repli annulaire qui détermine la coarctation et un accroissement de cette dernière quand le repli prend une position oblique, qu'il glisse en avant ou en arrière. La figure 61 montre comment les

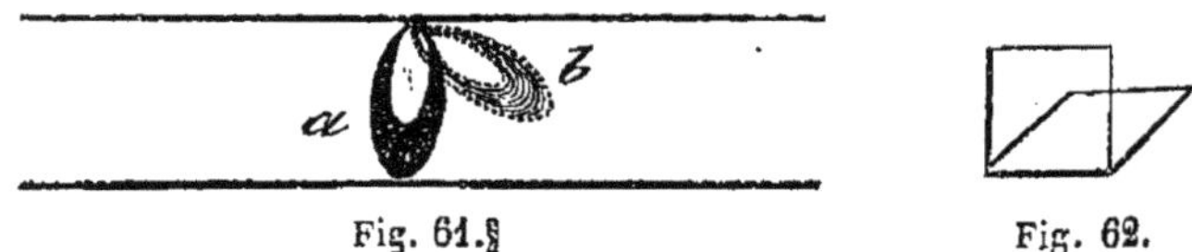

Fig. 61.§

Fig. 62.

choses se passent dans cette circonstance. Lorsque le repli annulaire a une direction perpendiculaire à celle de l'urèthre, il laisse plus d'espace

lui donner la courbure que l'on veut, l'introduire jusque dans la vessie et s'en servir en même temps pour dilater temporairement le rétrécissement, la tige plus épaisse de l'instrument étant placée dans la partie rétrécie elle-même. Il faut plusieurs de ces sondes à rétrécissement, d'épaisseurs diverses.

que lorsqu'il est dirigé obliquement, tout comme un carré perd de sa hauteur lorsqu'on le transforme en rhombe par l'inclinaison de deux côtés parallèles (fig. 62).

Si le rétrécissement n'est pas situé très-profondément et qu'il se compose d'un tissu résistant, on peut quelquefois se procurer une empreinte exacte de son entrée avec de la cire à modeler. On se sert à cet effet d'un pinceau qu'on a plongé dans la cire liquéfiée.

Il y a des cas dans lesquels il est tout à fait impossible de passer avec une sonde à rétrécissement, une sonde ordinaire, une corde à boyau, etc., dans l'endroit rétréci, soit parce que ce dernier est trop étroit, soit parce qu'on n'en trouve pas l'entrée. Si dans ces conditions, il y a en même temps rétention d'urine, on peut essayer l'injection forcée d'eau chaude, le mieux avec une petite poire de caoutchouc. Peut-être parviendra-t-on par ce moyen à entraîner un amas de mucus qui oblitère le rétrécissement. Si ce moyen ne donne aucun résultat, il ne reste plus, si la rétention continue, qu'à faire l'incision de l'urèthre derrière le rétrécissement ou la ponction de la vessie.

*Traitement du rétrécissement de l'urèthre.* — On a employé contre le rétrécissement de l'urèthre trois méthodes curatives, la *cautérisation,* la *dilatation* et l'*incision.*

C'est surtout dans les cas où il existe encore un reste d'inflammation chronique et de blennorrhée, qu'une légère cautérisation de l'urèthre peut produire de bons effets. On avait primitivement l'intention de détruire le rétrécissement par des caustiquess, mais il est fort probable que ce but n'a jamais ou presque jamais été atteint, mais que la cautérisation, dans les cas où elle a été utile, n'a servi que contre l'inflammation et la tuméfaction chronique. Les faits qui se passent après la cautérisation d'une conjonctive tuméfiée ont été comparés avec raison aux cas que nous venons de citer. Le caustique amène la résolution des indurations inflammatoires de la muqueuse; sous l'influence de l'irritation produite par le caustique, ces indurations se résorbent, mais souvent on parvient aussi à les faire résorber sous l'influence d'une pression dilatatrice (p. 474). —Quelquefois on a vu une stricture qui paraissait inaccessible aux instruments, laisser pénétrer la sonde après qu'on avait touché avec le caustique le commencement du rétrécissement ou qu'on avait maintenu pendant quelque temps une bougie appliquée contre lui. Ces faits prouvent bien qu'il s'agit là de la résolution d'une tuméfaction chronique. —Même en cas de sensibilité excessive de l'urèthre, le caustique produit parfois un effet favorable en amenant peut-être la résolution de l'inflammation qui est cause de cette sensibilité exagérée.

Pour faire la cautérisation de l'urèthre on se sert du *porte-caustique*, c'est-à-dire d'un tube analogue à une sonde, ouvert en avant, qui renferme une petite cuvette de platine dans laquelle on a fait couler du nitrate d'argent fondu et que l'on peut faire pénétrer dans le rétrécissement en la faisant sortir du tube. — Pour ne cautériser que l'entrée d'un rétrécissement, il faut se servir d'un instrument portant du nitrate d'argent à l'extrémité d'une petite tige qui se laisse pousser en avant.

Pour guérir un rétrécissement de l'urèthre par la dilatation, on se sert de sondes à *rétrécissement* ou de *bougies*. On les a de trois formes principales, la forme boutonnée, la forme conique et la forme cylindrique. Celles de la dernière espèce sont ordinairement graduées par numéros ayant pour unité un tiers de millimètre. Ces instruments sont fabriqués en métal (acier, argent, maillechort), en caoutchouc ou en gomme élastique, en toile enduite de cire et enroulée, enfin en baleine ou en cordes à boyau. Les sondes et bougies coniques ou munies d'un renflement permettent une dilatation plus grande à mesure qu'on les fait pénétrer plus profondément ; les bougies cylindriques offrent cet avantage qu'elles indiquent mieux le degré du rétrécissement et de combien ce dernier s'est dilaté par l'effet du traitement. Pour certains cas particuliers, tels que les flexions anguleuses de l'urèthre, il y a lieu d'employer des sondes coudées (fig. 63).

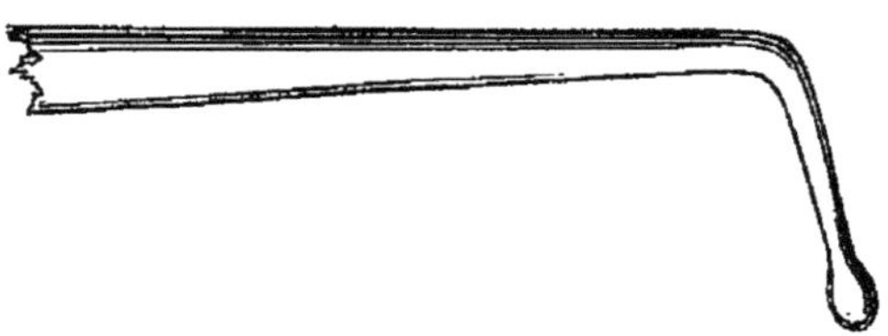

Fig. 63.

Lorsque la flexion est en zigzag, on se sert avec avantage d'une sonde à rétrécissement en spirale. Dans la plupart des cas, les instruments qui me paraissent les plus avantageux sont les sondes à rétrécissement boutonnées telles qu'elles sont représentées par la figure 58.

On a aussi construit des *dilatateurs* spéciaux (Rigaud, Perrère, Holt, etc.) qui consistent en un cylindre formé de deux valves s'écartant l'une de l'autre à l'aide d'un appareil à vis ou bien à l'aide de coins qui s'enchâssent entre elles. — On a aussi essayé de dilater les rétrécissements de l'urèthre par des tubes minces de caoutchouc qu'on insuffle ou qu'on remplit d'eau ou de mercure.

Pour introduire la sonde à rétrécissement boutonnée, on se place du côté gauche du malade; la main gauche peut être employée à palper le périnée ou la paroi antérieure du rectum (p. 458). Pour introduire des bougies élastiques on s'assied ordinairement devant le malade et l'on pousse la bougie droit devant soi d'avant en arrière et en haut. Il faut ici que l'instrument cherche en quelque sorte son chemin lui-même.

On cherche ainsi à produire, soit une dilatation purement momentanée ou de peu d'instants (car souvent une dilatation semblable répétée tous les jours ou tous les deux ou trois jours se montre suffisamment efficace); soit, au contraire, continue, les bougies ou sondes dilatatrices étant maintenues à demeure pendant un temps plus ou moins long. Mais ce dernier mode de traitement offre plusieurs inconvénients; il engendre des écoulements et souvent une épididymite ou des abcès périnéaux. — L'introduction momentanée de sondes à rétrécissement coniques ou de bougies coniques fait souvent plus de bien qu'on ne devrait le supposer au premier abord. Bien des rétrécissements sont vaincus pour toujours ou au moins pour longtemps par une seule introduction d'un instrument de ce genre; on a supposé que dans les cas de ce genre il s'est fait une rupture de quelques fibres exerçant un tiraillement dans le tissu sous-muqueux. Quelques-uns de ces cas trouvent sans doute aussi leur explication dans l'hypothèse des plis longitudinaux adhérents entre eux et effacés par la sonde comme cela a été dit page 464.

On commence toujours avec des instruments minces que l'on remplace successivement par des instruments plus épais. En faisant usage de bougies élastiques, on peut bien employer une certaine force. En exerçant une pression égale et soutenue, on réussira peut-être le mieux à faire pénétrer l'instrument dans la partie rétrécie ou à le faire passer à travers. Le tissu fibreux et ratatiné de certains rétrécissements paraît, il est vrai, peu disposé à une dilatation rapide, cependant il est assez susceptible d'une dilatation lente et progressive, comme toutes les cicatrices fibreuses. Mais presque toujours il résiste avec beaucoup d'opiniâtreté et conserve longtemps la tendance de se ratatiner de nouveau. Il faut donc que dans ce cas on poursuive le traitement avec beaucoup de patience et de persévérance, souvent pendant des années entières.

On suspend de temps à autre l'emploi des bougies pour voir si la dilatation persiste, et l'on n'abandonne définitivement le malade que quand toute tendance à la reproduction du rétrécissement a disparu. Dans les cas très-opiniâtres il faut que le malade apprenne à introduire lui-même les bougies ou sondes, sans quoi le traitement deviendrait trop onéreux pour lui-même et trop fatigant pour le médecin.

Bon nombre de malades ne sont que soulagés ou temporairement guéris par la méthode de la dilatation ; l'effet des moyens dilatateurs est dans ces cas si incomplet ou la tendance des tissus raccourcis à un nouveau rétrécissement si opiniâtre, que l'on est forcé d'employer un traitement plus efficace qui consiste dans l'*incision* ou *uréthrotomie*. Cette incision se fait, soit intérieurement, avec l'uréthrotome (uréthrotomie interne), soit par le dehors (uréthrotomie externe, boutonnière). Les deux opérations n'ont obtenu une certaine faveur que dans ces derniers temps.

*Uréthrotomie interne.* — La possibilité ou la probabilité d'obtenir la guérison d'un rétrécissement par une incision faite à l'intérieur a été longtemps mise en doute. On objectait que par la plaie ainsi produite, on faisait naître une nouvelle cicatrice, et que cette cicatrice en se rétractant devait reproduire le rétrécissement. Ceci n'est guère admissible, pour les rétrécissements courts, analogues à des valvules ou à des replis transversaux et ne se composant, comme l'hymen, que d'un pli de la muqueuse. C'est, au contraire, précisément la contraction cicatricielle qui permet d'espérer la guérison de ces rétrécissements valvulaires après l'incision. Si, en effet, après la division d'une stricture on se représente (fig. 66) la contraction de la cicatrice s'effectuant surtout dans le sens longitudinal, il faut que le rétrécissement disparaisse.

Plus le rétrécissement affecte le caractère valvulaire, la forme d'étroits plis annulaires, plus l'incision interne paraîtra efficace, plus par conséquent, elle sera indiquée. Quelques auteurs, Reybard entre autres, préconisent aussi, il est vrai, l'uréthrotomie interne contre les strictures plus larges. Mais si l'on songe qu'il est difficile d'exécuter une grande incision interne avec une précision suffisante, et qu'elle entraîne les dangers d'une infiltration sanguine et d'une formation d'abcès, ces raisons suffiront pour faire donner la préférence à l'uréthrotomie

externe toutes les fois que la stricture aura une certaine largeur.

Reybard a montré que des incisions longitudinales à bords écartés,
faites sur la paroi interne de l'urèthre, peuvent amener une dila'ation du
canal, comme cela a été prouvé par des expériences faites sur des animaux. Il prétend avoir remarqué que ces incisions donnent des cicatrices assez larges. S'il en était ainsi on aurait la preuve qu'une incision
interne suffisamment béante peut aussi entraîner la dilatation permanente d'une large stricture. Mais pour qu'une incision soit béante, il
faut qu'on lui donne une certaine profondeur. Autrefois on se laissait
encore influencer par la crainte d'une infiltration urineuse dans le tissu
cellulaire situé en dehors de l'urèthre pour reculer devant une profonde
incision interne. Mais les expériences répétées, faites dans ces derniers
temps, ont fait justice de cette crainte. On prétend en effet avoir observé
que l'infiltration urineuse est presque toujours évitée lorsqu'on a eu soin
de laisser complétement libre la partie antérieure de l'urèthre, et
surtout d'éloigner les caillots sanguins qui ont pu l'obstruer.

L'instrument dont on se sert pour l'uréthrotomie interne s'appelle *uréthrotome*. Il a été décrit par les différents auteurs une
trentaine ou une quarantaine de modifications de ce genre d'instruments. On peut les diviser en uréthrotomes qui, introduits
dans le rétrécissement, le divisent d'arrière en avant à la manière
d'un lithotome caché et en uréthrotomes qui coupent d'avant en
arrière étant conduits dans la partie rétrécie au moyen d'une
sonde conductrice. Ces derniers sont pour la plupart à double
tranchant. Pour bien tendre pendant l'incision les parties qu'il
s'agit de diviser, Reybard a donné à son instrument une disposition qui le fait agir en dilatant en même temps qu'en incisant.
— Tout instrument faisant une incision purement superficielle,
autrement dit une scarification, est à rejeter, car il est clair qu'il
n'y a qu'une incision béante qui puisse être d'une certaine utilité.

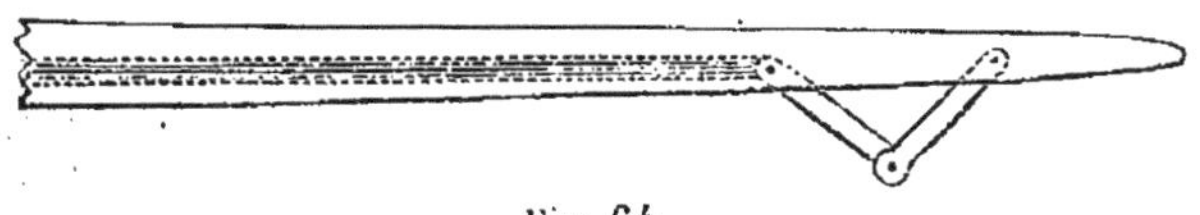

Fig. 64.

L'uréthrotome figuré ci-dessus (fig. 64) me paraît l'emporter sur
tous les autres par sa simplicité, son bas prix et sa sûreté.
(Comparez *Archiv f. Heilkunde*, 1862.)
Pour pouvoir introduire l'uréthrotome, il faut souvent une dilatation préparatoire. L'opération en elle-même est très-simple.

L'hémorrhagie ne cause aucun embarras dans la grande majorité des cas. Après l'incision, on introduit immédiatement une sonde d'un fort calibre pour constater si la dilatation obtenue est suffisante. Quelques auteurs optent pour le séjour à demeure d'une sonde au moins pendant le premier jour ; mieux vaut l'introduire tous les jours. Dans le deuxième septénaire, il peut suffire d'introduire la sonde tous les deux jours. Plus tard on laisse de plus longs intervalles. Lorsqu'on s'est assuré que toute tendance à la reproduction du rétrécissement a disparu, on cesse de sonder le malade.

*Uréthrotomie externe.* — La division d'un urèthre rétréci, faite de dehors en dedans, en prenant pour point de départ le périnée, était conseillée autrefois comme un moyen désespéré, ne devant être employé que contre les rétrécissements les plus graves, absolument inaccessibles à la sonde. Dans ces derniers temps, Syme a montré que cette division peut aussi être utile contre les rétrécissements qui laissent encore passer la sonde et qui peuvent être fendus par conséquent avec une assez grande facilité sur une sonde cannelée, à peu près comme on fait dans la taille périnéale. La crainte de voir la contraction cicatricielle reproduire le rétrécissement ne peut guère nous empêcher de faire cette opération, attendu qu'il y a tout lieu d'espérer de cette contraction plutôt une *dilatation* qu'un rétrécissement de l'urèthre après l'uréthrotomie externe. En effet, lorsque la plaie périnéale béante vient à se cicatriser, la cicatrice, à mesure qu'elle se forme, donne lieu à une traction qui s'exerce du périnée sur l'urèthre, et qui peut bien agir en dilatant l'endroit rétréci. Les figures 65 et 66 peuvent servir

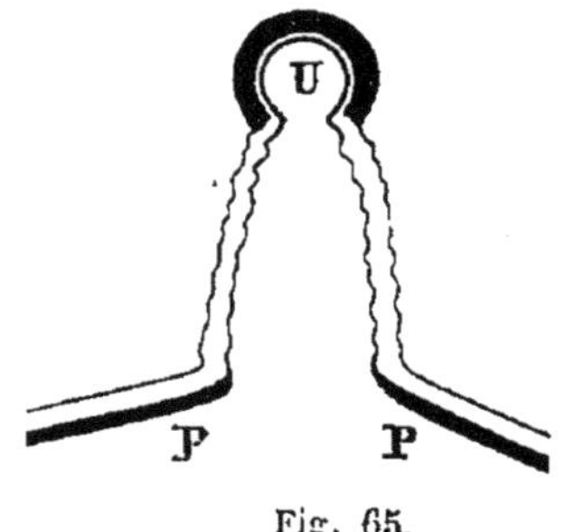


Fig. 65.

à faire comprendre ce mécanisme. Si U représente l'urèthre fendu (sur une coupe transversale), et P P les deux moitiés du périnée

fendu, UP sera la ligne de suppuration entre la peau du périnée
et la muqueuse de l'urèthre. Or, si cette ligne de suppuration
vient à se raccourcir (1), la muqueuse uréthrale éprouvera une
traction dilatatrice de haut en bas. — Encore la contraction cicatricielle dans le sens de la longueur ne peut qu'être favorable à
la guérison du rétrécissement. La figure 66 représente (sur

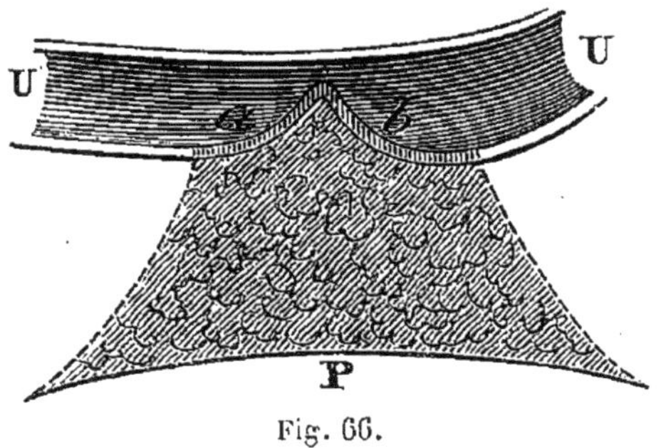


Fig. 66.

une coupe longitudinale) une des moitiés latérales de la plaie
produite par une uréthrotomie externe. Si l'on se figure ici la
contraction cicatricielle agissant dans la direction d'avant en
arrière (a b), les bords de la muqueuse correspondant au rétrécissement fendu se rapprochent l'un de l'autre, l'endroit rétréci qui
a été divisé se couvre d'avant en arrière d'un revêtement membraneux, et ainsi le rétrécissement lui-même est corrigé.

Pour pouvoir exécuter l'uréthrotomie externe sur une sonde
cannelée ou cathéter, il faut quelquefois employer un traitement
dilatateur préparateur afin que le cathéter puisse être introduit.
Dans quelques cas où il est impossible d'introduire le cathéter
ordinaire, il faut faire usage d'une sonde conique à rétrécissement (fig. 58) pourvue d'une cannelure convenable. (La sonde
cannelée de Syme se compose d'une partie antérieure mince et
d'une partie postérieure plus épaisse; il faut l'introduire de telle
manière que la limite des deux parties corresponde au rétrécissement. Après l'incision on peut ensuite engager plus profondément la partie postérieure.)

L'opération elle-même consiste en une incision rectiligne de
la peau de la région périnéale, après laquelle on appuie la pointe

_________

(1) Plusieurs fois, j'ai pu démontrer par la mensuration le raccourcissement de cette ligne sur une plaie périnéale de ce genre.

du bistouri dans la cannelure de la sonde et l'on fait avancer le tranchant de l'instrument assez loin pour fendre dans l'étendue d'environ un pouce la partie rétrécie du canal. Si le rétrécissement est très-long et très-étroit, il vaut même mieux faire une incision de deux pouces. On agira de même si plusieurs rétrécissements sont situés les uns derrière les autres.

En cas de rétrécissements multiples il peut être utile de faire avancer le bistouri encore plus loin sur la sonde cannelée, mais en achevant par une incision sous-cutanée. J'ai agi de la sorte dans trois cas où un rétrécissement se trouvait derrière le scrotum et un autre plus étroit près du bulbe ; la stricture principale fut fendue par le périnée, puis le couteau fut conduit plus loin, sans diviser le scrotum, jusque sur la stricture antérieure qu'il divisa à son tour.

Après la division du rétrécissement on introduit une sonde d'un fort calibre dans la vessie pour s'assurer que la dilatation est suffisante. Il me semble inutile de laisser séjourner la sonde pendant vingt-quatre heures ou même encore plus longtemps comme quelques-uns le recommandent. Le plus souvent il suffira de l'introduire une fois tous les jours et de s'assurer ainsi de la perméabilité de l'urèthre. Si la cicatrice a de la tendance à se contracter dans une direction circulaire, on vaincra cette tendance suffisamment en sondant le malade d'abord tous les jours et plus tard tous les deux jours. On voit la plaie périnéale diminuer peu à peu et finalement se fermer comme cela arrive également après la taille périnéale.

Si l'on est forcé de faire l'uréthrotomie externe *sans cathéter conducteur*, par conséquent dans les cas où il est impossible de faire passer une sonde à travers le rétrécissement, l'opération devient très-difficile et beaucoup moins sûre. Comme les bords de l'urèthre, après la division de ce canal, ne s'écartent pas ou s'écartent très-peu, comme le canal n'est pas béant mais contracté et très-rouge à l'intérieur, et qu'en outre toutes les parties sont devenues méconnaissables par l'induration et la formation d'un tissu cicatriciel calleux, il peut devenir très-difficile de trouver l'entrée du rétrécissement après avoir fendu la partie de l'urèthre située au devant de lui, ou de distinguer exactement la partie rétrécie de l'urèthre du tissu environnant. Ainsi on pourrait s'exposer par exemple à fendre tout au long la partie membraneuse de l'urèthre sans s'en apercevoir. Et cependant il faudra bien se décider à tenter dans ces cas l'uréthrotomie externe si l'on ne veut pas abandonner le malade comme incurable avec une fistule périnéale ou avec une canule dans la vessie. Il faudra donc ou mettre à nu l'urèthre devant le rétré-

cissement et ouvrir ce canal sur le cathéter conducteur, introduire ensuite une sonde cannelée très-fine dans le rétrécissement et fendre
ainsi ce dernier ; ou bien on ouvrira l'urèthre derrière le rétrécissement
dans lequel on fera passer d'arrière en avant une sonde cannelée
recourbée sur laquelle on pourra fendre la partie rétrécie.

Pour pouvoir, en faisant ces opérations, trouver et distinguer l'urèthre et la mince ouverture du rétrécissement, on fera uriner le malade
si l'urèthre a été incisé au devant de la stricture ou bien on injectera
de l'eau si l'incision a été faite en arrière. — Sédillot recommande,
pour mieux distinguer les parties profondes, d'attirer et d'écarter l'u-
rèthre incisé avec de petites érignes. J'ai trouvé ce conseil très-utile.
Dans quelques cas fort difficiles j'ai pu simplifier l'opération en dirigeant
la première incision, comme pour l'incision du rectum, à travers
l'anus, et en me facilitant ainsi la recherche de la partie membraneuse
ou de la partie prostatique de l'urèthre.

Une uréthrotomie large et surtout une uréthrotomie répétée peut avoir
pour effet d'attirer trop en bas l'urèthre par l'effet de la contraction
cicatricielle. On observe alors une conformation anguleuse, une sorte
de *brisure* de ce canal qui peut rendre le cathétérisme difficile. Pour
contourner l'angle, on emploie des sondes coudées. Il faut, pour éviter
l'obstacle, d'abord abaisser le pavillon vers la symphyse, puis pousser
légèrement l'instrument en avant, enfin fortement relever le pavillon.
Il est évident que ce vice de direction du canal peut aussi être le résultat de la contraction cicatricielle qui s'opère à la suite des suppurations
fistuleuses de longue durée.

Dans un cas de triple formation cicatricielle (d'abord chute sur le
périnée, puis uréthrotomie exécutée sans résultat par une main peu
exercée, enfin large incision faite par moi), l'urèthre fut attiré si fortement en bas qu'il en résulta une fistule uréthro-périnéale labiforme.
Je parvins à la guérir en avivant profondément les bords et en les réunissant exactement par des points de suture allant de droite à gauche.

*Uréthrotomie derrière le rétrécissement.* — Lorsqu'une stricture
est tellement étroite qu'on ne peut pas y faire passer une sonde,
lorsqu'il existe en même temps une dangereuse rétention d'urine
ou un pénible ténesme avec écoulement involontaire de l'urine,
ou bien une distension de la partie de l'urèthre située derrière le
rétrécissement avec menace de perforation, d'infiltration urineuse,
de formation d'abcès, etc., la première chose à faire est d'ouvrir
l'urèthre derrière le rétrécissement. On met donc à nu cette
partie de l'urèthre par une incision périnéale assez étendue ou
bien en incisant le bord antérieur de l'anus, et l'on fend l'urèthre derrière l'endroit rétréci (voy. p. 476). Il faudra, autant
que possible, faire l'incision assez grande pour admettre
l'extrémité du doigt et faciliter ainsi l'orientation. On peut

27.

alors vider et laver la vessie, le danger de la rétention d'urine est écarté et l'opération a sur la ponction de la vessie au moins cet avantage que, si le col de la vessie est intact, elle n'est pas suivie d'un écoulement d'urine involontaire et qu'au commencement du moins, on n'est pas forcé d'introduire une canule à demeure. Ce sont déjà là de grands avantages, et ils sautent tellement aux yeux qu'on est en droit de s'étonner que cette méthode si simple ait été si longtemps discréditée. Si l'on songe en outre qu'avec l'uréthrotomie, derrière le rétrécissement, on peut combiner l'uréthrotomie externe, sinon immédiatement, au moins plus tard, on doit comprendre que contre les rétrécissements imperméables il faut faire l'uréthrotomie derrière le rétrécissement et non la ponction de la vessie comme on l'a faite si souvent jusqu'à présent.

A partir de la partie postérieure de l'urèthre on cherchera à faire pénétrer une sonde cannelée fine par le rétrécissement, ou bien on parviendra peut-être à introduire la sonde à rétrécissement par le bout antérieur pendant que l'extrémité du doigt est engagée dans la partie postérieure de l'urèthre. (Ce dernier procédé réussira peut-être mieux après la section des parties du périnée qui masquent l'urèthre, la résistance de ces parties extérieures divisées ayant cessé d'exister et l'orientation pouvant se faire plus facilement.) On aura alors tout lieu d'achever dans la plupart des cas l'opération en ajoutant immédiatement l'uréthrotomie externe. Si l'on recule devant ce moyen, on peut plus tard, quand tout est dégonflé et que l'inflammation s'est calmée, procéder à une cure dilatatrice ou à une uréthrotomie secondaire.

*Adhérences entre les parois de l'urèthre* (1).—Quelquefois à la suite d'une destruction purulente ou gangréneuse, il se produit une oblitération complète d'une partie de l'urèthre. Cette oblitération est à craindre toutes les fois qu'il y a eu une destruction annulaire un peu large de la muqueuse uréthrale ; une perte de substance annulaire plus étroite entraîne, sous l'influence de la contraction cicatricielle consécutive, un simple rétrécissement ; une perte de substance plus large, une oblitération complète. Il n'est pas toujours très-facile de diagnostiquer cette oblitération complète ni de la distinguer d'un rétrécissement très-intense. Un rétrécissement du plus haut degré, allant par exemple jusqu'à la finesse d'une soie de porc et ne laissant plus passer l'urine, fera

(1) Pour l'adhérence du méat urinaire, voyez page 448.

le même effet qu'une oblitération complète. Dans tous les cas de ce genre, il y aura évidemment des fistules urinaires à la partie postérieure, c'est-à-dire au périnée, à moins qu'on n'ait fait d'abord la ponction de la vessie.

La guérison d'une adhérence de ce genre est encore possible si la partie oblitérée n'est pas trop large. Il faut que l'endroit oblitéré soit fendu et qu'on cherche à en obtenir le revêtement muqueux d'arrière en avant (1). Si l'on a fendu à la fois l'urèthre devant et derrière l'endroit oblitéré et le tissu oblitéré lui-même, le processus curatif sera à peu près le même qu'en cas d'uréthrotomie externe (fig. 66). La contraction cicatricielle rapprochera les bouts correspondants de l'urèthre et ainsi la continuité de ce canal pourra se rétablir. L'inspection de la figure 67 fera encore

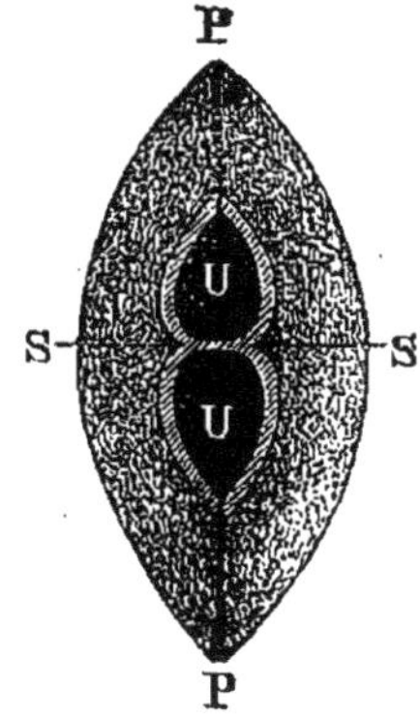


Fig. 67.

bien mieux comprendre ce phénomène. U U représente l'urèthre fendu, S S un endroit peu étendu qui a été oblitéré ; si la contraction cicatricielle l'emporte dans le sens de la longueur, dans la direction de U en U, la mince plaie en forme de pont se couvrira d'une membrane muqueuse, et ainsi sera remplacée la partie manquante de l'urèthre.

Si un tissu cicatriciel facilement reconnaissable est interposé entre les deux bouts de l'urèthre, il semble rationnel d'exciser cette cicatrice et de rendre ainsi possible la réunion des deux parties du canal qui se correspondent. Une pareille *excision* du tissu cicatriciel, comme elle a déjà

(1) J'ai obtenu ce résultat aussi bien sur l'urèthre de la femme que sur celui de l'homme.

été préconisée par Krimer et tout récemment par Bourguet, a été également exécutée par moi avec succès en 1865.

Autrefois on avait essayé de forer en quelque sorte un nouveau canal dans la partie oblitérée en faisant une simple ponction avec un long trocart d'avant en arrière, en suivant le trajet de l'urèthre, et quelques opérateurs prétendent même avoir obtenu par ce moyen le résultat voulu. Mais cette opération est sujette à bien des hasards; car on n'est pas en état de sentir, si au delà de l'endroit oblitéré ou rentre dans l'urèthre. Il peut tout aussi bien arriver que l'on tombe à côté du bout postérieur de l'urèthre, qu'on prolonge la ponction dans une direction parallèle à ce canal ou qu'on le perfore. On aurait, il est vrai, plus de garanties de succès si premièrement on introduisait le doigt dans une fistule située en arrière et préalablement dilatée ou dans une ouverture pratiquée à cet endroit et si, pour faire la ponction, on prenait pour guide le doigt ainsi introduit dans la plaie. Mais encore dans ces conditions, l'opération serait toujours fort difficile à exécuter et d'un succès douteux. Il faudrait s'attendre à voir toujours l'ouverture, obtenue avec le trocart, se rétrécir de nouveau et s'oblitérer.

*Fistule uréthrale* (fistule périnéale). — Selon le siége on divise les fistules uréthrales en fistules péniennes, périnéales, recto-uréthrales. A chacun de ces trois endroits, il se produit des fistules labiformes aussi bien que des fistules tubuleuses. Les fistules péniennes et les fistules recto-uréthrales ont plus souvent le caractère labiforme ; au périnée, au contraire, une réunion entre la muqueuse de l'urèthre et la peau extérieure ne se fait pas si facilement ; une réunion de ce genre suppose une grande perte de substance au périnée et n'a été observée jusqu'à présent que d'une manière très-exceptionnelle (voy. p. 477). Ce que l'on appelle ordinairement fistule uréthrale est la fistule au périnée provenant d'un rétrécissement et entretenue par le rétrécissement, en d'autres termes, *la fistule périnéale purulente*.

Ces fistules uréthrales sont produites tantôt par des lésions traumatiques, par exemple une contusion du périnée, tantôt par un travail d'ulcération interne ou externe, c'est-à-dire des abcès qui entament l'urèthre ou une ulcération et une escharification qui se développent intérieurement (en cas de rétrécissements, de calculs urinaires, de diverticulums). Si l'urine est chassée rapidement dans le tissu cellulaire lâche, il se développe une *infiltration diffuse* avec de vastes fontes suppurées et gangréneuses (p. 455); si l'épanchement d'urine se fait plus lentement et en plus faible quantité, si le tissu cellulaire atteint s'infiltre moins facilement, il se forme un *abcès urinaire* plus circonscrit. Un abcès de ce genre peut se développer d'une manière aiguë ou chronique, s'ouvrir en dehors et guérir ou s'agrandir dans diverses directions et former des trajets purulents. En général, un rétrécissement a été le point de départ du mal. Il se développe une ulcération et des eschares derrière le rétrécissement, et de là résulte un abcès qui, couvert par les muscles du périnée (bulbo-caverneux, etc.), s'agrandit souvent avec une grande lenteur, prend une forme anfractueuse, se prolonge dans divers sens, s'ouvre, souvent se ferme superficiellement ou se rétrécit et s'ouvre de nouveau à un second endroit, de sorte qu'à la fin tout le périnée ne représente plus qu'un tissu cicatriciel induré, traversé par des trajets fistuleux à parois calleuses.

La plupart de ces fistules uréthrales guérissent sans difficulté pourvu que la cause, c'est-à-dire le rétrécissement, soit écartée. Toutefois il y a des cas dans lesquels d'autres obstacles s'opposent encore à la guérison. Ainsi cette dernière peut être empêchée par la stagnation de l'urine et du pus dans la cavité fistuleuse, lorsqu'il y a rétrécissement ou état valvulaire de l'extrémité externe de la fistule, ou par la callosité des parois fistuleuses et leur état torpide ou bien enfin par quelque maladie constitutionnelle.

Quant à la *stagnation* de l'urine, l'essentiel, pour la combattre, est naturellement le traitement du rétrécissement. Une foule de fistules commencent à guérir aussitôt que l'urine s'écoule facilement et librement par l'urèthre. Si cela ne suffit pas pour prévenir toute stagnation de l'urine on peut poser deux nouvelles indications: *vider toute l'urine par la sonde à demeure* ou bien *ouvrir largement les trajets fistuleux* afin que l'urine puisse bien les traverser, mais qu'elle ne puisse plus s'y acccumuler, y séjourner. Souvent il n'est rien moins que facile de remplir ces deux indications. En effet, il n'est généralement pas possible de détourner complétement l'urine d'une fistule de ce genre en la faisant écouler par la sonde. Plus la sonde séjourne longtemps dans la vessie, plus le sphincter se relâche et permet alors à l'urine de pénétrer dans le trajet fistuleux en s'écoulant entre la paroi de l'urèthre et la sonde. Le rétrécissement ne permet souvent d'introduire qu'une sonde mince et, dans ce cas, le passage de l'urine entre l'instrument et l'urèthre se fait d'autant plus facilement. Le contact permanent de la sonde avec l'urèthre produit en même temps une irritation assez considérable, il provoque une blennorrhée uréthrale et fait craindre une ulcération. Même la dilatation de l'urèthre par la sonde peut être considérée comme un obstacle à l'occlusion de sa perforation. La sonde à demeure présente donc plusieurs inconvénients, et ce n'est que d'une manière exceptionnelle qu'il y a lieu d'y recourir.

Un large débridement ou une simple dilatation des ouvertures fistuleuses externes a également ses inconvénients. Pour empêcher sûrement la stagnation de l'urine il faut fendre les trajets fistuleux dans toute leur longueur ou au moins jusque derrière la couche des muscles du périnée, sinon jusqu'à leur point de communication avec l'urèthre; car si l'on se contente de fendre la moitié externe du trajet il peut toujours encore rester au fond une cavité dans laquelle l'urine s'accumule. Même dans les cas où le trajet fistuleux a été largement ouvert dans toute sa longueur, on n'obtient pas toujours une prompte guérison, parce que les tissus extérieurs, surtout la peau, se contractent plus rapidement que les tissus internes à raison de leur mobilité plus grande et de leur état calleux moins prononcé et que, par conséquent, la plaie tend à guérir extérieurement avant que le canal soit complétement fermé et oblitéré à l'intérieur. Il résulte de là qu'extérieurement on est forcé de faire une ouverture très-large (incision en entonnoir), et qu'en cas de rétrécissement trop rapide de la plaie cutanée on est obligé de fendre cette dernière de nouveau. — La division des trajets fistuleux périnéaux se fait facilement quand ces trajets sont situés superficiellement et que leur direction est assez droite pour permettre de pénétrer jusque dans l'urèthre avec une sonde dans laquelle on introduit un cathéter. Mais lorsqu'on n'est pas en état de s'assurer à l'avance en quel point le trajet fistuleux s'ouvre dans l'urèthre, qu'un rétrécissement empêche l'introduction du cathéter jusqu'à la fistule et qu'une induration des parties et la situation profonde de l'orifice interne de la fistule (par exemple dans la partie membraneuse ou même dans le col de la vessie) ne permettent pas de bien reconnaître les parties, la division complète de ces trajets fistuleux peut devenir une tâche très-difficile. En cas de situation très-profonde de la fistule, par exemple de fistule vésicale ayant pour point de départ le corps de la vessie, la chose deviendrait même presque impossible à raison des grands dangers que l'on ferait courir au malade.

*L'état calleux de la paroi fistuleuse* constitue un obstacle évident à la guérison, en vertu de cette loi générale que c'est dans les parties dures et résistantes, que la cicatrisation se fait le plus lentement, que dans ces parties il y a le moins de contraction cicatricielle et que les cicatrices qui s'y produisent ont la plus grande largeur. Par conséquent, aussi longtemps qu'un trajet fistuleux est entouré de callosités épaisses, il ne faut pas s'attendre à le voir promptement guérir et s'oblitérer spontanément ; car en supposant que l'on puisse en détourner l'urine, il n'en conservera pas moins le caractère d'un abcès chronique, fistuleux et opiniâtre. Une semblable callosité ayant la dureté du cartilage ne peut se résoudre que lentement, et par conséquent la fistule elle-même met beaucoup de temps à guérir. La cautérisation du trajet fistuleux par une injection de teinture d'iode ou d'une solution de nitrate d'argent, ou bien par des mèches fines saupoudrées de nitrate d'argent pulvérisé, etc., paraît avoir très-peu d'influence sur la résolution des callosités considérables. Le principal remède à employer contre l'état calleux consiste à fendre le trajet fistuleux, ce qui met fin à la stagnation de l'urine et force en quelque sorte le tissu induré à bourgeonner et à se cicatriser. Mais plus les callosités ont pris de développement, plus aussi la division doit être large et plus il faut y revenir si les parties extérieures se ferment trop rapidement.

Si le trajet fistuleux a pris une organisation torpide, rappelant les caractères d'une *membrane muqueuse*, et qu'il ait ainsi perdu sa tendance à bourgeonner et à se ratatiner, on peut détruire cette organisation et rendre au trajet sa tendance à se ratatiner en le *cautérisant* ou le *fendant*. Si la cavité fistuleuse est fendue, exposée à l'air, rembourrée de charpie, touchée avec du nitrate d'argent, du chlorure de zinc, ou avec le cautère actuel, etc., elle est forcée de bourgeonner et de se ratatiner, et elle doit pouvoir se fermer si l'on est en état de prévenir la trop prompte réunion des parties externes.

La première chose à faire, et la plus importante, si l'on veut obtenir la guérison des fistules périnéales, est donc la guérison du rétrécissement. Si la fistule, après la guérison du rétrécissement, ne veut pas encore se former, l'indication principale et la méthode curative la plus sûre et la plus prompte consistent à diviser le trajet fistuleux jusque derrière la couche des muscles du périnée avec conservation d'une plaie extérieure de forme conique, afin que la plaie cutanée ne puisse pas se réunir avant l'oblitération de la fistule dans sa partie postérieure. Tout dépend de la rétraction cicatricielle ; il faut donc se préoccuper de toutes les conditions qui peuvent exercer une influence quelconque sur cette rétraction. Tout naturellement, on dirigera son attention sur l'amélioration de la constitution, sur la guérison d'une dyscrasie existante, sur la bonne nutrition du malade dans le traitement de ces fistules comme de n'importe quelle autre suppuration chronique. Si le malade reprend de la santé et de la vigueur, la guérison de bien des trajets fistuleux purulents s'obtient d'elle-même.

*Fistule uréthrale labiforme* (fistule pénienne). — Les fistules urinaires labiformes se produisent principalement au pénis, à sa face inférieure où l'urèthre n'est couvert que du corps spongieux si mince et de la peau. S'il se produit en cet endroit une perforation de l'urèthre d'une certaine dimension, il peut se développer très-facilement, vu le peu d'épaisseur des tissus perforés, une adhérence en forme de lèvre entre la peau et la muqueuse uréthrale, ce qui fait persister l'ouverture anormale. Les fistules labiformes au pénis ont l'inconvénient, outre l'écoulement de l'urine par l'ouverture fistuleuse, de rendre le coït infécond ; en effet, le sperme, au lieu d'être éjaculé par l'orifice de l'urèthre, s'échappe par la fistule, et de là résulte une impossibilité de procréer.

Certaines ouvertures *congénitales* qui sont comptées parmi les variétés de l'hypospadias ont des résultats tout à fait analogues à ceux des fistules labiformes du pénis. Aussi faut-il, si toutefois elles sont curables, les opérer de la même manière que les fistules péniennes.

Pour fermer la fistule labiforme au pénis, il faut faire l'avivement et la suture absolument comme pour d'autres fistules labiformes. Il faut que l'on cherche à obtenir des surfaces d'avivement larges et saines et qu'elles, s'appliquent exactement et solidement l'une contre l'autre. En général, on fera bien d'aviver la fistule dans une direction *transversale*. En effet, les plaies transversales de la peau du pénis guérissent plus facilement que les plaies longitudinales ; on a observé que ces dernières ont une forte tendance à rester béantes et qu'elles se distendent peu à peu dans le sens de la largeur, mais que les plaies transversales se ferment très-facilement et très-rapidement. Si, par conséquent, une suture faite longitudinalement vient à échouer, les bords cutanés seront encore plus écartés pendant le travail de cicatrisation tandis qu'après une incision transversale ils tendront naturellement à se rapprocher et à se réunir sous l'influence de la contraction cicatricielle. — Pour prévenir un trop fort tiraillement, surtout en cas d'érection, on peut ajouter les sections latérales de Dieffenbach.

Si le pénis a subi tout autour de la fistule une perte de substance plus ou moins étendue, il faut qu'on emprunte à la peau voisine un lambeau qu'on attire par-dessus la fistule pour en couvrir largement l'ouverture. Le plus simple est d'emprunter la peau sous forme d'un pont transversal, d'après la méthode de Dieffenbach (fig. 68), en soulevant la peau du pénis, au-dessous de la fistule, en un pli longitudinal qu'on divise transversalement et qu'on dissèque avec des ciseaux fins, et en attirant le lambeau ainsi préparé au-dessus de la fistule transversalement avivée.— D'une manière analogue, si la fistule est située près du gland, on peut se servir de la peau du prépuce pour couvrir l'orifice. Ou bien on prend le lambeau obliquement, sur le côté, de sorte que la peau du dos de la verge se trouve attirée en spirale vers son côté antérieur. Le résultat serait obtenu, d'après Dieffenbach, à l'aide de deux incisions transversales qui diviseraient la peau du pénis jusqu'aux deux tiers de sa circonférence et dont l'une serait faite sur le côté postérieur, l'autre sur le côté antérieur du pénis.

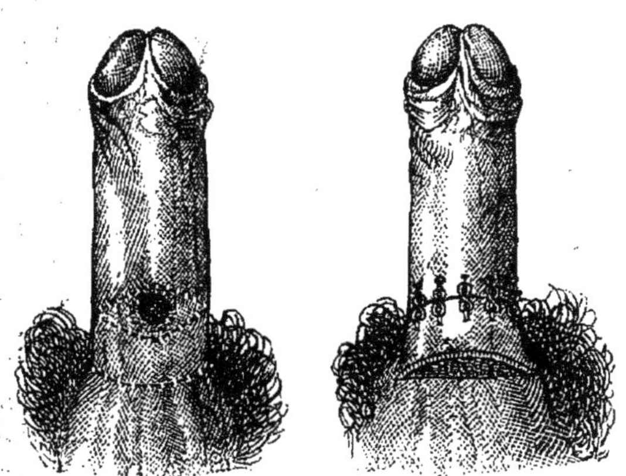

Fig. 68.

Ce qu'on a le plus redouté dans ces opérations anaplastiques dont les avantages sont visibles, c'est l'infiltration urineuse. Pour cette raison Dieffenbach (et c'est là un point essentiel de sa méthode) laisse la plaie latérale ouverte du côté du scrotum et y place même une fine bougie ; l'urine et le mucus s'écoulent alors librement par l'incision latérale et pour l'occlusion de cette dernière, on n'a pas besoin d'être en peine, vu sa situation favorab'e et la forte contraction cicatricielle dans la plaie, et surtout à la face postérieure du lambeau transplanté (voy. p. 374 et 375). Dans quelques cas, l'opération représentée par la figure 49 (d'Astley Cooper), ou celle de Nélaton (fig. 50), méritent peut-être la préférence sur le procédé de Dieffenbach.

On a toujours recommandé l'application à demeure d'une sonde élastique pour seconder l'effet de la suture (une sonde métallique occasionnerait des embarras assez considérables à cause des érections); mais peut-être serait-il préférable de ne pas introduire la sonde du tout ou de ne l'introduire que quand le malade veut uriner; on éviterait par là l'irritation continue de l'urèthre et la stagnation nuisible de l'urine entre l'urèthre et la sonde.

Pour mettre la plaie fraîchement réunie complétement à l'abri du contact de l'urine, Ricord et Ségalas faisaient une incision dans l'urèthre au périnée et introduisaient par là une sonde épaisse dans la vessie. Ils conseillaient de ne fermer la fistule que si l'on était en état de faire écouler toute l'urine par l'ouverture pratiquée au périnée. D'après ce que nous savons aujourd'hui, cette mesure paraît inutile. On a compris que pour guérir une fistule urinaire il importe bien plus de bien aviver et de réunir exactement que de détourner ainsi l'urine. Une plaie bien réunie ne laisse pas si facilement passer l'urine. Si cependant la pénétration de l'urine dans la plaie était réellement à craindre, le meilleur moyen de l'empêcher serait de faire l'incision latérale de Dieffenbach, décrite plus haut.

La *cautérisation* des fistules labiformes du pénis, par laquelle on cherche à amener la contraction de la peau du pourtour de l'ouverture fistuleuse, ne promet de succès que dans les cas où une fistule très-fine est entourée d'une peau mobile, formant des plis rayonnés autour de l'orifice. Mais dans le même cas, on peut aussi employer la ligature sous-cutanée de la fistule, la *suture* constrictive de Dieffenbach ; et celle-ci mérite peut-être la préférence, lorsqu'elle n'entraîne aucune perte de substance. Avec une aiguille courbe on fait deux ou trois points d'entrée et de sortie, on conduit ainsi un fil autour de la fistule et en faisant la ligature sous-cutanée de cette dernière on l'étreint faiblement et on la force à s'oblitérer ou au moins à se rétrécir. Il faut que le fil reste en place jusqu'à ce qu'il commence à se relâcher et cesse de resserrer la fistule. — Si l'ouverture fistuleuse ne représente plus qu'un très-mince pertuis, une légère cautérisation pourra en achever l'oblitération.

*Fistules recto-uréthrales.*—Dans l'opération de la taille, on blesse quelquefois le rectum et l'on produit ainsi une lésion qui peut entraîner la pénétration du contenu de l'intestin dans l'urèthre et par la suite une fistule recto-uréthrale labiforme. Pour empêcher sûrement cette communication permanente entre les deux conduits, Chopart, Dupuytren, Liston et autres ont donné le conseil de fendre complétement l'anus depuis l'endroit lésé, afin que les matières fécales ne puissent pas s'accumuler en cet endroit ni pénétrer dans les voies urinaires et que la plaie, formant une sorte d'entonnoir, se ferme lentement d'arrière en avant. Il est hors de doute que cette section peut prévenir la formation d'une fistule, mais d'un autre côté on a vu souvent que cette fistule ne s'est pas produite lors même que la section n'avait pas été faite; aussi beaucoup d'auteurs ont rejeté ce moyen. Le mieux sans doute serait d'y recourir seulement dans le cas où il y aurait particulièrement lieu de craindre la formation d'une fistule labiforme, à raison du peu d'intervalle existant entre le canal de l'urèthre et le rectum, ou bien à raison de la blessure trop étendue de ce dernier.

Ce que nous venons de dire ici d'une blessure intéressant à la fois l'urèthre et le rectum dans la cystotomie s'applique naturellement aussi à une lésion analogue de ces parties par une piqûre ou par un coup de feu. J'ai vu de ces lésions où l'on avait négligé la section du bord de l'anus, et où s'étaient formées plus tard au périnée de grandes cavités remplies d'excréments.

Une fois que la fistule qui fait communiquer le rectum avec l'urèthre est revêtue par la muqueuse, la section de l'anus n'est plus d'aucun secours ; car elle ne saurait faire cesser l'adhérence entre la muqueuse de l'urèthre et celle du rectum. Par contre, *on a décollé dans ces cas avec avantage le rectum de l'urèthre.* Par ce moyen on avait détruit la communication labiforme, et les deux ouvertures devaient ainsi être disposées à se rétrécir isolément. D'après cela, le procédé de Cooper, c'est-à-dire la séparation entre le rectum et l'urèthre, mérite d'être imité.

Jusqu'à présent on a généralement cherché à guérir ces fistules par l'application du fer rouge à l'aide d'un spéculum fenêtré. Cette opération ne donnait aucun résultat dans la plupart des cas ; car la cautérisation ne peut faire du bien qu'autant que l'ouverture fistuleuse du rectum est petite, que la muqueuse de ce canal est épaisse, mobile, ridée, et qu'elle forme des plis rayonnés autour de l'ouverture fistuleuse. Si la fistule représente une fente longitudinale, il faut opérer selon la méthode de Cooper.

Si une fistule urinaire purulente et tubulée s'ouvre dans le rectum, il y a lieu de la traiter d'après les mêmes principes que les trajets fistuleux tubulés du périnée (p. 480).

Pour la fistule recto-uréthrale congénitale, voyez page 384.

*Maladies de la glande de Cooper.* — Les glandes de Cooper peuvent devenir le siége d'inflammations, de gonorrhée et d'abcès. On sent la glande enflée lorsqu'on introduit le doigt dans le rectum et qu'on applique le pouce au périnée, de manière à saisir la région du bulbe de l'urèthre entre les deux doigts. Quelquefois on peut exprimer par cette manœuvre le produit de sécrétion de la glande. La glande enflée peut comprimer l'urèthre et provoquer ainsi une rétention d'urine. S'il se forme un abcès, il se videra peut-être dans l'urèthre, ou l'on peut être dans le cas de l'ouvrir artificiellement dans la région périnéale. Il paraît que quelquefois, en cas de rétrécissement de l'urèthre, il se forme une dilatation des canaux excréteurs des glandes de Cooper, qui représentent alors des espèces de diverticulums.

*Maladies de la prostate.* — La prostate est le siége le plus fréquent et le plus important de la rétention d'urine. Son inflammation, son hypertrophie et surtout la formation pathologique du lobe moyen (valvule prostatique), occasionnent la rétention d'urine. C'est cet accident qui donne aux maladies de la prostate une importance toute particulière. Une seconde circonstance qui augmente l'importance des maladies de la prostate, c'est le rôle qu'elles jouent dans la formation des calculs de la vessie. Ces derniers se produisent plus facilement chez un individu atteint d'une affection de cette glande, d'un autre côté les graviers sont plus difficiles à éloigner et des difficultés plus considérables s'opposent également à l'extraction des calculs.

L'*inflammation* de la prostate s'observe surtout sous l'influence de la blennorrhagie. Elle se trahit par le ténesme vésical, par la rétention d'urine et par le gonflement appréciable et la sensibilité de la glande lorsqu'on la touche par le rectum. (Une inflammation de la glande de Cooper peut être distinguée de l'affection de la prostate par son siége situé plus en avant et sur le côté et par la tumeur arrondie plus petite, qui en est le résultat.)

La mesure la plus importante à prendre dans la prostatite consiste dans le cathétérisme fait avec ménagement. Il ne faut pas trop différer l'application de la sonde si l'on ne veut pas s'exposer à voir augmenter les souffrances des malades. En même temps que le cathétérisme, il faut instituer un traitement antiphlogistique.

S'il se forme un *abcès* dans la prostate, le pus peut se faire jour dans trois directions différentes, du côté de l'urèthre, du rectum et du périnée. Quelquefois ces abcès se vident dans l'urèthre pendant l'application de la sonde. — Une fois l'abcès de la prostate reconnu, ce qu'il y aurait de mieux à faire serait de l'ouvrir par le rectum ou le périnée ; car une fusée purulente pourrait donner lieu à la périproctite et, en cas d'évacuation du pus dans l'urèthre, la pénétration de l'urine dans la cavité de l'abcès pourrait entraîner la fonte gangréneuse de cette dernière.

Si l'abcès proémine dans le rectum, le moyen le plus simple à employer sera une ponction avec le trocart à l'aide d'un spéculum ani. On donnera donc la préférence à ce moyen qui m'a rendu les meilleurs services.

Deux espèces de *calculs* ont été observées dans la prostate. Les uns ont pris primitivement naissance dans la glande et sont dus à un épaississement de son produit de sécrétion sur lequel s'est précipité du phosphate de chaux. Ces sortes de calculs ont généralement peu d'importance et ne donnent souvent lieu à aucun symptôme ; des calculs beaucoup plus importants sont ceux qui, provenant de la vessie, se sont enfoncés dans la prostate et se sont logés dans une anfractuosité de cette glande. Un calcul de ce genre entraîne facilement la suppuration et la production d'une fistule ; il s'incruste de plus en plus et peut entraîner tous les dangers d'un calcul vésical.

Un calcul logé dans le col de la vessie et engagé moitié dans la vessie et moitié dans la partie prostatique de l'urèthre, doit plutôt être compté parmi les calculs vésicaux. Quant aux graviers ou fragments de calcul que l'on rencontre quelquefois dans la partie prostatique de l'urèthre, il en a déjà été question page 462.

Le traitement des calculs prostatiques doit être dirigé suivant les mêmes principes que le traitement des calculs uréthraux ou vésicaux. Si le calcul proémine fortement dans le rectum, on peut le retirer après une incision faite dans ce canal. Une section droite du périnée qui fend en même temps le bord de l'anus conduira en général le plus directement sur l'endroit malade. Une incision en T sur le périnée pourrait être préférée si l'on craignait d'inciser le bord de l'anus.

*Hypertrophie de la prostate.* — Les dimensions de la prostate sont très-variées. Chez l'enfant, la glande est relativement peu développée, et chez le vieillard son augmentation de volume est si commune qu'une hypertrophie modérée doit presque être considérée comme un état normal. Cette hypertrophie peut se développer dans plusieurs directions, dans le sens de la longueur et dans le sens de la largeur ou seulement dans un endroit limité où l'on voit alors apparaître une tumeur bosselée et saillante. Par cette hypertrophie, le col de la vessie peut être comprimé et rétréci, repoussé en haut ou fermé comme par une valvule. Dans d'autres cas il est dilaté et reste béant à raison de la rigidité du tissu induré de la prostate et de là résulte alors une incontinence. La partie prostatique de l'urèthre peut être rétrécie, déjetée, repliée à angle ou en zigzag, aplatie ou divisée en deux canaux latéraux par une saillie médiane, ce qui entraîne des difficultés variées pour le cathétérisme. Une anomalie très-fréquente, c'est l'hypertrophie du *lobe moyen*, à la suite de laquelle ce dernier prend la forme d'une valvule et s'applique d'arrière en avant contre le col de la vessie, ce qui doit faire naître une rétention d'urine. Souvent les deux petites fossettes situées de chaque côté derrière le verumontanum deviennent alors plus profondes, et de là résulte un enfoncement dans lequel la sonde vient facilement s'arc-bouter.

Les effets d'une hypertrophie de la prostate sont d'abord une miction plus difficile, une évacuation incomplète de la vessie, une hypertrophie avec distension et affection catarrhale de ce réservoir. Quelquefois il s'y ajoute une irritation, des excoriations et même des ulcérations de la muqueuse du col de la vessie. Le ténesme vésical qui se produit dans cette circonstance, et qui dure jour et nuit, et les douleurs vésicales font alors de cette affection une des plus cruelles maladies. La stagnation de l'urine dans la vessie incomplétement vidée et l'état catarrhal sont des conditions très-favorables à la production de calculs vésicaux. Le bas-fond de la vessie s'enfonce derrière la prostate, soit par le fait de l'élévation de cette glande, soit à cause de la dilatation continuelle du réservoir, circonstance importante pour l'extraction des calculs et leur broiement.

Souvent l'obstacle à l'évacuation de l'urine s'exagère jusqu'à la rétention complète. Quelquefois aussi l'obstacle est vaincu ou la valvule déplacée par la forte dilatation de la vessie, et l'urine peut de nouveau s'échapper. Il ne faut cependant pas que l'on se fasse illusion et que l'on croie l'obstacle complétement vaincu. — Dans quelques cas on remarque que l'impossibilité d'évacuer spontanément l'urine ne se produit que quand le malade a trop longtemps attendu pour uriner, soit que l'excitabilité musculaire de la vessie se trouve paralysée dans ces cas, soit qu'il faille un certain degré de plénitude de l'organe pour que le lobe moyen se place devant son orifice. — Quelquefois il arrive que la miction est empêchée précisément par l'effort des muscles de l'abdomen au lieu d'en être rendue plus facile ; il paraît que dans ces cas, la prostate est poussée en bas contre la symphyse et comprimée d'arrière en avant, et qu'ainsi la valvule se ferme encore plus étroitement. Un pareil malade peut laisser échapper l'urine involontairement pendant que la vessie est dilatée, mais aussitôt qu'il presse pour hâter l'émission de l'urine le col de la vessie se ferme. — Dans quelques cas, il se développe, comme nous l'avons déjà dit, une incontinence par l'état rigide du col de la vessie qui reste ouvert.

La partie prostatique de l'urèthre peut être considérablement allongée par l'hypertrophie de la glande et cette circonstance peut rendre plus difficile le cathétérisme de même que la taille ou la lithotritie. Le cathéter est généralement forcé de décrire un arc de cercle plus considérable qu'à l'état normal, l'orifice de la vessie étant plus éloigné et situé plus haut. Il faut donc une sonde fortement recourbée, dont le bec doit être dirigé fortement en haut. Mais la difficulté du cathétérisme ne consiste pas dans la pénétration de la sonde dans la prostate, mais l'obstacle siége ordinairement entre le verumontanum et le col de la vessie. C'est là que la sonde vient souvent s'arc-bouter et se trouva prise dans un enfoncement qu'elle ne peut plus franchir. Pour vaincre cet obstacle on se sert le plus avantageusement de la sonde coudée qu'on pousse directement en haut après qu'elle a pénétré dans la prostate, comme s'il s'agissait de faire avancer plutôt la partie droite de la sonde que son bec.— Une pression sur la convexité de la sonde par le périnée ou le rectum peut aider à faire franchir l'obstacle par le bec de l'instrument; ou bien on presse le doigt, introduit dans le rectum, contre l'endroit où le bec de la sonde parait s'arrêter habituellement. Dans quelques cas, ce qui convient le mieux c'est d'employer une sonde élastique aussi épaisse que possible et de la laisser chercher son chemin elle-même, soit sans mandrin, soit en retirant ce dernier de son extrémité. — Les sondes étroites ne conviennent pas en général. Une très-grosse sonde glisse plus facilement au-dessus d'inégalités qui peuvent en arrêter une mince. Velpeau se sert d'une sonde courbée en arc de cercle dans toute sa longueur.

On reconnaît l'agrandissement de la prostate par le toucher du rectum et à la situation profonde de l'obstacle pendant le cathétérisme. Le lobe moyen ne se sent pas facilement par le rectum, parce qu'il possède une trop grande mobilité du côté de la vessie et n'oppose pour cette raison aucune résistance au doigt explorateur. Si l'on veut sentir le lobe moyen il faut introduire une sonde dans la vessie et pousser ce lobe en arrière, pendant que le doigt est placé dans le rectum. Un recul subit de la prostate ou un saut de la sonde en avant, au moment de la pénétration de l'instrument dans la vessie, constitue le signe caractéristique d'une hypertrophie de la prostate. A l'aide de la sonde coudée on peut également reconnaître assez souvent l'hypertrophie de la prostate en tournant le bec en arrière et en tirant un peu sur la sonde.

On a souvent essayé de *traiter* l'hypertrophie de la prostate par des remèdes internes (chlorhydrate d'ammoniaque, iodure de potassium); mais si le mal est invétéré et que le malade soit arrivé à un âge avancé, il ne faut pas espérer un grand succès de ces moyens. Un point qui me paraît très-important, c'est de recommander aux malades qu'ils n'attendent jamais trop long-

temps pour uriner ou pour se faire sonder, sans quoi le mal
ne peut qu'augmenter. Souvent il suffit d'une seule introduction
de la sonde pour rendre de nouveau possible l'émission spontanée
de l'urine. Quelques malades sont forcés de se faire sonder
régulièrement, ou il faut qu'ils apprennent à se sonder eux-mêmes
parce qu'ils ont complétement perdu la faculté d'uriner librement.

On comprend facilement que, par une application prolongée de la
sonde laissée en demeure pendant quelques heures ou même pendant
des journées entières, la forme de la prostate puisse se modifier, et que
sa tendance au rétrécissement ou la tendance du lobe moyen à se placer
devant l'urèthre soit diminuée. De même l'évacuation répétée de la
vessie peut contribuer à rendre quelque élasticité et quelque contractilité à la membrane relâchée et à effacer les plis du col de la vessie. —
En cas de développement valviforme, on s'est proposé la tâche de maintenir la tumeur saillante longtemps abaissée et de l'habituer à cette
position. A cet effet on s'est servi d'une sonde qui, une fois introduite,
prenait une direction rectiligne, par exemple une forte sonde élastique
sans yeux, et dans laquelle on glissait, aussitôt après l'avoir fait pénétrer, un fil de fer d'un gros calibre. Un moyen encore plus simple consiste à introduire une sonde prostatique à bec très-court et à pousser
ce bec assez loin pour faire arriver la partie droite de la sonde jusque
dans le col de la vessie. L'efficacité de ces moyens est dans tous les cas
très-minime, et ils peuvent même faire plus de mal que de bien s'ils
excorient ou irritent le col de la vessie, et provoquent par là un ténesme
fatigant.

Pour les cas les plus graves, quand le spasme de la vessie ne
veut plus cesser et que les malades sont tourmentés et épuisés
par un état d'excoriation ou d'ulcération du col de la vessie avec
ténesme continuel, pendant le jour et la nuit, on a recommandé
l'*incision du col de la vessie*, comme dans l'opération de la taille
(Guthrie, Schuh). Les expériences de Schuh sur l'incision recto-
vésicale sont si encourageantes, que dans ces cas désespérés elles
méritent bien d'être imitées. On peut bien s'imaginer que dans
ces cas une incision dans le col de la vessie peut calmer les douleurs, comme en cas de fissure du rectum une incision dans le
bord de l'anus.

*Opération des replis valvulaires du col de la vessie.* — Indépendamment des valvules depuis longtemps connues qui sont formées
par le lobe moyen de la prostate et qui, par conséquent, se composent de tissu glandulaire, Mercier a fait connaître une seconde

espèce de valvules appelées par lui valvules musculaires, et qu'on appellerait peut-être avec plus de justesse valvules membraneuses. Leur développement est dû à l'agrandissement d'un petit repli de la muqueuse, peu développé à l'état normal, qui se trouve à la partie postérieure du col de la vessie et qui, joint aux fibres musculaires du sphincter vésical, ferme le col de la vessie. Si l'on se figure ce pli agrandi ou un peu gonflé ou trop tendu en avant, rien ne paraît plus naturel qu'une rétention d'urine.

Ces replis membraneux du col de la vessie s'observent aussi chez les jeunes sujets, tandis qu'à cet âge l'hypertrophie de la prostate est très-rare. Les symptômes et le diagnostic sont naturellement presque les mêmes que pour les vraies valvules prostatiques. — La dysurie de ces malades est souvent levée, ou au moins pour longtemps dissipée, après une seule application de la sonde ; il semble qu'il suffise de repousser et de dilater une seule fois le repli membraneux situé en cet endroit pour amener la guérison de la maladie. A cet effet, on a aussi appliqué des sondes épaisses comme pour l'hypertrophie ordinaire de la prostate. Ou

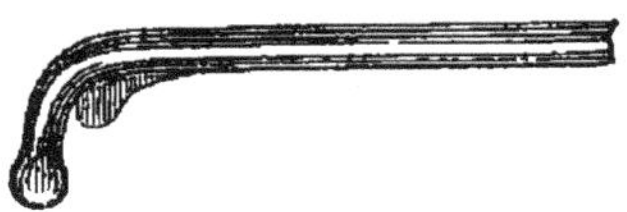

Fig. 69.

bien on a imaginé des instruments destinés à dilater particulièrement le col de la vessie (analogues aux dilatateurs des rétrécissements), enfin on a incisé les valvules avec des instruments spécialement construits à cet effet, et que l'on appelle prostatotomes ou scarificateurs de la prostate. La figure 69 montre l'instrument de Mercier. La manière de s'en servir est très-simple : après l'avoir introduit fermé et ramené le bec en arrière, on en découvre la lame et on la fait agir sur le bord libre de la valvule du col. Il peut quelquefois être utile de faire aussi quelques incisions latérales. L'opération entraîne une hémorrhagie modérée et n'occasionne aucun danger ; l'infiltration urineuse ne pourrait se produire qu'autant que l'on aurait fait une incison par trop profonde, allant jusque dans le tissu cellulaire externe.

On a aussi *perforé* les valvules du col volontairement ou involontairement. Plusieurs fois déjà on a trouvé aux autopsies un trajet à travers la prostate, une sorte de fistule *vésico-uréthrale* qu'on a attribuée à une perforation faite involontairement avec la sonde. Il semblerait, d'après cela, qu'une perforation faite dans ce tissu dût avoir une grande tendance à rester béante, à se transformer en un canal fistuleux (1). A ce point de vue on s'est demandé si chez les individus atteints d'une affection de la prostate, quand on ne peut pas les sonder, il n'y a pas lieu de faire le cathétérisme forcé, c'est-à-dire de perforer la prostate avec une sonde conique ou un long trocart. L'opération ne serait peut-être pas bien dangereuse : on pourrait surveiller la direction de la sonde avec le doigt introduit dans le rectum. Mais ce qui semblerait contre-indiquer cette opération, c'est que si la perforation reste ouverte, on a à craindre une incontinence d'urine. Toujours est-il que l'expérience n'a pas encore dit son dernier mot sur l'utilité de cette méthode opératoire.

*Spermatorrhée*. — Il faut distinguer deux causes de spermatorrhée, une cause centrale et une cause périphérique. Si la moelle épinière est malade, le plexus nerveux qui préside à l'accumulation et à la rétention continues du sperme et à son éjaculation momentanée dans le coït est également en souffrance. Ainsi on peut s'expliquer l'écoulement morbide du sperme, soit lent et par gouttes, soit sous forme d'une pollution pathologique, tel qu'on l'observe dans différentes affections de la moelle épinière. De même, il n'y a pas lieu de s'étonner qu'un état de surexcitation ou d'éréthisme morbide de tout le système nerveux puisse entraîner des pollutions.

De cette spermatorrhée d'origine centrale il faut bien distin-

_________

(1) On trouve dans les musées des pièces qui font supposer une réaction toute particulière de la prostate à la suite des perforations. Partout ailleurs les trajets produits par une perforation ne se revêtent pas si vite d'une membrane muqueuse, mais ils suppurent et finissent par se cicatriser. La prostate forme quelquefois une exception qui trouve peut-être son explication dans ce fait que cette glande est traversée de fins canalicules muqueux qui fournissent la couche épithéliale servant à revêtir le canal accidentel. Un mécanisme semblable a été observé pour quelques vomiques du poumon. — Une partie de ces trajets revêtus d'une membrane muqueuse qui font communiquer la vessie avec la partie prostatique de l'urèthre, comme je les ai vus également, soit à des autopsies, soit sur des pièces préparées (voyez la thèse du docteur Lilienfeld, Marbourg, 1856, et mon travail sur l'opération des atrésies congénitales, etc., dans *Verhandlungen der Berliner geburtsh. Gesellschaft*, 1854), me paraissent devoir être attribués à des états congénitaux. Peut-être ces formations sont-elles dues à un développement exagéré de la vésicule prostatique, à une perforation du fond de la vésicule.

guer celle qui provient d'une cause locale, d'une irritation locale, telle qu'une maladie du verumontanum. En cas d'inflammation chronique, d'affection catarrhale de la muqueuse séminale ou de la partie prostatique de l'urèthre, la rétention peut être empêchée soit par un relâchement du conduit éjaculateur, soit peut-être par une trop grande irritabilité des fibres contractiles, et il se produit une spermatorrhée involontaire, souvent inaperçue, pendant les selles, ou sous l'influence d'une simple pensée, érotique ou bien le sperme s'écoule trop tôt quand le malade essaye d'exercer le coït.

Souvent on ne peut distinguer la spermatorrhée d'une sécrétion morbide de la prostate ou d'un catarrhe chronique de l'urèthre ou de la vessie qu'à l'aide du microscope, c'est-à-dire quand on a reconnu positivement la présence des spermatozoaires.

Une spermatorrhée prolongée affaiblit et mine toute la constitution, rend les individus impuissants et entraînerait, comme cela a été du moins souvent prétendu, une atrophie de la moelle épinière. Mais il ne faut pas considérer comme un symptôme morbide dangereux le moindre écoulement de sperme, par exemple pendant les efforts de la défécation, quand quelques gouttes de ce liquide sont exprimées des vésicules séminales. De même il ne faut pas proclamer malade tout individu ayant souvent des pollutions et se livrant à ce sujet à des réflexions hypochondriaques (1).

Si la spermatorrhée ne cède pas sous l'influence d'un traitement hygiénique et médical bien dirigé, et si l'on suppose que l'appareil qui retient le sperme est devenu le siége d'un mal local, on peut chercher à guérir la maladie par des applications astringentes, par exemple une excitation tonifiante du verumontanum. A cet effet, on fait tantôt des injections d'une solution de nitrate d'argent dans l'urèthre ou la vessie, tantôt la cautérisation superficielle de l'extrémité des conduits éjaculateurs avec la pierre infernale. On se sert, pour atteindre ce but, d'un porte-

---

(1) Les instruments pour prévenir les pollutions, qui sont prônés par les charlatans dans les feuilles publiques, se fondent sur l'idée qu'on peut donner à l'individu la conscience des érections qui se produisent pendant le sommeil à l'aide d'un appareil garni de pointes et qui s'applique autour du pénis. L'individu serait réveillé par la douleur et ferait cesser immédiatement l'érection par l'application de compresses froides, etc. L'hypochondriaque achète cet appareil et en supporte pendant quelque temps les ennuis pour le jeter ensuite secrètement de côté.

caustique dont l'extrémité est pourvue d'une cuvette dans laquelle on a fait couler du nitrate d'argent en fusion. La cuvette est conduite cachée jusque dans le col de la vessie, là on la découvre, et après l'avoir mise pendant quelques instants en contact avec le verumontanum et les parties voisines, on la fait rentrer dans sa gaîne et on la retire. Pour bien trouver l'endroit sur lequel il faut faire agir le caustique, on commence par mesurer aussi exactement que possible la profondeur de la situation du col de la vessie et l'on retire immédiatement un peu l'instrument après qu'on l'a senti dépasser le col. Un moyen encore plus sûr est de choisir un porte-caustique coudé à angle droit (Mercier); le caustique est mis à nu pendant qu'on dirige le bec de l'instrument en arrière, contre le trigone vésical ; pour reconnaître la position de l'instrument, on peut encore placer un doigt dans le rectum.

D'après Lallemand, il pourrait arriver que, pendant le coït, le verumontanum fût repoussé en arrière, à cause de sa trop grande flacidité, par la pression du sperme, et qu'il cédât au point de laisser le sperme s'écouler dans la vessie. Le sperme alors n'est pas éjaculé par l'urèthre, ou il ne l'est pas avec assez de force. Des cas semblables pourraient également être guéris par la cautérisation. L'idée de Lallemand d'incliner le verumontanum en avant par la cautérisation et la contraction cicatricielle consécutive, à peu près comme on guérirait un ectropion de la paupière par la cautérisation, me paraît un peu hasardée.

Les *vésicules séminales* sont sujettes à divers processus morbides, tels qu'hémorrhagie (pollution sanguine), inflammation, suppuration, sans qu'il y ait possibilité de les soumettre à un traitement particulier. — Les abcès des vésicules séminales sont provoqués en général par la dyscrasie tuberculeuse.

### § 4. — Vessie.

Lésions traumatiques. — Inflammation. — Spasme. — Névralgie. — Hypertrophie. — Paralysie. — Vices congénitaux. — Déplacements. — Diverticulums. — Tumeurs. — Fistules vésicales. — Émission involontaire de l'urine. — Rétention d'urine. — Ponction. — Calculs vésicaux. — Diagnostic des calculs vésicaux. — Lithotritie. — Taille ou cystotomie. — Taille hypogastrique. — Taille périnéale. — Taille rectale. — Sondes rompues et autres corps étrangers dans la vessie.

*Lésions traumatiques de la vessie.* — De petites piqûres de la vessie guérissent souvent par première intention, parce qu'elles se referment immédiatement et qu'il n'y a pas d'épanchement d'urine. — De simples lésions de la muqueuse, telles qu'elles peuvent être produites intérieurement, par exemple par des calculs, ont peu d'importance et guérissent sans accidents, le tissu sous-muqueux et le tissu musculaire n'étant pas susceptibles d'une infiltration urineuse. Les principaux dangers que fait courir la lésion traumatique de la vessie sont l'infiltration urineuse et, en cas de lésion de la paroi postérieure et supérieure, la péritonite. Les ruptures internes sont particulièrement dangereuses, parce qu'ici l'urine n'a pas d'issue et s'infiltre ainsi forcément dans le tissu cellulaire. — En cas de perforation simultanée du rectum, on doit redouter la pénétration des excréments dans la vessie. Si des balles, des esquilles osseuses ou d'autres corps étrangers ont pénétré dans la vessie par suite de la lésion, les symptômes d'une formation de calculs vésicaux viennent s'ajouter à ceux de la lésion primitive. — Une hémorrhagie d'une intensité dangereuse peut facilement être provoquée par la blessure de l'artère vésicale. — Si la vessie se remplit de sang coagulé ou, en général, si de grands caillots sanguins se forment dans la vessie, il faut s'attendre à des embarras de diverse nature et à des difficultés très-sérieuses quant au traitement. Les caillots sanguins bouchent le col de la vessie ou se placent au devant de lui à la manière de soupapes. Si l'on veut sonder, les yeux de la sonde sont immédiatement obstrués par les caillots. Il est donc difficile de vider la vessie. Il y a des cas de ce genre où il n'y a pas d'autre remède que de modérer les spasmes vésicaux et le besoin d'uriner par l'administration de l'opium, et de compter sur la putréfaction rapide des caillots et le ramollissement et la désagrégation qui en sont la conséquence pour en obtenir l'expulsion plus facile ou même spontanée. — Un petit caillot sanguin peut aussi se transformer, par incrustation, en calcul vésical.

La première chose à faire en cas de lésion traumatique de la vessie est de chercher à prévenir l'infiltration urineuse. Si une rupture se trouve immédiatement derrière le pubis, ou bien si une balle a blessé le col de la vessie, on peut quelquefois écarter le danger en faisant des incisions au-dessus du pubis ou au périnée. En général on s'abstiendra, de même qu'après la cystotomie, d'appliquer une sonde à demeure.

*Inflammation de la vessie, cystite.* — Les calculs et autres corps étrangers, ou bien la rétention et la décomposition de l'urine (en cas de rétrécissement, de valvules prostatiques, etc.), donnent

28.

souvent lieu à une irritation ou à un état inflammatoire de la muqueuse vésicale. Il est plus rare que l'inflammation de la vessie tienne à des causes éloignées, telles que la propagation d'une blennorrhagie ou l'emploi des cantharides, etc. — Beaucoup de maladies aiguës, telles que la pyohémie, la fièvre typhoïde, la rougeole, peuvent se compliquer de cystite. Une inflammation chronique, avec ulcération, s'observe surtout dans la tuberculose. Dans quelques cas d'inflammation de la vessie, on ne peut pas trouver la cause de la maladie.

Comme sur d'autres muqueuses, on rencontre la forme inflammatoire, dite catarrhale, et la forme croupale ou diphthéritique, quelquefois aussi la forme parenchymateuse. Dans l'inflammation catarrhale rentrent les cas où la muqueuse vésicale n'est que gonflée ou érodée par une hypérémie et un exsudat séreux, disposée à saigner ou à sécréter un produit muqueux et muco-purulent. Dans ces inflammations la muqueuse peut éprouver un gonflement et un relâchement considérables. Ses plis peuvent se tuméfier et prendre même des formes polypeuses. Quelquefois la muqueuse irritée affecte un aspect granuleux qui la fait ressembler aux bourgeons charnus d'une plaie en suppuration. Dans l'inflammation croupale, la muqueuse s'infiltre d'une matière plastique tantôt seulement à la surface, tantôt aussi dans les couches profondes. Il peut y avoir dans ces cas élimination de l'épithélium malade et même destruction de parties étendues de la muqueuse. La muqueuse vésicale compte parmi les membranes qui ont la plus grande prédisposition à cette infiltration croupale.

L'inflammation de la muqueuse vésicale se complique ordinairement d'une décomposition, d'une fermentation de l'urée ; il se développe alors de l'ammoniaque et l'on voit se former un précipité de phosphate ammoniaco-magnésien. De cette manière le catarrhe de la vessie provoque une rapide incrustation des sondes, des corps étrangers, des calculs vésicaux, etc. L'ammoniaque communique au pus une viscosité toute particulière, une cohérence qui permet de le tirer en fils. Ces signes suffisent déjà pour faire reconnaître l'alcalinité de l'urine, dont il est facile de s'assurer mieux encore avec du papier tournesol.

Lorsque la cystite chronique se jette sur le tissu plus profond, on voit se développer une induration, un épaississement, un état fibreux des faisceaux musculaires de la vessie. Si l'inflammation chronique pénètre même à travers la couche

musculaire, il en résulte une induration calleuse du tissu cellulaire correspondant. — Quelquefois il se forme un abcès sous-
muqueux ou un décollement entre la muqueuse et la musculeuse ; de là peuvent résulter des brides et des ponts cicatriciels. — Quand l'inflammation conduit à la *gangrène* de la
muqueuse vésicale, il peut s'en détacher de grands lambeaux.
Les parties gangréneuses peuvent être assez grandes pour
empêcher complétement l'excrétion de l'urine. Comme dans ces
cas il se produit ordinairement ou même toujours une décomposition de l'urée, il faut s'attendre à une incrustation des parties
mortifiées par le phosphate ammoniaco-magnésien. — L'ulcération perforante avec formation fistuleuse, a surtout lieu dans les
cas où l'inflammation de la vessie se développe dans un diverticulum de ce réservoir. — La cicatrisation s'opère assez facilement
dans la vessie après l'élimination des sections mortifiées de la
muqueuse ; mais la régénération de la muqueuse elle-même ne
se fait pas si facilement, et les parties voisines sont plutôt attirées
par une forte contraction cicatricielle. L'inflammation de la vessie
devient surtout dangereuse par la facilité avec laquelle elle se
communique aux uretères et aux reins.

Pour les abcès de la paroi externe de la vessie, nous appelons
l'attention sur l'article *Périmétrite* au chapitre XI.

Les processus inflammatoires de la muqueuse vésicale à caractère aigu exigent en général un traitement calmant et antiphlogistique ; tantôt il faudra s'attacher à diminuer la sécrétion en
tenant le malade chaudement et en lui donnant peu à boire, tantôt
il s'agit d'étendre l'urine en lui administrant des boissons adou-
cissantes en grande quantité. Tantôt on appliquera des compresses froides et des lavements froids, tantôt on aura recours
aux bains chauds et aux narcotiques pour dissiper le spasme. —
Dans les processus chroniques et surtout dans le catarrhe chronique on a employé avec succès les diurétiques tels que le copahu,
la térébenthine, les baies de genièvre, l'uva ursi, le pareira brava,
ou bien des injections irritantes avec une solution de nitrate
d'argent, ou des injections détersives avec de l'eau pure, ou bien
encore, en cas d'urine ammoniacale, avec une eau légèrement
acidulée par une faible addition d'acide nitrique ou d'acide acétique.

Le moyen le plus simple pour faire des injections dans la vessie
consiste en une vessie de caoutchouc, munie d'une canule
qui s'applique dans le méat urinaire, ou bien en une seringue

ordinaire, dont la canule est remplacée par un petit tube de caoutchouc. Si l'on ne veut pas employer une force qu'il est impossible de mesurer, on peut se servir d'un appareil à irrigation, muni également d'un petit tube de caoutchouc, et faire pénétrer la colonne d'eau sous une pression de plusieurs pieds de hauteur. Si le liquide, par exemple une solution de nitrate d'argent, ne doit pas toucher l'urèthre, il faut introduire dans la vessie une sonde élastique et y adapter une seringue appropriée, le mieux une seringue de verre. En faisant ces injections il n'est guère possible d'éviter qu'un peu d'air pénètre avec le liquide dans la vessie ; mais on voit l'air ressortir à la suite du liquide sans qu'il en résulte des inconvénients.

Les états inflammatoires de la vessie ne contre-indiquent pas d'une manière absolue la cystotomie ou la lithotritie. Naturellement le pronostic de ces opérations ne peut qu'être rendu plus grave par la maladie qui existe du côté de la vessie ; d'un autre côté, il faut songer que souvent l'opération est l'unique moyen d'éloigner la cause essentielle de la maladie, c'est-à-dire le calcul. En général, il convient de suspendre l'opération au moins jusqu'à l'époque où l'irritation inflammatoire ou catarrhale de la vessie a perdu de son intensité.

*Spasme de la vessie, névralgie, irritabilité de la vessie.* — Ce qu'on appelle *spasme de la vessie* est ordinairement une irritation de la vessie par une urine trop âcre, par des calculs ou des graviers, des coagulums sanguins, une hypérémie, un catarrhe, de petits amas de mucus, etc., irritation à la suite de laquelle se développent un douloureux besoin d'uriner et des contractions involontaires de la vessie. Les inflammations de la muqueuse vésicale se compliquent presque toujours de ce spasme. Des causes agissant de dehors en dedans, telles que des collections sanguines dans le péritoine, derrière la vessie, ou bien la périmétrite et la péricystite, des abcès développés dans le voisinage du réservoir peuvent également y faire naître des contractions et un ténesme vésical. — Il est plus rare que des symptômes de ce genre aient pour point de départ la moelle épinière (1), ou qu'ils se développent sympathiquement dans les maladies du rein ou du rectum. — Avec le spasme de la vessie se combinent souvent,

_______

(1) J'ai été consulté plusieurs fois pour une prétendue maladie de la vessie qui, en définitive, ne provenait que d'un tabes dorsualis ayant, à raison de la perception excentrique, provoqué des douleurs vésicales.

par une sorte d'irradiation, quelques autres symptômes d'irritation nerveuse, tels que le spasme du rectum, le ténesme anal, le
priapisme, des douleurs dans le gland, les testicules, les reins, etc.
La *douleur du gland* paraît surtout avoir pour point de départ le
col de la vessie. Une irritation de ce dernier, par un calcul, provoque une vive douleur au gland, douleur qu'il n'est pas permis
de confondre, comme cela est déjà arrivé, avec une névralgie de
ce dernier organe. — (Pour la rétention spasmodique de l'urine,
voyez p. 509).

Sous le nom de *névralgie* de la vessie, quelques auteurs dési-
gnent les divers cas de douleur vésicale dans lesquels le véritable
siége et la cause du mal ne sont pas connus. Il n'est pas rare
qu'on observe des douleurs et des spasmes passagers de la
vessie qu'il est impossible jusqu'à présent de s'expliquer. Quelques-uns de ces cas rappellent immédiatement les douleurs
ressenties à l'anus dans la fissure ; peut-être y a-t-il là un état
semblable. Dans tous les cas, on se gardera d'attacher sans examen
le nom de névralgie aux états morbides du col de la vessie, tels
que de petites érosions ou de petits ulcères, des indurations, des
varicosités, qui peut-être échappent à un diagnostic direct. Il
est même permis de douter qu'il existe des névralgies vraies de
la vessie, c'est-à-dire des douleurs ayant pour point de départ les
nerfs eux-mêmes.

Par vessie *irritable* on entend un état dans lequel une hyperesthésie ou un très-fréquent besoin d'uriner s'observent sans
qu'il soit possible d'assigner à ces phénomènes une cause locale.
Une maladie de la muqueuse vésicale ou de la membrane musculaire peut provoquer ce besoin si souvent répété ; mais il y a
des cas dans lesquels on ne peut l'attribuer qu'à une affection
nerveuse telle que l'hystérie ou l'hypochondrie.

*Hypertrophie du muscle vésical.* — A la suite de toute irritation
prolongée de la muqueuse vésicale ou bien après des efforts prolongés,
suscités par un obstacle à la miction, il se développe une hypertrophie
de la musculeuse. La paroi interne de la vessie prend ordinairement,
dans ces cas, un aspect réticulé analogue à celui de la paroi interne du
cœur, il se forme des plis, des anfractuosités et des diverticulums de
la muqueuse. La forme de la vessie change quand quelques-unes de ses
parties se relâchent, que d'autres s'indurent ou se contractent ; de là
résultent des formes variées, en cœur, en poire, enfin une assymétrie.

Les fibres musculaires de l'organe peuvent être épaissies et hypertrophiées, et en même temps relâchées ou allongées (hypertrophie avec

*dilatation*); dans d'autres cas, on observe à côté de l'hypertrophie un rétrécissement de la cavité de la vessie. — Un état d'irritation de la muqueuse vésicale provoque de fréquents besoins d'uriner et une hyper-trophie avec rétrécissement. Ce rétrécissement peut aller si loin, que l'urine ne sort plus des uretères qu'avec difficuté et que ces conduits se dilatent.

*Paralysie de la vessie ; cystoplégie.* — L'existence d'une para-lysie tout à fait isolée du sphincter vésical, par suite de laquelle l'urine ne pourrait être retenue, ne paraît pas sûrement constatée. Mais il y a des individus dont l'urine s'écoule goutte à goutte pendant le sommeil, tandis qu'éveillés ils peuvent facilement la retenir. Il est bien permis de supposer dans ces cas un état semi-paralytique. — En cas de paralysie totale, le col de la vessie peut, à raison de son élasticité et de son occlusion en partie val-vulaire, encore opposer une certaine résistance à l'écoulement de l'urine. Si l'expulsion de l'urine est seule paralysée, il y a rétention d'urine.

Une paralysie du plan musculaire de la vessie (*detrusor vesicæ*) peut avoir sa raison première dans une paralysie de la sensibilité, dans la cessation du sentiment causé par le besoin d'uriner, ou bien l'influence de la volonté ne peut plus se transmettre aux muscles, ou bien enfin la fibre musculaire elle-même est, par l'effet d'une dilatation prolongée, tellement relâchée ou atrophiée qu'elle ne peut plus fonctionner régu-lièrement. Si le besoin d'évacuer l'urine n'est plus senti, par exemple dans les affections cérébrales, dans la fièvre typhoïde, dans les lésions de la moelle épinière, dans l'hystérie, l'urine commence à s'accumuler dans la vessie. Cette dernière se dilate jusqu'à ce que sa tension soit assez grande pour vaincre le sphincter, et alors il se fait un écoulement passif, purement mécanique de l'urine, un écoulement par regorgement, qui reçoit une impulsion nouvelle à chaque mouvement du malade, à chaque contraction des muscles de l'abdomen, la vessie venant alors à déborder comme un vase trop plein. La rétention d'urine passe dans ces cas facilement inaperçue, le malade n'en ayant pas conscience.

Dans ces cas il ne faut pas qu'on se laisse induire en erreur par ce fait que les muscles de l'abdomen sont encore en état de chasser sous l'influence de la volonté une partie de l'urine, ni croire pour cela que la vessie soit vidée ; ainsi la vessie reste souvent trop remplie quoique les individus urinent très-fréquemment. Les mêmes phénomènes s'ac-complissent d'ailleurs quand il y a un empêchement mécanique à l'é-coulement de l'urine, surtout dans l'hypertrophie de la prostrate ; les malades de cette dernière catégorie souvent n'ont aucune conscience de l'état de plénitude de leur vessie.

Une vessie paralysée ne s'hypertrophie pas comme une vessie dont l'évacuation est empêchée par un obstacle. On trouvera donc une tumeur moins fortement tendue dans la région de la vessie lorsque la rétention dépend d'une paralysie de cet organe.

Pour traiter avec succès une paralysie de la vessie, il faut avant tout s'enquérir de la cause. — Comme excitant locaux pour stimuler les muscles de la vessie, on peut essayer des injections avec de l'eau modérément froide où l'électrisation des parois vésicales avec une sonde qui isole le courant. Mais tous les cas de paralysie ou de semi-paralysie de la vessie réclament tout d'abord l'application de la sonde. Le cathétérisme est nécessaire, non-seulement pour soulager le malade ou pour empêcher la décomposition de l'urine, ou bien pour diminuer la pression qui s'exerce sur les reins, mais encore pour dilater le sphincter et pour préserver le plan musculaire expulseur de l'urine d'un relâchement trop considérable et de la perte de sa contractilité. A la manière dont l'urine s'écoule par la sonde on reconnaît déjà le manque de contraction de la paroi vésicale. L'urine s'écoule d'une manière purement passive, en obéissant à la pesanteur ou bien sous l'influence d'une pression sur le ventre ; si le malade est debout elle s'écoule plus facilement que s'il est couché. Pour pouvoir vider la vessie, le malade étant couché, il faut plonger la main ou le poing profondément dans la région hypogastrique.

Quant à la manière de faire écouler l'urine d'une vessie fortement remplie, quelques-uns pensent qu'il ne faut pas retirer tout le liquide à la fois ; on croit que les parties fortement distendues, et surtout les reins qui étaient exposés à la pression d'une forte quantité de liquide, retourneront plutôt à leur état normal si l'urine est évacuée peu à peu et par des applications répétées de la sonde. — On a aussi émis l'opinion qu'on ne doit vider qu'à moitié une vessie semi-paralysée, afin qu'elle ne soit pas complétement privée de la tension nécessaire pour exciter son activité.

*Vices congénitaux de la vessie.* — Souvent on peut observer une fissure ou une absence complète de la paroi antérieure de la vessie, de telle sorte qu'entre l'ombilic et la symphyse on ne voit, au lieu de la peau du ventre, qu'une place rouge recouverte par une membrane muqueuse, avec les orifices des deux uretères. L'origine de cette infirmité est, comme on le sait, liée à la formation de l'allantoïde et de l'ouraque dans l'état fœtal ; voilà pourquoi on trouve dans ces cas généralement le nombril situé très-bas et immédiatement à côté de lui la muqueuse vésicale. — Avec cette anomalie coïncide presque toujours une scissure de la symphyse pubienne et de tout l'urèthre, resté à l'état rudimentaire (épispadias) ; quelquefois cependant l'anomalie existe à un moindre degré, de telle sorte qu'il n'y a qu'un orifice de la vessie au nombril, ou un canal persistant de l'ouraque, par conséquent une fistule vésicale congénitale ; dans les cas de ce dernier genre il est peut être possible d'arriver à oblitérer l'ouverture par une opération

Dans un cas, par exemple, dans le genre de celui qui a été dessiné par Froriep (fig. 70), il ne serait peut-être pas trop dif-

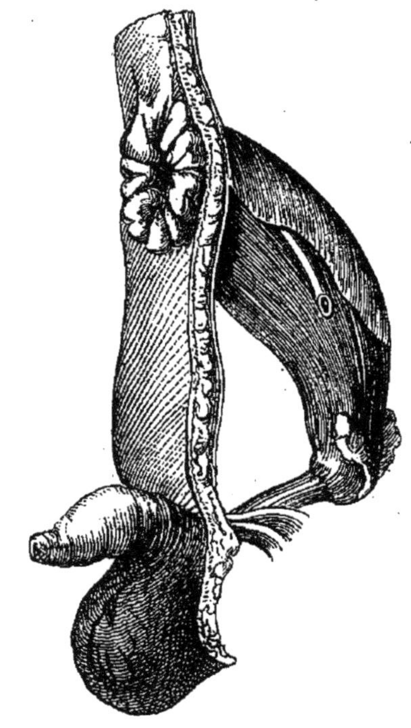

Fig. 70.

ficile d'obtenir l'oblitération de l'ouverture par l'avivement suivi de suture. Même dans des cas beaucoup plus graves on arriverait peut-être, surtout en commençant le traitement de bonne heure, à la guérison ou au moins à une amélioration considérable, par exemple à la transformation de la vessie entièrement ouverte en une vessie ouverte seulement en bas, à la racine du pénis rudimentaire et atteint d'épispadias (Demme).

Si la peau de la région sus-pubienne, entre le pénis et la vessie ouverte, est conformée normalement, on peut au moins appliquer un réservoir de l'urine. Il faudrait qu'il se composât d'une pelote creuse à laquelle s'adapterait un tube ; la pelote devrait être maintenue en place par un ressort de bandage herniaire.

On a quelquefois observé une *séparation* de la vessie en deux moitiés latérales par une cloison plus ou moins développée (vessie double). Il est probable que dans les cas où l'on avait cru trouver, en faisant l'opération de la taille, une vessie double, composée de deux réservoirs placés l'un devant l'autre, il n'y avait en définitif que de grands diverticulums.

*Déplacement de la vessie.* — La vessie peut être entraînée dans une *hernie* selon diverses directions, par exemple en avant, dans une hernie inguinale directe, dans une hernie crurale, dans une hernie par le trou obturateur ; ou bien en arrière, dans une hernie ischiatique. Chez la femme l'abaissement de la vessie du côté du vagin, la cystocèle vaginale, est un accident fort commun. Ce qu'il y a de remarquable dans les cystocèles, c'est que souvent elles n'ont pas de sac herniaire, ou bien que la partie herniée de la vessie n'est couverte par un repli du péritoine que latéralement, sur le bord de la hernie. Généralement la formation de ces hernies vésicales paraît s'expliquer de telle manière que la vessie n'est entraînée que secondairement par le péritoine, dans le sac d'une hernie ordinaire, étant obligée de suivre le péritoine dans ses déplacements. — On reconnaît une cystocèle par l'affaissement de la tumeur après la miction ou l'application de la sonde. Quelquefois il se forme dans la partie herniée de l'organe des calculs urinaires qu'il faut retirer par une sorte de kélotomie.

La vessie peut encore être déjetée ou déplacée par des tumeurs qui se développent dans le bassin ou dans l'abdomen ; elle peut même se renverser dans sa propre cavité, ou former un prolapsus en dehors, comme il arrive en cas d'absence congénitale du tégument correspondant à sa paroi antérieure.

*Diverticulums de la vessie.* — Lorsque le plan musculaire de la vessie est hypertrophié en même temps que distendu, on observe ordinairement un écartement des faisceaux musculaires et une pénétration de la muqueuse dans les interstices agrandis. Cette pénétration de la muqueuse sera surtout prononcée si quelques faisceaux se sont hypertrophiés, les autres n'ayant pas augmenté de volume, si quelques faisceaux résistent à la distension, si, par exemple, ils sont devenus durs et fibreux à la suite d'une inflammation chronique de la vessie, tandis que d'autres se sont atrophiés, ont disparu ou se sont relâchés et paralysés ou considé-rablement distendus. De cette manière l'hypertrophie de la vessie, sa dilatation et son inflammation chronique agissent de concert pour produire des diverticulums. — Ces derniers atteignent parfois un grand développement, la poche formée par la muqueuse s'agrandis-sant toujours davantage; l'entrée des diverticulums reste ordinaire-ment étroite parce qu'une simple fente musculaire a donné lieu à leur production. — Il peut se former dans leur intérieur des calculs ou bien un calcul peut y pénétrer et s'y agrandir, ou bien le calcul peut faire naître une ulcération et s'engager de là dans une fistule. Lorsque le calcul est étroitement circonscrit par la paroi du diverticulum, on le dit enkysté. — La muqueuse des diverti-culums peut s'ulcérer à la suite d'une inflammation, et il se déve-loppe dans ce cas des trajets fistuleux qui minent la muqueuse dans diverses directions.

Il faut bien distinguer des diverticulums vésicaux la *dilatation par-tielle* de la paroi vésicale, comme on la trouve quelquefois sur le plan-cher de la vessie, derrière le trigone, par l'effet de la pression qu'exerce un calcul vésical. — De même, il ne faut pas confondre avec les diver-ticulums les trajets fistuleux qu'un calcul logé dans la vessie peut se creuser dans les parois ou les abcès dans lesquels il peut tomber.

*Tumeurs de la paroi vésicale.* — Des plis hypertrophiés de la mu-queuse (polypes muqueux), une hypertrophie unilatérale de la prostate (p. 491) ou des excroissances fongueuses (cancer villeux) peuvent former des tumeurs qui proéminent dans l'intérieur de la vessie, et que l'on a souvent confondues avec des calculs. Une excroissance de la muqueuse vésicale peut s'incruster de sels et devenir ainsi un véritable calcul adhérent. Quelquefois, en faisant l'opération de la taille, on a enlevé ces tumeurs par torsion, par ligature ou par section. Quelques chirurgiens ont même proposé d'enlever ces tumeurs par une ligature ou de les arracher ou de les couper avec des instruments spéciaux, la vessie restant intacte; mais le diagnostic n'est presque jamais assez sûr pour nous engager à faire une tentative de ce genre. — La plupart des tumeurs qui se développent du côté de la cavité vésicale sont de nature cancéreuse; le cancer présente souvent ici cette forme par-ticulière que l'on appelle cancer villeux. On reconnaît les tumeurs can-céreuses de la vessie par les hémorrhagies, les douleurs, la solidité du contenu de la vessie, la résistance que la sonde peut rencontrer et con-tourner, enfin par les fragments qui se détachent du néoplasme et qui sortent avec l'urine. Quelquefois on sent la tumeur par le rectum.

*Fistules vésicales.* — Il y a des ouvertures congénitales de la vessie, dont il a été question (p. 504). — Il y a en outre des communications congénitales entre la vessie et le rectum qui ont été signalées à l'occasion des maladies du rectum (p. 385).

Après la perforation de la cloison qui sépare la vessie du rectum, le contenu de ce dernier peut pénétrer dans la vessie ou l'urine se déverser dans le rectum. D'après cela les fistules *vésico-rectales* entraînent surtout deux genres d'accidents. Si les gaz intestinaux ou les matières fécales pénètrent dans la vessie, il faut s'attendre à une cystite, à une décomposition de l'urine, à une incrustation de fragments de matière fécale par des dépôts calculeux, à une oblitération de l'urèthre par des matières fécales, par conséquent à une série d'accidents très-graves. Heureusement les cas de ce genre sont très-rares ; l'autre cas, l'écoulement de l'urine par le rectum, se présente plus souvent. C'est encore là un accident accompagné de sérieux inconvénients. Le rectum est irrité, même enflammé par le contact de l'urine ; le malade ressent constamment l'irritation produite par le liquide âcre et le besoin de s'en débarrasser. En effet, la muqueuse rectale n'est pas organisée pour servir de réservoir à l'urine.

Pour distinguer si une fistule située au périnée ou à la paroi antérieure du rectum est une fistule vésicale ou une fistule uréthrale, il faut observer de quelle manière est évacuée l'urine. Si l'urine s'écoule continuellement, on doit songer à une fistule vésicale ; si, au contraire, elle n'est expulsée que périodiquement et volontairement, la fistule ne peut être qu'une fistule de l'urèthre. — En cas de fistule vésico-uréthrale, avec perforation de la prostate, il faudrait s'attendre à une incontinence d'urine. Mais cette question n'a pas été jusqu'à présent suffisamment examinée (voy. p. 493). Ce qui a été dit, page 486, des fistules recto-uréthrales s'applique aussi au traitement des fistules recto-vésicales. — Les fistules vésicales purulentes, telles qu'elles se développent quelquefois après une plaie ou une opération, par exemple la ponction de la vessie, la taille, sont traitées d'après les mêmes principes que les fistules urinaires purulentes en général (p. 481).

*Incontinence d'urine.* — Il faut, abstraction faite des fistules vésicales, distinguer trois genres d'incontinence : l'expulsion involontaire par le muscle vésical, le manque d'occlusion du col de la vessie et le regorgement d'une vessie trop remplie par le fait d'une rétention d'urine.

Une miction involontaire s'observe chez quelques personnes, surtout chez les enfants, pendant le sommeil ; c'est ce qu'on appelle l'incontinence nocturne, *enuresis nocturna*. Il y a des enfants qu'on ne peut pas débarrasser de cette infirmité, quels que soient les soins et le traitement mis en usage. Quelquefois elle cesse spontanément. Les causes anatomiques ou physiologiques du mal sont inconnues. Ainsi on ne sait pas si c'est un rêve qui porte les individus à uriner, ou s'il y a une action locale d'origine réflexe, etc. — On a essayé de combattre le mal en prescrivant aux enfants, pour leur souper, des aliments secs et en même temps salés, pour rendre l'urine plus irritante. Il paraît que quelques résultats ont été obtenus par ce moyen. — Dans quelques autres cas on prétend avoir obtenu la guérison par l'introduction répétée de la sonde, même par une légère cautérisation du col de la vessie avec le porte-nitrate de Lallemand. — Parmi les remèdes internes qui ont été vantés par les uns ou les autres, tels que le seigle ergoté, la strychnine, l'atropine, c'est cette dernière qui paraît mériter le plus de confiance.

L'*incontinence paralytique* dépend de la moelle épinière (p. 502). — Si le col de la vessie n'est paralysé qu'à moitié, c'est-à-dire s'il est large et lâche, l'individu éprouvera un besoin d'uriner plus fréquent, ou il suffira d'efforts de toux, de simple éternuments, etc., pour expulser l'urine, comme cela s'observe si souvent chez les femmes. — Après une longue durée d'un rétrécissement étroit de l'urèthre, le col de la vessie peut rester dilaté pendant un certain temps, de sorte que l'urine s'échappe continuellement goutte à goutte. — Le col de la vessie peut rester mécaniquement ouvert, surtout dans l'hypertrophie de la prostate. Le col peut alors devenir tellement roide que les fibres du sphincter n'ont plus aucune action.

Généralement, lorsque chez un individu l'urine s'échappe continuellement goutte à goutte, c'est une rétention (voyez plus loin) qui est la cause de l'accident, et la maladie ne consiste pas en une incontinence proprement dite de la vessie, mais dans un débordement de la vessie trop remplie.

Les malades atteints d'incontinence d'urine ont besoin d'un *urinal*, consistant en un tube élastique, dans lequel s'engage le pénis, et par lequel l'urine s'écoule dans une bouteille plate fixée à une cuisse ou dans la chaussure.

*Rétention d'urine.* — La cause qui fait que l'urine ne se vide pas ou ne se vide que d'une manière incomplète, est inhérente, soit à la vessie elle-même, en cas de paralysie de cet organe ou de rétrécissement du col, soit à l'urèthre en cas de rétrécissement ou d'oblitération de ce canal. Dans quelques cas le col de la vessie et la partie avoisinante de l'urèthre sont rétrécis en même temps, par exemple en cas d'agrandissement de la prostate, d'abcès ou de tumeur de la région du col, ou bien en cas de tuméfaction du tissu cellulaire environnant le col de la vessie et la portion membraneuse de l'urèthre.

Parmi les cas de cette dernière espèce, il faut compter entre autres les rétentions d'urine que l'on voit naître en cas d'inflammation et de lésion traumatique de la région anale, des fractures de la partie supérieure du fémur, des fractures du bassin, des contusions de cette région, et dans d'autres circonstances analogues. C'est une infiltration œdémateuse ou séro-sanguine du tissu cellulaire du bassin qui paraît empêcher dans ces cas l'excrétion de l'urine.

Quelques auteurs admettent une rétention d'urine *spasmodique*, due au spasme du col de la vessie ; on peut bien se demander si un fait semblable existe. On s'est trop empressé d'expliquer par la cessation d'un spasme tant de cas où un malade ne pouvait pas uriner et où cette faculté lui était rendue immédiatement après l'emploi d'un bain chaud, d'un lavement, d'une dose d'opium, peut-être par la simple chaleur du lit, par des cataplasmes, etc. On a même essayé d'expliquer ainsi des cas où évidemment il y avait tout le contraire d'un spasme, c'est-à-dire où les efforts des muscles obéissant à la volonté s'opposaient à l'émission de l'urine. Lorsqu'en effet le col de la vessie a une disposition valvulaire (p. 492), les efforts des muscles abdominaux s'opposent à l'émission de l'urine, ils ne contribuent qu'à tendre la valvule, tandis que peut-être l'application du chloroforme, en faisant cesser toute tension musculaire, rappelle immédiatement la miction. Il n'est guère permis de douter que l'application de la sonde ne puisse être rendue plus difficile par la tension involontaire des muscles de l'abdomen et du périnée ; mais rien ne semble justifier l'idée d'un spasme de la vessie assez puissant pour ne pas laisser passer une sonde mince et lisse. (Pour le spasme de l'urèthre, voy. p. 464.)

Les effets de la rétention d'urine sont : un besoin douloureux d'uriner, la dilatation de la vessie, son regorgement, l'hypertrophie de la couche musculaire, la formation de diverticulums, en outre, la décomposition de l'urine, le catarrhe de la vessie, des érosions, l'hypérémie et l'hémorrhagie, l'ulcération, la mortification, la dilatation des uretères et des bassinets, la pyélite, à la fin l'inflammation des reins, suivie même d'urémie et dans quelques cas rares la rupture des membranes trop fortement tendues de la vessie. Les symptômes sont naturellement combinés de diverses manières, selon les causes de la rétention, et en outre selon que la maladie est aiguë ou qu'elle se développe peu à peu, et selon qu'il s'y ajoute des phénomènes inflammatoires, la décomposition de l'urine, etc., ou non.

Le signe principal de la rétention d'urine consiste dans la tuméfaction palpable, souvent visible ou appréciable à la percussion, de la vessie. Le gonflement de la vessie peut aussi être senti par le rectum. On est souvent frappé de prime abord par la saillie visible que la vessie trop remplie fait dans la région hypogastrique. C'est sans doute aux liens qui attachent la vessie à la région hypogastrique, aux artères ombilicales oblitérées, qu'il faut attribuer cette saillie tout à fait locale de la vessie, saillie que ne présente ni le gonflement d'un intestin ni celui de l'utérus.

Le moyen qu'il faut employer en premier lieu contre la rétention d'urine, c'est l'application de la sonde. Quiconque sait se servir de cet instrument ne perdra pas beaucoup de temps à prescrire des remèdes externes ou internes aussi incertains les uns que les autres. Plus on attend, plus la vessie se relâche. Il faut aussi rechercher avant tout quelle a été la cause de la rétention d'urine, recherche qui se fait encore le mieux avec la sonde, aidée par le toucher anal.

Dans bien des cas l'application de la sonde est non-seulement d'un secours momentané, mais elle fait disparaître définitivement ou au moins pour quelque temps la contracture du col de la vessie. Il suffit d'avoir introduit à ces malades une seule fois une sonde ou une bougie pour les mettre de nouveau à même d'uriner. Il semblerait que dans ces cas le col de la vessie n'eût besoin que d'une distension mécanique pour redevenir assez dilatable et permettre au muscle expulseur de l'urine de vaincre la rigidité du sphincter.

Si malgré tous les soins et l'observation rigoureuse des règles établies, la sonde ne peut pas être introduite, il y a lieu de faire la ponction de la vessie ou, en cas de rétrécissement de l'urèthre, l'uréthrotomie derrière le rétrécissement (p. 477). (Pour l'application de la sonde à demeure, voy. p. 461.)

*Ponction de la vessie.* — Lorsqu'une tumeur située dans le col de la vessie ou un rétrécissement dans le voisinage du col s'oppose au cathétérisme et à l'évacuation de l'urine, il n'y a pas autre chose à faire que la paracentèse de [la vessie. On la fait ordinairement avec un trocart courbe qu'on enfonce sur la ligne médiane à environ un pouce au-dessus de la symphyse. La ponction doit être dirigée de bas en haut et d'avant en arrière vers le promontoire; si on la dirigeait par en bas, la pointe de l'instrument pourrait pénétrer entre la symphyse et la vessie dans la prostate, ordinairement augmentée de volume (1); de plus, la vessie pourrait plus facilement se détacher de la gaîne du trocart. Généralement, et surtout quand le malade est très-gras, on fait bien d'inciser d'abord la peau et le tissu cellulaire sous-cutané ; l'opération devient dans tous les cas plus facile et plus sûre si l'on a commencé par diviser la peau avec le bistouri.

Le trocart doit être long et légèrement courbé afin qu'il puisse suivre la vessie à mesure qu'elle s'affaisse et que cette dernière ne puisse pas s'en séparer. Ordinairement, après avoir retiré le dard, on introduit encore dans la première gaîne une seconde à extrémité antérieure arrondie, afin que le bord tranchant de la première, s'il vient à toucher la paroi postérieure de la vessie, ne puisse pas la blesser. Un moyen encore plus simple consiste à choisir un trocart droit et à faire passer immédiatement par sa canule une sonde élastique. La sonde élastique peut être retirée et nettoyée aussi souvent que cela est nécessaire ou échangée contre une autre quand elle est détériorée.

On fixe la canule (ou la sonde) à une ceinture faisant le tour du ventre, et on la ferme avec un bouchon qu'on retire de temps à autre pour laisser écouler l'urine. Par l'inflammation il se forme bientôt, ordinairement au bout de deux à trois jours, un canal calleux autour de la canule, et qui prévient l'infiltration urineuse. —Si l'on veut retirer la canule pour la nettoyer on fait bien, dans les premiers temps, de faire d'abord passer par la canule un fil de fer d'une courbure correspondante, qui s'engage jusque dans la vessie, et qui sert ensuite de mandrin, pour remettre sûrement la canule en place.

La ponction de la vessie par le *rectum*, au-dessus et en arrière de la prostate, entre les deux vésicules séminales, peut quelquefois mériter la préférence lorsque la vessie se sent distinctement dans le rectum, à l'état de tumeur tendue, pas trop élevée. La lésion a dans ce cas très-peu de gravité : on ne traverse que la

(1) La plupart des ponctions de la vessie ont été faites dans des cas où l'obstacle provenait de la prostate. Cette opération se ferait, il est vrai, bien plus rarement dans ces conditions, si les médecins connaissaient mieux la sonde coudée et la manière de s'en servir.

muqueuse du rectum et celle de la vessie et la couche mince de tissu cellulaire qui les unit. Le trocart courbe est introduit sur le doigt, le dard rentré dans la gaîne ; derrière la prostate on fait la ponction et l'on fixe ensuite la canule par des compresses et un bandage en T. Cet endroit ne convient pas pour un long séjour de la canule dans la vessie, parce que l'instrument peut trop facilement être déplacé par les selles. Si cet accident avait lieu, la situation cachée du point correspondant à la ponction pourrait rendre difficile la recherche de ce point et le replacement de la canule. La fistule recto-vésicale que l'on risque de produire par cette méthode offre également de fâcheux inconvénients (p. 507).

*Calcul vésical.* — Pour la pratique chirurgicale, les seules espèces de calculs qu'il importe jusqu'à présent de distinguer sont les trois suivantes :

1° Ceux qui se composent d'acide urique ; ils sont très-polis, brunâtres et d'une dureté modérée ; 2° les calculs d'oxalate de chaux ; ils sont durs, d'une couleur foncée et ordinairement bosselés (calculs muraux) ; 3° le phosphate ammoniaco-magnésien forme des concrétions blanches, d'une structure peu serrée et ordinairement pourvues d'une surface cristalline. — La plupart des calculs urinaires se composent d'un noyau d'acide urique et d'une enveloppe de sels terreux, d'oxalate, de carbonate, de phosphate de chaux, et surtout de phosphate ammoniaco-magnésien. Ce dernier s'observe le plus souvent dans la coque extérieure, surtout dans celle des calculs volumineux. En fait d'éléments rares entrant dans la composition des calculs, il y a lieu de citer l'urate d'ammoniaque et de soude, la xanthine, la cystine, la graisse, la silice, etc.

On ne connaît pas encore suffisamment la cause de ces formations. Quelques calculs ont pour point de départ un corps étranger qui est arrivé dans la vessie ou un coagulum fibrineux qui s'est incrusté dans le rein ou la vessie ; mais pour la plupart des calculs on ne peut pas constater une cause semblable. La fréquence des calculs vésicaux dans certaines contrées et leur rareté dans d'autres prouvent que souvent des conditions spéciales, encore inconnues, contribuent au développement de cette maladie.

Un calcul vésical parfois n'occasionne aucun embarras, ou n'en cause que de très-faibles ; mais il peut aussi produire les accidents les plus variés. La vessie est plus ou moins irritée et disposée à la sécrétion muqueuse et à l'hypertrophie. Plus il y a d'inflammation et de sécrétion muqueuse, plus aussi les conditions deviennent favorables pour l'accroissement du calcul par de nouveaux dépôts. Le catarrhe de la vessie est ordinairement accompagné d'une décomposition de l'urée et, par le fait, d'une alcalinité ammoniacale de l'urine ; de là résulte le phosphate double d'ammoniaque et de magnésie ; le mucus vésical dépose aussi assez souvent du phosphate et du carbonate de chaux.

En général le calcul roule librement dans la vessie. C'est ce qui est cause que les souffrances de quelques malades sont beaucoup augmentées par la marche et les fatigues, et qu'elles diminuent lorsqu'ils sont couchés tranquillement, surtout en ayant le siége dans une position élevée. — L'irritabilité et l'hypertrophie de la vessie peuvent se combiner avec un rétrécissement permanent du réservoir et un besoin très-fréquemment répété d'uriner ; si le rétrécissement est arrivé à un degré très-élevé, le calcul peut être étroitement circonscrit et immobilisé par les parois de la vessie.

Le calcul peut se placer devant l'ouverture de la vessie et empêcher ou suspendre l'émission de l'urine. Certains calculeux ne peuvent uriner librement qu'en prenant une position qui permet au calcul de s'éloigner du col de la vessie en obéissant aux lois de la pesanteur. Quelques-uns de ces malades souffrent d'incontinence, le calcul appuyant constamment contre le col de la vessie et ne lui permettant pas de se fermer. — Des lésions mécaniques occasionnées par des arêtes vives ou bien par la pression et le frottement entraînent souvent des hémorrhagies vésicales. — Une irritation sympathique peut faire naître des sensations douloureuses au gland et aux testicules, quelquefois aussi un gonflement de ces derniers. — Quelquefois la pression et le poids du calcul produisent des dépressions de la paroi vésicale derrière la prostate, ou bien il se forme des diverticulums de la muqueuse dans lesquels le calcul vient se loger et dans lesquels il est parfois fixé encore plus solidement par des exsudations fibrineuses ou des végétations fongueuses. Ou bien il se fait une perforation de la paroi vésicale, un abcès urineux et une fistule, et alors le calcul s'achemine vers le rectum où il est enfermé et fixé entre les parois calleuses d'un abcès.

*Diagnostic du calcul vésical.* — Les signes dits rationnels de la pierre, c'est-à-dire les douleurs pendant les mouvements du corps, l'hématurie, le ténesme et la strangurie sont naturellement très-incertains ; car ils peuvent dépendre d'autres causes que d'un calcul et l'on n'arrive à la certitude qu'après avoir reconnu le corps étranger, à l'aide de la sonde par le son et la résistance qui le caractérisent.

Quelquefois on sent le calcul dans la vessie avec le doigt introduit dans le rectum. De grands calculs peuvent être perçus à la fois par le rectum et par la région hypogastrique. Si l'on injecte de l'air dans la vessie, on rend plus facile le toucher par le rectum en produisant un espèce de ballottement.

Dans le diagnostic d'un calcul de la vessie, on est exposé à commettre bien des erreurs ; une tumeur dure dans la paroi vésicale ou dans le voisinage de la vessie, une exostose du bassin ou la contraction instantanée d'un faisceau musculaire hypertrophié peuvent communiquer à la sonde une commotion analogue à celle d'un calcul qui viendrait la heurter. D'un autre côté, il arrive souvent qu'on ne parvient pas à découvrir le calcul avec la sonde, par exemple lorsqu'il est enkysté dans un diverticulum, lorsqu'il est mou ou très-petit ou bien couvert de mucosités et de sang coagulé. Une sonde à grande courbure glisse facilement au-dessus d'un calcul logé dans une dépression du bas-fond de la vessie ; voilà pourquoi une sonde exploratrice à bec court et coudée presqu'à angle droit paraît convenir le mieux pour ce genre d'exploration. Avec cette sonde il faut explorer la vessie partout et dans tous les sens; on reviendra sur cet examen en faisant changer le malade de position et surtout en relevant le bassin; en outre on l'examinera successivement, la vessie étant pleine, à moitié pleine et vide, si l'on veut être tout à fait sûr de son diagnostic.

Les dimensions et le nombre des calculs, ainsi que leur forme ou leur dureté, ne sont pas si faciles à distinguer. Si l'on s'aperçoit que dans les diverses positions du corps ou bien lorsqu'on le touche avec la sonde, le calcul change facilement de situation, on peut en conclure qu'il n'est pas très-grand. S'il fait entendre un son clair et aigu, on en conclut qu'il est dur. Si l'on saisit le calcul avec un instrument de lithotritie, on peut se renseigner un peu mieux sur sa grandeur et sa consistance ou bien sur la présence de deux ou de plusieurs calculs. Mais encore ce moyen n'est pas tout à fait sûr; ainsi on ne sait pas si l'on a saisi le calcul dans son plus petit ou son plus grand diamètre; de plus, le calcul peut être friable en dehors et dur en dedans; ainsi on ne peut pas toujours se faire une idée bien claire de sa forme, de sa grandeur ou de sa dureté.

*Guérison des calculs vésicaux sans opération.* — Un petit calcul, surtout lorsque sa forme est allongée, peut se frayer un passage par l'urèthre et ainsi le mal peut être guéri. — Pour les cas très-récents on a donné le conseil de faire coucher le malade sur le ventre pour uriner, de l'engager à fermer d'abord avec les doigts le méat urinaire et de retirer ensuite brusquement la main pendant un violent effort du muscle vésical. On espère que de cette manière un petit calcul pourra être chassé avec l'urine. On prétend aussi avoir observé que des calculs peu cohérents se réduisaient d'eux-mêmes en petits fragments et partaient de cette manière, ou que sous l'influence des eaux minérales alcalines, prises à l'intérieur, en bains et en injections, les calculs étaient lentement dissous. — On conçoit jusqu'à un certain point qu'un calcul d'acide urique puisse être dissous par l'usage du carbonate de soude qui rend l'urine alcaline, ou qu'un calcul de phosphate de chaux ou de phosphate ammoniaco-magnésien puisse être dissous par une urine acide; mais la solubilité des calculs est si faible et les efforts faits jusqu'à présent en vue de ce résultat ont été si infructueux qu'on ne doit avoir aucune confiance dans l'efficacité de ces moyens lithontriptiques.

*Lithotritie.* — Cette opération a pour but de broyer ou d'écraser le calcul sans blesser une partie quelconque de la vessie. Les petits fragments sont alors chassés du corps par le jet de l'urine et les contractions de la vessie. — On a besoin d'un instrument qui s'introduit dans la vessie comme une sonde, qui se laisse ouvrir à la manière d'une pince pour saisir la pierre et avec lequel on peut ensuite l'écraser ou, si elle est dure, la briser à coups de marteau. Toutes ces conditions sont remplies très-simplement par le brise-pierre de Heurteloup, armé du pignon ajouté par Charrière. L'instrument est composé de deux branches, une branche mâle et une branche femelle; la première glisse dans la gouttière de la seconde et ouvre ou ferme ainsi la pince dont les deux mors forment le bec de l'instrument. La partie du bec qui appartient à la branche femelle est fenêtrée, celle qui appartient à la branche mâle est dentée.

Le calcul se place tout seul entre les deux branches du brise-pierre lorsqu'on l'ouvre, qu'on l'appuie légèrement sur le bas-fond de la vessie et qu'au besoin on lui imprime quelques petites secousses ou quelques petits mouvement de va-et-vient. A raison de son poids le calcul tend toujours à occuper l'endroit le plus déclive de la vessie et c'est là qu'il faut par conséquent le chercher si l'on veut le saisir. Si l'on presse l'instrument contre cet endroit, il faut que le calcul glisse tout seul entre ses bras; pourvu que la vessie n'ait pas de fortes inégalités, qu'il n'y ait pas d'enfoncements ni de plis (faisceaux musculaires saillants). On cherche alors à le briser en pressant l'un contre l'autre les deux bras du brise-pierre, et si par ce moyen on ne peut pas réussir on le brise par la percussion, c'est-à-dire par des coups de marteau frappés sur la partie mobile de l'instrument.

Pour garantir la vessie elle-même contre les effets d'une forte percussion dont le choc pourrait lui être communiqué, on serre la branche femelle de l'instrument dans un étau tenu par la main d'un aide ou fixé, d'après Heurteloup, à un lit particulier d'opération.

Les conditions de la lithotritie sont : une largeur suffisante de l'urèthre pour introduire l'instrument et une vessie assez spacieuse pour permettre d'agir avec l'instrument entre ses parois et le calcul. Un calcul de plus de 18 lignes de diamètre, ne peut être saisi avec l'appareil ordinaire de Heurteloup. S'il n'y a pas assez d'urine dans la vessie, il faut injecter quelques onces d'eau chaude. Jamais on ne doit essayer d'opérer lorsque la vessie est vide. Si l'on craint que la vessie ne contienne pas assez d'urine, on injectera une quantité suffisante d'eau tiède. Trop d'urine ou trop d'eau dans la vessie ajoutent plutôt des difficultés à l'opération en laissant trop d'espace au calcul qui peut alors plus facilement fuir devant le brise-pierre.

Il faut que le malade soit couché sur le dos, le siége relevé et la région lombaire abaissée, de telle sorte que la paroi postérieure de la vessie forme l'endroit le plus déclive. — On cherche à toucher la pierre avec l'instrument fermé, puis on ouvre celui-ci, la cuiller femelle étant légèrement pressée contre le bas-fond de la vessie, ensuite on referme l'instrument. Si alors le calcul n'est pas saisi, il faut chercher à le saisir en faisant glisser l'instrument en avant ou en arrière, en relevant ou en abaissant le manche, en faisant de petits mouvements de circumduction, en imprimant à l'instrument quelques légères secousses ou en inclinant un peu le bec sur le côté. On peut être forcé de changer la position du malade ; chez les uns le bassin doit être plus relevé que chez les autres. Quelquefois on parvient plus facilement à saisir le calcul lorsque le malade secoue lui-même son bassin ou lorsqu'il se couche un peu sur le côté. Lorsque le calcul est situé dans un enfoncement, on dirige de ce côté le bec du brise-pierre, puis on l'ouvre et l'on plonge les deux branches dans la dépression pour saisir ainsi le calcul.

Une fois que ce dernier est fixé entre les deux branches, on presse celles-ci l'une contre l'autre et l'on peut essayer d'abord de broyer la pierre par la simple pression de la main. Si l'on ne réussit pas de cette manière on se sert du pignon. Pendant ces efforts, il faut prendre garde de ne pas changer la position de l'instrument, de ne pas presser son bec contre la vessie. On fait bien de poursuivre l'opération en se servant du pignon, soit pour ouvrir, soit pour fermer le brise-pierre, parce que de cette manière les mouvements s'exécutent très-tranquillement et très-également. Si la pression du pignon est insuffisante, on se sert du marteau et, si le calcul est très-dur, de l'étau. Il ne faut pas percuter beaucoup sans le secours de ce dernier, parce qu'on risquerait trop d'ébranler et de léser la vessie. La percussion doit agir plutôt par sa rapidité que par sa force; on répète les coups du marteau, s'il le faut, un grand nombre de fois; ainsi on peut en frapper jusqu'à plusieurs centaines. Le calcul se trouve alors divisé en deux fragments, comme par un ciseau, ou bien il est réduit en plusieurs fragments plus ou moins volumineux.

Si l'on n'a que de petits calculs, ou s'il reste encore des fragments petits et mous de calculs volumineux brisés avec le premier instrument, on en choisit un autre dont les mors sont creusés en cuiller pour réduire encore ces fragments. Le brise-pierre à cuillers offre cet avantage qu'on peut retirer un grand nombre de petits débris pris entre les mors de l'instrument. On retire l'instrument quand les cuillers sont remplies de débris, et l'on en introduit immédiatement un autre; de cette manière la réduction des débris en fragments plus petits et leur éloignement peuvent être faits très-facilement et très-rapidement. — En *retirant* l'instrument il faut veiller à ce qu'il soit fermé complétement, afin qu'on e retire pas en même temps de petits fragments qui proéminent entre les cuillers et qui pourraient ainsi blesser l'urèthre. Pour viter cet accident, on a disposé le brise-pierre de telle sorte que e mors de la branche mâle dépasse un peu, lorsqu'il est fermé, la enêtre de la branche femelle. Avec l'instrument à cuillers, cette isposition n'est pas possible; si l'on se sert de cet instrument, l faut l'ouvrir et le fermer plusieurs fois de suite et chercher débarrasser ainsi les cuillers de cet espèce de mortier qui les ncroûte et les empêche de se rapprocher.

On répète la préhension et le broiement des calculs aussi ouvent que possible pendant l'espace de deux à cinq minutes; l n'y a pas lieu de faire des séances beaucoup plus longues, parce ue la vessie finit par devenir très-sensible à une irritation proongée. Si la sensibilité de l'organe est très-grande, et principalement si pendant l'opération la vessie a perdu peu à peu tout son contenu liquide, il faut souvent, dès les premières minutes, mettre fin à la séance. Mais si les conditions sont d'ailleurs bonnes, on peut recommencer immédiatement, après avoir rempli la vessie par une nouvelle injection. Des calculs mous sont souvent broyés en une seule séance. Cinq à huit séances suffisent dans la plupart des cas pour débarrasser la vessie d'un calcul. Selon les circonstances, on répète la séance tous les jours, tous les deux ou tous les trois jours.

Si un malade est très-sensible on l'habituera plus facilement à l'action irritante des instruments en opérant avec prudence et lenteur ; mais si une pareille sensibilité n'existe pas, il n'y a pas lieu de traîner la cure en longueur par des intervalles trop longs et des séances trop courtes. Si la vessie se trouve dans un état d'irritation, si sa muqueuse est gonflée et le col de la vessie lui-même rétréci par le gonflement, il faut ajourner la lithotritie. Dans ces conditions du reste les débris de la pierre s'éloignent le plus difficilement, parce que les plis gonflés de la muqueuse, surtout ceux du col de la vessie, et le faible jet d'urine représentent des conditions défavorables pour cette évacuation des débris.

De nos jours, plusieurs auteurs recommandent de faire des séances plus longues, seulement interrompues par le lavage de la vessie, et de répéter ces séances plus souvent dès le commencement de la cure. Aussitôt que l'on remarque qu'il s'est formé beaucoup de petits fragments, on doit faire uriner le malade afin qu'il les expulse avec l'urine. Ou bien on introduit une sonde percée d'un œil très-grand et l'on vide par là l'urine avec les débris. Aussitôt après on remplit de nouveau la vessie d'eau, et au besoin on la lave à plusieurs reprises, puis on continue le broiement. On peut invoquer en faveur de cette méthode, non-seulement la rapidité plus grande de la cure, mais encore quelques autres raisons. Ainsi, comme de cette manière les débris sont chassés plus rapidement, on évite plutôt l'irritation du col de la vessie et de l'urèthre par des fragments anguleux. Or cette circonstance est d'une grande valeur; car l'irritation produite sur le col de la vessie par les arêtes vives et les angles des petits fragments sont le reproche le plus sérieux que l'on puisse adresser à la lithotritie. En outre, il faut songer que l'irritation dite catarrhale de la muqueuse vésicale qui se montre quelquefois à la suite de la lithotritie ne se déclare pas dès le premier jour, mais, comme toute autre inflammation traumatique, seulement le second ou le troisième jour. Il peut donc être préférable de faire un peu plus de travail en une séance et au besoin de faire deux séances le premier jour et d'attendre après cela la réaction. Si celle-ci est faible on revient rapidement à l'opération; si au contraire elle est forte, il faut suspendre la séance jusqu'à ce que le calme soit rétabli. — La règle empirique, donnée par quelques auteurs, qu'il faut faire une séance de lithotritie à peu près tous les trois jours, est évidemment fausse. Il faut ici, comme pour toutes les opérations, se laisser guider par les conditions physiologiques et l'individualité du sujet, et ne jamais s'en rapporter à l'affirmation dogmatique d'un spécialiste quelque expérimenté qu'il soit.

*L'emploi du chloroforme* n'est pas usité dans la lithotritie; la plupart des malades accusent si peu de douleur qu'il n'y a pas lieu de les chloroformiser. Pour les enfants ou les personnes très-timides il y aurait cependant avantage à le faire.

Les *débris* réduits à l'état de gravier par la lithotritie partent avec l'urine pendant les premiers jours qui suivent chaque séance ; assez souvent ils s'arrêtent cependant dans l'urèthre et il faut alors les retirer artificiellement avec des pinces ou des curettes (voy. p. 462). Si l'on veut empêcher sûrement cet arrêt des graviers, il faut faire uriner le malade dans le décubitus dorsal, un peu lentement et au besoin par une sonde. — S'il s'agit de hâter l'expulsion des graviers, il faut plutôt lui recommander de se coucher sur le ventre.

En cas d'hypertrophie de la vessie et de saillie en colonne de quelques faisceaux musculaires, ou bien s'il existe des plis dans la muqueuse de la vessie, on n'est pas toujours sûr de ne pas pincer une saillie de ce genre à la place du calcul ou en même temps que lui. Mais dans un cas semblable l'attention serait éveillée par les douleurs du malade, on remarquerait même la mollesse plus grande du corps saisi, et l'on sentirait une résistance en déplaçant l'instrument dans un sens ou dans l'autre.

En faisant la lithotritie il faut se garder d'employer des instruments qui n'ont pas d'abord été éprouvés. Si malgré cela l'instrument venait à se fausser dans la vessie, ce qu'il y aurait de mieux à faire ce serait d'en appuyer le bec immédiatement au-dessus de la symphyse, de faire là une incision sur l'instrument, puis de lui rendre sa forme en dehors de la vessie et de le retirer ensuite par l'urèthre. Si par ce moyen on ne pouvait pas remédier à l'accident, il ne resterait plus qu'à couper l'instrument à la lime immédiatement au devant de l'orifice de l'urèthre et à le retirer ensuite par l'incision supérieure.

*L'indication* de la lithotritie dépend de la grandeur et de la mollesse du calcul, de la sensibilité et de l'ampleur de la vessie et de l'urèthre, de l'état de santé de la vessie et des reins et enfin de l'âge du malade. Si le calcul est assez mou pour être écrasé à la simple pression, la lithotritie mérite incontestablement la préférence, pourvu que la vessie soit assez spacieuse pour laisser passer les instruments. Aucun calcul vésical n'est assez dur (1), pour qu'il soit impossible de le réduire en fragments ; mais on peut se demander si la longue durée de l'opération et les nombreuses séances n'occasionneront pas plus de dangers et plus de douleurs que la taille. — La sensibilité que la vessie ou l'urèthre montrent au commencement n'est pas une contre-indication essentielle ; elle cède ordinairement bientôt, quelque forte qu'elle ait pu être à la première séance. On peut dire avec raison de certains malades qu'ils s'habituent à l'irritation des instruments. Dans ces cas on atteindra plutôt le but en procédant avec lenteur et patience. — En cas d'inflammation chronique de la vessie et des reins, toute opération est fâcheuse ; l'organisme en est souvent affecté à un tel point qu'il suffit d'une cause légère pour le ruiner complétement. — Souvent la muqueuse vésicale est si irritable que tout essai de lithotritie provoque un catarrhe aigu avec participation des uretères et des reins et grave atteinte de l'état général. Ou bien le système nerveux du malade est tellement irritable qu'il faut craindre un frisson à la suite de chaque introduction de la sonde ou à la suite du passage d'un fragment à travers l'urèthre. (Dans ces cas, il faut faire un large usage de la morphine, voy. p. 467.) — Dans bien des cas, il est difficile de dire ce qui est le plus dangereux : l'irritation plusieurs fois répétée par les séances de lithotritie et par le passage des débris à travers le col de la vessie, ou l'intervention plus violente, mais unique, par la taille.

Les enfants se prêtent moins à la lithotritie que les adultes : la taille est chez eux moins dangereuse que chez ceux-ci, et, d'un autre côté, la lithotritie est plus difficile à cause de l'étroitesse de l'urèthre, de l'irritabilité plus grande de la vessie et de l'agitation du malade.

Si le calcul est petit ou de dimension modérée, si en même temps la vessie est saine et l'urèthre assez large, on a tout lieu de préférer la lithotritie. Plus le calcul est volumineux et dur, plus l'urèthre est étroit et la vessie malade, moins il faut songer à cette méthode. Dans les cas douteux on peut faire avec toute la prudence voulue un essai de lithotritie. Quelquefois la crainte du

---

(1) Un calcul peut être dur et cependant très-cassant, par exemple quand les couches concentriques dont il se compose se séparent facilement les unes des autres.

bistouri, qui ne permet au malade de consentir à un autre traite-ment, force le médecin de faire un essai de ce genre. Si l'on trouve que l'opération se laisse exécuter facilement on continue, si au contraire elle est trop difficile, on en vient à la taille.

*Taille, cystotomie, lithotomie.* — La taille est d'indication pre-mière pour les calculs très-volumineux ou bien pour ceux qui sont étroitement embrassés par la vessie hypertrophiée ou un diverticulum ; elle est encore indiquée dans les cas où l'urèthre est trop étroit ou la sensibilité et l'impatience du malade trop grandes pour permettre des essais de lithotritie.

On peut pénétrer dans la vessie et l'ouvrir par différentes voies : 1° au-dessus de la symphyse ; 2° par le périnée ; 3° par le rectum.

La taille sus-pubienne ou hypogastrique présente cet avantage que de ce côté il est possible de retirer même les très-grands cal-culs qui ne trouvent pas d'issue par en bas à cause de l'étroitesse de l'issue du bassin. Quelquefois on a même été forcé de faire cette incision parce que, pour les raisons que nous venons d'indi-quer, la taille périnéale n'avait pas réussi. Lorsque le calcul est enkysté en haut et en avant, du côté de la symphyse, il n'y a pas d'autre opération possible que la taille sus-pubienne. Cette méthode opératoire n'a pas d'autre inconvénient que d'exposer davantage le péritoine, l'incision se rapprochant extrêmement de cette membrane, surtout chez certaines personnes. Toutefois, il est certain que l'on s'est exagéré ce danger et qu'on peut l'éviter presque à coup sûr en opérant avec toute la prudence voulue. — La taille périnéale occasionne une plus forte hémorrhagie, elle donne moins d'espace et peut entraîner à sa suite l'impuissance et l'incontinence, cette dernière par la dilatation forcée du col de la vessie ; mais jusqu'à présent cette méthode a été la plus usitée, et c'est avec elle qu'on a par conséquent obtenu le plus de succès. Une raison qui semble encore militer en faveur de la taille périnéale c'est la sûreté, assez incomplète, il est vrai, que donne la conduite du bistouri sur le cathéter. Grâce au secours de cet instrument on peut opérer plus promptement par le périnée que par l'hypogastre. — La taille rectale a également ses avantages, elle est d'une exécution prompte et facile, elle intéresse moins de vaisseaux sanguins que la taille latéralisée, parce qu'on opère sur la ligne médiane, et procure en outre, pour l'extraction de la pierre, plus d'espace que cette dernière. Elle permet surtout de vider plus facilement le bas-fond de la vessie,

quand ce dernier forme un enfoncement derrière la prostate.
Mais on a à redouter la communication fistuleuse entre le rectum
et la vessie ou l'urèthre, communication qui plusieurs fois déjà s'est
développée après la taille rectale et qu'il n'est pas toujours possible d'éviter en suivant cette méthode.

De nos jours la taille sus-pubienne est devenue de plus en
plus populaire. On la recommande surtout pour les jeunes sujets;
chez les enfants et surtout chez les garçons elle est plus facile à
cause de la position élevée qu'occupent chez eux le fond de la
vessie et le péritoine. Ce qui doit encore faire donner, à cet âge,
la préférence à la taille sus-pubienne, c'est le danger de l'impuissance inhérent à la taille périnéale, danger dont on n'a pas
à se préoccuper lorsqu'il s'agit d'un vieillard.

Une pierre enkystée peut être plus facile à retirer par l'hypogastre, parce que de là on peut mieux l'atteindre avec le doigt;
d'autre part, si le calcul est enkysté du côté du périnée ou du
rectum, on ne peut facilement le retirer que par une de ces
deux régions.

Les *lithotomes* ou *cystotomes* qui servent à ouvrir la vessie sont
construits en vue de la méthode d'après laquelle on opère.

Les *tenettes*, c'est-à-dire les pinces qui servent à retirer le
calcul, doivent avant tout avoir un degré de courbure et d'excavation qui leur permet de saisir convenablement la pierre, à
peu près comme les cuillers du forceps embrassent la tête de
l'enfant. Si la cuiller de la tenette n'embrasse pas la convexité
du calcul, elle glisse trop facilement. Pour de grands calculs il
faut par conséquent de grandes tenettes. Les tenettes ordinaires sont droites ; si la vessie, comme cela arrive si souvent, forme une dépression derrière la prostate, des tenettes
courbes sont plus avantageuses. Les anneaux par lesquels on saisit
les tenettes doivent être disposés de telle sorte qu'ils se croisent
quand l'instrument est fermé ; de cette manière ils ne s'écartent
pas autant l'un de l'autre lorsqu'on l'ouvre. Pour retirer de petits
fragments ou pour soulever un grand calcul, on peut se servir,
dans la taille sus-pubienne, d'une *curette* faisant fonction de
levier. Lorsqu'il y a beaucoup de petits graviers à éloigner de
la vessie on fait une injection d'eau tiède dans cet organe.

Si la vessie est flasque et le calcul peu volumineux, on peut
facilement saisir et retirer ce dernier ; on y parvient le plus facilement si l'on cherche à le prendre immédiatement pendant
l'écoulement de l'urine, au moment où il est poussé par le courant

contre le col de la vessie. En tournant légèrement dans divers sens ou en secouant un peu les tenettes ouvertes, on peut faciliter l'engagement du calcul entre les cuillers des tenettes. Si la pierre est étroitement embrassée et fixée par la vessie, sa préhension et sa sortie offrent des difficultés ; l'obstacle devient plus grand encore lorsque le calcul a une surface bosselée ou anguleuse (calcul mûral). Dans un cas de ce genre il faut introduire les tenettes fermées aussi profondément que possible, puis, en les ouvrant, presser les cuillers contre la paroi vésicale de manière à la repousser ; lorsque de cette manière on a saisi le calcul, on le dégage en tournant légèrement et en agitant dans divers sens les tenettes. — Si la pierre se place par son plus grand diamètre entre les cuillers des tenettes, de manière à trop écarter les anneaux et à rendre la manœuvre difficile, il faut chercher à la saisir mieux avec le secours du doigt ou d'une sonde, ou bien en tournant et en secouant un peu l'instrument légèrement ouvert. — On ne doit pas trop fortement comprimer une pierre fragile de peur qu'elle ne se brise ; une pierre lisse et dure doit au contraire être saisie avec force, afin qu'elle ne puisse pas s'échapper.

Si la pierre est trop volumineuse, il faut agrandir la plaie ; si cela n'est pas possible, il ne reste qu'à réduire le calcul en fragments. Il faut pour cela un brise-pierre fort et solide ou bien un long ciseau combiné avec une forte pince, ou bien une pince analogue au forceps céphalotribe. La fragmentation de ces grosses pierres est ordinairement facilitée par leur mollesse, la couche extérieure des grands calculs urinaires ne se composant ordinairement que d'un phosphate friable.

Si l'extraction de la pierre ne réussit pas il peut être utile de l'ajourner et de la reprendre avec des instruments ayant une plus forte courbure, au bout de six, de douze ou de vingt-quatre heures, ou même après quelques jours. Plusieurs fois on a vu guérir les malades après ces extractions secondaires de la pierre, lorsqu'une hémorrhagie ou une syncope ou quelque autre accident avait défendu d'achever l'opération. Un état spasmodique d'une vessie hypertrophiée cédera peut-être aussi plus facilement si l'on suspend l'extraction.

Toujours il faut s'assurer, après l'extraction d'un calcul, si la vessie n'en renferme pas un second. Ordinairement, il suffit des facettes polies que présente le premier calcul que l'on vient d'extraire pour faire conclure à la présence d'un second.

Si après avoir ouvert la vessie *on ne trouve pas de calcul*, cela peut tenir aux diverses causes suivantes : 1° Il a été commis une erreur de diagnostic, il n'y avait pas de calcul, ou un calcul très-petit que l'on avait senti dans la vessie a été expulsé d'une manière inaperçue avant l'opération. Pour se mettre à l'abri d'un mécompte aussi cruel, il faut toujours s'assurer, immédiatement avant d'opérer, si réellement la pierre existe ; 2° l'opérateur n'a pas pénétré avec ses tenettes dans la vessie, mais il s'est égaré peut-être dans l'espace compris entre la vessie et le rectum ; 3° la pierre est enkystée, cachée dans un diverticulum, rentrée peut-être dans l'uretère d'où elle ne faisait que proéminer ; 4° une petite pierre peut avoir été expulsée avec l'urine d'une manière inaperçue, être tombée sur le sol ou avoir pénétré dans la partie antérieure de l'urèthre ou peut-être aussi dans une plaie qui avait été faite en même temps dans le rectum.

Si la pierre est enkystée il faut chercher à dilater l'entrée du diverticulum, soit par le simple écartement des tenettes, soit par le secours d'instruments tranchants.

La taille est souvent mortelle, en général il succombe un individu sur quatre ou sur six. La pyohémie et l'urémie, le phlegmon diffus et la péritonite, la phlébite, la cystite et la néphrite, ces dernières ayant souvent existé depuis longtemps et s'exaspérant après l'opération, quelquefois aussi la perte de sang, telles sont les causes qui peuvent entraîner la mort. — Le danger de l'*infiltration urineuse* a été incontestablement beaucoup exagéré par bien des auteurs. Si l'urine s'écoule librement par l'incision, elle ne peut pas s'infiltrer (voy. p. 456). Il paraît qu'autrefois on confondait souvent l'infiltration pyohémique du tissu cellulaire avec l'infiltration urineuse.

Naturellement on n'est guéri radicalement par la taille qu'autant que les conditions qui favorisent la production des calculs ne continuent pas d'exister ou qu'il n'y a pas déjà dans les reins ou les uretères des calculs qui descendent plus tard dans la vessie.

*Taille sus-pubienne ou hypogastrique.*— On met à nu, par une incision cutanée dans la ligne médiane, l'endroit où les deux muscles droits de l'abdomen et les muscles pyramidaux s'insèrent à la symphyse du pubis. Une seconde incision divise la ligne blanche ; on agrandit cette dernière incision avec le secours de la sonde cannelée ou du bistouri boutonné. On tombe alors sur le tissu cellulaire situé devant la vessie ou sur la vessie elle-même. Avec le doigt indicateur on retient la partie supérieure de la vessie en haut pour éloigner le péritoine, puis on fait descendre, en prenant l'ongle de l'index pour conducteur, la pointe d'un bistouri jusqu'au-dessous du bord supérieur de la symphyse et l'on ouvre par une ponction la partie inférieure et antérieure de la vessie. Immédiatement après avoir retiré le doigt, on plonge l'index gauche dans la plaie de la vessie pour aller à la recherche du calcul, puis on recourbe ce doigt en crochet de bas en haut pour allonger la plaie vésicale, et on le fait servir de conducteur aux tenettes ou à la curette qu'on introduit pour retirer le calcul.

Il ne faut pas que la première incision soit trop rapprochée du pénis, afin que la peau et le tissu cellulaire de cet organe ne viennent pas à se tuméfier; mais il ne faut pas non plus qu'elle en soit trop éloignée, sans quoi il pourrait se former une espèce de poche où le pus s'accumulerait. — Chez les individus gras ou bien chez ceux que l'on croit porteurs d'un calcul volumineux il faut que l'incision soit plus grande. Il suffit qu'à la seconde incision, on ouvre la gaîne aponévrotique du muscle droit, à droite ou à gauche de la ligne blanche pour que le doigt soit porté sans résistance jusque sur la vessie, vu que le muscle droit n'a pas de gaîne en arrière. Si le calcul est très-volumineux il y a lieu de faire une *incision transversale* au-dessus de la symphyse. Cette incision transversale de la peau aussi bien que du muscle droit et du pyramidal permet de mieux voir ; d'un autre côté l'opération n'est pas aussi facilement arrêtée par la contraction des muscles abdominaux ; en outre, le pus s'écoule plus librement de cette manière qu'après une incision longitudinale. Cependant, il ne faudrait pas couper complétement l'insertion du muscle droit, mais on en conservera une partie à droite et à gauche afin que la cicatrice y trouve un certain soutien et qu'il ne se produise pas plus tard une espèce de hernie vésicale, un prolapsus de la vessie.—En général, ce qui convient le mieux, c'est une incision longitudinale de 3 à 6 centimètres de longueur, suivie d'une section transversale des muscles droits aussi large qu'elle paraît nécessaire pour le cas donné, c'est-à-dire proportionnée au volume du calcul.

Pour éviter une lésion du péritoine il faut avant tout que la vessie soit remplie, soit par l'urine accumulée, soit par de l'eau qu'on a eu soin d'y injecter. Il faut qu'un aide comprime le méat urinaire afin que le liquide ne s'échappe pas trop tôt.— Chez les jeunes sujets, la lésion du péritoine est moins à redouter parce que chez eux cette membrane ne descend pas aussi bas. Par contre, il ne faut pas perdre de vue que, chez les enfants, la vessie a une forme allongée et que, par conséquent, à droite et à gauche, le péritoine est moins éloigné. — Chez quelques personnes, le péritoine forme latéralement, entre l'ouraque et les artères ombilicales oblitérées, des replis assez profonds ; plus on se tient rapproché de la ligne médiane, dans la direction de l'ouraque, plus, par conséquent, on évitera sûrement le péritoine. — Si l'on veut avoir la certitude d'avoir réellement la vessie sous les doigts, on peut introduire l'indicateur droit dans le rectum pendant que le gauche est dans la plaie.

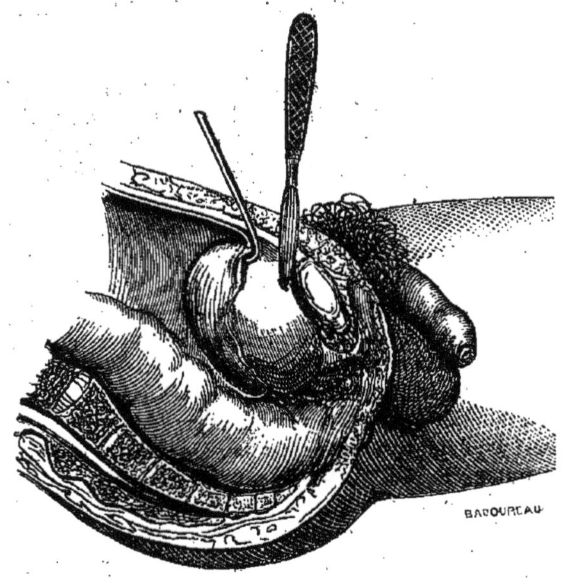


Fig. 71.

Il faut alors que les deux doigts sentent la vessie prise entre eux.— Pour maintenir ou tirer en haut la partie supérieure de la vessie, celle qui touche le péritoine, on peut, au lieu du doigt, employer un crochet mousse ou aigu ou une pince-érigne. Un aide soutiendra avec le crochet ou avec la pince-érigne la vessie jusqu'à la fin de l'opération (voy. fig. 71).

Pour relever et maintenir la vessie relevée par sa surface interne on a proposé différentes espèces de sondes et entre autres les *sondes à dard,* mais très-souvent il est impossible de faire avancer ces instruments à cause de l'obstacle créé par la pierre. En général ces moyens méritent peu de confiance, car la sonde à dard peut aussi frapper le péritoine, comme cela est prouvé par des expériences faites sur le cadavre. Si malgré cela on veut se servir de la sonde à dard, il faut surtout veiller à ce que la vessie ne soit pas vidée par la ponction avec cet instrument, et que par l'affaissement du réservoir qui en résulte l'incision ne devienne pas plus difficile.—L'incision de la vessie doit être assez grande; cependant, si on la prolongeait trop en bas on risquerait de blesser les artères ou veines du col de la vessie. Si l'incision est trop petite pour laisser pénétrer le doigt à la suite du bistouri, il faut l'agrandir immédiatement pour ne pas laisser les difficultés augmenter par l'échappement de l'urine et l'affaissement de la vessie qui en est la conséquence.— Un point d'une très-grande importance, c'est de ne pas décoller ou déchirer avec le doigt dans une grande étendue le tissu cellulaire qui se trouve entre la vessie et la symphyse, parce qu'on s'exposerait à occasionner ainsi des fusées purulentes et une stagnation d'urine. — Il est assez indifférent que la lame du bistouri soit plongée transversalement ou longitudinalement dans la vessie. — Un calcul volumineux exigera peut-être l'agrandissement de la plaie vésicale (avec le bistouri boutonné ou les ciseaux courbes) dans quatre directions différentes. Si la paroi du réservoir est très-épaisse et hypertrophiée, la plaie sera moins extensible et il faudra d'autant plus l'agrandir avec le bistouri. — Si une hémorrhagie artérielle de la paroi vésicale ne cessait pas d'elle-même, il faudrait chercher à l'arrêter par la ligature immédiate ou médiate du vaisseau blessé.

Pour dégager un calcul enkysté on incise la membrane qui l'enveloppe avec le bistouri boutonné, les ciseaux courbes, etc. — Pour retirer le calcul on se sert, soit des doigts, soit des tenettes, soit de la curette. B. Langenbeck recommande une curette articulée, et qu'on dispose de telle sorte qu'elle forme avec le manche un angle droit. — Si le calcul est situé dans une fossette, derrière la prostate, il faut, pour le faire sortir, introduire le doigt dans le rectum; s'il est engagé moitié dans l'urèthre et moitié dans le col de la vessie on peut, avec une sonde, le repousser dans ce dernier organe. — Pour débarrasser la vessie de petits fragments de calcul ou de caillots sanguins, il peut être utile de faire une injection d'eau tiède par l'urèthre.

Après l'opération on peut réunir par la suture l'angle supérieur de la plaie cutanée, si l'on a fait une incision longitudinale; mais l'angle inférieur doit rester ouvert afin que les liquides aient un libre écoulement. Il est inutile d'y placer une sonde ou une canule à demeure. On a aussi reconnu l'inutilité et l'effet fâcheux du séjour d'une sonde introduite par le canal de l'urèthre. — Pour nettoyer la plaie, il peut quelquefois être utile de faire une injection d'eau par l'urèthre en appliquant le bout de la seringue sur le méat ou bien de faire prendre au malade des bains de siége. — Déjà pendant le second septénaire l'écoulement de l'urine par la plaie s'arrête ordinairement; la guérison est complète au bout de trois ou quatre semaines.

Gunther a compulsé les documents statistiques suivants sur les résultats de la taille sus-pubienne: au-dessous de 15 ans : guérisons 69, morts 12 ; de 16 à 50 ans : guérisons 32, morts 15 ; de 50 à 70 ans et au delà : guérisons 22, morts 9. La taille sus-pubienne n'ayant été faite jusqu'à présent que contre les calculs volumineux, par conséquent dans les cas les plus fâcheux, on peut admettre que ces chiffres ne s'appliquent pas rigoureusement au pronostic des cas ordinaires, plus favorables.

*Taille périnéale* (taille latéralisée).—En opérant par le périnée, on incise le commencement de l'urèthre (portion membraneuse et prostatique) et le col de la vessie. La prostate ne paraît pas très sensible au traumatisme, de plus elle s'attache à l'aponévrose du bassin par un tissu cellulaire très-serré ; l'infiltration ou les fusées purulentes sont donc ici beaucoup moins à craindre que si l'incision se prolongeait jusque dans le corps même de la vessie et dans le tissu cellulaire lâche qui la sépare du rectum. Il faut donc, autant que possible, éviter de prolonger l'incision au delà de la prostate ; bien des auteurs préfèrent même une dilatation forcée ,accompagnée peut-être de froissement et de déchirure, à une incision trop prolongée dans les parties profondes.

La prostate possède une certaine extensibilité ; cependant cette extensibilité a des limites; si par conséquent l'incision est beaucoup plus petite que les dimensions du calcul ne l'exigent, la paroi solide de la glande oppose une forte résistance à l'extraction forcée du calcul. Si la prostate est hypertrophiée, cette difficulté devient encore plus grande et il faut un effort assez grand pour la vaincre. Chez les enfants, la glande est encore très-petite, même chez l'adulte, c'est à peine si dans la direction d'avant et arrière et de dedans en dehors on trouve une longueur de 27 à 28 millimètres. Mais dans toute autre direction, le diamètre de la prostate est encore plus faible.

Si l'on veut inciser la prostate dans deux directions (taille bilatérale) ou même dans trois ou quatre directions on gagne, il est vrai, plus d'espace, mais la plaie n'en devient que plus compliquée et la guérison régulière de l'urèthre d'autant plus difficile. — Plus le col de la vessie est situé profondément, plus les difficultés grandissent. Chez un individu chargé d'embonpoint, en cas d'hypertrophie de la prostate, la distance entre le col et le périnée peut dépasser 10 centimètres, de sorte que le doigt de l'opérateur n'est pas assez long pour arriver jusque dans la vessie.

L'incision du col de la vessie, à la partie prostatique de l'urèthre, présente plusieurs dangers. L'hémorrhagie par une artère divisée a plusieurs fois entraîné la mort de l'opéré. Les grosses veines qui entourent le col de la vessie peuvent aussi de leur côté saigner abondamment. L'impossibilité d'entrer en érection, l'impuissance provenant de la contusion et de la fonte suppurée du commencement de l'urèthre (1), l'incontinence d'urine et quelquefois un rétrécissement cicatriciel du col de la vessie ou une fistule urinaire difficile à guérir, telles peuvent être les conséquences irrémédiables de la taille périnéale.

L'incision qui se fait dans la taille latéralisée se compose de deux temps. Premièrement on met à nu et l'on ouvre l'urèthre par une incision qui part du raphé, à un pouce en deçà de l'anus, et qui se prolonge jusqu'au milieu d'une ligne tirée de la tubérosité ischiatique à l'anus. Cette incision doit laisser intact, s'il est possible, le bulbe de l'urèthre (2); le muscle transverse du périnée et une partie du sphincter anal ainsi que le bulbo-caverneux sont fendus; l'incision doit avoir une direction telle qu'elle ne se rapproche trop ni du rectum ni de l'artère honteuse, près de l'ischion. Après avoir mis à nu et ouvert l'urèthre on fait, dans la même direction, une seconde incision qui intéresse la prostate et le col de la vessie et qui est également conduite de telle manière qu'on ne lèse ni l'artère honteuse interne ni le rectum.

On place le malade dans une position telle que le périnée soit dirigé en avant et que le pied et la main de chaque côté soient attachés par des liens l'un à l'autre. On introduit un cathéter conducteur à rainure aussi large que possible dans l'urèthre, et l'on en presse la convexité contre le périnée pour pouvoir bien la sentir. Un aide se charge de tenir la sonde en place et en même temps de relever les bourses. Après que la première incision a été faite à travers la peau et le tissu adipeux et à tra-

---

(1) On n'a peut-être pas assez appelé l'attention jusqu'à présent sur la perte de la puissance virile. J'assistais un jour à l'autopsie d'un jeune garçon mort peu de temps après avoir subi la taille périnéale; chez cet individu le verumontanum et les canaux éjaculateurs étaient considérablement déchirés et contusionnés. De même, en faisant la taille périnéale sur le cadavre, j'ai pu souvent me convaincre que le verumontanum était fendu et avait été fortement froissé ou déchiré pendant l'extraction de la pierre.

(2) Le bulbe et le muscle bulbo-caverneux sont sans doute presque toujours divisés dans ce cas. J'ai, pour ma part, divisé au moins vingt fois le bulbe, et il n'y a certainement à cela d'autre inconvénient que de se voir obligé, comme je l'ai été, de jeter une ligature médiate autour d'une artère de ce renflement.

vers les muscles superficiels, on recherche avec la pointe de l'indicateur gauche la rainure du cathéter, on y plonge la pointe du bistouri en la faisant glisser sur l'ongle de l'index et on la conduit tout en la maintenant dans la rainure, un peu en arrière, de façon à ouvrir l'urèthre sur une étendue de quelques lignes. On fait ensuite la seconde incision, soit avec le même bistouri, qui doit être fort et convexe, en le conduisant, la pointe restant engagée dans la rainure de la sonde, en haut et en arrière, ou bien on exécute l'incision d'arrière en avant avec le *lithotome caché*. Ce dernier instrument offre l'avantage qu'il permet de faire une ouverture ayant exactement la grandeur voulue, tandis qu'en se servant d'autres instruments il faut beaucoup plus d'adresse pour donner à l'incision l'étendue voulue et ne la faire ni trop grande ni trop petite.

Si donc on opère avec le lithotome caché, on dispose d'abord cet instrument de manière qu'il s'ouvre au degré convenable. Le lithotome est introduit sur la sonde conductrice, puis on retire cette dernière. Il faut qu'avec le lithotome on touche le calcul pour s'assurer encore une fois qu'il est dans la vessie. Ensuite on dirige l'instrument parallèlement à la plaie extérieure, obliquement en arrière et en dehors ; cela fait, on fend la prostate et le col de la vessie, en attirant droit à soi le lithotome après en avoir fait sortir la lame. Pendant qu'on retire l'instrument on appuie sa gaîne en haut contre la branche droite du pubis, afin que sa lame ne s'approche pas trop de l'artère honteuse à l'ischion gauche.

Si, pour faire l'incision du col de la vessie, on se sert d'un bistouri ordinaire, il faut faire décrire à la sonde un mouvement de rotation tel que sa cannelure se dirige en dehors et en arrière. L'opérateur saisit donc de la main gauche la plaque du cathéter, ou la main de l'aide qui tient l'instrument, et abaisse la plaque de telle manière que le bec de la sonde se dirige en haut. Avec la main droite on fait avancer le bistouri sur la sonde, dans la direction de dedans en dehors et en arrière, et en même temps et haut jusqu'à la distance voulue ou jusqu'à ce que ne sentant plus de résistance, on s'aperçoive que l'on est arrivé dans la vessie. En retirant l'instrument, on peut encore agrandir l'incision.

Le danger d'une lésion du rectum dans la taille latéralisée exige des précautions spéciales. Cette lésion est surtout à craindre quand le rectum est fortement dilaté, ou bien quand le malade presse le rectum contre la lame du bistouri en contractant fortement les muscles abdominaux. Les malades atteints d'un renversement temporaire du rectum

(de ce que l'on appelle chute du rectum), comme on l'observe principalement chez les enfants atteints de calculs, sont ceux qui sont le plus
exposés à cette lésion du rectum. Pour éviter le danger on chlorofor-
misera bien le malade, on saisira un moment de repos absolu pour exécuter rapidement l'incision et l'on ne fera cette dernière ni trop profonde
ni trop en arrière, mais plutôt un peu sur le côté.

Une fois la vessie ouverte, on y plonge immédiatement le
doigt et l'on s'assure si l'incision a la grandeur voulue. Si cela
n'est pas, il faut l'agrandir, soit avec le lithotome caché,
soit avec un long bistouri droit et boutonné. — On introduit
ensuite les tenettes sur le doigt, on cherche le calcul, on le
saisit et on le retire (voy. p. 522). Quelquefois on se rend ce temps
de l'opération plus facile en introduisant le doigt dans le rectum
et en cherchant à pousser par là le calcul entre les cuillers des
tenettes. — Si l'incision de la prostate n'a pas été assez grande
pour les dimensions du calcul, l'extraction de ce dernier exige un
effort. Mais on n'a pas à craindre l'emploi d'une certaine force.
Il vaut mieux déchirer un peu le tissu de la prostate et dilater
les fibres du col de la vessie, que de perdre son temps et de produire peut-être une nouvelle et dangereuse perte de sang par
des incisions plus profondes. Si les fibres de l'aponévrose du
périnée sont très-roides et se tendent devant le calcul qu'on
cherche à extraire, on peut les inciser avec le bistouri boutonné. (Dans des cas de ce genre, j'ai porté le doigt médius gauche dans le rectum et l'index gauche jusque sur le calcul, en
l'engageant entre les branches des tenettes, et de cette manière
j'ai pu diriger le bistouri.) Il est évident du reste qu'on doit
laisser échapper le calcul et agrandir la plaie du col de la vessie à
droite et à gauche, plutôt que de s'exposer à contusionner
ou à déchirer par trop fortement cette région. — Pour l'extraction du calcul il faut se rappeler que l'arcade du pubis a le
plus d'étroitesse en avant ; il faut donc abaisser les anneaux des
tenettes et appuyer les cuillers plutôt contre la partie postérieure
de la plaie que contre sa partie antérieure. Ordinairement on
tient les tenettes de telle manière qu'une des branches soit placée
en haut, l'autre en bas ; évidemment, cela n'a pas une grande
importance ; si l'on veut constater avec le doigt, au fond de la
plaie, la manière dont le calcul est chargé, il faut que les branches soient placées sur les côtés et les anneaux relevés.

Si le *rectum* a été blessé dans la taille latéralisée, il peut être utile

de fendre complétement l'anus, afin qu'il ne puisse y avoir aucune rétention de matières fécales dans la plaie et que ces matières ne puissent
pas s'épancher dans la vessie ou l'urèthre. Si la lésion du rectum est
insignifiante, on peut s'abstenir de fendre ainsi l'anus.

L'*hémorrhagie*, après la taille, peut provenir d'un vaisseau superficiel, de l'artère superficielle du périnée, de l'artère transverse du périnée ou de l'artère du bulbe qui sont faciles à lier (voy. p. 529). — Si
le tronc de l'artère honteuse interne était lésé, on pourrait l'entourer
d'une ligature médiate au moyen de l'aiguille à ligature. On appuie
l'index contre la branche montante de l'ischion pour s'assurer si l'hémorrhagie vient de ce côté ; s'il en est ainsi, elle cesse et il faut
alors qu'on conduise l'aiguille à ligature de dedans en dehors, entre
l'os et l'index, de telle sorte que le vaisseau soit contourné par le fil. Si
le vaisseau est réellement compris dans la ligature, on s'en aperçoit en
attirant l'anse du fil contre le doigt, parce qu'alors l'hémorrhagie s'arrête, puis on fait le nœud. — L'hémorrhagie des artères plus profondes
et des veines du col de la vessie ou du rectum doit être arrêtée par le
tamponnement, si les injections et les affusions froides ou l'application de petits morceaux de glace restent inefficaces. On tamponne avec
un appareil analogue à celui qui sert à tamponner le rectum : un tube
autour duquel s'attache un petit sac bourré de charpie.

Le traitement consécutif à la taille latéralisée est ordinairement très-simple ; il suffit de veiller à la propreté. Si l'urine est
très-ammoniacale, il y a lieu de faire des injections avec de l'eau
vinaigrée. Si la vessie est très-irritée, disposée à des contractions douloureuses, on administre de la morphine. — Une éponge
imbibée d'eau froide reçoit l'urine. Celle-ci s'écoule au commencement par la plaie ; mais à mesure que cette dernière guérit et
se rétrécit, la miction a de nouveau lieu par l'urèthre.

*Taille bilatérale.* — L'instrument inventé par Dupuytren pour la
taille bilatérale est un lithotome caché double, d'où la pression avec le
pouce fait sortir obliquement une lame à droite et une à gauche.—L'urèthre est mis à nu par une incision demi-circulaire faite transversalement
au devant de l'anus et suivant le bord du sphincter externe. Le doigt cherche la sonde conductrice, une petite incision sur la ligne médiane ouvre
l'urèthre ; puis on introduit le lithotome dont la concavité est dirigée en
haut. Après avoir ensuite retiré le cathéter conducteur, on tourne le
côté concave du lithotome en bas, on fait saillir les lames et l'on fait
l'incision prudemment et lentement en retirant l'instrument dont on
abaisse le manche de plus en plus pour ne pas léser le rectum. Si l'on
fait saillir les lames par trop, on risque de léser l'artère honteuse.—
La partie prostatique de l'urèthre est partagée par cet instrument en
deux moitiés antérieure et postérieure, et le danger de l'impuissance

est peut-être encore plus grand si l'on opère d'après cette méthode que si l'on fait la simple taille latéralisée. Du reste, la disposition de l'instrument est si compliquée, qu'il a trouvé peu de partisans.

*Taille rectale.* — Le plus court chemin pour pénétrer dans la vessie serait d'y arriver par le rectum en suivant la ligne médiane. Mais dans cette région, la vessie et le rectum sont très-rapprochés l'un de l'autre ; une fistule labiforme entre ces deux cavités peut dont facilement se produire lorsqu'on divise la cloison intermédiaire. Quelquefois, et surtout chez les enfants, le péritoine descend jusqu'à la prostate et même encore plus bas ; une incision faite dans cette direction pourrait donc léser cette membrane. Si une incision traversait la prostate exactement par le milieu, le verumontanum serait coupé en deux ; si l'incision se faisait un peu latéralement, elle diviserait le canal éjaculateur correspondant. — Pour ces raisons, la taille rectale doit en général être rejeté quoiqu'elle ouvre la vessie par le chemin le plus court et qu'elle ne rencontre pas sur son chemin de vaisseaux sanguins importants.

Le procédé, dans la taille rectale, est très-simple : la première incision divise le périnée depuis la paroi interne du rectum jusqu'au bulbe, la seconde traverse la portion membraneuse et la portion prostatique par le milieu et se prolonge jusque dans le col de la vessie. La première incision se fait avec un bistouri droit, qui est conduit sur le doigt à environ un pouce de hauteur dans l'anus, et avec lequel on divise ensuite d'un seul trait le périnée situé en avant. Pour faire la seconde incision on se sert d'un cathéter, dans la cannelure duquel on engage la pointe de l'instrument pour inciser d'avant en arrière. Il ne faut pas cependant que cette seconde incision ouvre la paroi antérieure du rectum plus loin qu'elle n'a déjà été ouverte par la première ; pour éviter cet inconvénient, il faut qu'on fasse attirer la sonde cannelée contre l'arcade du pubis pendant que l'on exécute la seconde incision. De cette manière, on obtient l'avantage que la plaie du col de la vessie est d'un pouce plus élevée que celle du rectum, et que la paroi de ce dernier se place à la manière d'une soupape devant la plaie du col. Le danger d'une fistule vésico-rectale permanente se trouve ainsi considérablement diminué.

*Corps étrangers dans la vessie.* — Outre les calculs urinaires et les corps qui, par incrustation, sont devenus des calculs urinaires, on rencontre des corps étrangers d'une forme ordinairement allongée ; par exemple, des morceaux de sondes rompues ou des épingles et dif-

30.

férents autres objets que des individus insensés s'introduisent dans l'u-
rèthre (voy. p. 463) et qui de là arrivent dans la vessie. Si l'on veut retirer ces corps sans incision, il faut chercher à les saisir par une de
leurs extrémités avec un brise-pierre ou avec une espèce de pince uréthrale. Mais cela n'est ordinairement pas facile à exécuter ; la chose
devient d'autant plus difficile, que le corps étranger provoque par l'irritation qu'il détermine un besoin d'uriner et un spasme vésical, et que
de cette manière il n'y a plus assez d'espace pour opérer dans la vessie.
— Pour atteindre cependant le but que l'on se propose, on fera bien
le plus souvent de pousser une injection dans la vessie, et immédiatement après on cherchera à saisir le corps étranger avec le brise-pierre à
cuillers, tout en cherchant à reconnaître la situation de ce corps par
le rectum et au besoin à le pousser, par cette voie, dans une direction
plus avantageuse entre les cuillers de l'instrument. Si l'on tient le corps
par une de ses extrémités, on pourra l'extraire, en supposant même
qu'il ne soit pas saisi directement dans son axe longitudinal. En effet,
pour peu qu'on arrive à engager une seule extrémité du corps dans le
col de la vessie, l'extraction se fera complétement.

Le broiement d'un corps étranger ne pourra être fait qu'exceptionnellement, la consistance solide de la plupart de ces objets s'opposant
à ce broiement.

Si l'on veut exciser un corps de ce genre, on peut se rendre l'opération plus facile en saisissant, à l'exemple de Dieffenbach, le corps
étranger avec un brise-pierre et en le pressant contre l'endroit de la
paroi que l'on veut ouvrir (au-dessus de la symphyse ou à la paroi antérieure du vagin, peut-être au rectum). En suivant cette méthode,
il suffira d'une très-faible incision pour faire sortir le corps étranger.

On a construit à Paris quelques instruments d'extraction spéciaux,
mais compliqués, et d'un emploi peu sûr (Leroy, Lüer). — Pour l'extraction d'un brise-pierre faussé, voyez page 519.

# CHAPITRE XI

## ORGANES GÉNITO-URINAIRES DE LA FEMME.

### § 1. — Parties génitales externes.

Grandes et petites lèvres. — Rétrécissement de la fente vulvaire. — Débridement de l'orifice (épisiotomie). — Suture (épisiorrhaphie). — Glande vulvo-vaginale. — Clitoris. — Déchirure du périnée.

*Grandes et petites lèvres.* — Les grandes lèvres se composent d'un feuillet cutané et d'un feuillet muqueux ; les petites lèvres sont exclusivement formées par un repli de la membrane muqueuse ; la partie cutanée des grandes lèvres est sujette aux maladies de la peau les plus variées, furoncles, érysipèles, eczéma, etc.; la muqueuse peut de son côté devenir le siége de processus catarrhaux, blennorrhagiques, diphthéritiques. — Le tissu cellulaire lâche des grandes lèvres produit une prédisposition au gonflement œdémateux ou inflammatoire aigu et à l'infiltration sanguine. — A raison du réseau veineux fortement développé que possèdent les grandes lèvres ou qui y confine, la contusion d'un de ces organes peut produire un extravasat considérable, un fort *thrombus*. Si ce thrombus, au lieu de se résorber, se décompose, il faut le vider par une large incision.

Les *abcès* de la vulve résultent surtout d'une extravasation sanguine ou de l'inflammation d'un follicule, ou bien ils accompagnent un catarrhe du vagin, ou se développent à la suite de couches. Les abcès chroniques sont souvent opiniâtres et se compliquent de trajets fistuleux; on ouvre ces abcès, suivant la position qu'ils occupent, soit par le feuillet muqueux, soit par le feuillet cutané. — Il ne faut pas confondre les abcès formés dans le tissu des grandes lèvres avec les gonflements ou collections purulentes de la glande vulvo-vaginale, gonflements et collections qui peuvent proéminer jusque sur la face interne de la grande lèvre (voy. p. 539).

Nous devons signaler comme un processus inflammatoire

envahissant particulièrement les grandes et les petites lèvres chez les enfants la *diphthérie* épidémique. L'affection consiste en une exsudation fibrineuse, soit simplemement superposée à la muqueuse de l'orifice vaginal, soit infiltrée dans son tissu, mais elle peut aussi entraîner une affection muco-purulente, ulcéreuse ou gangréneuse. Souvent elle se jette non seulement sur la muqueuse génitale, mais encore sur la peau extérieure jusqu'au pli de l'aine et à l'anus. On la traite ordinairement par des cautérisations légères et des lotions désinfectantes.

La *gangrène* de la vulve s'observe principalement dans l'érysipèle gangréneux et dans le chancre gangréneux ; la forme gangréneuse qui correspond au noma (voy. p. 147) a également été observée à la vulve de quelques enfants.

Si l'on excepte la syphilis on observe rarement des excroissance verruqueuses à la vulve ; les *condylomes* syphilitiques, au contraire, ont là leur siége principal et se développent surtout en abondance chez les femmes enceintes et les femmes en couches. On les enlève aux ciseaux quand ils sont très-volumineux. — Il faut se garder de confondre, comme on l'a fait plusieurs fois par inattention, le lupus des grandes lèvres avec les affections vénériennes. Le lupus a été observé aux parties génitales externes aussi bien dans sa forme hypertrophique que dans sa forme ulcéreuse. La forme hypertrophique paraît appartenir plus particulièrement aux grandes lèvres, la forme ulcéreuse à la région vestibulaire postérieure (Huguier).

De même que le scrotum, les grandes lèvres et les parties voisines peuvent devenir le siége d'une hypertrophie du tissu cellulaire, d'un *éléphantiasis*. On fait bien d'enlever toutes les parties malades avant qu'elles prennent un développement énorme, par exemple comme une tête d'homme, et pendent jusqu'au genou. Dans quelques cas l'extirpation partielle, la circoncision des lèvres hypertrophiées, mérite la préférence sur une extirpation totale, par trop sanglante, des tissus hypertrophiés (1).

Les *tumeurs* ne sont pas fréquentes aux grandes lèvres. On observe quelquefois des lipomes qui descendent généralement de plus haut, des productions variqueuses, offrant une certaine ressemblance avec le varicocèle, des tumeurs fibreuses, cancéreu-

_______________

(1) J'ai fait plusieurs fois, dans cette région et ailleurs, l'extirpation partielle de l'éléphantiasis, qui m'a donné des résultats très-satisfaisants.

sés, enfin des kystes. Ces derniers ont surtout pour point de départ des follicules muqueux ou la glande vulvo-vaginale et pénètrent dans la grande lèvre d'arrière en avant (voy. p. 539). On rencontre aussi des hydropisies enkystées, dues à l'oblitération d'un sac congénital de hernie inguinale. Les kystes volumineux, aux grandes lèvres, ressemblent à une hernie inguinale, et s'ils se développent plus en dedans, à une hernie vaginale.

Le *cancer* des grandes lèvres se présente à l'état d'ulcère cancéreux plat, plus raremement sous la forme d'une végétation épithéliale.

Lorsqu'on se croit forcé d'*enlever* ou d'*extirper* des parties dégénérées des grandes lèvres, cette opération est en général facile à exécuter. On fend la lèvre dans le sens de la longueur pour disséquer et énucléer une tumeur ou bien on retranche le bord de la lèvre avec le bistouri et les ciseaux, s'il est dégénéré. Dans ce dernier cas on peut, pour arrêter le sang et réunir la plaie plus rapidement, placer, avant de faire la section, des épingles ou des fils avec lesquels on ferme immédiatement la plaie par une suture entrecoupée.

*Rétrécissement de la fente vulvaire. — Épisiotomie.* — On remarque deux genres différents d'*adhérence* des grandes lèvres : par adhérence primitive et par rétraction cicatricielle. Il peut aussi se produire une agglutination congénitale. Aux *petites lèvres*, on remarque quelquefois une agglutination épithéliale qui produit, il est vrai, une réunion si exacte et faisant disparaître si complétement toute trace de fente entre les deux petites lèvres, que l'on est tenté de voir dans cet état une adhérence véritable. Mais il suffit en général de séparer les organes réunis par la simple pression d'une sonde que l'on fait passer en dessous et de s'opposer à une adhérence nouvelle par l'application d'un corps gras. (En cas d'adhérence réelle il faudrait diviser les petites lèvres avec les ciseaux.

L'*adhérence inflammatoire des grandes lèvres* se produit quelquefois chez les enfants quand ces organes sont excoriés (par exemple à la suite d'une brûlure) et qu'à la suite de cet accident les parties tuméfiées sont étroitement appliquées l'une contre l'autre. Une adhérence cicatricielle se produit, après une destruction ulcéreuse ou gangréneuse de la muqueuse, à la commissure postérieure des grandes lèvres. La fente vulvaire peut devenir tellement étroite à la suite de ces adhérences qu'il ne reste plus qu'une petite ouverture pour l'émission de l'urine. On est forcé dans ces cas de faire une incision de débridement se terminant en Y et dans l'angle postérieur de laquelle on peut insérer un petit lambeau cutané. On opère ici d'après les principes déjà exposés page 142 et page 449 pour l'agrandissement de la fente buccale et du méat urinaire.

Lorsqu'il y a lieu de redouter la *rupture du périnée*, il faut faire de petites incisions à droite et à gauche dans l'extrémité postérieure de l'une et de l'autre grande lèvre pour prévenir ce mal. Cette règle qui, dans la pratique des accouchements rend de si grands services, trouve encore bien plus son application en chirurgie parce que dans les cas de ce genre, très-rares à la vérité, les parties génitales externes n'ont pas subi cette préparation et cette distension progressives que leur communique le travail. Si par conséquent, pour enlever, par exemple, un grand polype fibreux, on juge utile d'agrandir la fente vulvaire, on n'incisera pas le périnée, en arrière, mais l'extrémité postérieure des grandes lèvres, à droite et à gauche.

Cette règle se justifie de la manière la plus évidente : une incision ou une rupture sur la ligne médiane du périnée peut facilement se continuer jusque dans le rectum ; il peut en résulter un revêtement membraneux sous forme de lèvre des deux extrémités de la solution de continuité et par conséquent un agrandissement permanent de la fente vulvaire, tandis qu'au contraire une incision latérale, dirigée du côté de la tubérosité de l'ischion, se referme et laisse à sa suite une trace à peine visible, consistant en une cicatrice légèrement encochée. L'incision latérale des grandes lèvres n'est pas suivie de ce revêtement membraneux qui se produit si facilement après une incision dans un périnée mince et long (voy. p. 540).

L'*incision des grandes lèvres* ou *épisiotomie*, s'exécute le mieux avec le bistouri boutonné ; jamais il n'est nécessaire de faire des incisions de plus d'un centimètre et demi d'étendue, des incisions longues de 7 à 8 millimètres sont généralement suffisantes.

Lorsque la fente vulvaire est trop courte et le périnée proportionnellement plus long, je fais une incision en V ou en T ; par conséquent, une division de la ligne médiane terminée à son extrémité postérieure par deux incisions latérales.

*Suture des grandes lèvres, épisiorrhaphie.* — Fricke et quelques autres auteurs ont proposé de réunir par la suture la partie postérieure des grandes lèvres, pour prévenir par ce moyen la chute de l'utérus.

On avive les grandes lèvres, et on les réunit ensuite pour rétrécir la fente vulvaire. Mais la chute de l'utérus étant occasionnée, non par la grandeur de l'orifice vulvaire, mais par le relâchement de l'entrée du vagin, cette opération ne me paraît pas justifiée, aussi a-t-elle été presque généralement abandonnée comme inutile. Uniquement dans les cas où une rupture du périnée a provoqué la chute de l'utérus, on aura des raisons pour entreprendre une opération de ce genre ; mais encore, dans ces cas, faudra-t-il chercher à obtenir plutôt une restauration du périnée, avec rétrécissement de l'entrée proprement dite du vagin, dans la région postérieure du vestibule (p. 543), qu'une simple suture des grandes lèvres. Si l'on se contente de réunir les grandes lèvres, il ne faut pas s'attendre à un succès définitif, mais à un décollement ultérieur des parties soudées par la pression de l'utérus prolabé. Cela arrive surtout lorsque, comme quelques-uns le recommandent, on préfère de laisser la partie postérieure des grandes lèvres intacte et non réunie, pour ménager un libre écoulement au mucus vaginal et de former simplement un large pont par la soudure de la partie moyenne.

L'introduction d'un anneau, traversant les deux grandes lèvres et pouvant, à la manière d'une boucle d'oreille, être alternativement appliqué et détaché, a été préconisée dans le même but que l'épisiorrhaphie. Ce moyen n'a pas d'utilité pratique ; l'anneau montre d'ailleurs une trop grande disposition à couper lentement les tissus.

*Glande vulvo-vaginale.* — Derrière la grande lèvre, entre elle et le bulbe du vestibule ou corps caverneux de l'urèthre, et couverte par le muscle constricteur du vagin est située la glande vulvo-vaginale qui envoie son conduit excréteur dans la partie postérieure du vestibule, située devant l'hymen. On observe quelquefois une affection catarrhale de ces conduits donnant lieu à une production muco-purulente qui s'écoule de leurs orifices. — Parfois la glande devient le siége d'un abcès. — L'affection la plus fréquente de cet organe est la formation d'un kyste renfermant un mucus ténu ou un exsudat purulent, souvent sanguinolent, quelquefois brun foncé ou verdâtre. Le kyste se développe évidemment par la rétention et l'accumulation de l'exsudat.

Les kystes de cette espèce avancent dans l'épaisseur des grandes lèvres à mesure qu'ils grandissent et ils ne doivent pas être confondus avec une hernie ou avec un abcès de la grande lèvre. On les guérit en les incisant largement par le côté de la muqueuse. En cas de récidive opiniâtre il faudrait extirper le kyste ou le détruire par un caustique.

*Clitoris.* — Le clitoris, surtout son prépuce, peut devenir le siége d'une hypertrophie, d'excroissances verruqueuses ou de dégénérescence cancéreuse. — On a vu quelquefois un état d'hypertrophie de cet organe accompagné d'excitations anormales, conduisant à la masturbation, et une diminution de cette tendance après l'ablation de la partie hypertrophiée. — L'extirpation du clitoris par simple section ou excision n'offre aucune difficulté ; ce n'est que dans les cas où l'on est forcé d'amputer cet organe très-profondément que l'on peut être forcé de se prémunir d'un retrait du moignon sanglant formé par les corps caverneux, comme on a été obligé de faire en cas d'amputation profonde du pénis (p. 452).

*Rupture du périnée.* — Les ruptures du périnée ont souvent lieu pendant les accouchements violents et précipités, soit parce que les femmes n'ont pas été convenablement assistées, soit parce que les parties ont été trop rigides. Mais la plupart de ces déchirures sont peu étendues ; elles n'occupent pas toute la largeur du périnée, ne vont par conséquent pas jusqu'à l'anus et sont en même temps d'une faible *profondeur*, c'est-à-dire qu'elles ne pénètrent pas bien loin dans la muqueuse de la fosse naviculaire. Ces déchirures, peu larges et peu profondes guérissent seules, sans aucun secours de l'art et n'entraînent aucun agrandissement de la fente vulvaire ou du moins un agrandissement fort insignifiant. Une déchirure superficielle, comme elle est schématiquement représentée par la ligne *ab* (fig. 72), peut se prolonger

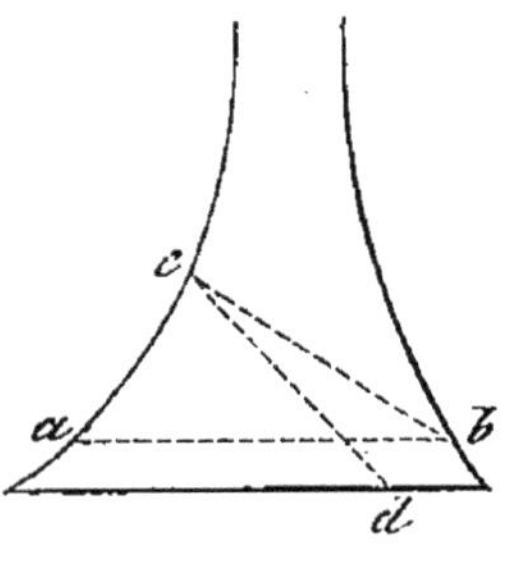

Fig. 72.

même jusque dans l'anus sans qu'il y ait lieu de redouter pour cela un écartement bien considérable et une cicatrisation peu favorable. Mais, lorsqu'une rupture du périnée est profonde ou bien lorsqu'elle est à la fois large et profonde (fig. 72, *cd*, *cb*), lorsqu'elle est par conséquent très-béante, il y a lieu de s'attendre à une rétraction cicatricielle très-forte dans la direction d'avant en arrière et par conséquent au renversement en dehors et au tiraillement d'avant en arrière de la muqueuse des grandes lèvres et du vestibule, et par cela même à l'élargissement de la vulve, voire même à la disparition complète du périnée.

Pour mieux saisir ce mécanisme, qu'on se représente la figure 73. La rupture béante du périnée est circonscrite par les

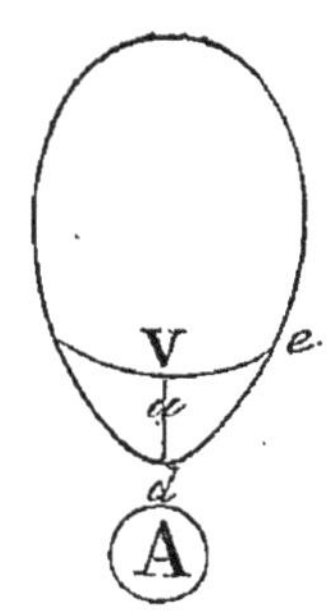


Fig. 73.

lignes *aed*; s'il y a une forte rétraction cicatricielle d'avant en arrière, la ligne *ae*, qui représente la muqueuse, se rapproche de *de*, c'est-à-dire de la ligne cutanée, et la fente vulvaire se trouve beaucoup élargie. Si la rupture pénètre jusque dans le rectum il y a lieu de redouter le tiraillement en avant de la muqueuse intestinale et une anomalie qui marque le passage à la fente en cloaque.

Si la lésion produite par la déchirure du périnée se complique d'une inflammation puerpérale ou d'une ulcération, et quelquefois même d'une fonte gangréneuse, la rétraction cicatricielle sera d'autant plus forte, que la perte de substance aura été plus grande, et l'on observe une disparition complète du périnée avec formation d'une fente cicatricielle et tiraillement souvent fort considérable de la muqueuse du vagin en arrière et en bas.

Plus les parois d'un périnée sont épaisses, moins sa déchirure offre d'inconvénients ; mais si le périnée est très-mince, la réunion labiforme entre la muqueuse du vestibule et la plaie cutanée de la région anale peut se produire d'autant plus facilement, et par cela même aussi l'agrandissement de la fente vulvaire est d'autant plus à craindre.

Dans quelques cas rares de périnée très-mince et très-extensible, on a observé des déchirures centrales de cette région avec sortie de la tête du fœtus par le périnée. Par la suite, il s'est aussi développé, dans

ROSER.

quelques cas de ce genre, une fistule labiforme au périnée, due à la bordure de la plaie périnéale par la muqueuse du vestibule.

L'agrandissement de la fente vulvaire à la suite d'une déchirure du périnée peut entraîner une paralysie complète du constricteur du vagin ; il a quelquefois aussi le résultat fâcheux que la paroi postérieure ou même la partie antérieure du vagin s'abaisse et qu'il se produit une chute du vagin.

Pour prévenir l'agrandissement de la fente vulvaire il faut, à chaque déchirure considérable et surtout profonde du périnée, appliquer une suture. Il importe ici, avant tout, de faire les points de suture le plus profondément et le plus solidement possible pour pouvoir réunir exactement, non-seulement la surface, mais encore les parties profondes. La suture enchevillée présente cet avantage qu'elle tient les parties profondes parfaitement réunies et qu'elle détend la plaie dans toute son étendue. A côté d'elle on peut encore faire des sutures superficielles, en nombre plus ou moins considérable, et qui ne réunissent que les bords de la plaie. La plaie antérieure de la muqueuse, dans la fosse naviculaire, doit être réunie à part. Si la fente se prolonge plus haut dans le vagin et le rectum, on ne peut se dispenser d'une série de points de suture à part pour la paroi postérieure du vagin. En cas de déchirure très-profonde, Dieffenbach recommande de coudre aussi à part la muqueuse du rectum, en ayant soin de choisir des fils d'une autre couleur, et d'appliquer ainsi une série de sutures aux trois côtés du périnée. Naturellement il faut que les sutures du rectum soient faites en sens inverse à celles du vagin et que les fils soient noués en arrière.

Ces sutures du côté du rectum ont cet inconvénient, qu'on ne peut guère les retirer, mais qu'on est obligé de laisser les fils couper eux mêmes les tissus. Déjà, du côté du vagin, l'enlèvement des sutures profondes présente des difficultés assez grandes. C'est pourquoi j'ai appliqué quelquefois dans la profondeur du vagin la *suture à torsion*, c'est-à-dire qu'au lieu de faire des nœuds, j'ai simplement tordu ensemble les fils que j'ai ensuite attachés à la suture du périnée pour empêcher leur séparation.

Lors même que la réunion primitive n'est pas obtenue par la suture ou ne l'est que d'une manière très-incomplète, et que la suppuration est inévitable, il peut cependant, dans certains cas, être utile de laisser une suture en place, pour la raison très-simple qu'elle tend à combattre l'effet défavorable de la rétraction cicatricielle et favorise la réunion des parties profondes. Même lorsque pour une déchirure profonde du périnée on a négligé la suture immédiate, il y a encore de l'avantage à faire la suture dans la période de suppuration, quand la plaie s'est nettoyée (Malgaigne). Cette suture fera disparaître, en supposant que les conditions soient d'ailleurs bonnes, l'écartement de la fente et empêchera ce tiraillement de la cicatrice qui contribue à la réunion labiforme de la peau et de la muqueuse. Ce qui conviendrait le mieux dans ces cas, ce serait une suture enchevillée qu'on laisserait au besoin en place pendant trois semaines (1).

Pour guérir une rupture *ancienne* du *périnée* qui s'est cicatrisée et revêtue d'une couche membraneuse, il faut d'abord une extirpation que l'on fera le mieux sous forme de deux excisions ovalaires allongées qui se touchent (fig. 74). On disséquera un

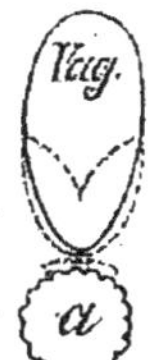


Fig. 74.

peu la muqueuse qui occupe l'angle des deux excisions ovalaires afin qu'elle soit apte à former la paroi antérieure du périnée qu'il s'agit de restaurer (Langenbeck). Le petit lambeau de muqueuse qui est formé de cette manière exige quelquefois la suture afin qu'il prenne bien la position qu'il doit occuper. Dans la ligne du périnée lui-même il faut faire des sutures profondes, larges et solides; pour assurer la reprise on peut même, en cas de tension exagérée, ajouter des incisions latérales.

Quelques auteurs recommandent, d'après le conseil de B. Brown, d'*inciser l'anus* à sa partie postérieure, dans la direction du coccyx. Ils croient qu'il est nécessaire de détendre de cette manière le sphincter. Si cette dernière condition n'est pas essentielle par elle-même, l'incision en question n'en a pas moins cet avantage qu'elle empêche la rétention des gaz dans le rectum.

Lorsqu'une déchirure ancienne du périnée se continue jusque dans le rectum, il y a lieu de modifier l'opération et d'appliquer

(1) Voyez mon travail sur la déchirure du périnée dans *Abhandlungen der Berliner Gesellschaft für Geburtshülfe*, vol. VI, 1852.

surtout la méthode décrite par Schuh dans *Wiener Wochenschrift*, 1856. On extirpe la cicatrice y compris la peau et la muqueuse attenantes de manière à produire, à droite et à gauche, une grande perte de substance triangulaire ou plutôt trapézoïde, la base des triangles étant dirigée du côté des cuisses, les deux sommets se réunissant au bord antérieur de l'anus. Ces deux surfaces sont réunies par des sutures enchevillées du côté de la peau et des sutures entrecoupées du côté de la muqueuse, et ainsi le périnée est reconstruit. Le périnée, reproduit de cette manière, déborde ordinairement un peu l'anus au commencement, mais au bout d'un certain temps il prend une position convenable.

Si une partie du rectum est également fendue et que par conséquent il s'est formé un *cloaque*, ce dernier est le mal principal et l'absence du périnée constitue une affection d'importance secondaire. En opérant il faut diriger la principale attention sur le rectum. Les règles qu'il faut suivre dans ces cas seront exposées à l'article fente en cloaque (p. 545).

Le traitement de cette affection n'exige ordinairement pas qu'on lie les jambes ensemble ; il suffit de regarder la malade couchée sur le dos pour se convaincre qu'une légère abduction des jambes n'entraîne aucune tension du périnée. Cette tension est bien plutôt produite par la flexion des cuisses sur le bassin et surtout par la flexion à angle aigu.

Il est évident que dans toute opération de ce genre, il faut auparavant avoir soin de vider l'intestin par l'administration d'huile de ricin et des lavements, qu'après l'opération on doit administrer de l'opium, recommander à la malade de rester couchée tranquillement, l'astreindre à un régime sévère, vider la vessie avec la sonde, donner plus tard des lavements appropriés et au besoin vider mécaniquement l'intestin (p. 389) pour mettre la plaie à l'abri de toute condition fâcheuse, pouvant retarder la guérison.

### § 2. — Vagin.

Fente en cloaque. — Fistule recto-vaginale. — Blessures du vagin. — Corps étrangers. — Maladies du vagin. — Spéculum du vagin. — Rétrécissement du vagin. — Oblitération du vagin. — Chute du vagin. — Traitement de la chute du vagin. — Hernies vaginales.

*Fente en cloaque.* — Une déchirure profonde du périnée se prolongeant jusque dans la cloison qui sépare le rectum du vagin, donne lieu, lorsque la guérison ne se fait pas ou qu'elle est incomplète, à la formation d'un cloaque, c'est-à-dire d'un orifice commun aux deux conduits. La muqueuse du rectum se renverse en avant et contracte une union labiforme avec la muqueuse du vagin. En même temps, les deux moitiés du sphincter de l'anus restent séparées l'une de l'autre et l'occlusion de l'anus par le sphincter ne peut plus se faire. Les matières fécales se rendent en avant, dans la partie inférieure du vagin. La difformité ne paraît pas, il est vrai, très-considérable dans la plupart des cas, la déchirure se raccourcissant très-fortement pendant le travail de cicatrisation. Même après des ruptures de la paroi recto-vaginale allant à plus d'un pouce de profondeur il ne reste, le plus souvent, qu'une encochure peu visible, mesurant à peine quelques lignes de hauteur. Cependant l'incontinence et l'épanchement des matières fécales dans le vagin peuvent se produire alors même qu'une fente de ce genre est peu considérable.

On remarque aussi dans quelques cas de ce genre, un relâchement très-apparent des tissus situés dans l'angle compris entre le rectum et le vagin, circonstance qui ne tend qu'à augmenter l'incontinence. Lorsqu'en effet les deux moitiés du sphincter de l'anus sont réunies dans l'angle par une cicatrice solide, elles peuvent encore maintenir l'orifice fermé, mais lorsque dans cet angle il n'y a qu'un tissu flasque et extensible, les deux sphincters ne peuvent plus produire l'occlusion de l'orifice, mais en se contractant ils tendront ce tissu et le tireront en travers, ce qui rendra la fente encore plus béante.

Pour la guérison de la fente en cloaque il faut employer la méthode indiquée page 544 pour les déchirures profondes du périnée. On fait donc, à droite et à gauche, un avivement de forme trapézoïde, puis on réunit par des points de suture d'abord le vagin et le rectum, chacun de son côté, et ensuite le périnée, comme s'il s'agissait d'une rupture de cette région. En effet, le cloaque n'est en somme qu'une déchirure très-profonde du périnée. Seulement la guérison est ici beaucoup plus difficile à obtenir que s'il s'agissait d'une déchirure simple ; l'obstacle consiste principalement dans le peu de largeur de la cloison recto-vaginale. Même en avivant obliquement, aux dépens du vagin, on n'obtient pas des surfaces de réunion aussi larges qu'elles seraient à désirer. Il faut y ajouter les difficultés qui s'opposent à l'enlèvement des sutures haut placées dans le rectum et dans le vagin. Comme la suture périnéale rétrécit l'anus et la fente vulvaire on n'a plus assez d'espace, après l'avoir appliquée, pour enlever les sutures haut placées sans tirailler le périnée. Quelquefois il ne reste pas autre chose à faire qu'à abandonner les fils à la suppuration, ce qui peut encore détruire une réunion déjà obtenue.

Les *gaz intestinaux* ont quelquefois une influence très-fâcheuse sur la suture d'une fente en cloaque. Ils pressent surtout sur le point de suture le plus élevé, celui qui est à l'angle, et minent les parties fraîchement réunies. Cet inconvénient peut indiquer une incision latérale à travers les deux sphincters. (Peut-être vaudrait-il mieux, dans les cas les plus difficiles, ne pas fixer par une suture l'angle supérieur, mais de le laisser ouvert, comme une soupape de sûreté pour les gaz intestinaux, et réserver la fistule qui peut en résulter pour une opération ultérieure.)

Dans la plupart des cas de déchirure profonde du périnée dont j'ai pu observer les conséquences, la fente du vagin n'était pas une rupture médiane mais, partant du vestibule, elle se dirigeait latéralement et longeait le renflement postérieur du vagin. Cette circonstance devait être prise en considération pour l'avivement et l'application des sutures dans le vagin.

Les *cloaques congénitaux* faisant communiquer avec le vagin tantôt les voies urinaires, tantôt le rectum, tantôt les deux à la fois, n'ont pas été jusqu'à présent l'objet d'un traitement chirurgical, excepté l'anus vaginal et l'anus vestibulaire (p. 384).

*Fistule recto-vaginale.* — Il faut ici distinguer trois états différents : la perforation récente, le trajet fistuleux purulent et l'ouverture de communication labiforme entre les deux canaux.

En cas de *perforation récente*, il faut se hâter de faire la suture, en supposant, bien entendu, qu'il ne s'agit pas d'une simple piqûre ni d'une plaie contuse impropre à la réunion par suture. Une perforation à trajet oblique peut se fermer à la manière d'une soupape, ce qui dispense encore de faire la suture.

Une large déchirure de la cloison recto-vaginale, sans déchirure simultanée du périnée, aura pour effet de faire pénétrer les matières fécales du rectum dans le vagin, et de les laisser s'accumuler dans ce dernier conduit. Le sphincter anal opposant une résistance plus grande que l'élasticité du vagin, ce dernier peut être en quelque sorte tamponné par les scybales, surtout si son entrée est étroite ou si l'hymen est encore intact. Si la perforation siége très-bas, dans la région vestibulaire, les matières se présenteront au contraire entre les grandes lèvres.

Si un *trajet fistuleux purulent* descendait entre le rectum et le vagin, ou bien si un trajet de ce genre s'étendait du bord de l'anus, sous le périnée, jusque vers la fosse naviculaire, il faudrait le fendre de la même manière que la fistule à l'anus ordinaire. La seule restriction qu'il y aurait à apporter à la règle serait de ne jamais fendre le périnée dans toute sa longueur, à partir de l'anus, parce qu'il en résulterait une ouverture permanente ou un agrandissement de la fente vulvaire. On ne fendrait donc pas en entier le trajet fistuleux s'étendant du rectum au vagin pour ne pas produire une division analogue à la déchirure du périnée, mais on inciserait la fistule seulement jusqu'à environ les deux tiers de son parcours de l'anus au vagin, ce qui pourrait suffire également pour la guérison de cette anomalie.

Dans les cas où il y a lieu de craindre une *communication labiforme* entre la muqueuse du rectum et la muqueuse du vagin, par conséquent, en cas de large plaie en suppuration ou de destruction ulcéreuse ou gangréneuse de la cloison qui sépare les deux canaux, on pourra quelquefois empêcher la formation d'une fistule labiforme permanente en ne négligeant aucune des mesures qui peuvent contribuer à l'occlusion de ces ouvertures. Avant tout on cherchera à procurer au malade des selles molles et des évacuations faciles. En vue d'une cicatrisation facile, il pourrait y avoir avantage à inciser dans ces cas le sphincter anal sur les deux côtés afin d'éviter la pression des matières contre l'ouverture fistuleuse.

Lorsqu'il s'est développé une fistule *labiforme* entre le rectum et le vagin par la réunion adhésive entre les muqueuses de ces deux conduits, les conséquences de cet accident dépendent de la grandeur de la fistule. Il est évident qu'une petite fistule ne laissera passer que les gaz et les matières fécales liquides, tandis que des matières plus dures et plus cohérentes glisseront le long de la fistule. Il y a de petites fistules, sous forme de valvule, qui ne laissent rien échapper du rectum et n'entraînent par conséquent aucun inconvénient. Si, au contraire, l'ouverture est grande, les excréments peuvent passer en entier dans le vagin et s'y accumuler : le vagin devient alors le canal excréteur.

Pour l'*opération* de ces fistules recto-vaginales il y a lieu d'appliquer les mêmes règles et les mêmes méthodes que pour l'opération des fistules vésico-vaginales, affections beaucoup plus communes. Il faut s'attacher avant tout à obtenir des surfaces d'avivement saines et larges, et à les tenir bien affrontées par des points de suture très-exacts. On fait l'avivement et la suture par le vagin, en tenant ce conduit ouvert par des lames plates ou un spéculum univalve; en cas de besoin, on fait aussi des incisions latérales dans le vagin. En plaçant un doigt dans le rectum on peut faire saillir la fistule et la faire descendre et se rendre ainsi l'opération plus facile. — Le traitement consécutif sera le même qu'après la déchirure profonde du périnée.

De petites fistules, formant une espèce de canal où des fistules pourvues de bords épais, fermes, entourés d'une muqueuse froncée et mobile, peuvent souvent être fermées par la *cautérisation*. La cautérisation peut aussi être faite par le rectum si l'on se sert d'un spéculum fenêtré. La muqueuse rectale se montrant plus mobile, la guérison par rétraction cicatricielle s'obtiendra encore plus facilement de ce côté.

En faisant la suture aussi bien que la cautérisation de ces fistules, il faut se rappeler un fait sur lequel nous avons déjà plusieurs fois appelé l'attention (p. 407), à savoir que la contraction cicatricielle, dans le vagin et dans le rectum, prédomine dans le sens longitudinal. Une fente transversale sera plus facile à guérir par la suture qu'une fente longitudinale, et dans le cas où la réunion par première intention n'aurait pas lieu elle se fermerait aussi plutôt spontanément que cette dernière; dans les cas où l'on a la liberté du choix; il faut donc aviver et réunir transversalement.

S'il s'agissait d'une grande fistule située très-bas et compliquée d'une division presque complète du périnée, il pourrait être utile de former à la partie postérieure du vagin, un grand lambeau en languette dont la pointe comprendrait la partie antérieure et moyenne du bord anal. La fente vaginale, détachée du rectum, serait alors réunie à part, de même que le rectum, et en bas on pourrait faire la suture périnéale. — Dans quelques cas où il ne reste qu'un petit pont, un reste de périnée, à côté d'une grande fistule recto-vaginale, on pourrait essayer de fendre le pont, d'aviver et de réunir de haut en bas la fente entière. Il y a en effet des cas où la fistule est maintenue dans un état de tension par le point fixe formé par l'extrémité antérieure du sphincter anal. Cette tension n'existerait plus si l'on divisait le sphincter. Dans le cas où la guérison ne se ferait pas, on aurait, il est vrai, un cloaque complet, quoique moins étendu à cause de la rétraction cicatricielle dans le sens de la longueur ; mais il peut être préférable, pour une femme, d'avoir un cloaque peu étendu au lieu d'une grande fistule recto-vaginale qui permet plutôt au contenu du rectum de s'accumuler dans le vagin.

Il y a une sorte de fistule recto-vaginale *congénitale*, qui coïncide ordinairement avec une imperforation congénitale de l'anus (atrésie vaginale de l'anus). Le traitement d'une fistule de ce genre sera à peu près le même que celui d'une fistule acquise, si l'opération de l'anus imperforé ne suffit pas déjà pour supprimer l'orifice anormal (p. 384). Il arrive du reste aussi qu'un anus qui communique avec la partie inférieure du vagin est assez spacieux, qu'il possède même un sphincter et occasionne alors si peu d'embarras que l'opération ne paraît pas indiquée. Un pareil anus vaginal ou plutôt vestibulaire, situé bien bas et communiquant avec le vestibule pourrait donc dans certains cas rester sans être opéré.

*Fistule entéro-vaginale.* Dans quelques cas rares on a observé l'évacuation du contenu de l'intestin grêle ou du gros intestin dans le vagin. Il peut arriver qu'un abcès stercoral se vide dans le vagin et qu'il se forme même une communication permanente entre l'intestin et le vagin. Les cas de ce genre ressemblent en tout point aux autres fistules stercorales et aux fistules recto-vaginales.

*Blessures du vagin.* Les blessures du vagin n'ont de l'importance qu'autant qu'elles intéressent en même temps des organes voisins, par exemple la vessie, le rectum, le péritoine, les os du bassin, l'artère honteuse, etc.

Lorsque le péritoine est ouvert au cul-de-sac postérieur du vagin, l'intestin peut faire hernie dans ce canal ou bien il peut se développer une péritonite. On a même observé une perforation de l'intestin de ce côté avec formation d'une fistule entéro-vaginale. — Si la vessie est lésée en même temps, ou bien si à la suite d'une contusion, la cloison qui sépare le vagin et la vessie est détruite sur un point, la malade est exposée à contracter une fistule vésico-vaginale permanente. Si dans un accouchement forcé le périnée se déchire jusque dans l'intérieur du vagin, ou bien si le vagin seul est perforé dans la direction du rectum, la malade court le danger d'une fistule recto-vaginale et d'une fente en cloaque (p. 544). Si la membrane du vagin est seule le siége d'une contusion avec destruction ulcéreuse ou gangréneuse consécutive, il peut en résulter un rétrécissement et même une oblitération du vagin.

*Corps étrangers dans le vagin.* — Parmi les corps étrangers, ce sont surtout les pessaires qui sont quelquefois assez difficiles à retirer, lorsqu'on néglige de les nettoyer, qu'on les laisse longtemps séjourner, qu'ils se sont incrustés et ont occasionné une inflammation ou une ulcération. Il peut être nécessaire de retirer ces corps avec des tenettes ou de les rompre dans le vagin, de les couper avec les tenailles incisives, ou enfin de les entamer avec une sorte de vrille et de les retirer comme on enlève un bouchon avec le tire-bouchon. La grande variété des corps étrangers qui peuvent pénétrer dans le vagin ne permet pas de donner à cet égard des règles fixes ; il faut agir suivant les règles prescrites pour l'emploi du spéculum ou des instruments employés contre les polypes ou pour les manœuvres obstétricales, etc. (Pour retirer un pessaire de bois j'ai eu plusieurs fois recours à la pince de Liston avec laquelle je coupais d'abord un côté du pessaire,

. puis je retournais ce dernier pour le couper du côté opposé et ainsi je retirais les fragments isolément).

Lorsqu'on tamponne le vagin, soit à cause d'une hémorrhagie utérine, soit à cause d'un écoulement muqueux, il est utile de fixer le tampon à un fil, afin qu'on puisse le retirer facilement. Un tampon oublié, ou un corps étranger analogue peut longtemps séjourner dans le vagin et produire un écoulement muqueux de mauvaise odeur.

*Maladies du vagin*. — La *forme inflammatoire* la plus ordinaire est la forme catarrhale ; on observe plus rarement des processus diphthériques, ulcéreux ou gangréneux. Outre la blennorrhagie et la syphilis (avec production condylomateuse), c'est surtout la fièvre puerpérale qui peut affecter gravement le vagin. — Quelquefois on voit le processus lupeux ou l'érysipèle ou une affection eczémateuse se continuer sur le vagin.

Les fistules vésico-vaginales donnent quelquefois lieu à une inflammation du vagin, qui ressemble à l'inflammation diphthéritique. Les endroits malades s'incrustent de phosphate ammoniaco-magnésien, et il ne faut pas confondre ces dépôts blancs avec les plaques diphthéritiques. Dans les cas douteux, le microscope sert à établir la distinction. Le remède le plus simple consiste ici en irrigations avec du vinaigre étendu, ou bien, en cas d'affection simultanée du vagin, en bains de siége additionnés de vinaigre.

La muqueuse vaginale enflammée se montre enflée , rougie , excoriée à divers degrés et disposée à saigner ; dans les processus chroniques il peut se développer une certaine rigidité des parois ou une formation de plis hypertrophiques, une végétation papillaire et même une saillie de la partie inférieure de la muqueuse (une sorte d'ectropion sarcomateux). Lorsque la muqueuse forme une saillie considérable on y observe, des excoriations, des hémorrhagies, une induration communiquant à la membrane la consistance du cuir, des crevasses et des ulcères (p. 558).

Il n'est pas toujours possible de distinguer un écoulement muqueux virulent, une blennorrhagie vaginale, d'un écoulement bénin tel qu'on l'observe par exemple dans la chlorose ou la scrofulose. Un catarrhe vaginal aigu sera ordinairement de nature contagieuse ; mais, un écoulement chronique, persistant après la blennorrhagie aiguë, peut se rapprocher à un tel point d'une leucorrhée bénigne, qu'on est à se demander si cet écoulement est d'origine contagieuse, et s'il possède encore un caractère virulent.

On a souvent intérêt à distinguer un écoulement vaginal d'un écoulement utérin. Pour cela on se sert du spéculum, à moins que l'on ne reconnaisse déjà du dehors l'affection de l'entrée du vagin, et qu'il n'existe en même temps un état morbide de la muqueuse vulvaire. Si dans l'intérêt du diagnostic on veut empêcher qu'une sécrétion simultanée de l'utérus se mêle au pus vaginal, il faut appliquer un tampon de coton devant l'orifice de la matrice.

On traite les processus inflammatoires du vagin par les injections, par des pommades astringentes ou des tampons saupoudrés de poudres ou imbibés de liquides astringents et souvent aussi par la cautérisation avec le crayon de nitrate d'argent. En cas d'écoulement chronique, il peut être utile de bourrer le vagin de coton. — Pour introduire un tampon, par exemple un tampon de charpie saupoudré d'alun en poudre ou imbibé d'une solution d'alun, on se sert d'un petit spéculum ; on pousse le tampon en avant avec une pince longue, en même temps qu'on retire le spéculum. On fait bien d'attacher le tampon à un fil afin qu'on n'éprouve aucune difficulté à le retirer. — Un fait remarquable, c'est l'élimination abondante de cellules épithéliales qu'on observe après l'application d'un tampon chargé de poudre ou de solution d'alun.

Il est rare d'observer des *abcès* du vagin. Ce sont surtout des suppurations du tissu cellulaire péri-utérin ou du tissu cellulaire qui entoure le rectum que l'on voit s'ouvrir dans le vagin. Un abcès du repli recto-vaginal peut abaisser le cul-de-sac postérieur du vagin et simuler un prolapsus. Il faut évidemment s'empresser d'ouvrir les abcès du vagin aussitôt que l'on est en état de les diagnostiquer.

Quant aux *tumeurs* vaginales, il n'y a rien de particulier à noter. Les fibroïdes et les épithéliomes que l'on observe surtout à la limite supérieure de ce canal, appartenant à moitié au col de l'utérus, se traitent absolument comme ces affections utérines.

Les *affections cancéreuses* du vagin et surtout les ulcères cancéreux superficiels ne devraient pas être longtemps abandonnés à eux-mêmes comme cela arrive si souvent. Il faut opérer tant que le moment est encore favorable ; mais, même en cas d'ulcération étendue, il ne faut pas désespérer complétement du succès, pourvu que l'extirpation puisse se faire sans lésion de la vessie et du péritoine.

*Spéculum du vagin.* — Par l'introduction du spéculum on dilate et éclaire à la fois le vagin, et l'on gagne ainsi de l'espace et du jour aussi bien pour le diagnostic que pour toute espèce d'opérations. Le spéculum ordinaire est un tube cylindro-conique de 3 à 5 centimètres de diamètre d'étain, d'ivoire, de verre opalin, de verre étamé, etc.

Pour introduire le spéculum, il faut avoir soin de bien suivre la direction du vagin. Pour pouvoir passer le long du renflement antérieur du vagin, il faut que le spéculum soit placé dans l'axe du détroit inférieur, c'est-à-dire dirigé d'avant en arrière vers le sacrum ; aussitôt qu'il a pénétré, on le dirige davantage de bas en haut, vers le promontoire. Pour l'introduire, on lui fait décrire de petits mouvements de rotation en même temps qu'on tient les grandes lèvres et les poils écartés ; mais aussitôt que le spéculum a dépassé le renflement du vagin, on abandonne les grandes lèvres afin que leur tension n'empêche pas le vagin de céder. Si, pour introduire l'instrument avec plus de facilité, on s'est servi d'un obturateur, on le retire également. L'élasticité du vagin et la pression des organes circonvoisins et des viscères abdominaux opposent une faible résistance à la pénétration de l'instrument et, pendant que le spéculum avance, on voit le vagin s'ouvrir de plus en plus par la distension des plis rayonnés et divergents jusqu'à ce que l'on soit enfin arrivé aux culs-de-sac antérieur et postérieur et au col de l'utérus. Si l'on ne donne pas au spéculum une bonne direction, ou si le col de la matrice n'a pas une position normale, on peut être forcé d'incliner davantage le spéculum à droite ou à gauche, en avant ou en arrière, pour faire correspondre l'orifice de la matrice exactement à l'ouverture du spéculum. — Pendant que ce dernier s'enfonce, on peut toujours examiner la muqueuse et donner au spéculum la direction voulue pour mieux voir un point déterminé.

Avec le spéculum *bivalve* ou à quatre valves on pénètre dans le vagin de la même manière ; ces instruments permettent de dilater davantage la partie supérieure du vagin sans produire une tension douloureuse sur sa partie inférieure ; mais ils ont l'inconvénient que la membrane vaginale s'engage dans les espaces libres qui séparent les valves et empêche ainsi de bien voir. Cela arrive surtout pour le spéculum bivalve quand l'une des valves est dirigée à droite, l'autre à gauche, beaucoup moins quand elles sont placées l'une en avant et l'autre en arrière ; les parties antérieures et postérieures ont beaucoup de tendance à faire saillie dans l'intérieur du spéculum, latéralement le vagin reste plutôt tendu. Le spéculum trivalve de Ségalas et le spéculum bivalve de Bennet offrent l'avantage de pouvoir être employés avec ou sans dilatation.

Le bout des spéculums tubulaires est ordinairement coupé en biseau parce que de cette manière ils sont plus faciles à introduire et offrent à la vue une plus grande surface. Les spéculums de verre doublés d'une feuille d'argent (Fergusson) sont très-utiles en cas d'éclairage insuffisant; s'il y a assez de lumière le miroitement devient gênant.

Les spéculums métalliques sont attaqués par le nitrate d'argent; c'est pourquoi les spéculums de verre avec ouverture antérieure en entonnoir méritent la préférence toutes les fois qu'il s'agit d'employer le nitrate d'argent, ou d'autres substances analogues. Les spéculums de verre ne peuvent pas servir pour la cautérisation avec le fer rouge. Les spéculums métalliques ne conviennent pas non plus pour cet usage parce qu'ils sont trop bons conducteurs de la chaleur, et qu'ils pourraient même entrer en fusion s'ils étaient touchés par le fer incandescent; cependant il arrive bien rarement qu'on laisse appliqué le cautère actuel assez longtemps pour produire un effet de ce genre.

Pour des motifs particuliers, par exemple pour opérer des fistules, on se sert de spéculums qui présentent des modifications spéciales, par exemple, de spéculums demi-cylindriques, en gouttière ou univalves, munis d'un manche approprié, ou une combinaison de plusieurs lames larges, plates et coudées (Wutzer), ou bien on choisit des spéculums cylindriques à bout coupé très-obliquement et pourvus d'un manche; enfin on a de spéculums percés d'une fenêtre, quelquefois garnis d'un petit châssis à coulisse pour fermer à volonté la fente ou fenêtre. — Quelquefois on est obligé de faire fabriquer pour un cas donné un spéculum particulier, le mieux en fer blanc.

*Oblitération du vagin.*— On observe plusieurs degrés d'*atrésie congénitale* du vagin. Quelquefois l'hymen est seul imperforé, d'autres fois il existe une cloison membraneuse analogue entre la partie extérieure et la partie intérieure du vagin; mais il arrive aussi que le conduit vaginal est oblitéré dans une étendue plus grande ou même dans toute sa longueur ou qu'il n'est pas développé du tout et manque complétement. Dans quelques cas, on a observé une *agglutination épithéliale* congénitale de toute la muqueuse vaginale, et ainsi le vagin qui, au premier abord, paraissait manquer complétement, a pu être rétabli et rendu accessible par la séparation artificielle des couches épithéliales.

Une des formes les plus remarquables de l'oblitération vaginale, c'est l'atrésie avec *duplicité du vagin*. Il peut y avoir un vagin double en même temps qu'un utérus double, et l'un des deux conduits vaginaux peut être fermé à son entrée. La collection du sang menstruel produit alors une tumeur latérale que l'on peut facilement confondre avec une hématocèle rétro-utérine.

Une occlusion spontanée du vagin ne peut guère être le résultat d'une inflammation adhésive, mais on l'observe quelquefois à la suite d'une rétraction cicatricielle. Si la muqueuse vaginale est détruite tout autour dans une étendue considérable, il faut s'attendre à une occlusion cicatricielle, et si elle est détruite en entier, à une oblitération complète du vagin. De pareilles occlusions ont été plusieurs fois remarquées, surtout à l'extrémité supérieure du vagin. De nos jours, on les a provoquées artificiellement pour mettre fin à l'écoulement involontaire de l'urine en cas de fistule vésico-vaginale incurable.

En cas de simple occlusion de l'hymen (atrésie de l'hymen), il suffit d'une incision simple ou cruciale (cette dernière, avec excision des quatre petits lambeaux). — En cas d'agglutination épithéliale, on laboure avec les doigts ou des sondes pour décoller les membranes agglutinées. — S'il existe une cloison intermédiaire de l'épaisseur d'un ou de deux travers de doigt on l'incise avec précaution, en écartant le plus possible l'entrée du vagin et en appliquant le doigt du milieu dans le rectum et l'indicateur dans le vagin pour pouvoir mieux guider le bistouri. Il faut que l'ouverture soit maintenue ouverte par l'application de tubes ou l'introduction journalière du doigt ou de bougies. De cette manière on en obtient, quoique souvent après plusieurs mois seulement, le revêtement membraneux, soit par le rapprochement de la muqueuse qui se fait de tout côté, soit par la formation nouvelle d'un tissu cicatriciel. — En cas d'atrésie avec duplicité du vagin, on incise la cloison qu'on a soin de maintenir suffisamment ouverte pour la sortie du sang menstruel.

Lorsque le vagin est fermé dans une grande étendue ou même dans toute sa longueur, le danger devient très-sérieux. Ordinairement on ne reconnaît le mal que quand le sang menstruel s'est accumulé de plus en plus et a produit un gonflement considérable de la partie supérieure du vagin et de l'utérus. Pour procurer une issue au sang épaissi il faut faire une ponction par le rectum et au besoin la répéter, ou bien il faut remonter avec le bistouri ou le trocart entre le rectum et la vessie et chercher à ouvrir la cavité distendue par le sang. Cela constitue évidemment une tâche fort difficile. On peut, il est vrai, s'orienter jusqu'à un certain point à l'aide d'une sonde introduite dans la vessie et d'un doigt porté dans le rectum, mais toujours l'incertitude sera très-grande et l'on sera exposé à ponctionner ou à inciser la vessie ou un uretère ou le rectum ; et en supposant même que l'opération réussisse, il est à peu près impossible de tenir un trajet semblable ouvert pour peu qu'il soit profond. Il aura toujours une tendance à se rétrécir et à s'oblitérer alors même qu'on y a appliqué des tubes pendant bien des mois.

Sauf le cas d'accumulation du sang menstruel, on n'a aucune raison pour ouvrir une atrésie étendue du vagin, attendu qu'on ne peut espérer restaurer de cette manière un vagin qui fait complétement défaut. Comme déjà nous l'avons fait remarquer, il y a des cas où le vagin n'est fermé que par une agglutination épithéliale, c'est-à-dire une adhérence faible de ses parois comme elle s'observe pour les membranes séreuses, et où par conséquent il est possible de détruire l'adhérence par la simple pression avec les doigts. Cet état de choses paraît avoir été méconnu dans quelques cas, et le succès, lorsqu'il a été obtenu, mis sur le compte d'une opération par laquelle on croyait avoir créé un vagin totalement absent.

*Rétrécissement du vagin.* — Il y a des rétrécissements congé-nitaux du vagin. Le cas le plus simple est celui d'un rétrécissement à l'entrée du vagin par un *hymen* trop résistant. Le coït en devient impossible, et l'on peut être forcé d'inciser la membrane avec le bistouri boutonné ou avec les ciseaux. Dans quelques cas rares on a vu la fécondation se faire sans lésion de l'hymen ; l'accoucheur était alors forcé de le diviser. — Quelquefois on observe dans la partie supérieure du vagin une sorte de cloison diaphragmatique dont l'ouverture peut être tellement fine qu'il est difficile de la découvrir. Il ne faut pas confondre ces cas avec le rétrécissement de l'orifice utérin. Avec un bistouri boutonné, à lame étroite, on fait le débridement. — Parmi les rétrécissements du vagin, il faut encore compter le cas dans lequel ce canal ne se développe pas suffisamment, mais conserve les dimensions qu'il a eues pendant l'enfance.

Ce n'est que d'une manière exceptionnelle que l'on voit le rétrécissement du vagin produit par une *adhérence inflammatoire ;* cependant on a observé des cas où, par exemple, une adhérence dans la ligne médiane avait partagé le vagin en deux moitiés égales. (Deux cas de ce genre, que j'ai eu l'occasion d'observer s'étaient produits à la suite d'accouchements forcés difficiles.)

Chez les vieilles femmes on observe quelquefois un *rétrécissement atrophique* du vagin avec rigidité très-grande de ses parois, de sorte qu'on ne peut employer que des spéculums très-étroits. L'opération de polypes volumineux peut également être rendue plus difficile par cet accident.

Le rétrécissement *cicatriciel* du vagin s'observe à bien des degrés après des pertes de substance de la muqueuse vaginale. Une perte de substance annulaire ou semi-annulaire peut produire des rétrécissements en forme de valvule. A la suite d'une destruction qui s'étend très-loin dans le sens de la longueur, tout le canal peut se rataliner au point de ne plus présenter qu'un mince tuyau. Une large perte de substance annulaire peut entraîner une occlusion complète du canal. Il se produit alors, si la menstruation continue, une dilatation de la partie postérieure du vagin par le sang menstruel accumulé.

L'accouchement ne rencontre guère d'obstacle sérieux dans le rétrécissement du vagin, soit que le rétrécissement date de naissance, soit qu'il ait été occasionné par des cicatrices. Le plus souvent un développement et une dilatation plus grands du vagin se produisent déjà pendant les dernières semaines de la grossesse. Le canal s'agrandit et se relâche, les cicatrices elles-mêmes se résorbent et se ramollissent au point que généralement il ne faut aucune intervention chirurgicale.

Si un rétrécissement du vagin avait pour effet une évacuation incomplète du sang menstruel, il faudrait introduire des tubes ou des tiges de laminaire ou de l'éponge préparée pour obtenir une dilatation suffisante.

Parmi les rétrécissements du vagin il faut encore compter le *vaginisme*. C'est le nom que donne Simpson à une rigidité spasmodique de l'entrée du vagin qui rend le coït impossible ou extrêmement douloureux. Quelques-uns de ces cas offrent peut-être de l'analogie avec la fissure à l'anus, d'autres sont à compter parmi les névralgies ou les hyperesthésies hystériques. Les moyens qui se sont montrés les plus efficaces jusqu'à présent sont la dilatation forcée pendant le sommeil du chloroforme ou le débridement par des incisions ou enfin l'excision d'une partie de la muqueuse affectée de névralgie.

*Chute du vagin.* — La chute du vagin commence presque toujours par le *bas*, de telle sorte que la partie inférieure du vagin sort ou s'abaisse la première et qu'à mesure que le mal fait des progrès ce canal se renverse de plus en plus en dehors. La maladie consiste essentiellement en un relâchement ou *perte d'élasticité* de la partie la *plus inférieure* du vagin. A la suite du relâchement et de l'abaissement de la partie inférieure du vagin, les parties immédiatement situées au-dessus descendent à leur tour et ainsi de suite jusqu'au renversement complet du vagin avec saillie du col de la matrice. La matrice descend ainsi au milieu du vagin proéminent et renversé. La maladie commençant par le vagin, ordinairement par sa *paroi antérieure*, et n'affectant l'utérus que d'une manière *secondaire* à mesure qu'elle fait des progrès, le terme habituel de « chute de la matrice », sous lequel on confond tous ces prolapsus, n'est pas très-bien choisi (1).

La chute du vagin qui entraîne à sa suite l'abaissement de la matrice doit être distinguée d'une seconde espèce de chute qui s'observe très-rarement, et dans laquelle l'utérus étant l'organe qui a subi le premier déplacement, le vagin se renverse progressivement de haut en bas à mesure que l'utérus descend davantage. Il faudrait appeler le premier cas une chute primitive du vagin avec abaissement consécutif de l'utérus, le second un abaissement primitif de l'utérus avec chute consécutive du vagin. Pour bien se représenter la dernière forme, il suffit de tirer en bas, avec une pince-érigne, le col de la matrice sur le cadavre. On comparera du reste avec ce que nous dirons plus loin sur l'abaissement de l'utérus.

Les causes des chutes du vagin ne sont pas suffisamment connues. Un état de relâchement persistant après les couches, une involution incomplète de la partie du vagin qui a été considérablement dilatée pendant les derniers temps de la grossesse et dans quelques cas un état d'hypérémie et d'hypertrophie de cette partie du vagin, quelquefois peut-être la paralysie du muscle constricteur du vagin, un détroit inférieur trop large, une anomalie congénitale consistant en une brièveté et une ampleur trop grandes du vagin, une tumeur qui pousse le vagin devant elle, par exemple une hernie engagée entre le vagin et le rectum et, dans quelques cas, très-manifestement l'agrandissement de la fente vulvaire par une déchirure du périnée défavorablement cicatrisée, telles sont les conditions étiologiques que l'on peut citer. Dans un cas donné, il est souvent impossible de déterminer les causes qui ont coopéré à la production d'une chute du vagin et du déplacement de l'utérus qui en dépend. Une fois que l'orifice du vagin a perdu sa résistance et éprouvé un commencement de chute, la pesanteur et la pression des viscères abdominaux ainsi que la position du malade, par exemple d'être assis sur un siége bas, ou accroupi, ne peuvent que contribuer à l'agrandissement de la chute.

Les symptômes et les conséquences ultérieures que la chute du vagin traîne à sa suite dépendent, soit du vagin lui-même, soit du col de la vessie attiré en bas ou abaissé, soit de l'utérus, soit du rectum. Des sensations douloureuses de pression, de tiraillement, de distension, sensations qui peuvent affecter le sys-

______

(1) Cette manière de voir sur le développement de la chute de l'utérus à la suite de la chute de la partie antérieure du vagin, a été développée et soutenue par moi dans *Archiv für phys. Heilkunde*, vol. X, 1854.

tème nerveux à un haut degré et qui augmentent quand la malade reste longtemps debout ou marche, tandis qu'elles disparaissent dans le décubitus dorsal, voilà ce qui s'observe à tous les degrés dans cette maladie. Du côté de la vessie on remarque le ténesme, ou bien l'incontinence ou la dysurie. Du côté du rectum, il y a quelquefois constipation, défécation pénible et parfois ténesme. — Même les uretères peuvent être tiraillés. L'utérus se comporte différemment selon que ses ligaments cèdent avec facilité ou non. S'ils sont très-souples, l'utérus entier, y compris les trompes et les ovaires, peut descendre dans le prolapsus, mais si l'utérus est retenu par ses attaches supérieures on observe, à la suite de la traction continue, un allongement souvent fort considérable du col (voy. fig. 75) (1). Il faut ajouter encore généralement à cela

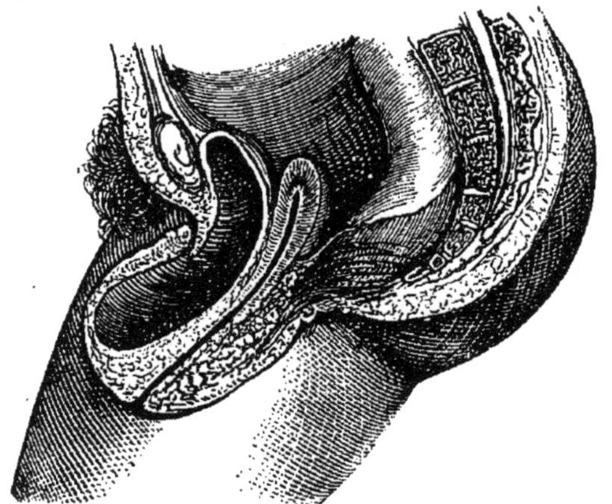

Fig. 75.

le gonflement et l'hypertrophie du col prolabé, de plus un écoulement muqueux, des pertes de sang et une prédisposition à l'avortement. La muqueuse vaginale présente, lorsqu'elle a été longtemps exposée à l'air extérieur et au contact des vêtements, une surface sèche, épidermique, analogue au cuir, souvent fendillée et couverte de croûtes, d'autres fois saignante, excoriée et ulcérée. — La circulation du sang est plus ou moins gênée dans les parties saillantes du vagin et du col, et de là résulte souvent

(1) Grande chute du vagin (d'après Froriep), montrant sur une coupe longitudinale un allongement considérable de la vessie, de l'utérus et de son col.

un gonflement torpide, une hypertrophie veineuse ou œdémateuse avec tendance à l'ulcération et même à la mortification. —
Il peut se produire une adhérence entre les parties déplacées du
péritoine ou une induration et un gonflement du prolapsus tels
qu'aucune réduction n'est plus possible. Si les parties comprises
dans le prolapsus s'enflamment, il se développe facilement une
sorte d'étranglement de ce dernier qui se trouve resserré à sa
base.

Le plus souvent l'abaissement commence par la paroi antérieure du vagin, beaucoup plus rarement par la paroi postérieure
ou les deux à la fois. La paroi postérieure n'est entraînée ordinairement que d'une manière secondaire, par le col de la matrice,
qui a suivi la chute de la paroi antérieure, et subit par conséquent un renversement de haut en bas. On observe toutes les
gradations de ce déplacement, chute de la partie antérieure et
inférieure du vagin, chute de toute sa paroi antérieure, chute de
cette dernière et du col de la matrice avec renversement du cul-
de-sac postérieur, enfin renversement total de la paroi postérieure du vagin.

Lorsque la paroi antérieure du vagin descend très-bas, elle
est suivie ordinairement, non-seulement par le col de l'utérus,
mais encore par le col de la vessie; les deux cols sont en quelque sorte étirés par le vagin à mesure qu'il descend, et l'urèthre
prend une direction telle qu'il faut diriger la sonde en bas pour
pouvoir pénétrer. La maladie se présente alors sous la forme que
l'on a désignée du nom de *cystocèle vaginale*. Cependant cet
abaissement de la vessie n'accompagne pas nécessairement la
chute du vagin, attendu que le vagin peut aussi se décoller de
cet organe. — Dans les cas rares où la paroi *postérieure* du vagin descend la première et en commençant par sa partie inférieure, elle entraîne souvent le rectum, et l'on a alors ce qui s'appelle une *rectocèle vaginale;* dans ces conditions, la lèvre
postérieure du museau de tanche peut être fortement tiraillée et
allongée.

Au début de l'affection la chute du vagin s'efface ordinairement dès que la malade est couchée, ou du moins, dans cette
position, la plus grande partie du prolapsus rentre d'elle-même.—
Ordinairement il suffit d'une pression avec le doigt sur l'orifice
de la matrice pour faire la réduction, et l'on voit rentrer, en dernier lieu, les parties sorties les premières, c'est-à-dire l'entrée
du vagin. Lorsque les parties prolabées sont tuméfiées, adhé-

rentes, enflammées, gangrénées, il faut souvent que la malade reste longtemps couchée au lit, qu'on applique des cataplasmes et quelquefois la compression pour pouvoir faire rentrer le prolapsus.

Si l'utérus prolabé est fécondé, il remonte ordinairement dans le bassin par le fait même de son augmentation de volume ; mais lorsque cette ascension n'a pas lieu, il peut être étranglé dans le bassin, ce qui amène tout naturellement un avortement. Dans quelques cas très-rares, on prétend avoir vu l'utérus gravide rester prolabé et persister dans cette situation jusqu'à la fin de la grossesse.

*Traitement de la chute du vagin.* — Avant tout, il faudra s'enquérir des causes qui ont provoqué la chute du vagin. Au début de l'affection, on obtiendra peut-être la guérison par un repos prolongé au lit, par des astringents locaux, tels que les douches froides, les injections avec une solution de tannin ou une éponge plongée dans cette solution et portée dans le vagin. La cautérisation de l'orifice relâché du vagin avec la pierre infernale peut également être utile au commencement. Si la chute a atteint un degré plus élevé et si, par le fait même d'une longue durée, elle est devenue plus opiniâtre, il faut avoir recours à divers appareils de rétention mécanique (pessaires).

Ces appareils de rétention se divisent en appareils pédiculés et en appareils non pédiculés. Les appareils ou *pessaires* non pédiculés sont ordinairement des corps ronds, percés au milieu, des espèces d'anneau ou de couronnes (pessaires à couronne) que l'on introduit dans le vagin pour empêcher sa chute. Ils empêchent le renversement de ce canal en maintenant ses parois distendues à droite et à gauche. Ils sont aussi destinés à offrir un soutien à l'utérus, en trouvant eux-mêmes leur point d'appui à l'extrémité inférieure du vagin. Le plus souvent on se sert de simples couronnes de bois. On les fait pénétrer dans le vagin dans le sens de la longueur, puis on les y place transversalement de telle sorte que leur ouverture regarde d'un côté l'arcade du pubis, de l'autre le sacrum (1) ; l'orifice de la matrice étant à l'état normal dirigé en arrière, il doit évidemment aussi, dans cette position du pessaire, se mettre directement devant ou dans l'ouverture de la couronne.

(1) La plupart des auteurs donnent de cette position une idée très-inexacte en disant que les pessaires se placent de telle manière que leur surface est dirigée vers l'ouverture du bassin.

On a beaucoup vanté telle ou telle modification de la forme de ces pessaires ou de la substance qui doit servir à les fabriquer, sans que ces éloges des inventeurs fussent confirmés par l'expérience d'autres observateurs. Les couronnes sont de diverses grandeurs, hautes ou basses, percées d'une ouverture grande ou petite, cylindriques, en godet, en entonnoir, en sablier ; à la place des couronnes circulaires, on en a proposé d'ovalaires, d'autres en forme de lyre ; on les a fabriquées en liége ou en bois de peuplier couverts de toile cirée, en bois plus dur à surface polie ou vernissée, le bois ayant été bouilli dans la cire, l'huile ou la stéarine ; on les a encore en tissu métallique, en porcelaine, en gutta-percha, en caoutchouc ; dans ces derniers temps on les a fabriquées en caoutchouc vulcanisé pour pouvoir être insufflées. Ces appareils ont tous l'inconvénient de s'altérer facilement et de prendre une mauvaise odeur comme par exemple les couronnes de caoutchouc, ou de s'incruster de sels calcaires, comme cela arrive pour les pessaires de bois. Tout bien considéré, les couronnes de bois semblent mériter la préférence. Ce sont les moins chères et les plus résistantes, et par conséquent presque indispensables dans la clientèle des pauvres.

Les couronnes ne doivent pas être trop plates, sans quoi leur bord trop mince blesserait facilement la muqueuse, ni trop hautes ou à bord large, afin qu'elles ne touchent pas le vagin par une surface trop étendue, ce qui favoriserait la rétention et la décomposition du mucus et l'incrustation. Souvent il faut trouver, à force d'essais, la grandeur ou la hauteur que doit avoir la couronne dans un cas donné. Jamais elle ne doit être assez grande pour qu'on soit forcé de l'introduire violemment. Mieux vaudrait peut-être introduire successivement deux couronnes appliquées l'une sur l'autre. — De temps en temps, surtout au commencement, il faut retirer les couronnes pour pouvoir les nettoyer et quelquefois les remplacer par d'autres plus petites. Il faut aussi s'assurer de temps à autre si la femme n'est pas suffisamment rétablie pour pouvoir se passer du pessaire. — Lorsque le pessaire cause de l'embarras, par exemple en pressant sur le col de la vessie ou en provoquant un écoulement muqueux et que ces accidents ne disparaissent pas rapidement, il faut qu'il soit retiré. Il en est de même lorsque le bord d'une couronne coupe les tissus, qu'il entraîne l'excoriation, l'ulcération, des eschares et qu'il menace de perforer le vagin (voy. p. 562). Certaines femmes ne supportent aucun genre de couronne, d'autres ont l'entrée du vagin tellement relâchée qu'un anneau de cette espèce ne peut y être retenu. Toutefois, ce sont là de rares exceptions. Si la couronne n'est pas bien supportée par une muqueuse vaginale

irritée, gorgée de sang, enflammée, affectée de catarrhe, il n'y a
pas lieu d'en être étonné. Ces femmes doivent d'abord être traitées pendant quelques jours et garder le lit avant qu'on essaye de
leur introduire le pessaire.

Pour retirer la couronne, le moyen le plus simple est de porter
l'index dans l'ouverture et de tirer sur l'anneau dans le sens du
diamètre  oblique du détroit inférieur.

Des appareils dont l'action ressemble à celle des pessaires annulaires
sont les pessaires sphériques, piriformes, en forme de vessie, enfin ceux
qui s'agrandissent dans deux directions par la force d'un ressort, par des
charnières, etc. Les appareils à deux ailerons de Zwanck, de Schilling, etc.,
ont pour but de tenir le vagin distendu à droite et à gauche et d'en empêcher ainsi le renversement ; leur effet est donc le même que celui des
pessaires en couronne ; ils sont plus faciles à introduire mais aussi plus
sujets à se déplacer et à s'altérer. Comme ils compriment ordinairement
avec plus de force les parties latérales du vagin, ils peuvent aussi y
occasionner une inflammation et des eschares. Il faut donc les employer
avec de grandes précautions ; en négligeant ces précautions on a quelquefois fait naître des perforations allant jusque dans la vessie et le
rectum. — L'élytromochlion de Kilian a été reconnu dangereux. Il est
susceptible de se déplacer et de produire des eschares en comprimant
les parois du bassin.

Parmi les appareils *pédiculés* nous citerons d'abord ceux qui
ne représentent qu'une couronne pédiculée , c'est-à-dire une
petite couronne ou un godet placé sur un pédicule (pessaires en
bilboquet). Si l'on monte une couronne de bois sur un simple
pédicule placé verticalement sur sa périphérie, on a cet avantage que les malades peuvent elles-mêmes introduire et
retirer leur pessaire. — Une bande périnéale en T, bien matelassée dans la partie qui correspond au périnée, peut seconder
l'effet de ces pessaires pédiculés en empêchant l'appareil de descendre.

Lorsque ces moyens simples de contention ne conduisent pas
au but, il y a lieu d'employer les appareils dans le genre des *bandages herniaires*, composés d'un pessaire pédiculé et d'une ceinture du bassin qui le supporte. La figure 76 montre l'appareil imaginé par l'auteur de ce livre. Il est construit absolument dans le
genre d'un bandage herniaire ordinaire. Le pessaire est adapté à un
ressort qui a pour but de retenir la partie antérieure du vagin et
l'utérus par une pression agissant en avant et en haut. La pelote
peut être construite en bois ou en caoutchouc vulcanisé (pes-

saire à air). Le ressort est couvert de caoutchouc, il est fixé à une plaque de tôle bien matelassée qui, elle-même, est maintenue en

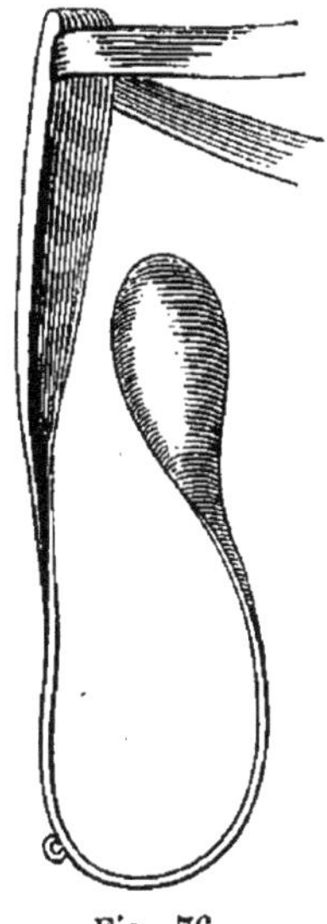

Fig. 76.

contact avec le mont de Vénus par une ceinture. Pour empêcher l'appareil de s'abaisser, on peut y ajouter des sous-cuisses où l'on peut adapter à la partie inférieure et antérieure du ressort un petit bouton, donnant attache à un sous-cuisse postérieur comme celui du bandage herniaire. — Si, d'après le conseil de Scanzoni, on modifie l'appareil de telle sorte qu'au point de jonction entre la plaque et le ressort il y a une charnière à mouvements latéraux, le bandage n'est pas si facilement déplacé par les mouvements du corps, et la malade peut se mouvoir d'autant plus librement.

Il est évident que pour le choix de cet appareil il faut tenir compte des dimensions individuelles des parties. Si le périnée est large et la fente vulvaire courte, il faut que le ressort ne décrive pas un arc trop grand, sans quoi il comprimerait le périnée. Si le vagin est court il faut que le ressort le soit également, sans quoi il deviendrait gênant quand la malade voudrait s'asseoir. Il ne faut pas qu'il appuie trop fortement, sans quoi il provoquerait un continuel besoin d'uriner. Il faut aussi qu'il soit bien enveloppé afin que ses bords ne blessent pas la vulve. La pelote peut être en couronne, en forme de poire ou de poire aplatie (Scanzoni).

Cette dernière forme paraît surtout rationnelle quand il s'agit simplement de retenir le vagin. Si l'on veut en même temps retenir l'orifice
de la matrice, la forme en couronne paraît plus rationnelle, mais la
couronne n'est pas aussi facile à introduire que la pelote piriforme.

On peut aussi construire des appareils analogues à celui que nous
venons de décrire, mais sans ressort et n'ayant qu'un pédicule en mail-
lechor. Ces appareils, comme j'ai pu m'en assurer plus tard,
rendent dans la plupart des cas de tout aussi bons services.

Si l'on ne voulait retenir que la *paroi postérieure* du vagin à cause
d'une hernie vaginale postérieure ou à cause d'une saillie du rectum
vers le vagin (rectocèle vaginale), on retirerait peut-être quelque
avantage d'un pessaire monté sur un pédicule dont le ressort agirait
d'avant en arrière. Il faudrait donner à ce pessaire un point d'appui sur
le sacrum (voy. p. 403). Un pessaire à air sphérique m'a paru rendre
les plus grands services en cas de rectocèle.

Lorsqu'on a des raisons pour attribuer la chute du vagin à un
agrandissement de la fente vulvaire, surtout à une rupture du
périnée, le remède le plus simple sera l'opération de la déchirure
ancienne de cette région avec réunion de la partie postérieure des
grandes lèvres (voy. p. 543). Dans quelques cas de ce genre un
bandage périnéal bien rembourré, garni par exemple d'un petit
coussin, pourra déjà suffire pour faire disparaître les inconvénients de cette infirmité.

Les tentatives faites en vue de guérir la chute du vagin elle-
même par *voie opératoire* avaient, pour point de départ l'idée de
rétrécir l'entrée du vagin par des excisions de la peau ou par la
formation d'une cicatrice. Quelquefois la nature opère la guérison
par ce moyen lorsque, par exemple, une gangrène partielle du
vagin prolabé ou une inflammation intense de cet organe détermine un rétrécissement avec fixation plus solide des parties.
Mais les opérations tentées pour arriver à ce résultat n'ont pas
conduit jusqu'à présent au but proposé. On n'obtient pas facilement une cicatrisation aussi solide qu'elle serait à désirer. On a
aussi à craindre, surtout après les excisions ou les cautérisations de l'entrée du vagin, que la rétraction cicatricielle ne l'emporte dans le sens de la longueur et qu'il ne résulte de là plutôt
un fâcheux raccourcissement qu'un rétrécissement utile. Si une
plaie longitudinale ovalaire se transformait en une cicatrice transversale, l'opération pourrait même avoir pour effet une dilatation
du vagin au lieu d'un rétrécissement (voy. p. 407).

Les méthodes imaginées par Marion-Sims, par exemple l'excision de deux morceaux de muqueuse et la réunion par suture des

surfaces saignantes opposées, ainsi produites peuvent bien rendre le vagin assez étroit pour que son renversement devienne impossible, mais on est en droit de se demander si une opération semblable peut se justifier lorsque l'on considère la facilité avec laquelle la plupart des prolapsus se laissent retenir.

Comme ces prolapsus sont dus au relâchement de l'orifice vaginal, il est irrationnel de vouloir combattre la maladie par une excision faite à l'orifice utérin (Huguier) ou aux culs-de-sac du vagin. On n'obtiendra aucun résultat de petites excisions faites dans ces parties, et si les excisions sont grandes, on aura une péritonite ou une adhérence du col à la paroi vaginale plutôt que la guérison du prolapsus.

*Hernies vaginales.*— On observe au vagin les saillies herniaires suivantes : 1° abaissement de la *vessie* ou plutôt du col de la vessie, cystocèle (il a été question de cet accident page 559); abaissement de la *paroi antérieure du rectum* formant une saillie du côté du vagin, rectocèle (voy. p. 559). Ces deux affections doivent toujours être considérées comme les suites d'une chute du vagin. 3° La *hernie vaginale antérieure*, appelée aussi hernie postérieure de la vulve. C'est une affection très-rare, consistant

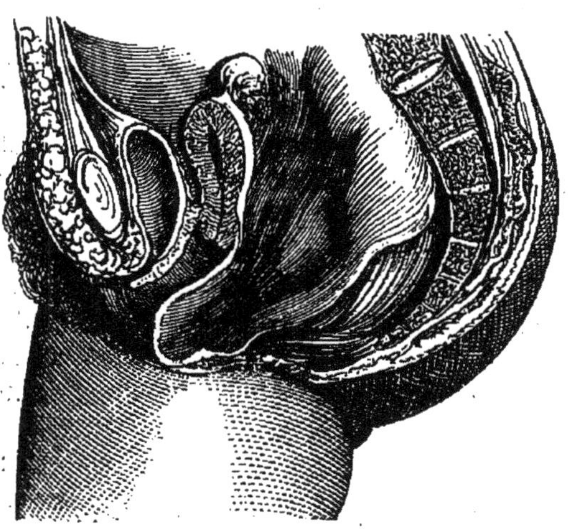

Fig. 77.

en une descente du péritoine d'un des côtés de la vessie. La hernie s'étend, à mesure qu'elle grandit, jusqu'à la région postérieure de la vulve. Pour la diagnostiquer et la réduire, il faut introduire le doigt dans le vagin. 4° La *hernie vaginale postérieure* (fig. 77) (1). Ici le repli péritonéal qui se trouve entre le rectum et le vagin se trouve allongé. L'intestin peut descendre dans cette poche. Dans un cas de ce genre il peut se former au devant de la hernie un prolapsus, un renversement de la partie postérieure et supérieure du vagin, ce qui constituerait alors la hernie vaginale postérieure dans un sens restreint; ou bien le péritoine peut s'engager entre le rectum et le vagin jusqu'au périnée, ce qui ferait donner à la maladie le nom de hernie périnéale; ou bien il se forme en même temps une chute du rectum avec hernie rectale, ainsi que cela est représenté page 406. On a essayé peu d'appareils jusqu'à présent contre cette affection. Le plus avantageux serait peut-être d'employer un pessaire ayant un pédicule à ressort, tel qu'il a été décrit page 405.

### § 3. — Vessie et urèthre de la femme.

Urèthre. — Maladies de la vessie. — Calcul vésical. — Fistule vésico-vaginale. — Opération de la fistule vésico-vaginale. — Cautérisation de la fistule vésico-vaginale. — Fistule du col de la vessie. — Fistule vésico-utéro-vaginale. — Oblitération du vagin dans la fistule vésico-vaginale. — Fistule vésico-utérine.

*Urèthre.* — Le *cathétérisme*, c'est-à-dire principalement la recherche de l'orifice de l'urèthre quand on veut y pénétrer sans le secours de la vue, peut offrir des difficultés. Il faut se rappeler que l'orifice de l'urèthre se trouve à peu près au milieu, entre le clitoris et le renflement antérieur du vagin, que, par conséquent, la sonde, lorsque son extrémité est appuyée sur cette ligne, devra glisser dans l'orifice de l'urèthre tantôt un peu plus en avant, tantôt un peu plus en arrière. On ne trouve pas l'orifice dans la même position chez toutes les femmes; chez les unes, il est remarquablement enfoncé, chez les autres, plus saillant et entouré de plis proéminents, ce qui le fait ressembler au clitoris. Lorsque le vagin est tiré en haut, par exemple en cas de rétroversion de la matrice, l'urèthre est également situé plus profondément; si la paroi vaginale est prolabée, l'orifice de l'urèthre est ordinairement un peu descendu avec elle. Même il arrive ordinairement que, dans la chute antérieure du vagin, tout l'urèthre,

(1) Cette figure, empruntée à Froriep, montre un grand sac péritonéal descendant le long de la paroi postérieure du vagin et du périnée.

compris le col de la vessie et une partie de la vessie elle-même, subissent un déplacement de haut en bas (p. 558).

Si en voulant introduire la sonde on rencontrait un obstacle, il faudrait porter le doigt dans le vagin et s'assurer ainsi de la position et de la direction de la sonde.

Si l'on veut laisser, la sonde à demeure, on peut facilement la fixer par un long fil ciré qui s'attache en avant à une ceinture, ou bien par un fil double dont les deux bouts s'attachent à une ceinture, l'un en avant, l'autre en arrière, à la manière du sous-cuisse d'un bandage herniaire.

Le *rétrécissement* de l'urèthre est rare chez la femme. Si cette affection existait à un degré élevé, on pourrait avoir recours à l'uréthrotomie interne ou externe. Même une adhérence complète entre les bords de l'urèthre peut encore être guérie par une uréthrotomie externe, comme cela est prouvé par un cas remarquable observé à Marbourg. —Une *fistule* de l'urèthre ne peut guère nécessiter une opération, attendu qu'il n'en résulte pas d'incontinence. — L'*inflammation* de l'urèthre de la femme occasionne beaucoup moins d'embarras que celle de l'urèthre de l'homme ; le traitement local, par exemple avec le nitrate d'argent (en substance, en pommade ou en solution), est facile à exécuter et exige des appareils très-simples.

La muqueuse de l'urèthre de la femme, surtout à son orifice externe, est manifestement plissée. Ces plis sont fortement développés chez certains individus sans qu'il en résulte le moindre inconvénient. Mais lorsqu'un degré plus élevé de gonflement ou d'hypertrophie (hyperplasie du tissu conjonctif, hyperplasie épithéliale, formation condylomateuse) quelquefois aussi une vascularisation augmentée (varicosités), ou bien une végétation cancéreuse se développent dans ces plis, il peut en résulter de la strangurie et des douleurs pendant le coït. La maladie qui se produit ici, la *chute de la muqueuse uréthrale*, offre une certaine analogie avec la chute de l'anus ; les plis qui tombent ou se pressent en dehors de l'orifice se montrent, soit sous forme de nodosités, de tumeurs polypeuses, soit sous forme d'un bourrelet circulaire. Ordinairement c'est un tissu conjonctif hypertrophié avec hypertrophie des papilles et développement exagéré du système vasculaire. — Quelquefois l'affection de la muqueuse va plus loin, jusqu'au col de la vessie. La muqueuse du col peut présenter des prolongements polypeux et proéminer au dehors ; il n'y a pas jusqu'à la muqueuse de la vessie elle-même qui ne puisse être poussée hors de l'orifice, surtout si l'urèthre est dilaté. — Souvent il faut considérer une affection catarrhale de la muqueuse où une accumulation sanguine analogue au processus hémorrhoïdal comme la cause de ces gonflements.

L'opération de ces excroissances de la muqueuse ne se distingue par rien de particulier ; il faut que la tumeur soit retranchée avec les ciseaux ou extirpée par la cautérisation, quelquefois aussi, si elle est pédiculée, enlevée par la ligature. En cas d'extirpation incomplète de l'excroissance, on a souvent observé des récidives.

Si le mal est arrivé à un degré très-élevé, si la dégénération s'est avancée fort loin à l'intérieur, il ne faut pas hésiter de fendre l'urèthre jusqu'au col de la vessie pour mieux atteindre le néoplasme.

En cas de *cancer de l'urèthre*, il faut que l'extirpation des tissus malades soit faite énergiquement et de bonne heure ; on n'attendra pas que le col de la vessie soit atteint et qu'une extirpation ne puisse plus se faire sans une incontinence consécutive.

*Maladies de la vessie.* — L'inflammation de la vessie est quelquefois provoquée par des accouchements laborieux, ayant pour effet de soumettre cet organe à une pression qui en froisse les parois. Il peut se faire des destructions gangréneuses de la muqueuse vésicale avec élimination de grands lambeaux de tissu mortifié, et même une perforation de la vessie donnant lieu à une fistule. Une partie des inflammations de la vessie qui se rencontrent chez les femmes en couches s'explique plutôt par la pyohémie puerpérale que par des lésions mécaniques. Cela s'applique surtout à la *péricystite,* c'est-à-dire à l'inflammation suppurative du tissu cellulaire qui avoisine la vessie. Les abcès qui se forment de cette manière se vident les uns en dehors, par exemple dans le vagin, après avoir quelquefois provoqué un ténesme vésical ou une rétention d'urine, les autres dans la vessie, de sorte qu'on voit sortir avec l'urine de fortes quantités de pus. Ce dernier genre de perforation n'est pas aussi dangereux que l'on serait au premier abord tenté de croire ; il paraît se produire le plus souvent une occlusion valvulaire de la cavité de l'abcès, occlusion qui s'oppose à la pénétration de l'urine dans cette cavité.

La *rétention d'urine* aussi bien que le *ténesme* et l'*incontinence* a, chez les femmes, outre l'hystérie, encore une raison particulière, consistant dans les déplacements ou dans les gonflements et les tumeurs de l'utérus. Quelquefois l'incontinence est le résultat d'un tiraillement du col de la vessie, produite par l'ascension de l'utérus gravide. — Il y a des cas d'incontinence que l'on est forcé d'attribuer à la dilatation et au relâchement du col de la vessie. Une incontinence légère, consistant dans l'échappement de quelques gouttes d'urine pendant la toux ou le rire, n'est rien moins que rare chez les femmes. Les degrés plus élevés de cette affection pourraient être combattus par la cautérisation du col de la vessie, en vue de remédier au relâchement de cette partie. Lorsque l'incontinence est le résultat d'une paralysie incurable, il n'y a naturellement rien à faire. En cas de dilatation mécanique, on pourrait essayer la suture.

*Calculs.* — La largeur considérable de l'urèthre de la femme et son extensibilité qui est surtout grande chez les jeunes sujets, permet le départ spontané ou l'extraction de calculs assez volumineux pouvant atteindre, par exemple, les dimensions d'une petite noix. Si l'on veut éloigner chez la femme un petit calcul de ce genre sans l'écraser, on peut tenter la *dilatation mécanique de l'urèthre* par l'éponge préparée ou la laminaire, ou par un dilatateur d'acier, semblable à un spéculum (imaginé par Weiss) et attendre ensuite l'expulsion spontanée ou retirer le calcul avec une pince uréthrale. Pour rendre cette opération plus facile, on a incisé la partie extérieure de l'urèthre, qui est plus rigide et plus sensible, et l'on s'est contenté de dilater la partie intérieure. Mais toute cette méthode est très-peu sûre, attendu qu'il est impossible de bien calculer à l'avance la grandeur du calcul et la dilatabilité de l'urèthre. En outre, une dilatation forte ou très-violente a souvent laissé à sa suite une paralysie du col de la vessie et une incontinence d'urine.

La *lithotritie* est beaucoup facilitée chez la femme par la brièveté et l'ampleur de l'urèthre ; d'autre part, on peut guider l'instrument par le doigt introduit dans le vagin. L'introduction facile de puissants instruments de lithotritie, et l'évacuation facile des fragments permettent d'achever le traitement avec rapidité. Quelquefois l'opération est rendue plus difficile par l'écoulement de l'urine le long de l'instrument, écoulement qui a pour effet l'évacuation trop prompte de la vessie, et qui force ainsi de suspendre l'opération après une très-courte séance, l'essai de retenir l'urine en comprimant l'urèthre autour de l'instrument ne pouvant guère empêcher l'écoulement de ce liquide Une deuxième difficulté résulte quelquefois de la division du bas-fond de la vessie en deux fossettes latérales, situées de chaque côté du col de la matrice: cette disposition anatomique rend plus difficile la recherche et le chargement de la pierre qui peut rouler successivement de l'une des fossettes dans l'autre. On évitera ce dernier obstacle en faisant coucher la malade sur le flanc.

La taille peut être faite chez la femme d'après trois méthodes différentes : on incise la vessie par le vagin ; c'est le procédé qui fait la blessure la plus légère, mais qui expose à une fistule vésicale ; ou bien on attaque la vessie par le vestibule en faisant une incision entre le clitoris et l'urèthre, ou bien enfin on fait la taille sus-pubienne. — La méthode la plus naturelle et la plus simple est la taille vaginale, dans la ligne médiane, entre le col de la vessie et le col utérin. On introduit dans le vagin un gorgeret de bois ou un spéculum ouvert en avant (spéculum univalve), et dans la vessie, un large cathéter ; on appuie l'extrémité du cathéter contre le gorgeret, l'index gauche s'applique contre le cathéter dans la région du col de la vessie, puis on engage, en longeant le doigt, un bistouri droit dans la cannelure du cathéter, on divise le tissu qui sépare les deux instruments, et l'on fait avancer la pointe du bistouri dans la cannelure aussi loin qu'il est nécessaire. Si l'ouverture n'est pas assez large, on l'agrandit avec le bistouri boutonné ou avec de forts ciseaux.

Après avoir retiré le calcul, on fait bien de fermer la plaie par la suture. Les règles qui s'appliquent au traitement de la fistule vésico-vaginale (p. 573) trouvent aussi leur application dans ce cas.

Quand la paroi antérieure du vagin est abaissée (cystocèle vaginale), la taille vaginale est surtout indiquée et rendue plus facile. Dans un cas de ce genre, on aurait une double raison pour appliquer, après l'extraction de la pierre, une suture exacte pour fermer la plaie.

Si le calcul a un grand volume, il est très-utile de combiner la lithotritie avec la taille, le danger d'une fistule et le danger inhérent à l'opération elle-même étant augmentés à mesure que l'incision est plus grande.

En faisant l'incision par le vagin, on a souvent fendu l'urèthre dans toute sa longueur, en faisant avancer le bistouri d'arrière en avant sur la cannelure du cathéter depuis l'orifice de l'urèthre. On croyait prévenir plus sûrement par ce moyen le développement d'une fistule, pour la même raison qui, dans la taille latéralisée, a fait recommander, pour éviter une fistule recto-vésicale, la division de la partie inférieure du rectum après une lésion accidentelle de ce dernier. Mais comme il ne s'agit pas ici, comme dans le cas que nous venons de citer, d'une accumulation de matières fécales, et que l'unique danger consiste dans la réunion labiforme de la muqueuse de la vessie avec celle du vagin, on conçoit qu'en fendant l'urèthre dans toute sa longueur on ne peut qu'augmenter le danger d'une *fente urèthro-vésicale* permanente. On connaît une foule de cas recueillis depuis fort longtemps, où cette division de l'urèthre a entraîné l'incontinence (voy. Malgaigne, *Manuel*, 1861, p. 752). Moi-même, je connais plusieurs cas où ce procédé avait laissé à sa suite une incontinence complète. Pour la guérison de cette incontinence, voyez p. 581.

La *taille latérale* par laquelle on se propose d'arriver sur le col de la vessie, en pénétrant entre la branche descendante du pubis et le vagin, expose à blesser l'artère honteuse ; elle est, en outre, peu sûre, parce que le bistouri peut facilement s'égarer dans le vagin. Il en serait de même de la taille bilatérale. Cependant il est incontestable qu'une incision latérale entre le vagin et le pubis n'entraînera pas aussi facilement la formation d'une fistule, c'est-à-dire la réunion labiforme de la vessie et du vagin.

S'il s'agissait de n'éloigner par la taille qu'un calcul peu volumineux, on pourrait faire une *incision verticale supérieure* en introduisant dans la vessie un lithotome caché et en fendant directement de bas en haut l'urèthre et le col de la vessie, pendant qu'on retirerait l'instrument la lame dirigée en haut. Comme ici l'urine peut s'écouler facilement par l'urèthre fendu et formant une espèce de gouttière, l'infiltration ne serait pas à craindre, et l'on pourrait s'attendre à une cicatrisation facile et rapide. Mais l'espace compris entre l'urèthre et l'arcade des pubis ne peut suffire que pour les calculs peu volumineux qu'on soumet de nos jours de préférence à la lithotritie. En outre, la méthode offre cet inconvénient, que le tissu cellulaire du col de la vessie et la veine du clitoris tombent sous le tranchant du bistouri.

La *taille vestibulaire*, par laquelle on cherche à pénétrer transversalement entre la symphyse et l'urèthre jusque sur le col de la vessie, doit être complétement rejetée à cause du danger de l'hémorrhagie, de l'étendue de la lésion et du peu d'espace que procure cette méthode.

La *taille sus-pubienne* offre cet avantage, qu'elle ne laisse à sa suite aucune fistule et fournit l'espace nécessaire, même pour les plus grands calculs ; mais à cause du voisinage du péritoine et de l'étendue plus grande de la plaie, elle est à considérer comme plus dangereuse que la taille vaginale. Comme aujourd'hui on ne craint pas à beaucoup près autant qu'il y a quelques années le danger d'une formation fistuleuse et les difficultés de la guérison de cet accident, la taille sus-pubienne ne sera qu'exceptionnellement indiquée chez la femme. (Je l'ai faite un jour sur une jeune fille qui avait un grand calcul enkysté en avant et en haut, en même temps qu'une fistule vésicale extérieure au bord supérieur de la symphyse.)

*Fistule vésico-vaginale.* — Toute blessure ou altération étendue entre le vagin et la vessie peut laisser à sa suite une fistule per-

manente. Les plaies par instrument piquant et surtout les perforations obliques n'auront pas cet inconvénient, attendu que le
simple trajet d'une piqûre n'est pas favorable à la réunion des deux
muqueuses. Pour les perforations étroites, il est donc permis de
pronostiquer la guérison spontanée, soit primitive, soit par rétraction cicatricielle; si au contraire il y a division ou perte de
substance plus étendue, il faut s'attendre à la formation d'une
fistule labiforme. Le plus souvent, la fistule vésico-vaginale est le
résultat d'une couche malheureuse, pendant laquelle les parties
ont été déchirées ou froissées par le séjour prolongé de la tête
dans le bassin, ou à la suite de laquelle elles ont été détruites
par un processus inflammatoire et gangréneux. L'ouverture fistuleuse peut évidemment présenter toutes les variétés de forme,
de grandeur, de direction ou de siége. Pour les reconnaître on
se sert du spéculum vaginal.

Les petites ouvertures fistuleuses sont ordinairement situées dans un
pli cicatriciel de la paroi vaginale ; si la communication est étendue, on
reconnaît ordinairement la muqueuse vésicale renversée du côté du vagin
par sa couleur écarlate qui la distingue de la muqueuse vaginale colo-
rée en rose pâle, et l'on aperçoit distinctement une transition entre les
deux muqueuses, analogue à celle qui existe aux lèvres entre la peau
et la muqueuse buccale. La muqueuse vésicale se montre souvent fortement renversée sur celle du vagin ; dans d'autres cas, c'est, au contraire, la muqueuse vaginale qui s'est renversée sur la muqueuse de la
vessie. Assez souvent, la paroi antérieure ou supérieure de la vessie
forme, en cas de grande ouverture fistuleuse, une sorte de prolapsus
dans le vagin ; ces prolapsus présentent souvent un aspect bosselé,
hypérémique, d'un rouge intense et, dans d'autres cas, blanc et œdémateux. — On voit quelquefois dans le voisinage du bord fistulaire l'orifice des uretères (1) d'où l'urine s'échappe par jets. — La forme de la
fistule peut être arrondie, ovalaire ou triangulaire ou représenter une
fente ; une fistule en fente peut s'étendre en longeur ou en largeur ou
avoir une direction oblique.—La fistule peut être située directement au
col de la vessie, même empiéter sur l'urèthre ; elle peut être placée
latéralement ou en contact immédiat avec le col de la matrice, de telle
sorte que la muqueuse vésicale se continue directement avec la muqueuse
utérine (fig. 80 a). Il y a des cas où toute la cloison vésico-vaginale a été
perdue, où, par conséquent, il n'existe qu'une seule et vaste cavité.—
Comme complication, on observe des rétrécissements cicatriciels à l'u-

(1) On a aussi observé des fistules urétéro-vaginales. Lorsqu'un uré-
tère devient fistuleux, il en résulte un écoulement involontaire de
l'urine, en même temps que la vessie expulse volontairement l'urine
fournie par l'autre uretère.

rèthre, aux embouchures des uretères, au vagin, même une occlusion cicatricielle du col de la vessie ou du vagin ou de l'orifice utérin.

Il dépend de la grandeur et de la position de la fistule, de l'élasticité des tissus, de la force du muscle constricteur du vagin, que l'urine dégoutte continuellement ou qu'elle ne s'échappe que quand la vessie est à un certain degré de plénitude. Quelques-unes de ces personnes peuvent retenir l'urine étant assises ou couchées, mais non en marchant; un tiraillement ou une pression légère exercés sur les grandes lèvres suffisent pour faire immédiatement écouler l'urine. Il y a des fistules valvulaires qui ne laissent échapper l'urine que dans certaines positions, par exemple la malade étant couchée sur le ventre (Simon). Les petites fistules situées au col de l'utérus semblent pouvoir être obturées temporairement par la paroi utérine elle-même qui vient se placer devant l'ouverture fistuleuse.

Le contact de l'urine décomposée avec la paroi vaginale, les grandes lèvres et les cuisses occasionne des excoriations douloureuses et des eschares superficielles; s'il existe en même temps un catarrhe de la vessie, il n'est pas rare de voir une incrustation de sels urinaires se déposer sur l'épiderme et les poils ou bien sur les endroits excoriés du vagin. La formation du dépôt dépendant de l'alcalinité de l'urine, on a dû songer tout d'abord à le combattre par des acides étendus. Souvent on procure beaucoup de soulagement aux malades par des injections d'eau acidulée et par des bains de siége vinaigrés. Dans quelques cas, où l'incrustation se répétait avec une grande opiniâtreté sur les endroits excoriés de la paroi postérieure du vagin, le mal ne pouvait être dissipé que par des badigeonnages faits avec du vinaigre.

À ces affections de la vessie s'ajoute quelquefois, comme dans la maladie calculeuse, une affection du rein, surtout la pyélite.

Les souffrances d'une femme dont l'urine ne cesse de s'écouler goutte à goutte sont telles, que l'opération à entreprendre contre cet état de choses, en supposant même que l'on soit forcé d'y revenir à plusieurs reprises, paraît insignifiante comparativement à cette grave affection. Malheureusement, il y a des cas qui ne sont susceptibles d'aucune opération à raison de l'étendue de la perte de substance, de la coexistence de destructions étendues à l'urèthre, à la vessie, aux uretères, etc.

Les perforations cancéreuses entre la vessie et le vagin ne peuvent naturellement être soumises à aucun traitement.

*Opération de la fistule vésico-vaginale.* — On guérit aujourd'hui la plupart des fistules vésico-vaginales par la *suture*; la cautérisation ne paraît qu'exceptionnellement indiquée.

Les conditions de la guérison par la suture sont les mêmes pour la fistule vésico-vaginale que pour les autres fistules ou fentes, comme par exemple le bec-de-lièvre. Dès qu'on affronte exactement des surfaces avivées, saines et suffisamment larges,

et qu'on les maintient *en contact*, on peut espérer la guérison.
Comme on n'avait pas compris cette vérité, on considérait encore,
il y a une vingtaine d'années, la guérison de la fistule vésico-
vaginale par la suture comme une chose presque impossible, en se
fondant sur cette fausse théorie, que l'urine avait des propriétés
particulières, antiplastiques, rendant extrêmement difficile une
réunion primitive entre les parois divisées des voies urinaires. Les
expériences modernes ont prouvé que cette idée était très-fausse,
et si aujourd'hui encore la guérison d'une fistule vésico-vaginale
est considérée comme fort difficile, cela provient uniquement de
ce que dans la plupart des cas il n'est pas très-facile de faire
dans l'intérieur du vagin des incisions aussi nettes, et des sutures
aussi exactes que le succès de l'opération les réclame.

La première condition est de chercher à obtenir des surfaces
de réunion saines, suffisamment larges. Si l'on ne retranche que
d'étroites lanières du bord ordinairement mince, souvent même
tranchant et induré de l'ouverture fistuleuse, et si l'on réunit par
la suture des surfaces d'avivement aussi défavorablement constituées, il y a très-peu de succès à espérer. Il faut donc aviser
à obtenir des surfaces de réunion plus larges et plus favorables.
On y arrive le plus simplement en cherchant à aviver principalement aux dépens du vagin. On cherche à retrancher du bord
fistulaire une zone assez large pour obtenir une surface d'avivement de trois à quatre lignes de largeur. Lorsque la muqueuse
vésicale est renversée dans le vagin, et, en général, lorsque cette
muqueuse se présente avantageusement pour l'excision, on cherchera à gagner la surface de réunion à ses dépens (voy. p. 584).

Il est évident qu'il faut retrancher autant que possible tout le
tissu cicatriciel du bord fistulaire, et qu'on se gardera bien de
comprendre dans la suture ce tissu et surtout des cicatrices
récentes, vu la grande tendance du tissu cicatriciel à suppurer
et à mourir.

Les fils des sutures principales doivent être suffisamment
éloignés de la plaie, afin qu'ils n'augmentent pas l'inflammation
des surfaces de réunion par l'irritation qu'ils produisent, et afin
qu'ils diminuent autant que possible la tension de la plaie (1).

(1) Dieffenbach avait déjà fait voir que, dans ces sutures, il importe
avant tout que la plaie soit aussi peu tendue que possible; pour arriver
à ce résultat, Dieffenbach recommandait les incisions latérales. Le fait
qu'une suture large et profonde produit le même effet a été, pour la
première fois, positivement démontré par Simon. Je crois, de mon côté,

Outre ces sutures, on peut appliquer des sutures intermédiaires très-fines et très-superficielles. On suit ici la même règle qu'ailleurs, par exemple à la face : les parties à réunir sont contenues en masse par des sutures larges et profondes; dans les intervalles de celles-ci, on en fait de petites ou de moyennes, encore un peu profondes ou tout à fait superficielles. Les sutures larges et profondes doivent rester en place plus longtemps, parce qu'elles sont appelées à donner à la réunion le soutien nécessaire; par contre, les sutures superficielles et étroites doivent être retirées plus tôt parce qu'elles coupent facilement les chairs. On peut aussi plus tôt retirer ces dernières sutures, parce qu'elles n'ont à vaincre aucune tension et que leur but est simplement de favoriser la réunion par première intention.

En général, la méthode d'avivement et de suture, comme elle est représentée par la figure 78, peut bien être considérée comme

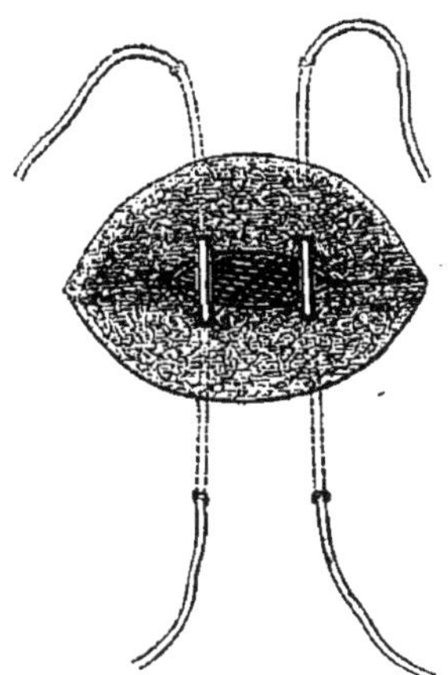

Fig. 78.

la plus favorable. Cependant il faudra toujours tenir compte de l'individualité des cas, et donner, selon la circonstance, la préférence tantôt à des surfaces d'avivement qui forment entre

avoir le premier avancé et prouvé, que tout le secret de la cure de ces fistules consiste dans la réunion exacte et solide de larges surfaces d'avivement. Voyez mon appréciation de l'ouvrage de Jobert dans les *Archiv. für physiol. Heilkunde*, 1850, p. 19), et ma relation de trois guérisons, lue à la réunion de Goettingue, le 21 septembre 1854. (*Archiv für physiol. Heilkunde*, vol. XIII, p. 576.)

elles un angle plus aigu et dont le plan de section sera moins oblique, tantôt à une surface d'avivement courbe semi-lunaire. Le vagin ayant ordinairement sa plus grande mobilité dans le sens de la longueur, la réunion transversale est généralement préférée. Selon les circonstances, on fait aussi la suture obliquement ou en longueur, ou même en H ou en T (Simon).

Les surfaces de réunion doivent se toucher *exactement* et être maintenues en présence avec *la force nécessaire*, afin qu'aucun tiraillement ne puisse séparer les surfaces affrontées, et que l'urine ne puisse pas pénétrer entre elles et s'opposer ainsi à l'adhérence. Pour atteindre ce but, il faut une suture assez large et profonde, maintenant bien en présence et fermant exactement les lèvres de la plaie. On fait bien de ne pas comprendre du tout la muqueuse vésicale dans la suture, de même que dans l'opération du bec-de-lièvre on n'y engage pas la muqueuse labiale. L'exclusivement, dans les cas où l'on a lieu d'espérer une adaptation plus complète des surfaces de réunion, en comprenant même la muqueuse vésicale dans l'anse de la suture, on fera passer le fil par-dessus les bords de cette muqueuse. Mais il faut alors bien

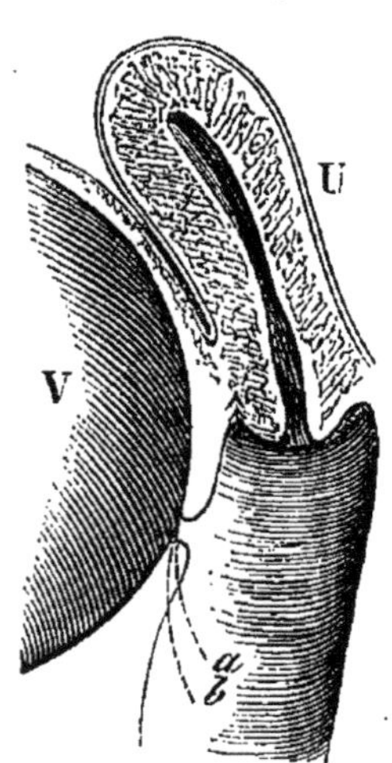


Fig. 79.

veiller à ne pas laisser la muqueuse vésicale se renverser dans la plaie et s'opposer à la réunion.

Si l'on donne au fil la position qu'indique la figure 79 (*a*, ligne de section, *b*, ligne de suture), on obtiendra surtout un rapprochement très-étroit dans la partie profonde, du côté de la vessie, et c'est ainsi qu'on atteindra le mieux le but proposé. La plaie réunie présentera alors une légère dépression du côté du vagin, une petite saillie du côté de la vessie.

Des incisions latérales, comme elles ont été recommandées surtout par Jobert, ne sont réellement utiles que dans quelques cas très-exceptionnels. Pour la guérison de quelques ouvertures fistuleuses situées très-haut et dirigées transversalement, Jobert se loue d'une incision latérale supérieure faite entre l'orifice utérin et le vagin.

Les surfaces de réunion doivent être taillées très-nettement, bien affrontées et exactement réunies. Pour s'assurer de ce résultat et se rendre l'opération plus facile, il faut mettre le plus grand soin à bien éclairer les parties, à les rendre accessibles, à bien choisir les instruments, les fils, les porte-aiguilles, etc. Comme pour l'opération de la fistule vésico-vaginale, il faut avant tout bien voir, il ne faut la faire qu'à un endroit bien éclairé, au grand jour, et avec des instruments *minces* produisant par eux-mêmes très-peu d'ombre.

Lorsqu'il y a en même temps chute de la partie antérieure du vagin et, de même, lorsque la fente vulvaire est agrandie par une déchirure du périnée, l'opération devient plus facile. Dans quelques cas de ce genre, on opère le mieux en faisant mettre la femme à genoux, le ventre appuyé sur un coussin et les genoux fixés par des aides ; mais, le plus souvent, la position adoptée pour la taille est celle qui convient le mieux pour cette opération.

Pour pouvoir mieux arriver sur la fistule, il faut des spéculums de différentes formes et des lames plates et coudées (Wutzer) qu'on est souvent obligé de faire construire exprès pour le cas donné. Quelquefois, le moyen le plus commode est un spéculum univalve court, avec un manche coudé à angle droit. Le spéculum univalve courbe de Sims et Bozemann, de même le dépresseur à une valve coudée pour la partie postérieure du vagin, de Jobert, offrent l'avantage d'abaisser le cul-de-sac postérieur avec le col de l'utérus, et de rapprocher de l'opérateur, par ce fait même, le cul-de-sac antérieur, par conséquent, la région de la fistule. (Pour la dilatation de la paroi antérieure du vagin, je me suis très-bien trouvé d'un spéculum ouvert sur le côté et composé de deux valves qui glissent l'une sur l'autre. Un spéculum de mon invention, à bout coupé très-obliquement, et dont l'ou-

ROSER.                                                33

verture d'entrée est également oblique, offre cet avantage que pour le fixer il suffit de la main d'un aide, tandis qu'autrement, pour tenir trois ou quatre lames coudées, il faudrait deux aides).

La fistule elle-même, pour être avivée, peut être attirée par de fines pinces à dents de souris, ou par de petites érignes qui saisissent les bords à retrancher, en outre, par des crochets doubles mousses ou bien par des crochets larges et plats.

Lorsqu'une fistule est située dans le voisinage du col, il peut être utile d'attirer ce dernier avec une pince de Museux ou avec des anses de fil que l'on a fait passer à travers (Simon) et de rapprocher anisi la fistule de l'entrée du vagin. On peut même faire, d'après Jobert, une incision supérieure sur la ligne d'insertion du vagin au col utérin dès le commencement de l'opération, moyen qui rendrait la fistule beaucoup plus mobile. — Le conseil de Dieffenbach, d'attirer en bas la paroi du vagin avec une érigne double ou une pince-érigne, s'est quelquefois montré très-utile.

Pour retrancher les bords, on se sert de bistouris à manche long, et de longs ciseaux à lames pointues, courtes et courbées sur le plat. On commence ordinairement par faire une incision dans toute la circonférence, en contournant l'ouverture par deux incisions superficielles en arc de cercle, distantes d'environ trois lignes de la fistule et se rencontrant de chaque côté. Ensuite on décolle en disséquant la partie correspondante de la muqueuse vaginale, opération pour laquelle on se sert, soit du bistouri, soit des ciseaux, toujours avec le secours de longues érignes ou de pinces à dents de soruis, qui saisissent et tendent les parties à retrancher. Ordinairement on est forcé d'exciser après coup de petites parcelles de muqueuse, parce que rarement on parvient à former, du premier coup, des surfaces de réunion aussi unies et aussi égales qu'on le désire. Dans certains cas, il est plus commode de détacher d'abord du bord de la fistule une mince lanière avec le bistouri agissant en sciant, et de retrancher ensuite tout autour une portion plus grande de la muqueuse vaginale pour obtenir ainsi un avivement assez large.

On étanche le sang avec de petits morceaux d'éponge qu'on porte sur la plaie avec une pince longue ; si l'hémorrhagie est forte, on injecte de l'eau froide ou l'on comprime pendant quelque temps l'endroit saignant. Au besoin, on fait ligature médiate en contournant la partie saignante avec une aiguille garnie d'un fil.

Pour coudre, on se sert ordinairement d'aiguilles en crochet, fortement recourbées, et de fils de soie bien cirés (1). Pour les sutures larges qui doivent détendre la plaie, il faut un fil fort ; les sutures intermédiaires se font avec des fils de soie plus fins ; on les choisit aussi fins que la solidité que l'on veut obtenir le permet. Il faut que le porte-aiguille tienne l'aiguille aussi solidement que possible ; on se sert ordinairement des instruments de Roux, de Graefe ou de Wutzer. Le porte-aiguille de Dieffenbach, auquel je donne la préférence, doit être muni d'un mécanisme permettant de le fixer, pour pouvoir servir à cette opération. — Les aiguilles courbes s'enfoncent ordinairement de dedans en dehors. Si l'on veut employer des aiguilles sur manche ou des aiguilles courtes et droites comme on les choisit pour la staphylorrhaphie, on peut, comme dans cette dernière opération, utiliser le fil d'un côté pour entraîner celui du côté opposé (p. 157). Il paraît très-rationnel de ne pas comprendre la muqueuse vésicale dans la suture, parce que l'on risquerait d'entraîner cette membrane dans la plaie par le côté non avivé, qui s'oppose à la réunion. Si cependant on voulait comprendre la muqueuse vésicale dans le point de suture, il ne faudrait, dans tous les cas, en embrasser qu'une faible partie. — Il faut que les aiguilles conduisant le fil des sutures de détente soient enfoncées et retirées à une assez grande distance du bord de la plaie, à environ trois ou quatre lignes. On ouvre ensuite le porte-aiguille, on saisit la pointe de l'aiguille avec une pince à anneau de Graefe ou un appareil spécial de mon invention, qui ressemble beaucoup au brise-pierre à cuillers (2), et l'on fait passer le fil. — Une fois la première suture placée, on peut fixer le bord de la fistule en tirant sur le fil et se rendre ainsi plus facile le reste de l'opération. Toutes les fois que cela paraît nécessaire, on ajoute encore des points de suture superficiels faits avec de petites aiguilles courbes. Elles sont généralement faciles à appliquer en un seul temps, parce qu'avec les fils des sutures principales on peut fixer et attirer les parties.

Avant d'opérer la *striction* des ligatures, on fait bien de pousser

(1) L'emploi du fil métallique présente cet inconvénient qu'il est moins souple, par conséquent moins facile à introduire, à faire passer et à nouer, et d'un autre côté aussi moins facile à retirer qu'un fil de soie.

(2) Ce dernier instrument s'est montré fort utile pour les sutures allant de droite à gauche, tandis que la pince de Graefe convient mieux pour saisir l'aiguille dans les sutures allant d'avant en arrière.

une injection dans la vessie pour en chasser les caillots sanguins. On noue avec les doigts ou avec le secours d'un petit croissant. Si une suture n'a pas été assez serrée, on peut la serrer davantage en appliquant une seconde ligature derrière le nœud de la première, comme on fait pour les ligatures d'artères. Quant aux fils, on fait bien de ne les couper qu'à environ un demi-pouce de distance de la plaie, parce qu'on aurait trop de peine à les retirer si les bouts étaient coupés trop court.

Jusqu'à présent on avait l'habitude de placer dans la vessie une sonde élastique que l'on maintenait en place au moyen d'un long fil double, et d'une ceinture de sparadrap faisant le tour du ventre. Un vase plat était placé entre les jambes pour recevoir l'urine. Il faut souvent s'assurer dans ces cas si la sonde ne s'est pas bouchée ou déplacée. La sonde pouvant, par l'irritation mécanique qu'elle cause, par la pression qu'elle exerce sur le col de la vessie, et surtout par le spasme et le catarrhe vésical qu'elle provoque, faire beaucoup de mal et pouvant d'ailleurs être bouchée par des caillots sanguins, et rendre ainsi le traitement consécutif beaucoup plus difficile, on doit considérer comme un très-grand avantage de pouvoir faire le traitement sans recourir à ce moyen. Une série d'expériences nouvelles faites par Simon et par moi, mettent hors de doute que sans la sonde on obtient des résultats encore plus favorables que ceux obtenus jusqu'à ce jour avec cet instrument. Les malades urinent ordinairement avec la vessie récemment fermée, aussi facilement et aussi librement qu'à l'état de santé parfaite. Dans les cas exceptionnels, où cela n'a pas lieu, il faut placer une sonde à demeure ou sonder à peu près toutes les quatre heures.

Après l'opération on administre de l'opium pour suspendre pendant quelques jours les selles. — Avant l'opération, il faut faire prendre une dose d'huile de ricin pour obtenir l'évacuation nécessaire.

L'*enlèvement des sutures* se fait ordinairement du quatrième au sixième jour. Si la constriction a été forte, le fil commence à couper de bonne heure la muqueuse vaginale. On se sert fort avantageusement, pour ce temps de l'opération, d'un spéculum à extrémité oblique et qu'on a soin de choisir plus petit que celui dont on s'est servi pour la suture, afin que la tension soit moindre. Si l'on s'est servi de lames coudées pour opérer, on peut encore les employer, mais plus petites, pour enlever les sutures. On tire généralement un peu sur les fils avec une pince longue, et on les coupe avec des ciseaux pointus courbés sur le plat. Il m'a semblé encore plus avantageux d'attirer l'anse du fil avec un petit crochet mousse, et de la couper avec un petit bistouri concave à long manche. Si l'on remarque que l'adhérence ne s'est pas faite, on éloigne les sutures et l'on retire également la sonde, attendu que la présence de ces corps étrangers détermine facilement des in-crustations.

Quelquefois on n'obtient par la suture qu'une guérison incomplète, de sorte qu'au lieu d'obtenir une occlusion complète, on n'obtient qu'une diminution de l'ouverture. Mais dans ces cas, une guérison secondaire peut encore être amenée par la *rétraction cicatricielle*. On pourra d'autant plus espérer ce résultat, qu'on aura fait un avivement périphérique plus large (fig. 78) et qu'ainsi, on aura rendu plus difficile la réunion labiforme des deux muqueuses. Il peut quelquefois être indiqué d'exciter la rétraction cicatricielle par la cautérisation avec le nitrate d'argent. Si par ce moyen on n'obtient aucun résultat, on peut recommencer l'opération au bout d'environ six semaines, en supposant que les conditions soient d'ailleurs favorables. Mais ordinairement il faudra attendre plus longtemps, parce que sans cela, les cicatrices des points de suture de l'opération manquée pourraient avoir encore trop de tendance à suppurer.

*Cautérisation des fistules vésico-vaginales.* — Lorsque les fistules sont petites et surtout situées très-haut et difficilement accessibles au bistouri, on peut essayer de les guérir par la cautérisation. La guérison dépendant ici du ratatinement cicatriciel, la cautérisation ne peut donner de résultats qu'autant qu'elle est faite d'une manière favorable au ratatinement, et sur une fistule qui par elle-même semble s'y prêter. Plus la muqueuse qui entoure la fistule est molle, mobile, boursouflée et plissée, plus la cautérisation est utile. Par contre, une fistule à bords tranchants, entourée d'une muqueuse tendue et calleuse, ne se prête évidemment pas à la cautérisation. Une fistule avec renversement dans le vagin de la muqueuse vésicale n'est pas non plus favorable à ce procédé, à moins que la situation des parties soit telle qu'une rétraction cicatricielle et un rétrécissement considérables puissent résulter de la destruction des parties renversées. Si l'état des parties est défavorable, il peut arriver que la cautérisation entraîne plutôt un agrandissement qu'une diminution de la fistule, soit qu'on ait détruit le bord de cette dernière et rendu directement l'ouverture plus grande, soit qu'on ait produit un renversement plus considérable de la muqueuse vésicale en cautérisant le pourtour de la fistule.

Comme toutes ces fistules sont essentiellement dues à une réunion labiforme des deux muqueuses, il est certain qu'une cautérisation qui ne porte que sur un mince bord fistulaire ne peut avoir aucun effet et qu'il ne faut attendre une bonne rétraction circulaire que d'un *large avivement* du bord fistulaire. Plus la cloison dans laquelle la fistule est placée est épaisse, plus la fistule elle-même affecte la forme d'un entonnoir étroit ou d'un canal étroit, mieux elle se prête à la rétraction ; une grande fistule à bords tranchants, placée dans une cloison mince, réunit trop les conditions d'une réunion labiforme entre les deux muqueuses pour que cette réunion ne se reproduise même après la cautérisation la plus large.

La rétraction cicatricielle se faisant dans le vagin, et surtout dans la partie inférieure de ce canal, principalement dans le sens longitudinal, une fente transversale conviendra mieux pour le traitement par cautérisation qu'une fente longitudinale. Mais les fistules les plus favorables de toutes pour la cautérisation, sont celles qui se trouvent placées dans le cul-de-sac antérieur du vagin ou immédiatement à côté du col vaginal, ces dernières à cause de l'épaisseur du bord fistulaire.

Une cautérisation trop superficielle n'est suivie d'aucune rétraction ; l'épithélium se reproduit et la fistule reste ce qu'elle était. Aussi la potasse caustique mérite ordinairement la préférence sur la pierre infernale, parce que généralement elle agit beaucoup plus profondément et ne détruit pas exclusivement, comme cette dernière, les couches superficielles. Quelques fistules ont été guéries avec le cautère actuel. Dans ces derniers temps, on a fait quelques essais avec le cautère galvano-caustique.

Ordinairement il faut des cautérisations plusieurs fois répétées pour arriver à l'occlusion d'une fistule. La rétraction cicatricielle se faisant encore même après la cessation de la suppuration, et les autres parties indurées redevenant au bout d'un certain temps plus souples et plus mobiles, il peut quelquefois être utile de ne répéter la cautérisation qu'à longs intervalles, par exemple au bout d'un ou de deux mois. L'application du fer rouge ou du caustique se fait à l'aide d'un spéculum fenêtré ou à bout coupé en biseau et disposé de telle manière que les autres parties soient suffisamment protégées. Il peut être utile de pousser la fistule contre le vagin avec une sonde ou une tige introduite dans la vessie. Une ouverture fistuleuse retirée en dedans serait ainsi rendue plus visible et plus accessible. L'application d'une sonde à demeure, après la cautérisation, n'est pas indiquée ; car l'écoulement de l'urine par l'ouverture fistuleuse ne s'oppose pas à la rétraction cicatricielle, et le long séjour de la sonde entraînerait de son côté beaucoup d'inconvénients.

*Fistule du col de la vessie, fente du col de la vessie.* — Il y a des fistules vésico-uréthro-vaginales, par conséquent des fistules du col de la vessie, appartenant par leur lèvre supérieure au col et par l'inférieure à l'urèthre. On aurait dans ce cas les meilleures raisons pour faire la suture plutôt de droite à gauche que d'arrière en avant. Une suture d'arrière en avant pourrait avoir l'inconvénient de fermer la fistule, mais de ne pas rendre au col la faculté de se contracter efficacement. Des cas de ce genre ont été plusieurs fois observés. Si donc, comme cela peut souvent arriver, la formation de la fistule a fait subir au col de la vessie une dilatation sensible, il faut aussi chercher à le rétrécir en excisant et en réunissant par la suture l'angle supérieur de la fistule (c'est une opération que j'ai faite avec succès).

Une opération analogue serait à faire dans le cas où la division de l'urèthre et de la vessie faite pour l'extraction d'un calcul (voy. p. 570) aurait laissé à sa suite une fente fistuleuse permanente du col de la vessie. On se garderait dans ce cas de considérer comme incurable l'écoulement involontaire de l'urine, mais on rétablirait la faculté obturatrice du col de la vessie par une excision faite dans l'angle de la plaie et par l'avivement et la suture des parties correspondantes de l'urèthre (1).

Une opération fort remarquable faite par Roeser dans un cas d'épispadias de l'urèthre de la femme, mérite bien d'être rapportée ici. La face dorsale de l'urèthre était fendue jusque derrière le clitoris qui ne consistait qu'en deux rudiments latéraux, en même temps le canal était dilaté et incapable de retenir l'urine. En décollant l'orifice de l'uréthre de la symphyse, en fendant le canal et en rétrécissant son calibre par quelques sutures, l'auteur que nous venons de nommer parvint à faire cesser l'incontinence.

*Fistule vésico-utéro-vaginale.* — Il y a un certain nombre de fistules qui tiennent le milieu entre les fistules vésico-vaginales et les fistules vésico-utérines, et auxquelles on a donné le nom de fistules vésico-utéro-vaginales (Jobert). Lorsque la destruction

_______________

(1) Comparez J. Lane, *Lancet*, 1861, guérison de deux cas de fente du col de la vessie.

où la déchirure des parties va jusqu'à l'orifice utérin ou jusqu'au
col de la matrice, il peut arriver qu'il se forme une fistule dont

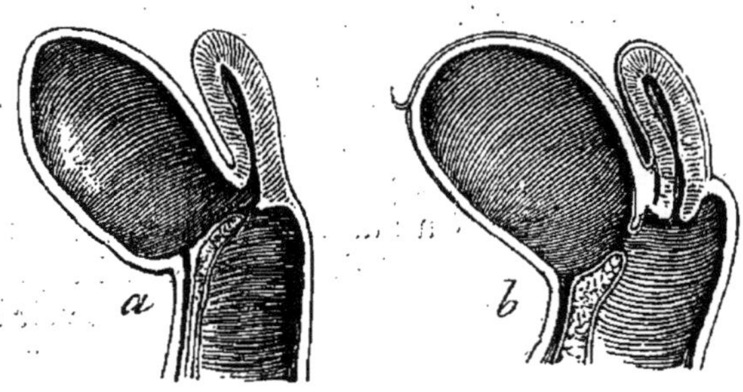

Fig. 80.

la lèvre antérieure représente la transition entre la muqueuse
vésicale et le vagin, et la lèvre postérieure la transition entre la
vessie et le col de la matrice. Voy. fig. 80, a (1).

Le traitement de ces cas est aussi analogue que possible à celui
des simples fistules vésico-vaginales. On avivera et l'on coudra
la lèvre antérieure de l'orifice utérin et l'on fera au besoin l'incision
latérale; on ne craindra pas du reste de faire rentrer le col
utérin dans le champ de l'opération, cette partie pouvant beaucoup supporter.

En général, on peut dire que les fistules qui avoisinent l'orifice utérin
ne sont pas de celles dont le pronostic est le plus mauvais; on a souvent
en cet endroit d'épais bords fistulaires et de la muqueuse vaginale
en abondance et suffisamment mobile, pouvant servir à fermer la fistule.
La cautérisation a également souvent réussi dans cette région.

Dans plusieurs des cas que j'ai opérés, j'ai trouvé la lèvre antérieure
de l'orifice utérin divisée et les deux bords de la fente isolément revêtus
d'une couche membraneuse; au fond de la fente on voyait la fistule
qui n'était séparée que par un pont mince de la cavité du col.
Dans quelques cas de ce genre, j'ai préféré aviver de droite à gauche;
à l'angle postérieur, en remontant le col utérin je faisais l'avivement
plûtôt aux dépens de la vessie dont la muqueuse était facile à attirer
dans la plaie et à exciser. Cette opération n'est pas si difficile qu'elle
paraît l'être au premier abord. Une femme que j'ai opérée de cette
manière en 1860 est heureusement accouchée depuis cette époque.

Dans le cas où il ne paraît pas possible d'oblitérer la fistule

(1) a, schéma d'une fistule vésico-utéro-vaginale; b, schéma d'une
simple fistule vésico-vaginale.

sans détruire en même temps la communication entre l'utérus et le vagin, il faut, d'après Jobert et Simon, fixer la lèvre *postérieure* de l'orifice utérin au cul-de-sac antérieur du vagin. De cette manière on rend la malade stérile et le sang des règles est forcé de faire un détour par la fistule vésico-utérine qui reste ouverte et la vessie. L'expérience a cependant montré que cette communication entre la vessie et l'utérus n'entraîne aucune suite fâcheuse ni pour l'un ni pour l'autre organe. La menstruation se fait sans difficulté par la vessie.

Dans un cas de ce genre, où il n'y avait plus de col vaginal, je réunis le cul-de-sac postérieur avec le bord vaginal antérieur de la fistule. La guérison ne se fit pas, il est vrai, par première intention, mais il y eut rétrécissement sensible, et après une cautérisation avec la potasse caustique l'oblitération du fond du vagin fut obtenue. Cette femme évacue très-bien le sang des règles par la vessie.

*Occlusion du vagin dans la fistule vésico-vaginale.* — Le dernier remède qui reste à tenter contre les fistules vésico-vaginales incurables est l'occlusion du vagin. De cette manière on ferme aussi indirectement la fistule et la malade retrouve la faculté d'évacuer ou de retenir librement son urine. Une série de cas a fourni la preuve que les malades atteintes de ces fistules, et dont le vagin a été oblitéré, s'en trouvent fort bien, qu'elles évacuent le sang menstruel sans difficulté par la vessie et que l'oblitération artificielle du vagin ne leur cause d'autre dommage que la perte de ce canal.

L'occlusion du vagin peut être obtenue à l'aide de la suture précédée d'un large avivement ou bien par le moyen d'une *oblitération cicatricielle*. Si l'on veut appliquer la suture, il faut la faire d'avant en arrière du renflement antérieur du vagin vers le rectum.

Simon, à qui nous devons cette méthode de l'oblitération transversale du vagin, avait d'abord perforé le rectum et la vessie ; ainsi, après un avivement circulaire de l'entrée du vagin, il commençait par pousser l'aiguille du vagin dans le rectum, de là il la faisait retourner dans le vagin, puis pénétrer dans la vessie par la fistule, ensuite il la ramenait encore à travers la paroi vésicale dans le vagin. D'après son nouveau plan opératoire, Simon ne perfore plus la vessie et le rectum, mais il conduit simplement l'aiguille en avant et en arrière dans la cloison intermédiaire.

Comme ces perforations du rectum ou de la cloison recto-vaginale ne sont pas sans inconvénient, et comme Simon n'a presque jamais pu

33.

obtenir par cette suture une guérison entière par première intention, j'en suis venu à l'idée de laisser la suture de côté et à n'espérer la guérison que de l'excision de la muqueuse vaginale et de l'oblitération cicatricielle consécutive. Le succès répondit à cette attente, j'atteignis mon but dans quatre cas. Cependant ces essais m'ont prouvé qu'il n'est pas très-facile de bien calculer l'effet d'une excision de la muqueuse, c'est-à-dire le degré ou la direction de la contraction cicatricielle consécutive. Si l'on fait l'excision immédiatement au-dessous du bord fistulaire, il peut en résulter, comme on le conçoit facilement, un renversement plus fort de la muqueuse vésicale. Si l'on n'enlève du vagin qu'un anneau membraneux étroit, ayant par exemple la largeur d'un travers de doigt, on n'obtient qu'un rétrécissement, une stricture du vagin au lieu d'une oblitération. Si la paroi vaginale est très-mobile de haut en bas, on n'obtient même qu'un rétrécissement insignifiant, la perte de substance étant presque complétement comblée par la descente des parties supérieures de la muqueuse. Il faut alors que l'opération soit répétée ou bien qu'on la complète par la cautérisation, si déjà on a obtenu un rétrécissement assez notable. Ces cautérisations doivent être faites assez larges, et au lieu de se servir du nitrate d'argent qui n'agit que très-superficiellement, on choisira la potasse caustique dont l'action est beaucoup plus profonde et plus rapide. Ce qui m'a paru le plus convenable, c'est un porte-caustique droit portant une mèche de coton trempée dans une solution concentrée de potasse caustique. On introduit ce porte-caustique assez loin dans le rétrécissement, on l'y retourne plusieurs fois pendant quelques secondes, puis on fait une injection d'eau froide. Naturellement la contraction cicatricielle n'est pas dans ces cas toujours aussi forte qu'on la désire, et il faut alors revenir sur la même opération. Si le rétrécissement est rendu plus étroit par la première cautérisation, on choisit pour la seconde un instrument plus mince.

Le procédé opératoire pour l'oblitération du vagin sans suture est très-simple. Avec la pince et les ciseaux on excise, avec le secours d'un spéculum univalve, un anneau de la muqueuse d'environ un pouce et demi de largeur. Un fait très-remarquable, c'est la faculté de retenir l'urine, qui souvent revient immédiatement après l'opération. Il paraît que le gonflement qui se produit dans les surfaces saignantes en opère un contact assez intime pour empêcher tout suintement d'urine. Il n'y a à redouter ici ni rétention de caillots sanguins, ni catarrhe de la vessie avec incrustation de sondes ou de fils, comme après la suture du vagin et les opérées supportent parfaitement ce traitement.


*Fistule vésico-utérine.* — La cloison qui sépare la vessie du col de la matrice est beaucoup moins sujette à se déchirer ou à se perforer, et si ces lésions se produisent, elles guérissent, à raison de l'épaisseur des tissus, beaucoup plus facilement d'elles-

mêmes que cela n'est possible pour la cloison plus mince qui sépare la vessie du vagin. On a vu quelquefois après un accouchement laborieux l'urine sortir de l'orifice utérin, mais ordinairement la guérison s'est faite dans ce cas spontanément et
bien rarement on a vu se produire une communication labiforme
entre la vessie et l'utérus, une fistule vésico-utérine proprement
dite.

Plusieurs méthodes ont été préconisées pour le traitement de cette
lésion, par exemple celle qui consiste à décoller la vessie du col de la
matrice, opération analogue à celle qui a été faite par Cooper entre le
rectum et l'urèthre, ou bien la division transversale de l'orifice externe
suivie de la suture ou de la cautérisation de la fistule située derrière la
lèvre antérieure de cet orifice. Si une petite fistule se trouve située derrière l'orifice et tout près de son bord, on peut obtenir la guérison par
la simple cautérisation, comme cela m'est arrivé en 1862.

L'*occlusion artificielle du col utérin* par la cautérisation ou bien par
l'avivement et la suture est le moyen le plus facile à employer ; mais on
n'aura pas recours à ce remède ultime tant qu'on pourra encore obtenir
un résultat par d'autres moyens. Il n'y a cependant rien qui prouve qu'à
un moment donné la pénétration de l'urine dans l'utérus n'aura pas de
suites fâcheuses pour ce dernier.

## § 4. — Utérus.

Maladies du col de la matrice. — Rétrécissement et oblitération de
l'orifice. — Blessures de l'utérus. — Inflammation, catarrhe, périmétrite, métrorrhagie, etc. — Diagnostic des tumeurs utérines. —
Sonde utérine. — Fibroïdes de l'utérus. — Polypes. — Cancer de
l'utérus. — Flexions de l'utérus. — Rétroversion. — Antéversion. —
Soulèvement. — Abaissement. — Déplacement latéral. — Rotation,
— Renversement de la matrice. — Grossesse extra-utérine. — Opération césarienne.

*Maladies du col de la matrice.* — Les états morbides du col de
la matrice et de l'orifice utérin sont reconnus par le *toucher vaginal*, avec le secours de la sonde utérine (p. 598), mais surtout
à l'aide du spéculum (p. 551). Avec une petite éponge montée
sur une tige ou fixée entre les mors d'une pince ou bien avec
un pinceau de charpie ou un petit tampon de coton, on essuie
d'abord le sang ou les mucosités. Quelquefois on est forcé d'employer une petite tige entourée à son extrémité de coton ou la
sonde utérine ou quelque instrument semblable, pour ramener le

col, fortement déjeté en arrière, dans l'ouverture du spéculum.
Quelquefois aussi il faut porter le doigt dans le rectum afin que le col
se présente plus en avant. Pour voir le plus loin possible dans
l'intérieur de l'orifice utérin, on peut en écarter les lèvres avec
de petits crochets mousses ou aigus ou avec une pince longue
dont les branches sont écartées par un ressort, ou bien par une
spatule longue et étroite.

L'*inflammation* envahit principalement la muqueuse interne,
la muqueuse utérine du col ; on remarque alors une saillie extérieure (un ectropion) de cette muqueuse qui est poussée'dehors
dans un état de tuméfaction œdémateuse, excoriée et disposée à
saigner, ou bien, dans les cas chroniques, sous forme d'une végétation granuleuse, hypérémique et hypertrophique (1).

Souvent des érosions de la muqueuse vaginale du col accompagnent ces états morbides ; on se les explique par une extension
de l'irritation de la muqueuse utérine à la muqueuse qui recouvre
extérieurement les lèvres de l'orifice.

L'importance des érosions et granulations à l'orifice de la matrice a
été singulièrement exagérée par beaucoup d'auteurs. Ces altérations, qui
pour la plupart ne constituent que des épiphénomènes peu essentiels du
catarrhe utérin, on a cherché à les élever au rang d'un mal indépendant
formant le point de départ des souffrances les plus variées et la source
de toute sorte d'affections nerveuses. Mais on s'est inquiété beaucoup
moins de citer des faits à l'appui de cette doctrine que d'invoquer le
nom des auteurs qui l'ont soutenue. Je crois qu'en soumettant cette
doctrine (qui, d'après ce que l'on sait, a été exploitée au plus haut
point par le charlatanisme) à une critique sévère et en la jugeant d'après
les données de l'observation positive, on en reconnaîtra bien vite
l'inanité. On rencontre, en effet, tant de femmes atteintes de ces affections superficielles de l'orifice utérin, par exemple de quelques petites
saillies granuleuses de la muqueuse ou de petits plis proéminant hors de
l'orifice, et qui cependant ne sont nullement incommodées par ces
petites anomalies. D'autre part, lorsque chez une femme hystérique on
vient à rencontrer un petit accident de ce genre, on n'est nullement en
droit de conclure que de là dépendent toutes les affections nerveuses
possibles, ni qu'elles soient entretenues par cet accident.

Les *ulcères* s'observent rarement à l'orifice utérin, sauf toutefois les

______

(1) Il ne faut pas confondre ces saillies inflammatoires de la muqueuse
utérine avec l'ectropion cicatriciel de cette muqueuse, tel qu'on le voit
quelquefois se produire après des déchirures occasionnées dans les accouchements laborieux. Voyez mon travail sur l'ectropion de l'orifice
utérin, *Archiv für Heilk.*, 1861.

ulcères cancéreux (p. 607). Il ne faut pas compter, comme cela a été fait et comme cela est fait encore par les disciples de Lisfranc, les érosions et les granulations au nombre des ulcères.

Le traitement local de ces maladies du col de la matrice consiste en injections détersives, astringentes et caustiques, dans l'application du nitrate d'argent et quelquefois du fer rouge. Si l'on veut cautériser l'orifice utérin avec un semblable liquide, il faut presser contre le col un spéculum étroit et faire une injection détersive après l'application du remède, pour préserver le vagin du contact du liquide destructeur. Lorsqu'il s'agit de cautériser des endroits ulcérés, il faut surtout recourir au chlorure de zinc. Cette substance offre l'avantage de n'attaquer pas aussi facilement les endroits sains de la muqueuse et de pouvoir être appliquée très-facilement en substance, au crayon ou à n'importe quel état de concentration, avec le pinceau ou un tampon de coton. Si l'on s'est servi de la potasse caustique, on peut neutraliser l'alcali en excès en faisant un badigeonnage avec de l'acide acétique. Si l'on ne veut produire qu'un effet astringent ou légèrement cathérétique, le plus simple est de verser le remède dans un spéculum de verre, bien placé pour le recevoir.

L'hypertrophie du col de l'utérus semble quelquefois le résultat d'une inflammation chronique ou d'un œdème chronique. Quelquefois on observe une excroissance hypertrophique (polypeuse) d'une petite partie, d'un petit lambeau cicatriciel provenant de la déchirure de l'orifice par le travail de l'accouchement. Il n'est pas très-rare qu'une sorte d'hypertrophie du col s'ajoute au prolapsus du vagin (p. 558) ; cet épaississement de la partie s'explique par l'engorgement sanguin et l'irritation continue. (L'opinion soutenue par Huguier que l'hypertrophie du col de la matrice détermine le prolapsus, ne peut être justifiée que par quelques cas d'une rareté exceptionnelle (voy. p. 557).

Lorsque le col vaginal ou une des lèvres de l'orifice s'agrandit à un degré excessif, de telle sorte que la partie hypertrophiée remplit le vagin à l'instar d'une grande tumeur, il peut être indiqué d'en faire l'ablation. La même indication se présente lorsque le col devient le siége d'une *excroissance en chou-fleur* (tumeur papillaire) ou d'une *affection cancéreuse*. Dans ce dernier cas, la destruction de la partie malade par des caustiques ou le fer rouge peut encore avoir son utilité.

Le col de l'utérus est susceptible d'un allongement assez considérable, quand le corps de l'organe, en changeant de position, exerce un tiraillement sur cette partie. Les lèvres de l'orifice et le col s'allongent de diverses manières dans les prolapsus, les rétroversions, les récessions (soulèvements), comme nous le verrons à l'occasion de ces anomalies.

*Rétrécissement et occlusion de la cavité du col.* — L'occlusion peut être congénitale, et dans ce cas on ne la reconnaît ordinairement qu'à la distension considérable de la matrice par le sang menstruel accumulé. Ou bien elle ne se produit que plus tard, à la suite de processus catarrhaux ou ulcéreux (quelquefois après une cautérisation trop énergique), et il se réunit alors dans la cavité utérine un liquide muqueux, séreux ou composé de sang épaissi. La maladie reçoit alors les noms d'*hydromètre* ou d'*hémomètre*.

Il se peut que l'occlusion siége à l'orifice interne ou que les deux orifices soient oblitérés à la fois. Dans ce dernier cas, la cavité du col est également dilatée par les liquides et l'utérus prend la forme d'un sablier (*uterus bicameratus*). L'accumulation du produit de sécrétion peut n'exister que dans la cavité supérieure ou inférieure ou dans les deux cavités à la fois.

Lorsque l'occlusion est congénitale et qu'il y a accumulation de sang menstruel, il faut pratiquer une ouverture comme en cas d'occlusion du vagin ; on fait écouler tout le sang renfermé dans la cavité et on la maintient ouverte par l'application d'une canule. Moins l'adhérence des parois de la cavité s'étend en profondeur, plus le pronostic est favorable. S'il s'agit de diviser simplement une mince cloison, l'opération est insignifiante et l'orifice facile à maintenir ouvert. Si au contraire l'adhérence s'étend fort loin, l'opération est d'autant plus difficile et plus dangereuse, et il y a d'autant moins de chance d'empêcher la reproduction du mal (p. 554). Un trocart long, légèrement recourbé, tel qu'on l'emploie pour la ponction de la vessie, serait l'instrument le plus convenable ; en même temps il faudrait faire fixer la matrice autant que possible par les mains d'un aide appliquées sur l'abdomen.

Une simple agglutination épithéliale de l'orifice, qu'il faut bien distinguer de l'occlusion adhésive, peut être vaincue par une sonde de femme ou un autre instrument analogue qui procure une issue au liquide accumulé.

Le *rétrécissement* de la cavité du col, qui s'observe tantôt comme un vice congénital, tantôt surtout comme le résultat d'une cicatrisation vicieuse après des accouchements laborieux et une suppuration puerpérale, peut devenir une cause de menstruation difficile, de stérilité par impossibilité de concevoir, et peut même empêcher l'accouchement. La menstruation est du reste très-peu empêchée par le rétrécissement de l'orifice externe, car souvent on la voit s'accomplir très-régulièrement chez des femmes qui ont cet orifice extrêmement étroit. (Il n'y a que l'étroitesse de la cavité du col et de l'orifice interne qui semble provoquer souvent les coliques menstruelles.)

Lorsque par le rétrécissement du museau de tanche l'*accouchement* est empêché, il faut faire des débridements avec un bistouri boutonné concave. — Il faut bien se garder de confondre avec le rétrécissement de l'orifice son simple déplacement, par exemple en arrière. Lorsque le col est complétement effacé et en même temps fermé, on ne peut quelquefois pas même distinguer la place que devrait occuper l'ouverture. Dans un cas de ce genre, comme aussi dans le cas où l'orifice rétréci serait tellement déjeté en arrière qu'il y aurait impossibilité de l'atteindre, il n'y aurait pas d'autre parti à prendre que d'inciser avec précaution, par le vagin, la paroi utérine dirigée en bas et d'agrandir l'incision avec le bistouri boutonné.

Lorsque le rétrécissement est accompagné de *stérilité*, il est tout naturel d'attribuer cet état à l'étroitesse elle-même et de tenter une dilatation artificielle. Les tentatives de ce genre offrent, il est vrai, de bien faibles chances de succès, vu qu'ordinairement dans ces cas il y a en même temps une sorte d'atrophie de l'organe (un col vaginal très-bas ou petit, conique, pointu), et que d'un autre côté il y a tout lieu de supposer que la conception a dû rencontrer encore d'autres obstacles, un canal très-étroit pouvant suffire pour le passage du sperme. On n'a pas non plus de moyens infaillibles pour établir une dilatation permanente de l'orifice interne. Cependant il n'y a pas lieu de rejeter les essais ordinairement peu dangereux d'introduction de la sonde, l'application de bougies courtes ou de chevilles dilatatrices (de racine de gentiane ou de laminaire, ou même l'incision suivie de l'application de ces corps).

L'introduction d'un cône d'*éponge préparée* d'après la méthode de Simpson est si simple et si efficace, au moins pour la dilatation temporaire de l'orifice utérin, qu'il y a lieu d'y recourir avant tout autre essai. Le petit cône est implanté sur un fil de fer et poussé au moyen de ce pédicule dans la cavité du col ; aussitôt qu'il est bien en place, on retire le fil de fer. Il faut qu'on attache à l'éponge préparée un fil permettant de la retirer le lendemain. On peut ensuite répéter le procédé et augmenter ainsi la dilatation. Si le cône d'éponge est assez long, on peut dilater le canal cervical dans toute sa longueur jusqu'au corps de l'utérus.

Pour le *débridement* de l'orifice rétréci, on a préconisé différentes espèces de ciseaux et de bistouris (hystérotomes). L'orifice externe se débride le mieux avec de forts ciseaux ; pour l'empêcher de fuir devant l'instrument, on l'attire avec une érigne. L'orifice interne ne peut être incisé que de dedans en dehors avec des lames cachées, dans le genre des uréthrotomes bilatéraux. La dilatation avec l'éponge préparée devra être faite d'abord et par l'introduction de sondes ou de bougies il faut que l'on veille au maintien de la dilatation.

Les *coliques menstruelles* paraissent dépendre plus souvent d'un rétrécissement de l'orifice *interne* que de l'étroitesse de l'orifice externe. C'est dans ces conditions que l'essai d'opérer une dilatation avec la sonde utérine paraîtra surtout rationnel. Les coliques menstruelles diminuent ordinairement après l'introduction de la sonde. Ce moyen est à la vérité d'une application difficile chez les filles vierges.

*Blessures de l'utérus.* — Le danger d'une lésion traumatique de l'utérus consiste avant tout dans l'imminence d'un épanchement sanguin au milieu de la cavité péritonéale et dans le développement d'une péritonite. A l'état de grossesse, il faut y ajouter le danger d'un avortement et de la pénétration complète ou partielle du fœtus dans la cavité abdominale. Exceptionnellement, la lésion se complique de grandes infiltrations sanguines dans le tissu cellulaire sous-péritonéal, et quelquefois, après de grandes ruptures de l'utérus, d'un prolapsus des intestins dans la cavité utérine et peut-être de l'étranglement d'une anse intestinale engagée entre les bords de la rupture. Dans les accouchements laborieux, il peut se faire une grande rupture transversale entre l'utérus et le vagin avec ou sans rupture du péritoine ou bien le col de l'utérus peut se déchirer de telle sorte que la vessie soit lésée en même temps et qu'il se développe une fistule vésico-utérine (voy. p. 586.)

Lorsque le fœtus a pénétré dans la cavité péritonéale à travers une fente de la matrice, on se demande si l'on doit faire immédiatement la gastrotomie, si l'on doit abandonner la malade à son sort, ou si l'on doit encore tenter l'extraction de l'enfant par les voies naturelles. Ce dernier procédé, porter la main dans l'utérus, ramener l'enfant dans le vagin, ne peut paraître praticable qu'en cas d'expulsion partielle du fœtus ou de fente très-large de l'utérus coïncidant avec un vagin spacieux et un orifice utérin largement ouvert. La gastrotomie doit être faite sans retard si l'on veut retirer l'enfant encore vivant. L'expectation est peut-être indiquée dans le cas où l'on est en présence d'un fœtus non arrivé à terme, qui pourra s'enkyster ou être entraîné plus tard par la suppuration, sans produire une péritonite immédiatement mortelle, une hémorrhagie, etc.

*Processus inflammatoires*. — Suivant que l'une ou l'autre des couches dont se compose la paroi utérine (péritoine et tissu conjonctif sous-séreux, fibres musculaires et vaisseaux, muqueuse avec ses follicules) est affectée de préférence ou suivant la part que ces parties prennent à la maladie, les phénomènes de l'inflammation utérine se modifient. Une différence essentielle est en outre déterminée par le siége principal de l'affection : col de l'utérus et museau de tanche (p. 587) ou bien corps de la matrice. Encore une condition qui entraîne de grandes différences, c'est l'acuité ou la chronicité du processus. La métrite parenchymateuse chronique diffère tellement des états inflammatoires aigus de l'organe, que plusieurs auteurs ont été jusqu'à donner à la métrite chronique un nom particulier, celui d'infarctus ou d'engorgement. Dans l'inflammation chronique, on observe divers états de relâchement hypérémique ou, au contraire, une tuméfaction et induration plus torpide qui, de son côté, forme la transition à un état *hypertrophique* de la matrice.

L'inflammation de l'utérus se trahit par des douleurs au sacrum et au bassin, par une sensibilité de l'organe pendant la défécation, et au toucher vaginal, par le niveau abaissé du col augmenté de volume, dilaté et même ramolli, par une fixité plus grande de l'utérus (1), en outre par le catarrhe, par des hémorrhagies qui trouvent leur explication dans la congestion et l'érosion inflammatoires. Divers troubles généraux, analogues aux troubles nerveux d'une grossesse commençante, peuvent compli-

---

(1) Dans tous les cas de métrite aiguë ou subaiguë soumis à mon observation, j'ai pu constater un abaissement du col de l'organe, son antéversion correspondant à une rétroversion du corps, un certain degré de rétroflexion et de fixité plus grande dans le petit bassin. On trouve l'explication de ces changements de situation et de cette fixité dans l'engorgement et l'infiltration des parties qui entourent l'utérus, surtout dans l'œdème du tissu conjonctif sous-séreux des ligaments larges.

quer la métrite chronique, tels que nausées, abattement, car-
dialgie, etc.

L'inflammation de l'utérus peut entraîner une adhérence de
l'organe avec les parties voisines, une flexion de l'utérus, une
occlusion de l'orifice et, en outre, comme déjà nous l'avons dit,
une hypertrophie caractérisée quelquefois par une grande augmentation de longueur, d'autres fois par un épaississement et un
agrandissement considérables du corps de la matrice, etc.

Parmi les remèdes locaux qui ont été recommandés contre les
états inflammatoires de la matrice, nous aurons à nommer avant
tout l'application d'un jet d'eau continu à l'orifice utérin, en
d'autres termes la *douche utérine*. On l'applique à l'aide d'un long
et mince tuyau qui descend d'un bassin situé à un niveau plus
élevé, ou bien à l'aide d'un jeu de pompe. Si l'eau ainsi projetée
contre l'organe est froide, on peut espérer qu'elle excitera des
contractions et qu'elle aura un effet tonique, astringent, antihé-
morrhagique. Cependant il en est aussi résulté des coliques utérines. Si l'on prend de l'eau chaude, on obtiendra peut-être plutôt
une réaction excitant à la résorption et indiquée contre les indurations torpides. Un jet énergique peut également provoquer une
excitation ayant son utilité dans certains cas et devant être évitée
dans d'autres.

Quelques praticiens prétendent avoir obtenu dans la métrite
chronique de bons résultats d'applications de *sangsues* au col
(opération que l'on ne peut faire qu'avec le secours du spéculum).
Au point de vue physiologique, on ne comprend guère que quelques sangsues puissent agir dans ce cas autrement qu'une simple
scarification.

*Périmétrite.* — La plupart des inflammations de la face externe
de l'utérus, du tissu péritonéal et sous-péritonéal de cet organe et de ses ligaments, et des vaisseaux et ganglions lymphatiques de ce tissu, dépendent des couches ou d'un avortement.
Ce sont des processus d'exsudation puerpérale, souvent fort co-
pieuse, fort dangereuse et ayant une forte tendance à la suppuration. Il se forme souvent des exsudats enkystés, soit que des
adhérences péritonéales isolent une collection, par exemple dans
l'espace de Douglas, soit que l'exsudat se réunisse dans le tissu
sous-séreux, surtout dans le ligament large, pour y former une
grande collection purulente. Les symptômes sont naturellement
fort variables suivant que l'inflammation et la formation d'abcès
se concentrent de préférence dans la région vésicale ou vers le

rectum ou dans la région iliaque ou à la paroi latérale du petit bassin, dans le voisinage des nerfs sacrés, ou dans plusieurs de ces endroits à la fois.

Au point de vue chirurgical, la principale question est ici le diagnostic de l'abcès et l'indication de son ouverture artificielle.

La formation d'un abcès se reconnaît ordinairement par une tumeur circonscrite et tendue, sensible et douloureuse, qui s'observe à côté de la matrice. Le plus souvent ce symptôme se remarque du côté du ligament large, au-dessus du pli de l'aine. On peut recourir dans ce cas à la percussion pour arriver à un diagnostic plus sûr. Quelquefois le diagnostic d'une collection purulente est facilité par le toucher vaginal ou rectal, ou bien par la palpation extérieure secondée par le toucher.

Il n'est pas rare que ces collections purulentes finissent par se résorber, mais elles peuvent aussi se vider intérieurement et en haut et entraîner ainsi une péritonite mortelle. Plus souvent encore il arrive que le pus se fraye un chemin par le vagin, le rectum, l'anneau crural ou l'échancrure sciatique. L'évacuation par le rectum ou la vessie n'est pas si dangereuse qu'au premier abord on serait tenté de le croire ; le plus souvent il paraît qu'il n'y a que de petites perforations valvulaires qui laissent échapper le pus sans laisser pénétrer en même temps le contenu de l'intestin ou l'urine dans la cavité de l'abcès. Cependant on ne se fiera pas à ce résultat, mais on ouvrira de bonne heure un abcès qui menacerait de se vider ainsi dans le rectum ou la vessie. Rarement, il est vrai, on parviendra à établir le diagnostic assez tôt et assez sûrement pour pouvoir ouvrir l'abcès artificiellement, par exemple au fond du vagin.

Lorsqu'on a reconnu chez une femme en couches un abcès dans la région iliaque, on se demande : l'abcès a-t-il son siége dans le tissu sous-séreux, par exemple dans le tissu conjonctif du ligament large ou bien dans l'intérieur du péritoine? Comme on ne peut généralement pas le savoir il ne sera guère permis d'inciser plus profondément que jusque dans le tissu sous-séreux. Si alors le pus n'arrive pas encore, on doit se contenter d'avoir préparé une issue et l'on attendra que la perforation spontanée se fasse par l'endroit incisé. Si le pus commence à fuser du côté de l'anneau crural, le long du côté externe de l'artère iliaque, on n'hésitera pas d'inciser de ce côté. On met à nu le ligament de Poupart, on divise immédiatement les fibres superficielles de l'aponévrose crurale et l'on se fraye de là un chemin au tissu cellu-

laire du ligament large , soit avec une pince à pansement, soit
avec une sonde cannelée, soit avec un autre instrument mousse
de cette nature. Ensuite on introduit aussi le doigt et l'on dilate
encore plus l'ouverture par la pression de ce dernier. Le pus s'é-
coule alors immédiatement, en supposant, bien entendu, qu'il se
soit avancé jusqu'à l'anneau crural. Par cette voie, la lésion est
beaucoup moindre que si l'on divise les trois muscles de l'abdomen au-dessus du ligament de Poupart.

Il est dangereux de ponctionner les abcès profonds de l'abdomen avec
le trocart, et l'on n'osera avoir recours à ce procédé que dans les endroits
où l'on ne risque pas de rencontrer le péritoine. Si la cavité abdominale était atteinte par le trocart en même temps que l'abcès, une péritonite mortelle pourrait en être le résultat.

Lorsque des fusées purulentes se sont faites du côté de la fesse, par
la petite échancrure sciatique, le moyen qui convient le mieux pour
évacuer le pus est de diviser transversalement les fibres du grand
fessier (voy. chap. XIII).

, *Catarrhe utérin.* — Les catarrhes de l'utérus dépendent, les uns,
d'une maladie constitutionnelle, par exemple de la chlorose ; les autres
d'une maladie locale de l'utérus, par exemple d'un polype ou d'un
gonflement métritique ; enfin, il en est d'autres qui existent indépendamment de toute autre affection et qui forment à eux seuls toute la
maladie. Un cas de cette dernière espèce serait, par exemple, l'inflammation de la muqueuse utérine par l'infection blennorrhagique. — Le
traitement local n'est qu'exceptionnellement indiqué contre les écoulements utérins. Lorsque la muqueuse, surtout celle de l'orifice utérin et
du col, se trouve dans un état de relâchement torpide avec procidence
de quelques parties ayant subi une dégénération granuleuse, il y a lieu
de toucher avec le nitrate d'argent ou d'employer des remèdes semblables. Le nitrate d'argent est simplement appliqué sur la partie malade de l'orifice utérin ou introduit à l'aide d'un porte-caustique dans
la cavité de l'organe et surtout du col ; enfin, on peut encore l'injecter
en solution et par petites quantités à la fois avec une longue seringue
de verre. Cette dernière opération présente l'inconvénient de provoquer
de violentes coliques utérines et d'exposer même le péritoine à raison
de la communication de la cavité utérine avec la cavité péritonéale par
l'intermédiaire des trompes. (Le moyen qui me semble mériter la préférence contre l'état granuleux de la muqueuse utérine, c'est le badigeonnage avec une solution concentrée de chlorure de zinc.)

*Hémorrhagies de la matrice.* — La plupart des hémorrhagies importantes de la matrice coïncident avec la grossesse, l'avortement, les
couches, et rentrent, par conséquent, dans le domaine de l'art obstétrical. Cependant il existe aussi un certain nombre de maladies chirurgicales de l'utérus qui se compliquent d'hémorrhagies considérables et

réclament par conséquent un traitement spécial. Telles sont les hémorrhagies qui s'ajoutent aux polypes, aux fibroïdes, à la métrite, aux flexions, aux inflammations et aux dégénérations du col, par exemple au cancer. L'opération des polypes est surtout exigée par les hémorrhagies épuisantes. Cette même cause indique quelquefois l'opération d'un fibroïde (p. 600). Une rétroflexion, surtout compliquée d'avortement, peut rendre nécessaire le redressement du fond de la matrice pour arrêter une hémorrhagie. — Dans le cas où le col de la matrice montre une surface excoriée avec procidence de la muqueuse et forte disposition à saigner, il faut quelquefois cautériser la surface malade.

Pour arrêter les hémorrhagies utérines, on emploie principalement les injections d'eau froide. L'indication du tamponnement ne se présente guère pour les hémorrhagies de cette nature.

*Diagnostic des tumeurs utérines.*—On examine généralement la malade pendant qu'elle est debout, pour reconnaître l'élévation du niveau de la matrice, sa direction, son poids, sa mobilité. La position horizontale offre pour l'examen cet avantage qu'en même temps on peut palper l'abdomen avec l'autre main et pousser la tumeur contre le doigt explorateur introduit dans le vagin. En cas de flaccidité de la paroi abdominale on peut, pendant que le doigt d'une main est porté dans le vagin et que l'autre main est appliquée sur l'abdomen, saisir en quelque sorte l'organe entre les doigts. Par le toucher rectal on peut également se renseigner sur la situation et la forme de l'utérus, surtout lorsque l'hymen est encore intact ou bien lorsqu'il y a rétroflexion. Si l'on porte l'indicateur dans le rectum et le pouce de la même main dans le vagin sur l'orifice utérin et qu'en même temps on presse, avec l'autre main appliquée au-dessus de la symphyse, l'organe contre ces deux doigts, on peut juger avec plus de certitude encore la forme et les dimensions de l'utérus.

Souvent il faut la plus grande attention pour ne pas confondre une tumeur qui déplace l'utérus avec l'utérus lui-même. Ce sont surtout les tumeurs de l'ovaire, la grossesse extra-utérine et diverses tumeurs ayant pour point de départ les organes de l'abdomen qui donnent lieu à ces difficultés de diagnostic (voy. p. 284).

Une hypertrophie partielle des lèvres de l'orifice utérin, ou une inversion, ou une chute de la matrice, quand son orifice est rétréci ou fermé, peuvent être pris pour des polypes par un observateur peu attentif. On peut aussi confondre un polype mou, creux, vésiculeux avec un prolapsus ou une inversion. — Les flexions de la matrice, quand le fond de l'organe appuie contre le cul-de-sac antérieur ou postérieur du vagin, ont très-souvent été confondues avec des tumeurs. — Enfin la grossesse, surtout lorsqu'elle présente des irrégularités dans sa marche, qu'il y a un agrandissement irrégulier de l'utérus ou une anté- ou une rétroflexion concomitante, en outre la grossesse interstitielle, tubaire, ovarienne, ou bien la grossesse compliquée de tumeurs, d'hydropisie, etc., peuvent occasionner bien des difficultés et des erreurs de diagnostic. La plupart de ces erreurs proviennent, il est vrai, d'une exploration inexacte ou de conclusions trop promptes et trop hasardées. Quelques-unes des difficultés qui se présentent sont vaincues plus facilement lorsqu'on prend à son secours la sonde utérine.

*Sonde utérine.* — Dans quelques cas on se sert d'une sonde utérine montée sur un manche pour s'assurer de la perméabilité de l'orifice et de la cavité du col utérin, ou bien pour reconnaître la longueur, la direction et la position de l'utérus. Lorsque la sonde pénètre facilement jusqu'à la longueur normale, on a la certitude que l'orifice interne est suffisamment perméable; si la longueur du trajet parcouru par la sonde dans l'intérieur de l'utérus est extraordinairement grande, c'est une preuve que l'organe est allongé. Si à travers la paroi utérine on sent l'extrémité de la sonde dans la région de la symphyse, on a la preuve que le fond de l'utérus occupe une position normale. Si l'on est forcé de diriger l'extrémité de la sonde en arrière ou fort en avant pour pouvoir pénétrer plus profondément, si après cela l'organe se présente dans une position droite, et si une tumeur sentie auparavant dans le fond du vagin est en même temps effacée, il y a lieu de diagnostiquer une flexion de la matrice. C'est qu'en effet la sonde a momentanément corrigé la flexion de l'utérus. Si, au contraire, on reconnaît par la sonde que le fond de la matrice est normalement constitué et normalement situé, cette condition autorise à la conclusion négative, qu'une tumeur que l'on pouvait croire appartenir à l'utérus est située hors de cet organe et n'a peut-être rien de commun avec lui. S'il est impossible de sentir l'extrémité de la sonde à travers la paroi abdominale normalement constituée, la cause en est peut-être une tumeur située dans la paroi de l'utérus ou au devant d'elle. — On remarque quelquefois qu'un mouvement ou un déplacement communiqué à la matrice avec la sonde ne déplace pas du même coup la tumeur en question, et qui, par conséquent, alors ne peut pas adhérer à la matrice. — Le même instrument peut quelquefois être utilisé pour la dilatation d'un rétrécissement, surtout de l'orifice interne.

La sonde utérine procure donc plusieurs avantages. Cependant on doit se garder de trop se fier aux signes, quelquefois trompeurs, donnés par cet instrument. Il peut arriver que la sonde ne trouve pas très-bien son chemin dans la cavité du col, qu'elle est par exemple retenue par un pli ; dans ce cas on commettrait une grosse erreur si l'on se hâtait de déclarer la cavité du col oblitérée ; d'un autre côté, l'utérus peut être allongé et en même temps fléchi ; dans un cas semblable, la sonde pénètre à environ deux pouces de longueur, et l'on est tenté d'admettre que l'organe est petit et qu'une tumeur se trouve située à côté de lui ; mais, en examinant de plus près, on voit que la sonde peut être engagée encore bien plus loin et que la tumeur supposée, c'est-à-dire le fond de la matrice faisant saillie dans le vagin, s'efface pour la raison très-simple que ce n'était pas une tumeur, mais le corps non redressé de la matrice. — Toutes les fois que l'on soupçonne une grossesse, on ne doit pas tenter une exploration avec la sonde utérine, car on encourrait la grave responsabilité d'un avortement. — Il n'est permis d'introduire la sonde qu'avec prudence et avec toute la légèreté de main possible, parce que sans cela on risquerait de perforer un tissu peut-être ramolli et d'entraîner une péritonite.

Pour introduire la sonde utérine on applique ordinairement deux doigts d'une main sur l'extrémité du col, ensuite on fait glisser la sonde dans la gouttière formée par ces deux doigts pour la pousser dans l'orifice. S'il n'y a pas suffisamment d'espace pour deux doigts, on se sert de l'index seul pour conduire la sonde. Une saillie que la sonde présente sur son côté convexe permet de reconnaître si l'instrument a pénétré à une profondeur normale, environ quatre travers de doigt ou au delà. Si l'on veut avoir une mesure plus exacte on retire la sonde, en tenant le doigt fortement appliqué à la partie qui correspond au niveau de l'orifice, et l'on regarde jusqu'où elle a pénétré.—Si l'on applique une main à l'hypogastre pendant que la sonde se trouve dans l'utérus, on peut généralement sentir la pointe de l'instrument à travers les téguments. Si l'on porte un doigt dans le rectum, pendant que la sonde sort ou pénètre, on peut en suivre les mouvements par cette voie.

Si la sonde ordinaire ne peut servir il faut en prendre une plus fine, qu'on choisit le mieux en fil métallique flexible et dont on peut modifier la courbure selon le besoin. Dans des cas particulièrement difficiles, je me suis servi avec avantage d'une sonde de baleine que l'on pouvait sortir d'une gaîne métallique.

Lorsque le col est ratatiné, ou détruit, ou que l'orifice est rétréci et qu'on n'est pas en état de bien le reconnaître avec le secours des doigts ou d'y introduire la sonde, on peut se servir du spéculum. Mais il y a des cas où l'on ne réussit même pas par ce moyen. Si l'on examine ces femmes pendant leurs règles, on réussit mieux, parce qu'à ce moment le sang qui s'écoule permet de mieux reconnaître l'orifice utérin.

*Tumeurs fibroïdes de l'utérus.* — Sur aucun organe les tumeurs fibroïdes ne s'observent aussi fréquemment que sur l'utérus. Elles se composent ordinairement d'un tissu solide, pauvre en vaisseaux ; mais il peut aussi arriver qu'une vascularisation plus abondante, une exsudation séreuse entre les fibres, une formation cystique, voire même l'infiltration cancéreuse s'ajoutent au fibroïde.

Selon le siége occupé par les fibroïdes utérins on peut en distinguer trois espèces : les fibroïdes sous-muqueux, c'est-à-dire ceux qui croissent en dedans, et auxquels on a aussi donné le nom de *polypes*, ceux qui se développent en dehors ou fibroïdes *sous-péritonéaux*, enfin ceux qui restent circonscrits dans le tissu utérin ou fibroïdes *intrapariétaux*. Naturellement il existe entre ces trois types principaux des degrés intermédiaires, qui se tiennent sur la limite de l'un ou de l'autre. Ainsi, par exemple, il y a des fibroïdes à large base situés sous la muqueuse et qu'on a décrits, soit sous le nom de fibroïdes sous-muqueux, soit sous celui de polypes largement pédiculés ; et, en effet, on peut leur appliquer avec le même droit l'un et l'autre nom.

Les fibroïdes les moins dangereux sont les fibroïdes sous-péritonéaux ; ils n'occasionnent d'embarras que quand ils deviennent très-volumineux et gênent les organes voisins par la pression qu'ils exercent sur eux. La plupart des fibroïdes sous-péritonéaux ne donnent pas de symptômes ; souvent ils s'incrustent de dépôts calcaires d'une manière tout à fait inaperçue. — Encore les fibroïdes interstitiels restent souvent, surtout lorsqu'ils sont petits, sans produire de symptômes. Mais lorsqu'ils prennent un développement considérable, il en résulte une hypertrophie de l'utérus ; même on peut observer une augmentation générale du volume de la matrice simulant un état de grossesse. Cela arrive surtout quand le fibroïde occupe le fond de l'organe et en envahit peu à peu la cavité. L'agrandissement de l'utérus peut se faire ici absolument comme dans la grossesse, le vagin peut s'allonger par l'ascension de l'organe, les veines se développer, le col s'effacer et même les mamelles subir un gonflement sympathique.

Les symptômes que peuvent produire beaucoup de fibroïdes, surtout quand ils augmentent rapidement de volume, sont : la colique utérine, le catarrhe utérin, l'hémorrhagie, la stérilité, l'avortement, les hémorrhagies après l'accouchement, un accouchement laborieux, la rupture de l'utérus pendant le travail, etc. Il peut aussi survenir une aménorrhée et une oblitération partielle ou même totale de la cavité utérine par réunion adhésive des parois étroitement appliquées l'une contre l'autre.

Les fibroïdes se reconnaissent surtout à leur forme ronde et à leur texture solide. L'absence d'un pédicule polypeux peut ordinairement être préjugée par le fait seul que la tumeur, même après une existence prolongée, ne montre aucune tendance à faire saillie hors de l'orifice utérin. Dans quelques cas douteux, la sonde peut servir à dissiper l'incertitude, par exemple lorsque le diagnostic flotte entre une rétroflexion et un fibroïde de la paroi postérieure de l'utérus. — Lorsqu'un fibroïde se dirige, en se développant, du côté de l'orifice utérin, il peut arriver que sa surface s'érode ou s'ulcère et se mortifie ; dans ce cas, on peut confondre la maladie avec le cancer.

La thérapeutique n'offre pas de grandes ressources contre les fibroïdes. On est presque exclusivement réduit aux remèdes palliatifs. On a quelquefois vu une grossesse ou une cure d'eaux minérales amener la résorption de ces tumeurs. Dans quelques cas rares, le fibroïde se développe plus bas, du côté de l'orifice et devient ainsi susceptible d'être énucléé complétement ou excisé partiellement. L'opération, il est vrai, est loin de conduire toujours à un résultat certain. On dilate ou l'on fend, s'il y a lieu, l'orifice utérin, on divise les fibres utérines qui couvrent la tumeur, puis on essaye l'énucléation avec des érignes et des pinces-érignes en tirant et en tordant, en déchirant et en décollant et en retranchant enfin ce qui reste avec les ciseaux courbes. Naturellement on ne réussit pas toujours ; mais on prétend avoir déjà obtenu des résultats utiles d'une simple extirpation partielle.

Quelques cas de fibroïde interstitiel de la région inférieure de l'utérus m'ont déjà porté à penser que peut-être on pourrait faire saillir ces fibroïdes spontanément par le col, si l'on divisait les fibres de la paroi externe de l'utérus qui les couvrent. Je crois que par ce moyen on pourrait transformer peu à peu le fibroïde en polype ; car, en définitive, la différence entre ces deux produits ne dépend que de conditions mécaniques de croissance, conditions en vertu desquelles le fibroïde poursuit son développement interstitiel, tandis que le polype est poussé en avant et chassé de la paroi, et reçoit ainsi un pédicule.

*Polypes de l'utérus.* — Les polypes utérins les plus communs sont les *polypes fibreux* ou *fibroïdes*. On ne peut s'expliquer leur production que par le développement allant exclusivement de dehors en dedans d'un fibroïde ayant pris naissance immédiatement au-dessous de la muqueuse ou très-près de cette membrane; ce fibroïde exerce un tel tiraillement sur la muqueuse qui s'est distendue au-devant de la tumeur et a subi une sorte de constriction annulaire derrière elle, qu'il finit par en résulter une tumeur piriforme et pédiculée. La plupart des polypes de cette espèce prennent leur point de départ sur la partie inférieure de l'utérus; ils sont implantés sur la cavité du col qu'ils dilatent. Il arrive plus rarement que le polype se développe par en haut pour s'engager dans la cavité utérine. Il y a lieu de supposer aussi que des contractions analogues aux douleurs de l'enfantement tendent à chasser le polype, qu'elles contribuent à en allonger ainsi le pédicule et impriment à son développement la direction de haut en bas. La tumeur est poussée lentement par l'orifice utérin, quelquefois aussi subitement, au milieu de douleurs analogues à celles de l'enfantement; si le pédicule subit un allongement considérable, elle peut même apparaître entre les grandes lèvres. Quelquefois ces tumeurs entraînent la paroi de l'utérus qui subit un renversement partiel. De grands polypes peuvent remplir le vagin à l'instar d'une tête d'enfant. Si l'orifice du vagin est étroit et peu dilatable ou bien si l'hymen est encore intact et que par conséquent le polype ne puisse descendre plus bas en grandissant, il se développe aux dépens de la partie supérieure du vagin, allonge ce dernier et fait remonter l'utérus en le poussant au devant de lui. Cet état de chose peut aller tellement loin que le polype se dégage complétement du petit bassin qui ne lui offre plus assez de place, et qu'on finit par sentir très-distinctement la matrice déplacée et les ovaires dans la région ombilicale.

Les accidents qu'entraîne un polype fibreux sont : des accès de colique utérine, un tiraillement douloureux, une pression sur les organes voisins, le catarrhe, la stérilité, l'avortement, mais principalement des hémorrhagies qui reviennent sans cesse et qui finissent par compromettre l'existence. Quelquefois les polypes fibreux de la matrice sont eux-mêmes assez vascularisés, et le gonflement, la distension et le tiraillement de ces vaisseaux peuvent faire naître, soit des hémorrhagies, qui se font dans le tissu de la tumeur, soit, comme il arrive beaucoup plus souvent, des pertes de sang par le vagin.

Le diagnostic de ces polypes est généralement fort simple et facile. On sent avec le doigt la tumeur piriforme, le plus souvent polie, sortant par l'orifice utérin. Lorsqu'un polype se trouve encore dans le col de la matrice sans avoir suffisamment dilaté l'orifice, il peut y avoir avantage à explorer pendant les règles, parce qu'alors les lèvres de l'orifice sont un peu plus molles et plus écartées. Même l'application d'un cône d'éponge préparée, d'après Simpson (p. 594), se montre parfois utile, l'orifice et le col étant ainsi dilatés et la cavité utérine devenant par le fait même plus accessible au doigt explorateur. Lorsqu'une ulcération de la muqueuse ou une fonte gangréneuse se produisent sur un polype fibroïde, on peut, par défaut d'attention, le confondre avec un cancer. La distinction entre le polype et le renversement du fond de l'utérus se trouve page 619. On ne peut pas toujours distinguer ces polypes d'un fibroïde sous-muqueux, c'est-à-dire d'un polype à large base, parce que l'on ne peut pas toujours contourner la tumeur avec le doigt ou des sondes aussi bien que ce serait à désirer. Quelquefois il s'élève aussi des doutes sur la nature fibreuse de la tumeur, lorsqu'elle est molle, compliquée d'extravasats ou de kystes à l'intérieur, et, en général, lorsque le type fibroïde n'est pas bien prononcé. Comme il y a des polypes de nature douteuse, d'une texture non manifestement fibreuse, composés d'éléments divers, se rapprochant tantôt du sarcome, tantôt du myxome, on comprend facilement qu'on ne puisse pas toujours prononcer un diagnostic certain sur la nature de la tumeur.

Un deuxième genre de polypes utérins comprend les *polypes dits muqueux*. Ce sont des productions molles ayant leur point de départ sur la muqueuse du col. Ils se composent d'un ou de plusieurs follicules hypertrophiés ou d'un tissu cellulaire fibreux, rempli d'un liquide gélatineux, qui pousse en avant la muqueuse de la cavité utérine et l'entraîne souvent derrière lui sous forme d'un pédicule. Ces polypes paraissent se développer quelquefois aux dépens des œufs de Naboth du col de la matrice. Ils sont tantôt ronds et vésiculeux, tantôt granulés, frangés, plus vascularisés et d'une teinte tantôt bleuâtre, tantôt rouge-cerise.

Outre ces deux formes de polypes, plusieurs autres espèces de tumeurs peuvent encore se présenter sous une forme polypeuse, par exemple des excroissances spongieuses qui possèdent plutôt le caractère de granulations bourgeonnantes, ou bien certaines excroissances plus solides qui représentent une hypertrophie locale d'une partie du col (p. 589) ; enfin des productions cancéreuses, épithéliales ou encéphaloïdes de forme et de consistance très-variées.

Un produit qu'il n'est pas permis de confondre avec les tumeurs polypeuses et qu'on a appelé fort improprement polype fibrineux, ce sont des caillots sanguins durs et volumineux qui se forment quelquefois dans le col de la matrice, le remplissent à la manière d'un polype, après l'avoir dilaté et en dépassent même l'orifice. On éloigne ces caillots fibrineux avec une pince longue et mince, le mieux avec celle de Luer, ou, plus simplement encore, avec les doigts, le bouchon sanguin étant pressé hors du col à l'aide du doigt qu'on fléchit légèrement après l'avoir introduit dans l'orifice.

Toutes les fois que les tumeurs polypeuses occasionnent des accidents par la pression, le tiraillement, le catarrhe, l'hémorragie, l'ulcération, etc., ou bien lorsque ces accidents sont à redouter d'un accroissement de la tumeur, l'ablation de cette dernière se trouve indiquée. On n'a généralement le choix qu'entre la section ou la ligature. Ce n'est que d'une manière tout à fait exceptionnelle qu'on peut recourir à l'écrasement d'un polype très-mou, à la torsion ou à l'arrachement d'une tumeur à pédicule mince, à l'écrasement de la base ou à la cautérisation, lorsque le polype est mou, monté sur un large pédicule et d'une texture spongieuse ou granuleuse.

L'*excision* est le moyen le plus simple et le plus rationnel dans la plupart des cas. On saisit le polype avec une pince, le plus simplement avec une pince de Museux droite, on l'attire légèrement et l'on coupe son pédicule avec de forts ciseaux courbes sous la protection de deux doigts portés dans le vagin. L'opération est dans la plupart des cas très-facile, surtout lorsque le pédicule peut-être amené jusqu'au dehors; dans d'autres cas, elle est plus difficile. L'art consiste à manier les ciseaux uniquement d'après le toucher, attendu que l'on peut être dans le cas d'attaquer le pédicule ou la base d'un grand polype bien haut dans le fond du vagin et derrière le corps de la tumeur, n'ayant pour se guider et pour protéger les parties que les doigts explorateurs.

Évidemment on laissera plutôt subsister une petite partie du polype qui peut ensuite être entraînée par la suppuration que de risquer une lésion de l'utérus.

Les sections avec les ciseaux courbes pouvant, avec un peu de précaution, se faire ordinairement avec une grande sûreté dans l'intérieur du vagin, on n'a pas de raison pour tirer sur le polype avec assez de violence pour risquer de rompre l'utérus.

Il faut veiller à ce que le vagin ne s'engage pas entre les lames ni entre les branches des ciseaux ; cependant cet accident est à redouter beaucoup moins qu'on ne serait tenté de croire au premier abord, le vagin ayant pris sous l'influence de sa longue dilatation une certaine rigidité qui ne lui permet pas de presser si fortement contre les instruments, que si le canal était sain et possédait encore toute son élasticité.

L'hémorrhagie survenant après l'excision d'un polype est sou-

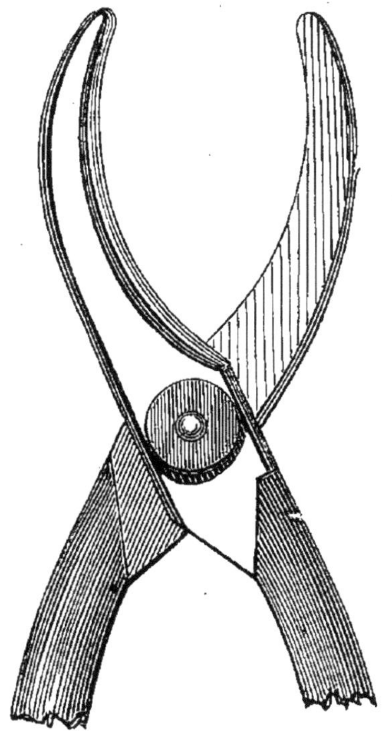

Fig. 81.

vent insignifiante ; ce n'est que d'une manière exceptionnelle qu'on observe une perte de sang abondante contre laquelle il

34.

faut employer des injections froides ou le tamponnement. Alors même que le polype est parcouru à sa base par des vaisseaux sanguins abondants, ces derniers se ferment sous l'influence du retrait du moignon ou de la contraction de l'utérus.

. Si les polypes sont très-grands, leur ablation ressemble à un accouchement artificiel. Il peut être indiqué de saisir la tumeur avec un petit forceps et de l'extraire comme une tête d'enfant, quelquefois après avoir déjà coupé le pédicule. Souvent on est forcé de saisir et d'attirer le polype avec de grandes pinces de Museux ou avec de érignes doubles, ou avec des cordons et des lacs solides, pendant que l'on cherche à diviser le pédicule avec les ciseaux. Si l'entrée du vagin se montre trop étroite, on peut l'agrandir par de petites incisions au périnée, le mieux dans une direction oblique (p. 533). Si l'on veut éviter ce moyen ou bien si la tumeur est par trop grande, il faut la fragmenter, retrancher une portion en forme de coin de son milieu ou la broyer, la triturer avec un céphalotribe. La fig. 81 montre un modèle de cisailles qui ont rendu de bons services dans quelques opérations de ce genre. Ces cisailles sont disposées de telle sorte que leurs branches se séparent pour être introduites chacune isolément, comme les cuillers du forceps. Après les avoir articulées, on fragmente le polype avec beaucoup de rapidité.

Pour l'ablation des grands polypes, il se présente souvent, outre l'étroitesse de la sortie du vagin, un second obstacle qui consiste dans l'*étroitesse relative de l'entrée du bassin.* Il faut que l'on fragmente ces polypes, ne serait-ce que pour les faire descendre dans le petit bassin; le polype divisé en deux ou seulement largement incisé (en long ou transversalement ou en spirale, d'après Hegar) devient mobile, se laisse tirer en bas et peut ensuite être retranché complétement. (Les cisailles m'ont encore rendu de bons services dans ces sortes de cas pour fragmenter les polypes fibroïdes proéminant dans le petit bassin).

Si un polype est encore en grande partie engagé dans l'utérus et qu'on ne puisse pas l'en faire sortir à l'aide de tractions, on peut, pour lui faire de la place, dilater l'orifice utérin avec de l'éponge préparée ou l'inciser avec les ciseaux ou avec un scalpel pointu à manche long. A cet effet, il faudrait introduire un spéculum et attirer convenablement le polype, ainsi que le col de la matrice. Mais, en général, on attend, pour opérer, que le polype ait passé à travers l'orifice. S'il est impossible d'attendre, si le danger presse, il faut chercher à arriver aussi bien que possible sur la tumeur dans l'intérieur de l'utérus avec des ciseaux courbes pour la retrancher en totalité ou au moins en partie (voy. p. 601).

La *ligature* est plus compliquée et souvent plus douloureuse et plus longue que l'excision, et elle peut entraîner une infection putride par l'ulcération et la destruction gangréneuse de la partie liée. Par contre, la ligature met beaucoup plus à l'abri des hémorrhagies. L'anse est conduite avec le doigt ou avec de forts porte-ligatures autour du pédicule de la tumeur, ensuite on enroule les deux chefs de la ligature l'un autour de l'autre, et on les fait passer par un tube ou un chapelet, de telle sorte qu'en tirant sur les chefs de la ligature, on étreigne le polype. Au lieu des porte-ligatures, on peut se servir de deux canules qu'on réunit en une pièce au moyen d'un double anneau qui les embrasse et qu'on met ensuite en rapport avec un serre-nœud. A l'aide de ce dernier, on serre la ligature tous les jours un peu plus jusqu'à ce que la tumeur meure et tombe. On fait toujours bien de placer le serre-nœud sur le côté antérieur, parce que de ce côté il communique par le plus court chemin avec le dehors. Aussitôt que la ligature se relâche, on la resserre jusqu'à la chute de la tumeur. Si le pédicule de la tumeur est épais et son tissu humide, elle meurt en offrant des phénomènes de tuméfaction et de putréfaction ; si, au contraire, son pédicule est mince et son tissu sec, elle ne se modifie pas fortement et tombe.

L'emploi de l'écraseur linéaire et de l'appareil galvano-caustique a sur la ligature l'avantage d'une action plus rapide. Mais on peut faire à ces deux méthodes le même roproche qu'à la ligature : si le pédicule est mince, il n'y a pas de raison pour employer des appareils aussi compliqués ; si, au contraire, le pédicule est large, il est difficile ou impossible de les appliquer. On ne leur accordera donc qu'exceptionnellement la préférence.

Les *polypes muqueux* de l'orifice utérin ou de la cavité du col s'opèrent le mieux avec le secours du spéculum. On les saisit avec une pince longue et on les retranche avec des ciseaux également longs. Quelquefois on peut les arracher ou les tordre avec la pince à polype, tout comme les polypes muqueux du nez. Si tout n'a pas été enlevé, on détruit le reste par la cautérisation pour empêcher les récidives.

*Cancer de l'utérus.* — Le cancer de l'utérus débute ordinairement au col. Mais il est rare que la maladie soit reconnue dès le principe. Ordinairement on ne s'aperçoit du mal que lorsqu'il a déjà fait des progrès et occasionné des douleurs. On constate alors un état d'induration du col vaginal, plus rarement un ramollissement fongueux, saignant au moindre attouchement et

souvent même sensible au toucher. Tôt ou tard surviennent l'ulcération, la production d'une sanie fétide, l'extension de l'induration et de l'ulcération au vagin, à la vessie, au rectum, au
péritoine, aux ovaires, aux ganglions du bassin ou aux autres
parties de la paroi pelvienne et les malades finissent par mourir
d'épuisement, de douleurs et de dyscrasie générale.·

Comme il n'y a pas de signe certain qui permette de distinguer une
induration cancéreuse récente du col de la matrice, d'une induration
bénigne ou une végétation cancéreuse de la muqueuse d'une procidence
bénigne de la muqueuse utérine tuméfiée, ou un ulcère cancéreux au
début d'un ulcère non cancéreux (par exemple d'un ulcère syphilitique
secondaire), il reste dans ces cas, pour le praticien, bien des incerti-
tudes. — À la page 603, nous avons déjà fait observer qu'il n'est pas
permis de confondre un fibroïde ulcéré avec un cancer.

Parmi les nombreuses variétés que peut affecter le cancer de la
matrice et surtout le cancer du col, nous avons à rappeler deux
formes qui permettent plutôt que d'autres une intervention chirurgicale : *ce sont les ulcères cancéreux superficiels et les excroissances épithéliales papillaires.* Les premiers peuvent quelquefois
être guéris par la cautérisation, tandis que les excroissances réclament plutôt l'excision et surtout l'excision de leur base dégénérée, c'est-à-dire de tout le col utérin. Les épithéliomes du col,
appelés aussi excroissances en chou-fleur, tumeur papillaire,
cancer villeux, sont quelquefois d'une nature plus bénigne ou
moins maligne en ce sens que la récidive n'arrive pas si vite ni
dans tous les cas possibles (1). Ce sont des excroisssnces molles,
très-humides, fournissant ordinairement une sécrétion profuse,
très-liquide, se décomposant parfois rapidement et répandant
alors une odeur très-fétide. Quelquefois elles sont fort disposées
à saigner. La douleur est nulle ou relativement faible. La maladie
se transmet souvent au vagin ou se développe simultanément
dans la muqueuse de ce canal. L'ulcération s'y ajoute tôt ou
tard. Mais à raison de l'écoulement abondant et de la mauvaise
odeur les malades se décident plus facilement à demander

_____________

(1) Personne n'osera soutenir qu'une tumeur du col en chou-fleur
soit nécessairement de nature carcinomateuse. — De plus, il faut bien
se rappeler qu'on remarque ici les granulations et les modifications les
plus variées du cancer papillaire, et que le type chou-fleur n'en est pas
le type essentiel.· · ·

le secours du médecin de bonne heure, avant que l'ulcération se soit produite et avant que la maladie ait pris une trop grande extension.

On retranche ces tumeurs épithéliales en même temps que leur base avec les ciseaux, on fait en un mot l'amputation du col dégénéré. Pour exécuter cette opération, on peut se servir de deux spéculums univalves et faire l'excision dans l'espace circonscrit par ces instruments, ou bien on opère au simple toucher avec de grands ciseaux courbes dont les lames sont guidées par l'extrémité des doigts, ou bien enfin on attire le col avec la pince de Museux, opération par laquelle on renverse en même temps la partie supérieure du vagin, ensuite on retranche tout ce qui est dégénéré du col rendu visible autant que possible.

Ordinairement le but sera le mieux atteint avec les ciseaux courbes conduits sur les doigts. Ainsi on porte deux doigts de la main gauche derrière le col et l'on applique les ciseaux sur le cul-de-sac antérieur pour les faire agir ensuite avec précaution et par des sections répétées dans la direction du cul-de-sac postérieur. Après avoir retranché de cette manière le col de la matrice, on peut appliquer les spéculums univalves pour se rendre compte du résultat obtenu et exciser entre les deux valves toute partie encore suspecte du col de l'utérus ou du fond du vagin. Au besoin, on ajoute la cautérisation.

Il n'est pas commode d'opérer avec le secours d'un long spéculum tubulaire, parce que les parois rigides du tube limitent trop le champ d'action des instruments. En attirant le col avec les pinces de Museux, on s'expose trop à déchirer le néoplasme, à raison de sa mollesse, et à produire ainsi de fortes hémorrhagies ; d'un autre côté, il serait ainsi beaucoup plus difficile de bien se rendre compte de la situation du péritoine qu'il faut ménager à tout prix, qu'en laissant l'utérus dans sa position normale.

L'écraseur linéaire ou l'appareil galvano-caustique ne mériterait la préférence sur les ciseaux qu'autant qu'on aurait à redouter de fortes hémorrhagies. Mais ordinairement il est facile d'arrêter le sang après l'amputation du col même dans les cas où le moindre attouchement du col malade est suivi d'une forte hémorrhagie.

Pour guérir un col ulcéré par *la cautérisation*, on peut employer le fer rouge. Un spéculum de corne ou d'ivoire ou bien un spéculum en étain couvert intérieurement de papier mouillé est appliqué autour du col, puis on touche les parties malades avec un ou plusieurs cautères qui se terminent en cône mousse ou en boule. La douleur occasionnée par cette opération est excessivement faible. Évidemment on fera suivre la cautérisation immédiatement d'une injection d'eau froide. Si l'on veut cautériser avec la potasse caustique, on se sert d'un porte-caustique bien approprié ; on neutralisera immédiatement avec du vinaigre, ou l'on éloignera par une injection d'eau la potasse caustique en excès qui peut encore adhérer aux parties, pour empêcher qu'elle fuse le long des parois du vagin et y produise une destruction inutile. Le chlorure de zinc, à l'état solide, en flèche caustique, est très-efficace pour détruire un col cancéreux. Mais il importe de bien protéger le vagin de tout contact avec le caustique. Lorsqu'un ulcère cancéreux du col de l'utérus s'étend en profondeur, on peut très-commodément poursuivre la cautérisation en plaçant dans sa cavité un tampon de coton imprégné d'une forte solution de chlorure de zinc.

L'ablation des produits cancéreux et leur destruction par les caustiques constituent un grand bienfait pour ces sortes de malades, en ce que les hémorrhagies et la mauvaise odeur et souvent les douleurs sont dissipées par ces moyens. — Si l'on ne peut plus secourir la malade de cette manière, on ne se dispensera cependant pas de dissiper la mauvaise odeur par des solutions faibles de chlorure de zinc ou par des solutions d'hypermanganate de potasse et de combattre les douleurs par de fortes doses de morphine.

L'idée d'*extirper en totalité un utérus cancéreux* a été abandonnée; cette opération ne peut être mise en question qu'en cas de renversement de l'utérus (voy. p. 619).

*Flexions de l'utérus.* — La matrice peut être fléchie en avant, en arrière, de côté, ou en arrière et de côté, etc. Ces flexions s'observent à divers degrés et peuvent aller si loin que la matrice affecte la forme d'une cornue ; le plus souvent, elles présentent un angle plus ou moins ouvert. Ordinairement c'est le col interne qui forme le siége de la flexion. Presque toujours, la flexion de l'organe est accompagnée d'un déplacement plus ou moins considérable. Ainsi, avec l'antéflexion coïncide un degré plus ou moins prononcé d'antéversion, avec la rétroflexion un certain degré de rétroversion.

Lorsque le corps de l'utérus est augmenté de volume et le col de l'organe mince ou très-flexible, il peut arriver aussi que la rétroflexion se transforme en antéflexion et celle-ci en flexion latérale, selon la position de la malade ou les tentatives de redressement, etc.

Les causes des flexions utérines ne sont pas toujours les mêmes. Quelquefois c'est un vice congénital dépendant d'un arrêt de développement. Cette anomalie de conformation et de situation de l'organe peut aussi provenir d'un retrait inégal de la matrice après une couche ou un avortement, d'une inflammation suivie d'un ratatinement du tissu de l'utérus ou de la couche sous-péritonéale, d'une péritonite locale avec raccourcissement ou adhérence des plis péritoneaux, d'une pression exercée sur le fond de l'utérus par une tumeur, un kyste de l'ovaire, etc., d'une longueur démesurée de l'organe, coïncidant surtout avec le gonflement et l'hypertrophie unilatéraux de son corps, d'une atrophie du tissu utérin au niveau de l'orifice interne du col, enfin de toute laxité ou flexibilité locale de l'utérus, quelle qu'en puisse être la cause. C'est cette dernière cause que l'on est forcé d'admettre pour les flexions anguleuses. Si la région de l'orifice interne est flasque et atrophiée, et si la matrice est en même temps allongée et son fond tuméfié, on conçoit facilement que le simple poids des intestins qui la couvrent puisse suffire pour produire un rapprochement forcé entre le fond et le col, une flexion anguleuse. Souvent un état de cette nature paraît être le résultat de la métrite chronique (p. 593).

Les flexions de la matrice souvent n'occasionnent aucune souffrance. Surtout chez les vieilles femmes, cette anomalie peut exister sans produire le moindre symptôme, mais dans d'autres cas on observe des embarras assez notables, tels qu'un besoin continuel d'uriner, la constipation, des douleurs dans l'abdomen et au sacrum, des douleurs dans les cuisses, une pression douloureuse à l'intérieur, comme produite par un corps étranger et qui se manifeste surtout quand la malade se tient debout, en outre la stérilité, la tendance à l'avortement, des coliques menstruelles, la leucorrhée, des hémorrhagies et plusieurs troubles sympathiques ou symptômes dits hystériques. La flexion tenant à des causes très-diverses et agissant avec une intensité très-variée et diverses complications telles que la métrite chronique, l'inflammation de la muqueuse utérine, le rétrécissement de l'orifice interne du col venant joindre leur action à celle de la flexion, enfin les symptômes provenant des nerfs étant très-variables à raison des différences individuelles de sensibilité, on conçoit la multiplicité et l'inégalité des symptômes morbides qui accompagnent les flexions utérines.

Lorsqu'une femme atteinte d'une déviation de l'utérus ou d'une autre affection de cet organe présente des symptômes de troubles nerveux, d'hystérie, etc., on se presse généralement trop d'en conclure que la source de tout le mal doit résider dans la matrice. Cependant il y a lieu de faire observer à cet égard qu'effectivement, dans bien des cas, les troubles de l'innervation doivent être très-positivement envisagés comme les phénomènes réflexes d'une maladie utérine, mais que, dans beaucoup d'autres cas, il y a plutôt lieu d'admettre que c'est la sensibilité anormalement exagérée de la femme qui est cause qu'une affection légère de l'utérus est ressentie si fortement ou qu'elle peut être le point de départ de phénomènes réflexes exagérés. (Dans la rétroflexion, j'ai presque constamment observé une sensibilité inexplicable de la paroi postérieure du corps de l'utérus.)

Le *diagnostic* des flexions de l'utérus se fonde d'abord sur la position manifestement oblique du col et la présence appréciable du fond de la matrice au fond du vagin. Voy. fig. 82. On sent au toucher un corps situé dans le cul-de-sac antérieur ou postérieur

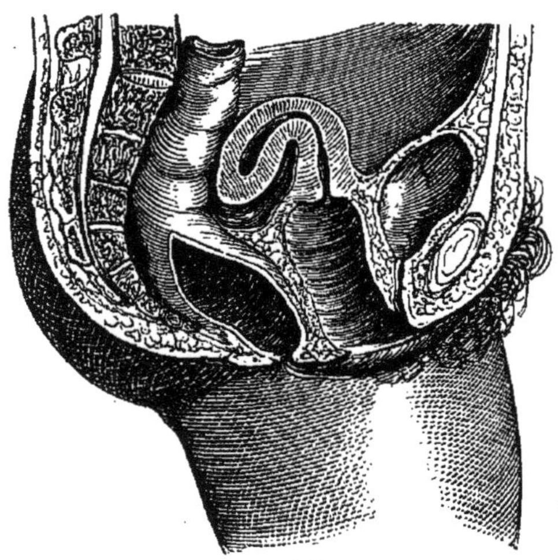

Fig. 82.

du vagin et que l'on reconnaît à sa forme, à ses dimensions et à sa continuité avec le col de la matrice pour être la partie supérieure de l'organe dévié. Si la femme n'a pas un abdomen bien tendu, on peut palper la matrice du dehors, de la région suspubienne et en même temps par le vagin et la prendre ainsi en quelque sorte entre les doigts. Pour constater la rétroflexion, on porte l'index dans le rectum, en même temps on peut appliquer le pouce de la même main sur le col, dans l'intérieur du vagin et embrasser ainsi la matrice.

Lorsqu'on conserve des doutes, on se sert de la sonde utérine pour les dissiper. En cas d'antéflexion, il faut porter la sonde autant que possible en avant, par conséquent abaisser le manche bien loin en arrière ; en cas de rétroflexion, il faut que la concavité de l'instrument soit dirigée en arrière ; lorsqu'on est ainsi parvenu dans la cavité utérine, on peut faire décrire à la sonde un mouvement de rotation autour de son axe et redresser ainsi la matrice ou la placer dans sa position normale.

Pour les très-fortes flexions, on est obligé de choisir des sondes plus fortement recourbées, flexibles ou articulées. Le secours de la main portée sur la paroi abdominale ou d'un doigt introduit dans le rectum peut faciliter, dans les cas difficiles, l'introduction de la sonde. Il ne faut pas perdre de vue qu'une grossesse au début n'est pas rendue impossible par la flexion de la matrice, surtout par une flexion légère. S'il y a lieu de soupçonner un état semblable, on s'abstiendra naturellement d'appliquer la sonde utérine. S'il existe une forte flexion coïncidant avec un allongement de la matrice, on se gardera de prendre le col allongé pour l'organe tout entier et le corps agrandi pour un fibroïde.

Pour guérir les flexions de l'utérus, divers appareils ont été inventés par Simpson, Kiwisch, Valleix et autres. Ils ont tous pour but de redresser la matrice, comme le fait la sonde utérine, et de la maintenir dans cette position en faisant l'office d'une sonde à demeure. L'appareil de Simpson consiste en une tige courte, supportée par une plaque qui correspond au fond du vagin. Il a pour effet de maintenir la matrice ou au moins son col dans une position formant presqu'un angle droit avec le vagin. On a obtenu parfois avec ces appareils des résultats très-satisfaisants et très-rapides. Dans d'autres cas, et sans doute le plus souvent, on n'a obtenu aucun résultat, même après en avoir fait un usage prolongé. Dans un certain nombre de cas, on a vu l'usage des appareils de Kiwisch et de Valleix suivi d'hémorrhagies et de coliques utérines très-violentes, voire même de métrite et de péritonite à issue mortelle. Il résulte de là que des essais de ce genre ne sont permis que quand l'indication est bien positive et qu'alors encore il faut procéder avec une extrême prudence. Dans tous les cas, il faut absolument défendre aux malades de se promener avec un appareil dont la tige remonte bien haut dans la matrice, de même on s'abstiendra de laisser l'appareil longtemps en place, par exemple pendant plusieurs jours de suite. L'appareil de Simpson, qui ne remonte pas si haut dans l'utérus, paraît le moins dangereux. Mais dans la plupart des cas il vaut mieux renoncer à l'application d'appareils intra-utérins et se borner à redresser l'utérus avec la sonde, à introduire des pessaires qui remplissent le fond du vagin, à faire porter des ceintures qui modèrent la pression des intestins, enfin à prescrire le repos au lit, des irrigations, des lavements, des résolutifs, des bains, etc.

On comprend facilement que les flexions de l'utérus sont accompagnées de symptômes pénibles, principalement dans les cas où il existe beaucoup d'hypérémie, de relâchement ou de gonflement et d'inflammation, avec allongement et épaississement de l'organe de même aussi dans les cas où les deux états, anomalie de forme et maladie du tissu, dépendent réciproquement l'un de l'autre. Dans ces conditions, on cherchera avant tout à combattre la métrite chronique.

Dans l'*antéflexion*, on se sert des mêmes appareils mécaniques qui sont mis en usage contre l'antéversion (p. 617), un bandage hypogastrique, c'est-à-dire une ceinture munie d'une pelote qui s'applique immédiatement au-dessus de la symphyse et qui est destinée à diminuer la pression des intestins. Intérieurement, un pessaire peut rendre de bons services en remplissant le cul-de-sac antérieur du vagin. Dans la *rétroflexion*, surtout lorsqu'elle s'élève à un haut degré, la principale indication consiste à remplir le cul-de-sac postérieur. A ce point de vue, on comprend l'utilité du *pessaire à couronne*. Le pessaire à couronne ovalaire et pédiculé, que j'ai inventé il y a une quinzaine d'années, sert d'une part à maintenir le col dirigé en arrière et empêche d'autre part, en remplissant le cul-de-sac postérieur, que le fond de l'utérus ne descende directement dans cette région. *Les pessaires à couronne élastiques* (Maier) *et les pessaires dits à levier* (Hodge) agissent de la même manière ; les couronnes élastiques offrent l'avantage d'une introduction et d'une sortie plus faciles ; les pessaires à levier m'ont paru principalement utiles en cas d'abaissement simultané de l'organe.

*Rétroversion de la matrice.* — Par le mot rétroversion, qu'on se gardera de confondre avec rétroflexion, on entend un déplacement de l'utérus ayant pour effet de diriger le fond de l'organe vers l'excavation du sacrum et son col en avant, vers la symphyse. Le déplacement peut même aller si loin que le fond de l'utérus descend le long du côté postérieur du vagin et que le col se relève et se dirige en haut. Il est naturel d'ailleurs qu'une matrice ainsi déplacée en arrière peut en même temps éprouver une flexion, que par conséquent la rétroversion se combine avec la rétroflexion, et qu'ainsi la position du col n'est pas forcément opposée à celle du fond de l'utérus. La rétroversion et la rétroflexion passent à un tel point l'une dans l'autre que dans la pratique on ne peut pas séparer ces deux états aussi rigoureusement que les auteurs le font en théorie.

Les causes de la rétroversion sont de nature diverse : une formation vicieuse des plis du péritoine chargés de fixer l'utérus, par exemple une profondeur considérable des plis de Douglas, ensuite des adhérences inflammatoires, des déviations du bassin ; par exemple, une forte saillie du promontoire et une forte excavation du sacrum, une tumeur qui presse d'en haut sur l'utérus, peut-être aussi le gonflement de la paroi postérieure de cet organe, entre autres, par la distension inégale de cette paroi dans une grossesse commençante, telles sont les causes qu'on pourrait citer. — Lorsque la vessie est remplie et s'élève au-dessus du petit bassin, elle peut entraîner avec elle la lèvre antérieure de l'orifice utérin avant et en haut et peut également produire de cette manière la rétroversion.

Les conséquences de la rétroversion de l'utérus sont d'abord une pression sur le col de la vessie et le rectum, par conséquent une accumulation de l'urine et des matières fécales. Plus l'utérus augmente de volume, soit par un état de grossesse, soit par la tuméfaction inhérente au déplacement, plus les souffrances deviennent vives. Si dans ces conditions un utérus gravide n'est pas replacé, il y a lieu de redouter l'avortement, l'inflammation, la gangrène, même la rupture par suite de l'immobilisation de l'utérus dans la cavité du bassin. En même temps surgissent des dangers pour les organes urinaires, à cause de la rétention aiguë de l'urine, et pour l'intestin à cause de l'obstruction du rectum par la tumeur qui remplit tout le bassin.

La matrice déplacée est facile à réduire ou se réduit toute seule si la malade est couchée sur le côté et que la vessie et l'intestin se vident régulièrement, pourvu que la rétroversion soit encore récente et l'obstacle peu considérable, par exemple lorsqu'il y a simple glissement du fond de l'utérus sous le promontoire. Mais lorsque la rétroversion dure depuis un temps plus long et que l'utérus gravide s'est enclavé dans le bassin, on peut être forcé de faire de grands efforts pour le faire remonter. Avant tout, il est nécessaire de vider la vessie et autant que possible aussi le côlon. Ensuite, le procédé de replacement le plus simple paraît être une pression exercée sur la matrice de bas en haut, par le vagin ou l'introduction d'un ou de deux doigts et au besoin de la moitié de la main dans le rectum et une pression, une poussée de bas en haut exécutée avec ces doigts. On peut aussi introduire le pouce de la même main dans le vagin pour aider à repousser encore la matrice par cette voie. Le bassin offrant plus d'espace par les côtés que dans le diamètre antéro-postérieur, on ne repoussera pas le fond de la matrice dans la ligne médiane où l'on est gêné par le promontoire, mais par l'un ou l'autre côté. Dans quelques cas, l'utérus est placé obliquément ; dans ce cas, on le repoussera le mieux dans le sens du diamètre oblique correspondant du bassin.

Quelques auteurs ont proposé l'emploi d'une petite tige surmontée d'un croissant et qui était portée dans le rectum pour repousser le fond de l'utérus. — En attirant le col de la matrice par le vagin , par exemple avec un crochet mousse, on peut également contribuer au dégagement de l'organe enclavé.

Comme dernier remède à employer en cas de réduction impraticable de l'utérus gravide, on provoque l'avortement en conduisant une sonde recourbée bien loin dans la profondeur de l'organe et, si cette opération ne peut être exécutée, en ponctionnant la paroi utérine avec le trocart. Cette dernière opération doit être faite avec un instrument long et mince pénétrant par le vagin ou le rectum. Après l'écoulement des eaux, on pourrait alors tenter de nouveau la réduction. En cas de tendance prononcée à la rétroversion au début de la grossesse, il faudrait recommander le décubitus latéral, le soin d'uriner toujours au premier besoin, d'éviter la constipation et tous les efforts un tant soit peu violents agissant sur les organes du bas-ventre. Un pessaire plus haut et plus large en arrière qu'en avant, ou un grand pessaire à air ou une couronne ronde et élastique, tels sont les moyens que l'on peut mettre en usage contre une rétroversion habituelle.

*Antéversion de la matrice.* — Si le bassin est fortement incliné en avant et le ventre en besace, si le repli utéro-vésical du péritoine descend par trop bas, si cette partie présente des adhérences inflammatoires, ou bien si des tumeurs ou des kystes situés plus haut pèsent sur l'utérus, ce dernier peut prendre une position telle que son fond presse en avant sur le col de la vessie ou se présente devant le cul-de-sac antérieur du vagin, tandis que le col est dirigé en arrière dans l'excavation du sacrum et se trouve quelquefois tellement élevé qu'il est à peine possible de l'atteindre. Ordinairement, il est vrai, le déplacement n'est pas si prononcé, la matrice est en même temps fléchie et par conséquent le col moins déjeté en arrière.

La pression du fond de l'utérus sur la vessie et le col de la vessie provoque avant tout un besoin continuel d'uriner et un écoulement involontaire par gouttes. Cependant il y a aussi des cas où les fonctions de la vessie ne subissent aucun trouble, et en général on remarque cette différence que quelques-unes de ces malades accusent très-peu de souffrances tandis que d'autres souffrent beaucoup de leur infirmité. Chez quelques femmes, les secousses occasionnées par la marche et le choc du fond de l'utérus contre le pubis produisent des souffrances et un ébranlement nerveux tels qu'elles peuvent à peine faire un pas et ne se trouvent bien qu'au lit, dans la position horizontale.

Si la grossesse s'ajoute à l'antéversion ou que l'antéversion se développe au début de la grossesse, les embarras, on le conçoit, ne peuvent qu'augmenter. Il est donc d'autant plus nécessaire de replacer l'utérus dans sa position normale et de maintenir l'organe autant que possible dans cette position. Dans le cas où cette indication a été négligée, l'avortement en a souvent été la conséquence.

Quant au diagnostic et au traitement de l'antéversion de l'utérus, nous n'avons qu'à rappeler ce qui a été dit sur le diagnostic et le traitement des antéflexions. En général, on peut du reste admettre qu'il n'y a pas d'antéversion tout à fait pures et que toujours il s'y joint un certain degré d'antéflexion. Un pessaire à air ou un appareil de support dans le genre de celui que nous avons décrit page 563 peut diminuer les souffrances en relevant le cul-de-sac antérieur du vagin. Quelquefois une ceinture hypogastrique peut maintenir l'utérus dans sa position normale. Ces ceintures offrent toujours l'avantage de tenir les intestins éloignés de cette région ou d'en diminuer la pression. On peut aussi faire porter à la fois un pessaire et une ceinture. Scanzoni recommande l'appareil de support, modifié en ce sens, qu'une éponge ou un pessaire à air est appliqué sur la pièce qui séjourne dans le vagin.

*Soulèvement de la matrice, récession.* — Des tumeurs qui se sont développées dans l'utérus lui-même ou qui y adhèrent, par exemple des tumeurs de l'ovaire, remontent, à mesure qu'elles grandissent, au-dessus du détroit supérieur, dans la cavité abdominale, et entraînent l'utérus avec elles, de manière à étirer en quelque sorte le col de l'utérus et le vagin. L'orifice de la matrice, au lieu de proéminer dans le vagin, forme alors une petite ouverture au bout du vagin effilé en entonnoir ; il peut même remonter si haut que le doigt ne peut plus l'atteindre. Le tiraillement fait subir à la portion sus- et sous-vaginale du col un fort allongement, en même temps que la cavité de cette région se rétrécit jusqu'au point de s'oblitérer complétement. Selon que la tumeur est plus située à droite ou à gauche, l'orifice utérin lui-même prend une forme et une position obliques, allongées, plus ou moins déjetées. — Le soulèvement de la matrice peut aussi tenir à des adhérences que l'utérus a contractées pendant la grossesse ou dans la première période des couches avec la paroi antérieure de l'abdomen et à l'obstacle que ces adhérences opposent ensuite à la descente de l'organe dans le petit bassin. — Un troisième genre de soulèvement de la matrice est fourni par les cas dans lesquels une tumeur ayant pris naissance dans le bassin repousse l'utérus en haut. Par exemple, un grand polype, situé dans le vagin, peut soulever fortement la matrice ; cela va quelquefois à un tel point, que l'on peut sentir et embrasser avec la main tout l'utérus, y compris les ovaires, au milieu de la région abdominale.

*Abaissement de l'utérus.* — Les causes qui amènent un abaissement de l'utérus ont leur principal siége dans le vagin ; en cas de relâchement ou de raccourcissement du vagin, ou d'agrandissement de la fente vulvaire, il se fait d'abord un abaissement du vagin et avec lui un abaissement de l'utérus. Ainsi, à mesure que le mal prend un développement plus considérable, il se produit une chute de l'utérus. Ordinairement, cependant, l'utérus ne sort pas en entier avec le vagin renversé, mais le col se tend, s'allonge de deux à trois pouces, et le fond de l'organe reste dans la cavité pelvienne. Exceptionnellement on trouve tout l'utérus, y compris les ovaires et les trompes, dans le prolapsus.

Comme la maladie d'où dérive l'abaissement de l'utérus est une affection de l'extrémité inférieure du vagin, et comme il ne s'y ajoute aucun phénomène bien f. appant du côté de l'utérus, nous pouvons renvoyer simplement à ce que nous avons dit page 556 sur la chute du vagin. A la rigueur on devrait appeler la maladie prolapsus du vagin. Les auteurs qui ont cru à une descente primitive et progressive de l'utérus allant jusqu'à la chute complète, au prolapsus de cet organe, ont mal jugé le processus.

Une deuxième cause de l'abaissement de l'utérus consiste en tumeurs qui le déplacent, dans une ascite et autres produits agissant de haut en bas. — Un troisième genre d'abaissement semble dépendre d'un gonflement inflammatoire du tissu utérin. Il en a déjà été question page 593. Existe-t-il des abaissements provenant simplement d'une descente de l'organe dans le vagin par suite du relâchement de ses attaches supérieures, abaissements qui, en entraînant le vagin, le renverseraient de haut en bas, c'est là une question sur laquelle on peut encore conserver des doutes.

*Déplacement latéral de l'utérus.* — Le déplacement latéral de l'utérus peut être congénital ou dépendre du raccourcissement d'un des liga-

ments larges, de la formation d'une hernie vaginale congénitale, etc.
Dans ce dernier cas, le déplacement peut aller tellement loin que la matrice est entraînée dans le sac herniaire. La plupart des déplacements
latéraux de l'utérus dépendent de tumeurs des ovaires, de l'espace de
Douglas, des parois au bassin, de la paroi utérine elle-même, tumeurs
qui chassent l'utérus de sa position normale. Si dans ces conditions on
est dans le doute sur la position prise par l'utérus, ce doute peut être
éclairé par la sonde utérine. On palpe la tumeur pendant que la sonde
est placée dans la cavité utérine, et l'on se rend ainsi compte de la position de l'utérus relativement à la tumeur.

*Rotation de l'utérus autour de son axe.* — Ce changement de position
se présente principalement sur l'utérus gravide ; ce dernier peut tourner
autour de son axe longitudinal de telle sorte qu'une de ses faces latérales,
avec l'ovaire correspondant, se trouve située en avant. A cette déviation
de l'utérus correspond ordinairement un certain degré d'obliquité de
l'organe, par exemple une inclinaison du fond de la matrice à droite et
une rotation du côté gauche en avant.

*Renversement de l'utérus.* — Pendant la délivrance, sous l'influence de tractions violentes sur un placenta adhérent, ou bien
sous l'influence de polypes dont le poids tire continuellement sur
la paroi utérine, peut-être aussi sans aucune traction antérieure,
ce qui suppose alors un relâchement considérable du fond de
l'organe, la matrice peut se renverser dans sa propre cavité et
se retourner à un tel point qu'elle pend comme une bourse hors
du vagin. Son revêtement interne est alors dirigé en dehors et
son enveloppe péritonéale est devenue un sac herniaire qui peut
même loger des anses intestinales.

La conséquence ordinaire d'un déplacement de ce genre, lorsqu'il a lieu à la suite de tractions brutales sur le placenta, est
l'hémorrhagie et la péritonite. Mais quelquefois aussi la malade
se rétablit et le renversement devient chronique. Si alors la tumeur continue de séjourner dans le vagin, elle finira par le remplir à la manière d'un grand polype. La tumeur pend hors du
vagin, elle peut ressembler à un prolapsus ordinaire et se couvrir
même d'une espèce d'épiderme sec comme un prolapsus ancien.

Le renversement incomplet de l'utérus, dans lequel le fond de l'organe sort de l'orifice et se trouve plus ou moins étranglé par ce dernier, pourrait être confondu avec un polype avec lequel il offre quelquefois une grande ressemblance. Pour distinguer les deux états on se
sert de la sonde que l'on peut conduire bien plus haut, le long de la
tumeur, en cas de polype ; en outre, on pratique le toucher rectal qui
permet de constater un vide très-sensible dans la région de l'utérus en

cas de renversement de cet organe. On pourrait aussi introduire une sonde courbe dans la vessie pour s'assurer si derrière ce réservoir on rencontre la paroi solide de l'utérus ou bien si l'espace compris entre la vessie et le rectum est libre.

Le renversement aigu, après un accouchement, demande à être réduit immédiatement. Pour obtenir ce résultat il faut comprimer l'utérus tuméfié et repousser son fond en haut. On peut alors commettre l'erreur de repousser simplement la tumeur dans le vagin au lieu de faire la réduction de l'organe renversé ; il faudra donc bien s'assurer, dans un cas de ce genre, si réellement le fond de l'organe s'est relevé. — Si le placenta est encore adhérent, on ne doit le décoller qu'après avoir réduit l'organe, et si le relâchement est très-considérable, laisser la main dans la cavité jusqu'à ce qu'on sente une contraction.

La réduction de l'utérus renversé peut encore être tentée après plusieurs jours, même après des semaines et des mois. On cherchera donc, à moins qu'une inflammation aiguë ne s'y oppose, à diminuer par la compression l'organe tuméfié et à le repousser, aussi bien que possible, à l'aide des doigts ou d'une tige longue surmontée d'un bouton. — Contre le renversement chronique avec relâchement on a proposé l'emploi de pessaires utérins en forme de bourse, qu'on insuffle d'air, et d'autres appareils analogues.

Un utérus renversé, non réductible, peut être extirpé lorsqu'il occasionne trop de souffrances. Si l'on craignait d'ouvrir la cavité péritonéale en faisant cette opération, on pourrait, après avoir divisé la couche extérieure, faire la ligature et la section complète au-dessous de cette dernière, peut-être aussi pourrait-on dans ce cas énucléer l'utérus, comme Langenbeck paraît l'avoir fait, de son enveloppe péritonéale.

*Grossesse extra-utérine.* — Une grossesse tubaire devient ordinairement mortelle dans le troisième ou le quatrième mois par la rupture de la poche et l'hémorrhagie intra-péritonéale. La grossesse interstitielle se termine plus fréquemment par suppuration et gangrène avec péritonite mortelle, ou, dans les cas favorables, avec évacuation de l'abcès au dehors. Il en est de même de la grossesse abdominale. — Dans quelques cas rares, on voit dans la grossesse tubaire et dans la grossesse abdominale le fœtus, à moitié résorbé et enkysté par la poche ratatinée, dans un état de dessiccation, de momification ou d'incrustation calcaire (lithopédion). — De tous ces cas, le seul, peut-être, qui soit susceptible d'un traitement chirurgical est celui où il se produit une fonte purulente ou ichoreuse de la poche avec rupture et évacuation du contenu au dehors ou dans le vagin, ou dans le rectum, ou enfin dans la vessie. En effet, dans ces cas, il peut devenir nécessaire, pour ménager une issue plus favorable au pus ou aux corps étrangers, c'est-à-dire aux parties osseuses qui tendent à sortir, d'inciser et de débrider les endroits correspondants.

L'enveloppe extra-utérine de l'œuf se distingue de l'utérus par cette grande différence qu'elle ne possède aucune contractilité. Il manque donc aussi la condition d'où dépend le décollement naturel du placenta, et ce dernier ne sera expulsé que par la suppuration. — L'extraction d'un fœtus qui, dans une grossesse extra-utérine, a rompu ses enveloppes et s'est échappé dans la cavité abdominale, ou bien l'ouverture de l'abcès, l'œuf vivant étant arrive à maturité, constituent des opérations qui, à raison de l'incertitude du diagnostic, ne sont peut-être jamais indiquées.

*Opération césarienne.* — Lorsqu'on se voit forcé d'extraire un fœtus par l'opération césarienne, il faut veiller avant tout à ne pas laisser se produire une sortie des intestins, et l'on aura bien soin de ne pas inciser le fond de l'utérus, afin que les intestins ne pénètrent pas dans la fente de l'organe où ils pourraient s'étrangler. Une incision de 14 à 16 centimètres dans la ligne blanche est ce qu'il y a de plus simple ; à cause de la vessie cette incision ne doit pas descendre jusque sur la symphyse. On ouvre l'utérus avec précaution à la partie inférieure, puis on agrandit l'ouverture avec le bistouri boutonné de bas en haut ; immédiatement après on retire le fœtus et, après avoir attendu un instant, le placenta ; on a soin de retirer toutes les membranes, on arrête l'hémorrhagie provenant de la matrice avec de la glace et au besoin par la ligature médiate, et l'on ferme la plaie antérieure par la suture. Quelques chirurgiens la laissent ouverte en bas pour ménager une issue aux liquides sécrétés par la plaie. La matrice se contracte ordinairement avec force après la sortie du fœtus, et, de cette manière, l'hémorrhagie par ses vaisseaux se trouve empêchée.

Pour faire l'opération césarienne il faut des aides attentifs qui, avec leurs mains appliquées sur la paroi abdominale, retiennent les intestins et empêchent l'épanchement des eaux amniotiques ou du sang dans la cavité abdominale. Il faut naturellement que les mains changent de position à mesure que la matrice diminue de volume d'abord par l'écoulement des eaux, ensuite par la sortie du fœtus, et enfin par celle du placenta,

En ouvrant l'utérus il faut. autant que possible, éviter de blesser trop tôt les membranes. Si le placenta se présente en avant on peut être forcé de le retirer avant le fœtus. L'insertion antérieure du placenta produit dans cette région une grande richesse en sang et par cela même une hémorrhagie abondante ; il faut donc exécuter l'opération avec le plus de rapidité possible. Le meilleur moyen d'empêcher l'épanchement du sang dans la cavité abdominale est d'enfoncer le doigt recourbé en crochet dans l'angle supérieur de la plaie utérine. L'extraction de l'enfant se fait ordinairement par les pieds qui sont le plus rapprochés de la plaie. Si ensuite la tête de l'enfant était étranglée entre les lèvres de la plaie, il faudrait peut-être faire un nouveau débridement avec le bistouri boutonné.

### § 5. — Ovaire.

**Maladies de l'ovaire.**—Diagnostic des tumeurs ovariennes.—Traitement de ces tumeurs. — Ovariotomie. — Coccygodynie.

*Maladies de l'ovaire.*—Parmi les maladies congénitales, il faut surtout noter les *hernies de l'ovaire.* On remarque quelquefois, dans une hernie inguinale congénitale, un corps arrondi, dur et mobile, qui n'est autre chose que l'ovaire de l'enfant. Une hydrocèle enkystée du ligament rond peut se présenter de la même manière. Il est déjà arrivé que des opérateurs, ne sachant pas ce qu'ils avaient devant eux, avaient retranché l'ovaire de ces hernies inguinales congénitales. — Quelquefois l'ovaire, entraîné dans une hernie inguinale ou crurale et dégénéré par une formation de kystes ou autrement est devenu l'objet d'une opération. — Dans ces cas, une condition qui peut surtout contribuer à éclairer le diagnostic, c'est l'obliquité de la matrice que l'on trouve à l'état d'antéversion et attirée d'un côté. Une impulsion communiquée à la matrice, par exemple avec la sonde utérine, exercerait nécessairement une traction appréciable sur la hernie.

Les *abcès* de l'ovaire, comme en général les inflammations de cet organe, sont difficiles à distinguer des exsudations qui se produisent dans le ligament large (p. 595). D'ailleurs ces deux parties sont souvent atteintes à la fois. On constate une large induration sur un des côtés du petit bassin et qui remonte jusqu'en haut. Il s'y ajoute divers symptômes d'une inflammation plus ou moins aiguë et de déplacement et de compression des organes situés dans le bassin. Le fond du vagin peut être poussé en bas, le rectum et les uretères rétrécis, les vaisseaux et les nerfs de l'extrémité inférieure peuvent souffrir de la pression. Lorsqu'on a reconuu une collection de ce genre et que la fluctuation se fait sentir dans la région inguinale ou dans le vagin, il faut toujours ouvrir l'abcès aux endroits où l'on peut le faire sans danger. On pratique donc une ouverture à l'endroit où la fluctuation est le plus prononcée, et la collection purulente le plus accessible. Dans certains cas, on pourrait même faire une ponction au trocart par le rectum; souvent, en effet, on a constaté que l'évacuation de ces abcès par le rectum était suivie d'excellents résultats, et que la pénétration des matières intestinales ne pouvait pas se faire dans la cavité de l'abcès probablement parce que les parois de la petite ouverture faisaient l'office de soupape.

*Tumeurs de l'ovaire.* — Les dégénérations et tumeurs dont l'ovaire peut être le siége sont principalement des kystes simples, des cystoïdes et cysto-sarcomes composés, ces derniers surtout, de nature colloïde, des produits cancéreux et surtout encéphaloïdes, enfin des cysto-carcinomes; plus rarement on rencontre des tumeurs fibreuses, enfin des kystes dermoïdes renfermant des cheveux, des dents, des os, etc. — Il est douteux qu'il existe une grossesse extra-utérine appartenant à l'ovaire; d'ailleurs cette question n'a aucun intérêt pratique, car une grossesse extra-utérine qui se serait développée dans le voisinage immédiat de l'ovaire aurait les mêmes conséquences qu'une grossesse développée dans l'ovaire lui-même.

L'origine des kystes de l'ovaire n'est pas toujours la même. Les uns se développent aux dépens des follicules, les autres prennent naissance dans le stroma même de l'ovaire. Un kysto qui a pris naissance à côté de l'ovaire, par exemple dans le ligament large, peut aussi contracter avec l'ovaire une adhérence telle qu'il semble en dériver directement.

Les tumeurs de l'ovaire présentent de très-nombreuses variations de grandeur, de forme, de situation; de même on y trouve bien des combinaisons de tissus, et ces tissus eux-mêmes peuvent subir bien des métamorphoses. Par exemple, les kystes simples ont des parois minces ou épaisses, leur contenu est tantôt purement séreux tantôt d'une consistance épaisse rappelant celle de la colle, ou semblable au blanc d'œuf; le pédicule peut être étroit ou large, la trompe peut adhérer au pédicule ou faire entièrement corps avec la paroi du kyste ou être restée complétement libre. Mais ce sont surtout les kystes composés, les cystoïdes et cysto-sarcomes, de même que les cysto-carcinomes, qui présentent de nombreuses variétés. Sur la paroi du kyste il se forme souvent des

poches nouvelles ; des productions endogènes de toute forme peuvent se
développer dans sa cavité ; des cloisons intermédiaires peuvent se
rompre ou s'atrophier et donner lieu à la production d'espaces an-
fractueux, à nombreux compartiments. Assez souvent des phénomènes
inflammatoires se produisent dans la tumeur ou autour d'elle. Il
peut se former dans les kystes une exsudation de nature plastique,
coagulable, ou même du pus en abondance. Souvent on observe dans
leur intérieur des hémorrhagies avec leurs conséquences et métamorphoses variées. Quelques-unes des parties qui constituent la tumeur
peuvent être ratatinées, atrophiées, d'autres indurées, incrustées de
matière calcaire, ossifiées. Ce sont d'ailleurs les mêmes métamorphoses
et les mêmes variétés que l'on voit aussi se développer dans les kystes
situés dans d'autres parties du corps ; nulle part, cependant, on ne
trouve ces différences en aussi grand nombre que dans l'ovaire.

Selon la situation prise par les tumeurs de l'ovaire, selon leur développement plus ou moins rapide et selon qu'elles se combinent avec une
péritonite locale et les adhérences qui en résultent, elles occasionnent
des troubles variés dans la santé des individus. La pression d'une tumeur
de ce genre peut troubler la digestion, la respiration, les mouvements
péristaltiques, la circulation du sang. Souvent aussi la pression entraîne
des douleurs dans l'abdomen, dans le sacrum, dans les cuisses, dans la
vessie. D'autres douleurs sont occasionnées par le tiraillement provenant des adhérences ou du déplacement des parties. D'autres enfin résultent purement et simplement de la péritonite locale.

Lorsqu'une tumeur de l'ovaire se rompt en dedans, il faut s'attendre
à l'explosion subite d'une péritonite. Dans quelques cas rares on voit ces
tumeurs se vider au dehors ou dans le rectum, voire même dans la
vessie. Ainsi, par exemple, on a vu des cheveux provenant d'une tumeur
dermoïde sortir par le rectum ou la vessie.

*Diagnostic des tumeurs de l'ovaire.* — Il est souvent fort difficile, sinon impossible de décider si une tumeur appartient à l'o-
vaire ou à quelque autre organe de l'abdomen. Déjà il a été question de ce sujet à la page 284 et à la page 597 à l'occasion des
tumeurs de l'abdomen et des tumeurs de l'utérus. — Mais lorsqu'on sait positivement ou qu'on a du moins de fortes raisons
pour croire que la maladie part de l'ovaire, on est encore à se
demander : est-ce l'ovaire droit ou l'ovaire gauche ? ensuite : de
quelle nature est la tumeur ? est-ce un kyste simple ou multilo-
cu!aire ? Son contenu est-il formé par un liquide aqueux ou une
substance plus épaisse ? Serait-ce un cysto-sarcome bénin ou malin ? Enfin une autre question est de savoir si la tumeur est libre
ou adhérente, et, dans le cas où elle est adhérente, quelles sont
les parties avec lesquelles elle peut l'être, etc.

Dans la plupart des cas, on n'est pas en état d'observer de près le développement lent de ces tumeurs et les phénomènes qui en résultent. On est, en outre, privé de renseignements commémoratifs exacts qui souvent contribuent tant à éclairer le diagnostic. Mais qu'une tumeur s'élève lentement du bassin, qu'elle entraîne avec elle l'utérus (p. 617), qu'elle le mette dans une position un peu oblique et le rejette de côté ou tout droit en avant, que cette tumeur paraisse s'appliquer en arrière et en haut contre la matrice, comme on peut surtout le reconnaître à l'aide de la sonde utérine, qu'elle se laisse plus ou moins embrasser avec les mains, déplacer et poursuivre jusqu'à sa base sortant du bassin et ayant peut-être une forme pédiculée ; que la consistance de la tumeur nous frappe et que tous les autres organes de l'abdomen soient libres : alors nous pouvons conclure avec beaucoup de vraisemblance à l'existence d'une tumeur de l'ovaire. Lorsque la fluctuation évidente, la forme ronde vésiculaire et la consistance uniforme annoncent un kyste, toutes les probabilités se réunissent en faveur d'un kyste de l'ovaire, vu la rareté de cette formation dans d'autres organes. Cependant, même en supposant que toutes ces conditions se réunissent, des erreurs peuvent toujours encore se commettre. Ainsi, par exemple, un kyste se développant extérieurement à la partie supérieure et postérieure de l'utérus ou dans le ligament large de la matrice, ne peut guère être distingué d'un kyste de l'ovaire.

Quant à la nature de la formation pathologique on ne peut faire à ce sujet que des suppositions plus ou moins fondées, tirées de la consistance solide ou molle ou inégale, de la structure bosselée, du développement rapide, des symptômes de cachexie.—Les adhérences sont également quelquefois difficiles à reconnaître. Il y a lieu de les supposer quand des symptômes de péritonite locale ont précédé ; des adhérences larges et solides avec la paroi abdominale sont à supposer toutes les fois que l'abdomen s'est inégalement distendu. Une grande tumeur est naturellement moins mobile, en supposant même qu'elle n'ait pas d'adhérence. Des adhérences avec les intestins, le péritoine, l'utérus, peuvent exister en assez grand nombre et sans que l'on puisse positivement les reconnaître. Comme ces parties ne reposent pas elles-même sur une base solide, elles ne peuvent pas non plus communiquer une immobilité bien sensible à l'organe soudé avec elles.

Les affections qui particulièrement se laissent confondre avec une tumeur de l'ovaire sont surtout les grands fibroïdes, les encéphaloïdes rétro-péritonéaux, ensuite les grands abcès enkystés, les accumulations de scybales, la grossesse extra-utérine. Un cysto-sarcome, renfermant quelques masses mobiles, peut communiquer à la main qui le palpe la même sensation que les parties du fœtus en dedans ou en dehors d'un utérus gravide, on ne s'empressera donc pas trop de conclure à l'existence d'une grossesse, à moins que d'autres signes, tels que les bruits cardiaques du fœtus, ne la mettent hors de doute.

Lorsqu'une tumeur de l'ovaire se complique de grossesse, d'ascite, d'un fibroïde utérin, de symptômes de péritonite, de météorisme, etc., et, en général, lorsque plusieurs états pathologiques se manifestent les uns à côté des autres, il en résulte souvent des complications qui rendent le diagnostic douteux et qui déjouent même toute la sagacité du médecin.

*Traitement des tumeurs de l'ovaire.* — Les causes sous l'influence desquelles naissent les tumeurs de l'ovaire n'étant pas connues, il n'y a pas non plus d'indications ayant en vue ces conditions étiologiques. — Les remèdes internes et les moyens hygiéniques, les cures d'eau minérale, etc., n'ont pas plus d'action contre les tumeurs de l'ovaire que contre les tumeurs des autres parties du corps.— On observe quelquefois la disparition spontanée ou la guérison de tumeurs de l'ovaire à parois minces : les kystes peuvent se vider dans la cavité abdominale et leurs parois contracter des adhérences réciproques ; ou bien un kyste peut être transformé en abcès par un processus inflammatoire et ensuite s'oblitérer après l'évacuation du pus. Enfin, dans quelques cas exceptionnellement heureux, mais dont on ne connaît nullement les conditions, la tumeur peut se résorber et se ratatiner. Quelquefois on remarque qu'une tumeur de l'ovaire n'a aucune tendance à l'accroissement, qu'elle reste complétement stationnaire et qu'ainsi, n'ayant qu'un volume modéré, elle cause assez peu d'embarras. Mais la plupart de ces tumeurs augmentent rapidement, et l'on peut admettre qu'en moyenne les kystes de l'ovaire entraînent la mort dans la troisième année.

Lorsqu'une tumeur de ce genre provoque par son accroissement continuel des souffrances de plus en plus grandes et met finalement la vie en danger, on vient naturellement à se demander s'il n'est pas possible de secourir la malade par voie opératoire.

On a proposé les méthodes suivantes : la *ponction* simple, pour vider le contenu liquide, l'*injection d'iode* par laquelle on veut produire l'adhérence des parois et le ratatinement du kyste, l'*ou-*

*verture* de la poche , qu'on a soin de maintenir ouverte pour amener l'oblitération par suppuration, enfin l'*extirpation* complète de tout le produit morbide en vue de guérir radicalement la maladie.

La *ponction* ne trouve naturellement son application que contre les tumeurs de l'ovaire qui se composent essentiellement ou en grande partie d'un kyste à contenu liquide et représentent par conséquent une *hydropisie* proprement dite de l'*ovaire*. Lorsqu'un kyste de cette nature détermine des souffrances par son trop grand volume, on peut souvent procurer un grand soulagement en évacuant le liquide. Cependant il ne faut pas perdre de vue que le liquide se reproduit presque toujours et ordinairement en très-peu de temps. Dans quelques cas très-rares cette reproduction n'a pas eu lieu ou s'est faite très-tard. En outre, la ponction de ces kystes peut être suivie d'une péritonite, soit par le fait même de la lésion du péritoine, soit à la suite d'une hémorrhagie interne ou de l'écoulement d'un reste de liquide dans la cavité abdominale.

Si la collection se reproduit, on peut être forcé de répéter bientôt la paracentèse ; on connaît des cas où cette opération a été faite plus de cent fois dans l'espace de quelques années. Mais la plupart des malades sont trop affaiblies par la forte perte d'albumine qui est liée à la prompte reproduction de si grandes masses d'exsudat pour que leur vie puisse être longtemps conservée.

La paracentèse se fait dans l'hydropisie de l'ovaire d'après les mêmes règles que dans l'ascite. En général, on accorde ici la préférence à la ligne blanche pour le choix de la région où la ponction doit se faire ; mais naturellement on ponctionnera toujours de préférence aux endroits où la fluctuation est le plus prononcée et où la paroi du kyste paraît le plus mince.— Si un kyste a pris son développement principal du côté du petit bassin, on peut le vider par le vagin (voy. p. 630).

Il y a de l'avantage à se servir d'un trocart mince pour l'opération. L'écoulement, il est vrai, dure plus longtemps et devient plus difficile si le contenu du kyste se compose d'un liquide épais et flaconneux ; même on peut être forcé d'introduire une sonde de baleine si la canule vient à se boucher ; mais la lésion elle-même en devient beaucoup moins grave et il n'y a pas tant à craindre l'écoulement d'un reste du contenu du kyste dans la cavité péritonéale après la sortie de l'instrument. L'objection qu'un liquide épais ne peut pas sortir par le trocart mince trouve le plus souvent sa réfutation dans ce fait que les grands kystes pour lesquels la ponction est principalement indiquée n'ont pas, en général, un contenu aussi épais.

L'*injection iodée* a été préconisée contre les kystes de l'ovaire de même que contre l'hydrocèle, et l'on a eu souvent recours à cette méthode. Dans quelques cas de formation cystique simple la guérison paraît avoir été obtenue de cette manière. Dans la grande majorité des cas, l'injection paraît cependant avoir échoué; quelquefois il en est résulté une péritonite à issue mortelle. On peut bien se figurer que les kystes de l'ovaire, souvent si volumineux et à parois si épaisses, ne s'oblitéreront pas si facilement, après l'injection iodée, par adhérence réciproque des parois, qu'une tunique vaginale devenue le siége d'une transsudation hydropique. Si le kyste ne renferme pas un liquide séreux, mais colloïde, comme cela arrive ordinairement, et s'il se compose de compartiments multiples, il n'y a pas à espérer grand succès de l'injection iodée ; car les kystes de ce genre sont moins disposés à l'oblitération adhésive et après le ratatinement d'un compartiment on n'aurait qu'à s'attendre à un développement d'autant plus marqué des autres. La possibilité qu'une partie de la teinture d'iode s'échappe du kyste pour s'épancher dans la cavité abdominale et y provoquer la péritonite ne doit pas non plus être perdue de vue. Comme on ne peut guère se procurer de certitude sur le fait d'une adhérence entre le kyste et la paroi abdominale, et comme, pour obtenir l'effet voulu sur de très-grands kystes, il faut injecter une grande quantité de solution iodée, il faut s'attendre, presque à coup sûr, à cet épanchement du remède injecté dans la cavité abdominale. Cependant il ne paraît pas qu'il résulte de là facilement une péritonite bien sérieuse ; le remède n'est donc pas, sous ce rapport, aussi dangereux qu'au premier abord on serait tenté de le supposer. Si l'on avait injecté une grande quantité de teinture d'iode, par exemple plusieurs onces, il pourrait bien en résulter une intoxication par l'iode ou un état d'ivresse provoqué par l'alcool.

Pour ces injections de solution iodée on a admis en principe que le kyste devait être autant que possible vidé avant l'injection et qu'il fallait porter l'injection dans la profondeur du kyste au moyen d'une sonde élastique. Comme dans l'hydrocèle, on laissera ensuite écouler une partie de la teinture et l'on abandonnera le reste dans la cavité du kyste.

L'essai consistant à laisser à demeure la canule ou une sonde qu'on lui a substituée, pour forcer en quelque sorte, par des injections répétées, le degré d'inflammation voulu, paraît trop téméraire pour mériter d'être conseillé.

L'idée *de faire séjourner* dans un kyste de l'ovaire une canule *de trocart* ou *d'inciser les parois*, et de maintenir la plaie ouverte pour provoquer la suppuration, et par ce moyen l'adhérence et le ratatinement, présente plus d'un danger et plus d'une difficulté. Si l'on se contentait de placer dans le kyste une canule de trocart, on aurait à craindre que cette canule ne fût séparée du kyste au fur et à mesure qu'il se viderait et se retirerait dans l'intérieur, accident qui pourrait entraîner une péritonite. Une sonde élastique ne s'en séparerait pas si facilement, mais une opération qui deviendrait dangereuse, ce serait le remplacement de la sonde bouchée ou altérée par une autre. Si l'on pratiquait l'incision sans qu'il y eût adhérence entre le kyste et la paroi abdominale (et généralement cette adhérence n'est pas à supposer), la malade serait avant tout menacée d'une péritonite due à l'ouverture de la cavité abdominale. — S'il se produit une inflammation suppurative du kyste, elle prend ordinairement un caractère ichoreux, et l'on est exposé au danger de la réaction qu'entraîne la production surabondante d'un pus qui se décompose. Mais en supposant même que la malade échappe à ce danger, il reste encore une longue suppuration fistuleuse qui menace d'épuiser l'organisme. — L'oblitération de ces kystes peut être rendue plus difficile par l'épaisseur et la rigidité de leurs parois aussi bien que par les adhérences du kyste qui s'opposent à son ratatinement. La paroi du kyste souvent montre peu de tendance à se ratatiner, mais plutôt à produire de fortes quantités d'un exsudat aqueux et ichoreux. On peut être tenté par cette circonstance de faire des injections irritantes, pour provoquer un état inflammatoire dans les parois ; mais c'est un moyen d'un effet peu sûr et qui paraît même dangereux à cause du voisinage du péritoine.

Cette ouverture avec excitation à la suppuration de la paroi interne des kystes de l'ovaire rencontre donc bien des objections sérieuses. Elle ne paraît réellement avantageuse que dans les cas où le kyste adhère à la paroi antérieure, où l'on n'a, par conséquent, pas à craindre une péritonite primitive et où, d'un autre côté, l'extirpation de la tumeur ne peut guère être exécutée. Un autre cas exceptionnel qui pourrait se prêter à une large ouverture de la poche, serait celui d'un kyste de l'ovaire situé dans l'espace de Douglas, surtout s'il avait contracté des adhérences ou s'il avait fait saillir fortement en avant la paroi postérieure du vagin. Dans ces conditions, il faudrait faire une incision ou une ponction au trocart dans le cul-de-sac postérieur du vagin, agrandir l'ouverture avec le bistouri boutonné ou le lithotome caché, ou bien avec le secours d'une longue sonde cannelée qu'on aurait fait passer par la canule du trocart, ou bien on introduirait dans l'ouverture une longue canule par laquelle on pousserait des injections pour obtenir ainsi, autant que possible, l'oblitération du kyste (Kiwisch). Cette méthode de l'ouverture des kystes de l'ovaire par le vagin offre le grand avantage que le kyste est attaqué plus près de sa racine, par conséquent à l'endroit vers lequel il se retire en se vidant et en s'oblitérant. Si l'on fait l'ouverture en avant, sur le ventre, il peut arriver que précisément l'adhérence, si nécessaire pour la guérison, entre le kyste et la paroi antérieure, et le tiraillement qui en résulte, s'opposent à l'oblitération.

Si l'on voulait amener la guérison d'un kyste libre de toute adhérence en l'ouvrant dans la région de l'abdomen, il faudrait, pour éviter la pénétration du sang et du pus dans la cavité péritonéale, réunir immédiatement les bords de la paroi ouverte du kyste avec les bords de la plaie abdominale.

*Ovariotomie.* — L'extirpation d'une tumeur de l'ovaire n'est indiquée que dans les cas où cette tumeur fait des progrès incessants, où elle cause des souffrances considérables et finit par exposer la vie des malades à des dangers que l'opération peut seule détourner. Pour pouvoir l'entreprendre avec succès, il faut que l'on ait affaire à une tumeur dont la nature d'une part et la liberté de toute adhérence d'autre part permettent d'exécuter l'extirpation totale et d'obtenir par cela même la guérison radicale. Mais, malheureusement le diagnostic reste ici assez souvent enveloppé d'incertitude. Plusieurs fois, en effet, on a trouvé, en essayant d'opérer ces tumeurs, qu'elles avaient contracté des adhérences si nombreuses avec les intestins, le péritoine, l'utérus, la vessie, etc., qu'il fallait renoncer à l'extirpation. D'autres fois les tumeurs avaient une base très-large, riche en vaisseaux, et l'on risquait, en voulant en faire l'ablation, de produire des hémorrhagies et plus tard une fonte gangréneuse. Ou bien on avait commis une erreur de diagnostic, et la tumeur appartenait au rein, au foie, à l'utérus, etc.; ou, enfin, on s'était attendu à une tumeur, et il n'y avait en définitive qu'un grand encéphaloïde inaccessible à tout traitement. On connaît des cas nombreux où la première incision avait été faite dans l'abdomen et où l'extirpation étant reconnue inexécutable il fallait recoudre de nouveau la plaie.

Pour exécuter l'ovariotomie, on fait une *incision* dans la ligne blanche, qui ouvre la cavité abdominale ; on vide, s'il est possible, la tumeur avec le trocart, on détache les adhérences qui peuvent exister, on attire le kyste ou la tumeur, on lie ou l'on serre dans une sorte de pince, connue sous le nom de clamp, le pédicule, et l'on fait la section au devant de la partie ainsi étreinte par la ligature ou la pince. Après avoir nettoyé la cavité abdominale du sang qui a pu y pénétrer, et avoir pris les mesures nécessaires pour mettre le pédicule à l'abri d'une hémorrhagie secondaire, on fait la suture des parois abdominales. L'opération entière se compose donc d'à peu près six temps, qui sont : l'incision, l'évacuation du kyste, son extraction de la cavité abdominale, en même temps que la division des adhérences, l'étranglement du pédicule et sa section, le nettoyage de la cavité abdominale et enfin la suture.

Op a distingué deux méthodes pour l'extirpation des tumeurs de l'ovaire, la *grande incision* et la *petite incision*. Il peut suffire d'une incision de quelques pouces de longueur pour tirer hors du ventre et couper à sa base, après l'avoir d'abord vidé, un kyste libre d'adhérences et implanté sur une base étroite. Telle serait la petite incision. Mais si l'on se trouve en présence de tumeurs volumineuses et plus solides, de masses colloïdes, de kystes multiloculaires ou de cysto-sarcomes, etc., ou bien s'il s'agit de détacher des adhérences situées profondément, il faut mettre la tumeur à nu sur une grande étendue et il peut devenir nécessaire d'inciser l'abdomen dans toute sa longueur pour éloigner le produit pathologique.

L'*agrandissement* de l'incision des téguments abdominaux faite après l'ouverture du péritoine, présente cet inconvénient, que souvent il est difficile de préserver la cavité abdominale du sang répandu dans cette circonstance. Naturellement on fera cet agrandissement de l'incision toujours de telle sorte que les parties extérieures soient divisées en premier lieu et le péritoine seulement en second lieu. — Il vaut certainement mieux ne pas reculer devant une large incision faite de prime abord dans la paroi abdominale que de se rendre plus difficiles, plus longs ou peu sûrs la division des adhérences, la section du pédicule de la tumeur et l'arrêt du sang.

La ligne de section, dans l'ovariotomie, se confond presque toujours avec la ligne blanche. Par exception seulement, on pourrait avoir des raisons pour préférer une division oblique ou latérale ou même anguleuse de la paroi abdominale. Une incision latérale présenterait, il est vrai, cet avantage, qu'on pourrait plutôt faire sortir les ligatures du pédicule de l'ovaire sans tiraillement par le côté du ventre que par le milieu ; mais souvent on est dans le doute avant d'opérer, si l'on a affaire à une affection de l'ovaire droit ou à une affection de l'ovaire gauche, et l'on peut même être dans le cas d'ignorer s'il n'y a pas d'adhérences du côté opposé à celui de l'incision. L'incision latérale de la paroi abdominale présente, en outre, cet inconvénient, qu'elle donne une plaie musculaire irrégulière et beaucoup plus saignante.

Si, après la division de la paroi abdominale et l'ouverture de la cavité péritonéale par une incision large d'environ trois doigts, on se trouve en présence d'un kyste simple et qu'en plongeant les doigts dans la plaie on trouve le kyste suffisamment libre d'adhérences, le plus simple est d'ouvrir le kyste immédiatement avec un trocart long et épais et d'en faire écouler le contenu dans un vase. On se sert à cet effet, le plus avantageusement, d'un trocart muni d'un tube mou et élastique destiné à conduire le liquide dans le vase. — Pour favoriser l'écoulement du liquide il est toujours utile de faire coucher la malade sur le côté pendant que le liquide s'échappe. — Il faut éviter avec soin que le contenu du kyste s'épanche dans la cavité abdominale. Toutes les fois que cet inconvénient ne peut être évité, il faut, aussi bien que possible, l'étancher avec des éponges bien propres, que l'on porte jusque dans le petit bassin. — Quand le kyste est vidé, on fait bien d'en fermer l'ouverture par un point de suture pour empêcher qu'un reste de liquide puisse encore s'échapper après coup.—Si le kyste est multiloculaire, on pourra peut-être le vider successivement en ponctionnant ou en rompant une cloison intermédiaire après l'autre. — A mesure que le kyste se vide, on peut tirer sur ses parois affaissées et les faire sortir du ventre pour les examiner. Les aides s'opposent à la sortie des intestins par la plaie de l'abdomen.

Quant aux *adhérences* (1), on les décolle, on les lie et on les coupe. Les adhérences les plus fréquentes sont naturellement celles que la tumeur peut contracter avec l'épiploon et l'appendice épiploïque de l'S iliaque. Si les adhérences sont légères, on les décolle le mieux avec le doigt ; si elles sont plus solides, on produit ordinairement une perte de sang assez notable en les divisant, et il semble rationnel, dans ces cas, de les lier avant de les couper. Plusieurs fois j'ai jugé utile de les lier même du côté du kyste. Les fils des ligatures peuvent être conduits au dehors ou

(1) Ce sont les cysto-sarcomes colloïdes qui montrent les adhérences les plus nombreuses. On s'explique ces adhérences par l'inflammation locale que peut provoquer autour de la tumeur la rupture de petits kystes colloïdes à parois minces.

bien, d'après la méthode anglaise, coupés court et abandonnés dans la plaie, où ils sont englobés dans la cicatrice. On a aussi fait avec succès l'écrasement des adhérences épiploïques, ou bien on les a coupées par une ligature ou détruites par la cautérisation.

Quant au *pédicule*, on *le serre dans un clamp* ou on le lie. Le clamp est une sorte de pince que l'on fixe avec des vis. Les bons résultats obtenus dans les dernières années parlent beaucoup en faveur de cet appareil. Pour faire la ligature, on traverse le pédicule avec une forte et longue aiguille garnie d'un double fil de soie très-fort qu'on sépare ensuite pour faire deux ligatures très-serrées à droite et à gauche. Si le pédicule est épais, il faut employer des serre-nœuds. Le plus souvent on étreint en même temps, dans le clamp ou dans la ligature, la trompe de Fallope correspondante qui adhère à la base de la paroi du kyste. Si le pédicule est très-ferme et épais, il peut être nécessaire de le traverser trois fois ou même davantage par l'aiguille garnie du double fil.

Pour mieux distinguer le pédicule d'un kyste, il peut être avantageux de le diviser avec les ciseaux, mais en ayant soin de bien éviter les grands vaisseaux sanguins.

Au devant du clamp ou de la ligature, on retranche ensuite le kyste ou la tumeur. Si les tumeurs sont solides, il faut avoir soin de ne pas enlever autant de péritoine et faire en sorte que les bords de cette membrane puissent couvrir le moignon. S'il se montre des vaisseaux sanguins dont on a à redouter une hémorrhagie secondaire, par exemple, en cas de relâchement du clamp, on les lie à part. On a soin de laisser aux fils des ligatures une certaine longueur, afin qu'ils ne puissent pas, en cas de météorisme, se retirer dans la profondeur.

Avant de procéder à la réunion de la plaie abdominale, il faut prendre les mesures nécessaires pour nettoyer la cavité péritonéale du sang ou du liquide cystique qui ont pu y pénétrer. On plonge une éponge fine dans l'espace de Douglas pour absorber le liquide ou les caillots qui peuvent s'y rencontrer. On peut aussi à ce moment examiner l'autre ovaire pour s'assurer s'il est sain.

Le clamp, sous lequel on a soin d'étendre des compresses, est placé transversalement dans l'angle inférieur de la plaie. On le laisse en place pendant trois jours environ. Si au lieu d'employer le clamp on a fait la ligature, on a soin de ramener par l'angle inférieur de la plaie les fils ou les serre-nœuds. La partie supérieure de la plaie est réunie par la suture, en ayant soin de placer

entre les points larges des points plus étroits, qui ne réunissent
que la peau.

*Comprendre le pédicule dans la suture* de la plaie abdominale
(Stilling), c'est une méthode moins sûre que l'emploi du clamp, mais
toujours plus sûre que de faire simplement sortir les fils par l'angle inférieur de la plaie sans qu'on ait pris soin de les fixer. Cependant, même
cette suture n'est pas très-sûre, surtout si le pédicule est large, à moins
qu'on ne fasse beaucoup de points. Si l'on voulait laisser la partie la plus
profonde d'un kyste dans le fond de la plaie, il faudrait de tout côté l'attacher par des sutures nombreuses. En traversant simplement le pédicule
par l'aiguille, pendant qu'on applique le dernier point de suture, en bas,
on ne se met pas, à beaucoup près, suffisamment à l'abri d'une rétraction
partielle et d'une pénétration de sang et de pus dans la cavité abdominale.

*Laisser le pédicule en arrière* après l'avoir, par exemple, étreint
d'un fil d'argent, avec l'intention de le laisser, ainsi que le fil, se fixer
dans l'espace de Douglas, c'est exposer la malade au danger de mourir
d'une hémorrhagie ou d'une suppuration profonde.

Si, en faisant l'ovariotomie, on trouve un kyste tellement adhérent,
qu'il semble impossible de le dégager, il vaut mieux renoncer à poursuivre l'opération. Si l'on ne veut pas se résigner à prendre ce parti,
il faut, soit extirper le kyste *partiellement*, en retranchant, par exemple, sa paroi antérieure et en rompant les cloisons qui séparent les
kystes multiloculaires, soit l'ouvrir largement (p. 629) pour en amener
la fonte suppurée  Si l'on fait ces ouvertures et excisions partielles, il
y a tout lieu d'attacher ce qui reste de la tumeur à la plaie abdominale,
afin que l'exsudat purulent ou ichoreux, auquel on doit s'attendre,
puisse être évacué au dehors.

Le traitement consécutif de l'*ovariotomie* est le même que
celui qu'on a l'habitude d'instituer après d'autres grandes opérations, ayant pour siége l'abdomen. La nourriture qu'on accorde
à la malade ne doit se composer au commencement que de bouillon, etc.; si la malade a une forte tendance à vomir, on donne des
lavements de bouillon. Pour éteindre la soif, on donnera des
pilules de glace, surtout si les malades vomissent. Contre les
coliques ou l'excitation nerveuse, on administre la morphine, le
mieux en injections sous-cutanées. Le danger principal consiste
dans la péritonite diffuse; si elle devient violente, la malade succombe presque infailliblement (voy. p. 284). Quelques-unes des
opérées sont mortes de perte de sang ou d'une décomposition
aiguë du sang épanché à l'intérieur, quelques autres d'un collapsus immédiat, d'autres n'ont succombé que d'une manière
secondaire à la suppuration fistuleuse.

Les résultats statistiques de l'ovariotomie ont été très-différents aux diverses époques. D'après un recueil antérieur fait par Kiwisch, on a compté 54 guérisons, 41 décès et 10 cas où les malades n'avaient pas succombé à l'opération, mais où l'on n'avait pas pu achever cette dernière, de sorte qu'elle avait été entreprise inutilement. Simon, dans sa statistique des cas opérés en Allemagne, a compté 46 décès sur 12 guérisons. Contrairement à ce résultat, les observations plus modernes et parfaitement dignes de foi de Clay, Spencer-Wells et d'autres donnent 60 et même 80 guérisons pour 100 cas d'opération. Il faut bien conclure de là qu'un meilleur choix des sujets, une meilleure méthode opératoire et un meilleur traitement consécutif ont dû contribuer à amener ces résultats si supérieurs à ceux qu'on avait obtenus précédemment.

Un point essentiel pour le traitement consécutif est le *soin d'éviter les influences miasmatiques* ; on a les meilleures raisons d'admettre que la péritonite diffuse se rencontre principalement sous l'influence de causes miasmatiques, et que l'issue funeste, autrefois si souvent observée, de l'ovariotomie, devait dépendre en grande partie de l'action de causes de cette nature.

*Coccygodynie.*—Ajoutons, comme appendice à ce chapitre, quelques mots sur la coccygodynie. La douleur particulière dans la région du coccyx, dont Simpson a fait la description dans ces derniers temps, paraît ne se rencontrer que chez les femmes. C'est une espèce de névralgie provoquée par le tiraillement du coccyx et de son aponévrose, tiraillement qui détermine surtout les contractions du muscle grand fessier. Les femmes accusent une violente douleur surtout quand elles veulent se lever après avoir été assises. Encore d'autres mouvements soumettant le coccyx à un tiraillement peuvent devenir douloureux. — Dans une série de cas la section sous-cutanée des fibres du grand fessier qui prennent leurs points d'attache au coccyx a procuré du soulagement. Dans quelques cas de coccygodynie très-violente, Simpson et d'autres ont même fait avec succès la résection de l'extrémité du coccyx. — Scanzoni vante beaucoup les injections sous-cutanées de morphine, que l'on fait toujours bien d'essayer en premier lieu comme étant un moyen très-inoffensif.

Dans tous les cas, il faut distinguer les douleurs de l'articulation sacro-coccygienne, surtout les douleurs inflammatoires et congestives, des affections névralgiques de cette partie, et l'on se gardera d'appliquer sans examen la dénomination nouvelle à toutes les manifestations de douleur qui peuvent se présenter dans la région du coccyx.

# CHAPITRE XII

## EXTRÉMITÉ SUPÉRIEURE.

### § 1. — Région de l'épaule.

Artère de la région de l'épaule. — Maladies du creux axillaire. — Frac·
ture de la clavicule. — Luxation de la clavicule. — Résections de la
clavicule. — Fractures de l'omoplate. — Luxation de l'omoplate. —
Position vicieuse de l'omoplate. — Résection de l'omoplate.

*Artères de la région de l'épaule.*— La *sous-clavière* peut être
*comprimée* avec le pouce, au-dessus de la clavicule, contre la
première côte, ou au-dessous de la clavicule, contre la deuxième
côte. Mais il ne sera permis de se fier à cette compression
que chez les individus maigres et faiblement musclés, et l'on a
déjà souvent fait l'expérience pendant la désarticulation de l'é-
paule, combien l'effet de cette compression est incertain, même
lorsqu'elle est faite par l'aide le plus intelligent. En général, on
arrive à diminuer la circulation, mais non pas à la suspendre
d'une manière sûre et complète par la compression de la sous-
clavière.

Si la sous-clavière doit être liée *au-dessous de la clavicule*, il
faut faire une incision partant de la partie interne de cet os
et dirigée vers le sommet de l'apophyse coracoïde. Le faisceau
supérieur du muscle grand pectoral, qui s'insère à la clavicule,
est divisé obliquement ; derrière le grand pectoral on rencontre
l'artère, recouverte par une aponévrose qui s'insère au bord du
petit pectoral. Le petit pectoral, derrière lequel l'artère s'engage,
peut, pour mieux voir, être incisé ou, en cas de besoin, complétement divisé. L'artère est située un peu profondément ; devant
elle et en dedans on trouve la veine, en dehors les nerfs du bras.
Une branche assez importante, l'acromio-thoracique, sort au
niveau de la sous-clavière ; les divisions de cette branche donnent
naturellement du sang à la suite de l'incision musculaire ; mais il
faudra faire attention qu'on ne blesse pas cette branche elle-même
en voulant mettre à nu la sous-clavière, ou qu'on ne lie pas cette

dernière trop près de l'origine de l'acromio-thoracique. D'un autre
côté, il faut éviter soigneusement la veine céphalique qui passe
entre le muscle grand pectoral et le deltoïde et se jette vers cet
endroit dans la veine sous-clavière. — Jusqu'ici, la plupart des
praticiens ont évité de faire la ligature de la sous-clavière au-
dessous de la clavicule, parce que la position profonde de l'artère rend l'opération plus laborieuse. On a donc ordinairement
préféré la ligature au-dessus de la clavicule (voy. p. 188). Mais
si l'on considère que cette dernière offre de grands dangers et
qu'elle est peu sûre, on sera porté à préférer la ligature au-dessous de la clavicule, chaque fois qu'on aura le choix du procédé;
il vaudrait mieux, pour mettre à nu l'artère, enlever une portion
du grand pectoral ou le diviser en entier, plutôt que de faire la
ligature au-dessus de la clavicule qui, par elle-même, est déjà
très-dangereuse et qui expose aux hémorrhagies secondaires provenant de la région axillaire (à cause des anastomoses dans la
région scapulaire).

Dans les *blessures par instrument piquant de l'axillaire* ou d'une
de ses branches (scapulaire inférieure, thoracique, circonflexe),
il faut s'attendre à une extravasation sanguine considérable dans
le creux axillaire, pouvant s'étendre bien avant vers la poitrine,
le cou et le dos. Il en est de même lorsque ces artères sont blessées *par arme à feu.* Dans ces cas, il ne faut pas perdre de
vue la possibilité de la lésion simultanée de la veine et des nerfs,
des côtes, de la plèvre, du poumon et de l'articulation de l'é-
paule. La première chose à faire alors, c'est de comprimer
la sous-clavière, pour que le malade ne meure pas d'hémorrhagie
ou pour que l'extravasat sanguin ne continue pas de s'étendre
entre les tissus. Si la compression ne suffisait pas, il faudrait
mettre l'artère blessée à nu et en lier les deux bouts. A cet effet,
on ferait une grande incision dans la cavité axillaire et son aponévrose, on enlèverait les caillots sanguins et l'on irait à la recherche de l'artère lésée, la sous-clavière étant comprimée pendant tout ce temps par des aides. Pour trouver sûrement l'artère
axillaire, le mieux est de la rechercher au niveau de la tête de
l'humérus qu'elle cotoie lorsque le bras est placé dans une forte
abduction. L'incision doit être faite dans le tiers antérieur de
l'aisselle et dirigée vers le muscle coraco-brachial. En général, il est préférable de rechercher l'artère entre le muscle
coraco-brachial et le nerf médian; elle se trouve exactement
derrière le médian (ou entre ses deux racines); la veine

et les nerfs, sont placés plus superficiellement doivent, qui être écartés. L'opération devient d'autant plus facile qu'on découvre l'artère plus bas, vers le bras. Dans la partie supérieure de l'aisselle, l'artère est tellement entourée par le plexus brachial, que la ligature ne peut pas y être faite sans danger pour les nerfs.

*Maladies de la région axillaire.*—Quelquefois une *glande sébacée* de l'aisselle s'hypertrophie et forme une tumeur. Quelquefois aussi il se développe dans la peau de l'aisselle des abcès petits, mais douloureux, qui ont pour point de départ les glandes sébacées (Verneuil). Il n'est pas permis de les confondre avec les abcès provenant de ganglions lymphatiques. L'affection la plus fréquente de l'aisselle, c'est l'*inflammation des ganglions lymphatiques*. On la voit surtout se développer à la suite de la résorption de produits inflammatoires, formés sur la main ou le sein, ou bien à la suite d'une composition vicieuse du sang (dans la scrofulose). S'il y a formation d'*abcès*, il ne faut pas trop tarder d'en faire l'ouverture, pour que la peau ne soit pas décollée sur une trop grande surface, ou pour empêcher que le pus fuse au loin si le ganglion enflammé est situé profondément.

Outre l'inflammation ganglionnaire, ce sont principalement les phlegmons et les *abcès par congestion*, partant de l'articulation scapulo-humérale, des côtes, de la clavicule, de l'omoplate et même du cou, qui donnent quelquefois lieu à de grandes collections purulentes dans la cavité axillaire. L'espace considérable entre le grand pectoral et le grand dorsal, ou entre le sous-scapulaire et le grand dentelé peut recevoir d'énormes quantités de pus. Le pus peut aussi fuser le long des vaisseaux, par en haut, jusque derrière la clavicule et au cou, ou par en bas, le long du petit chef du biceps, jusque dans le bras. On a vu aussi des empyèmes s'ouvrir dans l'aisselle et se compliquer ainsi d'un abcès axillaire. En incisant de pareils abcès profonds, la pointe du bistouri doit être dirigée en bas et l'ouverture sera agrandie largement par en bas pour donner au pus un libre écoulement. Il ne sera pas permis d'enfoncer le bistouri par en haut, à cause du danger de blesser les vaisseaux et les nerfs.

Dans *l'extirpation des ganglions lymphatiques* de l'aisselle, toute l'attention doit consister à éviter la veine axillaire, qui est située plus superficiellement que l'artère ; on tâchera, autant que possible, de détacher les ganglions lymphatiques avec le doigt et l'on se gardera surtout de tirer la veine dehors, parce que, de cette façon, elle devient plus difficile à reconnaître. Les petites artères de la région inférieure et antérieure de l'aisselle (artères thoraciques) sont faciles à lier.

Dans quelques cas rares, on a rencontré et opéré dans cette région des tumeurs lipomateuses, fibreuses et caverneuses (hématomes); les *anévrysmes* ne doivent pas être confondus, comme cela est arrivé quelquefois par manque d'attention, avec un néoplasme ou un abcès, ou un simple thrombus. — L'anévrysme traumatique de l'aisselle ne fut traité dans le temps que par la compression ou la ligature de la sous-clavière au-dessus de la clavicule, mais cette méthode opératoire a été suivie de tant d'insuccès, que l'ouverture directe et la double ligature de l'artère axillaire, d'après l'exemple de Paget, semblent mériter la préférence (1).

Parmi les branches de l'artère axillaire, la *scapulaire inférieure* (sous-scapulaire) est la plus considérable ; sa blessure ou celle de sa division principale, la branche scapulaire proprement dite (*circumflexa scapulæ)* peut être suivie d'hémorrhagies très-fortes. Cette branche scapulaire n'est pas difficile à trouver chez les individus maigres, après une incision faite sur le bord externe de la partie supérieure de l'omoplate. On la voit se diriger obliquement vers la face postérieure de l'omoplate. En cas de plaie de cette partie, il faudrait la lier directement en agrandissant la plaie.

A la partie supérieure de l'omoplate et sur sa face postérieure, se trouvent la *scapulaire postérieure* et la *scapulaire supérieure* couvertes par le trapèze ; on se trouve quelquefois dans la nécessité de lier ces artères après des blessures par arme à feu ou pendant des résections. La scapulaire postérieure se dirige dans les muscles de l'omoplate en partant de l'angle supérieur et interne de l'omoplate, la scapulaire supérieure, en partant de l'échancrure coracoïdienne.

Les *artères thoraciques* se présentent principalement sous le bistouri lorsqu'on veut énucléer des ganglions lymphatiques de l'aisselle (voy. p. 232). Dans ces cas, on pourrait même blesser la *veine axillaire*, en ne faisant pas attention.

*Fracture de la clavicule.* — Ordinairement ces fractures sont produites par cause indirecte, telle qu'une chute sur l'épaule par laquelle la courbure en S de cet os est exagérée au point de se rompre. La conséquence en est que les extrémités fracturées glissent plus ou moins bien l'une sur l'autre ou se croisent et

_______

(1) Comp. *Bartholomew's hospital reports,* vol. II, p. 106.

entrent dans les chairs, tandis que le bras, sous l'influence de la pesanteur, descend un peu et se porte en avant et en dedans. C'est pourquoi cette fracture peut souvent se reconnaître rien qu'à la position affaissée et passive du bras et de l'épaule. Souvent on remarque au toucher le déplacement des fragments, une crête osseuse saillante, principalement au bord supérieur de la clavicule ; mais, chez les enfants surtout, il existe aussi des fractures de la clavicule sans déplacement, qui, faute d'attention, peuvent être méconnues et prises pour de simples contusions.

La réduction des fragments osseux déplacés ne présente pas, en général, de grandes difficultés ; il suffit le plus souvent de tirer les deux épaules en arrière pour remettre les fragments dans leur position normale. Dans certains cas, cependant, la coaptation devient impossible, soit que des esquilles se placent entre les surfaces fracturées, soit que les *dents* de la fracture s'arc-boutent les unes contre les autres, soit que des fibres musculaires s'interposent, soit enfin que les muscles du malade soient trop contractés.

L'abaissement du bras est le point le plus important du traitement ; il est déjà combattu un peu par une simple *écharpe*, ou par le repos au lit, le bras étant couché sur un grand coussin ; pour cette raison, certains médecins se contentent de ce procédé très-simple. Cependant il existe un grand nombre de fractures de la clavicule où ce procédé ne remédie qu'incomplétement ou pas du tout au déplacement des fractures, et où il faut, par conséquent, avoir recours à des moyens de contention plus actifs et plus sûrs. Le déplacement est souvent de nature assez compliquée ; mais il dépend surtout de ce que l'épaule n'est plus maintenue écartée du thorax par une clavicule normale. L'omoplate tombe donc en bas, en dedans et en avant. Quelquefois le fragment interne est encore soulevé par la contraction du sterno-cléido-mastoïdien. Si l'on veut réagir contre toutes ces causes de déplacement, il faut tâcher de porter l'omoplate en dehors, en arrière et en haut et de le maintenir dans cette position ; en même temps, il faut fixer le bras, pour qu'il ne trouble pas la coaptation par ses mouvements ou son poids. Veut-on agir sur le fragment interne, il faut maintenir la tête immobile et repousser peut-être par une pression directe le fragment déplacé. Ce sont-là, il est vrai, des indications qui ne peuvent être remplies que d'une manière très-incomplète.

Pour fixer l'épaule en arrière, on a le *huit de chiffre* ; pour la ousser en dehors, on a le *coussin axillaire;* pour la porter haut, de même que le bras, on a *l'écharpe.* Pour que le bras puisse pas se mouvoir, il faut le fixer au corps. Tels sont les yens principaux employés dans la fracture de la clavicule ; on a modifiés à l'infini; quelques chirurgiens les ont vantés comme illibles, et cependant à un examen sérieux on reconnaît qu'ils t loin d'être suffisants. D'une manière générale, il peut être de combiner ces différents moyens, en faisant, par exemple, huit de chiffre autour de l'épaule avec une serviette pliée en sieurs doubles, en remplissant l'aisselle avec une épaisse com-sse, en fixant le bras au thorax par une bande et en ajoutant re une écharpe, pour soutenir le bras. Mais ici, comme par-t, la première règle à observer c'est d'examiner le cas en lui-me, de voir ce qu'il offre de spécial. Si, par conséquent, on vait qu'une fracture se maintient le mieux le bras étant dans duction ou au contraire le bras étant ramené en avant, dans duction, il faudrait tâcher de maintenir l'une ou l'autre po-on par des coussins, des bandes, etc., appropriés.

ucun des trois moyens indiqués ne tient complétement ce qu'on s'en t promis. Le huit de chiffre, soit qu'on se serve d'une simple de, d'une serviette pliée, ou qu'on place autour des deux épaules courroie rembourrée, soit qu'on se serve dans la même intention lanchettes ou de coussins appliqués sur le dos, ou d'appareils sem-les à des corsets ou à des selles, le huit de chiffre a toujours le ut de rapprocher les épaules et de favoriser ainsi le raccourcisse-nt de la clavicule fracturée. — Les coussins axillaires (de Desault, yer et autres), qui sont placés entre le bras et le thorax, et qui ont employés dans le but de repousser l'épaule en dehors, présentent convénient de ne pas pouvoir être appliqués solidement sans donner r à des embarras de la respiration, à des douleurs à l'épaule, à des oriations au sein, etc. L'omoplate glisse trop facilement sur le thorax change de forme à chaque respiration, pour qu'il puisse être sou-u d'une manière durable par un pareil coussin. L'écharpe qui tient le bras ne peut le fixer qu'incomplétement; elle prend son nt d'appui sur l'épaule opposée qui elle-même change de position haque mouvement du bras et du tronc, et elle ne peut pas être rée aussi fortement qu'on le voudrait à cause de la douleur qu'elle asionne au malade. De même, les modifications qu'on a fait subir à harpe (on a, par exemple, cousu ensemble les parties, on a laissé trou pour recevoir le coude ; on a mis un appareil amidonné autour coude et de l'avant-bras pour que la pression soit également répar-, ces modifications ne suffisent pas pour immobiliser l'épaule dans position élevée. — Un procédé généralement tout aussi infidèle, c'est celui qui consiste à porter le bras en avant et en dedans ; l'avant-bras est placé sur la poitrine et la main sur l'épaule saine. Par cette position du bras, l'épaule correspondante est, il est vrai, soulevée à l'état sain, mais cela ne s'observe pas au même degré, lorsque la clavicule est fracturée.

Lorsque le fragment interne d'une clavicule cassée se déplace d'une manière trop sensible par en haut, on peut essayer de l'abaisser avec une petite attelle ou pelote, ou bien par un ressort. Mais les conditions mécaniques pour fixer de semblables appareils sont si défavorables, qu'on ne peut s'attendre que par exception à voir réussir cette méthode.

Le traitement des fractures de la clavicule est, on le voit, assez incomplet et il arrive souvent qu'après le traitement le plus consciencieux il reste quelque difformité, par exemple la saillie du fragment interne, un léger croisement des fragments, le raccourcissement de la clavicule. Chez les enfants remuants ou chez les personnes qui ne peuvent pas se décider à rester au lit pendant tout le temps du traitement, il est encore plus difficile d'éviter une difformité. D'ailleurs les fonctions du bras n'en souffrent pas; de petits déplacements ne se remarquent que chez les personnes d'une grande maigreur, et souvent la difformité disparaît peu à peu chez les enfants, de sorte que ces inconvénients n'ont pas une si grande importance.

La consolidation de la clavicule se fait rapidement, chez les enfants en trois semaines, chez les adultes en quatre à cinq semaines. La formation d'un *pseudarthrose* ne s'observe que très-rarement à la suite d'une fracture de la clavicule. La pseudarthrose a, du reste, des suites presque toujours si peu importantes, elle entrave si peu le travail des individus, qu'on est rarement dans le cas de la combattre par une opération.

La fracture à l'*extrémité acromiale de la clavicule* est rarement compliquée d'un fort déplacement des fragments, parce qu'ils sont maintenus réunis par le ligament trapézoïde. En cas de déplacement des extrémités fracturées, il faudrait tâcher, comme dans la fracture ordinaire de la clavicule, de soulever par des bandages le bras et l'épaule.

Si la fracture de la clavicule se produit très-près de l'articulation acrominale et s'accompagne de déplacement, le cas peut ressembler tout à fait à une luxation entre la clavicule et l'omoplate.

***Luxation de la clavicule.*** — La luxation de la clavicule la plus fréquente est celle où la tête de la clavicule se place sur la partie *antérieure* du sternum. Le mode de production qui nous paraît le plus naturel est que l'omoplate est porté fortement en arrière et en dehors, surtout si la clavicule subit en même temps un mouvement de rotation tel que sa surface antérieure est tournée en haut ; on a même vu la luxation se produire spontanément, lorsque l'omoplate a été attiré rapidement en arrière. La clavicule luxée se porte aussi dans plusieurs de ces cas, un peu en dedans, vers la ligne médiane du sternum ; le poids seul de l'omoplate et ensuite la tension de ses muscles tendent à pousser cet os en dedans. Lorsque le déplacement dans ce sens est plus considérable, le tendon du sterno-cléido-mastoïdien se place peut-être entre l'os luxé et sa cavité articulaire. On voit et l'on sent l'os proéminent, de même qu'un vide derrière le sterno-cléido-mastoïdien, au niveau de la fossette articulaire du sternum. Il existe cependant des cas où le diagnostic différentiel entre une fracture de la tête claviculaire avec fragment déplacé en avant et entre une luxation de cet os ne peut pas être établi sûrement. S'il vient s'y ajouter un gonflement considérable ou si le malade ne vient trouver le médecin qu'à une période avancée, le diagnostic souvent ne peut être établi.

La réduction ne présente généralement pas de difficulté ; on la fait le plus souvent facilement en tirant l'omoplate en dehors et en arrière ; à la suite de ce mouvement, la tête glisse de nouveau par-dessus le bord de la fossette pour reprendre sa place normale. En ramenant le bras à la partie antérieure du corps et en le poussant en haut, on peut favoriser encore le mouvement de l'omoplate en dehors ; localement on peut aider à la réduction en pressant directement sur l'extrémité luxée. Il est le plus souvent difficile de maintenir l'os complétement réduit ; ordinairement, la luxation se reproduit, dès qu'on cesse l'extension, parce que l'omoplate retombe en dedans et en bas. On ne peut donc jamais garantir qu'à la suite de cette luxation il ne reste quelque difformité, soit une saillie de la tête de la clavicule, soit une luxation incomplète, ou au moins une inégalité entre les deux articulations. Du reste, la force et la sûreté des mouvements en souffrent peu ou restent même intactes.

Les règles du traitement et les appareils sont en général les mêmes que pour la fracture de la clavicule. La première indication consiste à pousser l'épaule en dehors et en haut et à fixer le bras pour l'empêcher de s'affaisser. Le coussin axillaire de Desault est employé par beaucoup de médecins. L'emploi d'un bandage à compression directe semble plus important que tous les appareils de cette espèce. Une compresse épaisse, fixée par des bandes ou un appareil à pelote, semblable à un bandage herniaire, a été employé plusieurs fois avec avantage.

Il est rare que la clavicule se luxe en *arrière*. On a observé cette luxation aussi bien après une violence directe qu'après une traction ou une impulsion qui a porté l'épaule violemment en avant. Dans ces cas, on a toujours trouvé la clavicule déplacée un peu en dedans, vers l'articulation sterno-claviculaire du côté opposé. La tête luxée de la clavicule peut en même temps se porter légèrement en haut ou en bas. Si l'os est fortement déplacé en arrière, la trachée est comprimée et il peut en résulter des embarras de la respiration.

Pour faire la réduction, il faut tirer l'épaule en dehors et en arrière; quelquefois il faut faire des efforts assez considérables. Dans ces cas encore, la luxation se reproduit très-facilement. Après la réduction, on emploie généralement, pour fixer le bras et l'épaule, des appareils semblables à ceux dont on se sert dans la fracture de la clavicule, c'est-à-dire des bandes en huit de chiffre, des coussins axillaires, etc.

Dans un cas de luxation spontanée de la clavicule en arrière, produite par une forte scoliose, Davie a vu survenir des embarras de la déglutition ; on fit, en conséquence, la résection de la partie déplacée avec le meilleur succès.

*Résection de la clavicule.* — On a déjà plusieurs fois enlevé la clavicule en totalité, lorsqu'elle était devenue le siége d'une tumeur osseuse. Lorsque les parties se trouvent à l'état normal, une pareille résection n'est pas très-difficile; on incise la peau le long de l'os, on ouvre les deux articulations et l'on divise les différents muscles, le trapèze, le deltoïde, le grand pectoral, le sterno-cleido-mastoïdien, le sous-clavier, en rasant l'os qu'on tourne et qu'on dirige dans tous les sens. Mais lorsque l'os est dégénéré et transformé en une grande tumeur, il se rapproche tellement des nombreux vaisseaux de la région cervicale, des gros troncs veineux, de l'artère sous-clavière et même de la plèvre, qu'on ne pourra l'enlever qu'avec les plus grandes précautions. On se facilitera considérablement l'opération, si l'on enlève d'abord les moyens d'union de l'articulation externe ou bien encore si l'on divise l'os en une moitié interne et une externe.

On a observé qu'après l'ablation de la clavicule, les fonctions et la mobilité du bras n'étaient que peu troublées.

La résection *partielle* de la clavicule est quelquefois indiquée par la carie de l'articulation sterno-claviculaire. On divise l'os avec une scie à chaînette ou un ostéotome; de cette façon le fragment interne devient en général si mobile, qu'il n'est plus bien difficile de le séparer des ligaments. Si le sternum est atteint en même temps de carie, on peut se voir forcé d'enlever également une partie de cet os, ce qui se fait le mieux avec l'ostéotome ou avec la gouge.

*Luxation de l'omoplate.* — Un fort coup sur l'épaule peut déchirer les ligaments de l'articulation acromio-claviculaire, séparer l'omoplate de la clavicule et le pousser en bas. Il se montre alors une saillie formée par l'extrémité acromiale de la clavicule et l'omoplate s'abaisse plus ou moins en avant et en dedans, selon le degré de la déchirure ligamenteuse et de la violence extérieure. — La réduction est ordinairement facile, il suffit de presser sur la clavicule et de soulever l'épaule en dehors et en arrière; mais il est difficile de maintenir les parties luxées si exactement réunies, que la luxation ne se reproduise spontanément. Le plus souvent il y a lieu d'être satisfait s'il ne persiste qu'un faible abaissement de l'omoplate ou une petite saillie de la clavicule. L'indication consiste à maintenir le bras et l'épaule élevés et de repousser la clavicule par en bas. A cet effet, ce qu'il y a de plus simple, c'est un appareil plâtré avec des bandes qui passent sous le coude ou une écharpe bien rembourrée qui entoure bien le coude et qui est fortement liée au-dessus de l'épaule malade. Pour que l'écharpe ne puisse pas glisser, on y fixe une bande transversale qui contourne le corps du côté sain ; sur la clavicule on place une compresse large et épaisse, pour qu'elle supporte mieux la pression. (J'ai employé avec succès un appareil plâtré portant une fenêtre au niveau de l'acromion, on pouvait ainsi surveiller la position des os et augmenter l'effet de l'appareil en introduisant de la ouate.)

Évidemment, il faut modifier l'appareil et la position du bras, selon les exigences du cas particulier (voy. p. 641). Dans un cas observé par Malgaigne, l'abduction du bras s'est montrée avantageuse ; des essais sur le cadavre ont donné le même résultat. Selon les circonstances, on sera peut-être obligé de faire construire pour ces cas des appareils particuliers à pelote, etc.

La luxation de l'omoplate par *en haut*, dans laquelle l'acromion se trouve placé au-dessus de l'extrémité de la clavicule, se rencontre très-rarement. Un coup porté sur la face externe de la clavicule, pendant que l'omoplate est fixé par les muscles, pourrait quelquefois donner naissance à cette espèce de luxation. — Dans cette luxation, on a employé également le coussin axillaire pour maintenir l'épaule, autant que possible, après la réduction.

*Position vicieuse de l'omoplate.* — Outre la luxation de l'omoplate et les fractures de la clavicule, il existe encore un grand nombre de causes pathologiques qui peuvent amener une position vicieuse de l'omoplate. Parmi ces causes, nous citerons avant tout les déviations de la colonne vertébrale. A la suite de ces déviations, d'un côté, la position des muscles qui soutiennent l'omoplate est changée ; d'un autre côté, la forme du thorax lui-même est modifiée, forme d'où dépend la position de l'omoplate (comparez, p. 271).

Certaines positions anormales de l'omoplate sont déterminées par des paralysies musculaires. C'est ainsi qu'on voit, par exemple, après la paralysie des muscles antérieurs de l'omoplate, surtout du grand dentelé, le trapèze et l'angulaire de l'omoplate prendre le dessus et l'omoplate s'élever en présentant une saillie considérable de son angle inférieur.

On sait que l'omoplate prend une part considérable au mouvement d'élévation du bras ; dans ces cas, son angle inférieur se tourne en dehors. Si donc le mouvement dans l'articulation de l'épaule est empêché, par exemple par des adhérences entre les surfaces articulaires, le malade soulève davantage l'omoplate ; cet os devient dans ces circonstances d'autant plus mobile, et cette plus grande mobilité de l'omoplate remplace jusqu'à un certain point la fonction de l'articulation de l'épaule.

*Fractures de l'omoplate.* — Lorsque la partie la plus antérieure de l'*acromion* se brise, le raccourcissement du deltoïde ou le poids du bras peut maintenir les fragments séparés. Pour les rapprocher, il faut mettre le deltoïde dans le relâchement et soulever le bras. On place, par conséquent, un large coussin dans l'aisselle et l'on met le bras dans l'abduction, ou bien on le pousse en haut par une écharpe. Ordinairement la réunion ne se fait qu'à l'aide d'un tissu fibreux.

Les fractures du *col de l'omoplate* ou de l'apophyse coracoïde, ou bien le décollement du bord articulaire, ne s'observent que rarement. Le diagnostic de ces lésions est ordinairement très-peu sûr ; on peut facilement les confondre avec une fracture du col de l'humérus ou avec la luxation de l'épaule. Il n'y a pas lieu d'appliquer des appareils spéciaux pour ces cas : on sera obligé de se contenter d'envelopper l'articulation, de soulever le bras par une écharpe ou de placer un coussin dans l'aisselle. Les fractures de la partie plate de l'omoplate, surtout la séparation transversale de l'angle inférieur, sont souvent faciles à reconnaître, à cause de la grande mobilité de cet os. Ces lésions n'exigent pas de traitement particulier, car elles guérissent par les seuls efforts de la nature. Quant aux plaies par arme à feu, voyez plus bas.

*Résections de l'omoplate.* — Les maladies ou les broiements de l'articulation *scapulo-humérale* dans lesquels on fait la résection de la tête de l'humérus, obligent quelquefois d'enlever également des parties malades de l'omoplate. Une fracture comminutive de l'acromion, accompagnée de lésions de la tête humérale, pourrait indiquer l'ablation avec la scie de l'acromion et de l'extrémité externe de la clavicule, et peut-être l'ablation de toute la portion articulaire de l'omoplate et de l'apophyse coracoïde. Lorsqu'il existe une carie de l'articulation de l'épaule, on est quelquefois dans le cas d'enlever, en même temps que la tête humérale, la cavité glénoïde avec l'ostéotome ou la gouge.

Sur la partie plate de l'omoplate il se développe quelquefois des produits hétérogènes, qui forcent de faire une résection plus ou moins grande. On a entrepris de pareilles extirpations dans les directions les plus différentes, en longueur comme en largeur. En général, il faut les faire précéder d'une incision en T ou en V. L'os peut en grande partie être enlevé avec l'ostéotome. Si on laisse intacts le muscle sous-scapulaire et l'apophyse coracoïde, on aura moins de crainte à voir se déclarer une hémorragie par les vaisseaux antérieurs ; si l'on enlève toute la partie plate de l'omoplate et qu'on ne laisse que l'acromion (séparé de l'épine de l'omoplate), de même que la partie articulaire de l'omoplate et l'apophyse coracoïde, on n'aura pas à craindre pour le bras des troubles fonctionnels bien importants.

Dans le cas où une *balle* serait placée derrière l'omoplate, on pourrait peut-être l'éloigner au moyen de la trépanation. En général, les plaies de l'omoplate par arme à feu doivent être abandonnées à elles-mêmes, et lors même que l'os présente des éclats nombreux, il n'y aura pas lieu de faire une résection, parce que les esquilles tiennent intimement aux muscles et peuvent, par conséquent, continuer de vivre.

L'*excision de tout l'omoplate* pour cause traumatique devient rarement nécessaire, par la raison que nous venons d'indiquer. Ce n'est peut-être que lorsque le bras est complétement broyé et qu'en même temps l'omoplate est brisé en plusieurs morceaux et dénudé sur une grande étendue, qu'il peut être utile d'enlever tout l'omoplate avec le bras. L'indication est autre, lorsqu'il s'agit d'une maladie osseuse. Dans ces cas, on pourrait se voir plutôt dans la nécessité d'enlever tout l'os, pour échapper au danger d'une récidive ; par exemple, lorsqu'un ostéo-sarcome a atteint en même temps l'articulation scapulo-humérale, ou qu'à cause d'un ostéosarcome on a désarticulé le bras et que plus tard la même maladie se développe également sur l'omoplate.

Dans une résection totale de l'omoplate, il faut toujours enlever en même temps l'extrémité de la clavicule. Si on ne le faisait pas, cet os gênerait d'une manière bien désagréable par sa saillie l'opération de même que la cicatrisation. Le mieux est de commencer l'opération par scier la clavicule, de cette façon l'omoplate deviendra plus mobile. — Une incision courbe n'intéressant que la peau, partant du tiers externe de la clavicule, passant sur l'épaule et se dirigeant vers l'angle inférieur de l'omoplate, puis, après avoir scié la clavicule, une incision transversale dirigée vers l'angulaire de l'omoplate, séparation des muscles qui s'attachent au bord postérieur, surtout du grand dentelé, et enfin séparation des parties molles antérieures avec l'extrémité de l'artère sous clavière et de l'artère sous-scapulaire : voilà à peu près le plan d'opération qu'on sera obligé de suivre.— Lorsqu'il s'agit avant tout d'éviter une perte considérable de sang, par exemple, dans l'ablation de l'omoplate avec le bras, il faudrait commencer l'opération par la résection de la moitié externe de la clavicule et la ligature de l'artère sous-clavière (ce plan, indiqué par moi, a été exécuté récemment par le professeur Busch).

### § 2. — Articulation scapulo-humérale.

Résection de l'articulation scapulo-humérale. — Désarticulation du bras. — Luxation de l'humérus. — Inflammation de l'articulation scapulo-humérale. — Ankylose de cette articulation.

*Résection de l'articulation scapulo-humérale.* — On resèque la tête de l'humérus et, s'il est besoin, la cavité glénoïde de l'omoplate, dans les cas de fracture comminutive par arme à feu, ou dans les affections suppuratives, nécrosiques, carieuses des parties articulaires. L'abondante couche musculaire qui recouvre cette articulation favorise beaucoup, dans le cas de suppuration de cet article, la formation de fusées purulentes et de fistules, qui souvent ne peuvent être guéries que par l'ablation de la tête humérale désorganisée ; de cette façon on donne également au pus un libre écoulement à l'extérieur.

La résection de la tête humérale exige une incision vigoureuse à travers le deltoïde. On choisit ordinairement la partie antéro-supérieure de l'article, correspondant à l'intervalle compris entre l'acromion et l'apophyse coracoïde. A cet endroit, la tête articulaire est située le plus superficiellement ; si l'on n'a pas assez de place, on ajoute une incision transversale à travers le deltoïde, le long de l'acromion. La plaie du deltoïde doit être tenue écartée par des crochets mousses, on ouvre ensuite la capsule et on la divise en même temps que les tendons des sus-épineux, sous-épineux et petit rond qui y adhèrent intimement, ainsi que le tendon du sous-scapulaire qui se trouve à la partie antérieure. En faisant cette section, il faut diriger le tranchant du couteau perpendiculairement à la surface orbiculaire de la tête de l'humérus, car ce n'est que dans cette position que les fibres de la capsule et des tendons se laissent diviser rapidement et facilement.

On peut conserver le long chef du biceps en le détachant de sa gouttière entre la grande et la petite tubérosité et en le tirant de côté ; l'opération en devient un peu plus compliquée et dure un peu plus longtemps, cependant elle n'offre pas grande difficulté. Est-il utile de conserver ce tendon ? c'est ce dont on doute, et avec raison. Il se mortifiera et contribuera à entretenir la suppuration plutôt que d'aider aux fonctions du bras.

Dès que la tête articulaire est suffisamment libre et détachée latéralement de la capsule, on la luxe et on la fait proéminer en avant, puis on coupe la capsule en arrière et l'on applique la scie. On enlève, selon les circonstances, une partie plus ou moins grande de la tête ou du col.—En détachant les parties molles derrière l'os, il faut que le couteau suive de très-près le col de l'humérus pour ne pas blesser la circonflexe postérieure.— En cas de besoin, on fait encore la résection de la cavité glénoïde, de l'acromion, etc. (La cavité glénoïde est enlevée le plus simplement avec le ciseau.)

Au lieu de l'excision longitudinale, on peut faire également, pour découvrir la tête articulaire, une incision en T ou une incision à angle droit, ou une incision transversale le long de l'acromion. Il est plus avantageux pour la guérison, pour l'écoulement de la suppuration, etc., d'ajouter à l'extrémité supérieure de l'incision longitudinale une petite incision transversale dirigée en arrière, plutôt que de prolonger outre mesure la section principale par en bas. — Si l'on ne voulait enlever que la tête articulaire au col anatomique, une simple incision transversale le long de l'acromion mériterait la préférence.

Si le col de l'humérus est cassé ou que la tête soit brisée en éclats par une balle, on comprend que cette dernière ne peut pas être luxée aussi facilement que cela se fait sur le cadavre. Il faut alors se servir de longues pinces, semblables aux daviers, pour mieux saisir les parties osseuses à enlever.

Le traitement consécutif de l'excision de la tête humérale consiste à soutenir le bras par un grand coussin qui est fixé avec le bras autour du corps. (Si l'on voulait immobiliser le bras autant que possible, il faudrait construire un coussin avec deux gouttières se réunissant à angle aigu, une pour le thorax et l'autre pour le bras, et fixer convenablement cet appareil au thorax et au bras par des bandes ou des lanières avec boucles. (Compar. p. 667.)

En général, après la résection de la tête humérale, le bras rend encore d'excellents services, le mouvement d'élévation reste évidemment, dans la généralité des cas, plus ou moins limité.

*Désarticulation du bras.* — Il est évident qu'on ne fait la désarticulation du bras que lorsque l'amputation dans la continuité de l'humérus, même au-dessus du col chirurgical, n'est plus possible.

Pour éviter une forte hémorrhagie pendant cette désarticulation, on essaye ordinairement de faire comprimer l'artère sous-clavière au-dessus de la clavicule ; mais, en général, on n'y réussit pas complétement, parce que les mouvements du malade font trop facilement glisser le doigt compresseur. Il ne faut donc pas avoir trop de confiance dans la compression de cette artère ; l'aide doit bien plutôt concentrer toute son attention à introduire ses doigts dans la plaie et à comprimer convenablement le vaisseau au bon moment, c'est-à-dire immédiatement avant que les derniers coups de couteau divisent l'axillaire. L'artère est si forte et la pression du sang si considérable, qu'on ne peut pas la laisser saigner un seul instant sans avoir à craindre une perte de sang dangereuse.

Le procédé ovalaire a l'avantage de laisser une petite plaie facile à réunir et d'être facile à exécuter avec tout bistouri un peu fort, pour peu qu'on connaisse la disposition anatomique de l'articulation. Le mieux est de faire partir l'incision de l'angle coraco-acromial, comme pour la résection de la tête humérale. Une incision vigoureuse qu'on prolonge à droite et à gauche, lorsqu'on est arrivé au-dessous de l'articulation, divise le deltoïde. L'articulation est ouverte et la capsule est divisée tout autour du col, ensuite on coupe également en arrière la peau et les parties molles, en réservant toutefois la région de l'artère pour la fin.

Si l'on veut opérer par le procédé à lambeau, nous recommandons encore l'angle coraco-acromial comme point de départ de l'incision, parce qu'à cet endroit l'articulation est le plus accessible et le plus superficielle. On obtient alors un lambeau postéro-externe et un lambeau antéro-interne. Le malade est couché sur le côté, l'opérateur se place devant le malade pour le bras droit et derrière lui pour le bras gauche. Pour former plus facilement le premier lambeau, il faut mettre le bras dans l'abduction, un aide saisit le lambeau et le soulève dès qu'il est formé. Pour ouvrir la capsule articulaire, le bras est tenu en adduction et, s'il est besoin, on lui imprimera un mouvement de rotation en avant ou en arrière pour mieux tendre la capsule. Puis on luxe la tête articulaire en dehors en tirant directement sur la partie supérieure et en ramenant le coude en dedans et en avant, et le couteau glisse derrière la tête. Lorsque le couteau est arrivé au col de la tête articulaire et qu'on est sur le point de former le lambeau interne, un aide introduit dans la plaie un ou les deux pouces pour comprimer l'axillaire avant qu'elle soit coupée. Il vaut mieux faire le lambeau antérieur un peu long, parce que cela facilite l'hémostase et que la peau de la région axillaire, à raison de son élasticité, possède une grande tendance à se rétracter et à laisser la plaie béante.

L'axillaire sera liée immédiatement, de même que les deux circonflexes qui sont coupées à proximité de leur origine. Dans le procédé ovalaire, la plaie peut être réunie sous forme d'une ligne. Dans le procédé à lambeau, il est également bon de réunir la partie supérieure de la plaie par des points de suture ; la partie inférieure, qui d'ordinaire est très-irrégulière à cause de la rétraction de la peau, est abandonnée à la rétraction cicatricielle.

On a inventé un grand nombre de méthodes et de procédés pour la désarticulation de l'humérus, qu'il est complétement superflu de connaître lorsqu'on possède l'anatomie chirurgicale de l'articulation. Du reste, dans la pratique, on ne pourra pas opérer d'après la méthode étudiée, mais il faudra modifier le procédé d'après les indications du cas individuel. Par exemple, lorsque l'humérus est enlevé par un boulet ou fracassé, l'opérateur manque du levier avec lequel il aurait luxé, tourné et dévié la tête articulaire. Dans ces cas, il faudra aussi se servir d'un davier ou d'un instrument semblable pour pouvoir diriger l'os. — Si l'on a affaire à un grand ostéo-sarcome du bras, il est quelquefois impossible de faire un lambeau régulier ; dans ces cas, on disséquera la peau et, avec un bistouri convexe ordinaire, on ouvrira l'articulation et l'on divisera les tissus.

Il importe peu qu'on forme les lambeaux par transfixion ou en coupant les tissus de dehors en dedans ; ce dernier moyen présente de l'avantage en ce qu'on n'est pas obligé de retourner le couteau pour diviser l'articulation, mais que tout va d'un trait. Chez un malade remuant ou mal chloroformé, l'incision par en dehors doit être plus facile, parce que la ponction exacte le long de l'articulation est rendue difficile par les mouvements spasmodiques.

Lorsqu'on veut ouvrir l'articulation, il est très-avantageux de présenter le couteau perpendiculairement à la surface orbiculaire de la tête de l'humérus ; la plaie de la capsule s'écarte alors immédiatement et l'on peut éloigner la tête de la cavité glénoïde en tirant un peu sur le bras.—Lorsque le bras est lourd, gonflé, ou que le sujet est très-robuste et bien musclé, l'opérateur ne pourra pas tenir lui-même le bras, mais devra l'abandonner à un aide. Il est, du reste, avantageux que l'opérateur ait sa main gauche libre pour pouvoir s'aider par le toucher ou pour saisir la tête articulaire vers la fin de l'opération, etc.

*Luxation du bras.* — La luxation du bras est la plus fréquente de toutes les luxations ; on comprend cela facilement, lorsqu'on fait attention à la position libre et à la mobilité de l'articulation scapulo-humérale. Le déplacement de l'humérus vers en haut n'est pas possible, à moins que l'acromion ou l'apophyse coracoïde ait été préalablement brisé et poussé de côté. De même la luxation en haut et en avant ou en haut et en arrière ne peut pas se produire, parce que en arrière l'acromion et en avant l'apophyse coracoïde protégent la partie supérieure de l'articulation. Il ne reste donc plus que trois directions : en avant et en bas, sur la partie antérieure de l'omoplate, en arrière et en bas, sur la partie postérieure de cet os, et directement en bas, sur le bord externe de l'omoplate. Quant à ce dernier cas, la position de la tête articulaire exactement sur le bord externe de l'omoplate n'a pas encore été observée ; elle est rendue, du reste, presque impossible par la longue portion du triceps qui se trouve directement au-dessous de la tête. On est, par conséquent, en droit de partager les luxations de l'épaule d'abord en deux classes : *déplacement sur le côté antérieur* et *déplacement sur le côté postérieur de l'omoplate.*

La luxation de l'épaule se produit ordinairement de la manière suivante : Sous l'influence d'une élévation forcée et exagérée du bras ou d'un coup sur la région postérieure de l'épaule, il se produit une rupture dans la partie antérieure et inférieure de la capsule articulaire, et la tête glisse alors sur la *surface antérieure* de l'omoplate, entre cet os et le muscle sous-scapulaire. Il faut distinguer ici différents degrés : 1° la luxation dite incomplète ; il y a encore une portion de la sphère articulaire qui regarde du côté

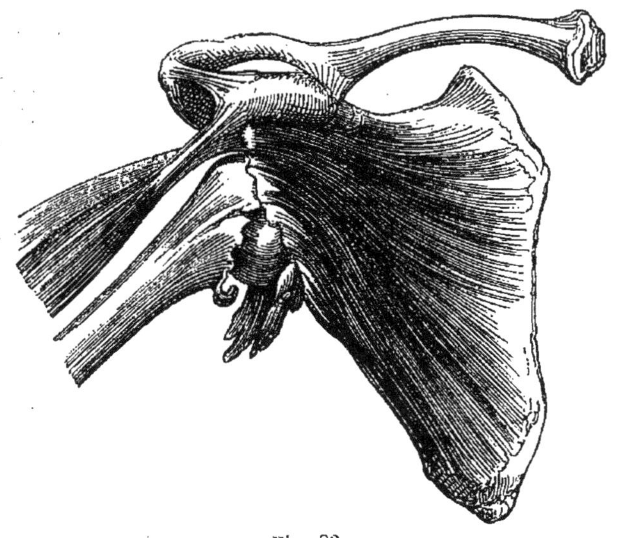

Fig. 83.

de la cavité glénoïde ; 2° position de la tête de l'humérus au-dessous de l'apophyse coracoïde ; dans ce cas, le bord de la cavité articulaire se place dans la rainure qui se trouve entre la tête et la grosse tubérosité (1) ; et cette dernière correspond alors à la ca-

(1) Il est illogique, absurde, d'appeler également luxation incomplète ce cas, où la tête articulaire a cependant abandonné complétement la cavité glénoïde. — Ce que A. Cooper a désigné sous le nom de luxation partielle, et d'autres après lui sous le nom de luxation incomplète, est une lésion présumée qui n'a jamais été observée, qui n'existe pas et qui même est tout à fait *impossible*. D'après ces descriptions, la tête articulaire luxée serait placée contre le côté externe de l'apophyse coracoïde ; mais comme à l'état normal déjà la tête de l'humérus est située tout près de la face externe de l'apophyse coracoïde, elle ne peut se déplacer dans cette direction.

vité glénoïde ; 3° luxation de la tête humérale dans la fosse sous-scapulaire, de telle sorte que la grosse tubérosité vient également se placer sur la surface antérieure de l'omoplate ; 4° luxation par *en bas*, sur la face antérieure du bord de l'omoplate. Dans ce cas, la tête articulaire est située un peu plus bas que dans les cas précédents et le muscle sous-scapulaire est plus ou moins déchiré. On l'appelle encore luxation dans l'aisselle, et certains chirurgiens ont voulu en faire, à tort, une forme toute spéciale. On peut facilement voir que la luxation dite dans l'aisselle n'est autre chose qu'une luxation entre l'omoplate et le sous-scapulaire, on n'a qu'à examiner quelques pièces préparées, entre autre celle représentée dans la figure 83, et empruntée à A. Cooper qui la cite comme un exemple de luxation dans l'aisselle. On voit que la tête articulaire est placée évidemment derrière le muscle sous-scapulaire déchiré (1). Ce n'est qu'exceptionnellement que la tête articulaire s'engage *à côté* du sous-scapulaire (après que son bord a été déchiré) sur la partie antérieure du bord de l'omoplate.

La première de ces quatre formes n'a pas encore été positivement constatée par l'autopsie, mais son existence est vraisemblable, parce qu'elle peut être facilement reproduite sur le cadavre et qu'elle peut être considérée comme un faible degré de la deuxième forme. Le mé-

(1) Comparez mon travail sur l'anatomie pathologique des luxations scapulo-humérales dans *Archiv. für physiol. Heilkunde*, 1842. Les préparations qu'on trouve dans les musées, et j'en ai vu près de cent en différents endroits, parlent en faveur de l'opinion de Bonn, défendue plus tard par Malgaigne et par moi, c'est-à-dire que ce qu'on a appelé ordinairement luxation dans l'aisselle ou luxation sous le grand pectoral, n'est autre chose qu'une luxation entre l'omoplate et le sous-scapulaire (en tant que ce dernier n'est pas déchiré). — Le professeur Pitha a combattu cette opinion dans *Prager Zeitschrift*, 1850, volume XXVI, p. 150. Il décrit une préparation où il existait une déchirure du bord externe du muscle sous-scapulaire et où la tête articulaire était éloignée d'un travers de doigt de l'apophyse coracoïde ; en même temps les insertions du sus et du sous-épineux étaient rompues. Il est de l'opinion que cette lésion se rencontre d'habitude dans les luxations ordinaires de l'humérus, et il considère comme *exceptionnel* l'état des parties tel qu'on le rencontre sur les préparations de tous les musées. Il me semble que le terme d'exceptionnel est plutôt applicable à cette préparation de Pitha, lorsqu'on compare ce cas unique aux centaines qu'on trouve dans les descriptions et les musées. — Toute cette question en litige, n'a du reste, aucune influence sur la pratique.

canisme des luxations du bras reste, en somme, le même, que la tête soit poussée plus ou moins loin vers en dedans et en avant. Il existe aussi des cas qui tiennent le milieu entre la deuxième et la troisième ou entre la troisième et la quatrième forme, de sorte que toutes ces formes passent l'une dans l'autre. De même la tête articulaire peut se trouver plus ou moins bas. Si elle descend un peu bas, cas où le bord du sous-scapulaire se déchire pour ainsi dire toujours, nous avons la transition à la quatrième forme, qui, à ce qu'il paraît, est très-rare, et dans laquelle l'humérus est placé entre le muscle sous-scapulaire et le triceps sur le côté antérieur du bord de l'omoplate.

La déchirure de la capsule doit être d'autant plus grande que le dé-placement de la tête humérale est plus considérable ; si le déplacement va jusque dans la fosse sous-scapulaire, ou très-loin vers en bas jusqu'au bord antérieur de l'omoplate, il faut qu'il y ait arrachement complet ou presque complet de la capsule. Il arrive assez souvent que lorsque la capsule est arrachée de la tête articulaire, elle détache une partie de l'os ; on a déjà trouvé assez souvent dans les luxations scapulo-humé-rales que la *grosse tubérosité était enlevée*. Les forts tendons qui s'in-sèrent avec la capsule à la grosse tubérosité (tendons du sus-épineux, du sous-épineux, du petit rond) souvent arrachent cette tubérosité en entier ou en partie, plutôt que de se déchirer eux-mêmes.

Selon la position de l'os, les muscles et la partie intacte du ligament cap-sulaire subissent une tension ou un tiraillement, et d'après cette tension des parties se modifie la *rotation* ou l'*abduction du bras*. Si la partie postérieure de la capsule reste intacte ou si les muscles situés en arrière (sous-épineux, petit rond) se tendent, le bras luxé subit un mouvement de rotation en dehors ; mais si la partie supérieure de la capsule et les muscles supérieurs, par exemple le long chef du biceps, restent in-tacts (ce qu'on rencontre principalement lorsque le bras est luxé en bas plutôt qu'en avant et en dedans), il faut s'attendre à l'abduction par suite de la tension de ces parties.

Il est évident que la position de tous les muscles qui entourent l'ar-ticulation est modifiée par la luxation ; la modification la plus remar-quable, c'est celle du biceps et du sus-épineux en cas de luxation de l'humérus dans la fosse sous-scapulaire. Le long chef du biceps suit l'humérus ; il passe avec lui au-dessous du court chef et arrive à son côté interne, de sorte que ces deux parties musculaires se croisent. Le sus-épineux peut être tellement dévié, qu'il s'enroule autour de l'apo-physe coracoïde, comme autour d'une poulie. — Souvent les muscles se déchirent, surtout la partie externe et inférieure du sous-scapulaire, de sorte que la tête articulaire n'est plus couverte ou ne l'est qu'incomplé-tement par ce muscle. — Il est rare que des vaisseaux ou des nerfs soient lésés ; la paralysie de quelques muscles ou de quelques doigts, qui s'observe quelquefois après les luxations, doit être rapportée plutôt à la compression, au tiraillement et à l'inflammation des nerfs qu'à leur déchirure.

La luxation de l'humérus *en arrière*, entre l'omoplate et le sous-épineux, s'observe rarement. Elle doit se produire principalement à la suite d'une rotation forcée en dedans, le bras étant levé, ou à la suite d'un coup violent qui vient frapper l'épaule en avant. Ordinairement la tête articulaire prend une position telle que la rainure située entre elle et la petite tubérosité vient se placer sur le bord de la cavité glénoïde. Par suite de la tension des parties antérieures et supérieures de la capsule ou des muscles, le bras subit un mouvement de rotation en dedans et est placé dans l'abduction.

Laugier a décrit un cas de luxation en bas et en arrière, où la tête articulaire se trouvait entre le muscle sous-épineux el le petit rond, et Sédillot un cas où la tête articulaire était placée entre le triceps et le petit rond.

Dans la luxation ordinaire de la tête humérale sur la face antérieure de l'omoplate, il faut bien distinguer, comme dans la plupart des luxations, la *position primitive* d'avec la *position consécutive* du membre luxé. La luxation se produit, au moins dans beaucoup de cas, lorsque le bras est fortement élevé, et la tête sort de l'articulation en glissant de haut en bas. Or le bras ne reste presque jamais dans cette position élevée, mais il retombe ou est rapproché volontairement du corps, la tête articulaire décrit alors un arc assez considérable autour de son axe transversal ; souvent elle s'enfonce encore davantage entre l'omoplate et le sous-scapulaire par les secousses qu'elle éprouve dans cette descente du bras. C'est ainsi que se produisent des déplacements secondaires. Du reste, il est hors de doute que certaines luxations de l'épaule se produisent sans élévation du bras, c'est-à-dire par impulsion directe sur la région postérieure de l'articulation ; dans ces dernières, il ne peut être question de déplacement secondaire.

On *reconnait* la luxation scapulo-humérale à la déformation de l'épaule et au changement de position du membre luxé , mais principalement à l'absence de mouvements libres, ce dernier signe est surtout important lorsque le membre est gonflé. Plus la tête humérale s'est avancée en avant et en dedans ou en bas, plus on verra et l'on sentira un vide au-dessous de l'acromion. Au-dessous de l'apophyse coracoïde et dans l'aisselle on perçoit la saillie de la tête, et cette saillie est le plus prononcée lorsque la tête articulaire repose sur le bord antérieur de la cavité glénoïde ; elle l'est moins lorsque la tête s'enfonce jusque dans la fosse sous-scapulaire. Le bras, mesuré à partir de l'acromion, est plus long lorsqu'il est ramené dans l'adduction, car la tête articulaire est située plus bas que dans la position normale ; mais si l'on place le bras dans l'abduction, il paraît raccourci, parce qu'il a glissé en même temps en dedans. Du reste, ces mensurations fournissent des données peu certaines, parce que l'omoplate, par suite de ses changements de position, n'offre pas de point assez fixe.

On sent dans l'aisselle l'os qui proémine ; si l'on élève un peu le bras et qu'on le porte dans l'abduction, on sent la tête encore plus distinctement ; souvent l'artère est repoussée en avant et ses pulsations s'y perçoivent d'une manière beaucoup plus distincte. Le bras a souvent subi un mouvement de *rotation* sensible, de sorte que l'épitrochlée, au lieu de regarder en arrière et en dedans, est tournée directement en dedans ou même un peu en avant. On rencontre ordinairement une légère abduction du bras ; l'abduction et la rotation dépendent principalement, comme le prouvent les expériences sur le cadavre, de la partie encore conservée du ligament capsulaire. Les mouvements du membre, surtout l'élévation du bras en avant et la rotation, sont empêchés et douloureux.

Lorsque le gonflement est considérable on peut facilement confondre la luxation du bras avec une simple contusion ; mais dans les contusions, les mouvements de rotation ne sont pas gênés. On confond plus aisément encore la luxation avec une fracture de la tête articulaire (voy. p. 665) ou de la partie articulaire de l'omoplate, et les cas où il existe en même temps une luxation et une fracture (par exemple, du bord de la cavité glénoïde) sont particulièrement difficiles.

La luxation de l'humérus *en arrière*, au-dessous du sous-épineux, est tout à fait analogue, sous le rapport du diagnostic, à la luxation en avant, au-dessous du sous-scapulaire. On la reconnaît à la saillie en arrière, à la dépression sous l'acromion, à la rotation du bras en dedans, à l'allongement du membre, etc.

Les *modifications* qui se présentent après la non-réduction d'une luxation ont été particulièrement étudiées sur cette articulation. Le sang épanché se résorbe bientôt ; il survient une inflammation le plus souvent légère, une exsudation de lymphe plastique et une agglutination des parties entre elles. Dans la deuxième semaine commence la transformation fibreuse des adhérences.— Le cartilage articulaire disparaît d'abord aux endroits qui sont exposés à une pression, de même qu'à ceux où se sont formées des adhérences plastiques.—Là où la tête articulaire se meut sur l'os, elle s'use; ainsi, pour la luxation sur le bord articulaire, ce point se trouve principalement dans la rainure du col anatomique et dans son voisinage. Voilà pourquoi, dans ce dernier genre de luxation, la nouvelle articulation prend la forme d'une charnière, et la tête de l'humérus se creuse d'une gouttière qui se meut sur la saillie, constituée par le bord de la cavité glénoïde. Dans beaucoup de cas, l'humérus s'use aussi contre l'apophyse coracoïde, la partie supérieure de la tête est en contact avec cette dernière et les deux parties osseuses s'accommodent réciproquement. Sur les côtés, où les parties osseuses sont libres, il se fait une végétation de substance osseuse, surtout sur le bord de la nouvelle cavité articulaire, dans l'ancienne cavité articulaire et sur les parties libres de la tête humérale. Lorsque cette dernière s'est placée dans la fosse sous-scapulaire, il se forme sur l'omoplate une cavité large et peu profonde, mais qui est constituée plutôt par les végétations osseuses sur le bord que par la disparition de l'ancien tissu osseux.

Ces changements secondaires se modifient selon que la capsule et les muscles ont subi des déchirures plus ou moins considérables et probablement aussi selon que le membre a été maintenu longtemps dans l'immobilité ou que le malade s'en est servi bientôt. Lorsque la tête articulaire est restée couverte des débris de l'ancienne capsule, ou lorsque autour d'elle il s'est formé dans le tissu cellulaire et musculaire environnant une nouvelle surface lisse, de nature séreuse, de sorte que ces tissus peuvent glisser facilement sur elle, on voit, en général, la substance cartilagineuse ne pas se résorber. Plus la nouvelle cavité articulaire est éloignée de l'ancienne, plus la déchirure du ligament capsulaire est considérable, moins on verra l'ancienne cavité articulaire rester en communication avec la nouvelle; l'ancienne cavité articulaire se ratatinera et se comblera, la nouvelle articulation manquera peut-être de synovie, et sa mobilité sera d'autant moins parfaite. L'ancienne cavité glénoïde sera tantôt remplie par la grande tubérosité (lorsque la luxation s'est faite sur le bord de cette cavité), tantôt elle sera recouverte par les muscles sous-épineux et petit rond tendus (principalement lorsque la tête est logée bien avant dans la fosse sous-scapulaire), tantôt enfin la cavité articulaire disparaîtra, en grande partie sous l'influence d'une végétation osseuse, du ratatinement des restes de la capsule et de l'adhérence de l'ancienne membrane synoviale. Ordinairement, on y trouve toujours encore une petite quantité de synovie. — Par suite de la mobilité plus grande de l'omoplate, de même que par l'accommodation successive des différentes parties articulaires, le bras luxé peut souvent rendre au malade des services assez considérables.

*Réduction des luxations de l'humérus.* — Comme la luxation de l'humérus se produit en général le bras étant levé, il paraît le plus naturel et le plus simple d'essayer également la réduction dans cette position du membre. Elle réussit dans la grande majorité des cas sans difficulté, dès qu'on soulève le bras, qu'on exerce une traction sur lui, en même temps qu'on lui fait subir un mouvement de rotation en dedans. Quelquefois il est utile de soulever le bras d'abord en arrière ; ce sont peut-être les cas où une élévation forcée du bras en arrière a donné lieu à la luxation. Dans certains cas il suffit, pour réduire le bras, de le tirer légèrement en bas ; c'est ce qui doit arriver de préférence lorsque le bras a quitté l'articulation dans la position d'adduction. Lorsque la tête humérale est déplacée beaucoup en dedans, on est quelquefois obligé de ramener cet os autour de l'apophyse coracoïde ; il faut donc d'abord tirer le bras un peu en dehors et en bas, et ne l'élever qu'après.

J'ai observé une série de cas où il fallait faire l'abduction dans un angle déterminé pour arriver à réduire l'os. Par exemple, en soulevant le bras au-dessus de la ligne horizontale, en même temps qu'on faisait la rotation, on n'arrivait à aucun résultat ; par contre, la rotation dans la ligne horizontale ou quelques degrés au-dessous faisait rentrer immédiatement la tête. Pour se rendre compte de cette différence, on peut admettre qu'au moment de la luxation, le bras formait un certain angle d'abduction dans le premier cas, et dans le second un autre angle ; car il est évident que la réduction se fait le plus facilement lorsque le bras se trouve dans le même angle sous lequel la luxation s'est produite.

Lorsque les contractions involontaires des muscles s'opposent à la réduction, on peut se faciliter les manœuvres par l'emploi du chloroforme. Mais l'obstacle principal à la réduction ne réside pas, comme on l'admettait autrefois, dans la tension spasmodique des muscles, mais dans le fait qu'on ne connaît pas toujours pendant les essais de réduction, la position et la direction dans lesquelles les saillies osseuses et les restes de la capsule articulaire s'opposent à la réduction, ni celles qui permettent la réduction. Il importe avant tout de trouver la direction et la position dans lesquelles la tête articulaire trouve assez de place pour pouvoir repasser par-dessus le rebord articulaire et par l'ouverture de la capsule. Dans les expériences sur le cadavre on reconnaît facilement, comment on évite heureusement un obstacle qui paraissait insurmontable, dès que, par l'élévation et la rotation du bras, on fait cesser la tension violente de la capsule et l'immobilité de la tête articulaire qui en est la conséquence. Le poids du tronc, lorsque le malade est couché, constitue la contre-extension la plus simple et la plus commode ; le chirurgien saisit le bras luxé par le coude et l'attire en dehors, avec l'autre main il prend l'avant-bras fléchi à angle droit, et s'en sert pour exécuter les mouvements de rotation. L'angle sous lequel on fait l'extension peut être modifié selon les besoins. On peut aussi faire d'une main l'extension et, de l'autre, la contre-extension ou la coaptation dans l'aisselle.

On a également recommandé beaucoup une méthode qui consiste à pousser la tête articulaire en haut par un mécanisme de levier, en tenant la main près du col chirurgical et en s'en servant comme point d'appui pour le levier ; on a vanté aussi la pression directe sur la tête luxée par la main ou les pouces, le talon (d'après A. Cooper), etc.—De nos jours, on a recommandé de nouveau la rotation *en dehors*, comme moyen très-efficace pour la réduction de pareilles luxations (Schinzinger). Je crois que cette méthode n'est juste jusqu'à un certain point, que parce que, en général, la tête devient plus libre par des mouvements de rotation. Ce qui la réduit en réalité, c'est évidemment la rotation en dedans ; pour le comprendre, on n'a qu'à regarder un squelette. Schinzinger fait d'abord la rotation en dehors et puis la rotation en dedans ; la première n'est donc qu'un acte préparatoire. Mais il est clair qu'on ne peut faire une rotation étendue en dedans que lorsqu'on a placé le bras dans la rotation en dehors. Il est évident, d'un autre côté, qu'on fait des mouvements rotatoires multiples, si la réduction ne suit pas la première rotation. Cependant il n'est pas permis d'user dans ces mouvements de rotation de trop de force, mais surtout il faut éviter d'aller par secousse ; on a déjà produit plusieurs fois de cette façon la fracture du col de l'humérus.

Il n'y a lieu d'employer la moufle que dans les luxations anciennes et, même dans ces cas, cela ne doit se faire que d'une manière très-exceptionnelle. Si l'on emploie le chloroforme, on n'a pas même besoin d'un aide. J'ai réduit plusieurs luxations datant de six, sept, huit et neuf semaines, sans aides pour faire l'extension, et sans moufle, uniquement par la rotation en dedans, le bras étant attiré en dehors.

Si l'on veut pourtant employer la moufle ou le cabestan (Schneider-Menel), le malade est placé, assis ou couché, entre deux poteaux, dont l'un sert à la contre-extension et l'autre à l'extension. Comme point d'application de la contre-extension, on a la région acromiale et axillaire ; si l'on retient l'omoplate par ces deux côtés (au moyen de lacs ou de ceintures rembourrés), on peut facilement donner à la contre-extension la solidité suffisante. Le point d'application de l'extension sera le poignet ou le coude ; l'extension sur le coude présente l'avantage de pouvoir fléchir l'avant-bras sur le bras et de mettre ainsi le biceps dans le relâchement, mais surtout de pouvoir se servir de l'avant-bras fléchi, comme d'un levier, pour exécuter facilement une vigoureuse rotation du bras. La saillie de l'épitrochlée s'oppose au glissement du lac extenseur.

On peut obtenir avec ces machines une augmentation considérable de la force de traction : mais cette extension trop forte a bien souvent donné lieu à des accidents, surtout à la rupture de l'artère axillaire. Même l'usage d'un dynanomètre ne garantit pas contre de pareils malheurs, comme l'expérience nous l'apprend.

La luxation en *arrière* doit être traitée d'une manière tout à fait analogue à la luxation en avant ; il faut élever le bras, tirer dessus, lui imprimer un mouvement de rotation en dehors, et quelquefois aussi aider à la réduction en repoussant directement la tête d'arrière en avant.

Lorsque le bras est réduit, on le place dans une écharpe. Dès que la première inflammation est passée, le malade doit mouvoir un peu le bras ; mais, pendant assez longtemps, il faut qu'il évite tout mouvement forcé et surtout l'élévation du bras qui pourrait troubler la cicatrisation de la capsule déchirée. — Si la réduction n'est faite que longtemps après la luxation, ou si bientôt après la réduction le malade exécute de nouveau des mouvements forcés et étendus, il persiste assez souvent une cicatrisation incomplète du ligament capsulaire avec dilatation de la capsule, ce qui entraîne une forte prédisposition à une nouvelle luxation ; pour la produire, il suffit souvent d'élever le bras par le deltoïde (1).

Les *luxations anciennes* des bras peuvent quelquefois encore être réduites même après plusieurs mois. Les difficultés de la réduction sont évidemment augmentées dans ces cas par le raccourcissement des muscles et les adhérences contractées entre les diverses parties. — Plus la quantité de tissu fibreux, formé par l'inflammation, est considérable, plus la réduction sera difficile. Si la déchirure de la capsule s'est fortement rétrécie et presque cicatrisée, la réduction ne sera presque plus possible ; la tête chassera peut-être l'ancienne capsule devant elle et la pressera contre la cavité articulaire, mais elle aura de la peine à y rentrer. — Pendant les essais de réduction, il faut se garder d'employer trop de force, parce qu'on pourrait arracher les

(1) Il existe probablement dans chaque petite ville des individus atteints de cette disposition à la luxation. Il est remarquable que jamais on n'ait encore publié l'état anatomique d'une pareille articulation. Dans mon travail de 1842, j'ai avancé la supposition que, chez certains individus, il pourrait bien exister une communication plus considérable entre la bourse muqueuse du sous-scapulaire et la cavité articulaire.

nerfs et les artères ou les veines ; il faut donc faire attention à ce que l'extension ne se fasse pas par secousses, mais lentement et uniformément.— Avant la réduction, on peut essayer de distendre ou de déchirer les parties fibreuses nouvellement formées par des mouvements de rotation et d'abduction, etc., multipliés.

Dans le but de réduire d'anciennes luxations, on a fait quelquefois des *sections tendineuses* sur les muscles de cette articulation ; l'expérience n'a pas encore prouvé d'une manière suffisante leur nécessité ou leur utilité. Un cas très-remarquable de réduction d'une luxation humérale datant de deux ans, par des extensions répétées et par quelques incisions sous-cutanées des tendons ou des ligaments, a été communiqué par Simon, dans *Prager Zeitschrift*, 1852, vol. 35.

Il ne sera pas permis d'entreprendre une *résection* pour remédier à une luxation ancienne. Les malades ne sont pas assez incommodés par la luxation de l'épaule pour qu'on puisse se permettre de reséquer la tête qui se trouve dans l'aisselle, opération qui, dans ces circonstances, est d'ailleurs très-difficile.

La *luxation spontanée* ne s'observe que rarement dans l'articulation de l'épaule ; elle peut reconnaître pour cause une destruction suppurative de la capsule, l'allongement de la capsule, par exemple après un épanchement séreux, et l'usure des surfaces articulaires. Une luxation spontanée incomplète, une légère descente de la tête avec saillie de l'acromion s'observe encore assez souvent, par exemple après une forte hémorrhagie ou dans l'hydropisie de cette articulation, le plus ordinairement dans la nécrose de l'humérus à proximité de l'articulation. Les ligaments anormalement allongés se raccourcissent d'ordinaire après la guérison de la nécrose.— Lorsque la tête articulaire a disparu en grande partie par l'usure, l'acromion fait une saillie aussi prononcée qu'après une luxation ; il ne faut pas se laisser tromper par ce signe et diagnostiquer une luxation.

Les quelques cas de luxation *congénitale* de l'épaule qui ont été décrits par les auteurs doivent être attribués peut-être à des exsudats hydropiques pendant la vie intra-utérine.

*Inflammation, etc., de l'articulation de l'épaule.* — L'articulation de l'épaule est exposée aux mêmes processus morbides que d'autres articulations, cependant, si l'on excepte le rhumatisme, on la voit assez rarement atteinte de maladies.

Les règles du traitement n'ont rien de particulier dans ce cas. Pour assurer une position tranquille à l'articulation, le mieux est d'employer un coussin fixé au thorax et de faire mettre le bras dans une écharpe. Un bandage plâtré peut également rendre de bons services.

On observe quelquefois, à la suite de contusions, un *épanchement sanguin* qui peut se compliquer avec une exsudation sé-reuse ; on reconnaît l'épanchement principalement à la forme ronde que prend l'épaule, mais seulement au-dessous de l'acromion. (Une contusion de la région acromiale elle-même donnerait plutôt une forme arrondie à la région acromiale supérieure.)

L'*exsudation séreuse* (hydropisie articulaire) ne s'observe que rarement d'une manière très-prononcée. Cette articulation est si exactement entourée de toute part par les muscles et les tendons, et la capsule en est tellement renforcée, que le développement d'un exsudat hydropique doit s'y faire plus difficilement, et s'il existait, ces mêmes conditions en rendraient le diagnostic très-obscur. Si l'articulation est relâchée par une pareille exsudation, la *tête articulaire peut descendre* le long de la cavité glénoïde, et il se produira une espèce de luxation spontanée incomplète. Cette même espèce de descente se montre à la suite de la *paralysie* des muscles de l'épaule sous l'influence du poids du bras.

En cas d'*exsudation purulente* dans l'articulation de l'épaule, on ne peut pas porter de prime abord un pronostic fâcheux. Même l'exsudation pyohémique a souvent guéri sans ankylose. Si la capsule articulaire est rompue par le pus, on observe, il est vrai, des fusées purulentes dans différentes directions : vers la région profonde de l'aisselle ou entre l'omoplate et le muscle sous-scapulaire (grâce à la bourse muqueuse qui communique avec l'articulation), ou vers la face postérieure de l'omoplate, ou le long du biceps ou du triceps. De pareilles fusées purulentes et le danger d'une fièvre hectique peuvent faire sérieusement penser à la résection. Voilà pourquoi il faut faire immédiatement la résection, lorsque des projectiles de guerre ont donné lieu à des fractures multiples de l'articulation. De même, lorsque la fonte suppurée des ligaments articulaires conduit à la luxation spontanée complète, on ne pourra guère éviter la résection.

L'*usure*, c'est-à-dire la disparition lente de l'os après la perte de sa couche cartilagineuse protectrice, s'observe d'une manière parfaite dans l'articulation de l'épaule après les processus inflammatoires les plus divers ; il n'y a pas lieu de s'en étonner, parce que cette articulation est soumise à des mouvements très-fréquents. On possède des préparations où toute la tête a disparu par l'usure. La surface articulaire de l'omoplate est ordinairement usée dans ces cas à la partie antérieure et la tête se porte alors en avant et en dedans. Ce cas a une grande ressemblance avec une ancienne luxation traumatique et ne peut souvent en être distingué que par les données anamnestiques.

*Ankylose de l'articulation de l'épaule.* — La roideur de l'articulation de l'épaule ne dépend quelquefois que de légères adhérences ou du raccourcissements de tissus, qui peuvent être facilement vaincus pendant l'anesthésie. Comme on ne peut guère appliquer des appareils orthopédiques sur le thorax ou sur l'omoplate, les mouvements forcés constituent presque la seule ressource dans ces cas. Ce procédé consiste simplement à soulever, tourner, etc., le bras, tandis qu'un aide fixe l'épaule. — Par des mouvements passifs souvent répétés, par des exercices assidus (par exemple, avec un poids passant autour d'une poulie), par l'électricité en cas d'atrophie du muscle deltoïde, on peut rétablir un certain nombre d'épaules roides. Cependant, beaucoup d'ankyloses de l'épaule ne peuvent plus être guéries, parce que le cartilage a disparu. Dans la plupart des cas de ce genre on peut bien imprimer au membre des mouvements plus ou moins étendus pendant le sommeil chloroformique, mais on n'arrive pas à une guérison véritable de la roideur, parce que les surfaces rugueuses de l'os et la capsule atrophiée, raccourcie, s'opposent trop au mouvement.

Parmi les causes de la roideur de l'épaule, il faut citer tout particulièrement le maintien trop prolongé du bras dans une écharpe. Il n'est pas rare de rencontrer des personnes, surtout d'un âge avancé, qui, après des fractures de l'avant-bras ou des lésions semblables, même après des contusions légères de l'épaule, conservent une roideur de l'épaule par suite de l'usage prolongé de l'écharpe. Il arrive souvent que de pareilles personnes vont d'un médecin à l'autre, toujours dans l'idée qu'il doit exister une luxation ou une fracture dans l'épaule qui n'aurait pas été remarquée. Pendant qu'un pareil malade était chez moi, j'ai eu la visite du docteur Oesterlen, l'auteur bien connu par ses écrits sur la rupture du cal. En vain, je me suis donné toutes les peines pour découvrir la cause de cette roideur, lorsque mon confrère expérimenté attira mon attention sur une fracture antérieure du radius et sur le rapport si simple entre elle et l'affection de l'épaule.

## § 3. — Bras.

Fractures de la tête articulaire. — Fractures du corps de l'humérus. — Pseudarthrose. — Amputation du bras. — Ligature de la brachiale.

*Fractures de la tête articulaire de l'humérus.* — La plupart des fractures de cette région se rencontrent au *col chirurgical.*

Cependant la fracture peut aussi suivre la ligne du *col anatomique*, elle est alors intra-capsulaire et la partie d'os séparée devient un corps étranger, si elle ne se ressoude. Certaines fractures se font presque exactement dans la *ligne épiphysaire*, qui tient à peu près le milieu entre le col anatomique et le col chirurgical (1). Mais on comprend facilement que tous les degrés intermédiaires peuvent se présenter dans ces cas. Les fractures de la grosse tubérosité ne sont pas rares pendant les luxations, comme nous l'avons dit, page 655. Quelquefois on a observé également la division de la tête articulaire le long de la gouttière bicipitale, de sorte qu'il existait un fragment antérieur et un fragment postérieur. Lorsque la fracture atteint le tissu spongieux de la tête humérale, il faut toujours s'attendre à des écrasements et à des enfoncements des fragments, comme dans toutes les fractures des os spongieux.

On a vu la fracture du col anatomique se compliquer de luxation, de telle sorte que la tête détachée de l'humérus avait complétement quitté la cavité glénoïde et était venue se loger au-dessous du sous-scapulaire. Dans ces cas, le diagnostic peut devenir excessivement difficile; cependant on peut espérer que la mobilité isolée du bras sans la tête déplacée rendra le diagnostic possible. Il faudrait imprimer au bras un mouvement d'abduction et de rotation et enfoncer en même temps la main aussi profondément que possible dans l'aisselle. (Lorsqu'à une ancienne luxation de l'épaule il vient s'ajouter une fracture du col de l'humérus, ou lorsqu'une articulation scapulo-humérale atteinte d'usure vient se compliquer d'une contusion ou d'une fracture, les mêmes difficultés de diagnostic se présentent.)

Souvent les fractures du col de l'humérus ne sont accompagnées d'aucun déplacement ou seulement d'un faible déplacement; il arrive alors très-facilement que la fracture est méconnue et prise pour une simple contusion. De même la fracture passe aisément inaperçue, lorsque, comme cela arrive assez souvent, l'un des fragments est enfoncé solidement dans l'autre. Une fracture intra-capsulaire peut être accompagnée d'une extravasation sanguine considérable dans l'articulation, ou bien un grand extravasat sous le deltoïde peut couvrir les parties et empêcher de reconnaître l'état réel. Quand le fragment inférieur a subi un fort

---

(1) La solution de continuité dans la surface épiphysaire s'observe principalement chez les nouveau-nés, lorsque le bras a subi une torsion pendant la version, le dégagement du bras, etc.

déplacement en dedans, le cas ressemble beaucoup à une luxation.

La distinction d'avec la luxation se base alors sur le raccourcissement du bras, sur l'absence de rotation, sur la moindre proéminence de la partie qui fait saillie dans l'aisselle, sur la moindre dépression en dehors de l'acromion (voy. p. 656). Mais lorsqu'il existe une tuméfaction très-considérable, il n'est pas toujours possible de s'arrêter à un diagnostic positif, et même dans certains cas invétérés on n'est pas en état d'arriver à une entière certitude. La crépitation est un signe très-incertain, parce qu'on la perçoit également dans un grand nombre de luxations de l'épaule à la suite d'une fracture de la grosse tubérosité.— Il arrive beaucoup plus fréquemment que la fracture soit prise pour une luxation que le contraire ; quelquefois le chirurgien ne s'aperçoit qu'avec la reproduction du déplacement, que ce qu'il avait traité pour une luxation était en réalité une fracture. Voilà pourquoi Dupuytren avait donné la règle suivante : On portera le membre par les mouvements nécessaires, par l'extension, la coaptation, etc., dans sa position; après sept ou huit heures, on fera une nouvelle visite au malade; si l'on rencontre alors l'épaule de nouveau déformée, on peut être convaincu qu'il s'agit d'une fracture.

La *réduction* se fait ordinairement par une simple traction. Si le bras cassé est dans l'abduction, il sera utile de faire, outre la traction, un mouvement d'adduction. Si le fragment inférieur est entré dans le deltoïde, ce qu'on reconnaît facilement à la dépression du muscle à l'endroit atteint, il est nécessaire de courber l'os avec force dans la direction opposée pour le dégager. — La tête détachée a pu tourner autour de son axe transversal, de sorte que sa surface fracturée regarde en dehors ou en dedans, peut-être même en arrière. Dans le cas d'un pareil déplacement du fragment supérieur il faudrait essayer, dans le but de la coaptation, de porter le long fragment dans une position qui répondrait au fragment court, et de le repêcher ainsi, s'il est permis de s'exprimer de la sorte. — Dans certains cas, la réduction ne se fait qu'imparfaitement, c'est quand la tête articulaire a perdu tellement sa forme par l'écrasement et l'enfoncement des fragments ou par sa fracture en éclats, que la coaptation complète n'est plus possible.

Dans les cas ordinaires, qui n'entraînent pas de éplacement ou seulement un déplacement insignifiant, il ne faut pas d'autre traitement de cette fracture, qu'une position tranquille du bras sur un coussin qu'on fixe avec le bras autour du corps ; plus tard, quand le malade se lève, on fixe le bras au thorax et l'on soutient l'avant-bras par une écharpe. Lorsque l'on croit nécessaire d'employer plus de précaution, que l'on veut éviter tout mouvement de rotation de l'articulation scapulo-humérale, il faudra appliquer un appareil plâtré qui enveloppe encore la moitié de l'avant-bras et qui entoure l'épaule sous forme d'un spica. — Si le fragment supérieur montre une grande tendance à se déplacer en dehors, on pourra essayer de fixer le bras dans l'abduction. A cet effet, on se servira de préférence de l'appareil de Mitteldorpf, espèce de plan incliné, consistant en un grand coussin triangulaire qui est placé entre le tronc et le bras modérément fléchi et qui est fixé à ces deux parties. — Les appareils à extension ont été jusqu'à présent rarement appliqués au bras. La sensibilité de la région axillaire doit s'opposer à ce qu'on applique la contre-extension dans cet endroit.

Les *fractures compliquées* de la tête articulaire, surtout les lésions par armes à feu, exigent la résection (voy. p. 648).

*Fractures du corps de l'humérus.*—Ces fractures appartiennent, sous le rapport du diagnostic et du traitement, aux fractures les plus simples. Si la fracture est oblique, il faut s'attendre à un raccourcissement, en général faible, qui ne peut porter aucun préjudice aux fonctions du bras.

On entoure généralement le bras avec des attelles de longueur et de largeur convenables, l'avant-bras est mis dans une écharpe. Mais l'écharpe ne doit pas être serrée, car elle ferait chevaucher les fragments l'un sur l'autre. Deux attelles, creusées en gouttières, constituent le moyen le plus simple; si l'on se sert d'attelles droites, il en faut le plus souvent davantage, trois ou quatre. L'attelle interne doit être plus courte que les autres, parce qu'elle est limitée par le creux axillaire et le pli du coude. Pour empêcher les attelles externes de glisser en haut ou en bas, on peut les fixer à un spica ou à une bande quelconque ramenée sur l'épaule. Pour empêcher les fragments osseux de faire saillie d'un côté ou de l'autre, on place une compresse épaisse derrière l'attelle correspondante. On agira d'après les mêmes principes, si l'on applique un appareil amidonné ou plâtré.— Les fractures du bras chez les petits enfants, surtout chez les nouveau-nés après le dégagement forcé des bras, sont enveloppées le plus commodément avec des bandelettes de sparadrap et de petites attelles.

Sur le corps de l'humérus, les *fractures obliques avec déplace-*

*ment* sont particulièrement exposées à la formation d'une *pseudar-throse*, et cet accident semble survenir surtout lorsque les extré-mités pointues des fragments s'enfoncent dans les muscles et s'y réunissent par première intention. Si, par exemple, l'une des pointes osseuses s'engage dans le triceps et l'autre entre le bra-chial antérieur et le biceps, il peut y avoir une telle *interposition* de *tissu musculaire* que la pseudarthrose en est presque une con-séquence forcée, si rien n'est fait pour la prévenir. Lorsqu'on ob-serve de pareilles fractures, il faut tout de suite dégager convena-blement les fragments et les adapter l'un à l'autre ; si, dans une période plus avancée, on a des raisons pour croire à une pareille interposition, il faut disposer l'appareil de telle sorte que les os soient énergiquement pressés l'un contre l'autre pour arriver à l'atrophie complète des parties molles interposées.

Lorsque la fracture de l'humérus tombe dans la région où le *nerf radial* contourne l'os de très-près, ce nerf peut être blessé ou comprimé, il peut même s'interposer entre les deux fragments ou être enveloppé par le cal. Il faut, dès le début, ne pas perdre de vue cette complication et tâcher de prévenir, autant que pos-sible, la paralysie de ce nerf important. De nos jours, on a essayé de délivrer le nerf radial emprisonné dans le cal, en enlevant au ciseau le pont osseux qui le recouvrait, et l'on a réussi à guérir la paralysie (Busch, Ollier).

Lorsque le corps de l'humérus est brisé *plus bas*, à proximité de l'articulation du coude, et que le fragment supérieur s'est déplacé en avant, il ne faut pas confondre la fracture avec une luxation du coude. Les cas de ce genre surtout exigent une ré-duction exacte. Pour maintenir la bonne position, on se sert d'une compresse épaisse appliquée sur la partie antérieure et recou-verte d'une attelle qui s'oppose directement à la saillie du fragment supérieur. Indépendamment de cela, il est bon, dans la plupart des cas, de fixer le bras dans la position coudée, soit à l'aide de l'écharpe, soit, ce qui est plus sûr, au moyen d'un appareil plâtré ou d'une attelle dorsale coudée. Mais si, comme cela se voit par exception, les fragments s'adaptaient mieux dans la position étendue, il faudrait évidemment donner la préférence à cette dernière position.

Les *fractures compliquées du bras* se traitent souvent de la ma-nière la plus simple ; ainsi il peut suffire de les placer sur une longue gouttière droite (de fil de fer), qui est fixée à l'épaule et au tronc par les liens ou les cravates nécessaires. Lorsque la fracture se trouve très-haut, il faut donner la préférence à un gros coussin sans attelle. Si la fracture est située près du coude, on préférera une gouttière en fil de fer coudée à angle droit, parce que, dans ces cas, la flexion de l'articulation du coude est nécessaire.—Le bandage contentif doit être appliqué de telle sorte que tout l'appareil suive les mouvements du tronc. Si l'on négligeait de satisfaire à cette indication, on s'exposerait à voir se produire à chaque moument du thorax un tiraillement ou un frottement dans la plaie.—Dans de certains cas, par exemple lorsqu'il existe une plaie sur le côté externe et postérieur, on se sert le mieux d'un coussin rembourré de forme triangulaire, qui est placé entre le thorax et le bras. Dans ce cas, le malade doit se coucher de préférence sur le côté sain.

Lorsque des pointes osseuses font saillie en dehors de la plaie, on peut se trouver dans la nécessité de les reséquer, et lorsqu'il y a fracture par arme à feu, il faut faire l'extraction immédiate des esquilles.—A moins qu'il n'existe des lésions très-graves des parties molles, des nerfs ou des artères, etc., il ne sera pas permis de faire l'amputation pour une fracture compliquée du bras.

*Pseudarthrose du bras.*—Les pseudarthroses sont relativement fréquentes au bras ; la cause qui amène le plus sûrement cette complication, c'est-à-dire l'interposition de tissu musculaire entre les surfaces fracturées, a été citée page 668. Comme les pseudarthroses troublent à un haut degré les fonctions du membre, il faut arriver en dernier ressort à une opération. On y fait passer un séton ou bien on en fait la résection. L'endroit le plus favorable est l'espace qui se trouve du côté externe entre le biceps et le triceps. Il ne faut pas oublier cependant que, dans cette région, le nerf radial contourne l'os de très-près. On a également eu des succès en forant des trous dans les extrémités des fragments et en y enfonçant des pointes ou des appareils à griffes. — Quelquefois il suffit de bien appliquer des attelles, ou de se servir, par exemple, d'un cylindre de fer-blanc bien rembourré, pour rendre au bras ses fonctions et pour éviter de cette façon une opération.

*Amputation du bras.* — Lorsqu'on a le choix, il faut toujours préférer l'amputation à la désarticulation, et il est plus rationnel de scier l'os, même dans la ligne épiphysaire, plutôt que d'enlever la tête sans nécessité.—Si, à l'extrémité inférieure du bras, on a le choix entre l'amputation immédiatement au-dessus de l'articulation et la désarticulation, il faut encore donner la préférence à l'amputation, parce que cette dernière ne laisse pas une plaie aussi vaste que la désarticulation du coude.

On choisit ordinairement la méthode circulaire, plus rarement celle à lambeau ; si l'on donnait la préférence à cette dernière méthode, le mieux serait de former un lambeau postérieur comprenant le triceps et un lambeau antérieur comprenant les muscles fléchisseurs avec les vaisseaux. L'hémostase est facile ; le doigt d'un aide ou un tourniquet oblitère l'artère brachiale pendant l'opération. — La meilleure position à donner au moignon, c'est de le placer sur un coussin qu'on fixe au tronc par quelques cordons.

*Artères du bras.*— L'artère brachiale peut être comprimée ou liée avec facilité sur tout son trajet. On la rencontre sur le bord interne du biceps et du coraco-brachial ; le nerf médian et souvent aussi un des nerfs cutanés doivent être écartés, après la division de la mince aponévrose, pour qu'on puisse voir l'artère. Le nerf médian la recouvre à la partie supérieure du bras ; plus bas il la croise et se place à son côté interne.

Il ne faut pas oublier que l'artère brachiale présente des anomalies, dont la plus importante est sa division prématurée, par exemple, dans l'aisselle, elle s'avance ainsi vers le pli du coude en deux troncs.—Parmi les branches de l'artère brachiale, il faut citer l'*humérale profonde* qui se dirige en arrière dans le tiers supérieur du bras, et les deux *collatérales* qui entourent l'articulation du coude. Si on voulait les lier, il faudrait éviter soigneusement le nerf radial et le nerf cubital.

## § 4. — Coude.

Saignée dans le pli du coude. — Blessures de l'artère dans le pli du coude. — Fracture de l'olécrâne. — Fracture des tubérosités du coude. — Fracture de l'apophyse coronoïde. — Fracture de la tête du radius. — Luxation de l'avant-bras. — Luxation du radius. — Luxation du cubitus. — Inflammation du coude. — Ankylose. — Résection. — Désarticulation.

*Saignée dans le pli du coude.* — C'est dans cette région que se trouvent les veines, sur lesquelles on fait le plus ordinairement la phlébotomie. En dehors se trouve la veine céphalique, en dedans la basilique, et au milieu entre les deux la médiane qui se divise en médiane céphalique et en médiane basilique. Il existe

daus ces veines de grandes variations tant sous le rapport de la
direction que sous celui du volume. Pour la saignée, il faut une
veine grosse et superficielle, et ces conditions se rencontrent le
plus fréquemment sur la médiane basilique, que sans cela on
aimerait à éviter, parce qu'elle est plus ou moins parallèle avec
l'artère et n'en est séparée que par l'aponévrose du biceps. L'artère brachiale, de son côté, a souvent dans cette région une disposition anormale ; sa division en radiale et cubitale se fait très-
fréquemment le long du bras, et dans ce cas l'artère radiale est
plus rapprochée de la veine médiane basilique. Il faut, par conséquent, ne pas négliger de rechercher l'endroit où la pulsation
de l'artère se fait sentir, pour qu'on ne s'expose pas à ouvrir en
même temps l'artère située derrière la veine, et à donner lieu au
développement d'une varice anévrysmale ou d'un anévrysme variqueux, ou bien aussi à un anévrysme ordinaire.

On donne donc généralement la préférence à la veine médiane basilique, parce qu'elle est la plus forte, qu'elle est située
le plus superficiellement sous la peau et qu'elle est moins couverte de tissu cellulaire et de fibres aponévrotiques que les autres
veines. L'endroit où l'artère se rapproche le plus de la veine
doit être évité ; pour cela, on ouvre cette dernière un peu
plus bas, là où l'artère pénètre déjà dans la profondeur. On ne
peut pas tenir compte des petits filets nerveux qui passent le long
des veines ; il n'est pas probable que la blessure d'un semblable
petit nerf puisse causer du dommage.

On entoure le bras d'une bande à quelques travers de doigt
au-dessus de l'endroit où l'on veut ouvrir la veine, au-dessous
on fixe le vaisseau avec le pouce, puis on fait avec la lancette
ou le phlébotome une section oblique de la paroi antérieure de la
veine. Si l'on se sert de la lancette, la division se fait en partie par
ponction, en partie par incision. La veine peut échapper à la
ponction, alors il faut la faire glisser vers l'ouverture cutanée, ou
bien la lancette ne l'a entamée qu'à peine, alors il faut agrandir
l'incision.

Le sang peut cesser de couler par différentes raisons : ou bien le
bras est trop serré par la bande ou les habits retroussés, ou bien la
bande est appliquée trop lâchement, ou bien la peau a glissé sur la
veine, de sorte que le parallélisme entre les ouvertures est détruit, ou
bien du tissu graisseux s'est placé dans la plaie, ou bien le malade est
pris de faiblesse, d'envie de vomir ou d'autres états semblables. — Les
frictions sur le bras, les mouvements des muscles digitaux, peuvent fa-

voriser l'écoulement du sang. La plaie de la veine se ferme bientôt par première intention, lorsque le bras est tenu dans le repos pendant quelques heures et qu'on applique une petite compresse fixée par des tours de bande en huit de chiffre. Il n'y a pas d'inconvénient à ce qu'on pique la veine sur la cicatrice, si plus tard on veut faire une autre saignée.

*Blessure de l'artère au pli du coude.* — Lorsque pendant la saignée l'artère est entamée et qu'on le reconnaît à temps, il faut appliquer un bandage qui comprime l'artère brachiale, dans tout son trajet, et principalement à l'endroit blessé. On met donc sur l'endroit blessé une pelotte de charpie bien serrée, qu'on garantit le mieux contre le déplacement par des bandelettes de diachylon. Le long de l'artère on place une compresse graduée fixée par une bande roulée.— Une division plus large de l'artère, par exemple, à la suite d'un coup de sabre, exige la ligature ; dans ces cas, le mieux est de mettre l'endroit blessé complétement à découvert et d'appliquer une ligature au-dessus et au-dessous de la plaie artérielle. Avant et pendant l'opération, l'artère est comprimée au niveau du bras par un aide ou un tourniquet.

Un *anévrysme* ou une varice anévrysmale sera traité au début par un bandage compressif, par le froid, le repos, la compression digitale de l'artère au bras, l'application d'instruments compresseurs au même niveau ; si l'anévrysme ne guérit pas par ces moyens, on fait la ligature de l'artère brachiale au milieu du bras. L'anévrysme variqueux et la varice anévrysmale peuvent facilement se reproduire à cause des anastomoses inférieures, si l'on se contente de faire une simple ligature au-dessus de la plaie ; il faut donc faire la ligature tant au-dessus qu'au dessous de la communication. Cependant, cette dernière n'est pas toujours possible dans la partie inférieure du pli du coude, parce que l'artère y est située profondément et qu'on se rapproche trop de l'endroit où elle se divise ; dans ces circonstances, il faudrait donner la préférence à la ligature de la communication entre les deux vaisseaux.

Si l'on veut *lier l'artère brachiale* dans le pli du coude, on doit se rappeler qu'il ne faut pas blesser la veine médiane ni le nerf médian ; ensuite, que l'artère se rencontre dans l'angle formé par les deux terminaisons tendineuses du biceps. On la rencontre donc appliquée directement contre le biceps, couverte par l'aponévrose du bras, entourée de deux veines ; à quelques lignes plus en dedans se trouve le nerf médian. Pour découvrir l'artère brachiale on n'a donc qu'à diviser, outre la peau, l'aponévrose du bras (et plus bas l'expansion fibreuse du biceps).

*Fracture de l'olécrâne.* — L'olécrâne se brise ordinairement à sa base, rarement à la pointe. Tantôt l'olécrâne se déplace considérablement en haut, tantôt l'espace compris entre les fragments est petit ; cette différence dépend principalement de la déchirure des fibres tendineuses, qui s'étendent des deux côtés de l'olécrâne à la capsule articulaire et à l'aponévrose de l'avant-bras. — En fléchissant l'avant-bras sur le bras, on reconnaît la fracture par l'écartement des fragments. Par des mouvements de latéralité on constate la mobilité de la partie osseuse détachée.— En étendant le bras et en repoussant l'olécrâne en bas avec les doigts, on remet en contact les extrémités brisées. Pour les maintenir autant que possible dans cette position, on place sur la partie antérieure du bras une petite attelle dans le but d'empêcher le bras de se plier. Cette attelle est la chose principale ; outre cela, on peut encore chercher à maintenir l'olécrâne en bas, soit par des bandelettes de sparadrap, soit par un bandage unissant ou en huit de chiffre. Un appareil plâtré rend évidemment les mêmes services.

La guérison s'obtient en général sans difficulté. La réunion se fait ordinairement par un cal osseux, comme pour les fractures des tubérosités du coude. Lorsqu'aucun traitement n'a été institué, qu'aucun bandage n'a été appliqué, il faut s'attendre à voir se former un cal fibreux, comme dans les fractures de la rotule. De même dans le cas rare où l'extrémité de l'olécrâne est détachée et où les parties se sont fortement écartées, il ne faudrait pas s'attendre à une réunion osseuse ; il ne se forme alors qu'une substance intermédiaire de nature ligamenteuse. Mais dans ce cas encore le membre reprend toutes ses fonctions, à moins qu'il ne vienne s'y ajouter une inflammation violente ou qu'une application trop prolongée du bandage ne donne lieu à l'ankylose.

On pourra déjà essayer de légers mouvements passifs dans la quatrième ou la cinquième semaine ; il est bon, dans ces cas, de maintenir avec les doigts l'olécrâne en bas pendant les mouvements de flexion.

Pour les *fractures compliquées* de l'olécrâne, on suivra le même traitement. A la suite de plaies par armes à feu ou de fracture en éclats de l'olécrâne, et en général, dans les cas où l'on a à craindre la nécrose du fragment d'os détaché, il vaudrait peut-être mieux l'enlever immédiatement. Lorsque l'os a été divisé par un coup de sabre, il faudrait chercher à le faire reprendre.

ROSER.                                            38

Dans quelques cas rares, la fracture de l'olécrâne se complique de luxation en avant de l'avant-bras ou du radius seul. Comparez p. 679,

*Fractures des condyles de l'humérus.* — La plupart de ces fractures s'étendent plus ou moins loin dans l'articulation ; cependant, sur le *condyle interne*, on observe assez souvent la fracture extra-capsulaire. Comme la tubérosité interne s'ossifie isolément, on comprend que son arrachement s'observe le plus fréquemment pendant la jeunesse. Cette tubérosité peut alors être entraînée par les muscles fléchisseurs de l'avant-bras (cubital antérieur, etc.), comme dans la fracture de l'olécrâne, de telle sorte qu'on peut la saisir et la déplacer comme un corps mobile. Comme les muscles fléchisseurs s'insèrent au condyle interne, la position fléchie du membre sera particulièrement favorable dans les cas de fracture de ce condyle.

Une fracture extra-capsulaire n'est presque pas possible au condyle externe. Si un fragment d'os se détache de la petite apophyse qui fait saillie au-dessus de la petite tête de l'humérus, le cas aura plutôt le caractère d'un arrachement de la couche corticale que d'une fracture. (De pareils arrachements s'observent quelquefois aussi au condyle interne. On les reconnaît principalement à la crépitation.)

Plus les fractures des condyles s'étendent dans l'articulation, plus elles se compliquent d'écrasement, de formation d'esquilles ou de rotation du petit fragment, plus aussi on aura à craindre la déformation, l'inflammation et l'ankylose. Les cas ordinaires, qu'on observe particulièrement chez les enfants, se présentent, il est vrai, sans ces complications.

Les *deux* condyles peuvent aussi se briser en même temps, et la fracture prendre la forme d'un T ou d'un V. Il peut arriver dans ces cas que le crochet de l'olécrâne écarte les fragments.

(Dans un cas de ce genre, la position étendue du membre se montrait avantageuse ; dans cette position, l'olécrâne semblait reposer dans sa cavité, tandis qu'en fléchissant le membre, il agissait comme un coin et écartait les fragments.)

Les fractures des condyles s'observent plus souvent chez les enfants que chez les adultes. Elles paraissent se produire principalement à la suite d'une chute sur l'un ou l'autre côté, l'avant-bras étant fléchi sur le bras. Souvent elles ne sont accompagnées que d'un très-faible déplacement, de sorte qu'on ne peut les diagnostiquer directement, mais plutôt les deviner à la tumeur., à la douleur, à la cause productrice, etc.—Si le déplacement est considérable à la suite d'une fracture des condyles, il est facile de la confondre avec une luxation. Quelquefois on voit la fracture du condyle interne se compliquer d'une luxation du radius, ou la fracture du condyle externe se compliquer d'une luxation du cubitus. (Compar., p. 684.)

Les fractures des condyles sont ordinairement placées entre deux gouttières latérales, le membre étant dans la demi-flexion ; le plus simple, c'est de se servir d'attelles en carton auxquelles on a donné une forme coudée. Cependant, dans la plupart des cas, il suffit de placer le bras dans une écharpe. Celle-ci permet aussi plus aisément l'application de compresses froides qui semblent particulièrement indiquées contre les infiltrations sanguines considérables qu'on observe si souvent dans ces cas. Pour empêcher la roideur, il faut imprimer de bonne heure des mouvements passifs au membre. Si l'on appliquait un appareil plâtré, on ne pourrait pas le laisser trop longtemps à cause du danger de l'ankylose; si on le renouvelait, il serait utile de l'appliquer sous un autre angle, pour que le repos trop prolongé dans une même position ne favorise par le développement d'adhérences.

Dans la fracture du condyle externe, il faut faire attention que l'avant-bras ne se place pas dans la position d'abduction, position qui passe facilement inaperçue lorsque le bras est fléchi. — Lorsque des fractures des condyles ont été négligées, on a vu quelquefois se former une fausse articulation avec usure des fragments.

*Fracture de l'apophyse coronoïde.* — Cette fracture s'observe principalement comme complication de la luxation de l'avant-bras en arrière. On remarque après la réduction à l'endroit lésé de la mobilité et de la crépitation, plus tard du gonflement, de l'induration, de la callosité. Comme le muscle brachial antérieur tire l'os détaché en haut, il est nécessaire de placer l'avant-bras dans une flexion au moins rectangulaire pour relâcher ce muscle.

*Fracture de la tête du radius.* — Pour reconnaître la fracture de la tête du raduis, on saisit cette dernière avec les doigts pendant qu'on ramène le bras en pronation ; si elle ne suit pas le mouvement, on est sûr du diagnostic. La fracture peut se faire en dedans de la capsule et la tête du radius peut devenir de cette façon un corps étranger. (Je l'ai vue être expulsée par la suppuration.)—Le cubitus peut, dans la fracture du col du radius, se luxer isolément en arrière. Comparez page 683.

*Fractures compliquées de l'articulation du coude.* — Les cas légers de ces fractures articulaires, par exemple une fracture d'un condyle avec une petite perforation cutanée, ou un coup de sabre dans le condyle externe, sont traités comme de simples plaies articulaires. Lorsque le côté postérieur est blessé, par exemple, après un coup qui traverse l'olécrâne, il faudrait maintenir le membre dans la position étendue ; lorsque, au contraire, c'est le côté antérieur qui est blessé, il faut donner la préférence à la position fléchie.— La plupart des fractures articulaires compliquées de cette région sont produites par des balles et très-souvent, il se fait dans ces circonstances un tel broiement ou un tel éclatement des os, que la résection devient nécessaire, soit immédiatement, soit plus tard. Les fragments d'os détachés, les éliminations nécrosiques et les nombreuses fusées purulentes auxquelles il faut s'attendre, ne laissent que peu d'espoir de guérison sans résection, et si le malade se rétablit, ce n'est qu'après avoir passé par une suppuration longue et dangereuse. Il vaut donc mieux faire immédiatement la résection, si l'on constate d'une manière évidente la fracture comminutive de l'articulation. Lorsque la lésion ne présente pas des caractères si tranchés, ou que l'inflammation s'est déjà emparée de ces parties, il faudra attendre pour voir si la guérison ne peut pas être obtenue sans résection. Le bras sera placé à demi-fléchi sur un coussin, on combattra l'inflammation, on procurera au pus un écoulement libre, et l'on attendra l'élimination des esquilles. Si l'on n'arrive pas à la guérison de cette manière, on passera à la résection.

Si, à côté de la fracture articulaire, les parties molles sont luxées sur une grande étendue, il ne reste plus à faire autre chose que l'amputation du bras.

*Luxation de l'avant-bras.* — La luxation ordinaire du coude est celle *en arrière*. Elle est produite surtout par un mouvement forcé de l'avant-bras en arrière. A la suite de l'extension forcée, exagérée, telle que la produit, par exemple, une chute sur le bras étendu, il se fait à la partie antérieure de l'articulation du coude une rupture de la capsule et des fibres du brachial antérieur qui y adhèrent, et pendant que le radius et le cubitus se portent en arrière, l'extrémité inférieure de l'humérus et surtout la trochlée font une saillie considérable à la partie antérieure. Si à ce moment la flexion vient succéder à l'extension exagérée, si, par exemple, le malade cherche à fléchir le bras, le déplacement devient encore plus considérable et la déformation plus grande ;

plus la flexion est forte, plus aussi les extrémités luxées des os de l'avant-bras font saillie en arrière. La petite tête du radius se place sur la face postérieure du condyle externe de l'humérus, le cubitus suit les mouvements du radius, auquel il est fixé solidement, et l'apophyse coronoïde glisse tellement en arrière qu'elle entre plus ou moins complétement dans la cavité olécrânienne de l'humérus. L'olécrâne donne lieu en arrière à une saillie qui augmente avec la flexion de l'avant-bras ; en avant la trochlée presse contre l'artère branchiale et le nerf médian. Si l'impulsion est très-grande au moment de l'extension forcée, on voit également se déchirer à la partie antérieure la peau et les autres parties molles, et la surface articulaire de l'humérus (la trochlée) vient faire saillie à l'extérieur.

Quant au *diagnostic*, il n'est pas toujours aussi facile qu'on serait tenté de le croire au premier abord. La luxation de l'avant-bras est surtout méconnue et prise pour une simple contusion, lorsque le bras est complétement ou presque complétement étendu. En effet, dans cette position les parties luxées ne proéminent que légèrement en arrière. S'il existe en même temps une fracture de l'apophyse coronoïde, la saillie de l'olécrâne devient encore moins sensible et l'erreur de diagnostic plus facile. Dans ces circonstances le moyen le plus simple pour éclaircir les doutes, c'est d'essayer de fléchir le bras ; l'olécrâne fait alors une saillie plus considérable et l'on sent beaucoup plus distinctement la tête du radius avec sa surface articulaire, dirigée en arrière. En même temps le mouvement ultérieur de flexion est arrêté.—Le raccourcissement du bras en général et la distance plus grande du sommet de l'olécrâne aux deux condyles peuvent également servir comme preuve de la luxation.

Pour distinguer la luxation du coude de la fracture transversale de l'humérus au-dessus de l'articulation, il faudra tâcher de bien sentir les extrémités des deux condyles. Si la distance entre ces tubérosités et l'olécrâne est normale, le cas ne peut pas être une luxation. Lorsqu'on peut remettre les parties dans la position normale en exerçant une traction sur l'avant-bras, et qu'on reproduit le déplacement par une pression sur les condyles, il faut admettre une fracture. Quant à la complication de la luxation par la fracture de l'articulation du coude, comparez, pages 681 et 683.

La *réduction* de cette luxation réussit le mieux si l'on fait parcourir aux os le même chemin qu'ils ont suivi pour se luxer ; on commence donc par mettre l'avant-bras dans l'extension forcée (flexion dorsale), on tire sur l'avant-bras et l'on fléchit ensuite le membre tout en continuant la traction ou en exerçant sur la base des os de l'avant-bras une pression suffisante pour les empêcher de glisser en arrière. Dans les cas difficiles, il est très-avantageux de pousser directement la tête du radius en avant, pendant que le bras est placé dans l'extension forcée, suivie de la flexion du coude.—L'obstacle à la réduction qui consiste principalement dans la tension des ligaments et des muscles latéraux, tension qui fait arc-bouter la tête du radius contre l'humérus, est écarté de cette façon le mieux et le plus simplement. Si les parties ligamenteuses sont flasques ou déchirées sur une grande étendue, on parviendra à réduire presque par chaque méthode, par la traction, la flexion, la pression, etc.

Lorsque la *luxation est ancienne*, on suivra le même procédé ; seulement faudra-t-il faire peut-être des mouvements latéraux répétés pour rendre l'os mobile et employer une plus grande force. On a déjà souvent réussi à réduire des luxations datant de trois mois. J'ai réduit, au moyen de la flexion dorsale et de la pression sur la tête du radius, beaucoup de luxations anciennes du coude datant de quatre, huit, dix, et même quatorze semaines, et je n'ai jamais fait tirer plus d'un aide sur le bras.

Le procédé est le même pour les *luxations compliquées*, c'est-à-dire pour les cas où la peau de la partie antérieure du bras a été perforée par la trochlée. (J'ai réussi à guérir deux cas de ce genre sans ankylose.)

Ce que l'on a appelé *luxation latérale de l'avant-bras* ne doit être considéré que comme une simple modification de la luxation en arrière. Si sur le cadavre on fait l'extension exagérée et qu'en même temps ou immédiatement après, on tourne le cubitus avec force sur son axe dans un sens ou dans l'autre, il se produit une espèce de luxation latérale. Si dans ces mouvements l'olécrâne se porte en *dedans*, vers la gouttière qui reçoit le nerf cubital, le condyle interne peut en être recouvert en partie. Le traitement est le même que dans la luxation en arrière ; il est évident qu'on commencera par pousser les os luxés vers la ligne médiane.

Lorsqu'il y a fracture oblique de la partie interne de l'articulation, on observe par-ci par-là une espèce de luxation latérale de l'avant-bras en arrière et en dedans. Les cas de ce genre ressemblent beaucoup à la luxation ordinaire en arrière, et le plus souvent on ne découvre la fracture qu'après la réduction. A vrai dire, ces cas ne devaient pas être appelés luxations de l'avant-bras, mais luxations du radius avec fracture de la partie interne de l'articulation.

Dans les luxations latérales en *dehors*, il peut y avoir une interposition du biceps entre les surfaces articulaires déplacées, ce qui constitue un obstacle considérable à la réduction (Michaux). D'après des expériences sur le cadavre, on peut admettre qu'une pareille interposition disparaîtra, si l'on rapproche d'abord l'olécrâne de sa cavité par une extension exagérée, et qu'on fasse ensuite une forte flexion, ce qui permettrait aux muscles interposés de se porter en avant.

Lorsque les ligaments latéraux et les insertions musculaires qui recouvrent immédiatement les parties latérales de l'articulation du coude sont déchirés, on se trouve dans les conditions favorables au développement d'une luxation *latérale directe*, soit d'un côté, soit de l'autre. Du reste, l'action des violences extérieures peut être très-complexe ; elles peuvent tirailler, tourner, pousser les os de côté et d'autre, et l'on comprend que sous leur influence il puisse se développer une grande variété de déplacements. C'est ainsi qu'on a vu plusieurs fois la luxation dite *divergente* dans laquelle le cubitus était déplacé en arrière et le radius en avant.

Parmi ces formes de luxation exceptionnelle, il faut compter également la luxation des os de l'avant-bras *en avant* ; dans ces cas, on sentirait l'olécrâne sur le côté antérieur de l'humérus. Une pareille luxation de l'avant-bras en avant peut se produire, peut-être à la suite d'un coup sur l'olécrâne, le bras étant fortement fléchi ; au moins, ce mécanisme est-il possible pour l'articulation lâche de l'enfant. Peut-être aussi est-elle due à la circumduction, de telle sorte qu'une luxation postérieure s'est transformée en luxation externe, puis en antérieure. Si dans ces cas l'olécrâne est appuyé sur la surface articulaire de l'humérus, il doit y avoir allongement du bras. La réduction n'offre pas de difficulté. — Si l'olécrâne est brisé à sa base, l'avant-bras peut, comme on le comprend facilement, être poussé en avant.

*Luxation du radius.* — La tête du radius est fixée au cubitus par le ligament annulaire, si ce ligament se déchire ou se relâche, le radius peut se luxer isolément. Sa fossette aplatie le prédispose beaucoup aux luxations et ce ne sont que ses connexions avec le cubitus, et plus particulièrement le ligament interosseux, qui limitent le déplacement de cet os. Si la partie supérieure du cubitus est fracturée, la facilité de la tête du radius à se déplacer augmente naturellement. Il en est de même, lorsque la partie interne de l'articulation humérale est brisée et que par là le cubitus est privé plus ou moins de son point d'appui solide.

Si nous supposons le ligament annulaire de la tête du radius relâché ou déchiré, une légère impulsion de devant ou de derrière peut déjà suffire pour déplacer la tête du radius. A côté de cette impulsion directe, des violences de différente nature sur l'extrémité inférieure de l'avant-bras peuvent luxer le radius; telles sont, par exemple, celles qui produisent une forte pronation ou une supination exagérée ou une extension forcée. D'après cela, les mécanismes qui peuvent donner lieu à une luxation du radius peuvent être très-différents.

La forme la plus fréquente de luxation du radius est sans doute celle en *avant*, et parmi ces luxations antérieures, la grande majorité paraît être produite par un mécanisme qui, jusqu'à ces derniers temps, a été presque généralement méconnu ; en effet, la luxation dépend, dans la plupart des cas, de la *fracture simultanée de l'extrémité supérieure du cubitus*. La figure 84 peut donner une idée du mécanisme de cette luxation. Lorsque le

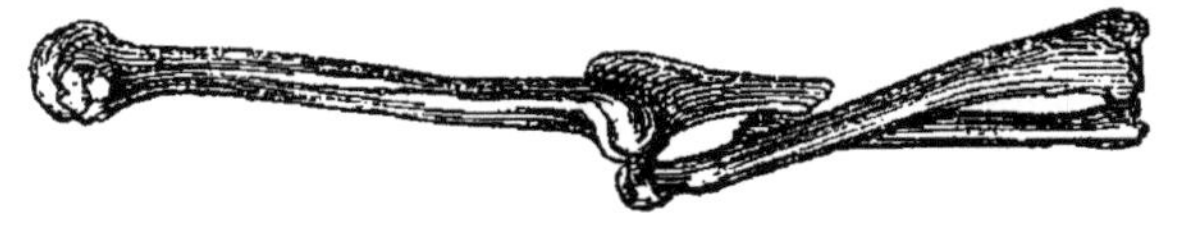

Fig. 84.

bras est étendu et qu'une violence venant frapper la face postérieure de l'avant-bras, qu'elle tend à fléchir en arrière, produit une fracture de la partie supérieure du cubitus (sans que le radius soit brisé), la tête du radius sera poussée en avant, à cause des connexions de cet os avec la partie inférieure du cubitus. Voilà les causes de la luxation en avant. Si le membre est raccourci, parce que les fragments du cubitus chevauchent l'un sur l'autre, la tête du radius est obligée de glisser encore plus haut sur la face antérieure du bras.

Les luxations de cette espèce sont généralement méconnues par le médecin traitant, parce que son attention n'est attirée que sur la fracture du cubitus. — Pour diagnostiquer cette luxation il faut utiliser avant tout l'impossibilité de la flexion, abstraction faite de la saillie du radius, qui souvent n'est pas très-manifeste. En effet, la tête du radius déplacé s'oppose à toute flexion considérable du bras, parce qu'elle s'appuie contre l'humérus.

Pour réduire, on fera des mouvements correspondant au mécanisme de production, c'est-à-dire une légère flexion dorsale avec traction suivie immédiatement de la flexion, le pouce étant appuyé sur la tête radiale. — Le moyen le plus simple pour s'opposer à la reproduction de la luxation, c'est de maintenir le bras dans la position fléchie.

Des essais sur le cadavre montrent que la luxation du radius en avant se produit immédiatement, lorsque, après avoir divisé l'extrémité supérieure du cubitus, on fait une flexion dorsale forcée. Une deuxième expérience analogue, c'est que cette luxation du radius peut être produite également, si l'on divise le condyle interne et qu'on force la flexion dorsale. Cette dernière expérience démontre qu'à côté de la fracture du condyle interne, il se produit assez souvent une luxation du radius en avant qu'il ne faudrait pas oublier de rechercher.

Dans un cas où l'on n'avait diagnostiqué qu'une fracture du condyle interne, j'ai découvert (dans la cinquième semaine) une luxation antérieure du radius que j'ai guérie de la manière indiquée plus haut par une position fortement fléchie.

La luxation du radius en avant paraît pouvoir se produire également par une *pronation* forcée ; au moins réussit-on quelquefois sur le cadavre à produire un pareil déplacement par une pronation forcée, le membre étant faiblement fléchi. On a établi la supposition que, dans certains cas de luxation radiale difficile à réduire, le ligament capsulaire déchiré s'oppose par son *interposition* au retour de la tête articulaire. En admettant que dans un pareil cas la pronation ait pu être la cause de la luxation, on essayera également de faire la réduction en plaçant d'abord le bras dans une forte pronation (1).

La luxation du radius en *arrière* semble se produire surtout à la suite d'une supination forcée avec flexion dorsale de l'avant-bras. On peut bien se figurer que la supination avec violence, luxe le radius seul en arrière, dès que le ligament annulaire se déchire ou cède assez pour ne pas entraîner le cubitus.

Dans la fracture oblique de la portion interne de l'articulation humérale, la supination forcée peut produire la luxation par un mécanisme analogue. Le radius se luxe en arrière, pendant que

____

(1) En 1858, il m'est arrivé, comme à tant d'autres, par exemple à A. Cooper et à Robert, de ne pas pouvoir réduire une luxation récente du radius en avant chez un jeune homme, quoiqu'on eût recours aux manœuvres les plus diverses et les plus vigoureuses. Après beaucoup de réflexion, je me suis arrêté à l'idée qu'il faut admettre un arrachement de la capsule en avant, près du col de la tête radiale, et une interposition des lambeaux de la capsule déchirée, comme c'est le cas dans la luxation des doigts. A ce point de vue, la méthode de réduction la plus efficace serait de faire la flexion dorsale en tirant sur le bras, suivie de la flexion en avant.

le cubitus avec le fragment de l'humérus se déplace également
en arrière. Comme nous l'avons fait remarquer page 678, ce
cas ressemble alors beaucoup à la luxation des deux os de l'avant-
bras en arrière.

La luxation isolée du radius directement en *dehors* n'est possible
que lorsque le cubitus est fracturé en même temps ; du reste, il est difficile d'admettre l'existence d'une luxation directement en dehors; elle
sera toujours en arrière et en dehors ou en avant et en dehors.

On observe souvent chez les enfants une sorte de *subluxation*
du radius. En exerçant une traction considérable sur la main en
même temps que l'avant-bras est dans une forte pronation ou
une forte supination, il se produit un déplacement incomplet,
dont la réduction spontanée est empêchée par une interposition
ou un pincement de la capsule (Streubel). La réduction se fait facilement en tirant sur la main et en la tournant. On sent un claquement et le mal est guéri, en général, avant qu'on ait eu le
temps de bien le diagnostiquer.

La *luxation spontanée* du radius n'est pas excessivement rare (1). Il
existe des cas de relâchement de la capsule dans lesquels on peut mouvoir la tête du radius de côté et d'autre.—La luxation en *avant* se développe particulièrement à la suite de l'inflammation de cette articulation,
de la même façon que la luxation du tibia en arrière, à la suite de l'inflammation de l'articulation du genou. Le mécanisme du déplacement
est également le même à peu près que dans la luxation du tibia. La capsule d'une articulation du coude enflammée et fléchie peut être relâchée
en avant et épaissie en arrière ; dans ces circonstances, la tête du
radius a de la tendance à glisser en avant après chaque essai d'extension, de même que le tibia d'un genou malade montre de la tendance à
glisser en arrière. Peut-être aussi la traction du biceps, dont l'effet devient anormale à la suite du relâchement de la capsule, favorise-t-elle
la luxation du radius.— Une luxation spontanée toute spéciale s'observe
sur le radius par suite du *raccourcissement du cubitus*. Lorsque ce
dernier os est arrêté dans sa croissance ou lorsqu'il devient trop court
à la suite d'un travail nécrosique, le radius relativement trop long
(aidé par le relâchement de la capsule) peut se déplacer en avant. —
Lorsqu'il y a usure des surfaces articulaires du coude, le déplacement
complet ou incomplet du radius usé en avant accompagne presque toujours cette affection.

(1) Je l'ai observée au moins vingt fois. Malgaigne (*Traité des luxations*, p. 614) semble douter de son existence. J'ai vu également quelques cas de luxation congénitale du radius.

*Luxation du cubitus.* — Le cubitus, dans quelques rares cas, se luxe isolément et toujours en arrière. D'après des expériences sur le cadavre, il faut, pour que cette luxation se produise, que le ligament latéral interne soit divisé de même que le ligament annulaire du radius, et, d'un autre côté, que la violence extérieure pousse ou tourne le condyle interne en avant ou le cubitus en arrière. Si le bras étendu est plié en dehors, de sorte que le ligament interne se déchire, et si en même temps une impulsion dirigée en haut et en arrière agit sur le cubitus, on pourra s'attendre à la luxation isolée du cubitus.

Le diagnostic est, en général, le même que pour la luxation de tout l'avant-bras en arrière. Il faut prendre garde de ne pas laisser passer inaperçue une fracture du condyle externe ou du col du radius qui aurait pu se produire en même temps. Je me suis trouvé dans le premier cas, et je n'ai reconnu la fracture du condyle que le deuxième jour. Des essais sur le cadavre montrent que, lorsqu'il existe une fracture du condyle externe ou de la tête du radius, la luxation du cubitus se produit par une violente *flexion dorsale* ; ce mécanisme est tout à fait analogue à celui qui donne lieu à la luxation isolée du radius, lorsque le cubitus ou le condyle interne est fracturé.

Pour réduire une pareille luxation, il faut surtout faire attention à ce que l'avant-bras soit incliné sur le côté radial lorsqu'on fait l'extension.

*Inflammation dans l'articulation du coude.* — Les exsudats séreux distendent surtout la partie postérieure de la capsule, des deux côtés du triceps et sur le côté externe de l'olécrâne, c'est principalement à ce symptôme qu'on peut reconnaître l'hydropisie de l'articulation. Dans tous les processus inflammatoires ou dans toutes les blessures qui en sont suivies habituellement, il faut se rappeler que la rigidité dans l'articulation du coude est surtout préjudiciable, lorsqu'elle se produit dans la position étendue. Le bras doit donc être fléchi à angle droit et maintenu soigneusement dans cette position, dès qu'on ne peut plus éviter le danger de l'ankylose. On évitera l'ankylose dans la position étendue en ordonnant de bonne heure l'emploi d'une enveloppe complète ou d'une gouttière ou au moins d'une large écharpe, qui dans tous les cas est nécessaire aux malades levés pour soutenir le bras. Lorsque ces précautions n'ont pas été prises, il faut que le bras soit porté dans cette position fléchie soit lentement, soit d'un coup.

Les processus inflammatoires exigent avant tout le *repos de l'articulation,* lorsque le processus est aigu il faut poser le bras sur un grand coussin qui est placé au côté du malade couché ou mieux encore, qui est fixé au corps ; dans les cas chroniques, on se servira d'une gouttière ou d'un appareil plâtré ou amidonné. Le repos de l'articulation est le mieux assuré par un appareil plâtré appliqué sur le coude qui sera fléchi à angle droit; si l'on veut immobiliser en même temps l'articulation du radius, l'appareil doit comprendre aussi la main.

La *suppuration* de l'articulation du coude entraîne ordinairement des fusées purulentes et des fistules en grand nombre. C'est surtout à la région antérieure de l'avant-bras que se forment facilement des collections purulentes qui fusent vers la main et qui ont, par exemple, pour point d'origine la partie antérieure de l'articulation radiale. Dans le temps on a souvent fait l'amputation à cause de ces suppurations articulaires, aujourd'hui on donne la préférence à la résection. Dans les cas légers, surtout chez les enfants, il est évident qu'on essayera d'arriver à la guérison sans résection. Si l'on veut immobiliser l'articulation et procurer en même temps un écoulement libre au pus, il faut appliquer un appareil plâtré avec fenêtre ou une gouttière en fil de fer arrangée en vue du cas spécial ; évidemment le bras sera fléchi à angle droit, parce que dans cette position il peut rendre le plus de services au malade.

Certaines inflammations de l'articulation se terminent par une luxation spontanée du radius, surtout en avant (voy. p. 682).

Dans le cas d'*usure*, qui, en général, n'est pas rare dans l'articulation du coude (1), on observe souvent une luxation incomplète du radius en avant. La tête du radius s'use alors de telle sorte que sa moitié postérieure disparaît complétement. Ordinairement dans ces circonstances, il existe en même temps une abduction de l'avant-bras, qui, comme on le comprend facilement, est très-peu visible dans la position fléchie. Le cubitus aussi s'use beaucoup dans ces cas. Tout à l'entour, on observe souvent un développement considérable de tissu osseux de nouvelle formation qui se montre en partie par points isolés.

*Ankylose dans l'articulation du coude.* — L'ankylose rectangulaire de l'articulation du coude est comparativement peu préjudiciable ; le malade parvient encore assez bien à suppléer à la

_______________

(1) C'est surtout après les fractures articulaires que l'usure se rencontre assez souvent, lorsque les surfaces osseuses ont glissé légèrement les unes sur les autres et que par là quelques points isolés du cartilage supportent une pression plus forte. Si l'individu devient vieux et se sert beaucoup de son bras, l'usure atteint peu à peu un degré considérable.

perte de la flexion et de l'extension, de la pronation et de la supination par la mobilité de l'articulation de l'épaule et de la main. Par contre, l'ankylose du bras dans l'extension condamne ce membre à une grande impuissance ; la plupart des fonctions qui lui sont dévolues sont impossibles à remplir si le bras est ankylosé dans la position étendue ; le malade ne peut pas s'en servir pour porter une cuiller à la bouche. Il résulte de là, que dans toutes les luxations et inflammations de l'articulation du coude il ne faut pas perdre de vue ce danger, et employer tous les moyens pour prévenir la guérion dans la position étendue.

On emploie contre l'ankylose du coude les mêmes moyens que contre celle des autres articulations : machines à vis, semblables à celles dont on se sert pour le genou, extension ou flexion forcée pendant l'anesthésie, exercices actifs ou passifs. Lorsque la rigidité n'est qu'en voie de formation, on peut obtenir par l'emploi de l'écharpe une ankylose angulaire au lieu d'une ankylose droite. Dans quelques cas d'ankylose osseuse dans la position étendue, on a fait la résection totale de l'articulation malade et amené la formation d'une articulation artificielle.

*Résection de l'articulation du coude.* — Comme on peut enlever les parties articulaires sans trop endommager les tissus, sans diviser des troncs artériels ou nerveux, il est évident que la résection est de beaucoup préférable à l'amputation. Quelquefois, il est vrai, la guérison se fait longtemps attendre, mais en général, les fonctions du bras se rétablissent à un degré étonnant ; ordinairement elle n'est pas suivie d'ankylose, mais les parties restent mobiles, de sorte que la flexion et l'extension et même un mouvement de rotation des os de l'avant-bras, analogue à la pronation, sont de nouveau possibles.

L'indication de la résection du coude se présente encore assez souvent dans les suppurations aiguës et chroniques de cette articulation. Lorsque les cartilages articulaires ont été détruits par la suppuration, que les os sont entamés ou qu'ils ont été le siége primitif du mal, que la migration du pus menace de devenir dangereuse ou que la suppuration ne tarit pas et que de nouveaux trajets fistuleux se produisent sans cesse, on simplifiera et l'on facilitera le processus curatif par l'ablation des parties osseuses malades.

Parmi les cas traumatiques, ce sont particulièrement les fractures comminutives par armes à feu qui exigent la résection de cette articulation. On fait la résection immédiate, si l'on constate au moment de la blessure la présence de nombreuses esquilles ; on la fait secondairement, si les parties ont déjà commencé à suppurer, et qu'on se croit obligé d'y recourir à cause du danger de la suppuration ichoreuse continue, des fusées purulentes, des nécroses interminables, etc.

Dans toutes les méthodes de résection on attaque l'articulation par la face dorsale. Pour mettre à nu l'articulation et l'insertion du triceps on fait, selon les circonstances, une incision en H, une incision longitudinale, une incision en T, une incision courbe, une incision en croix. La difficulté consiste à éviter le nerf cubital, dont la situation ne peut pas être reconnue aussi facilement que chez l'homme sain, à cause du gonflement et de l'infiltration des tissus environnants. Si l'on sent la position du nerf cubital, on fait bien de diviser la peau par une incision en T à la face postérieure du cubitus, d'après Liston ; dans le cas contraire, on donnera généralement la préférence à l'incision en H ou en croix, parce que de cette manière on peut s'orienter plus facilement et voir mieux les parties. Lorsque l'articulation du coude est fortement gonflée et entourée de tissu conjonctif induré, qu'on sent à peine les os, une large incision en H ou en croix offre le plus d'avantages ; lorsque les parties ne sont pas gonflées et que le malade est maigre, une simple incision longitudinale peut suffire.

Pour faire l'opération le malade sera couché sur le côté (ou sur le ventre). Après les incisions cutanées on coupe ordinairement les insertions du triceps à l'olécrâne ; le nerf cubital est écarté en dedans avec le doigt, le mieux sans même ouvrir sa gaîne ; et devant l'ongle de l'indicateur on sépare les autres parties molles de l'os. On fait glisser peu à peu le nerf avec sa gaîne sur la partie antérieure du condyle de l'humérus. Si cela est fait, on fléchit le bras et l'on ouvre l'articulation, en commençant en arrière et sur le côté radial, on coupe les ligaments latéraux et les insertions les plus inférieures des muscles qui se fixent aux condyles de l'humérus ; et enfin on divise l'insertion antérieure de la capsule à l'humérus ; immédiatement on applique la scie et l'on enlève de l'humérus autant qu'il faut. On examine ensuite les extrémités des os de l'avant-bras, et après avoir bien détaché les parties molles on enlève également ce qui est nécessaire.

Que faut-il reséquer des os, quand on a le choix ? C'est là une question qui n'est pas encore complétement résolue. Il me semble que la guérison peut être ralentie quelquefois par le frottement et la formation d'ostéophytes, lorsque la partie reséquée est peu considérable ; je conseillerai donc plutôt, en cas de suppuration chronique de l'articulation, d'enlever 4 à 5 centimètres de l'humérus. — Stromeyer recommande la résection à la suite d'un coup de feu, dans le cas même où il faut enlever 10 à 11 centimètres du bras ou de l'avant-bras.— Lorsqu'on est obligé de reséquer les os de l'avant-bras sur une grande longueur, on doit faire attention à ne pas blesser l'artère interosseuse.

Le meilleur moyen pour éviter le nerf cubital, c'est de raser l'os avec le bistouri, de n'y laisser adhérer aucune partie molle, de l'énucléer, pour ainsi dire. On dirige à cet effet le tranchant du couteau constamment contre l'os. — Comme les difficultés de l'opération se rencontrent sur le côté cubital, j'ai toujours préféré ouvrir l'articulation par le côté radial et dorsal et ne commencer qu'après cela par détacher le nerf cubital avec sa gaîne. En ouvrant l'articulation sur la face postérieure du côté radial, on peut beaucoup mieux s'orienter, et, comme on reconnaît mieux la position des parties, on peut opérer plus sûrement et plus rapidement. Le même principe a été soutenu récemment par Nélaton ; ce chirurgien va même plus loin, il conseille de séparer et d'enlever d'abord la tête du radius, puis l'olécrâne, et, en dernier lieu seulement, l'extrémité articulaire de l'humérus. — Quelquefois on peut se faciliter considérablement l'opération, en commençant par enlever l'olécrâne. On gagne immédiatement plus d'espace et l'on voit plus facilement dans l'articulation. Souvent il est tout aussi utile d'enlever l'extrémité inférieure de l'humérus en deux ou plusieurs parties au moyen de la pince de Liston. Il faut évidemment préférer ce procédé à une division trop considérable des parties molles.—Au lieu de la scie, on peut souvent se servir avec avantage de l'ostéotome, surtout pour le col du radius. — Quelques chirurgiens se servent de la scie à chaînettes pour diviser de prime abord l'humérus, ou bien ils engagent avant l'ouverture de l'articulation une spatule derrière l'humérus et le scient par le côté postérieur. Si l'on opère de cette manière, ou si l'os était déjà divisé par suite d'une fracture, on ouvre l'articulation le plus commodément par le côté antérieur. — Dans l'ankylose, on enlève toute l'articulation en une seule pièce, après l'avoir mise à nu par le côté postérieur et avoir divisé l'humérus avec la scie à chaînette ou la scie droite.

On applique en général quelques points de suture après l'opération, pour faciliter la guérison et recouvrir la plaie ; pour laisser écouler la sécrétion de la plaie, on s'abstient de réunir l'incision transversale ou une partie de l'incision longitudinale.—Les soins consécutifs consistent à placer le bras sur un grand coussin qu'on fixe au tronc, pour que le membre malade ne puisse pas s'en écarter. Le bras est fixé au coussin par deux serviettes. Une gout-

tière de fil de fer, droite ou courbée selon le besoin, offre
encore plus de garanties, seulement le bras est moins facile à
panser. On a également vanté l'appareil plâtré avec ses différentes modifications.— Au début du traitement on place ordinairement le bras dans l'extension. Plus tard on le fléchit peu à
peu et on le suspend dans une écharpe. — Lorsqu'on craint la formation d'une ankylose, il faut imprimer de bonne heure et d'une
manière suivie des mouvements passifs au bras. La plaie est
analogue à une fracture compliquée, à cela près qu'on ne vise pas
à la réunion osseuse.

Les suppurations fistuleuses, après les résections du coude, sont
souvent très-opiniâtres. Dans ces cas il ne faut pas perdre patience, les bras de pareils opérés rendent d'excellents services
même après une suppuration d'un ou de deux ans.

*Désarticulation du coude.* — Cette opération a été faite plusieurs
fois avec succès ; cependant, comme la surface osseuse à recouvrir
est deux fois aussi large qu'à 5 centimètres plus haut, il est peut-
être préférable de faire l'amputation à la partie inférieure de l'humérus.
Dans la désarticulation, il faut ménager beaucoup de peau pour pouvoir
recouvrir la surface articulaire de l'humérus. On peut suivre la méthode
à lambeaux ou la méthode circulaire. On conseille ordinairement de
tailler d'abord un lambeau antérieur, de diviser ensuite la peau transversalement sur la face dorsale, de pénétrer dans l'articulation par le côté
du radius ; on la luxe après avoir coupé les ligaments, et l'on coupe
en dernier lieu le triceps. Il est évident qu'on peut tout aussi bien
commencer l'opération par l'incision postérieure ou faire une incision
ovalaire qui partirait du sommet de l'olécrâne.

<h3 style="text-align:center">§ 5. — Avant-bras.</h3>

Ligatures d'artères. — Inflammation des gaînes tendineuses. — Fracture de l'avant-bras. — Fracture du radius. — Luxation entre le radius et le cubitus au poignet. — Amputation de l'avant-bras. —
Résection à l'avant-bras.

*Artères de l'avant-bras.* — A la partie supérieure de l'avant-
bras la ligature de la radiale ou de la cubitale est difficile à cause
de leur situation profonde, de sorte qu'elles ne peuvent être
trouvées facilement que chez les individus maigres et peu musclés.
La cubitale sort entre le muscle cubital antérieur et le fléchisseur sublime et devient superficielle, après avoir passé avec le
nerf médian sous l'extrémité supérieure des muscles fléchis-

seurs qui s'insèrent au condyle interne; la radiale descend derrière le bord du long supinateur. Les deux artères sont accompagnées par les deux nerfs de même nom qui sont plus rapprochés des bords du bras. — Si ces artères sont blessées ou coupées transversalement, il faudra, à cause des larges anastomoses, faire la ligature des deux bouts pour ne pas s'exposer à une hémorrhagie secondaire. La même règle serait à suivre dans l'opération d'un anévrysme, soit qu'on veuille l'inciser, soit qu'on opère sans l'ouvrir. — En se rapprochant de l'articulation de la main, la ligature de ces deux artères devient de plus en plus facile, parce qu'on les sent distinctement et qu'elles ne sont recouvertes que par la peau et l'aponévrose; si l'on veut examiner exactement l'artère mise à nu, il faut fléchir la main en arrière pour empêcher les tendons voisins de faire saillie.

Il ne faut pas oublier que les anomalies artérielles de cette région sont assez fréquentes; on trouve, par exemple, un fort développement de l'interosseuse et une radiale faible ou même absente, ou plus souvent encore la radiale passe sur le côté dorsal, et l'on voit alors l'artère décrire sous la peau une courbe à deux ou trois travers de doigt au-dessus de l'articulation du poignet.

*Inflammation des gaines tendineuses à l'avant-bras.* — Dans la région radiale postérieure on rencontre assez souvent une sorte d'inflammation dans la gaîne des longs tendons qui se rendent au pouce. Elle se manifeste par la douleur et une forte crépitation (de là le nom de *ténalgie crépitante*), plus rarement par un gonflement considérable. On peut très-facilement constater la crépitation, si l'on embrasse l'avant-bras et qu'on fasse mouvoir le pouce. Cette affection est de nature bénigne; elle cède rapidement à un traitement résolutif. On n'observe presque jamais la terminaison par suppuration. Il faut avant tout prescrire le repos; les efforts exagérés semblent souvent en être la cause.

La grande gaîne tendineuse qui entoure les tendons des muscles fléchisseurs, et qui est située au devant de l'articulation de la main, appartient en partie à l'avant-bras et en partie au poignet; ses maladies seront traitées en détail, page 711.

*Fracture de l'extrémité supérieure de l'avant-bras.* — Lorsque les deux os se fracturent au tiers supérieur de l'avant-bras, il peut se faire un déplacement considérable, et l'on observe quelquefois l'interposition de parties musculaires qui peuvent mettre obstacle à la guérison. Il faut prendre garde que ces déplacements et ces interpositions ne passent pas inaperçues, en se cachant dans l'abondante masse musculaire de cette région ou derrière un gonflement très-considérable.

En cas de fracture du cubitus dans le tiers supérieur, il faut ne pas oublier qu'elle coïncide quelquefois avec la luxation du radius, comme nous l'avons dit page 684.

Toutes les fractures au tiers supérieur de l'avant-bras exigent l'immobilité de l'articulation du coude ; il faudra donc plier l'avant-bras à angle droit et le fixer dans cette position par des attelles coudées à angle droit ou par un appareil plâtré. Comme il est nécessaire, pour la guérison de pareilles fractures, de s'opposer aux mouvements de pronation et de supination, il faut aussi immobiliser l'articulation du poignet. Ce qu'il y a de plus simple à faire dans ces cas, c'est d'appliquer un appareil plâtré qui commence au-dessus du coude et descend jusqu'au-dessous du pouce. Dans les cas où il existe des lésions plus compliquées, le moyen le plus convenable consiste en une gouttière de fil de fer qui embrasse tout le bras avec la main et s'oppose à tout mouvement.

*Fracture à la partie moyenne de l'avant-bras.* — Si les deux os de l'avant-bras se brisent à la partie moyenne, les deux fractures sont ordinairement au même niveau ; il arrive, quoique rarement, que l'un des os (le radius) se casse beaucoup plus haut que l'autre. S'il n'y a qu'un des os qui se brise, on doit s'attendre rarement à un déplacement considérable ; mais il arrive alors d'autant plus facilement que la fracture passe inaperçue et que le cas est considéré comme une simple contusion. Il arrive surtout pour le cubitus, lorsqu'il est brisé directement, sous l'influence d'un coup donné sur sa face libre, qu'une pareille fracture échappe facilement à l'œil de l'observateur.

Pour réduire une fracture de l'avant-bras, il faut quelquefois plier fortement le membre dans la direction opposée au déplacement, ou bien faire des tractions énergiques. — Le bras est généralement placé entre deux attelles de longueur et de largeur suffisantes, et qui sont garnies de toile ou d'ouate. Il faut avant tout faire en sorte que ce pansement ne soit pas *trop* serré. Si le déplacement des os et la contusion des parties molles ont été considérables, s'il faut, par conséquent, s'attendre à beaucoup de gonflement et à une forte inflammation, et si peut-être les artères, situées si près des os, ont souffert par la fracture, un appareil solidement appliqué donne trop facilement lieu à la gangrène. Pour éviter ce danger, le mieux est d'appliquer lâchement une seule attelle large, s'étendant jusqu'au delà de la main, lorsque les fractures de l'avant-bras sont compliquées par une forte contusion, ou bien de placer l'extrémité fracturée dans une gouttière, ce qui le plus souvent est encore plus commode. La gouttière présente cet avantage qu'elle permet de continuer l'application des compresses froides. Pour ces cas, il faut rejeter complétement l'ancienne habitude d'envelopper le bras d'un bandage circulaire.

La méthode d'entourer directement le membre d'une bande présente, en général, bien des inconvénients dans les fractures de l'avant-bras. Elle rapproche les deux os, arrête la circulation et empêche de voir l'état du membre. Pour cette raison, il faut toujours préférer de larges attelles qui ne sont maintenues que par quelques bandelettes de sparadrap ou des lacs ou par une bande circulaire appliquée en dehors des attelles. On peut alors examiner le bras sans déranger les attelles en écartant les tours de bande. Dans beaucoup de cas, surtout dans ceux où il n'y a qu'un seul os de fracturé, une seule attelle est suffisante. Si c'est une fracture du cubitus, le meilleur appareil sera une attelle étroite creusée en gouttière et correspondant au cubitus. S'agit-il d'une fracture isolée de l'extrémité inférieure du radius, il suffira d'appliquer une attelle postérieure qui fixe également la main (voy. p. 694). Sauf les cas très-légers de fracture de l'avant-bras, on ne devrait appliquer un appareil plâtré ou amidonné que lorsque le premier gonflement et la réaction inflammatoire ont disparu.

Dans les fractures simples de la partie moyenne de l'avant-bras, il n'est d'ordinaire pas nécessaire de fixer la main ou de prolonger les attelles par-dessus la main ; elle est suffisamment soutenue par l'écharpe, dans laquelle tout l'avant-bras doit être placé. A l'écharpe on peut encore ajouter une gouttière, par exemple de carton, lorsque le cas semble exiger un surcroît de précaution. Si l'on veut également immobiliser la main et la soutenir commodément, le moyen le plus simple c'est de placer sous le métacarpe et sous les doigts une épaisse couche d'ouate.

Les *fractures compliquées* de l'avant-bras sont placées dans une gouttière, par exemple de carton tapissé de toile cirée, et recouvertes de compresses froides, lorsque cela paraît nécessaire. Les cas moins graves peuvent aussi être guéris très-bien par l'application d'une large attelle sur le côté sain.

Le danger que les deux os de l'avant-bras ne se soudent et que la pronation et la supination ne deviennent impossibles n'existe que très-exceptionnellement. Ordinairement les extrémités de la fracture n'ont aucune tendance à se déplacer à ce point et à former un cal si épais qu'on ait à craindre une réunion osseuse. Quelques auteurs ont recommandé l'emploi de compresses graduées, dans le but de refouler les muscles dans l'espace interosseux et de maintenir les os écartés; mais on a objecté, avec raison, que par ce moyen on arrive plutôt à comprimer les artères qu'à donner une bonne direction aux os. Dans les cas compliqués, par exemple dans les fractures comminutives et suppurées, une pareille compression n'est pas permise, et, dans les cas ordinaires, elle est inutile. Elle n'a aucun sens lorsque le bras est maintenu dans la pronation. Si l'on voulait se garantir tout particulièrement contre la soudure des deux os, il faudrait avant tout éviter l'emploi de tout appareil dans lequel le malade ne pourrait exécuter aucun mouvement de pronation et de supination.

*Fracture de l'avant-bras près du poignet.* — La plus fréquente de toutes les fractures, c'est celle du *radius* à proximité du poignet. L'extrémité inférieure du radius se casse très-facilement en travers, lorsqu'un individu tombe à terre le bras étendu et la main dans la pronation ; dans ces cas, la paume de la main supporte tout le poids du corps. Le radius tend à se plier vers la face dorsale et se casse et le fragment inférieur est poussé en arrière et en même temps vers le côté radial. Le déplacement est en général faible ; s'il est plus considérable, on observe souvent en même temps une fracture de l'extrémité du cubitus, ou une luxation entre le radius et le cubitus, ou au moins une subluxation du cubitus avec fracture de l'apophyse styloïde.

Lorsque le déplacement est un peu fort, on observe à l'articulation de la main un changement de forme très-manifeste; tout le poignet semble avoir glissé en arrière et vers le bord radial ; à la face antérieure, le bord du fragment supérieur et quelquefois aussi le cubitus, lorsqu'il a quitté le cartilage triangulaire, font une saillie ; il s'y ajoute souvent un épanchement sanguin considérable dans la gaîne tendineuse antérieure ; sur la face dorsale se trouve le fragment inférieur déplacé, souvent accompagné des mêmes épanchements sanguins. La déformation est telle que dans le temps on confondait souvent cette fracture avec une luxation de la main dans les cas où l'on n'observait pas de crépitation osseuse.

Lorsque le déplacement est très-faible ou manque dans une pareille fracture du radius, il est évident que le diagnostic devient incertain, et la fracture n'est admise qu'à raison de la cause combinée avec la douleur locale et le gonflement. Quelquefois, on reconnaît la fracture plus distinctement lorsqu'on repousse la main vers la face postérieure, dans la direction de la violence primitive, et qu'on cherche ainsi à constater la mobilité du fragment inférieur. La mobilité peut, du reste, faire défaut, quoique le déplacement soit sensible; ces fragments spongieux peuvent s'engrener réciproquement, ou bien une arête du plus long fragment peut s'être enfoncée et fixée dans la substance spongieuse du petit fragment. A côté des fractures transversales, qui constituent la forme ordinaire, on peut évidemment rencontrer toutes sortes de fractures obliques, de fractures avec fissures, avec esquilles, des fractures comminutives, compliquées, avec toutes les modifications possibles.

Quelques auteurs admettent que, dans les fractures inférieures du radius, le carré pronateur exerce une influence très-fâcheuse en rapprochant le fragment inférieur du cubitus et en prédisposant ainsi à la soudure des deux os. Mais l'examen anatomique suffit déjà pour prouver qu'une pareille crainte est illusoire, car ces fractures sont situées beaucoup trop près de l'articulation de la main pour qu'un déplacement dans le sens du cubitus soit possible.

La *réduction* de ces fractures du radius est dans la plupart des cas si facile qu'elle se fait d'elle-même. Si le déplacement ne cède pas par la simple traction, il faudra employer la force pour redresser les fragments; quelquefois la coaptation ne réussit qu'après une exagération de la flexion vers la face dorsale, puis on fait l'extension et l'on ramène les fragments dans la bonne direction. Ceci s'explique par le mécanisme du déplacement : ce dernier est produit, comme la fracture elle-même, par une flexion dorsale exagérée qui a été suivie par une flexion antérieure (volontaire). Si l'on veut réduire les fragments qui ont pénétré l'un dans l'autre, il vaut mieux les ramener par le chemin qu'ils ont suivi.

Les cas simples de fracture du radius sont traités le plus souvent comme les fractures simples de l'avant-bras, à cette différence près qu'on fait descendre généralement les attelles plus bas, jusqu'au creux de la main ou jusqu'aux doigts. Si les attelles recouvrent la main, on est, dans tous les cas, sûr qu'aucun mouvement de la main ne peut tendre à déplacer le fragment inférieur. On place donc ordinairement l'avant-bras avec la main entre deux larges attelles. Elles doivent être bien rembourrées pour ne pas donner lieu à des plaques gangréneuses. Cette complication est surtout à craindre lorsque l'attelle antérieure presse trop fortement contre l'éminence thénar. Mais cette dernière pression doit être évitée pour d'autres raisons encore, car il est évident qu'elle doit contribuer à déplacer le fragment inférieur du radius ; il faut donc mettre une compresse épaisse au devant du fragment supérieur. On peut aussi se servir d'une attelle antérieure qui ne va que jusqu'au poignet.

Dans beaucoup de cas, peut-être dans tous, on arrive encore plus sûrement au but avec une seule attelle, *attelle dorsale* qui est appliquée sur le dos du bras et de la main. On fléchit légèrement la main en plaçant sous l'attelle, au niveau de la région carpienne et métacarpienne, un nombre suffisant de compresses. Comme chaque mouvement d'extension et chaque pression de la part d'une attelle sur l'éminence thénar peut favoriser le déplacement, il est évident que cette position légèrement fléchie de la main, aidée par l'attelle dorsale qui repousse directement le fragment inférieur du radius, doit avoir une action très-efficace. (Depuis bien des années, je n'emploie plus d'autre appareil pour les fractures du radius.)

Lorsque le fragment inférieur présente une tendance particulière à se déplacer vers la face dorsale ou le côté radial, il faut la combattre par un appareil plâtré ou par des compresses spéciales. On appliquera donc principalement une compresse sur la région du dos de la main pour repousser le fragment inférieur en avant, peut-être aussi une deuxième compresse qui repousse le fragment supérieur en arrière. Lorsque le fragment inférieur tend à se déplacer vers le bord radial, il faut exercer une pression qui le repousse du côté opposé. Les appareils plâtrés méritent dans ce cas la préférence, à moins qu'il ne soient contre-indiqués par une forte contusion ou le gonflement des parties.

En général, ces fractures du radius guérissent d'une manière très-satisfaisante dans la position si commode de la demi-pronation. Ce n'est que lorsqu'il y a une tendance toute spéciale au déplacement qu'il y a lieu d'essayer si la supination de l'avant-bras n'est pas plus favorable au maintien des fragments. Dans cette position, il sera peut-être plus facile d'exercer une pression sur le fragment inférieur et de le repousser vers le cubitus en appliquant une compresse sur le côté radial du fragment. — Jusqu'ici on n'a presque jamais réussi à guérir sans difformité persistante les cas où les moyens d'union entre le radius et le cubitus étaient également déchirés et où il existait un déplacement considérable vers le bord radial. — Lorsqu'il y a eu un fort écrasement et pénétration réciproque des fragments, ce qui s'observe principalement sur les fractures des vieillards, il n'est pas possible de faire une coaptation exacte des fragments ni, par conséquent, d'éviter une difformité. Du reste, une pareille difformité ne nuit que peu ou point aux fonctions du membre. Chez les jeunes gens elle paraît diminuer avec le temps, parce que les parties osseuses, par le fait de la croissance, se rapprochent plus de la bonne direction.

Les appareils qui, d'après une méthode recommandée dans le temps, mettent la main dans l'adduction (attelle cubitale de Dupuytren, etc.), ne remplissent pas le but désiré, comme l'expérience l'a prouvé surabondamment ; il n'agissent que sur la main, et le déplacement de l'extrémité du radius peut rester très-considérable.

Il faut prêter une attention toute spéciale aux rigidités articulaires qui succèdent quelquefois aux fractures du radius. Le bandage ne doit pas rester appliqué pendant plus de quatre semaines. Les enfants sont guéris au bout de trois semaines. Plus les individus sont âgés, plus il est nécessaire de prévenir la rigidité articulaire, en imprimant de bonne heure au membre des mouvements passifs.

*Luxation entre le radius et le cubitus au poignet.* — La luxation de cette articulation est très-rare, lorsque l'on fait abstraction des cas qui compliquent la fracture du radius (voy. p. 692) ; cette rareté se comprend facilement, si l'on considère les moyens d'union si forts qui réunissent les deux os de l'avant-bras ; on a le ligament interosseux tout le long de ces os et les deux articulations, l'une au coude et l'autre à la main, qui se soutiennent réciproquement. Si l'on suppose cependant le ligament capsulaire de la tête cubitale et la partie inférieure du ligament interosseux relâchés ou déchirés, il suffit d'une pression légère en avant ou en arrière pour écarter le radius avec la main du cubitus, ou, si l'on préfère, pour écarter le cubitus du radius. Comme la fossette articulaire qui reçoit la tête du cubitus est très-peu profonde, on voit combien la reproduction du déplacement doit être facile, lorsque ces parties sont relâchées ou déchirées.

À la suite d'une pronation exagérée et forcée, il peut se faire une rupture du ligament radio-cubital postérieur et une luxation du cubitus en arrière (ou du radius en avant). On trouve la main dans la pronation et dans l'adduction, cette dernière position est due peut-être au tiraillement du ligament interne. La réduction se fait par un mouvement de supination, en même temps on cherche à remettre les os à leur place normale par la pression avec les mains. Ordinairement la réduction est facile. Desault parvint à réduire une pareille luxation même après deux mois. — Quelquefois la luxation a une grande tendance à se reproduire lorsqu'on abandonne le membre à lui-même ; il faut appliquer alors un appareil avec des compresses, ou un appareil amidonné ou plâtré, qui maintienne les deux os dans la supination, et qui s'oppose à tout déplacement du cubitus en arrière ou du radius en avant. — Si l'apophyse styloïde est brisée, la luxation aura plus de tendance encore à se reproduire, ou bien il persistera facilement une subluxation.

La luxation du cubitus *en avant* (et du radius en arrière) est encore moins fréquente que la forme précédente, excepté à la suite de fracture du radius. Elle se produit le plus facilement par une forte supination. La petite tête du cubitus fait une saillie très-sensible à la partie antérieure ; la main peut se trouver entre la pronation et la supination. Le procédé de réduction est analogue au cas précédent : on imprime au membre un mouvement de pronation tout en repoussant les os dans leur position naturelle. Pour ramener la tête articulaire par-dessus le cartilage triangulaire, il est peut-être utile de mettre la main dans une forte abduction.

Dans les luxations compliquées de cette articulation, on a fait quelquefois la résection de la petite tête du cubitus, lorsqu'elle faisait saillie à travers la peau déchirée.

La *luxation spontanée* du cubitus en arrière, et surtout la subluxation, s'observent assez fréquemment après les inflammations de l'articulation radio-carpienne et du carpe, de même qu'après le raccourcissement du radius, par exemple à la suite d'une nécrose à l'avant-bras. Il se produit par là une légère déformation. Jusqu'ici on ne connaît rien sur le traitement de cette affection.

*Amputation de l'avant-bras.*— On fait l'amputation de l'avant-bras aussi bas que possible, pour conserver du membre tout ce qu'on peut. Lorsqu'on a le choix, on préférera naturellement la désarticulation de la main à l'amputation de l'avant-bras. Qu'on fasse l'opération par la méthode à lambeau ou la méthode circulaire, il faut toujours avoir présent à l'esprit que les deux os ne sont couverts en dedans et en dehors du membre que par les téguments et qu'il faut conserver assez de peau sur les parties latérales pour pouvoir recouvrir l'extrémité des os. La méthode circulaire mérite pour cette raison la préférence. La peau doit être disséquée assez loin, afin d'avoir une manchette suffisante pour recouvrir les parties. Plus on ampute bas, plus le nombre des tendons augmente ; on fait bien de couper à part tous les tendons qui font saillie sur la surface de section, parce qu'ils retardent la guérison et s'exfolient facilement.

*Résections à l'avant-bras.* — Abstraction faite des excisions osseuses qu'on est obligé de faire dans la résection du coude, on a rarement l'occasion de faire cette opération sur les os de l'avant-bras. — L'extrémité inférieure du radius peut être enlevée par une incision longitudinale sur le bord radial, et l'extrémité inférieure du cubitus par une incision sur le bord cubital. Lorsque le besoin s'en fait sentir, on ajoute encore une petite incision transversale au niveau de la ligne articulaire. L'os est divisé avec la tréphine, l'ostéotome ou la scie à chaînette et séparé avec précaution des tissus musculaires et fibreux par des coups de bistouri qui rasent l'os. Les tendons postérieurs, mais surtout les tendons des extenseurs des doigts, doivent autant que possible rester intacts.

Les *plaies par arme à feu* de l'avant-bras exigent rarement la résection. Si l'extrémité inférieure du radius est brisée en éclats, il sera plutôt indiqué de favoriser l'écoulement du pus et la sortie des esquilles par des incisions sur la face palmaire ou dorsale. Mais si, outre la fracture multiple de l'extrémité inférieure du radius, les parties molles étaient détruites sur la face dorsale, il pourrait être utile d'extraire l'extrémité inférieure du radius et, selon les circonstances, l'extrémité inférieure du cubitus.

De même, dans la luxation compliquée du poignet ou de l'articulation inférieure du cubitus, on se décidera difficilement à faire la résection. Les cas légers peuvent être guéris sans résection, et dans les cas graves il existera une attrition et une destruction si considérables des tissus environnants qu'on donnera la préférence à l'amputation.

## § 6. — Articulation du poignet et carpe.

Désarticulation de la main. — Luxation du poignet. — Luxation entre la première et la seconde rangée du carpe. — Blessures des artères au niveau du carpe. — Inflammation, etc., dans l'articulation du poignet. — Tumeurs synoviales du carpe. — Contractures de l'articulation du poignet. — Résection des os du carpe.

*Désarticulation de la main.* — Ce que nous avons dit de l'amputation au-dessus du poignet s'applique également à cette opération. On suit généralement la méthode à deux lambeaux. Avec un fort bistouri on fait une incision courbe sur la face dorsale, on rabat la peau, ensuite on divise les tendons et les ligaments dorsaux et l'on pénètre dans l'articulation. Il faut prendre garde de ne pas entrer du côté cubital dans l'articulation radio-cubitale, car si l'on ouvrait cette cavité, il faudrait s'attendre à la voir suppurer. Le lambeau antérieur se taille le mieux à la fin. Lorsque l'état des parties le permet, on tâchera d'obtenir la guérison par première intention en appliquant des points de suture.

*Luxation du poignet.* — Jusqu'ici on n'a observé qu'un petit nombre de cas de luxation de la main. Il faut qu'il existe une déchirure considérable de l'appareil fibreux non-seulement de l'articulation elle-même, mais aussi des gaînes tendineuses, ou bien un relâchement morbide antérieur de ces parties, pour que la main puisse se luxer sur le radius. La luxation en arrière a été observée quelquefois; mais la grande majorité des cas qu'on a décrits sous le nom de luxation du poignet n'étaient que des fractures du radius dans la ligne épiphysaire qui simulaient une luxation. Comme moyen de distinction de la luxation du poignet d'avec ces fractures du radius, on a principalement attiré l'attention sur la position de l'apophyse styloïde; on a dit que, si on la sentait encore à sa place normale et que le carpe fût déplacé en arrière, on pouvait admettre une luxation. Cependant ce signe n'a pas une importance si grande, car précisément dans la luxation il doit être beaucoup plus difficile de sentir l'apophyse styloïde. Du reste, cette apophyse peut aussi être brisée.

Il y a des cas où la fracture et la luxation sont combinées, par exemple lorsque le bord dorsal de l'articulation se casse et que la main suit le fragment déplacé. Dans ces circonstances, il est souvent tout à fait impossible de porter un diagnostic précis.

La luxation de la main en *avant*, derrière les muscles fléchisseurs, ne pourra se produire qu'exceptionnellement, parce que ces tendons opposent une grande résistance et que la faible longueur de la main n'offre pas de levier aux forces qui tendraient à la déplacer.

La réduction d'une main luxée se fait par simple traction. Pour en empêcher la reproduction, il faudrait peut-être appliquer un appareil à attelles.

Les *luxations spontanées*, surtout les subluxations, s'observent au poignet, comme à d'autres articulations, après toutes sortes de processus inflammatoires. Lorsque les moyens de fixité du poignet ont été relâchés par un processus inflammatoire, il paraît que la traction des tendons fléchisseurs (grand palmaire et cubital antérieur) peut produire un déplacement du carpe en avant. — Lorsque l'extrémité du radius est détruite en partie ou en totalité pendant l'enfance, ou, en général, lorsque la croissance de l'extrémité inférieure du radius est arrêtée, et que le cubitus continue de se développer, la main se déjette de plus en plus du côté radial.

*Luxation des os du carpe.* — A la suite d'une flexion forcée, par exemple à la suite d'une chute sur la partie inférieure du dos de la main, les ligaments qui unissent les deux rangées du carpe se déchirent quelquefois, et l'on voit le grand os avec l'os crochu se déplacer vers le dos de la main. Le grand os forme , dans ces cas, une saillie très-prononcée ; la luxation de l'os crochu est presque toujours incomplète.— La réduction se fait le plus facilement par la traction et la flexion dorsale, en exerçant en même temps la pression nécessaire sur le dos de la main ; pour que la luxation ne se reproduise pas et ne devienne habituelle, il faudra placer la main pendant quelque temps dans une légère flexion dorsale.

A la suite d'un relâchement articulaire on a observé une sorte de luxation spontanée, une saillie du grand os par la simple flexion de la main. Certaines personnes sont obligées de porter une espèce de bracelet qui empêche cet os de se luxer.

Les autres os du carpe sont si intimement unis les uns aux autres qu'une luxation sans complications ne s'observe jamais ; mais si une force considérable déchirant les parties molles sépare ces os, la luxation n'est probablement qu'une lésion peu importante en comparaison des autres dégâts. — Sur l'os piriforme on a observé, à la suite d'une déchirure ou d'un allongement de la capsule qui le fixe, un déplacement par le muscle cubital antérieur.

*Lésions artérielles dans la région du carpe.* — L'hémostase, après une blessure artérielle de cette région, présente quelques difficultés tout à fait spéciales, dépendant de la position profonde de ces artères, de la nature rigide des téguments, qui, après l'incision, ne tendent pas à s'écarter, ensuite de la fréquence des anomalies et de la multiplicité des anastomoses entre les arcades artérielles. Ajoutez à cela que les plaies cutanées sont le plus souvent très-petites, de simples blessures par instrument piquant, et qu'on ne peut absolument rien distinguer dans ces plaies petites, profondes et non béantes. Souvent les artères sont divisées incomplétement et ces vaisseaux, ouverts seulement d'un côté, saignent alors avec beaucoup plus de persistance que s'ils avaient été coupés dans toute leur épaisseur (c'est pourquoi quelques chirurgiens conseillent, dans les cas graves, d'essayer de couper complétement l'artère qui peut-être a été seulement entamée, en prolongeant l'incision dans la direction correspondante).

Parmi les endroits où l'on peut découvrir les artères de la

région carpienne, un des plus sûrs c'est celui où la *radiale* passe entre les tendons du grand abducteur et du long extenseur du pouce. On incise entre ces deux tendons, on fait tenir le pouce en adduction pour que les tendons s'effacent et l'on cherche l'artère derrière l'aponévrose profonde, où elle croise ces tendons en contournant le poignet. — L'extrémité de l'artère *cubitale*, au moment où elle donne naissance à l'arcade palmaire superficielle, est également assez facile à trouver ; elle est située à côté de l'os pisiforme et est côtoyée par le nerf cubital. L'artère passe ensuite derrière le muscle palmaire cutané et se divise en une branche superficielle et une profonde. La première se continue avec l'arcade palmaire superficielle et peut être découverte dans le creux de la main au moyen d'une incision qui divise l'aponévrose palmaire. — La branche palmaire de l'artère radiale peut aussi, en cas de besoin, être découverte encore sur une certaine étendue le long de l'éminence thénar. — Les grandes difficultés de l'hémostase ne commencent, pour ainsi dire, qu'avec les parties profondes, surtout avec les lésions de l'arcade profonde. Lorsqu'il existe une blessure de cette dernière, qui est située plus haut dans la paume de la main et qui est complétement couvertes de tendons et de nerfs, la seule chose à faire c'est d'essayer de contourner la branche saignante avec une aiguille courbe et de faire la ligature médiate. Pour pouvoir lier directement le vaisseau, il faudrait exciser une portion des tendons fléchisseurs, et paralyser ainsi un ou plusieurs doigts. Ce procédé, il est vrai, serait encore préférable à l'amputation de toute la main, opération qui a déjà été faite plusieurs fois dans des cas désespérés, comme dernière ressource contre l'hémorrhagie.

Le premier moyen à employer contre ces lésions artérielles de la paume de la main par instruments piquants, c'est d'appliquer une suture profonde et bien serrée ; évidemment on maintiendra la main dans le repos le plus absolu, et l'on y appliquera des compresses froides. Si l'on ne réussit pas de cette façon à prévenir le retour de l'hémorrhagie, il faudra examiner s'il est possible de mettre l'artère à nu et de la lier ou de la contourner avec une aiguille. Si la blessure répond à l'arcade superficielle, on pourra avoir recours à ce moyen. On fera donc une incision, on écartera la plaie avec des crochets mousses, on enlèvera les caillots sanguins et l'on ira à la recherche de l'artère. Un aide comprimera les artères radiale et cubitale, qu'il lâchera de temps en temps pour pouvoir découvrir l'endroit d'où vient le sang.

Lorsqu'on veut lier l'artère dans la plaie, il faut évidemment rechercher les deux bouts, pour les entourer d'un fil. — D'après les expériences faites jusqu'ici, il y a peu d'espoir de pouvoir arrêter l'hémorrhagie par les instruments compresseurs, par la ligature de la radiale ou de la cubitale au bras ou des deux artères à la fois. L'hémorrhagie revient trop facilement au moyen des anastomoses. Il serait plus rationnel de faire la ligature de la brachiale.

Si l'on veut tamponner une pareille plaie artérielle dans la région palmaire profonde, le moyen le plus sûr pour atteindre le but voulu, ce serait d'employer un morceau d'éponge sèche et serrée ou un petit tampon imprégné de perchlorure de fer. A l'extérieur, on appliquera une pelote de charpie, fixée par des bandelettes de diachylon.

*Inflammation dans les articulations du carpe.* — L'articulation entre l'avant-bras et la première rangée du carpe a une existence indépendante, les autres articulations du carpe communiquent entre elles. De là il découle que l'inflammation de l'articulation radio-carpienne peut rester concentrée dans ce point, tandis que dans les affections siégeant entre les deux rangées du carpe, il faut s'attendre à la propagation de l'affection jusqu'au métacarpe.

La suppuration scrofuleuse chez les enfants (pédarthrocace) guérit souvent après que quelques os ou des parties d'os ont été éliminés, mais il reste fréquemment une ankylose avec soudure des autres os. Cette pédarthrocace du carpe n'exige presque jamais la résection, parce que dans la plupart des cas elle guérit spontanément. Chez les adultes, la carie du carpe exige plutôt la résection (voy. p. 703).

Il faut, avant tout, donner une *position* convenable à l'articulation enflammée, on placera l'avant-bras et la main dans une gouttière soutenue par une écharpe, etc. Comme la main ne doit pas être couchée à plat, comme dans le repos elle affecte plutôt une légère inclinaison en arrière avec légère flexion des doigts, il faut fixer la main et les doigts dans cette position par de la ouate ou un coussin. — Lorsqu'on veut mettre les parties dans un repos absolu ou exercer une compression dans le but de combattre un gonflement torpide, on appliquera un bandage inamovible au sparadrap, à l'amidon ou au plâtre. En cas d'inflammation traumatique, l'immersion continue dans l'eau froide et plus tard dans l'eau chaude de la main fixée sur une attelle est souvent suivie d'un effet très-favorable. En général, les manuluves dans un baquet plat, construit spécialement à cet usage, se recommandent dans beaucoup d'affections du poignet.

*Tumeur synoviale au poignet.* — Si la grande gaîne synoviale des tendons fléchisseurs, située sur la *face palmaire* du poignet, se remplit d'un exsudat, il se développe une tumeur au-dessus et une autre au-dessous du ligament antérieur du carpe, parce que ce ligament lui-même ne peut pas se distendre. On peut souvent chasser le contenu de la poche supérieure dans la poche inférieure et réciproquement. Pendant cette manœuvre, il se produit quelquefois à l'endroit rétréci un bruissement sensible au toucher. Les tumeurs de cette espèce renferment tantôt un exsudat séreux, tantôt un liquide purulent, tantôt on y trouve de petits corps étrangers souvent en grand nombre, analogues aux corps mobiles des articulations. Dans beaucoup de cas, on voit l'hydropisie du sac s'ajouter à la production des corps étrangers. Il est positif qu'une partie de ces derniers est produite par la paroi séreuse, que ces corpuscules deviennent pédiculés et tombent plus tard dans la cavité par rupture du pédicule ; d'autres se forment peut-être aux dépens de la fibrine coagulée.

La tumeur synoviale, à ce niveau des tendons fléchisseurs, est un mal très-incommode, parce qu'elle trouble considérablement les fonctions de la main. Le nerf médian, qui est également enveloppé par cette poche, peut devenir le siége d'une névralgie.

Quant au pronostic et au traitement de cette affection, on peut leur appliquer tout ce qui concerne les bourses muqueuses et les gaînes tendineuses en général; mais la gaîne tendineuse du poignet est la plus grande et la plus importante de toutes, et ses maladies méritent d'être prises en très-sérieuse considération. —Si l'on croit devoir faire une opération, il faut préférer une petite ouverture ou l'injection de teinture d'iode aux grandes incisions ou à l'introduction d'une mèche ou d'un séton. — Si cette gaîne tendineuse devient le siége d'une suppuration, on est souvent obligé de pratiquer une ouverture au-dessus et au-dessous du ligament antérieur du carpe. Il ne sera permis de faire une grande incision ou une cautérisation qu'à la dernière extrémité, lorsque la suppuration est très-longue et très-rebelle. Il ne faut pas oublier que le tissu cicatriciel qui soude ensemble les tendons de cette région entraîne nécessairement une rigidité considérable et presque incurable des articulations des doigts.

Les tumeurs qu'on observe sur le *dos de la main* à côté des gaînes tendineuses des extenseurs, et qui sont connues sous le nom de *ganglions*, sont le plus souvent de nature très-bénigne. Elles contiennent généralement un liquide clair semblable à du blanc d'œuf ou à de la colle. On les traite par la rupture sous-cutanée ou, ce qui est plus sûr, par l'incision sous-cutanée avec un petit bistouri à lame étroite et recourbée sur le tranchant. On l'enfonce sur le côté et on lui fait décrire un cercle dans l'intérieur du kyste, ensuite on exprime le contenu. Pour le traitement consécutif, on fait la compression avec une pelote de charpie et quelques bandelettes de sparadrap.

On a considéré à tort ces « melicéris » comme le résultat d'une exsudation des gaînes tendineuses ; il paraît que ce sont toujours des hernies synoviales articulaires sous la dépendance des articulations du poignet.

*Contractures à l'articulation du poignet.* — La plupart des contractures qu'on observe à la main atteignent en même temps les doigts, car la même cause, par exemple un phlegmon de l'avant-bras, affecte en même temps les tendons de la main et ceux des doigts. — Le raccourcissement des tendons digitaux peut entraîner secondairement la contracture de la main, parce que le malade, pour pouvoir étendre les doigts, est obligé de fléchir la main, afin que les tendons digitaux soient dans la position nécessaire à cette extension. — Quelquefois on observe aussi des contractures qui sont produites par le raccourcissement isolé des muscles extenseurs ou fléchisseurs de la main ; c'est ainsi, par exemple, que la flexion morbide avec adduction de la main est produite par le raccourcissement du cubital antérieur. Dans ces cas, il peut être convenable de faire la section sous-cutanée du tendon et de la faire suivre du redressement brusque ou successif. On emploie rarement dans ce but des machines spéciales. Pour modifier la position du membre, on se sert d'attelles d'acier rembourrées et garnies de lanières, ou d'un appareil plâtré, ou d'un bandage avec des bandelettes de diachylon, auquel il faudra ajouter des attelles de bois recouvertes d'ouate.

Lorsqu'une inflammation articulaire a donné lieu à l'immobilité, on fait mieux d'employer les frictions résolutives, les bains et les mouvements répétés que les moyens orthopédiques. — On observe à la main des contractures spasmodiques des muscles qui cessent immédiatement après l'usage du chloroforme.

*Résection du poignet.* — L'excision du poignet a plusieurs inconvénients. Nous avons déjà dit plus haut que l'ouverture de l'articulation entre les deux rangées du carpe ouvre en même temps les autres articulations du carpe jusqu'au métacarpe. Sur la partie antérieure des os du carpe se trouvent la grande gaîne tendineuse, qui serait ouverte par l'extirpation du poignet, et l'arcade palmaire profonde, qui pourrait être blessée. Ajoutez à cela les ligaments solides et résistants qui unissent les parties et les nombreux tendons ; tout cela ne parle pas en faveur de la résection. C'est pourquoi on entreprend rarement cette opération pour des lésions traumatiques ; on ne fait que l'extraction d'esquilles ou l'ablation de parties qui sont à découvert.

De même, on n'entreprendra que difficilement la résection totale pour une carie. On est bien plutôt dans le cas de faire la résection ou l'extraction de parties isolées, atteintes de destruction carieuse et nécrosique ; on fait une incision parallèle aux tendons extenseurs, on enlève les portions osseuses cariées à l'aide de l'ostéotome, du ciseau, des ciseaux courbes, etc., et l'on abandonne à la nature l'élimination du reste.

Si l'on veut exciser tout le carpe, il faut former sur le dos de la main un lambeau en forme de langue qu'on rabat en haut ; les tendons extenseurs du milieu peuvent être conservés, les autres seront divisés. Les deux rangées du carpe sont séparées du radius et du métacarpe ; l'os pisiforme et le crochet de l'os unciforme peuvent être conservés ; on peut également laisser en place le trapèze.

### § 7. — Métacarpe et doigts.

Luxations. — Fractures. — Amputations et résections dans la région métacarpienne, — Luxations des doigts. — Plaies. — Fractures. — Inflammations, etc. — Adhérences. — Flexion vicieuse. — Crampe des écrivains. — Amputation. — Résection des doigts.

*Luxation des os du métacarpe.* — Les moyens d'union entre les métacarpiens et les os du carpe sont si intimes et si solides qu'on n'y observe presque jamais de luxation, au moins pas sans fracture simultanée. On n'a observé que dans quelques rares cas la luxation incomplète du deuxième et du troisième métacarpien en haut, ou la luxation du quatrième et du cinquième métacarpien sur la face dorsale de l'os unciforme. Un pareil déplacement peut être confondu avec la fracture du métacarpien ou bien il peut passer complétement inaperçu, si le gonflement du dos de la main cache l'état des parties. — La luxation du *premier* métacarpien est déjà un peu plus fréquente, parce que cet os est beaucoup plus mobile ; on dit l'avoir vu se faire du côté de la paume et du côté du dos de la main. La plupart des cas de ce genre ont probablement échappé à l'observation, parce que cette articulation est presque complétement couverte de muscles et de tendons qui en cachent le déplacement.

Pour diagnostiquer un pareil cas, il faudrait mettre en pratique la règle indiquée p. 676, pour le diagnostic de la luxation du coude : on placera d'abord le métacarpien dans la flexion exagérée. Si, par exemple, le métacarpien du pouce était déplacé en arrière, du côté des longs tendons dorsaux, on n'aurait qu'à fléchir cet os, pour voir se produire immédiatement une saillie notable de sa surface articulaire inférieure. La luxation serait alors facile à reconnaître, tandis que sans ce moyen elle pourrait à peine être distinguée d'une contusion, au moins lorsque les parties sont gonflées. — Lorsque cet os est déplacé en avant, il faudrait employer la flexion dorsale comme moyen diagnostique.

S'il y a fracture du rebord antérieur de l'os, qui maintient principalement le métacarpien du pouce dans son articulation par emboîtement réciproque, le déplacement en arrière se produit d'autant plus facilement. (Les cas de ce genre doivent souvent être méconnus ; du moins, j'ai vu plusieurs malades chez lesquels on n'a pas même essayé de réduire.) La réduction et le pansement se font principalement dans la position fléchie qu'on maintiendra pendant quelque temps.

Les luxations compliquées du premier métacarpien, telles qu'on les rencontre, par exemple lorsqu'une arme à feu a éclaté dans la main, ont souvent guéri sans perte du membre. Cependant, en général, il faut avoir recours à la résection ou à l'amputation dans ces cas.

*Fracture des métacarpiens.* — Les quatre derniers métacarpiens se soutiennent réciproquement à cause de leur parallélisme et de leur juxtaposition, de sorte qu'en cas de fracture le déplacement n'est presque jamais considérable. S'il n'y a aucune tendance au déplacement, il suffit d'envelopper la main et de la placer dans une écharpe. S'il s'agit de combattre un déplacement, on fixera la main sur une attelle recouverte d'un coussin, en soutenant la paume par une pelote de charpie ou d'ouate ; on pourra aussi maintenir le métacarpe avec la première phalange par de petites attelles et des bandelettes de sparadrap.

Les *fractures compliquées* du métacarpe peuvent nécessiter une résection partielle, une ablation des saillies osseuses, surtout si, comme on l'a vu plusieurs fois, les extrémités pointues ont été chassées vers le creux de la main et menacent de se fixer dans cette position.

*Amputation dans le métacarpe.* — La *désarticulation* du premier métacarpien est facile à faire, il faut cependant prendre garde de ne pas ouvrir sur le côté l'articulation du trapèze avec l'indicateur. On pourrait même, par suite d'un manque de précaution, blesser le commencement de l'arcade palmaire profonde (extrémité de la radiale). Lorsqu'on le pourra, on préférera de scier ou de couper avec l'ostéotome la tête de l'os. Quant aux quatre autres métacarpiens, on a des raisons particulières pour éviter la désarticulation. Cette opération ouvre, en effet, toutes les cavités articulaires entre les os de la deuxième rangée du carpe, et expose, par conséquent, au danger d'une vaste suppuration. Du reste, cette désarticulation, surtout celle du deuxième et du troisième métacarpien, est très-difficile à exécuter, parce que les parties articulaires s'engrènent d'une manière très-intime par leurs prolongements osseux. On a donc tout avantage à préférer la section de l'os par la scie et surtout par l'ostéotome à la désarticulation.

Dans toutes ces opérations de la région métacarpienne, les incisions principales seront faites sur le dos de la main, parce qu'on n'y rencontre pas de vaisseaux ni de nerfs importants, pas de muscles et beaucoup moins de tendons. Cela s'applique aussi aux amputations d'un ou de plusieurs métacarpiens. Pour le pouce, de même que pour le métacarpien de l'indicateur et du petit doigt, on fait de préférence une section ovalaire s'étendant sur les parties latérales du dos de la main. Pour le troisième et le quatrième métacarpien, la section ovalaire se pratique à la racine de la phalange, et se continue sur le dos de la main par une simple incision. L'os est facilement divisé avec la pince de Liston et séparé complétement des parties molles.

Lorsqu'on forme un lambeau externe pour le pouce et l'indicateur et un lambeau interne pour le petit doigt, il est plus facile de scier l'os; la méthode à lambeau mérite donc la préférence si l'on n'a pas à sa disposition un bon ostéotome. — Lorsqu'on veut amputer immédiatement derrière la tête d'un métacarpien, il est souvent plus facile de désarticuler d'abord le doigt et d'enlever seulement après coup la tête du métacarpien.

*Résections dans la région métacarpienne.* — C'est surtout l'enchondrome qui fournit l'occasion de faire la résection totale ou partielle d'un métacarpien. — La *carie* de cette région s'observe principalement chez les enfants, et chez ces derniers on en vient rarement à l'opération, puisque c'est un fait connu que les affections scrofuleuses des enfants guérissent souvent sans intervention chirurgicale, à la suite d'un traitement tendant à améliorer leur constitution.

La résection du premier métacarpien a souvent été faite, sans que les fonctions du pouce aient été beaucoup troublées. Le tendon du long abducteur est le seul qu'il faille diviser dans cette opération. On met l'os à découvert par une incision sur la partie externe de la face postérieure ; puis on attaque de préférence l'articulation carpo-métacarpienne, et l'on attire l'os ; on termine l'opération en divisant les ligaments qui l'unissent à la phalange. Du reste, le même principe s'applique à cette opération comme à toutes les extirpations semblables, c'est-à-dire qu'il vaut mieux enlever la partie principale avec l'ostéotome, et revenir sur les fragments qu'on a laissés, que de s'arrêter trop longtemps à disséquer péniblement toute la masse morbide.

Les méthodes inventées dans les amphithéâtres de dissection peuvent rarement s'appliquer dans la pratique à ces sortes de résections, parce qu'on ne resèque jamais des os normaux, mais des os gonflés, cariés et quelquefois fracturés en plusieurs éclats.

Quant aux quatre autres métacarpiens, on observe les mêmes règles que pour celui du pouce. On évite autant que possible d'ouvrir l'articulation du carpe (p. 706). On met l'os à nu par le côté dorsal. En isolant l'os, il faut éviter soigneusement de blesser les parties molles antérieures, surtout les artères et les nerfs de la paume. Pour le séparer des parties molles de la face palmaire, il vaut souvent mieux se servir d'une gouge.

*Luxations des doigts.* — Parmi les luxations des doigts, la plus fréquente est celle du *pouce* sur la face dorsale de son métacarpien. Par suite d'une chute ou d'un coup qui tend à produire une extension exagérée, une flexion dorsale, la première phalange du pouce se luxe en arrière. Il faut admettre que dans ces circonstances, le déplacement est suivi chaque fois d'une flexion palmaire volontaire ou involontaire, de telle sorte que l'os luxé ne reste pas, ou au moins pas complétement, dans la flexion dorsale exagérée, mais qu'il prend une position moyenne (fig. 85).

La forme extérieure du pouce déplacé peut varier beaucoup selon que la phalange se trouve plus ou moins étendue ou fléchie.

Si la phalange a conservé la position étendue, on remarque une
saillie très-notable sur la face palmaire. Cette saillie a induit en
erreur des chirurgiens même de premier ordre, en ce qu'ils
l'attribuaient à l'extrémité supérieure de la phalange (et prenaient ainsi le cas pour une luxation en avant), tandis qu'elle

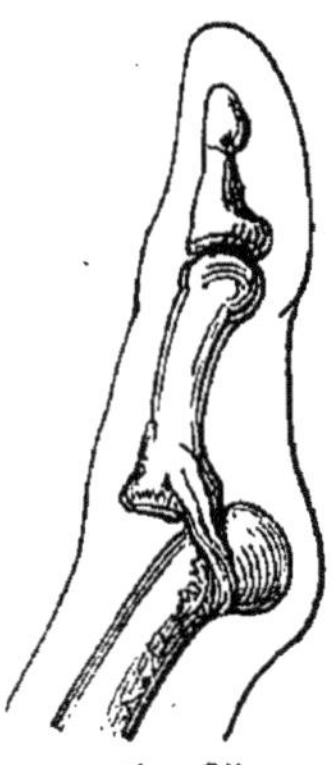

Fig. 85.

était produite par la tête du métacarpien. Si la phalange se trouve
dans la position fléchie, sa base fait sur la face dorsale de l'articulation une saillie qui devient d'autant plus forte que la flexion
est plus considérable; comme le pouce luxé conserve toujours une
certaine mobilité dans ce sens, on possède de cette façon un
moyen très-simple pour reconnaître l'existence de la luxation.

   La réduction d'une pareille luxation du pouce se fait facilement dans beaucoup de cas, on n'a qu'à tirer sur le membre luxé
et le fléchir. Dans d'autres cas, on a observé un obstacle très-
remarquable et très-puissant à la réduction, consistant dans
l'*interposition* de la partie antérieure de la capsule articulaire
entre les deux os. En effet, si la capsule se déchire dans toute la
largeur de son insertion au bord antérieur du métacarpien, il
peut arriver que cette partie de la capsule soit entraînée vers le
côté dorsal pendant l'extension forcée et se place entre les
deux parties. Les deux os sésamoïdes qui sont renfermés dans
cette partie de la capsule se déplacent en même temps et tournent
leur surface cartilagineuse vers le côté dorsal. (Il paraît que
quelquefois le tendon du long fléchisseur, qui est fixé aux os
sésamoïdes par sa gaîne, est également déplacé.) Lorsque la
déchirure des ligaments latéraux a été considérable, ou que le
ligament capsulaire a été arraché sur une grande largeur, ou que

la capsule s'est détachée à son insertion sur la phalange, il ne peut évidemment pas y avoir d'interposition, et par conséquent, pas d'obstacle à la réduction.

En général, l'obstacle dépendant d'une pareille interposition est écarté, si l'on fait suivre à l'os déplacé absolument le même chemin qu'il a parcouru pour se luxer. Cet os doit donc être ramené dans la flexion dorsale exagérée, et de là, on tâche de le ramener à la partie antérieure de la tête articulaire correspondante par un mouvement de flexion palmaire. Pendant ce mouvement, l'os de la phalange doit, en général, conserver une direction qui réponde à son mode d'articulation, c'est-à-dire qu'il doit être perpendiculaire à la surface sphérique de sa tête articulaire. Mais avant tout, il faut que la base de la phalange soit ramenée à sa place de *telle façon que la partie interposée de la capsule glisse devant elle et reprenne sa position normale.* Il faut donc que la phalange luxée soit d'abord placée dans la flexion dorsale exagérée, et que sa surface articulaire soit pressée directement contre la partie interposée de la capsule, jusqu'à ce que cette partie commence à se retirer. Ensuite on porte la phalange de la flexion dorsale dans la flexion palmaire. La phalange déplacée et avant tout son *rebord articulaire dorsal,* sert dans cette manœuvre d'instrument pour chasser la capsule interposée (1).

L'obstacle formé par cette interposition de la capsule est si considérable qu'il a déjà souvent résisté à la traction avec la moufle. La section sous-cutanée des longs tendons qu'on avait faite sans connaître le véritable obstacle n'a pas aidé à la réduction. Dans quelques cas, où l'on n'a pas réussi à mettre les os en place, on a fait une incision et l'on a réduit directement les parties, ou bien, dans les cas de luxation compliquée, on a réséqué la tête articulaire du premier métacarpien.

La rotation de l'os sur son axe, qui peut parfaitement se faire à un léger degré, doit être prise en considération dans les manœuvres de réduction. — Ordinairement le chirurgien saisit le pouce luxé à pleine main, tandis que son autre main s'engage entre les doigts du blessé pour faire la contre-extension. En même temps le pouce peut presser

______

(1) Dans la deuxième édition de cet ouvrage, j'ai déjà exprimé, quoique sous forme hypothétique, l'opinion que c'était là le vrai mécanisme de la réduction. Depuis, les faits m'ont convaincu de la réalité de cette opinion. C'est surtout dans un cas qui semblait braver tous les efforts que j'ai obtenu immédiatement la réduction par une flexion dorsale extrême et la pression du rebord articulaire dorsal de la phalange contre le métacarpien.

sur le métacarpien qui fait saillie et le pousser vers la face dorsale. — Si l'on veut exercer une traction énergique, on peut se servir d'un ruban, avec lequel on fait un nœud coulant (au-dessous duquel on place un morceau de cuir mouillé). — On a inventé plusieurs pinces, avec lesquelles on peut maintenir solidement le pouce et lui donner en même temps une direction quelconque, à cause de la longueur du bras de levier. On peut également atteindre ce dernier but au moyen d'une clef, en entourant la base de la phalange luxée avec l'anneau de la clef.

. On se demande ce qu'il faut faire si, contre toute attente, tous ces procédés n'ont pas conduit au but. Faut-il chercher à agrandir la rupture de la capsule en imprimant à la phalange une flexion dorsale aussi forte que possible, ou des mouvements de latéralité considérables ou des mouvements de torsion ; faut-il essayer de couper les ligaments latéraux par la méthode sous-cutanée ; faut-il ouvrir l'articulation et diviser directement la partie tendue de la capsule, ou bien vaut-il mieux renoncer à la guérison, puisque l'ouverture de l'articulation, déjà très-irritée, exposerait trop facilement au danger de la suppuration, de l'inflammation des gaînes tendineuses, de l'ankylose, etc.?

Les faits connus ne sont pas encore assez nombreux pour répondre à ces questions. Des expériences sur le cadavre autorisent à faire une flexion dorsale forcée ou des mouvements de latéralité (dans le but d'agrandir la déchirure de la capsule). — La division sous-cutanée des ligaments d'un côté (par exemple du côté externe) est très-difficile ; elle a été suivie, à ce qu'il paraît, d'un résultat favorable dans quelques cas, mais dans la plupart il n'en a pas été ainsi. On peut se convaincre, sur le cadavre, de l'incertitude de ces sections. Si donc on ne renonce pas à faire quelque chose, il faut en venir à l'incision. Cependant, dans cette circonstance encore, l'opération n'est nullement facile. Il faut pénétrer à côté du tendon extenseur par un petit espace, à moins de faire une incision par trop grande, et rechercher la position de la capsule interposée et des os sésamoïdes. Puis il faut faire une petite incision latérale immédiatement à côté de l'os sésamoïde, au bord de la partie interposée, pour que la tension de cette dernière cesse. — La plaie sera réunie par la suture et le doigt immobilisé par un bandage au sparadrap.

Les *autres doigts* peuvent présenter la même luxation en arrière, accompagnée des mêmes symptômes, que le pouce. L'interposition de la capsule peut s'y produire de la même manière, même quand il n'y a pas d'os sésamoïde. On l'a observée plusieurs fois, surtout pour l'indicateur.

Ce n'est qu'exceptionnellement qu'on a vu les doigts se déplacer dans une autre direction qu'en arrière. Il faut admettre dans ces cas une déchirure considérable des ligaments ou des tendons et de leurs gaînes.

*Les luxations compliquées des doigts* doivent être traitées, à part la réduction, comme d'autres plaies articulaires des doigts.

La *luxation spontanée* des doigts s'observe quelquefois à la suite du relâchement considérable des ligaments, à la suite du rhumatisme articulaire, de la paralysie des tendons fléchisseurs, de la contracture des tendons extenseurs, de fortes rétractions cicatricielles, etc.

*Luxation des phalanges*. — Ces luxations se produisent presque toujours par le même mécanisme que celle du pouce sur son métacarpien, c'est-à-dire par une flexion dorsale exagérée. L'os luxé se place sur la face dorsale de l'os supérieur. Dans ces cas, encore, l'interposition paraît se produire quelquefois, et surtout celle du tendon fléchisseur, qui met obstacle à la réduction (Dupuytren). On réussit quelquefois sur le cadavre à produire une pareille interposition. — Quant au diagnostic et au traitement de ces cas, nous pouvons renvoyer à ce qui a été dit des luxations du pouce. Il en est de même des luxations compliquées des dernières phalanges.

Les luxations *latérales* s'observent plus souvent sur les dernières phalanges que sur les premières. Il faut admettre dans ces cas une déchirure des ligaments latéraux. Leur réduction est facile ; cependant, pour maintenir les surfaces articulaires en rapport, il faut quelquefois appliquer un bandage avec des bandelettes ou des attelles.

*Plaies, contusions, etc., des doigts*. — L'*hémorrhagie* après une plaie des doigts est rarement considérable ou opiniâtre. Même après l'amputation d'une phalange, l'hémorrhagie cesse le plus souvent spontanément, sans qu'on soit obligé de faire une ligature. Ce n'est qu'après l'ablation du doigt dans l'articulation métacarpophalangienne qu'on observe ordinairement une hémorrhagie forte et durable qui exige la ligature.

Les *lésions des tendons* ont d'autant moins d'importance qu'on se rapproche davantage de l'extrémité des doigts. Par contre, à la première phalange et dans la région métacarpienne, où les tendons sont moins bien fixés, la division transversale d'un tendon est plus souvent suivie d'un écartement considérable et de la cicatrisation isolée de chaque bout. Si donc les tendons extenseurs du dos de la main sont divisés, il faut ramener la main dans l'extension forcée et la maintenir dans cette position par des attelles et des coussins. Sur la face dorsale du métacarpe, il y a lieu de réunir les tendons divisés par la suture, et dans le cas où les mouvements sont paralysés par suite d'une cicatrisation isolée des deux bouts, il faudrait même aller à la recherche de ces derniers, les aviver et les réunir par la suture. — Lorsque les tendons fléchisseurs sont divisés, il faut maintenir les doigts dans une position demi-fléchie. Si l'on négligeait cette précaution, il pourrait arriver que la deuxième phalange se mît peu à peu dans la flexion dorsale, subît une espèce de subluxation en arrière, par suite du défaut d'antagonisme.

L'ouverture des *gaines tendineuses* sur la face palmaire, surtout en cas de contusion et de déchirure des tissus, expose à l'inflammation, aux adhérences, à l'exfoliation dans cette gaîne, et même au danger d'une propagation de l'inflammation à la grande gaîne tendineuse de la région carpienne. Si la gaîne tendineuse est ouverte dans toute sa longueur, il faut s'attendre à voir le tendon sortir de sa gaîne après un mouvement de flexion.

On a attribué à la blessure et à l'inflammation des gaînes tendineuses une certaine tendance à la production de la pyohémie, mais il est plus juste de dire que le virus pyohémique montre une grande tendance à produire une inflammation progressive dans les gaînes tendineuses.

Les *plaies articulaires* des doigts sont loin de présenter la même importance que les plaies des grandes articulations. On observe souvent une réunion par première intention, surtout si les parties sont maintenues dans l'immobilité. Lorsqu'un instrument tranchant atteint une articulation digitale, il arrive souvent qu'un fragment d'os est détaché de l'une ou l'autre extrémité articulaire; lorsqu'on enlève ces fragments en les détachant complétement des parties molles, qu'on réunit la plaie par la suture, qu'on maintient les doigts et la main dans l'immobilité, on arrive, en général, à la guérison complète sans ankylose. De même, lorsqu'un doigt est divisé complétement ou presque complétement dans une de ses articulations, les tissus peuvent se ressouder et le doigt reprendre toutes ses fonctions.

Dans ces plaies obliques des articulations qu'on observe si souvent, j'ai toujours détaché avec les ciseaux le fragment d'os du ligament latéral auquel il adhérait encore, et j'ai fait un pansement avec des bandelettes de sparadrap ou appliqué des points de suture. Lorsque le pouce était le siége d'une pareille lésion, j'employais une grosse pelote de coton qui servait à maintenir le pouce immobile. Les résultats étaient si favorables que moi-même j'en étais étonné. Même l'articulation métacarpo-phalangienne du pouce ou de l'indicateur conservaient après cés lésions leurs fonctions presque intactes.

Les *ongles* des doigts sont surtout exposés aux *contusions*. Un petit extravasat sanguin derrière l'ongle et la matrice de l'ongle peut donner lieu par sa pression à des douleurs très-vives. Cette douleur cesse immédiatement, lorsqu'on fait une incision presque horizontale au-dessus de l'endroit bleu de l'ongle et qu'on procure ainsi au sang un écoulement libre. Le mieux est d'enlever par des sections superficielles une couche après l'autre au niveau de la suffusion, jusqu'à ce qu'on arrive sur l'extravasat sanguin. — Lorsque l'ongle est luxé à moitié ou en grande partie à la suite d'une contusion, son bord peut, semblable à un corps étranger, comprimer les parties gonflées; il faut alors couper avec précaution la partie de l'ongle devenue corps étranger.

*Fractures des doigts.* — Si la fracture existe sans lésion de la peau, le traitement est bien simple : une petite attelle de baleine, de bois ou de carton, etc., et quelques bandelettes de sparadrap suffisent pour ce but. Souvent il suffit de fixer le doigt cassé à son voisin, on peut même se contenter d'envelopper le doigt avec plusieurs couches de bandelettes de sparadrap. Pour le pouce, il est très-bon de le fixer à une grande pelote de coton, placée entre la paume de la main et la face palmaire du pouce, et maintenue par des bandelettes.

Lorsqu'il y a des lésions compliquées, il peut devenir nécessaire de placer le doigt dans une petite gouttière de fer-blanc, de gutta-percha, etc. A la suite d'une plaie par instrument tranchant avec division complète de l'os, de telle sorte que le doigt est presque complétement coupé, le moyen le plus sûr pour bien fixer les parties, c'est la suture. A plus forte raison faut-il avoir recours à ce dernier procédé, lorsque le doigt est complétement coupé. Dans ces cas, il faut réunir de nouveau la partie coupée par des points de suture, à moins que plusieurs heures ne se soient passées depuis l'accident. Indépendamment de cela il est nécessaire, pour maintenir la position, d'appliquer un appareil, le mieux avec des bandelettes de sparadrap. On a vu quelquefois contre toute attente la réunion se faire encore dans ces cas.

Lorsque l'os est brisé en éclats ou complétement broyé, que les parties molles sont considérablement contusionnées et déchirées, il peut être indiqué de faire la résection des extrémités osseuses brisées, ou l'extraction d'une phalange broyée, ou bien l'amputation du doigt. Cependant il ne faut pas trop se hâter de faire cette dernière opération, parce que le plus souvent on peut attendre sans danger pour voir si la conservation du doigt n'est pas possible. En cas de plaie par arme à feu ou d'autres plaies semblables, on fera l'amputation immédiate ou l'on attendra le développement de la suppuration et la limitation de la gangrène.

Si un doigt est arraché ou écrasé de telle sorte qu'une extrémité osseuse proémine à découvert, on fait bien de reséquer cette extrémité immédiatement au niveau de la peau. Il n'y a aucun avantage à temporiser dans ces cas, car il se formera des granulations proéminentes et fongueuses, et il n'en faudra pas moins reséquer le bout osseux après avoir perdu plusieurs semaines à en attendre l'élimination spontanée.

*Inflammation des doigts.* — La maladie la plus fréquente des doigts, c'est cette inflammation furonculeuse de la peau ou du tissu cellulaire sous-cutané, qu'on désigne ordinairement sous le nom de *panaris.* Cette affection consiste en une infiltration fibrineuse circonscrite de la partie enflammée. Il se développe des abcès plus ou moins grands, le plus souvent très-aigus et très-douloureux, et qui, vu l'épaisseur et la résistance de la peau, ne se montrent pas très-disposés à s'ouvrir de bonne heure. En général on ne peut pas empêcher la suppuration, et la fonte, et l'élimination du tissu infiltré par la substance fibrineuse ; mais lorsque la suppuration est sous-cutanée, on est souvent en état de diminuer ou de faire disparaître la douleur en pratiquant une petite incision, le plus souvent vers le troisième ou le quatrième jour de la maladie. Lorsque l'épiderme est épais, il se forme des ampoules, car le pus, après avoir traversé le derme, se réunit en foyer au-dessous de l'épiderme ; ces ampoules doivent être ouvertes, pour que l'endroit furonculeux devienne visible. Les bourbillons peuvent quelquefois être enlevés avec la pince. Dans beaucoup de cas le tissu du derme s'infiltre lui-même d'une matière plastique, comme c'est généralement le cas dans la furonculose, et alors cette partie se gangrène également et tombe.

Si cette espèce d'inflammation s'étend, on voit souvent survenir une nécrose aiguë, surtout à la dernière phalange ( voy. p. 722). Ou bien il peut s'y ajouter une inflammation suppurative de la gaîne tendineuse, qui conduit facilement à l'exfoliation du tendon. — Vers la paume de la main, à l'endroit où l'aponévrose palmaire s'unit aux doigts, on rencontre souvent aussi des abcès sous-aponévrotiques, qu'il faut encore bien plus se hâter d'ouvrir que les abcès sous-cutanés. Ces abcès se trahissent par un remarquable œdème sympathique du dos de la main. Il ne faut pas qu'on se laisse tenter par le gonflement de chercher le pus sur la face dorsale. Comme l'évacuation du pus diminue la douleur et hâte la guérison, on doit y procéder sans retard. Du reste on conçoit facilement qu'il ne faut pas timidement attendre que l'existence de la suppuration soit complétement hors de doute ; mais que l'incision doit être faite toutes les fois que la durée du mal, son acuité et la douleur locale font présumer le développement d'une suppuration. Il faut faire ici évidemment l'incision dans le sens longitudinal pour mieux éviter les nerfs et les artères.

Chez les personnes appartenant à la classe ouvrière, qui ont un épiderme épais et dépourvu de transparence, on peut souvent arriver à un diagnostic plus certain en enlevant la couche épidermique superficielle, parce qu'après avoir fait disparaître cette couche, on voit mieux apparaître le pus accumulé derrière la peau.

Quelques chirurgiens établissent en principe qu'il faut faire des incisions dans les doigts enflammés, en supposant même qu'il n'y ait pas encore de suppuration, et uniquement pour empêcher la tension douloureuse des tissus. Ils partent de l'idée que les tissus souffrent surtout de la tension et que c'est là ce qui en détermine la mort locale. Cette idée paraît erronée en ce sens que ce n'est pas la tension, mais l'infiltration par la fibrine coagulée qui fait mourir les tissus. Les os eux-mêmes sont souvent envahis par l'infiltration fibrineuse et meurent, et cependant il est évident qu'on n'empêchera pas par des incisions une nécrose de cette nature.

*L'inflammation des gaines tendineuses* se montre aux doigts sous la forme aiguë ; elle est surtout provoquée par une lésion traumatique ou par l'extension d'un panaris. Elle expose principalement à l'exfoliation des tendons des fléchisseurs, et dans les cas graves même à la mortification des gaines fibreuses ou à la nécrose des phalanges osseuses elles-mêmes. Les doigts menacent de devenir roides et difformes.

Il y a des exsudations aqueuses chroniques que l'on pourrait compter plutôt au nombre des hydropisies de ces gaines tendineuses. Pour le diagnostic d'un pareil exsudat, on peut, outre le gonflement particulier, faire servir encore ce frôlement spécial que l'on produit en chassant le liquide à travers l'endroit rétréci qui se trouve à la base de la première phalange. — La résorption d'un exsudat liquide est quelquefois accompagnée d'un épaississement de l'exsudat suivi d'une adhérence de la gaîne tendineuse.

Le *tissu osseux* des doigts, indépendamment du processus inflammatoire aigu dont il a été question plus haut (panaris nécrosique), est encore sujet à une affection inflammatoire chronique, de nature scrofuleuse et qui se distingue par un épaississement considérable, une sorte de boursouflement et un ramollissement de l'os (spina ventosa). Il se forme souvent dans ce cas une suppuration fistuleuse opiniâtre, ayant pour point de départ le milieu de l'os tuméfié. Ces états morbides demandent une grande patience ; mais il ne faut pas trop tôt désespérer de la guérison pour recourir à l'amputation, car souvent on a observé une évolution régressive et un rétablissement sur lequel on n'avait plus osé compter.

*Les articulations des doigts* ne s'enflamment pas très-fréquemment. Le rhumatisme articulaire aigu envahit tout spécialement les articulations métacarpo-phalangiennes ; en devenant chronique, le rhumatisme entraîne souvent une difformité particulière de la main à laquelle contribuent l'usure des cartilages, le relâchement partiel de la capsule articulaire et une subluxation, principalement en avant.

Les suppurations des articulations digitales guérissent assez facilement, souvent même sans ankylose. Ce n'est que d'une manière très-exceptionnelle que la fonte suppurée d'une articulation d'un doigt nécessite l'amputation ou la résection.

*Adhérence entre les doigts.* — L'adhérence *congénitale* entre les doigts se rencontre à des degrés très-variés. On trouve entre les tissus qui se correspondent une continuité pouvant aller jusqu'aux ongles ; dans d'autres cas, il n'y a qu'une expansion cutanée plus ou moins longue et plus ou moins épaisse qui est tendue entre deux doigts à la manière d'une membrane natatoire. Dans quelques cas rares on trouve entre deux doigts correspondants des adhérences isolées affectant le caractère des brides cicatricielles. Plus l'adhérence ressemble à une mince membrane natatoire ou à un simple pont cutané isolé, plus le traitement est facile. Plus les doigts correspondants et leur tissu sont en quelque sorte fondus ensemble, moins il y a de ressource pour le traitement. Fendre simplement les tissus adhérents, c'est faire une opération inutile, parce que la peau qui devait couvrir chaque surface de section pour l'isoler de la surface opposée fait défaut. En outre, il faut s'attendre à rencontrer également dans

les cas de ce genre une sorte de fusion des tendons et des gaînes
tendineuses, et pour cette raison on ne pourra guère songer à
obtenir la guérison de la difformité.

De petits ponts osseux, coïncidant avec les ponts cutanés tendus
entre deux doigts, peuvent être divisés avec succès ; les réunions osseuses plus larges n'admettent, par contre, aucun essai de ce genre.

Quant aux ponts cutanés, il suffit de les fendre et de réunir
ensuite chacune des deux plaies par des points de suture. Mais dans
les cas où la peau fait défaut, il faut prendre bien soin d'obtenir un
revêtement membraneux primitif dans l'angle compris entre les
deux doigts en y insérant un lambeau approprié. Pourvu que
l'angle soit couvert de peau, les plaies latérales guériront sous
des bandelettes de sparadrap sans laisser des cicatrices fâcheuses.
Le meilleur moyen est de tailler deux lambeaux carrés allant
l'un à la rencontre de l'autre, et qu'on emprunte l'un à la face
dorsale, l'autre à la face palmaire. Exceptionnellement il peut
être utile d'y ajouter encore un lambeau latéral emprunté à la
face dorsale.

L'ancienne méthode de faire passer quelques mois avant la section
un fil de plomb par la base de ces expansions membraneuses, et d'attendre
que les parois de ce canal soient revêtues de peau, est très-mauvaise,
par la raison très-simple qu'à moins d'une couche très-mince, comme
par exemple au lobule de l'oreille, on n'obtient jamais le revêtement
membraneux de ce canal. — Quelquefois on réussit, d'après le conseil
de Dieffenbach, à obtenir l'allongement de ces expansions membraneuses
au moyen d'un appareil composé de cordons élastiques qu'on fait passer
entre les doigts et qu'on maintient légèrement tendus. Il faut que cet
appareil soit porté pendant des années.

Lorsque la peau a été détruite entre deux doigts par une
*brûlure* ou par d'autres causes, il faut s'attendre à une rétraction
cicatricielle et à une adhérence entre les doigts par l'effet de la
rétraction. Les doigts sont peu à peu rapprochés l'un de l'autre
par la rétraction cicatricielle, et la cicatrice, si elle est considérable, peut à la longue être attirée en avant et empiéter sur l'intervalle qui sépare les deux doigts. En même temps, si l'on n'interpose rien entre les surfaces bourgeonnantes de deux doigts voisins,
ces surfaces contractent une adhérence réciproque. — Dans les
cas de ce genre, il faut chercher à amener par des bandelettes de
sparadrap entourant séparément les deux doigts leur cicatrisation
isolée, et combattre l'empiétement de la cicatrice par un panse-

ment au sparadrap qui tend à l'attirer en arrière. Évidemment
on n'atteindra ce but que d'une manière très-imparfaite, si la perte
de substance du côté de la peau est très-étendue. — Si l'adhérence cicatricielle entre deux doigts est déjà un fait accompli, on
peut quelquefois encore la faire céder au moyen d'un pansement
au sparadrap exerçant une compression sur la cicatrice. Les cas
opiniâtres réclament la division de la cicatrice et l'insertion d'un
lambeau suffisamment large dans l'angle entre les doigts. Les
degrés élevés du mal ne sont susceptibles d'aucune guérison, ni
même d'une amélioration, vu qu'on ne peut pas remplacer les
grandes pertes de substance de la peau, ni empêcher suffisamment la rétraction cicatricielle.

*Flexion vicieuse des doigts.* — Les causes de la flexion vicieuse
des doigts sont très-diverses : cicatrices consécutives à une
destruction de la peau, inflammation d'une articulation du doigt,
inflammation des gaînes tendineuses, raccourcissement de l'aponévrose palmaire, contracture musculaire ; cette dernière peut
être simplement congénitale ou produite par antagonisme (par
exemple par la paralysie du nerf radial), ou provoquée par une
fracture de l'avant-bras et d'autres causes locales analogues ou
avoir enfin pour point de départ un état pathologique des centres
nerveux. Toutes les fois qu'on se trouve en présence d'une plaie,
d'une brulûre, d'une ulcération qui menace d'amener une flexion
du doigt, il faut agir de bonne heure contre cette infirmité, par
des pansements convenables, par des applications d'ouate ou de
charpie, et en fixant le doigt malade contre les doigts voisins, le
mieux avec des bandelettes de sparadrap. — Quelquefois, on
peut rendre plus souples d'anciennes cicatrices par un appareil
au sparadrap, modérément compressif. Les brides cicatricielles
peuvent quelquefois être divisées ; la surface de section affecte
alors, sous l'influence du redressement, une forme rhomboïdale
très-allongée. Un pansement au sparadrap sert ensuite à bien fixer
les parties. A la base des doigts on peut quelquefois insérer un
lambeau pour remédier à la flexion cicatricielle, comme en cas
d'adhérence.

Si un prolongement de *l'aponévrose palmaire* se rendant à la
première phalange s'est anormalement épaissi et raccourci, ou bien
si des brides cicatricielles analogues se sont développées dans le
tissu cellulaire sous-cutané et dans la peau, comme cela arrive surtout au quatrième et au cinquième doigt chez les personnes qui
exécutent de pénibles travaux manuels, il n'est guère possible de

remédier autrement à la difformité qui en résulte, que par la section sous-cutanée des brides qui maintiennent la flexion. Au besoin il pourrait aussi être permis de faire une incision oblique à travers la peau même. Mais on conçoit fort bien que ces sections ne produisent généralement pas beaucoup d'effet et quelquefois à peine une diminution de l'affection.

Si la flexion d'une articulation digitale est produite par un *raccourcissement tendineux* ou par une adhérence des tendons, par exemple dans l'intérieur de leurs gaînes ou par des adhérence dans les *articulations*, on peut souvent, comme pour d'autres articulations, porter remède avec des appareils. Quelquefois il convient d'employer des bandes élastiques de caoutchouc qu'on ne fait porter que la nuit; mais le moyen le plus utile, c'est généralement le pansement au sparadrap, auquel on ajoute, selon le besoin, de petites attelles, ou des tampons de charpie, d'ouate, etc., en vue de redresser l'extrémité déviée.

J'ai réussi à guérir en peu de temps avec du sparadrap et de la ouate un certain nombre de flexions très-prononcées des doigts, flexions, soit congénitales, soit cicatricielles, soit inflammatoires. Tout le traitement consistait à maintenir un petit tampon de coton pressé contre la concavité de la partie fléchie au moyen d'un appareil de sparadrap. En ajoutant de nouveaux petits tampons de coton fixés à l'aide de nouvelles bandelettes de sparadrap, je pouvais augmenter de jour en jour l'action extensive de l'appareil à mesure que le redressement faisait des progrès.

La *section des tendons fléchisseurs* n'est pas sans offrir de grands inconvénients : à raison de la grande mobilité des tendons des doigts dans l'intérieur de leurs gaînes, les bouts coupés du tendon fléchisseur s'écartent considérablement l'un de l'autre et contractent ensuite isolément des adhérences avec la gaîne qui les entoure. Une fois que cela est arrivé, le tendon ne peut plus, il est vrai, produire de contracture, mais, par contre, il ne peut plus remplir aucune fonction et le doigt, auparavant contracturé, est maintenant paralysé. On a proposé de couper les tendons fléchisseurs à un endroit plus élevé, mais cela ne peut être pratiqué, au moins avec une sûreté complète; on pourrait, en effet, atteindre des nerfs et des artères et manquer le tendon. On a aussi proposé de ne faire l'extension qu'après la reprise des bouts divisés du tendon; mais ce n'est pas là non plus un moyen qui promette le succès; si nous supposons que la couche cicatricielle entre les deux extrémités du tendon soit encore assez molle au huitième jour pour se laisser allonger, elle se déchirera ou se réduira en fil plutôt que de donner un allongement utile du tendon raccourci.

On ne doit se décider à la section du tendon que dans les cas où la contracture est assez forte et assez gênante pour faire préférer un doigt paralysé ou demi-paralysé et droit ou à demi fléchi à la flexion exagérée du même doigt. Tel serait, par exemple, le cas qui pourrait se présenter si un doigt était tellement infléchi dans le creux de la main, qu'il gênerait chaque fois que l'on voudrait saisir un objet ou que les ongles viendraient même s'implanter dans les chairs.

Si l'on ne voulait sectionner que le tendon fléchisseur de la troisième phalange, tendon qui appartient au fléchisseur profond, il faudrait opérer sur la deuxième phalange ; si l'on voulait atteindre exclusivement le tendon du fléchisseur superficiel, on y réussirait le plus sûrement en agissant à la base de la première phalange. Si l'on veut diviser les deux tendons à la fois, il faut que la section soit faite au même endroit, seulement plus profondément. Si l'on fait de ces ténotomies on évitera plus sûrement l'artère et le nerf en faisant la section de dehors en dedans. — Outre la ténotomie, il faudrait naturellement encore recourir à un traitement orthopédique avec attelles et sparadrap, etc. On pousse ce traitement jusqu'au degré que l'on juge suffisant pour la correction du défaut existant ; généralement on préférera une flexion modérée à l'extension avec roideur. Cette extension peut être telle qu'elle se transforme en un commencement de flexion dorsale.

Si un doigt est trop fléchi et difforme, à un tel point qu'on ne peut plus espérer une amélioration ni encore moins la guérison de l'affection, et notamment si l'usage de la main et des autres doigts est en souffrance, il peut être indiqué de faire l'amputation du doigt malade. Plusieurs fois, en cas d'inflexion cicatricielle intense des doigts dans le creux de la main, j'ai fait l'amputation en me contentant d'extraire les os de la peau ; la peau de la face dorsale du doigt servait alors à remplacer ce qui manquait de peau dans la paume de la main.

*Crampe des doigts.* — Quelques personnes éprouvent en *écrivant,* en cousant ou en se livrant à une occupation analogue, de subites contractions spasmodiques des muscles des doigts, qui leur rendent le travail difficile ou impossible. Quelquefois on peut remédier à ce mal par un appareil mécanique, par exemple en faisant tenir la plume au moyen d'un morceau de liége troué. Si tous les appareils échouent, on peut, d'après le conseil de Stromeyer et de Dieffenbach, essayer la section sous-cutanée du tendon correspondant, par exemple celui du long fléchisseur du pouce. Mais ce remède n'a réussi jusqu'à présent que dans un petit nombre des cas observés.

*Amputation des doigts.* — On ampute les doigts lorsqu'ils sont broyés, écrasés, dépouillés complétement de peau, minés par le pus et envahis par la gangrène, la nécrose, la carie, le gonflement osseux (enchondrome), à un tel point qu'on ne peut plus en espérer la guérison, ou qu'on peut tout au plus obtenir un membre complétement rabougri et difforme. Quelquefois il faut aussi amputer des doigts déviés, surtout ceux qui sont infléchis par des cicatrices inextensibles dans le creux de la main. — Les doigts surnuméraires que quelques enfants apportent en naissant, se retranchent ordinairement avec les ciseaux, vu qu'ils sont ordinairement attachés à un pédicule tellement mince qu'ils ne représentent qu'une sorte d'appendice verruqueux.

Si une lésion traumatique n'a pas détruit le doigt d'une manière complète, on peut attendre sans danger jusqu'à quel point les parties se remettront, et l'on peut enlever après coup les parties osseuses que l'on suppose ne plus pouvoir se couvrir de peau. Si l'on a dû renoncer à l'amputation ou dû l'ajourner pendant les premiers jours, on fait généralement bien de ne plus recourir à une amputation intermédiaire, mais d'attendre que la suppuration se soit produite et que la plaie se soit nettoyée. — Généralement on se borne à enlever ce qui ne peut plus être conservé. L'amputation dans la continuité mérite donc la préférence sur la désarticulation, du moment qu'elle conserve une partie encore assez notable du doigt. Comme il importe peu d'obtenir une réunion par première intention, mais qu'avant tout il s'agit de sauver la plus grande partie possible du doigt, on n'a pas de raison pour amputer toujours dans les tissus sains ; on n'emporte que ce qui ne peut absolument plus reprendre et l'on ne craint pas de laisser quelques parties infiltrées de sang, ou contuses, ou suppurantes.

Lorsqu'on a le choix, on accorde généralement la préférence à la méthode ovalaire s'il s'agit d'amputer dans l'articulation de la première phalange avec le métacarpe. Pour les articulations entre phalanges et dans la continuité, on préfère un grand lambeau antérieur. Cependant, il est évident que pour couvrir la

plaie d'amputation on prendra toujours la peau du côté où elle
est le mieux conservée. En cas de flexion cicatricielle du doigt,
un grand lambeau dorsal est ordinairement la seule ressource
possible. — On réunit la plaie aussi exactement que possible
avec du sparadrap ou par la suture, si les circonstances permettent d'espérer une réunion primitive.

Pour la *désarticulation* de l'index et du petit doigt, l'angle de l'incision ovalaire sera de préférence placé sur le côté ; pour le doigt du milieu et le quatrième doigt on le placera en arrière.—Comme les têtes des
os métacarpiens prennent beaucoup de place et forment une saillie dis-
gracieuse, il peut être utile d'enlever aussi, après la désarticulation du
doigt, la tête du métacarpien. Cela peut se faire très-sûrement et très-
facilement par la face dorsale au moyen des tenailles incisives. On peut
alors être forcé de séparer encore la tête articulaire de l'anneau ligamenteux qui entoure les tendons des fléchisseurs.

Pour diviser les parties articulaires ou pour former les lambeaux, on
se sert le plus avantageusement d'un petit scalpel étroit. Pour diviser
les os, on prend une scie fine ou mieux encore les tenailles de Liston.
Les tenailles doivent autant que possible attaquer l'os par les faces palmaire et dorsale, attendu qu'il est le plus mince dans cette direction.

*Résection des doigts.* — Comme il est impossible, en faisant
une résection des phalanges, d'éviter la lésion de la gaîne tendineuse ou la section des tendons eux-mêmes, il n'y a pas non
plus, en général, grand avantage à espérer d'une résection de ce
genre ; on n'aurait qu'une extrémité raccourcie, difforme, roide,
qui souvent présenterait plus d'inconvénients que la privation
complète du doigt. La résection des doigts n'est donc indiquée
qu'exceptionnellement. Mais une exception pareille existe avant
tout pour le pouce. Pour ce doigt on préférera toujours, à raison
de sa grande utilité, la résection de la première phalange ou d'une
partie de cette phalange à l'amputation pure et simple. L'opération consiste à faire une incision le long du tendon dorsal
et à séparer l'os des parties molles et de ses ligaments articulaires. — Aux dernières phalanges des doigts, on pourrait faire
une résection sans attaquer la gaîne tendineuse ; la nécrose si
fréquente de la dernière phalange, surtout au pouce, montre que
la perte de cette phalange, pourvu que la peau et l'ongle restent intacts, permet au doigt de rendre encore d'excellents
services et entraîne une difformité très-insignifiante. On commettrait donc positivement une faute si, en cas de nécrose
de la dernière phalange, on songeait à amputer. Mais, dans

ces cas, il n'est pas non plus nécessaire de faire la résection ; il suffit de retirer l'os nécrosé aussitôt qu'il est complétement éliminé.

Il est évident qu'en cas de fracture compliquée des doigts, on retranchera avec les tenailles les extrémités anguleuses des fragments si ces extrémités anguleuses doivent gêner la guérison. — On conçoit également qu'en cas de luxation compliquée, il faille quelquefois faire la résection de la partie saillante de l'articulation, par exemple dans le cas où l'on a négligé de réduire et où la suppuration s'est déjà produite.

Quelquefois on peut amener la guérison d'une articulation digitale envahie par la carie en ouvrant l'articulation par une incision faite sur la face dorsale et en retranchant la couche malade des deux os avec les tenailles incisives.

# CHAPITRE XIII

## EXTRÉMITÉ INFÉRIEURE.

### § 1. — Région de la hanche.

Lésions artérielles dans la région de la hanche. — Fracture des os du bassin. — Séparation des symphyses. — Résection des os du bassin. — Abcès du psoas. — Position vicieuse du bassin. — Inflammation de l'articulation de la hanche. — Usure des surfaces articulaires (coxalgie sénile). — Roideur de la hanche. — Plaies par armes à feu dans la hanche. — Désarticulation du fémur. — Luxation de la hanche. — Luxation congénitale. — Luxation spontanée.

*Ligature des artères dans la région de la hanche.* — L'iliaque externe longe le bord interne du muscle psoas pour se rendre à l'anneau crural à la sortie duquel elle prend le nom d'artère crurale ou fémorale et se trouve située comme telle, immédiatement devant la tête du fémur. On peut la lier sur n'importe quel point de ce trajet ; on évite, il est vrai, autant que possible, la région supérieure de l'anneau crural, parce qu'en cet endroit le départ de plusieurs branches (l'épigastrique, la circonflexe iliaque, les artères honteuses externes et la tégumentaire du bas-ventre) pourrait rendre plus difficile l'opération elle-même et l'arrêt de l'hémorrhagie ; il est évident cependant, qu'en cas d'urgence on n'hésitera pas de fendre l'anneau crural, c'est-à-dire le ligament de Poupart, pour obtenir l'occlusion d'une artère qui pourrait être lésée en cet endroit.

Pour mettre à nu l'*iliaque externe* près de l'anneau crural, on peut faire une incision le long du ligament de Poupart, à environ un pouce au-dessus de sa moitié externe ; on divise les trois couches musculaires, en ayant soin de ménager le cordon spermatique et l'artère épigastrique, on écarte le péritoine et l'on cherche l'artère à l'angle interne de la plaie, sur le bord du psoas. Pour mieux éviter la veine qui longe l'artère en dedans, il faut suivre le précepte de contourner l'artère avec l'aiguille de dedans en dehors. Pour cette opération comme, en général, pour la recherche de toute artère profondément située, on aura évidemment soin de faire maintenir les parties molles écartées avec des érignes plates pour bien voir, et de se laisser guider le moins possible par le simple toucher.

S'il s'agit de lier l'iliaque externe près de son origine ou l'*iliaque primitive* ou l'*iliaque interne*, on fera une incision parallèle au bord supérieur et externe du bassin, à une distance d'environ deux travers de doigt de ce bord et remontant ainsi l'abdomen. On divise les trois couches musculaires, on repousse le péritoine en dedans pour l'éloigner du fascia iliaca, et l'on arrive au bord du petit bassin où se trouvent les artères. Pour s'orienter, on a l'iliaque externe qu'on peut suivre jusqu'à son origine. Là on reconnaît le point de bifurcation de l'iliaque primitive.

L'uretère passe à peu près sur le point de bifurcation de l'iliaque primitive, et ne doit pas être confondu avec une artère. A droite, la veine iliaque commune sort derrière l'artère de même nom pour se placer en dehors d'elle.

L'iliaque interne a été quelquefois liée à cause de blessures ou d'anévrysmes de la région fessière. Cette opération pourrait aussi devenir nécessaire en cas d'hémorrhagie grave, après l'opération de la taille, mais la ligature d'un tronc pareil n'offrant aucune garantie contre le retour de l'hémorrhagie, et ces ligatures suscitant par elles-mêmes le danger d'une hémorrhagie secondaire, il faut toujours, autant que possible, leur préférer la ligature directe, à l'endroit lésé.

La ligature de l'*artère fessière*, au-dessus du muscle pyramidal, sur le bord supérieur et postérieur de l'échancrure sciatique ou celle de l'*artère ischiatique*, au-dessous du muscle pyramidal et sur le bord inférieur et postérieur de cette ouverture, enfin la ligature de l'artère *honteuse interne*, soit au point où elle contourne l'épine iliaque pour rentrer dans le bassin, soit au périnée, à la branche montante de l'ischion (page 532), constituent des opérations qui ne peuvent être entreprises avec quelque chance de succès qu'autant que l'opérateur possède des connaissances anatomiques très-exactes. Sur un individu maigre, la chose serait peut-être assez facile, mais, pour exécuter ces opérations sur un individu bien nourri et bien musclé, il faut que le chirurgien soit doué d'une grande énergie et qu'il sache s'orienter avec une facilité peu commune.

Pour arriver sur l'échancrure sciatique, en vue de faire ces ligatures, il faut diviser en entier le muscle grand fessier, le mieux, dans le sens transversal, parce qu'autrement ses fibres ne

pourraient pas s'écarter. Après avoir mis de cette manière à nu
l'échancrure sciatique, surtout son bord postérieur, on enlève les
caillots sanguins et l'on cherche l'artère qui donne ou bien, s'il s'a-
git d'un anévrysme, on l'ouvre et on lie l'artère afférente. Quelque redoutables que paraissent au premier abord ces grandes et
profondes incisions dans la fesse, on ne perdra cependant pas de
vue qu'une grande infiltration sanguine avec fonte ichoreuse de
ces parties ou une hémorrhagie grave sont des accidents bien
plus sérieux que la section du muscle fessier. On pourra, au
moment critique, faciliter une opération de ce genre par la compression de l'aorte abdominale.

*Fractures du bassin.* — A l'os iliaque on observe quelquefois
des fractures transversales qui n'intéressent que l'épine supérieure ou la crête iliaque, en un mot le bord supérieur du grand
bassin, et qui n'ont aucune suite fâcheuse. Au pubis, il ne peut
guère se produire de fracture sans que la vessie et l'urèthre soient
compromis. En cas de fracture du pubis ou de la branche montante de l'ischion, il faut s'attendre à une infiltration urineuse et
à la formation d'abcès urineux ou au moins à une rétention d'u-
rine par suite du gonflement des parties. A l'ischion, il ne se
produit guère de fracture isolée; cependant, on a déjà observé
la fracture de la tubérosité ischiatique avec entraînement du fragment détaché par les muscles postérieurs de la cuisse. — La
plupart des fractures du bassin s'étendent dans le sens de la
longueur, par exemple de l'échancrure sciatique à la crête
iliaque, ou de la région périnéale, à travers le trou ovalaire, jusqu'à la région inguinale. Il peut même arriver que l'on rencontre
à la fois deux de ces fractures qui divisent alors le bassin en
trois parties ou qui ont pour effet de détacher un fragment de ce
cercle osseux, de l'ébrécher en quelque sorte. Au lieu de la fracture, il se peut aussi que dans ces conditions une déchirure des
symphyses pubienne ou sacro-iliaque fasse éclater le cercle pel-
vien. Ces fractures doubles peuvent même produire un déplacement qui peut aller assez loin pour raccourcir notablement la
jambe correspondante par suite de l'enfoncement d'une des cavités
cotyloïdes. Les grands déplacements de ce genre sont, il est
vrai, ordinairement accompagnés de contusions si violentes, de
déchirures et de commotions telles de tout le bassin ou de tout
le bas-ventre, que la lésion osseuse est devenue un accident beaucoup moins grave que celle des parties molles.

Les fractures du bassin sont souvent difficiles à reconnaître.

Elles passent facilement inaperçues en présence des autres phénomènes plus palpables d'épanchement sanguin, de lésions de
l'abdomen, etc. Quelquefois on peut toucher la fracture par le
vagin ou le rectum.

Pour les *plaies par arme à feu des os du bassin* l'incertitude
du diagnostic est naturellement encore bien plus grande que pour
les fractures. Le chemin que les surfaces obliques du bassin impriment aux balles se laisse si peu apprécier, que souvent on
n'arrive que bien tard à la certitude d'une lésion osseuse par
l'élimination d'esquilles tertiaires.

Pour le traitement des fractures du bassin, il n'y a pas de
mesure particulière à prendre. Le point capital est de donner au
malade une position telle qu'il puisse garder le repos le plus
absolu. Pour le reste, on est réduit aux indications générales
qui ressortent de l'extravasat sanguin ou de l'état de la vessie
(p. 497) et du rectum (p. 388). Uniquement dans le cas où
une fracture du bassin aurait produit un large écartement des
fragments ou bien encore si une sorte de diastase du bassin
était produite par la rupture des symphyses, on emploierait peut-
être avec avantage une *ceinture* pour fixer les parties.

*Séparation des symphyses du bassin.* — Des violences extérieures,
des accouchements forcés, quelquefois un ramollissement inflammatoire
et une destruction carieuse peuvent être suivis d'une rupture ou d'une
diastase de la symphyse pubienne ou sacro-iliaque. — Un léger écartement ou un faible déplacement ne pourra guère être diagnostiqué.
Même des degrés assez prononcés de cette affection peuvent passer inaperçus si le gonflement extérieur ou l'absence de troubles locaux soustraient la partie atteinte à l'attention. — On prétend avoir remarqué
qu'une forte ceinture faisant le tour du bassin rend de bons services
dans les cas de ce genre, de même que dans le relâchement chronique
de la symphyse.

*Abcès du psoas.* — L'ancienne doctrine de la *psoïtis* est à reléguer
parmi les fables ; le muscle psoas n'a pas plus de tendance à s'enflammer que d'autres muscles. — Les abcès dits du psoas sont ordinairement des abcès par congestion ayant pour point de départ une suppuration vertébrale dans laquelle le pus fuse le long du muscle et souvent
dans sa gaîne. Mais on se gardera de confondre des abcès d'une autre
espèce, par exemple ceux qui partent des reins ou des intestins et en
particulier du cæcum, ou bien ceux qui proviennent d'une périmétrite (p. 594), ou des os du bassin, d'une périostite de l'os iliaque, avec
les abcès par congestion provenant de la colonne vertébrale, et de les
décrire comme ceux-ci sous le nom d'abcès du psoas. Ces derniers ont

ordinairement leur siége en dedans du fascia iliaca qu'ils ne perforent en général qu'en dehors du bassin. Toutefois cela ne constitue pas une grande différence. Le chemin que prennent les abcès pour arriver de l'abdomen à la cuisse passe dans l'un et l'autre cas sous le ligament de Poupart, en dehors de l'artère crurale, entre celle-ci et l'épine iliaque. Une partie de ces abcès se présentent ici à la surface, d'autres fusent plus loin sous le muscle couturier et ne s'ouvrent qu'en dehors de ce muscle. Dans des cas plus rares, un abcès de ce genre descend encore plus loin, par exemple, en suivant le tendon du psoas, il se dirige en dedans, derrière les adducteurs, ou il passe derrière le tenseur de l'aponévrose et s'avance en arrière et en bas.

Le pronostic et le traitement de tous ces abcès dépendent beaucoup de la cause et de l'individualité du cas donné ; même lorsque la maladie provient des vertèbres, il faut encore bien distinguer si le processus est aigu ou chronique, si la fusée purulente est primitive ou secondaire, autrement dit si elle s'est produite avant ou après la guérison du mal primitif, si le pus a une tendance à la décomposition ou à l'épaississement avec incrustation calcaire, etc. En général on suivra ici, comme pour d'autres abcès par congestion, le principe de procurer de bonne heure une issue aux collections aiguës ou à celles qui se trouvent en voie de décomposition, et d'attendre, au contraire, pour les abcès ossifluents chroniques que le mal primitif soit cicatrisé ou que l'ouverture paraisse inévitable, soit à cause des progrès continuels de la maladie, soit à cause du décollement trop considérable de la peau.

*Résection des os du bassin.* — Ce n'est que par exception qu'on est dans le cas de pratiquer des résections sur ces parties. A la crête iliaque, à la partie antérieure et supérieure du pubis et peut-être encore à la tubérosité ischiatique une résection serait peut-être assez facile à exécuter. Cependant il faut se rappeler que près de la crête iliaque se trouve l'artère circonflexe iliaque, près de l'ischion l'artère honteuse, et que dans la région de la symphyse pubienne on risque de blesser le péritoine et la vessie. Tout ce qui a été entrepris jusqu'à présent sur les os du bassin se borne à l'extraction de balles, à l'enlèvement d'esquilles, de séquestres, d'exostoses, de parties cariées, et il n'est pas possible de tracer pour ces diverses opérations des règles spéciales.

*Position vicieuse du bassin.* — Il faut bien établir la distinction entre les vices de *forme* du bassin, qui ont surtout leur importance au point de vue obstétrical, et les vices de *position* qui jouent un rôle essentiel dans les maladies des vertèbres et de l'articulation de la hanche.

Les différents os dont se compose le bassin présentent rarement des anomalies de position individuelles ; ainsi, par exemple, on ne remarque que très-exceptionnellement un relâchement dans la symphyse sacro-iliaque ou dans la symphyse pubienne, tandis que rien n'est plus commun qu'une position vicieuse du bassin en totalité *relativement à la colonne vertébrale*. Les rapports entre la position du bassin et celle des vertèbres peuvent être altérés dans trois directions différentes. Ainsi il peut se produire une *inclinaison* anormale, une *obliquité* latérale, ou une *rotation* du bassin. Ordinairement ces trois anomalies se combinent entre elles, par exemple la rotation avec l'inclinaison, etc.

Pour bien juger les affections de l'articulation de la hanche, il est de la plus haute importance de bien apprécier les vices de position du bassin dans leurs causes et leurs effets. Il faut bien distinguer ici deux conditions mécaniques : la *roideur de la hanche*, et comme conséquence la *déviation du bassin*. L'inflammation produit la roideur de la hanche, mais le malade éprouve le besoin de placer ses jambes autant que possible dans la direction de l'axe longitudinal, pour garder son centre de gravité, et pour pouvoir le faire, il déplace le bassin relativement à la colonne vertébrale. Ainsi la roideur de l'articulation de la hanche se combine avec une inclinaison augmentée, l'abduction de la cuisse avec un abaissement latéral et la contracture dans l'adduction avec la rotation du bassin sur son axe.

Mais s'il est facile de s'expliquer ces différentes déviations du bassin en cas de rigidité de la hanche par le besoin de conserver le centre de gravité, les cliniciens n'en ont pas moins éprouvé pendant longtemps de très-grandes difficultés pour trouver une explication satisfaisante des diverses positions fixes prises par l'articulation de la hanche dans les processus inflammatoires. Et cependant, tout dépend de quelques conditions mécaniques fort simples. Une sensibilité exagérée de l'articulation de la hanche ou des parties environnantes détermine ordinairement le malade à donner à son bassin involontairement une position vicieuse consistant ordinairement dans un abaissement du côté malade. Il faut chercher la cause de cette attitude dans cette circonstance que le bassin latéralement abaissé et la cuisse maintenue dans l'abduction restent couchés plus tranquillement et dans un repos plus complet, et qu'ainsi un tiraillement douloureux est évité plus facilement. Peut-être aussi, le gonflement des parties molles de l'articulation qui sont situées principalement en dedans de la cavité cotyloïde contribue-t-il pour sa part à mettre la cuisse dans l'abduction. Mais la position qu'une articulation enflammée de la sorte a conservée pendant un certain temps, ne peut plus être modifiée à volonté même après une courte durée de l'inflammation, pour la raison très-simple que les parties molles tuméfiées de l'articulation opposent de la résistance. La cuisse restera donc ici dans une abduction forcée et le bassin s'inclinera latéralement, lorsque le tronc est redressé, car de cette manière seulement, les jambes correspondent au centre de gravité et à l'axe longitudinal du corps. La jambe du côté malade paraît dans cette position plus longue que l'autre.

Lorsque la coxite a duré un temps plus ou moins long et qu'elle est devenue chronique, l'articulation de la hanche se place le plus souvent dans la flexion avec adduction, ce qui semble avoir sa principale raison d'être dans le besoin des malades de s'asseoir dans leur lit, de faire reposer leur corps sur le côté sain et d'appuyer la jambe malade contre la jambe saine. Ces contractures peuvent aussi en partie résulter du décubitus latéral prolongé du malade, le genou et la hanche étant fléchis, ou bien du gonflement de l'articulation en arrière, ou d'un ratatinement du côté de la flexion, en avant. La contracture force alors le malade d'incliner davantage son bassin en avant, parce qu'autrement sa jambe ne toucherait pas le lit; en même temps l'adduction involontaire d'une jambe imprime au côté correspondant du bassin un mouvement involontaire de rotation. Cette rotation se fait de telle manière que la hanche malade se place plus en arrière, d'où résulte un raccourcissement apparent de la jambe correspondante. On verra donc comme terminaison de beaucoup d'inflammations de la hanche une inclinaison augmentée avec rotation du bassin et raccourcissement apparent de la jambe.

Naturellement il y a encore plusieurs autres conditions qui peuvent occasionner une position vicieuse du bassin, soit volontaire, soit involontaire, soit temporaire, soit permanente. On a vu des affections extérieures, par exemple des abcès sous-cutanés ou des fistules du rectum, déterminer une déviation instinctive du bassin. — Une douleur violente ou une grande sensibilité de la hanche provoquera peut-être également une sorte de mouvement réflexe instinctif, une rétraction involontaire ou même spasmodique du côté malade du bassin. — Une jambe devenue trop courte, par exemple après une fracture de la cuisse ou bien en cas de contracture du genou, force le malade d'incliner son bassin vers le côté raccourci. — Les maladies de la colonne vertébrale impriment d'autant plus facilement une position vicieuse au bassin que les vertèbres atteintes sont situées plus près de cette région. Les affections des vertèbres lombaires ou celles du sacrum et de sa synchondrose auront donc une influence facile à concevoir. Dans les scolioses, l'obliquité du bassin est moins frappante, mais souvent on voit le bassin

lui-même devenir asymétrique plus tard, de même que les arcs verté
braux.

Les obliquités latérales du bassin produisent d'abord une inégalité souvent très-frappante dans la longueur des deux extrémités. Cette inégalité, il est vrai, n'est qu'apparente en ce sens
qu'il n'y a pas de raccoucissement ni d'élongation réelle, la jambe
d'un côté étant seulement attirée en haut et celle de l'autre,
abaissée. — La distance entre le bord supérieur du bassin et le
grand trochanter, et surtout la saillie de cette dernière partie osseuse,
se modifient également d'une manière fort remarquable selon la
position du bassin. Par le mouvement d'abduction de la cuisse,
le trochanter se rapproche de l'épine iliaque, et l'adduction l'en
éloigne. Il se cache jusqu'à un certain point dans les parties molles pendant l'abduction, et devient saillant dans l'adduction, etc.
Dans les *mensurations* faites en vue du diagnostic d'une lésion
de la hanche, surtout lorsqu'il s'agit de reconnaître une luxation
spontanée, il faut bien tenir compte de ces conditions.

Lorsque l'articulation de la hanche est devenue immobile, le malade s'habitue bien vite à mouvoir involontairement le bassin au
lieu de l'articulation de la hanche. Il imprime à son bassin, en
vertu de la mobilité de l'autre articulation de la hanche et des vertèbres lombaires, un déplacement et un mouvement de rotation
du côté correspondant. Ces mouvements devenus habituels communiquent souvent au bassin un haut degré de mobilité. Les mouvements du bassin ne doivent pas être confondus, comme cela
arrive si souvent aux personnes peu exercées, avec les mouvements de la cuisse elle-même. Il faut donc fixer le bassin avec
une main en embrassant l'os iliaque pendant que l'on examine la
mobilité de l'articulation de la hanche.

*Inflammation de l'articulation coxo-fémorale. Coxite (coxalgie).*
— La coxite peut être aiguë ou chronique, elle peut donner lieu
à un exsudat aqueux, plastique ou purulent ; elle peut avoir son
point de départ dans les os ou dans la membrane synoviale, son
siége principal peut être la cavité cotyloïde, la tête ou le col du
fémur, elle peut être due à des causes traumatiques, rhumatismales, arthritiques, scrofuleuses, tuberculeuses, etc. Enfin, elle
peut conduire aux terminaisons les plus variées, à l'ankylose, à
l'usure des surfaces osseuses, à la suppuration, à la luxation spontanée, à la carie, à la nécrose, etc. Les symptômes et la marche
de la coxalgie varient donc extrêmement dans les différents cas
qui peuvent se présenter, et il est impossible de tracer de cette

maladie un tableau clinique aussi constant qu'on a cherché à le faire à une époque antérieure à la nôtre (1).

L'articulation de la hanche est, en général, sujette aux mêmes maladies que les autres articulations. Mais sa situation profonde, sa structure particulière et ses fonctions spéciales donnent lieu à plusieurs phénomènes particuliers dont quelques-uns sont d'une nature tellement complexe qu'ils ajoutent de grandes difficultés à l'appréciation et au traitement de certaines coxalgies. Parmi ces phénomènes particuliers, nous nommerons avant tout la *déviation du bassin* dont il a déjà été question plus haut, ensuite, la *douleur du genou* qui accompagne si souvent la maladie, enfin, la tendance à la *luxation spontanée*, à laquelle on ne s'attend pas à priori dans cette articulation d'une structure si solide et mise si bien à l'abri d'un déplacement par la profondeur de sa cavité articulaire.

La *situation profonde* de cette articulation est cause que ses différents états pathologiques, par exemple une collection d'exsudat dans la capsule, sont plus difficiles à reconnaître que les altérations que subissent les autres articulations, par exemple le genou. S'il se produit une suppuration dans l'articulation de la hanche, le pus a de la peine à se frayer un chemin au dehors ; l'ouverture des abcès peut en être fortement retardée ; il en résulte des fusées purulentes des plus variées dans les gaînes musculaires supérieures, postérieures, inférieures, dans l'intérieur du bassin, dans la région de la hanche, dans les régions antérieure, interne et postérieure de la cuisse. Cette circonstance contribue beaucoup à faire de la suppuration de l'articulation coxo-fémorale une maladie très-dangereuse.

La *déviation du bassin* ou plutôt l'allongement apparent de la jambe qui en dépend a été longtemps considéré comme le signe certain d'une inflammation de l'articulation coxo-fémorale. Mais on conçoit facilement que des inflammations ou abcès d'autres parties, par exemple des abcès dans le voisinage de l'articulation,

(1) Quelques auteurs, entre autres Rust, ont représenté l'inflammation de l'articulation coxo-fémorale comme une maladie tout à fait particulière, ayant une marche déterminée, presque typique (quatre périodes) et devant infailliblement entraîner la luxation spontanée si l'on ne parvenait à l'enrayer. La conséquence fâcheuse de cette doctrine complétement erronée a été de faire renoncer les médecins à tout essai de diagnostic des conditions individuelles, si bien que partout on ne cherchait à combattre la maladie que par le cautère actuel envisagé comme le vrai spécifique de cette affection.

la carie des os du bassin ou des vertèbres lombaires, puissent produire chez le malade tout aussi bien une position oblique du bassin que les affections situées dans l'articulation coxo-fémorale elle-même. Un rhumatisme musculaire ou une paralysie musculaire peut avoir des conséquences semblables. D'un autre côté, on comprend aussi que la déviation du bassin n'est pas la conséquence forcée de toute inflammation de l'articulation coxo-fémorale, et l'on ne doit pas s'étonner qu'il existe des cas où cette maladie n'entraîne aucun déplacement du bassin. Si la coxite ne détermine ni roideur, ni abduction, ni contracture, elle n'entraîne aucun déplacement du bassin. On conçoit, d'après cela, que les exsudats intra-capsulaires séreux, ou séro-purulents, ou purulents aigus, s'ils distendent la capsule, sans communiquer l'inflammation aux autres parties, n'occasionnent souvent aucune déviation du bassin.

De quelle nature sera la position anormale du bassin ? sera-ce l'abaissement latéral, ou l'inclinaison accompagnée d'un certain degré de rotation du bassin, ou y aura-t-il abaissement du côté malade avec allongement apparent de la jambe, ou au contraire rétraction du côté malade avec raccourcissement apparent du membre? C'est ce qui dépend, comme nous l'avons démontré page 729, de circonstances variées, peut-être parfois individuelles. En général, on peut dire que tout malade prend instinctivement la position qui lui cause le moins de douleur et le moins de fatigue et d'efforts. Si l'inflammation a déjà une certaine durée, si la membrane synoviale est gonflée et épaissie, le tissu conjonctif péri-articulaire induré, si les muscles et l'appareil fibreux sont devenus roides, et bien plus encore si des adhérences se sont produites, le malade ne peut plus changer à volonté la position de l'articulation et il est plus ou moins forcé de conserver la position prise au commencement.

Ordinairement on observe au début de la maladie l'allongement de la jambe, par conséquent, l'abaissement du bassin. Le malade prend, dans ce cas, la position dans laquelle l'articulation a le plus de repos, dans laquelle elle est le plus ménagée et mise à l'abri de commotions, etc. Cette position est l'*extension* avec *abduction* de l'articulation coxo-fémorale. Lorsque l'inflammation a eu une certaine durée, il se produit dans la hanche, comme dans la plupart des autres articulations atteintes d'inflammation chronique, une certaine tendance à la *contracture*, c'est-à-dire une flexion avec adduction de la cuisse malade. Naturellement cette règle souffre aussi des exceptions. Quelques malades attirent dès le début le côté malade involontairement en haut, et un léger degré de contracture constitue chez eux déjà un des signes primordiaux de la maladie. De même, il n'est pas rare du tout que la roideur, avec extension et abduction accompagne la maladie dans ses périodes ultérieures et que, par conséquent, la position dans l'abduction persiste après l'évolution du processus inflammatoire.

On n'est pas en état d'indiquer sûrement dans chaque cas particulier quelles sont les circonstances qui déterminent la position de l'articulation malade. L'essai d'expliquer l'abduction (déplacement du bassin vers en bas) qui ordinairement existe au commencement de la maladie, par le fait que la capsule articulaire a sa plus grande capacité dans une position légèrement fléchie et dans un certain degré d'abduction, et que la jambe prend cette position quand on injecte l'articulation sur le cadavre, est immédiatement mis à néant par cet argument que les exsudats aigus qui se forment dans cette articulation, tout comme l'hydarthrose aiguë du genou, n'entraînent aucun changement de position analogue à celui que détermine l'expérience citée sur le cadavre.

Il faut bien distinguer de l'allongement et du raccourcissement apparents de la jambe, tels qu'ils sont produits par la déviation du bassin, l'*allongement et le raccourcissement réels*, c'est-à-dire le cas où la distance est devenue positivement plus longue ou plus courte entre la cavité cotyloïde et le genou. Un allongement réel se produira peut-être si la tête articulaire, repoussée par un exsudat qui relâche la capsule, quitte cette dernière et vient se placer sur son bord saillant, ou bien encore si la tête du fémur est poussée hors de l'acétabulum par le gonflement du paquet graisseux qui en occupe le fond ou par une exostose, ou bien enfin si l'os, par un accroissement morbide, devient plus long que l'autre fémur. Un raccourcissement réel peut provenir d'une luxation ou d'une fracture, d'une destruction carieuse de la cavité cotyloïde ou de la tête articulaire, d'une usure des surfaces articulaires (voy. p. 744) ou d'un arrêt de développement qui ne permet pas à l'os de prendre sa longueur normale.

L'*allongement et le raccourcissement apparents* sont généralement faciles à reconnaître. On voit que la différence de longueur correspond exactement au degré de déviation par abaissement ou par rotation du bassin. Cependant une *mensuration* exacte de la distance qui sépare la cavité cotyloïde du genou ou de l'extrémité du membre est impossible par le fait seul qu'on ne peut sentir nulle part, à travers les téguments, le sourcil cotyloïdien.

Il faut donc prendre pour point de départ de la mensuration l'endroit derrière lequel on se représente située la cavité coty-loïde, en supposant une ligne tirée de l'épine iliaque à la tubé-rosité de l'ischion ou du milieu environ du ligament de Poupart à travers la cavité cotyloïde. Ces sortes de mensurations offrent naturellement toujours assez peu de garantie. Si l'on veut me-surer en partant d'un autre point, par exemple de l'épine ou de la crête iliaque, cela ne peut naturellement avoir un sens qu'autant que les deux extrémités ont été mises d'abord exactement dans la même position, ce qui, chez beaucoup de malades, est impossible à cause de l'immobilité plus ou moins marquée de leurs articulations. Mais en supposant même des con-ditions plus favorables, il ne faut se fier à la mensuration que lorsqu'elle donne des différences considérables, s'élevant, par exemple, à plus d'un demi-pouce, pour la raison très-simple que les mesures prises sont trop incertaines à raison de cette absence de points de repère bien marqués.

La *douleur dans le genou* devient souvent tellement vive au début d'une inflammation de l'articulation coxo-fémorale, que le malade ne se plaint que de son genou et n'accuse aucune douleur dans la hanche, même alors qu'on exerce une pression sur l'arti-culation malade. On s'est beaucoup efforcé à trouver une théorie pour cette douleur du genou, mais rien de satisfaisant n'a été découvert. La meilleure explication est encore celle de Bonnet qui fait dépendre la douleur dans le genou de l'abduction forcée de la cuisse à laquelle le malade n'est pas habitué et qui le fatigue extrêmement (1). — Les moyens qui se sont montrés utiles contre cette affection sont la fixation de la jambe par une attelle ou une bande bien serrée autour du genou.

La *luxation spontanée* n'est pas, comme quelques auteurs qui prenaient la rétraction du côté malade du bassin pour une luxation, le prétendent, l'issue ordinaire de la coxalgie; elle ne se pré-sente, au contraire, que dans une partie des cas, lorsque la cap-sule a été distendue et relâchée ou perforée par le pus et détruite, ou bien lorsque le sourcil cotyloïdien a disparu sous une pression

---

(1) Moi-même j'ai beaucoup souffert de cette douleur du genou, ayant eu pendant mon enfance plusieurs accès de coxalgie, et pendant bien des années je l'ai ressentie de nouveau après chaque fatigue. Elle dépend peut-être plus particulièrement de la pression unilatérale sur les épi-physes et d'une hypérémie dans la ligne épiphysaire du genou. Je ne l'ai vue bien caractérisée que chez les jeunes sujets.

unilatérale, ou bien enfin lorsque les parties osseuses sont tellement rongées que l'articulation perd toute solidité.

On reconnaît l'inflammation de l'articulation coxo-fémorale au gonflement, à la sensibilité, à la douleur du genou, à la roideur et à la déviation du bassin qui en est la conséquence.—La tuméfaction de l'articulation elle-même, abstraction faite de l'infiltration des parties molles circonvoisines, ne peut être appréciée du dehors, à cause des épaisses couches musculaires. Un exsudat intra-capsulaire, par exemple une hydarthrose, devrait atteindre un bien grand volume pour pouvoir être constaté du dehors. Aussi ces collections intra-articulaires passent-elles presque toujours inaperçues et l'on ne suppose ordinairement leur existence que quand une luxation spontanée s'est produite inopinément à la suite d'un allongement de la capsule. Dans la plupart des cas de coxite il se forme bientôt un tel gonflement du tissu cellulaire autour de l'articulation (tumeur blanche), qu'il devient impossible de sentir distinctement les contours osseux. On ne sent que le grand trochanter et encore bien vaguement, et l'on est encore ici, comme pour toutes les tumeurs articulaires, exposé à commettre l'erreur de croire l'os augmenté de volume parce qu'on le sent entouré de parties indurées.

Dans une série de cas de coxite aiguë, je me suis assuré que la région cotyloïdienne supérieure donne lieu à une erreur semblable. L'os semble tuméfié dans la direction du petit bassin, tandis qu'en réalité il n'y a de gonflé que le tissu conjonctif qui entoure le psoas.

La *sensibilité* à la pression ou pendant les mouvements des parties articulaires peut se montrer faible précisément dans les cas qui sont à compter parmi les plus graves, c'est-à-dire dans les cas de destruction lente par la carie. Dans la coxalgie scrofuleuse (pédarthrocace), il arrive généralement qu'on ne consulte le médecin que quand l'enfant commence à boiter (claudication spontanée) et quand déjà les mouvements de l'articulation, surtout l'adduction et l'abduction, sont arrêtés par l'inflammation et le gonflement internes. Par contre, il existe aussi une sorte d'hyperesthésie de la hanche, une *coxalgie hystérique*, dans laquelle la douleur et la sensibilité pourraient faire supposer une inflammation dangereuse, tandis que plus tard on sera peut-être très-étonné que la maladie n'ait pas d'autre caractère fâcheux que sa grande opiniâtreté.

La *roideur* de l'articulation ou sa sensibilité contre tout mou-

vement un peu énergique, contre l'adduction ou l'abduction, etc.,
dépend souvent de l'inflammation, mais ces phénomènes peuvent
aussi avoir leur origine dans les nerfs et les muscles, comme cela
s'observe dans la roideur articulaire nerveuse ou coxalgie hystérique que nous venons de mentionner. Lorsqu'un individu, atteint
de coxalgie, ressent de la douleur en cherchant à exécuter un
mouvement, il est le plus souvent impossible de dire exactement
si ces douleurs dépendent d'une inflammation encore existante
de la membrane articulaire ou d'un raccourcissement des muscles, d'une induration du tissu cellulaire, d'adhérences de la
capsule, de destructions des cartilages articulaires, etc. Pour
établir le diagnostic d'une roideur spasmodique ou déterminée
par la douleur (réflectivité musculaire), on peut employer le chloroforme ; on voit quelquefois la résistance disparaître complète-
ment, à mesure que le malade est narcotisé.

La douleur du genou n'a pas une haute valeur au point de vue
du diagnostic. Elle manque très-souvent, surtout chez les personnes
âgées. Comme on ne connaît pas positivement la cause d'où elle
dépend, on ne peut pas non plus en tirer de conclusions certaines.

Le frottement que l'on perçoit quelquefois pendant les mouvements de
l'articulation a ordinairement sa source dans la disparition des cartilages
et dans l'usure commençante des surfaces osseuses. Cette espèce de crépitation peut être envisagée comme un phénomène inflammatoire, attendu
que c'est peut-être une inflammation qui a détruit les cartilages. Dans quelques cas plus rares, la destruction carieuse peut également se trahir
par une crépitation. — Un exsudat liquide dans l'articulation peut produire une fausse crépitation lorsqu'il est poussé d'une cavité dans une
autre, comme il arrive, par exemple, quand la bourse muqueuse du
psoas communique avec la cavité articulaire.

Sont-ce les os ou la membrane synoviale qui, dans une inflammation de l'articulation coxo-fémorale, sont la partie primitivement atteinte, l'affection primitive a-t-elle siégé dans la cavité
cotyloïde, dans la tête ou le col du fémur ou bien dans la région
du trochanter, l'exsudat intra-capsulaire est-il aqueux ou purulent, la cause de la maladie est-elle de nature scrofuleuse, rhumatismale, goutteuse, pyohémique, etc., ou peut-être cancéreuse (car
c'est encore là un cas qui peut se présenter), voilà des questions
auxquelles les principes de pathologie générale peuvent seuls
fournir une réponse, si toutefois il est possible d'y répondre.

*Traitement de l'inflammation de l'articulation coxo-fémorale.*
— L'inflammation de l'articulation coxo-fémorale doit être traitée

selon les mêmes principes thérapeutiques que les états inflammatoires d'autres articulations. On emploie des remèdes antiphlogistiques, on cherche à améliorer la constitution, à faire disparaître les dyscrasies, à amener la résorption des exsudats, à combattre les gonflements torpides ou les douleurs rhumatismales par des irritants, des vésicatoires, etc.,comme on a l'habitude de faire aussi sur d'autres parties du corps. Mais c'est surtout sous le rapport de la *contention* et de la *position* que l'articulation malade réclame des soins particuliers. Il faut donner à l'articulation une position aussi tranquille et aussi régulière que possible, ayant pour effet d'empêcher surtout la contracture et la production d'une luxation spontanée. Pour remplir ce but, il faut panser et coucher le malade de telle manière qu'aucun mouvement ne puisse être communiqué à l'articulation coxo-fémorale ni par la jambe ni par le tronc. Ainsi, on aura soin d'immobiliser non-seulement la cuisse et la jambe, y compris le pied, mais aussi le tronc jusqu'au thorax ; il faut en même temps faire en sorte qu'il n'y ait pas de pression inégale, agissant avec trop de force sur telle ou telle partie, et pouvant entraîner des eschares, qu'en satisfaisant le besoin d'aller à la selle le malade ne dérange l'appareil et qu'enfin un trop long séjour au lit n'altère la constitution.

Le moyen le plus simple d'obtenir ces résultats est d'appliquer un appareil plâtré qui doit entourer tout le bassin et la jambe du côté malade jusqu'à la malléole. L'appareil plâtré jouit du reste aujourd'hui d'une vogue de plus en plus considérable, depuis que cette méthode a été simplifiée et améliorée. On le fait le plus facilement, comme d'ailleurs pour la fracture du fémur, en prenant un point d'appui (1) qui sert en même temps pour la contre-extension. On entoure le bassin d'une large couche d'ouate au-dessus de laquelle on fait passer une bande de flanelle où, d'après mon conseil, une bande de gaze humide ; au-dessus de cette couche on fait ensuite passer la bande plâtrée et une bouillie de plâtre ; on peut ensuite recouvrir le tout d'une bande de gaze humide. Pour plus de solidité, on peut appliquer une attelle de bois, le mieux du côté de la flexion, en dedans de l'épine iliaque antérieure et supérieure. On renouvelle cet appareil selon le besoin, à peu près tous les mois. En cas de suppuration fistuleuse, on pratique des fenêtres dans l'appareil. — Chez les petits en-

---

(1) Le point d'appui dont je me sers est figuré dans *Langenbeck's Archiv*, vol. VIII.

fants, on protége la partie supérieure de l'appareil du contact de l'urine au moyen de bandes de sparadrap.

Dans les cas très-*aigus*, on ne pourra guère faire usage de l'appareil plâtré. Toutes les fois qu'une vive inflammation et une fièvre aiguë ne permettent pas une compression aussi forte à cause de la sensibilité des parties et du danger des eschares que pourrait faire naître la pression, on se contentera de bien faire reposer et de bien fixer les deux jambes et les pieds du malade dans une boîte large, en même temps que le tronc repose sur un matelas bien rembourré. Dans les cas de ce genre, on peut aussi se servir de la gouttière matelassée de Bonnet; mais cet appareil coûte cher et l'on ne peut ordinairement pas se le procurer aussi vite qu'il faudrait. Une large boîte, munie de pièces latérales assez longues et d'une pièce qui s'applique sous le tronc et qui permet de relever tout l'appareil avec le malade, à la manière d'un brancard, m'a rendu d'excellents services.

Il y a aussi des cas plus légers de coxite qui ne réclament pas l'appareil plâtré et dans lesquels une position bien tranquille au lit suffit. Chez les adultes, on n'a généralement pas besoin de tant se presser pour appliquer l'appareil plâtré; il en est autrement chez les enfants qui ne savent pas se maîtriser ni garder le repos; les enfants prennent dans leur lit toutes les positions imaginables, ils exécutent en même temps toute espèce de mouvements nuisibles et finissent par avoir des contractures et des luxations spontanées tout en restant continuellement couchés.

L'appareil plâtré est également très-utile pour le *traitement consécutif* des individus atteints de coxalgie. On peut les laisser circuler avec l'appareil et l'on fait bien de continuer encore quelque temps après l'évolution des symptômes inflammatoires, d'immobiliser l'articulation de la hanche pour la soutenir et la protéger. La transition de la contention et du repos au libre usage de l'articulation doit être ménagée surtout pour celle de la hanche. — Pendant le traitement consécutif on peut, pour protéger l'articulation, se servir avec avantage d'un appareil amidonné fendu ou d'un appareil de protection plus ou moins analogue.

Dans la plupart des cas de coxite, il s'agit bien moins d'éviter que l'articulation de la hanche prenne une position vicieuse que de *corriger cette position* quand déjà elle s'est produite. On se demandera donc : comment la position de l'articulation peut-elle être corrigée? comment une articulation coxo-fémorale enflammée et placée dans l'abduction peut-elle être ramenée dans la position droite, et comment une hanche fléchie peut-elle être mise dans l'extension ?

Le principe, émis par Bonnet, de faire immédiatement le *redressement forcé*, sous l'influence du chloroforme, présente cet inconvénient qu'un traitement aussi violent d'une articulation enflammée pourrait entraîner des ruptures et des extravasats et une irritation plus forte, que, par conséquent, la suppuration pourrait être favorisée et l'existence mise en danger. On a publié plusieurs insuccès de ce genre et l'on n'emploiera, par conséquent, la méthode de Bonnet qu'avec beaucoup de prudence, et l'on donnera même, en général, la préférence au principe opposé *du redressement lent et progressif*. Toujours on fera usage du chloroforme pour maîtriser la résistance instinctive des muscles ou pour mieux immobiliser un enfant récalcitrant lorsqu'il s'agit de lui appliquer un appareil plâtré dans une position améliorée, ou enfin pour corriger la position sans faire naître de douleur. Mais on évitera d'employer la violence et l'on cherchera plutôt à corriger successivement la position par une série d'appareils plâtrés ou bien en faisant reposer l'articulation sur un appareil convenable (p. 741).

Si la jambe est dans l'*abduction*, tout au commencement de la maladie, une longue attelle latérale allant de l'aisselle au pied et un appui solide, donné à ce dernier par une semelle adaptée à l'attelle, remplissent parfaitement les indications principales. Un point essentiel dans ce cas est de bien fixer et de protéger le pied; le malade fait ordinairement décrire à son pied une rotation en dehors, pour garantir la pointe de cet organe contre les secousses ou la pression de la couverture; une semelle convenable fera cesser ce motif. Un coussin pour le talon est indispensable dans ce cas, comme toutes les fois que la jambe doit reposer sur sa face postérieure, parce qu'autrement le talon deviendrait bientôt douloureux et que personne ne peut longtemps tenir sa jambe en équilibre sur le talon. L'abduction diminue souvent dès qu'une position convenable et sûre, donnée à tout le membre, a fait cesser le besoin de l'abduction. Quelquefois on n'a même pas besoin d'attelle, pourvu qu'on ait eu soin de mettre la jambe et le pied dans une bonne position.

Des cas beaucoup plus difficiles sont ceux dans lesquels l'*abduction* s'accompagne de *flexion* (1) ou bien ceux dans lesquels la

(1) La flexion jointe à l'abduction peut représenter une simple période de transition entre l'allongement et le raccourcissement apparents de la jambe. Mais on ne perdra pas de vue que l'ancien principe d'après lequel une articulation coxo-fémorale enflammée se distinguerait au

jambe menace de s'immobiliser dans l'abduction. Dans ces cas, il faut viser de bonne heure à améliorer la position, le mieux est de placer les deux jambes dans une boîte large, bien matelassée et munie d'une semelle sur laquelle on fixe le pied dans une position convenable. Petit à petit on ramène la jambe malade dans la bonne direction, soit en exerçant une pression sur le genou, qui se trouve dans l'abduction, au moyen d'un coussin, soit en faisant agir un appareil d'extension continue sur le genou. Dans les cas difficiles, on ne pourra guère éviter d'appliquer un appareil plâtré, après avoir chloroformé le malade pour pouvoir corriger la position vicieuse.

La *flexion* anormale réclame d'abord un plan incliné bien fait ; il faut que ce plan incliné soit disposé de telle manière qu'on puisse y fixer les deux jambes et les pieds et qu'on puisse tous les jours ouvrir un peu plus l'angle des deux plans. Naturellement il faut prendre la précaution que la partie supérieure du tronc du malade ne soit couchée ni trop haut, parce qu'alors le malade serait plutôt assis que couché, ni trop bas, parce que, dans ce cas, le malade serait forcé d'exagérer fortement la courbure de sa colonne lombaire, de donner, en un mot, à sa colonne vertébrale la direction correspondant à la lordose. En ouvrant ainsi de plus en plus l'angle du plan incliné, on parvient à corriger, chez un grand nombre de malades, la flexion, pour ainsi dire sans qu'ils en aient conscience. Si ce moyen échoue, si l'angle de flexion est par trop aigu, si le malade est trop sensible ou trop récalcitrant, on a recours au chloroforme. On cherchera alors à fixer l'articulation dans sa nouvelle position, à l'aide d'un appareil plâtré.

L'*adduction* de l'articulation fléchie peut être combattue séparément par l'extension continue (à l'aide d'une ceinture qui entoure le pied et à laquelle s'attache une courroie qui passe sur une poulie et supporte un poids à son extrémité) ou par un coussin interposé entre les jambes ou par une traction directe en dehors, agissant par exemple sur le genou. Afin que cet appareil ait toute l'efficacité voulue, il faut qu'une contre-extension soit faite du côté sain ; ainsi on pourra fixer la jambe saine sur le plan incliné ou bien on exercera une traction continue sur l'articulation coxo-fémorale saine à l'aide d'une courroie faisant sous-cuisse. Dans l'adduction, on a surtout à redouter le danger de la *luxation spontanée*. Le déplacement se fait le plus facile-

début par un allongement et plus tard par un raccourcissement du membre souffre de nombreuses exceptions. Les ankyloses avec abduction de l'articulation coxo-fémorale sont presque aussi fréquentes que les luxations spontanées.

ment dans l'adduction, la flexion et la rotation en dedans. Pour éviter
la luxation spontanée, il faut donc fixer la jambe autant que possible
dans une abduction et une extension légères avec un léger degré de rotation en dehors.

Dans quelques cas dangereux de suppuration coxo-fémorale aiguë,
on ne se permettra pas de combattre la luxation spontanée. Elle est
plutôt favorable pour le malade. Les douleurs cessent, l'évacuation du
pus et les adhérences articulaires se font plus facilement après que la
luxation s'est produite (p. 743).

Une fois que l'inflammation de l'articulation coxo-fémorale est arrivée
à son terme et qu'il ne reste plus que la *roideur* comme résultat de
cette inflammation, les appareils ont un tout autre but ; il ne s'agit plus
alors de combattre l'inflammation, mais de traiter l'ankylose, c'est-à-dire
de rétablir la mobilité ou de donner à l'articulation sa forme et sa direction normales (p. 745).

En cas de *suppuration* de l'articulation coxo-fémorale, on ne
désespérera pas trop tôt de la résorption ; même après que le pus
a perforé l'articulation et a formé un ou plusieurs trajets, cette
résorption est encore possible. L'articulation de la hanche peut
s'ankyloser, et les abcès se résorber ou se crétifier sans s'ouvrir. — Les abcès *chroniques* situés profondément ne doivent
généralement pas être ouverts trop tôt, parce que souvent on a
remarqué que l'ouverture de ces abcès articulaires provoque plutôt la décomposition aiguë de l'exsudat, que de hâter la guérison (1). Ordinairement on fait mieux d'abandonner ces abcès
à eux-mêmes, ou on les ouvre tardivement quand ils se sont
enkystés, qu'ils ne communiquent plus avec la capsule articulaire
ou qu'ils ont fusé plus loin, cas dans lequel il ne reste généralement plus à perforer que la peau (2). — Un traitement tout autre
doit être opposé aux *suppurations aiguës* de l'articulation coxo-

(1) Je considère comme un mérite tout particulier de Stromeyer
d'avoir combattu si énergiquement l'empressement et la précipitation
qu'on a mis à ouvrir les abcès articulaires chroniques (voyez *Chirurgie
de Stromeyer*, p. 510). Naturellement on peut pousser ce principe trop
loin, et l'on commettrait certainement une grande faute en s'abstenant
d'ouvrir des collections purulentes aiguës ou en voie de décomposition.

(2) Ces abcès enkystés, s'enflammant de nouveau plus tard et donnant
lieu à des fusées purulentes ultérieures (tertiaires), je les ai observés en
grand nombre à l'articulation de la hanche et je suis parvenu à les
guérir en les ouvrant. On conçoit facilement et l'on s'explique par l'isolement des trajets purulents et l'extinction du processus primitif que
l'ouverture de ces collections purulentes permet un pronostic beaucoup
plus favorable que celle des abcès par congestion d'origine récente.

fémorale. Ici il y a lieu de procurer le plus tôt possible une large issue au pus, et si l'on était sûr du diagnostic d'une suppuration articulaire aiguë, en voie de décomposition, il serait certainement rationnel de faire immédiatement une incision jusque sur le col du fémur pour vider l'exsudat par cette voie.

La coxite aiguë des jeunes gens entraîne facilement la nécrose de la tête du fémur. La tête se décolle dans la ligne épiphysaire et devient un corps étranger dans la cavité cotyloïde. Il faut chercher à bien diagnostiquer un cas semblable et faire ensuite l'extraction du séquestre. (Comparez mon mémoire sur la coxite pseudo-rhumatismale, *Archiv für Heilkunde*, 1865.)

Toute suppuration aiguë de l'articulation de la hanche entraîne, à raison des grandes pertes d'humeurs et des nombreuses fusées purulentes, des dangers assez considérables. Si le mal a conduit à une luxation spontanée, on peut généralement espérer plutôt de sauver le malade. En effet, le pus de l'articulation luxée sera d'autant plus facilement vidé au dehors, et la tête articulaire n'étant plus entourée que de parties molles peut contracter bien plus facilement des adhérences cicatricielles que si elle était demeurée dans la cavité cotyloïde. Cette luxation spontanée permet aussi d'espérer de bien meilleurs résultats de la résection de la tête articulaire au point de vue de la cicatrisation, tandis que la résection non précédée de luxation spontanée se fait dans des conditions beaucoup moins favorables.

La suppuration coxo-fémorale, chronique de prime abord ou devenue chronique, entraîne encore bien des dangers. Les *fistules* peuvent devenir très-nombreuses, la suppuration peut entraîner une fièvre hectique et consumer le malade ; l'albuminurie peut s'y ajouter ; les fistules suppurent souvent pendant bien des années et quelquefois pendant la vie entière. Si ces fistules partant de l'articulation coxo-fémorale ne veulent pas guérir, on doit se demander quel est l'obstacle qui s'oppose à la guérison, si c'est un mal constitutionnel, une dyscrasie, ou bien si le pus ne peut pas se vider, s'il existe un fragment nécrosé ou une carie de quelque partie osseuse, etc. Dans beaucoup de cas le diagnostic de ces causes peut rester longtemps douteux ; quelquefois il est absolument impossible tant qu'on n'a pas les parties lésées sous les yeux. On peut être dans le cas de faire une *incision exploratrice*, en fendant ou en dilatant (même de force), par exemple, une fistule jusqu'à l'articulation pour s'assurer quel est l'obstacle. Une incision de ce genre procure ordinairement l'avantage que le pus est mieux

évacué ou que les parties nécrosées peuvent s'éliminer plus facilement, mais en même temps le diagnosticdevient plus sûr et l'indication, par exemple de faire la résection, devient plus accentuée,

J'ai été plusieurs fois dans le cas de faire une pareille incision exploratrice pour connaître exactement le siége de la suppuration. L'articulation était roide et entourée de fistules ; mais j'étais à me demander :
le pus vient-il de l'articulation, ou d'une carie de l'ischion, ou de l'os
iliaque à côté de l'articulation? Dans deux cas de ce genre, j'ai trouvé
une nécrose à côté de l'articulation, au bord de l'échancrure ischiatique,

*Usure des surfaces articulaires coxo-fémorales (coxalgie sé-
nile).* — Si le cartilage a été perdu sans qu'il se fût produit une
ankylose osseuse, si ensuite les surfaces osseuses sont exposées
directement, sans être protégées par la couche cartilagineuse, à
la pression et au frottement réciproques, il se produit une usure
des surfaces qui se compriment et se frottent de cette manière.
L'irritation chronique que le tissu osseux éprouve dans ces conditions entraîne une hypergenèse du tissu osseux environnant ;
on observe surtout une végétation osseuse, souvent très-considérable, du bord de la têtearticulaire qui s'use, comme nous venons
de le dire, etsouvent des saillies isolées, analogues à des exostoses,
Le tissu osseux se trouve alors quelquefois raréfié, mais dans
d'autres cas les parties osseuses devenues malades sont très-
lourdes et compactes et les surfaces usées montrent surtout cette
augmentation des éléments calcaires, cette densité connue sous
le nom d'éburnation.

L'usure des surfaces articulaires peut aller à un tel point que
toute la tête articulaire et le col du fémur disparaissent. La cavité
cotyloïde devient quelquefois très-évasée, pour correspondre à la
tête articulaire devenue plus plate et plus large. Si le bord
externe de la cavité s'use plus que le reste, il s'y ajoute une
espèce de luxation spontanée. — Dans aucune articulation on
n'observe l'usure aussi fréquemment ni à un degré aussi prononcé
que dans l'articulation de la hanche. Cela s'explique par la forte
pression et le frottement considérable auxquels cette articulation
est soumise. Les personnes agées sont plus particulièrement
sujettes à cette maladie, d'où le nom de coxalgie sénile. On peut
considérer comme la cause ordinaire de la coxalgie sénile l'atrophie des cartilages qui s'observe si souvent à un âge avancé. Du
reste les cas d'usure osseuse les plus remarquables sont, comme
on le conçoit facilement, ceux qui datent du jeune âge et qui ont

eu pour point de départ des inflammations articulaires ayant terminé leur évolution et entraîné la perte du cartilage. Naturellement, le mal ne pourrait qu'augmenter dans ces cas avec les progrès de l'âge.

On ne remarque généralement dans cette forme morbide aucune tendance à passer à une exsudation plus forte ou à la suppuration ; c'est pourquoi on lui a donné le nom d'*arthrite sèche*. Ce serait donc commettre une faute grossière que d'assimiler les cas d'usure osseuse bénigne à la coxalgie proprement dite qui passe si facilement à la suppuration. Il ne faut cependant pas perdre de vue que certains cas d'usure osseuse ont eu pour point de départ une inflammation bien manifeste, que surtout dans ce cas l'inflammation a de la tendance à se reproduire et que sur les articulations qui suppurent il n'est pas rare non plus d'observer une sorte d'usure des surfaces osseuses qui pressent l'une sur l'autre.

La coxalgie sénile se trahit par de la roideur, surtout le matin, avant que l'articulation ait été habituée au mouvement ; souvent on perçoit un frottement rude ; les mouvements sont limités et plus ou moins douloureux. Quelquefois le malade souffre beaucoup ; dans d'autres cas les douleurs sont remarquablement faibles et les malades peuvent encore parfaitement se livrer à leurs travaux.

Il faut bien se garder d'attribuer à une luxation ou à une fracture le raccourcissement que produit l'usure. De même il ne faut pas que l'on prenne les végétations et les saillies osseuses pour une tête articulaire luxée ou pour une arête d'un fragment osseux, comme cela a été fait plusieurs fois.

On n'a pas jusqu'à présent su opposer à l'usure osseuse de traitement bien efficace. Dans les cas où la douleur est vive, on sera forcé d'ordonner le repos de l'articulation et les remèdes qu'on a l'habitude de prescrire contre la douleur ou l'inflammation.

*Roideur de la hanche.* — La roideur de l'articulation coxofémorale s'observe le plus souvent dans l'attitude de la flexion (contracture) ; cependant il n'est pas rare non plus d'observer la roideur dans l'extension. La flexion est ordinairement accompagnée d'adduction et de rotation en dedans, l'extension d'abduction (ankylose d'abduction) et de rotation en dehors. Quelquefois les deux articulations coxo-fémorales sont malades à la fois, ce qui peut produire entre autres le croisement des deux cuisses.

Les causes immédiates de la roideur sont, comme après les

inflammations articulaires en général, le raccourcissement des muscles et ligaments, l'induration du tissu cellulaire, les adhérences intra-articulaires, la perte du cartilage, la végétation osseuse du bord articulaire, l'ankylose osseuse, etc. Ordinairement plusieurs de ces conditions se trouvent réunies, et il y a lieu de supposer après toute coxalgie de longue durée un certain degré d'induration ou d'adhérence de la membrane synoviale avec raccourcissement de parties fibreuses et musculaires. La roideur qui accompagne la luxation spontanée est traitée à part. Page 736, nous avons eu l'occasion de dire qu'il existe une roideur nerveuse particulière de l'articulation de la hanche, une coxalgie hystérique.

Le *traitement* de la roideur de la hanche consiste d'abord dans l'emploi des moyens résolutifs, frictions, bains, etc ; en outre il y a lieu de prescrire les mouvements actifs et passifs exécutés avec toutes les précautions nécessaires. Si ces moyens restent inefficaces on peut, si les conditions sont d'ailleurs favorables, essayer le *redressement forcé* en ayant soin de soumettre le malade à l'influence du chloroforme. Naturellement il faut qu'on emploie ici toutes les précautions nécessaires ; il ne faut pas que l'on ait recours à ce moyen trop tôt, tant qu'il y a encore un reste d'inflammation, et il ne faut pas non plus agir avec trop de violence. Il ne faut pas chercher à obtenir trop de résultats à la fois. Négliger ces précautions, ce serait s'exposer à faire naître des suppurations dangereuses.

Les *appareils orthopédiques* qu'on emploie en cas de contracture de l'articulation de la hanche agissent, soit par traction, soit par pression. On fixe le bassin par des ceintures ou le mieux par des courroies matelassées qui passent entre les cuisses et qui s'attachent à la tête du lit. A l'articulation tibio-tarsienne ou bien à l'articulation du genou ou à l'une et à l'autre, on adapte une ceinture d'extension à laquelle s'applique la force de traction représentée par des poids. Si l'on cherche à obtenir le redressement de l'articulation de la hanche par le moyen d'une pression, il faut fixer sur un appareil matelassé le tronc et le bassin d'une part, et la jambe et surtout la cuisse malade d'autre part. Ensuite on cherche à ramener l'extrémité déviée dans la bonne direction par une pression continue exercée au moyen de vis, par exemple en pressant une pelote contre le siége ou bien en serrant des courroies tendues d'un côté du lit à l'autre et passant sur le siége du malade, ce dernier étant couché sur le ventre.

On a eu quelquefois recours à des *sections musculaires*, principale ment sur le muscle couturier et le muscle grêle interne, pour combattre la contracture de l'articulation coxo-fémorale. Depuis que l'on possède le chloroforme, on est généralement revenu de l'emploi de ce moyen. On a aussi tenté la résection avec formation d'une articulation artificielle pour combattre l'effet des ankyloses incurables, ayant donné au membre une position qui rendait la marche impossible.

Dans certains cas de contracture incurable de l'articulation coxo-fémorale, les malades ont pu se servir avec avantage, au lieu de béquilles, d'une jambe de bois à pilon prenant son point d'appui sur l'ischion.

*Luxation de l'articulation coxo-fémorale.* — Une luxation traumatique de l'articulation coxo-fémorale ne peut se produire qu'autant que la capsule a subi une forte déchirure et que le ligament rond s'est rompu à son tour. La déchirure capsulaire peut suivre de préférence le bord de la cavité cotyloïde ou elle peut s'étendre en droite ligne, ou obliquement vers le col du fémur, ou intéresser plus particulièrement l'insertion du ligament capsulaire au col du fémur. Le partie la plus forte de la capsule qui, sous le nom de ligament supérieur, s'étend de la région située sous l'épine inférieure jusqu'à la base antérieure du petit trochanter, se déchire naturellement avec moins de facilité que les autres parties ; cependant on a observé des cas de luxation du fémur où la capsule entière était rompue tout autour.

L'appareil ligamenteux offrant chez les différents individus bien des différences de solidité, on doit aussi supposer chez les diverses personnes bien des inégalités de résistance contre la force extérieure qui tend à produire la luxation ; on est en droit de supposer qu'une déchirure de la capsule qui peut suffire pour produire la luxation chez un individu dont les articulations présentent une grande laxité, ne sera pas assez grande pour la produire sur une articulation plus serrée. La luxation de la tête du fémur peut être plus ou moins complète, c'est-à-dire que tous les degrés intermédiaires sont possibles entre une luxation dans laquelle la tête arc-boute contre le bord de la cavité articulaire et une autre dans laquelle la tête a complétement franchi ce bord, et dans laquelle par conséquent le col vient s'appliquer contre le sourcil cotyloïdien. Les gradations de cette nature sont principalement déterminées par l'état de la capsule ; si cette dernière présente de fortes déchirures ou si elle est très-lâche, le déplacement peut aller plus loin ; si au contraire la déchirure est petite, le déplacement le sera à son tour.

Les luxations du fémur peuvent être divisées en quatre formes principales : 1° *en dehors et en arrière*, sur le bord externe et postérieur de la cavité cotyloïde ; 2° *en bas et en arrière*, entre l'épine et la tubérosité ischiatiques ; 3° *en avant et en haut*, sur le bord antérieur du bassin ; 4° *en dedans et en bas*, du côté du trou ovale.

La luxation en arrière (luxation iliaque) peut être produite sur le cadavre quand on fléchit la cuisse dans l'adduction et que dans cette position on fait décrire au membre une forte rotation en dedans. Dans les mêmes conditions, elle paraît aussi se produire sur le vivant. La tête articulaire peut être chassée en même temps par en haut, vers l'os iliaque, ou par en bas, dans l'échancrure ischiatique, selon l'étendue de la déchirure capsulaire et la résistance ou la déchirure plus ou moins grandes des muscles, ou selon la direction de l'impulsion primitive, ou bien enfin selon les mouvements d'extension que le malade exécute encore avec sa cuisse. Toujours sera-t-elle couverte extérieurement par le grand fessier, tandis que dans la profondeur elle appuiera contre les moyen et petit fessiers et l'os iliaque, ou bien contre l'échancrure ischiatique et le muscle pyramidal.

On pourrait peut-être sous-diviser en deux catégories ces luxations en arrière, selon que la tête vient se loger au-dessus du muscle pyramidal, par conséquent entre ce muscle et le moyen fessier, ou au-dessous du muscle pyramidal, par conséquent entre lui et l'obturateur interne (près de l'épine ischiatique). Mais souvent ces petits muscles rotateurs sont fortement déchirés et ne peuvent plus former une cloison intermédiaire. La tête articulaire aura alors, surtout s'il existe une forte déchirure capsulaire, un certain jeu entre les limites supérieure et inférieure de la région ilio-ischiatique. Dans la flexion, elle se placera plus bas, dans l'extension plus haut.

Ordinairement, dans la luxation iliaque, le pied se trouve dans la rotation en dedans ; la cuisse, comme on peut facilement s'en convaincre sur le cadavre, est surtout maintenue dans cette position par la tension du reste de la capsule articulaire. En même temps, le fémur est ordinairement dans l'adduction et plus ou moins fléchi.

Dans quelques cas rares, on a vu la cuisse luxée en arrière se tenir dans la rotation en dehors. La tête se rapproche dans ce cas de l'épine iliaque antérieure. Il n'y a sans doute qu'une forte déchirure de la capsule qui permette à la tête de prendre cette position.

Les mouvements, surtout l'abduction et la rotation en dehors, sont arrêtés dans la luxation. Plus la tête est éloignée du bord de la cavité cotyloïde, plus, on le conçoit, la cuisse se trouve raccourcie. Mais, en mesurant la longueur de cette extrémité, il faut bien tenir compte des différentes positions qu'elle prend vis-à-vis du bassin, c'est-à-dire la flexion, l'adduction, etc., comme déjà nous l'avons fait ressortir p. 734. Voy. aussi p. 757.

La luxation *en bas et en arrière* (luxation ischiatique) a été justement distinguée de celle qui précède en ce que le tendon du muscle obturateur interne, sortant de la petite échancrure ischiatique, force la tête articulaire luxée de prendre une position bien déterminée entre l'épine et la tubérosité ischiatiques, et entre l'obturateur interne et le carré crural. Si le tendon de l'obturateur est déchiré, la différence, il est vrai, cesse d'exister. Le nerf sciatique peut être froissé dans cette forme de luxation, ou bien il peut être tendu au-dessus du col du fémur.

Quant au mode de production et aux symptômes, la luxation ischiatique offre une grande ressemblance avec la luxation iliaque. On la détermine artificiellement par une forte flexion avec adduction; la rotation est moins nécessaire pour la produire. Elle se distingue par un raccourcissement moindre, par une rotation moindre en dedans mais principalement par la situation plus basse de la tête articulaire.

La tête articulaire peut exceptionnellement se placer directement *en bas* sous l'acétabulum, entre celui-ci et la tubérosité ischiatique. On peut même supposer que ce déplacement a été produit chez certains individus tout d'abord, au moment de la flexion excessive de l'articulation. Mais il suffit que l'adduction et l'extension viennent s'y ajouter pour convertir cette luxation directe en bas en une luxation ischiatique bien prononcée. Si au lieu de l'adduction il s'y ajoute une abduction, la luxation devient une luxation obturatrice. Il existe même une forme de la luxation en bas et en arrière dans laquelle la tête articulaire peut facilement glisser sous le bord de la cavité cotyloïde jusqu'au trou ovalaire, d'où l'on peut de nouveau la faire retourner en arrière vers le grand trou sciatique.

La luxation ischiatique est de beaucoup la plus fréquente parmi les diverses luxations de la cuisse. Mais c'est aussi celle qui est le plus souvent méconnue, parce que, surtout dans les cas où il y a peu de rotation en dedans, elle donne lieu aux symptômes les moins apparents. Autrefois on croyait la luxation iliaque la plus commune, mais il a été démontré par Malgaigne et par moi qu'un grand nombre de prétendues luxations iliaques devaient être comptées parmi les luxations ischiatiques. (Dans *Archiv für phys. Heilk.* 1857, j'ai révisé toute la doctrine des luxations du fémur que j'expose ici d'après les résultats de ce travail.)

La luxation de la tête du fémur *en haut* suppose une déchirure sur le côté antérieur et interne de la capsule. La position qui favorise ce déplacement est l'extension forcée avec abduction et rotation en dehors. La tête articulaire se place, dans cette luxation, ordinairement entre le bord supérieur de la cavité cotyloïde et le psoas iliaque, dans le creux ilio-pectiné ou sous-inguinal. Le ligament de Poupart est poussé plus en avant, l'artère crurale elle-même est déjetée un peu en avant et en dedans. La cuisse subit une forte rotation en dehors et se place en même temps dans l'abduction. Le grand trochanter se place dans la cavité cotyloïde et naturellement ses muscles le suivent dans cette position. Les mouvements qui deviennent surtout impossibles sont la flexion et la rotation en dedans. La jambe, comparée à l'autre jambe étendue, paraît plus courte ; si, au contraire, on compare les deux membres dans une position légèrement fléchie (une forte flexion est impossible), on peut au contraire la trouver plus longue.

Comme variétés de cette forme de la luxation, il y a lieu de citer les cas rares dans lesquels on trouve la tête articulaire déplacée directement en haut, entre les deux épines iliaques supérieure et inférieure, ou bien plus en dedans, derrière l'artère crurale, appuyée sur la crête du pubis ou le muscle pectiné. Dans le dernier cas, la tête articulaire se rapproche du trou ovale dont elle n'est séparée que par le muscle pectiné ; mais on a eu tort de représenter cette dernière position comme une luxation sur le trou ovale. La vraie luxation sur le trou ovalaire a un tout autre caractère, comme nous allons le faire voir à l'instant.

La luxation *en dedans* et *en bas*, sur le trou ovale, autrement dit la luxation obturatrice, suppose comme condition essentielle une violente abduction avec rotation en dehors et forte flexion de la cuisse. La tête articulaire se place sous le muscle obturateur externe ; si le déplacement et l'abduction de la jambe arrivent à un degré élevé, ou bien si le malade est très-maigre, la tête luxée peut être sentie dans la région perinéale postérieure (luxation périnéale de Malgaigne). La jambe est dans l'abduction, le trochanter paraît situé plus bas.

Quelquefois c'est la luxation ischiatique qui se convertit en luxation obturatrice, la tête articulaire étant repoussée du bord inférieur de la cavité cotyloïde vers le côté interne de la cavité, soit par une tentative de réduction, soit par une nouvelle violence qui agit sur elle au moment où la luxation ischiatique vient de se produire.

Le *diagnostic* des luxations traumatiques du fémur n'est pas généralement pas très-difficile, la position de tout le membre subissant de grands changements et les contours des grandes parties osseuses pouvant encore être reconnus, malgré les couches musculaires qui les recouvrent. Cependant, il y a aussi des cas, tels que la fracture du bord de la cavité articulaire ou du grand trochanter ou bien une fracture du col du fémur avec engrènement réciproque des fragments, ou même une simple contusion avec gonflement considérable, où l'on peut se tromper facilement. Toutes les mensurations faites pour connaître le raccourcissement général de la jambe, ou seulement la distance qui sépare le trochanter de la crête iliaque, sont rendues plus difficiles par les déviations du bassin. Il faut donc prendre ces mesures avec les plus grandes précautions. Si l'on n'est pas en état de sentir la tête articulaire luxée, par exemple dans la luxation sur le trou ovalaire ou vers l'échancrure ischiatique, l'impossibilité de mouvoir la jambe, d'exécuter la rotation en dedans ou en dehors, ou enfin de la placer dans l'adduction ou dans l'abduction, sera un point capital pour le diagnostic. Dans les cas douteux, on aura recours au chloroforme qui annihilera la résistance des muscles et la douleur, et permettra ainsi d'examiner le blessé beaucoup plus librement et de juger plus sûrement l'état des parties. En imprimant alors quelques mouvements au membre, par exemple en augmentant l'abduction dans la luxation obturatrice ou la rotation en dedans dans la luxation ischiatique, on reconnaîtra plus distinctement les signes de la luxation et surtout on sentira mieux la tête déplacée.

La *réduction* des luxations du fémur se fait plus difficilemen que celle de la plupart des autres luxations ; cela s'explique parfaitement par la situation profonde de cette articulation qui est entourée de puissantes couches musculaires, ensuite par la masse du membre et des muscles antagonistes, par l'élévation du bord de la cavité articulaire et surtout par l'incertitude qui, dans chaque cas donné, peut régner sur la nature de l'obstacle.

Avant tout, il faudrait savoir exactement de quelle manière la tête articulaire a été chassée hors de la cavité ; car il est certain qu'il faudrait la ramener par le même chemin. Si, par exemple, dans les luxations sur le côté postérieur et externe du bassin, elle est sortie pendant un mouvement de flexion excessive, sous l'influence d'une forte rotation en dedans avec adduction, on pourra aussi la faire rentrer dans sa cavité en fléchissant d'abord le membre et en le plaçant dans l'adduction et en lui faisant ensuite décrire un mouvement d'abduction et de rotation en dehors ; si, au contraire, par un mouvement d'extension violente et de rotation en dehors, la tête a glissé sur le bord supérieur du bassin, une forte extension avec rotation en dedans deviendra nécessaire pour la réduire; si, enfin, une flexion forcée avec abduction a fait naître une luxation sur le trou ovalaire, il faudra aussi placer le membre dans la flexion et l'abduction pour faire franchir ensuite, par un mouvement d'adduction, le bord de la cavité cotyloïde par la tête du fémur et ramener celle-ci dans l'acétabulum.

La position dans laquelle un os luxé se présente lorsqu'il s'agit de le réduire n'est presque jamais celle qu'il a occupée immédiatement après sa sortie de la cavité articulaire; on trouve presque toujours la tête du fémur dans une position *secondaire*, attendu que, pour ainsi dire, constamment d'autres conditions s'y ajoutent qui modifient la position primitive. Ainsi, par exemple, dans la luxation vers l'échancrure sciatique une forte flexion peut avoir eu lieu au commencement, immédiatement après le blessé peut avoir essayé d'étendre sa jambe et avoir même réussi en partie à exécuter ce mouvement. Dans ce cas, il serait rationnel de placer la jambe d'abord dans la flexion exagérée et d'exercer dans cette position des tractions sur le membre en même temps qu'on lui ferait décrire un mouvement de rotation en dehors. Ou bien encore, dans la luxation en haut, le blessé peut avoir fait immédiatement après l'accident un mouvement involontaire de flexion et avoir ainsi diminué l'extension du membre ou avoir produit même un commencement de flexion. Dans ce cas, il serait rationnel de faire d'abord l'extension en tirant le membre en arrière et de lui faire ensuite exécuter un mouvement de flexion et de rotation en dedans, etc.

*L'obstacle* à la réduction d'une luxation du fémur consiste dans la résistance que le rebord élevé de la cavité cotyloïde oppose à la tête articulaire qui est pressée contre lui par la capsule articulaire et les muscles tendus et tordus par l'effet du déplacement. Plus la déchirure de la capsule est petite et plus elle est éloignée du bord de la cavité cotyloïde, plus elle se rapproche, par conséquent, du niveau du col du fémur, plus aussi la résistance opposée par le ligament capsulaire peut devenir forte dès que la direction de la tête articulaire cesse de correspondre exactement à l'ouverture de la capsule. Les muscles et la capsule s'opposent le plus souvent très-peu à la réduction, quand les efforts se font dans la bonne direction; par contre, ils opposent un grand obstacle quand ces efforts se font dans une fausse direction. L'expérience suivante faite sur le cadavre démontre la vérité de ce que nous venons de dire : la luxation ischiatique, artificiellement produite sur le cadavre, est très-facile à réduire si l'on fait la flexion et la rotation en dehors, mais la plus forte traction est impuissante à opérer la réduction, au moins en cas de déchirure capsulaire peu étendue, tant que l'on n'a pas donné au membre la position que nous venons d'indiquer.

Pour faire la *contre-extension*, dans la réduction des luxations du fémur, on se sert ordinairement d'un premier drap qui passe entre les deux cuisses et d'un second qui contourne le bassin. Ces draps sont tenus par des aides ou attachés au mur, à une table, etc. Un aide vigoureux peut même fixer assez bien le bassin, en passant le bras entre les jambes du malade ou en appliquant les mains sur les deux os iliaques. Selon la forme de la luxation, il faut qu'on essaye de réduire de diverses manières. Selon le cas, on fera une extension, une flexion, une abduction, une adduction (p. 748 à 752). Tantôt on cherche à faire franchir à la tête articulaire le bord de la cavité cotyloïde par des tractions, tantôt on cherche à la *soulever* par dessus le rebord saillant, par exemple au moyen d'un drap ou d'une courroie qui entoure la cuisse luxée près de l'articulation ; tantôt on *presse* la tête articulaire, avec la main, directement contre sa cavité articulaire; tantôt enfin on fait décrire au membre un mouvement de *rotation* qui doit ramener la tête articulaire dans sa cavité. Ces différentes manœuvres peuvent être combinées de bien des manières; ainsi, on peut faire à la fois la traction, la rotation et la pression directe ; par exemple, dans la luxation en arrière, on fléchit la cuisse tout en la ramenant dans l'adduction; en même temps, on tire sur le membre tout en lui faisant décrire un mouvement de rotation et l'on presse au besoin avec l'autre main sur la tête articulaire par en bas (1). Ou bien, s'il y a luxation sur le bord supérieur du bassin, on étend la cuisse en la ramenant en arrière, puis on tire sur le membre, on lui fait décrire un mouvement de rotation en dedans et l'on cherche encore, au besoin, à pousser la tête dans la cavité par une pression directe, exécutée pendant un mouvement de flexion.

Dans toutes ces manœuvres il ne faut pas perdre de vue qu'une faible modification dans la position de la tête articulaire peut en favoriser essentiellement la réduction; tout dépend, en effet, de ce que la tête corresponde

_______________

(1) Cette méthode mérite toujours la préférence dans les cas récents. Si le malade est chloroformisé, on n'a guère besoin d'aide. Avec une main on suit les mouvements de la tête pendant qu'avec l'autre on exécute l'extension ou la rotation, etc.

exactement à la solution de continuité de la capsule ; si par conséquent on ne réussit pas dans une position, il faut la modifier de différentes manières ; si, par exemple, on ne parvient pas à réduire la luxation iliaque en fléchissant la cuisse à angle aigu on recommencera la tentative en la fléchissant à angle droit ou à angle obtus et en variant le degré de la rotation. (En 1865 et 66 j'ai pu réduire, après avoir échoué avec le procédé ordinaire, deux luxations de la cuisse en arrière datant de quinze jours, en plaçant la cuisse dans la rotation en dehors et en faisant ensuite, par une simple traction, rentrer la tête dans sa cavité.) On fait la rotation le plus énergiquement en fléchissant le genou à angle droit et en saisissant ensuite la jambe à deux mains pour la faire agir en guise de levier. L'extension, si elle exige beaucoup de force, se fait au moyen d'une ceinture de cuir, appliquée au-dessus du genou, à laquelle on attache un lacs ou au moyen d'une corde sous laquelle on étend une compresse mouillée, et avec le secours de plusieurs aides ou avec des moufles.

Le traitement consécutif, après la réduction de la luxation du fémur, n'exige pas de mesures particulières. Il est évident que, pendant les premiers jours ou les premières semaines qui suivent la réduction, le membre doit être maintenu en repos et qu'ensuite il doit encore être ménagé pendant un certain temps. — Le ligament rond ne se ressoude probablement jamais et, presque toujours, l'articulation conservera un certain relâchement.

Les *luxations anciennes du fémur* offrent une parfaite analogie avec les luxations anciennes de l'humérus (p. 661). Mais on parvient plus rarement à les réduire que ces dernières ; il est bien rare qu'on réussisse à réduire une luxation du fémur ayant une durée de plus de huit semaines. On a obtenu, il est vrai, même après six mois et plus tard encore, la réduction de quelques luxations du fémur, mais, d'un autre côté, on a vu survenir, après des efforts par trop violents, des fractures de la cuisse et des suppurations articulaires.

*Luxation spontanée de l'articulation coxo-fémorale.* — Sous l'influence d'une inflammation, cette luxation peut se produire de quatre manières différentes : par la distension et l'allongement de la capsule renfermant un exsudat aqueux, par la destruction purulente et la perforation de la capsule, par l'atrophie de quelques parties osseuses soumises à une pression continue, enfin par la carie, qui peut ronger à un tel point les os que l'articulation perd toute solidité. Dans ce dernier cas, il est vrai, il s'agit plutôt d'une destruction de l'articulation que d'une luxation.

Il y a, à ce qu'il paraît, des individus qui peuvent luxer leur cuisse à volonté vers le trou ovale; mais on ne sait pas si dans ces cas il existe un grand aplatissement de l'acétabulum ou bien s'il n'y a qu'une grande laxité des ligaments.

En cas d'*allongement* pathologique de la capsule, comme il peut être déterminé surtout par l'hydropisie de l'articulation, il suffit d'un mouvement d'adduction ou de rotation, par exemple pendant que le malade se retourne dans son lit, pour luxer en arrière la tête du fémur. Si la capsule est en même temps rompue et vidée, ce sera une raison de plus pour que la tête articulaire luxée soit maintenue dans la position vicieuse et même déplacée plus loin par la tension des muscles. — Divers processus pathologiques, produisant un exsudat capsulaire séreux ou séro-purulent, font naître de cette manière une luxation spontanée. Parmi les cas de ce genre, une luxation spontanée qui mérite une mention spéciale, c'est la luxation qui se développe pendant ou après le typhus et qui a été observée souvent dans ces derniers temps. L'exsudation se fait, dans le typhus, avec peu ou point de symptômes inflammatoires. Le processus pathologique dans l'articulation passe donc facilement inaperçu, et il n'y a que la luxation du fémur qui le fasse quelquefois remarquer.

Un nombre assez grand de luxations spontanées du fémur qu'on voit se produire peu à peu dans l'inflammation chronique, dépendent de l'*usure* ou, pour mieux dire, de l'*atrophie par pression du bord postérieur de la cavité cotyloïde*. Cette atrophie par pression peut être acccompagnée de suppuration; elle peut aussi se produire sans suppuration. Lorsque dans une articulation enflammée, le membre se trouve dans la flexion accompagnée d'adduction, la tête du fémur exerce une pression continue et exagérée sur le bord postérieur de la cavité articulaire qui finit par être usé. Comme la tête suit et se déforme également sous l'influence de cette pression accompagnée d'usure, il en résulte à la longue une luxation.

Dans la suppuration articulaire, diverses causes, par exemple la perforation et le ramollissement purulents de la capsule, la destruction du cartilage avec usure du sourcil cotyloïdien et enfin l'adduction et la rotation de la jambe peuvent se combiner pour produire la luxation spontanée.

Dans les cas simples, il est très-facile de *reconnaître* les luxations spontanées du fémur. On sent la tête luxée, principalement dans l'adduction et la rotation en dedans; on peut la sentir se mouvoir sous le doigt et glisser dans un sens et dans l'autre à mesure que la jambe est attirée ou relâchée. Si, au contraire, les parties molles sont enflées et indurées, le diagnostic peut offrir plus d'une difficulté. La tête luxée du fémur, abstraction faite même du gonflement, ne se sent pas toujours, parce qu'il ne se produit ni adduction ni rotation du fémur en dedans, ou au moins parce que ces déviations ne sont pas assez fortes pour permettre à la tête du fémur de saillir à côté du trochanter et derrière lui. La rotation en dedans qui, dans les luxations traumatiques, est déterminée par la tension de la capsule, manque ici très-souvent, parce que la capsule allongée ne possède plus cette tension. On observe même, dans quelques cas, une rotation en dehors. La tête articulaire reste alors cachée derrière le trochanter, de sorte qu'on ne peut pas facilement la palper à travers les couches muscu-laires (fig. 86).

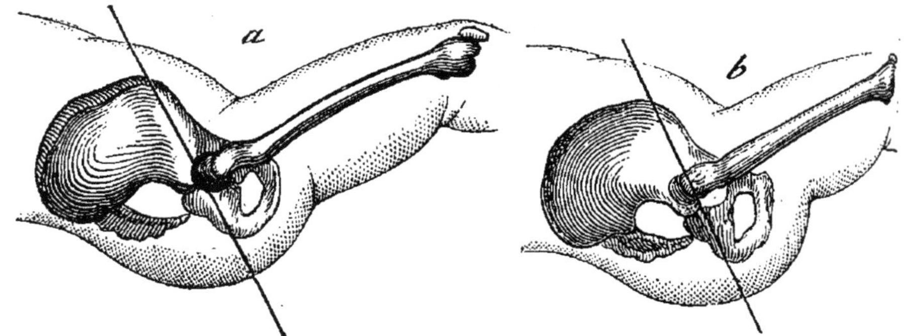

Fig. 86.

En général, il est vrai, on peut arriver au diagnostic en sup-posant une ligne tirée de l'épine iliaque antérieure et supérieure à la tubérosité de l'ischion; si le trochanter dépasse cette ligne lorsque la direction du membre forme avec elle un angle droit, il faut conclure à la luxation (1) (fig. 86; b). Mais ce signe peut également induire en erreur; car le gonflement des parties peut être tel qu'il n'est plus possible de bien distinguer le trochanter. et l'on peut commettre l'erreur de croire le bord du trochanter, ainsi entouré de parties tuméfiées, placé plus haut qu'il ne l'est

(1) J'ai appelé l'attention sur ce signe en 1846, dans *Archiv für phys. Heilk.*, vol. V, p. 141.

en réalité. Dans un cas de ce genre, on ne pourra rectifier ou vérifier le diagnostic qu'en mesurant comparativement la longueur de la diaphyse du fémur opposé.

Si la tête du fémur est séparée du trochanter par un processus carieux ou par suite d'un ramollissement cancéreux de l'os, la diaphyse de l'os, y compris le trochanter, se retire également en haut, et l'on diagnostique souvent une luxation, tandis qu'en définitive il n'y a qu'une séparation du tissu osseux analogue à la fracture du col du fémur. Les symptômes sont souvent éminemment trompeurs.— Il est à peine nécessaire de rappeler qu'il n'est pas permis de confondre avec la luxation la rotation ou ascension oblique du bassin accompagnée d'un raccourcissement apparent de la jambe. Mais le raccourcissement réel lui-même ne doit pas être pris trop facilement pour un signe de luxation. Il faut bien se rappeler que la destruction de la tête articulaire ou de son col, l'approfondissement carieux ou même la perforation de la cavité cotyloïde, enfin l'usure et un arrêt de développement des os malades, peuvent être autant de causes de raccourcissement.

Le diagnostic d'une luxation spontanée vers le côté opposé, c'est-à-dire vers le trou ovale, présente également des difficultés assez notables, Il est arrivé plusieurs fois que l'on avait confondu avec la luxation l'abduction avec roideur de la jambe dans l'abaissement latéral du bassin. On n'arrivera dans ce cas à un diagnostic bien positif qu'en cherchant à mettre l'autre jambe dans une abduction semblable et en comparant ainsi entre elles les deux extrémités et leurs rapports avec le bassin. Si la maigreur était très-grande et l'abduction très-considérable, on devrait sentir manifestement la tête luxée du fémur à la place anormale.

La *réduction* de la luxation peut bien être tentée dans les cas où cette luxation s'est faite sans suppuration, c'est-à-dire par simple exsudation séreuse et relâchement de la capsule. Dans quelques-uns de ces cas, la réduction se fait facilement et sans aucune violence ; mais il faut pour cela qu'on agisse sans retard. Cependant il faut s'attendre, dans ces cas, à voir la luxation se reproduire très-facilement. Il y a des cas où il suffit de produire une légère adduction pour faire naître la luxation et un peu de traction et d'abduction pour immédiatement la réduire. — Si la luxation date de quelques semaines, il faut s'attendre à ce que déjà il se soit produit un raccourcissement partiel des parties fibreuses et même un gonflement du paquet graisseux à la naissance du ligament rond. Dans ce cas, on ne peut donc pas espérer que la réduction réussisse du premier coup, mais il faudra appliquer un appareil de traction continue pour tendre de nouveau les ligaments avant de songer à replacer la tête du fémur dans sa cavité. On n'espérera pas non plus que le fémur réduit prenne immédiatement une position solide, à l'abri de toute luxation nouvelle. — Si bien des mois ou même des années se sont écoulés depuis la production de la luxation, on doit supposer, comme dans les luxations traumatiques, des modifications tellement considérables dans les parties dures et dans les parties molles de l'articulation, raccourcissements ligamenteux et musculaires, dépôts calcaires dans la cavité cotyloïde, déformation de la tête articulaire, etc., qu'on ne pourra plus guère compter sur le succès d'une tentative de réduction (1).

Les luxations par usure osseuse ne sont évidemment susceptibles d'aucune réduction, quoique souvent on puisse améliorer la position.

La plupart des cas de luxation spontanée du fémur sont donc incurables. Toutes les fois que l'articulation a été disjointe par la suppuration et que les os, comme cela arrive ordinairement, sont encore rongés par la carie, on peut s'estimer heureux de sauver la vie du malade. La résection de la tête luxée pourra peut-être, dans beaucoup de cas, diminuer le danger (p. 764).

Toutes les tentatives de réduction d'une luxation spontanée du fémur doivent être faites avec une extrême prudence et demandent un choix sévère des sujets ; car en supposant que l'articulation luxée soit prédisposée à la suppuration, on augmenterait facilement cette prédisposition par les appareils de traction.— Si l'on veut faire agir un appareil de ce genre sur la cuisse luxée, le plus simple est de faire la contre-extension avec deux courroies rembourrées et l'extension avec une genouillère ou une ceinture qui entoure le pied et à laquelle s'attache un poids par l'intermédiaire d'une corde qui passe sur une poulie. Il faut que le malade soit couché pendant des semaines entières avec cet appareil qu'on charge peu à peu de poids plus forts, jusqu'à ce qu'enfin le fémur soit de nouveau rentré dans sa cavité et s'y soit fixé. Une fois ce résultat obtenu, il faut prendre des mesures pour empêcher le retour de la luxation. Ces mesures pourront consister

---

(1) La plupart des rapports publiés jusqu'à présent sur la réduction des luxations spontanées du fémur sont fort sujets à caution ; ainsi on a pu guérir des déviations du bassin et s'imaginer que c'étaient des luxations du fémur, ou bien on a pris pour une réduction la position simplement améliorée d'un fémur luxé. Voyez mon mémoire sur la luxation spontanée, *Annales de Schmidt*, mars 1857.

en un appareil plâtré appliqué dans l'abduction ou en une longue attelle latérale convenablement matelassée qui doit appuyer sur le trochanter, mais fixer en même temps le membre dans l'extension, dans l'abduction et la rotation en dehors.

Pendant qu'on ferait encore porter cet appareil la nuit, on pourrait momentanément le retirer dans la journée et faire exécuter de petits mouvements de pendule ou en cercle. On a inventé pour ce but des machines à mouvement spéciales, qui seraient cependant remplacées avantageusement par des mains intelligentes.

Si l'on renonce à réduire une luxation spontanée, on peut encore viser à remplir l'indication *d'améliorer* la position à un tel point qu'au moins la déviation du bassin ou la contracture soient dissipées ou diminuées, et que le malade soit mis en état de marcher sans béquilles. Dans ce but, on peut employer les mêmes appareils à extension que pour la contracture en général. Par la suite, il peut être utile de faire porter une ceinture du bassin avec attelles pour la cuisse, de faire reposer le pied sur une semelle ou un talon plus élevé, etc. — En cas de raccourcissement considérable et d'atrophie de la jambe correspondante, il faut faire marcher le malade à l'aide d'un appareil composé d'attelles latérales pour la jambe, avec une sorte de valve qui embrasse la cuisse et prend son point d'appui sur l'ischion, et un pilon placé sous le pied, en un mot, à l'aide d'un appareil analogue à une jambe artificielle. Cela vaut toujours infiniment mieux que de laisser marcher le malade avec des béquilles.

*Luxation congénitale de l'articulation coxo-fémorale.* — On a vu de ces luxations d'espèces variées, luxations en haut, en dedans, le plus souvent en arrière et plus ou moins complètes. La nouvelle articulation peut être assez serrée ou permettre, au contraire, un va-et-vient continuel de la tête articulaire ; la communication de la capsule avec l'ancienne cavité peut être tout à fait libre, ou rétrécie, ou oblitérée ; la cavité cotyloïde est souvent aplatie, arrêtée dans son développement, devenue triangulaire ou ovalaire ; le sourcil cotyloïdien est devenu, sous l'influence de la pression de l'os déplacé, plus plat, plus arrondi, et la tête elle-même a subi des changements analogues.

Ces luxations congénitales doivent être attribuées, pour la plupart, à une position anormale, quelquefois aussi à une hydropisie articulaire pendant la vie fœtale. La position du fœtus dans l'utérus, la flexion des extrémités inférieures sur le bassin,

paraît très-favorable au déplacement; d'ailleurs la cavité cotyloïde et la tête du fémur sont encore cartilagineuses et cèdent
plus facilement, et la tête est plus grande comparativement à la
cavité que chez l'adulte. Après avoir attentivement observé un
grand nombre de luxations iliaques congénitales, je suis arrivé à
croire que c'est une adduction exagérée du fémur fœtal qui produit cette luxation. Il n'est pas rare de rencontrer des enfants sur
lesquels on peut produire une luxation prononcée en leur mettant la
cuisse dans l'adduction, tandis que par l'abduction et la flexion on
fait de nouveau disparaître cet accident. Il est bien permis d'admettre que chez ces enfants le bord postérieur de la cavité est
resté trop bas par suite de l'adduction exagérée à l'état fœtal et
que, de cette manière, la luxation congénitale a pris naissance.

La maladie peut n'exister que d'un côté ou être double. Dans
le premier cas, il y a claudication; dans le second, la démarche
présente un caractère de vacillation particulier, rappelant la démarche des poules. Ces individus peuvent cependant continuer
leur travail.

Le *traitement* de la luxation congénitale du fémur doit être en
tout point conforme à celui de la luxation spontanée acquise.
Dans la grande majorité des cas, il n'y a aucun succès à espérer, parce qu'ordinairement on ne reconnaît la maladie que quand
l'enfant commence à marcher, et parce que le pronostic doit être
d'autant plus fâcheux que le traitement est entrepris plus tard.
Si l'on était appelé à temps, il faudrait essayer la réduction, puis
appliquer un appareil plâtré et vernissé, comme pour la fracture
du fémur chez les nouveau-nés. Plus tard il y aurait peut-être
lieu d'appliquer un appareil comprimant le trochanter de dehors
en dedans et maintenant le membre dans l'extension. De cette
manière, on aurait la chance de prévenir la reproduction de la
luxation, les ligaments ayant le temps de se raccourcir extérieurement et l'os pouvant s'habituer à sa nouvelle position et s'adapter
à la cavité cotyloïde.

*Plaies par arme à feu de l'articulation de la hanche.* — L'inflammation et les fusées purulentes qui résultent d'une lésion de
l'articulation et de ses os, sont extrêmement dangereuses. Aussi
peut-on se demander très-sérieusement s'il n'y a pas lieu de faire
la résection et même, dans le cas où la partie supérieure du fémur aurait été fracturée et réduite en éclats, la désarticulation
de la hanche. On ne peut pas affirmer cependant que, pour le
moment, nous possédions assez de faits bien observés pour pou-

voir répondre catégoriquement à cette question. — Dans la plupart des cas, le diagnostic est trop peu sûr au commencement pour qu'on se croie immédiatement obligé de recourir à une opération. On ne sait pas où siége la balle, jusqu'où va la lésion osseuse, si les os du bassin sont eux-mêmes atteints. On attendra donc le plus souvent que la suppuration se soit produite et que l'étendue de la lésion, les limites de la nécrose commençante, les dangers des fusées purulentes se soient plus clairement dessinés. On ne sera forcé de prendre une résolution immédiate qu'autant que l'on ne pourra conserver le moindre doute sur la gravité de la situation. Tout ce qu'il est possible de dire, en général, c'est que les fractures comminutives étendues, les vastes destructions, exigent plutôt la désarticulation, les lésions plus restreintes plutôt la résection. Ainsi, en cas de simple fracture du col du fémur ou de la tête articulaire, il semble très-rationnel de faire la résection. Mais, pour ma part, je me contenterais de réséquer dans un cas de ce genre la tête et le col, et, contrairement à ce qui a été fait jusqu'à ce jour, je laisserais en place le trochanter.

En cas de suppuration ichoreuse, s'il faut s'attendre à des esquilles et à des séquestres nécrosés qu'il s'agit d'extraire, on ne restera pas dans l'inaction complète; mais on cherchera à procurer une libre issue au pus et aux séquestres par des contre-ouvertures, par des débridements ou la simple dilatation des plaies. Une incision hardie, faite jusque dans l'articulation et dirigée en avant sur le col du fémur, ou bien en arrière à travers les fibres du grand fessier, a peut-être sauvé plus d'un individu qui, sans ce secours, aurait succombé à une vaste fonte ichoreuse et à la rétention du pus.

*Résection dans l'articulation de la hanche.* — L'indication de la résection de la tête du fémur se pose le plus clairement dans la luxation spontanée due à la suppuration articulaire. Une série de cas dans lesquels on avait reséqué, à l'exemple de Fergusson, la tête articulaire luxée spontanément et baignée de pus et dans lesquels, après cette opération, les malades avaient conservé une extrémité encore très-propre à la marche, doivent nous engager à faire cette opération toutes les fois que la luxation spontanée est accompagnée d'une suppuration assez considérable pour menacer le malade de consomption. La même indication se présente en cas de carie de la tête ou du col luxés, lorsque l'os malade ne peut pas guérir et continue d'entretenir les trajets fistuleux et la suppuration. Dans les cas de ce genre, l'opération devient relativement simple et facile : une large et profonde incision au bord postérieur du trochanter met l'os à nu. Cette incision faite, on a encore le choix d'enlever simplement à la scie la tête articulaire elle-même, ou de la détacher (chez les enfants) de la diaphyse, ou d'enlever, comme cela s'est fait le plus souvent jusqu'à présent, en même temps le grand trochanter. Généralement on fera mieux de laisser le grand trochanter intact et de ne retrancher que la tête. Si l'os est très-poreux, le plus simple est de le diviser avec la pince de Liston.

Le seul avantage que peut procurer la résection d'un trochanter encore sain, c'est qu'on fait ainsi disparaître l'obstacle que la saillie de cette apophyse opposerait à la guérison de la plaie, saillie qu'on ne pourrait diminuer qu'en plaçant la cuisse dans la rotation en dehors et dans une forte abduction. Quant au petit trochanter, il faut autant que possible chercher à le conserver pour ne pas détruire l'insertion du psoas-iliaque.

Une question à laquelle il est beaucoup plus difficile de répondre est la suivante : Faut-il réséquer également lorsque la tête articulaire est cariée sans être luxée, lorsque l'articulation est envahie par la suppuration et la nécrose, lorsqu'une plaie par arme à feu a produit de nombreuses esquilles, enfin, lorsqu'une balle s'est arrêtée dans la tête du fémur ? Peu de chirurgiens ont osé faire la résection jusqu'à présent dans ces conditions, et les résultats obtenus n'étaient guère encourageants. Mais peut-être réussira-t-on mieux à l'avenir, si l'on opère d'après une méthode autre que celle qui a été suivie jusqu'à présent, c'est-à-dire si l'on fait la *section transversale* qui permet de n'enlever que la tête elle-même, sans toucher au trochanter et à ses muscles. La figure 87 donne une idée, imparfaite, il est vrai, de cette méthode opératoire ; pour bien la juger, il faut en faire l'essai et s'y exercer sur le cadavre. On fait une profonde incision suivant exactement la ligne du col du fémur et divisant le muscle iliaque, le couturier, le droit antérieur et le muscle du fascia lata. Dans cette région les muscles sont en partie tendineux et peu charnus. Le nerf crural reste intact à l'extrémité interne de la section, comme le nerf cubital dans la résection du coude. De cette manière on met à nu la tête du fémur et son col sans léser d'autres parties. On peut diviser la capsule sur sa ligne d'insertion au col, luxer le fémur, couper le ligament rond avec les ciseaux

courbes et ensuite faire sortir librement la tête articulaire de sa
cavité et la scier. Ou bien ou peut d'abord diviser le col avec la
scie à chaînette, avec l'ostéotome, la tréphine, les tenailles inci-

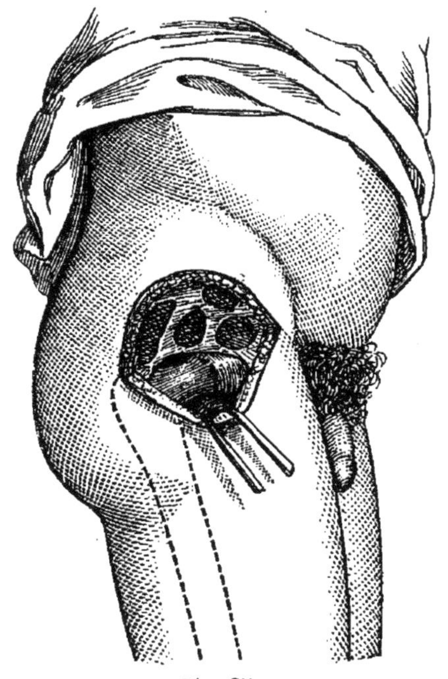

Fig. 87.

sives, etc., puis luxer la tête ainsi détachée, et la séparer de son
attache avec le ligament rond soit par torsion, soit par section.
La dernière méthode est la plus facile à exécuter.

Si l'articulation est très-serrée, il n'est pas très-facile de contourner
le col avec la scie à chaînette ; il faut pour cela une aiguille à ligature
d'artères très-grande et très-courbe, ou bien une anse de fil de fer à
laquelle on donne la courbure nécessaire ; il faut en outre relâcher les
parties tendues de l'articulation par de légers mouvements de flexion
et de rotation. — Si l'on a scié la tête avant de la luxer, on se sert d'une
forte pince pour la saisir et la retirer de la cavité ou la retourner.

Si, outre la tête, on voulait encore retrancher le trochanter, la
même incision transversale pourrait servir ; il suffirait de la prolonger en arrière et en bas.

Si l'on veut réséquer *en arrière*, ce qui serait indiqué en cas d'abcès postérieur, ou de coup de feu ayant frappé par derrière, ou bien encore dans le cas où la jambe serait placée dans la flexion, l'adduction et la rotation en dedans, on ferait l'incision sur le bord postérieur du trochanter à travers le grand fessier, on ouvrirait la capsule dans la même direction et l'on arriverait ainsi sur la tête ou le col du fémur.

On avait l'habitude, jusqu'à présent, pour la résection de la tête du fémur, de tailler un *lambeau externe*, mettant à nu le trochanter. Il va sans dire, cependant, que l'on peut aussi faire, selon le besoin, une incision en T, une incision cruciale, etc.

Si l'on juge utile de reséquer également, après l'enlèvement de la tête du fémur, une partie de la *cavité cotyloïde*, le meilleur moyen à employer est la gouge et le marteau.

Il n'est guère permis d'enlever plus que la tête articulaire avec le grand et le petit trochanter. Car si l'on allait plus loin, on n'obtiendrait qu'un membre pendant, ne rendant aucun service pour la marche.

Si la tête du fémur est *nécrosée* et séparée de la diaphyse, il est certain qu'on ne doit pas hésiter à l'extraire le plus tôt possible par un trajet fistuleux qu'on a eu soin de dilater.

Il a été fait en Amérique quelques opérations fort remarquables (Barton) pour remédier à une *ankylose anguleuse de l'articulation de la hanche*. Le procédé consistait en une incision cruciale mettant à nu le trochanter, suivie d'un trait de scie divisant l'os, et quelquefois de l'enlèvement d'un segment cunéiforme, en vue de redresser le membre. Le traitement consécutif consistait ensuite à obtenir non une réunion osseuse, mais la formation d'une fausse articulation dont on cherchait à favoriser la production en communiquant de bonne heure des mouvements au membre.

Le traitement consécutif des résections du fémur est le même que celui de la fonte suppurée de l'articulation coxo-fémorale; quelquefois on se sert, pour redresser peu à peu le membre, d'un appareil à extension continue. L'extension se fait le mieux avec des poids (voy. p. 746), la contre-extension par un sous-cuisse appliqué du côté sain.

*Désarticulation du fémur.* — Cette opération étant la plus dangereuse de toutes les amputations (82 morts sur 123 opérés, d'après Guenther) et les amputations traumatiques qui, le plus souvent, ont été précédées de fortes pertes de sang, s'étant montrées plus défavorables que toutes les autres, on sera forcé de se demander d'autant plus sérieusement quelle est la méthode qui fait perdre le moins de sang et qui donne la plaie la moins étendue. Naturellement on choisira la méthode selon les particularités du cas donné ; en général, cependant, on donnera la préférence à la *méthode ovalaire antérieure*, qui consiste à faire d'abord la ligature de l'artère fémorale au-dessous du ligament de Poupart, avant la naissance de la fémorale profonde, et à ajouter à la section cutanée qui a servi à mettre l'artère à nu une section ovalaire autour de la cuisse (1). Si l'on prend la précaution, en opérant de cette manière, de ne diviser la capsule articulaire qu'à son insertion inférieure au col du fémur, et de ne couper les muscles rotateurs qu'immédiatement sur l'os, on n'atteindra les vaisseaux plus petits, l'obturatrice, l'ischiatique, etc., qu'à leurs dernières ramifications; on aura donc une hémorrhagie en somme assez minime et une plaie musculaire et cutanée relativement peu étendue. La région fessière reste intacte et, par conséquent, on aura beaucoup plus de facilité à faire bien reposer le malade, à le panser, etc. De plus, la cicatrice est placée en avant.

On commence par la ligature de l'artère fémorale Cela fait, on ajoute à la première incision longitudinale une incision demi-circulaire ou ovalaire et l'on ouvre tout de suite largement l'articulation. Par une rotation en dehors, on luxe la tête du fémur, on met en vue le ligament rond que l'on divise ; la capsule doit être détachée tout le long de son insertion à la partie antérieure et latérale du col du fémur. Ensuite on contourne le grand trochanter, le mieux en plaçant la jambe dans la flexion et l'adduction, et l'on détache du même coup les muscles qui s'attachent à la ligne intertrochantérique. Après avoir séparé également la partie postérieure de la capsule, on divise les adducteurs et les fléchisseurs qui partent de la tubérosité sciatique, ainsi que le nerf sciatique et la partie postérieure de la peau. On fait l'opération avec un long bistouri.

*La méthode ovalaire externe*, dans laquelle on commence la section au-dessus du trochanter, offre cet avantage que le trochanter est mis très-complétement à nu et peut d'autant mieux être contourné ; mais ce qui milite en faveur de la méthode ovalaire antérieure, c'est qu'elle permet d'attaquer le plus directement l'articulation elle-même qui est l'objectif principal de l'opération et qu'elle y conduit par la voie la plus facile.

La méthode qui, sur le cadavre, est de l'exécution la plus facile et

_______________

(1) Cette méthode m'a donné un résultat heureux en 1856, à la clinique de Marbourg, sur un individu âgé de soixante-six ans.

la plus prompte et qui pour cette raison a compté jusqu'à présent le plus de partisans, est la méthode à *double lambeau* antérieur et postérieur, méthode qui consiste à former d'abord un lambeau antérieur aussi large que possible mettant à nu l'articulation, et que l'on obtient par ponction de dehors en dedans, directement au-dessus du trochanter. Un aide porte le doigt dans la plaie immédiatement derrière le couteau et comprime l'artère en même temps qu'il tire en haut le lambeau antérieur. Un second aide, qui tient la jambe, tourne et luxe en même temps le fémur et facilite ainsi la section des ligaments. Cette section se fait avec le grand couteau à deux tranchants, à moins qu'on ne préfère échanger ce dernier, pour ce temps de l'opération, contre un scalpel avec lequel on divisera peut-être plus rapidement les parties cachées par le sang. Une fois le ligament rond divisé et la partie postérieure du ligament capsulaire détachée du rebord cotyloïdien, on reporte la pointe du grand couteau au point de départ de la première incision, au-dessus du grand trochanter, derrière lequel on forme le lambeau postérieur correspondant. Cette méthode offre l'avantage de permettre que la saillie du trochanter soit contournée plus facilement et plus rapidement que dans l'amputation à lambeau externe et interne. Du reste, on peut employer, selon les circonstances, toute espèce de méthode, à lambeau, circulaire et ovalaire, pourvu qu'il reste assez de peau pour couvrir la plaie.

Si l'on avait amputé le fémur dans le voisinage de l'articulation, par exemple au-dessous du trochanter, et qu'ensuite l'os se fût montré malade ou fracturé encore plus haut, on pourrait assez facilement ajouter une incision en haut et en avant qui permettrait de désarticuler secondairement la tête du fémur.

La plaie que l'on produit dans la désarticulation du fémur peut être en partie réunie par des points de suture. — Au bassin, on peut ensuite attacher un pilon prenant son point d'appui sur l'ischion et rendant encore de bons services pour la marche.

### § 2. — Cuisse.

Fracture du col du fémur. — Fracture du grand trochanter. — Fracture au-dessous du grand trochanter. — Fractures de la partie moyenne du fémur. — Fractures de la partie inférieure. — Consolidation vicieuse. — Manque de consolidation. — Fractures compliquées du fémur. — Ligature de l'artère fémorale. — Périostite et nécrose du fémur. — Amputation de la cuisse.

*Fracture du col du fémur.* — La plupart des fractures du col du fémur se produisent sous l'influence d'un choc que la jambe supporte dans toute sa longueur, par exemple, quand l'individu fait un faux pas dans un trou qui se trouve devant lui, etc., ou bien sous l'influence d'un choc transversal, par exemple d'une chute sur le grand trochanter. Ce n'est que d'une manière tout exceptionnelle qu'un mouvement forcé de rotation ou d'extension produit une fracture du col du fémur. La production de cette fracture est favorisée par la porosité des os dans la vieillesse, et surtout par l'atrophie morbide des os avec prédominance du tissu adipeux comme on la rencontre si souvent chez les vieillards.

La fracture peut être *intra-capsulaire* ou *extra-capsulaire*, en d'autres termes, le col du fémur peut se rompre transversalement en dedans de la capsule ou seulement dans le voisinage des deux trochanters en dehors du ligament capsulaire. Dans le premier cas, c'est plutôt la tête du fémur qui se sépare du col, dans le second, le col qui se sépare de la diaphyse du fémur. Il n'est pas rare non plus qu'il se produise une fracture oblique située moitié en dedans moitié en dehors de la capsule. Souvent la fracture du col du fémur est accompagnée de la production de quelques esquilles, surtout aux trochanters. Les deux trochanters peuvent se détacher ou éclater de telle manière que chacun d'eux représente un fragment séparé.

La plupart des fractures extra-capsulaires sont disposées de telle manière que le fragment supérieur et surtout son bord inférieur paraît enchâssé dans le tissu poreux de la diaphyse entre les deux trochanters et même enclavé dans ce tissu. Le tissu osseux est alors généralement plus ou moins comprimé et écrasé. On observe aussi des cas, surtout dans les fractures intra-capsulaires, où l'os lui-même n'est pas tout à fait séparé, mais où il paraît plutôt infléchi que complétement brisé. Dans la fracture intra-capsulaire, il arrive aussi que la tête n'est pas entièrement détachée de l'autre fragment, mais qu'une partie du périoste, restée intacte, maintient la communication entre les deux fragments.

C'est du siége et de la direction de la fracture, de la déchirure des parties fibreuses, du degré de la violence extérieure, des tentatives faites pour marcher après l'accident, de l'engrènement réciproque des fragments, etc., que dépend le degré du déplacement et du raccourcissement de l'extrémité et, par conséquent, de l'ascension du trochanter et de sa déviation en arrière ou en dedans. Ordinairement, la jambe, obéissant aux lois de la pesanteur, se place dans la rotation en dehors, sans que pourtant la rotation en dedans soit empêchée.

Les principaux signes de la fracture du col du fémur sont le raccourcissement et la crépitation, accompagnés généralement

d'une assez grande mobilité de l'os, auquel il est facile de rendre
sa longueur par l'extension, tandis que, abandonné à lui-même,
il se raccourcit de nouveau. Mais le raccourcissement peut manquer quand le déplacement a été nul ou peu considérable. Il est
quelquefois impossible de distinguer la fracture d'une simple contusion ; car la crépitation peut être empêchée par l'engrènement
réciproque des fragments, par un extravasat sanguin ou par
des parties molles interposées entre les fragments. La mobilité
elle-même peut se perdre aussitôt que l'inflammation et le gonflement se sont produits. Dans les cas de ce genre, on peut même
éprouver de la peine à distinguer la fracture d'une luxation
(p. 754). — Il est rarement possible de distinguer sûrement la
fracture intra-capsulaire de la fracture extra-capsulaire ; mais on a
d'autant plus de raisons pour croire à une fracture intra-capsulaire, que la personne est plus âgée, que la cause vulnérante a
été plus insignifiante, le déplacement des fragments et le gonflement des parties molles plus faibles.

La fracture intra-capsulaire donne très-peu d'espoir de consolidation osseuse. A l'impossibilité de maintenir les fragments sûrement et exactement adaptés l'un à l'autre, s'ajoutent la porosité morbide de l'os, l'atrophie sénile et la nutrition incomplète du fragment supérieur qui, en cas de séparation complète du périoste,
n'est maintenu en communication avec le reste du corps qu'exclusivement par le ligament rond. Aussi, presque constamment, il
ne se forme, dans la fracture intra-capsulaire, qu'une substance
fibreuse intermédiaire qui, cependant, peut encore permettre un
usage assez étendu du membre. Dans quelques cas, il ne se produit aucune adhérence, mais les deux fragments frottent et s'usent
l'un contre l'autre, comme dans une fausse articulation.

Plus la fracture siége en dehors et en bas, à la base du col et
en dehors de la capsule, et plus les individus sont jeunes et robustes, plus le pronostic est favorable. A partir des trochanters,
il se fait généralement tout autour une exsudation d'une abondante
masse calleuse qui forme un bourrelet très-épais autour du col
rompu. Souvent le processus curatif s'arrête à ce degré sans que
la substance intermédiaire entre les fragments s'ossifie à son
tour. Dans le cas le plus heureux, il se produit une adhérence osseuse complète, mais on ne saurait, pour le moment, indiquer au
juste la proportion qui existe entre les cas guéris avec production
d'un cal complet et ceux dans lesquels il n'y a eu qu'une réunion
fibreuse. La jambe est toujours un peu raccourcie après la guéri-

son d'une fracture du col du fémur. Même après avoir bien adapté l'un à l'autre les deux fragments, on a souvent observé l'atrophie du fragment supérieur et, par ce fait même, le raccourcissement du col du fémur. Ordinairement l'angle obtus que le col du fémur forme, à l'état normal, avec le reste de l'os, est transformé en angle droit, ou même aigu, par l'ascension du fragment inférieur. Cette ascension du grand trochanter peut encore augmenter ultérieurement, à raison de la souplesse de la capsule, ou bien à raison de l'atrophie et de l'usure des fragments. On remarque alors un raccourcissement plus considérable ou le raccourcissement qui, au commencement, ne pouvait être bien reconnu, devient, dès ce moment très-prononcé.

Sur beaucoup de pièces anatomiques soumises à mon examen et dans bien des cas cliniques observés par moi, il était impossible de méconnaître un raccourcissement ultérieur ayant eu pour point de départ le *fragment inférieur* dans le tissu poreux duquel l'arête du col fracturé était venue s'engrener.

*Traitement de la fracture du col du fémur.* — Presque tout ce qu'il est possible de faire pour obtenir la réduction se résume à faire une extension modérée du membre mis en ligne droite, et à corriger la rotation en dehors qui peut s'être produite; les parties sont situées trop profondément pour permettre une coaptation exacte avec les mains. — Le pansement devrait avoir pour but de garantir le membre contre le raccourcissement et de le maintenir dans une position tranquille. Mais comme on ne peut remplir que très-imparfaitement la première de ces deux indications, la position tranquille, surtout pour empêcher la douleur et l'inflammation, est le seul objet dont il faille se préoccuper.

La grande tendance des fragments à chevaucher l'un sur l'autre, l'impossibilité de fixer mécaniquement le fragment supérieur, de plus, l'impossibilité de fixer solidement le bassin ou de réaliser pendant longtemps une forte extension continue, l'atrophie du fragment supérieur à laquelle il faut toujours s'attendre dans la fracture intra-capsulaire, l'engrènement réciproque des fragments et l'écrasement du tissu osseux qui s'observent dans la fracture extra-capsulaire, enfin la reproduction incomplète, surtout dans la fracture intra-capsulaire des vieillards, toutes ces conditions réunies font paraître très-irrationnelle la tentative d'éviter dans la consolidation d'une fracture du col du fémur toute trace de raccourcissement. Il faut donc se proposer la tâche de *mainte-*

*nir le raccourcissement dans de justes limites*, mais non de l'empêcher complétement, ce qu'il est impossible d'obtenir. On cherche à mettre le membre dans une position tranquille, sûre, aussi exempte de douleur que possible; on fixe le pied pour empêcher qu'avec la jambe il ne se déjette en dehors et qu'il ne retombe ou se rétracte trop en haut, et l'on renonce, au moins dans les conditions ordinaires, à l'extension continue.

Il y a deux méthodes différentes pour la position qu'il s'agit de donner à ces membres fracturés, l'extension et la flexion. Pour placer le membre dans l'extension, le plus simple est de le faire reposer sur une planche longue, garnie d'un coussin et munie à son extrémité d'un montant pour le pied ; pour la flexion on se sert de deux surfaces planes qui se croisent à angle, autrement dit, du double plan incliné. Le plan incliné doit être disposé de telle sorte qu'on puisse y fixer les deux jambes et les deux pieds du blessé. Un appareil plâtré peut être appliqué dans l'extension aussi bien que dans la flexion : le plus souvent on l'applique dans l'extension.

Une *longue gouttière en fil de fer* double ou simple, c'est-à-dire qui embrasse les deux extrémités à la manière d'un pantalon, ou seulement l'une d'elles, et qui remonte jusqu'au delà du bassin et permet, par conséquent, de soulever toute l'extrémité avec le bassin ; de même, un appareil plâtré s'étendant jusqu'au delà du bassin ; tels sont les appareils qui semblent mériter la préférence sur tous les autres, en tant qu'il s'agit de combattre le mieux possible la douleur.

La position dans l'extension offre l'avantage d'une plus grande simplicité, d'une comparaison plus facile avec l'autre jambe, et de plus elle a sur le plan incliné l'avantage qu'on évite ainsi la flexion forcée du genou qui peut persister plus ou moins longtemps après l'emploi de ce dernier appareil. Quant au plan incliné, on lui attribue l'avantage de produire un léger effet d'extension, le membre étant empêché par sa flexion dans le genou de glisser en haut et le bassin formant par son poids la contre-extension. Toutefois, cet effet d'extension continue, tant que la flexion n'est pas portée à un haut degré, ne peut être que bien faible (voy. p. 777). Par contre, la flexion dans le genou offre cet avantage qu'elle est plus commode et moins douloureuse pour certains malades, et qu'elle est moins gênante pour les évacuations, etc.

On peut, il est vrai, obtenir également la flexion de l'articulation de la hanche en relevant le tronc du malade ; mais cette position aurait l'inconvénient de faire peser tout le poids du corps sur le bassin et de produire ainsi trop facilement le décubitus.

Au bout d'environ six semaines, on peut généralement retirer l'appareil. Le malade peut de nouveau s'asseoir, et dans la neuvième ou la dixième semaine, il peut commencer à marcher avec des béquilles. Ordinairement il faut beaucoup de temps, six mois ou même davantage, pour mettre le malade en état de marcher sans béquilles. Les personnes très-âgées et affaiblies ne pourront évidemment plus marcher sans le secours de ces instruments. On prétend avoir remarqué que beaucoup de ces vieux malades meurent de pneumonie, qui se développerait sous l'influence du long séjour au lit, du manque d'air frais, etc. Pour cette raison et vu le faible espoir d'une réunion osseuse des fragments, A. Cooper a donné le conseil, si digne d'être suivi, de ne pas forcer les vieillards à rester pendant bien des semaines au lit, emprisonnés dans un appareil, mais de leur permettre le plus tôt possible, et dès que la diminution du gonflement et la douleur le permettent, de se lever et de recommencer à s'asseoir et à marcher. J'ai toujours suivi ce conseil pour le traitement des vieillards atteints de fracture du col du fémur. L'appareil plâtré me semble procurer ce grand avantage qu'il permet plus tôt au malade de se mouvoir, d'être assis, transporté, et de se lever, que cela n'était possible avant l'invention des appareils plâtrés.

La *fracture compliquée du col du fémur* est pour ainsi dire exclusivement produite par des coups de feu. On sera généralement forcé de débrider la plaie, et l'on pourra profiter de cette circonstance pour l'examiner plus attentivement. Ou bien on fait immédiatement une première incision à laquelle on peut rattacher l'extraction des esquilles et de la balle et au besoin la résection de la tête du fémur (p. 762).

*Fracture du grand trochanter.* — Cet accident, extrèmement rare, n'a pour ainsi dire d'importance qu'au point de vue du diagnostic. Ainsi on pourrait, par exemple, laisser passer complétement inaperçue la séparation de cette tubérosité osseuse, croire à une simple contusion, ou bien encore prendre le trochanter remonté pour une tête articulaire luxée. — Il n'est guère possible d'employer ici un traitement mécanique autre que de maintenir la cuisse pendant quelques jours dans l'abduction et dans un degré modéré de rotation en dehors.

*Fracture du fémur immédiatement au-dessous du trochanter.* —Plus la fracture de la diaphyse du fémur est située près de l'articulation de la hanche, plus le cas se rapproche d'une fracture du col. Mais ce qui distingue principalement la fracture de la partie supérieure de la diaphyse d'une fracture du col, c'est que, dans le premier cas, le trochanter fait partie du fragment supérieur, et dans le dernier, du fragment inférieur. Le diagnostic différentiel peut, il est vrai, devenir très-difficile lorsque la fracture du col du fémur se montre compliquée par la fracture d'un ou des deux trochanters.

Les fractures du tiers supérieur paraissent en général moins disposées au chevauchement des fragments que les fractures situées plus bas. Leur direction n'est ordinairement pas très-oblique, et de plus, dans ces fractures du tiers supérieur, les fragments sont mieux qu'ailleurs maintenus en présence par les nombreuses insertions musculaires. Mais un fait remarquable, c'est souvent le fort croisement des fragments, la tendance du fragment supérieur à se placer dans l'abduction, ce qui peut donner lieu, quand les deux extrémités sont dirigées parallèlement, à la production d'un angle pouvant avoir jusqu'à 135 degrés, et sans qu'il en résulte une difformité bien visible à l'extérieur. C'est que ce croisement des fragments est masqué par le croisement normal qui existe entre la diaphyse et le col du fémur. Naturellement tout croisement des fragments est accompagné d'un raccourcissement considérable (1), et l'on ne confondra pas ce raccourcissement provenant du simple croisement des fragments avec le raccourcissement dû à leur chevauchement.

Le traitement des fractures du fémur au tiers supérieur doit être dirigé spécialement contre le croisement, par conséquent, contre l'abduction du fragment supérieur. Pour atteindre ce but, il faut une *abduction* correspondante de la partie inférieure jointe à une *pression locale* sur le côté externe du siége de la fracture et en particulier sur le fragment supérieur. Cette pression s'applique le plus simplement à l'aide d'une attelle externe et d'un coussin

---

(1) Malgaigne fait remarquer avec raison que le croisement des fragments joue souvent un plus grand rôle dans le raccourcissement que leur chevauchement. Mais il ne faut pas perdre de vue que les effets du croisement diffèrent beaucoup, selon que la fracture occupe un point plus ou moins élevé du membre. J'ai appelé l'attention sur ce point dans *Archiv für phys. Heilk.*, 1852, p. 356. D'après quelques expériences faites par moi, le croisement sous un angle de 135 degrés, s'il se présente immédiatement au-dessous du petit trochanter, produit un raccourcissement d'environ trois travers de doigt, et le même croisement, s'il occupe la partie supérieure du tiers moyen, un raccourcissement de quatre travers de doigt, etc.

fortement rembourré. L'attelle doit être attachée d'un côté au tronc, au-dessus du bassin, d'un autre côté à la jambe, au-dessous du genou. La planche de support pour le membre doit être placée dans l'abduction.

Si, pour empêcher plus sûrement le raccourcissement, on voulait employer un appareil à extension continue et fixer le bassin dans la contre-extension à l'aide d'un sous-cuisse, il ne faudrait, en cas de fracture siégeant immédiatement au-dessous du trochanter, faire porter ce sous-cuisse que sur le côté sain, car, appliqué sur le côté malade, il ne pourrait que repousser encore plus en dehors le court fragment supérieur et par conséquent en augmenter l'abduction.

Si le petit fragment montre une grande tendance à la flexion, un appareil plâtré, appliqué dans cette position ou un plan incliné sur lequel on fait reposer les deux extrémités, mérite peut-être la préférence sur la position étendue de la cuisse.

*Fractures de la partie moyenne du fémur.* — Les fractures de la diaphyse qui surviennent chez les enfants ou les adolescents, sont le plus souvent transversales ; elles laissent quelquefois le périoste intact, et ne montrent très-souvent aucune ou très-peu de tendance au chevauchement. Chez les adultes, on observe plutôt des fractures obliques qui montrent une forte tendance au raccourcissement. Il n'est pas rare non plus qu'il se forme de grandes esquilles obliques. Le déplacement se fait ordinairement au milieu de la cuisse de telle manière que le fragment inférieur se place derrière le fragment supérieur et que les deux fragments se croisent un peu en dehors.

L'épaisse couche musculaire qui environne le fémur souvent ne permet pas, surtout si le gonflement existe déjà, de déterminer exactement à quelle hauteur siége la fracture et si l'on a affaire à une fracture oblique ou transversale. Dans quelques cas, on est encore forcé de croiser artificiellement les fragments osseux pour pouvoir bien reconnaître l'endroit où siége la fracture.

Il est évident que le traitement de ces fractures doit être beaucoup modifié selon les conditions individuelles. — Chez les petits enfants, il est bon d'employer un pansement au sparadrap renforcé par de courtes attelles, c'est-à-dire un enveloppement complet de la cuisse avec des bandes de sparadrap, qui offrent le grand avantage de ne pas se relâcher et de ne pas se déplacer si facilement, et de plus de garantir la jambe contre le contact de l'urine. On prend trois petites attelles sur lesquelles on fait passer les bandes de sparadrap, et l'on y ajoute, pour donner plus de force à cet appareil, une longue attelle extérieure allant de l'aisselle au pied. Chez les nouveau-nés dont les jambes sont encore fléchies, on se dispense d'employer cette attelle extérieure. — Pour les enfants en bas âge, chez lesquels on n'a pas non plus à craindre si facilement un raccourcissement, on peut se servir du même appareil. Selon le besoin, on garnit les attelles d'ouate, et on les fixe avec des bandes de sparadrap, avec des courroies, ou avec des bandes.

Pour beaucoup de fractures transversales, surtout du jeune âge, il suffit de faire reposer la jambe entre deux attelles longues reliées par un drap fanon. L'attelle extérieure remonte au-dessus du trochanter, l'attelle intérieure va jusqu'au périnée. Il faut que l'attelle interne soit bien arrondie ou bien un peu échancrée à sa partie supérieure, afin qu'elle ne blesse pas les parties; en bas, il faut qu'elles dépassent l'une et l'autre le pied. Entre les attelles et le membre, on place ordinairement encore de longs coussins de balle d'avoine, et on fixe le tout avec des mouchoirs ou des lacs. Au lieu de cet appareil à drap fanon, on peut aussi se servir de deux attelles latérales jointes en bas par une traverse qui sert à fixer le pied. — Lorsqu'il existe une disposition à la flexion ou au croisement au siége de la fracture, il faut combattre cette disposition en appliquant une compresse particulière ou une attelle matelassée exerçant une pression suffisante pour effacer la déviation. Le plus souvent, il y a lieu de faire agir cette pression sur le côté externe, plus rarement sur le côté antérieur de la cuisse.

L'enroulement, autrefois généralement en usage, de tout le membre avec une longue bande, présente ici, comme pour toutes les fractures, l'inconvénient qu'un appareil de ce genre est très-long à appliquer et qu'il rend plus difficile l'examen direct des parties, en les dérobant à la vue. La compression peut encore avoir un effet fâcheux, surtout lorsque la lésion de vaisseaux situés profondément a donné lieu au développement d'un fort extravasat intérieur et que, par conséquent, la circulation est arrêtée dans les couches sous-aponévrotiques. Il peut se développer une gangrène de l'extrémité inférieure si dans ces conditions on serre l'appareil trop fortement.

Ce dernier reproche s'adresse aussi à l'appareil plâtré. Mais cet appareil présente, en compensation, bien des avantages qui le rendent très-utile et particulièrement recommandable pour certains cas. Il facilite extrêmement le transport, permet au blessé de se lever de bonne heure et même de marcher avec des béquilles,

ne peut être enlevé ni relâché si facilement par des malades déraisonnables, et n'exige pas, en général, à raison de sa solidité,
une surveillance aussi exacte et aussi suivie. On préférera donc
l'appareil plâtré, surtout dans les cas où il est nécessaire de soumettre le blessé à un transport, ou bien lorsqu'il est impossible
de le bien surveiller. Si dans le premier septénaire on a mis
en usage les attelles et obtenu le dégonflement, on peut, pour
achever le traitement, appliquer un appareil plâtré.

Si l'on veut que l'appareil plâtré rende de vrais services, il faut
naturellement qu'il embrasse encore le bassin. On peut alors
lever le blessé tout d'une pièce, par exemple, pour le faire aller à
la selle. Pour augmenter la solidité de l'appareil, il peut être
utile d'y comprendre une attelle qui s'applique sur le côté antérieur de la cuisse et du bassin.

Dans les *fractures obliques*, la tendance au raccourcissement est
la principale difficulté contre laquelle il s'agit de lutter. Quelquefois, cependant, on réussit à l'aide de mouvements d'extension et
d'une coaptation convenable faite au besoin avec le secours du
chloroforme, à placer les fragments si bien l'un sur l'autre
que, soutenus par des attelles latérales ou par le bandage plâtré,
ils conservent leur position normale. Il faut alors surtout bien
préserver la jambe de mouvements de rotation, parce que ces
mouvements peuvent de nouveau séparer les fragments. Il faut
donc dans un cas de ce genre, outre le pansement avec des
attelles courtes, une planche longue sur laquelle on fait reposer
tout le membre et à l'extrémité de laquelle se trouve une semelle pour fixer le pied. Mais pour éviter sûrement la rotation du
fragment inférieur autour du fragment supérieur ou réciproquement, il faut aussi bien surveiller la position du bassin et du trochanter. Il faut faire en sorte que le trochanter soit toujours placé
sur la même ligne que le péroné.

Lorsque les fragments montrent une tendance au croisement,
une abduction légère, secondée par l'attelle latérale et le coussin
décrits à la page 772, constitue le traitement le plus convenable.

Plus la fracture du fémur se trouve, à raison de son obliquité,
ou du déplacement primitif et de l'arrachement des parties
fibreuses, disposée au chevauchement des fragments, plus il y a
lieu d'agir contre le raccourcissement par l'application d'un
*appareil à extension continue*. Mais il faut avant tout éviter la
faute de trop exiger de cet appareil et de vouloir obtenir une guérison sans aucun raccourcissement, en forçant outre mesure l'ex-

tension et la contre-extension. Il faut se contenter, en général, d'une simple diminution du raccourcissement; si l'on veut obtenir plus, on risque l'excoriation des parties comprimées par les liens d'extension et de contre-extension, complication qui peut entraîner des inconvénients tels que l'on est forcé de renoncer à toute extension continue.

Comme la plupart des malades placent dans le cours du traitement leur bassin dans une direction plus ou moins oblique, il devient d'autant plus difficile de bien apprécier le degré réel du raccourcissement; car la mensuration, en prenant pour point fixe le bord supérieur du grand trochanter, partie couverte de muscles, ne donne guère de résultats bien exacts, au moins chez les personnes fortement musclées ou très-obèses.

Pour la contre-extension, on se sert de sous-cuisses bien rembourrées ou élastiques, s'attachant à des cordes qu'on fixe à droite et à gauche à l'extrémité supérieure du lit. Pour l'extension, on se sert d'une ceinture molle entourant bien exactement les malléoles et qu'on attache au moyen de lacs à une planchette qui fixe le pied. Ce qui vaut encore mieux, c'est d'exercer une traction sur la ceinture au moyen d'une corde qui passe sur une poulie et qui supporte un poids. Si l'on emploie ce dernier moyen, on n'élève généralement pas le poids au-dessus de 5 kilogrammes. L'extension obtenue avec le poids, offre l'avantage qu'elle permet de mesurer exactement la force de traction et que cette traction n'est pas autant diminuée que celle qui est produite par les lacs et les courroies susceptibles de se relâcher continuellement.

Pour la contre-extension, on peut employer, au premier moment, une alèze pliée en long, et pour l'extension une simple cravate. Pour prévenir les excoriations, il faut éviter tout pli pouvant exercer une compression inégale et, en outre, garantir les parties exposées en les couvrant de petits linges enduits de corps gras, etc. — Pour l'extension, on peut aussi employer, alternativement avec la ceinture du pied, une genouillère ou une ceinture s'attachant entre le genou et le mollet. — L'extension peut encore très-bien se faire à l'aide de bandelettes de sparadrap appliquées le long de la jambe et bien fixées par une bande roulée. — Quelques-uns ont recommandé d'entourer le pied, fléchi sur la jambe à angle droit, d'un bandage plâtré garni d'ouate, afin que la pression de l'appareil à extension continue soit plus également répartie sur le pied et par conséquent mieux supportée.

Des appareils à extension continue, plus simples que ceux qui agissent par des poids, mais aussi beaucoup moins sûrs dans leur action, sont les attelles externes, soit simples, comme celles de Desault et de Liston, soit composées, comme l'appareil de Boyer et d'autres, d'une longue pièce latérale à l'extrémité inférieure de laquelle s'attache une planchette ou une semelle pour fixer le pied. Ce genre d'attelle présente l'avantage de servir à la fois pour l'extension et la contre-extension, le sous-cuisse s'attachant au bout supérieur et la ceinture qui entoure le pied au bout inférieur de l'appareil. Mais ces appareils présentent le grand inconvénient de se relâcher trop vite ; de plus, il suffit que le bassin s'incline un tant soit peu du côté malade pour que l'extension produite par l'appareil soit annulée. Le même reproche s'adresse à l'appareil, autrefois tant vanté, de Hagedorn. L'éloge qu'on en a fait dépendait de cette illusion que l'on croyait les cuisses également longues, quand le bassin, en s'inclinant du côté malade, avait effacé en apparence le raccourcissement qui était peut-être de deux pouces ou même encore plus considérable.

Nous citerons encore l'appareil de Dumreicher, qui consiste en une gouttière de fer-blanc sur laquelle on fixe la jambe et qui est supportée par des roulettes qui glissent sur un petit chemin de fer incliné, de sorte que l'extension est produite par le propre poids de la jambe. Cet appareil n'est pas non plus exempt d'inconvénients. Il est d'abord trop compliqué, et, d'un autre côté, on peut objecter que l'absence de tout frottement de l'extrémité contre le plan sur lequel elle repose peut plutôt favoriser le déplacement des fragments, et que, de plus, il est fort indifférent pour le membre malade que l'extension soit produite par son propre poids ou par un poids étranger (car il importe seulement que la force d'extension ne produise pas de gangrène) ; enfin, l'extension exagérée dans laquelle le membre malade est placé par cet appareil n'est pas naturelle et peut produire un effet fâcheux.

Comme moyen d'extension peu énergique et pouvant plutôt s'opposer un peu aux progrès du raccourcissement que de remédier à un raccourcissement déjà produit, nous citerons le *double plan incliné*. Cet appareil doit déterminer une légère extension en ce que le poids du tronc fait la contre-extension et la flexion du genou l'extension. Ce dernier effet est extrêmement faible, comme on le sait par expérience. Par contre, il est incontestable que dans quelques cas le membre fracturé repose plus tranquillement et avec moins de douleur sur le plan incliné, soit à cause de la direction de la fracture, soit à cause de l'action musculaire. Si, par conséquent, un malade se trouve par trop mal de la direction horizontale, on peut essayer de coucher le membre sur le plan incliné. — On a inventé un grand nombre de modifications de cet appareil de soutien. Ainsi, il peut se composer de deux pièces bien rembourrées formant entre elles un angle déterminé, ou bien de deux planches se mouvant l'une sur l'autre à l'aide de charnières, ou bien enfin de gouttières de fer-blanc, de tissu métallique, etc., que l'on peut placer à l'aide de vis dans un angle quelconque. La figure 88 montre une grande boîte pouvant servir dans beaucoup de circonstances (triple

plan incliné) qui, à raison de la double crémaillère dont elle est pourvue, admet des positions bien diverses, par exemple la flexion dans l'articulation de la hanche seule ou la flexion de la hanche avec position
horizontale de la jambe, etc.). On y a ajouté des pièces latérales pour
mieux assurer le repos de l'extrémité malade.

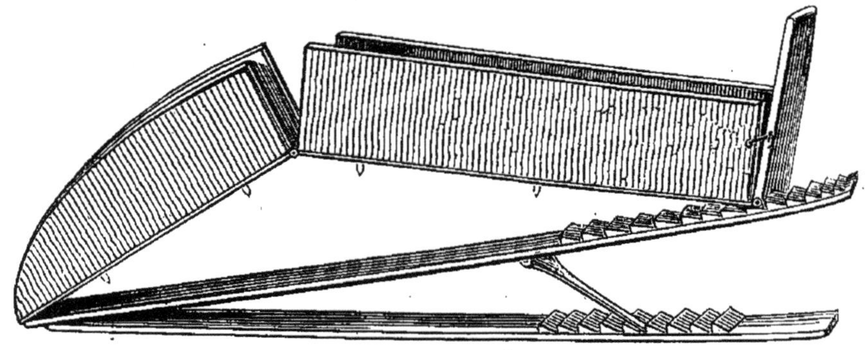

Fig. 88.

Quelques modernes ont recommandé l'extension de la cuisse avec
flexion à angle droit de l'articulation de la hanche. Pour obtenir cet
effet, on a fixé la jambe également fléchie à angle droit sur un appareil
de suspension que l'on maintenait attiré à la hauteur voulue (méthode
d'équilibration de Wattmann et de Middeldorpf). Cette méthode expose
à des excoriations et à des eschares de la peau qui couvre les tendons
du jarret. De plus, il paraît plus difficile de bien fixer la cuisse dans
cette position que lorsqu'elle repose sur un plan solide. Dans un hôpital, où l'on peut soumettre les malades à une surveillance active, in-
telligente et continue, cette méthode est exécutable, mais dans la
clientèle privée, il n'est guère possible de l'employer.

*Fracture de la partie inférieure du fémur.* — Ce sont encore là
des fractures qui ont souvent une direction oblique. On a remarqué que l'arête vive formée en avant par le fragment supérieur
s'enfonçait dans le triceps fémoral, ou qu'elle déplaçait la rotule
de haut en bas et devenait ainsi très-dangereuse pour la mobilité
du genou. — Plus la fracture est rapprochée du genou, plus il
faut s'attendre à une affection de cette articulation et surtout
à un épanchement sanguin ou séreux dans son intérieur. Un
léger degré d'hydarthrose du genou se montre du reste dans
beaucoup de fractures du fémur, probablement à la suite de
l'infiltration séro-sanguine du tissu cellulaire environnant.

Quelques cas de fracture du tiers inférieur sont faciles à traiter

par des attelles latérales ou la gouttière en tissu métallique.
Dans d'autres cas, la position est meilleure sur le plan incliné,
le genou étant légèrement fléchi. Toutes les fois qu'il existe une
tendance au croisement des fragments sur le côté externe, il
faut la combattre avec soin, attendu qu'en cet endroit, il suffit
d'une déviation légère pour produire une forte difformité. S'il
existait une forte tendance au raccourcissement, il faudrait faire
l'essai d'un appareil à extension continue.

Si le fragment supérieur s'était enfoncé dans le muscle antérieur, le
meilleur moyen d'obtenir la réduction serait de tirer sur le genou en
portant la jambe dans la flexion.

(Pour la fracture dans la ligne épiphysaire inférieure du fémur ou
la fracture des condyles fémoraux, voyez p. 798.)

*Fractures compliquées du fémur.* — Il y a des fractures du
fémur avec perforation de la peau accompagnées de peu ou point
de suppuration, et pouvant par conséquent être traitées de la
même manière que les fractures non compliquées. Lorsqu'une
fracture oblique donne lieu à un déplacement tel que la peau est
perforée par l'os, il faut surtout veiller, en faisant la réduction,
à empêcher qu'une couche musculaire reste interposées entre le
fragments et mette obstacle par sa présence à la réunion
calleuse. — En cas de fracture suppurée, il faut avoir soin de
ménager au pus un libre écoulement, au besoin par des contre-
ouvertures, et de faire le pansement de telle manière qu'on
puisse facilement éloigner le pus sorti de la plaie, le mieux au
moyen d'une fenêtre pratiquée dans la gouttière.

La plupart des fractures compliquées du fémur sont des *plaies
par arme à feu* ; l'os a généralement éclaté dans ce cas en divers
sens et dans une étendue assez grande, ce qui a donné lieu à la
production de nombreuses esquilles. Une lésion de ce genre entraîne pour ainsi dire forcément une forte suppuration et, à raison
de la situation profonde, des épaisses couches musculaires et des
aponévroses, de l'infiltration sanguine concomitante, une forte
tendance aux fusées purulentes. Si l'on ajoute les difficultés
qu'oppose à la guérison la formation d'esquilles primitives, secondaires et tertiaires, le fort raccourcissement du membre qui résulte de cette perte de substance et du chevauchement inévitable
des fragments, les difficultés du pansement en cas de suppuration
prolongée peut-être profuse, et de retard dans la formation du cal,
la mauvaise position au lit quand survient le décubitus et que le

malade est affaibli et épuisé, on se trouve en présence d'une telle quantité de conditions fâcheuses et dangereuses, que l'on comprend fort bien la conviction partagée par beaucoup d'anciens chirurgiens militaires, qu'un fémur brisé par une balle doit être amputé. Mais si l'on met en regard l'énorme mortalité des amputations du fémur, surtout de l'amputation au tiers supérieur faite pour cause traumatique (p. 789), et si l'on songe en outre qu'un fémur, même fortement raccourci et difforme, est pour le malade un meilleur soutien qu'une jambe artificielle, on a de fortes raisons pour traiter sans amputation les fractures du fémur par arme à feu, à moins qu'il ne s'y ajoute encore d'autres complications, par exemple une lésion de l'articulation du genou, une contusion violente et étendue des parties molles, etc.

Généralement, il n'est pas possible, dans un cas récent, de se rendre un compte bien exact, par l'introduction du doigt dans la plaie, de l'état de la fracture, de reconnaître si la fracture est comminutive, et, dans le cas où elle l'est, à quel degré et dans quelle étendue. Mais si l'on a tant fait que d'attendre le développement de l'inflammation et de la suppuration, c'est-à-dire le moment où les esquilles peuvent mieux se reconnaître, et si par conséquent on a laissé passer le moment le plus favorable, celui de l'amputation immédiate, on se sentira d'autant moins porté à renoncer de bonne heure à l'essai de conserver le membre. On continuera donc les tentatives de guérison, et plus tard seulement, si la nécrose et la suppuration se montrent par trop étendues, et par conséquent les conditions de la guérison trop défavorables, on aura recours à l'amputation.

La position et le pansement d'un fémur atteint de fracture compliquée doivent être tels que le malade repose aussi tranquillement que possible, et qu'on puisse le plus facilement possible nettoyer et renouveler les pièces de pansement qui sont en contact avec la plaie et humectées par le pus. Il n'y a pas d'appareil qui réponde à cette indication mieux que la gouttière en forme de botte, surtout si elle remonte assez haut pour embrasser en même temps le bassin du côté malade, de manière que jambe et bassin ne forment pour ainsi dire qu'une pièce droite. Ce qui vaut mieux encore, c'est la gouttière double en forme de pantalon qui supporte en même temps l'extrémité saine et assure par conséquent encore plus l'immobilité. En cas de fracture par arme à feu des deux fémurs, la gouttière-pantalon est presque indispensable. C'est avec le secours de cet appareil que les mouvements du malade, par exemple pour aller à la selle et le renouvellement du panse-

ment, sont exécutés le plus facilement et avec le moins de danger, et que le pus peut le mieux s'écouler. Si l'on n'a pas à sa
disposition un appareil en tissu métallique, on fera reposer la
jambe sur une planche longue, garnie de coussins, ou sur un
grand plan incliné disposé en civière, et l'on immobilisera la
cuisse aussi bien que possible et de manière à éviter les douleurs
par de longues attelles ou par des planchettes fixées sur les côtés
du plan incliné. Pour quelques cas légers ou passagèrement, pour
le transport, on peut aussi faire usage d'un appareil plâtré.

Si la fracture compliquée n'est pas comminutive, il faut aussi
agir contre le raccourcissement. Mais dès que l'indication vitale
est posée, par exemple lorsqu'il s'est développé une forte suppuration et une nécrose aux extrémités des fragments, il faut
renoncer à toute tentative de s'opposer au raccourcissement du
membre. On conçoit en effet sans peine qu'on obtiendra plutôt la
consolidation et l'adhérence entre les parties du cal qui se développent des deux côtés en laissant les fragments glisser l'un sur
l'autre, qu'en cherchant à opposer l'un à l'autre les bouts nécrosés
des fragments.

La tendance des fragments au croisement en dehors doit également
dans ces cas être plutôt favorisée que combattue, attendu que par ce
croisement des bouts nécrosés, ces derniers se rapprochent de la surface du membre, et qu'ainsi l'évacuation du pus et l'extraction des séquestres peuvent être rendues plus faciles (Simon).

*Consolidation vicieuse des fractures du fémur.* — Les consolida-
tions vicieuses de la fracture du fémur s'observent surtout chez
les petits enfants quand la fracture a passé inaperçue, quand, par
exemple, une chute faite par l'enfant a été cachée et qu'ainsi la
forme anguleuse du membre n'est reconnue que plus tard. Dans
les cas de ce genre, il suffit le plus souvent d'un effort assez
faible, de presser ou de tirer sur la jambe, pour faire céder le cal
encore incomplet ou au moins peu solide, et le traitement se montre très-simple et facile. — La cure est tout aussi facile chez
quelques adultes, quand, par exemple, ils ont commencé à
marcher trop tôt et que de cette manière il s'est développé une
difformité. Dans ces cas on peut ordinairement replacer sans beaucoup d'efforts les os dans la bonne direction, à moins que plusieurs mois ne se soient écoulés depuis l'accident. Immédiatement
après, et selon qu'il s'agit de combattre le raccourcissement ou le
croisement des fragments, il faut appliquer un appareil à exten-

sion continue ou une longue attelle externe garnie de compresses, ou un appareil plâtré bien approprié (p. 738).

Si le redressement forcé n'est plus possible, une petite résection en coin ou une section osseuse faite avec l'ostéotome ou la tréphine sur le côté externe de l'os, ramènera peut-être ce dernier dans la bonne direction. Mais on ne perdra pas de vue combien une entreprise de ce genre peut être chanceuse et hasardée. On aura peut-être à vaincre un cal osseux fort épais, en outre on peut faire naître de dangereuses fusées purulentes et rencontrer de très-grandes difficultés pour réunir les fragments de la manière voulue. Il résulte de là que l'on n'entreprendra ces opérations que dans quelques cas particulièrement favorables.

*Fausse articulation (pseudarthrose) consécutive à la fracture du fémur.* — Il arrive rarement que les fragments de la diaphyse du fémur restent séparés. Mais la fausse articulation se produit principalement lorsqu'il s'est développé un fort chevauchement et un croisement, et surtout une *interposition* simultanée des muscles, par exemple du crural ou du droit antérieur, en cas de déplacement du fragment supérieur en avant. Lorsqu'on soupçonne un obstacle de cette nature, ce qu'il faut faire avant tout, c'est de pousser les fragments l'un contre l'autre par une pression latérale correspondante et de faire disparaître de cette manière les parties molles interposées. — Le but peut être atteint très-simplement par des attelles garnies de compresses ou par un appareil plâtré avec attelles et coussins d'ouate appliqués directement sur le membre.

Des esquilles interposées entre les fragments paraissent également pouvoir engendrer la pseudarthrose. Il arrive aussi qu'une fracture n'est soumise à aucun traitement et que les mouvements continuels du malade produisent une sorte d'usure réciproque des extrémités osseuses. Dans quelques-uns de ces cas, on observe la formation d'un cal fort volumineux sur les côtés et dans le milieu une sorte de cavité articulaire qui s'oppose à la réunion et dans laquelle les os ont pris une forme arrondie.

Si les moyens ordinaires, par conséquent le repos et l'immobilité combinés avec la pression locale, et au besoin avec l'extension continue, ne produisent aucun effet, on peut essayer d'obtenir la réunion osseuse à l'aide d'une incision, d'un séton, de la trépanation des extrémités osseuses, ou bien d'une résection partielle suivie au besoin d'une suture osseuse ou de l'application de petits crampons qui maintiennent les fragments en présence.

Mais en voulant faire une opération de ce genre, il faut s'attendre
à de grandes difficultés. La situation profonde de l'os exige de
grandes incisions. La situation de l'artère fémorale d'un côté, du
nerf sciatique de l'autre, en outre les nombreuses et fortes ramifications des artères perforantes, le cal volumineux et irrégulier
qu'il faut peut-être contourner ou séparer, tout cela élève cette
opération au rang d'une entreprise qu'on ne doit tenter qu'après
avoir mûrement réfléchi aux difficultés et aux dangers qui l'accompagnent.— L'endroit qui, dans ce cas, se prête peut-être seul
à l'opération, est le côté externe, peut-être aussi le côté externe et
antérieur, où l'on ne rencontrerait sous le couteau qu'un seul
muscle, le vaste externe.

*Ligature de l'artère fémorale.*—L'artère fémorale est susceptible
d'être liée dans tout son parcours, depuis le ligament de Poupart
jusqu'à l'endroit où elle traverse l'anneau du grand adducteur
pour se rendre au jarret. Au tiers supérieur, elle est située librement sous l'aponévrose ; au tiers moyen, elle est couverte par
le muscle couturier ; enfin, au commencement du tiers inférieur,
elle s'enfonce entre le vaste interne et le grand adducteur dans
la profondeur et en arrière.

Si l'artère fémorale est lésée au tiers supérieur par une piqûre
ou un coup de feu, on peut être embarrassé pour savoir si l'hémorrhagie provient de l'artère fémorale profonde qui se sépare, à deux
ou trois travers de doigt au-dessous du ligament de Poupart, du
tronc commun, et dont la lésion est peut-être presque aussi dangereuse au commencement de son parcours et détermine une
perte de sang tout aussi abondante que la lésion de l'artère fémorale elle-même.

Pour arrêter immédiatement l'hémorrhagie dans un cas de ce
genre, on comprime le tronc du vaisseau contre le pubis. Pendant
que cela se fait, on met à nu l'artère lésée pour la lier au-dessus et
au-dessous de la lésion. Si cela paraissait par trop difficile, il faudrait comprimer l'endroit lésé lui-même, mettre à nu et lier l'artère au-dessus et ensuite encore fermer directement, s'il était possible, l'endroit lésé. — La recherche de l'artère est facile dans le
pli de l'aine : on a en dedans la veine ; en dehors, derrière l'aponévrose profonde, le nerf crural ; au devant de l'artère il n'y a
que des ganglions lymphatiques et le feuillet superficiel de l'aponévrose. Il faut tenir compte aussi des honteuses externes, de la
circonflexe iliaque qui naissent tout à fait en haut de la crurale.

Vers le milieu de la cuisse on trouve l'artère au bord interne du muscle couturier ; après avoir ouvert la gaîne dé ce dernier muscle, on rencontre ordinairement le nerf saphène interne qui passe obliquement sur l'artère. — La veine est située un peu plus profondément et à moitié derrière l'artère. Si le muscle couturier rendait trop difficile la mise à nu de l'artère, il faudrait l'inciser ou le diviser.

Au-dessous du milieu de la cuisse l'artère est située immédiatement derrière le muscle couturier, et au commencement du tiers inférieur on la trouve au bord externe de ce muscle. Plus on descend, plus l'artère couvre la veine. Dans la gaîne fibreuse du troisième adducteur, la veine adhère assez intimement à l'artère. Dans l'intérieur de cette gaîne, il serait si difficile de lier le vaisseau à raison de sa situation profonde et du peu de souplesse des parties, et de plus à cause du voisinage de la veine et de l'artère anastomotique, qu'il n'y a lieu de faire la ligature dans cette région qu'en cas de nécessité absolue.

En cas d'*anévrysme* de l'artère fémorale, la première chose à tenter serait d'en obtenir l'occlusion à l'aide d'un appareil compresseur qu'on appliquerait le mieux à l'origine de l'artère crurale au moyen d'une ceinture à ressort faisant le tour du bassin et analogue à la ceinture des bandages herniaires. — En cas d'anévrysme de la région du jarret, on peut utiliser tout le parcours de l'artère fémorale pour empêcher l'afflux du sang dans le sac anévrysmal par des compressions alternativement appliquées sur divers points de ce vaisseau. L'appareil compresseur consiste, dans ce cas, en une attelle creuse matelassée et en un arc mobile auquel s'adapte une pelote que l'on fait avancer par la pression d'une vis.

*Périostite et ostéomyélite du fémur.* — L'inflammation de l'os et du périoste envahit assez souvent le fémur. Ce sont les jeunes gens dont le fémur est en voie de croissance rapide qui sont plus particulièrement atteints de cette affection ; aussi est-ce la partie inférieure de l'os, dont la croissance se fait avec le plus de rapidité, qui est atteinte le plus fréquemment. Une inflammation de ce genre peut se manifester à tous les degrés d'acuité et d'étendue ; elle peut être accompagnée de la douleur la plus violente et d'un état typhoïde, ou affecter au contraire une forme plus bénigne, peu étendue et plutôt chronique.

On doit soupçonner presque toujours une périostite et une ostéomyélite lorsqu'une inflammation aiguë se montre dans les couches profondes de la cuisse. Il est rare qu'on puisse constater immédiatement les signes sensibles d'une collection purulente ; ce qui rend cette constatation difficile, c'est, d'une part, l'épaisseur des muscles, d'autre part l'œdème qui vient s'y ajouter ; mais on peut poser, sans crainte de se tromper, le pronostic d'une ostéite et d'un abcès du périoste toutes les fois qu'un gonflement aigu et douloureux se développe dans la profondeur de la cuisse et surtout lorsque ce gonflement se complique de fièvre et d'œdème.

Dans la forme aiguë, la première indication est de procurer une issue au pus en faisant de bonne heure une incision à l'endroit malade et d'agir ainsi contre la douleur violente, contre les fusées et les clapiers purulents. Dans ces cas, on peut être forcé de pénétrer dans la profondeur parallèlement à la direction de l'artère fémorale ou de la poplitée. Il faut pour cela faire ordinairement des incisions très-larges et très-profondes, qu'on fera toujours couche par couche, et quelquefois même faire la section oblique ou transversale de quelques plans musculaires. L'expérience moderne a démontré qu'une incision hardie, faite en temps utile, peut bien sauver une existence gravement menacée.

Il est hors de doute que même dans les cas subaigus ou chroniques, on ne doit pas longtemps hésiter à pratiquer l'ouverture nécessaire pour évacuer le pus et lui procurer un libre écoulement. La chose est cependant moins pressante que dans les cas aigus.

Pour tous les abcès situés profondément derrière les muscles et tout particulièrement pour ces abcès de la cuisse partant du fémur, je crois devoir recommander les deux règles suivantes : 1° on agira le moins possible avec le bistouri sur les couches profondes ; le moyen le plus commode pour perforer la paroi de l'abcès, c'est d'agir avec la pince à pansement ; 2° s'il faut inciser, la section transversale du muscle mérite la préférence sur l'incision faite dans la direction des fibres musculaires. On a moins d'hémorrhagie, parce que les ramuscules artériels se rétractent, et de plus, le pus s'écoule bien mieux après la section transversale des fibres musculaires.

Dans la *nécrose* du fémur, il arrive souvent que l'on ne reconnaît pas sûrement du dehors le détachement du séquestre et que, par conséquent, on est forcé d'opérer, sans savoir positivement si le fragment nécrosé est complétement séparé de la diaphyse. En effet, si l'on tarde trop à extraire le séquestre, on s'expose à voir le fragment mort complétement entouré d'un étui osseux de plus en plus épais, par suite des progrès incessants de la végétation osseuse, et par le fait l'opération et la guérison tendent à devenir de plus en plus difficiles. Il faut donc, dans ces cas, se décider souvent à faire une *incision exploratrice*, c'est-à-dire à

44.

faire une incision sur le fragment nécrosé aussitôt que, d'après le temps écoulé, on peut s'attendre à la séparation du séquestre. En mettant à nu l'endroit malade, on agira le plus sûrement contre la rétention du pus et les fusées purulentes.

Comme, en faisant ces incisions profondes, on peut facilement arriver sur une artère volumineuse et produire ainsi une fâcheuse hémorrhagie, il paraît souvent préférable de se ménager l'accès aux parties profondes par la dilatation forcée des trajets purulents, au lieu d'inciser. Après avoir divisé la peau et l'aponévrose, on dépose donc le bistouri et l'on engage dans le trajet fistuleux l'extrémité d'une forte pince à pansement ou une pince à séquestre longue et pointue (pince de Bruns). En ouvrant l'instrument avec force, on dilate le trajet. En supposant même qu'on ne parvienne pas encore à retirer le séquestre par cette ouverture, on peut au moins y introduire le doigt et juger ce qui reste à faire.

Si un séquestre est très-étroitement et très-complétement embrassé de tous côtés par l'étui osseux, il devient nécessaire d'agrandir les cloaques, de reséquer une partie de l'étui avec le ciseau, le trépan, les cisailles, etc., ou de fragmenter le séquestre (surtout à l'aide de tenailles incisives). Il faut alors inciser largement et profondément, en respectant peu les muscles, mais d'autant plus scrupuleusement les nerfs et les artères. C'est surtout dans le jarret qu'il faut veiller avec la plus grande attention à ne pas trop s'approcher des deux nerfs principaux de cette région ni de la veine et de l'artère.

La guérison par la nécrotomie peut être encore obtenue après bien des années, par exemple après vingt ou trente ans de durée; mais plus la maladie est ancienne, plus l'opération est rendue difficile par l'épaisseur et la dureté plus grandes de l'étui. Les séquestres sont souvent emprisonnés si étroitement qu'on peut à peine distinguer leur mobilité ; on est alors parfois forcé de les diviser avec la tréphine ou de les fendre au long avec le ciseau pour les dégager. Pour trépaner dans la profondeur de la cuisse, il faut employer des tréphines longues et tubuleuses, les couronnes courtes ordinaires étant insuffisantes.

Si la nécrose du fémur est par trop étendue, si, par exemple, une grande partie de la diaphyse est complétement morte ou bien si un processus nécrosique transversal divise l'os en deux moitiés (pseudo-fracture), il n'y a souvent que l'amputation qui puisse sauver le malade de l'épuisement produit par la suppuration profuse et prolongée. (J'ai cependant, pour ma part, été assez heu reux pour obtenir quatre fois la guérison de ces pseudo-fractures du fémur.) Si la maladie remonte jusque dans l'articulation de la hanche, il y a lieu de faire la désarticulation ou bien, en cas d'extension moindre, la résection de la tête articulaire. Plusieurs fois, la désarticulation, pour cause de nécrose étendue, a été faite avec succès.

*Amputation de la cuisse.* — On peut distinguer trois genres d'amputation de la cuisse, l'amputation au-dessus du milieu, après laquelle l'amputé marche sur un pilon avec point d'appui sur l'ischion, l'amputation au-dessus du genou, après laquelle l'amputé marche sur une jambe artificielle s'ouvrant en entonnoir pour recevoir le moignon, et enfin l'amputation plus rare à travers les condyles, après laquelle le malade peut encore marcher sur le pilon, prenant son point d'appui au genou.

L'*amputation de la région supérieure* est naturellement la plus dangereuse de toutes ; il faut ici s'attendre à une hémorrhagie abondante et à un grand nombre de ligatures à exécuter. Quelquefois on est même forcé de lier la veine si l'on s'aperçoit d'un reflux de sang par ce vaisseau. — La compression de l'artère contre le pubis devient plus difficile à mesure qu'on opère plus près de l'endroit comprimé. Il faut, dans ce cas, que l'on attache le ruban du tourniquet à une ceinture faisant le tour du bassin pour l'empêcher de glisser. — Si l'on veut scier l'os au niveau du petit trochanter, au point de départ de la fémorale profonde, il peut être fort avantageux de lier d'abord l'artère fémorale au-dessus du point de départ de la fémorale profonde (1). On peut recommander la même mesure dans les cas où l'on ne sait pas positivement s'il ne faudra pas enlever encore la tête articulaire (page 765). Plus on ampute haut, plus on aura de masses musculaires à couvrir. Les muscles se rétractent moins dans la région supérieure et proéminent davantage après la section. Plus on ampute bas, plus les muscles se rétractent, ainsi que la peau qui, par l'intermédiaire de l'aponévrose, y adhère,

---

(1) Les nombreux cas de collapsus suivis de mort que l'on a observés après l'amputation de la cuisse au tiers supérieur peuvent en partie être attribués à la faute d'avoir négligé cette précaution. Quelques-uns de ces cas de mort peuvent aussi être attribués à cette circonstance qu'on avait soumis le malade à l'opération trop tôt et avant qu'il fût remis du premier ébranlement produit par une lésion grave accompagnée d'une forte hémorrhagie.

plus par conséquent aussi on risque d'avoir une saillie osseuse, si l'on néglige de se ménager assez de peau pour couvrir le moignon.

Plus on se rapproche du genou, moins l'amputation de la cuisse présente de dangers et de difficultés, et chaque pouce de ménagé est un avantage de plus pour l'application d'une jambe artificielle. L'hémorrhagie est également beaucoup plus faible si l'on opère au-dessous du milieu de la cuisse ; quelquefois il suffit d'une seule ligature, celle du vaisseau principal.

La quantité de peau qu'il faut ménager et le choix de la méthode dépendent beaucoup du cas particulier. Une cuisse maigre ne réclame pas une grande quantité de peau, une cuisse bien musclée en réclame beaucoup plus. Une cuisse mince peut être amputée par une seule incision circulaire, une cuisse plus épaisse exige plutôt la disposition de la plaie en entonnoir, telle qu'on l'obtient par la double incision circulaire. Si l'on a beaucoup de peau saine d'un côté et très-peu du côté opposé, la préférence doit être donnée à la méhode elliptique, ou à la méthode à un lambeau, ou à la méthode circulaire avec incision latérale, ou enfin à la méthode ovalaire.

L'ancienne doctrine de la couche musculaire que l'on croyait devoir couvrir l'extrémité du moignon étant erronée, attendu que le tissu musculaire qui couvre cette extrémité disparaît, de sorte qu'il n'y a plus que la peau et le tissu cellulaire sous-cutané qui, en réalité, couvrent les moignons cicatrisés, il y a lieu d'abandonner toutes les méthodes qui étaient censées procurer au moignon un coussinet charnu. Pour la méthode circulaire, aussi bien que pour la méthode à lambeau, on ne prendra donc que la peau pour couvrir l'os et l'on coupera les chairs perpendiculairement. Si la peau est très-mobile, il suffit, surtout sur une cuisse maigre, de la retirer fortement avant de faire la section cutanée, et de faire ensuite la section musculaire sur la limite de la section cutanée. Si la cuisse est épaisse et la peau inextensible par suite du gonflement chronique, de l'infiltration sanguine, etc., il faut que la peau soit détachée par une série d'incisions tombant perpendiculairement sur l'aponévrose et disséquée en arrière. Dans les cas difficiles, on se rend ce temps de l'opération plus facile par une incision longitudinale (incision en manche d'habit) à laquelle on ajoute l'incision circulaire, ou bien on choisit la méthode à lambeau. Si la cuisse est très-conique, la méthode à lambeau mérite, pour la même raison, la préférence.

On a beaucoup discuté sur les avantages des diverses méthodes d'amputation, de la méthode circulaire simple ou double, de la méthode elliptique, de la méthode ovalaire, à lambeau simple ou double, etc., pour l'amputation de la cuisse. Il est certain qu'aucune de toutes ces méthodes ne peut revendiquer une supériorité absolue sur les autres La méthode circulaire a pour elle l'avantage de donner la plaie la moins étendue. Les incisions elliptiques et le procédé à un lambeau permettent quelquefois d'amputer plus bas que la méthode circulaire. Dans quelques cas, c'est naturellement l'inverse qui a lieu.

On a aussi exprimé des opinions différentes sur la position la plus avantageuse de l'opérateur, en dehors ou en dedans du membre qu'il s'agit d'amputer. C'est encore là une question en somme assez peu importante; car il faut toujours prendre ses mesures selon le cas donné, selon qu'on se trouve, par exemple, en présence d'un genou contracturé, d'un os broyé, d'un malade qui oppose de la résistance, ou bien encore selon la capacité et le sang-froid de l'aide par lequel on est assisté.

Il faut quelquefois, après l'amputation de la cuisse, encore retrancher un bout du nerf sciatique qui pourrait rendre le pansement douloureux s'il dépassait les autres tissus.

En général il convient, pour mieux couvrir les parties et pour en obtenir la réunion immédiate, au moins partielle, d'appliquer la suture après l'amputation de la cuisse. Comme les malades placent leur moignon dans une légère rotation en dehors lorsqu'ils sont couchés, il semble rationnel de réunir les bords de la plaie, soit à l'aide de la suture, soit avec des bandelettes, dans la direction d'avant en arrière et de dehors en dedans. On place le moignon sur un coussin approprié et on l'y attache avec des serviettes. Il faut qu'une serviette ou une bande, placée sous le coussin, fasse le tour de l'abdomen en 8 de chiffre afin que le moignon ne puisse pas glisser en bas quand l'amputé retire son corps en arrière ou de côté. Il faut, en un mot, que le coussin soit attaché de telle manière qu'il suive tous les mouvements du tronc.

La mortalité, après l'amputation du fémur, est évaluée à 45 pour 100 (454 décès sur 1003 cas d'amputation) d'après une statistique moderne. Mais tous ces chiffres ne peuvent guère influer sur la résolution à prendre dans un cas donné, attendu que pour la plupart des amputations suivies de mort le résultat funeste peut être attribué, non à l'opération elle-même, mais à la pyohémie d'origine miasmatique qui est venue accidentellement aggraver la situation de l'amputé.

La *jambe artificielle*, dont se servent les individus amputés au tiers inférieur, doit être disposée de telle sorte que la boîte en entonnoir, qui reçoit le moignon, puisse s'appuyer en haut contre la tubérosité de l'ischion. Il est évident que l'on ne négligera pas de bien rembourrer et d'arrondir l'appareil dans la partie qui correspond à ce dernier endroit. Au genou, on peut appliquer une articulation, munie d'un ressort, et qui permet de fléchir l'appareil quand le malade est assis. — Le *simple pilon, avec point d'appui sur l'ischion*, se compose d'une pièce de tôle creuse qui reçoit l'ischion et qui est supportée par une tige Il faut que cet appareil soit fixé solidement au bassin au moyen d'une ceinture à laquelle on peut attacher une bretelle passant sur l'épaule pour mieux maintenir le tout.

## § 3. — Genou.

Luxation de la rotule. — Fracture de la rotule. — Rupture du ligament rotulien. — Luxation du tibia. — Fracture des condyles du fémur. — Fracture de l'extrémité supérieure du tibia. — Lésion traumatique de l'articulation du genou. — Inflammation de l'articulation du genou. — Ankylose du genou. — Déviation latérale du genou. — Hydarthrose. — Relâchement du genou. — Corps mobiles intra articulaires. — Résection. — Désarticulation du genou. — Maladies de l'articulation supérieure du péroné. — Inflammation des bourses muqueuses autour du genou. — Artère poplitée.

*Luxation de la rotule.* — La capsule synoviale de la rotule est si grande et s'étend des deux côtés si loin sur les condyles du fémur que, même en cas de luxation latérale complète, la rotule ne s'échappe pas nécessairement de sa membrane articulaire. Aussi n'est-il pas étonnant que souvent une luxation de la rotule se réduise toute seule et par le fait d'un simple mouvement exécuté par le malade.

Il faut considérer comme la cause la plus immédiate d'une luxation de la rotule un choc direct ou une rotation exagérée du genou, par exemple en dehors. Mais on a aussi observé des luxations de la rotule qui avaient été produites par des mouvements violents, tels qu'une contraction isolée du vaste externe ou du vaste interne ; ces derniers cas supposent une structure lâche de l'articulation de la rotule. Lorsque le ligament rotulien et les autres ligaments se sont relâchés peu à peu, ou bien lorsque par le fait d'une luxation traumatique antérieure, négligemment traitée, ils ont perdu leur solidité, il se développe une prédisposition à la luxation habituelle. Ces personnes risquent à chaque mouvement un peu rapide de se luxer la rotule si elles ne s'en garantissent pas au moyen d'un appareil, tel qu'une genouillère bien conditionnée.

On distingue la simple luxation *latérale* et la luxation *verticale*. Dans la dernière, la rotule se dresse sur son bord latéral, sa surface cartilagineuse est dirigée vers l'un ou l'autre côté et son tendon subit une torsion. Cette torsion pouvant se faire des deux côtés, il y a une luxation verticale interne ou externe. On a aussi observé des luxations *obliques* formant la transition aux luxations verticales.

On n'a pas encore bien vérifié si, dans ces déplacements de la rotule, il ne s'est pas produit une rotation forcée du tibia.

La luxation latérale paraît se faire plus facilement et plus fréquemment en dehors qu'en dedans. La cause la plus simple de cet accident est une contusion du genou, par exemple en passant à cheval à côté d'un objet solide. On sent très-facilement la rotule sur le côté du condyle ; on a presque toujours trouvé la jambe dans la flexion, tandis que dans les luxations verticales on la trouve plus souvent étendue. Probablement cela dépend du niveau plus ou moins élevé que la rotule occupe sur le fémur ; plus la rotule est remontée, plus il y a de tendance à l'extension. Pour la réduction il n'y a pas de règle particulière à donner ; il suffira en général de mouvoir le genou pour remettre la rotule en place. S'il y a lieu, on fait encore la coaptation avec les doigts. Si l'on veut relâcher le triceps fémoral, on place le genou dans l'extension et la hanche dans la flexion.

Dans la *luxation verticale*, le bord de la rotule vient évidemment s'arc-bouter contre le fémur. Sur la surface cartilagineuse polie et lubrifiée qui existe entre les deux condyles, il n'est guère possible que le bord de la rotule se fixe si aisément ; il faut donc admettre que ce phénomène se produit, soit à côté, soit au-dessus de cette surface. Ce qui prouve que la fixation a lieu au-dessus, c'est l'extension presque généralement observée du membre. Le point contre lequel le bord de la rotule vient se fixer peut, du reste, être situé sur la ligne médiane ou sur le côté. Le déplacement de l'os et la torsion du tendon sont en général faciles à constater, au moins tant qu'un gonflement considérable n'est pas venu s'y ajouter.

Pour réduire la luxation verticale on emploiera toujours en premier lieu les moyens les plus faciles : tirer la rotule en arrière ou de côté, le muscle étant relâché, abaisser le bord saillant pour relever le bord fixé sur l'os, fléchir rapidement la jambe pour forcer l'obstacle ; placer le tibia dans la rotation du côté correspondant ; comme dernière ressource on pourrait encore relever le bord enclavé à l'aide d'un petit levier engagé sous la peau. Ce moyen a été tenté avec succès (Cuynat). La section sous-cutanée des tendons ou des ligaments ne donne aucun résultat, ainsi que cela a été prouvé par l'expérience.

Il n'est pas rare de rencontrer des *luxations spontanées* de la rotule; quelques individus se servent assez bien de leur genou, quoique la rotule s'articule sur le côté du condyle externe. On ne connaît pas dans ces cas la cause de la luxation. Dans l'ankylose du genou, une luxation incomplète de la rotule en dehors est un accident fort commun. Le déplacement s'explique ici par la rotation et l'abduction du tibia. — Il n'y a pas d'indications thérapeutiques pour la luxation spontanée de la rotule, sauf peut-être les appareils protecteurs.

*Fracture de la rotule.* — La plupart des fractures de la rotule sont des fractures transversales. Le mécanisme ordinaire de leur production est le suivant : dans une flexion exagérée du genou, la rotule est fixée d'un côté par le ligament rotulien, tandis que de l'autre elle est rapidement et violemment tirée en haut par le droit antérieur et le triceps fémoral. Ces deux forces agissent en sens opposé, elles fléchiraient la rotule si elle pouvait céder ; mais comme elle est rigide, elle se rompt quelquefois en travers comme une tige qu'on rompt sur le genou. Ce n'est donc pas ici la contusion directe de l'os dans une chute, mais la contraction violente et rapide du muscle, qui produit la fracture. Mais il y a aussi des cas où la fracture est simplement due à la violence directe. Tout dépend, dans une fracture transversale de la rotule, de l'étendue dans laquelle les fibres qui couvrent la rotule en avant et qui s'attachent sur ses côtés, sont déchirées à leur tour ; plus cette déchirure est étendue et plus l'action musculaire est violente, plus le fragment supérieur s'écartera du fragment inférieur.

Le plus souvent on sent facilement la lacune qui se trouve entre les fragments, lacune exagérée par la flexion du genou, et l'on peut saisir à travers la peau le fragment supérieur avec la main et l'attirer ou le presser en bas. Avec la fracture coïncide un épanchement sanguin plus ou moins abondant sous la peau et dans l'articulation ; mais le gonflement extérieur n'empêche ordinairement pas de reconnaître la fracture. Toutefois il y a des cas dans lesquels le diagnostic présente des difficultés. Un fort gonflement de la bourse muqueuse pré-rotulienne peut masquer la fracture. Réciproquement il peut arriver qu'une bourse muqueuse contuse et infiltrée de sang donne la même sensation que s'il y avait au milieu une lacune transversale pareille à celle qui existe entre les fragments d'une rotule brisée. Au besoin on peut se servir de l'aiguille à acupuncture pour rendre le diagnostic plus sûr. — Si le déplacement des fragments n'est pas très-considérable, comme cela arrive dans le cas où les fibres tendineuses s'insérant sur les côtés de la rotule restent intactes, le blessé n'est pas dans l'impossibilité absolue de marcher, et souvent on a vu ces individus se tenir encore sur leurs jambes et marcher pendant quelque temps. — Les degrés les plus élevés de la lésion, la rupture complète des fibres tendineuses latérales du triceps entraînent nécessairement une impossibilité immédiate d'étendre la jambe.

Le processus curatif, après la fracture de la rotule, amène rarement une réunion osseuse ; cela s'explique par la distance qui sépare les deux fragments et par la structure de la rotule, qui est couverte en avant, non d'un périoste régulier, mais de fibres tendineuses, et en arrière de substance cartilagineuse. Ordinairement il ne se fait donc qu'une réunion ligamenteuse qui, cependant, peut devenir assez solide pour rendre le membre apte à la marche ; le processus curatif devient alors très-analogue à celui qui se développe à la suite d'une section sous-cutanée du tendon d'Achille. On observe même, en supposant que les conditions soient d'ailleurs favorables, un raccourcissement spontané de la substance cicatricielle qui unit les fragments (1). Plus la masse ligamenteuse se raccourcit et devient ancienne, plus elle devient solide ; mais on a aussi plusieurs fois remarqué qu'en cas de mouvements imprudents et prématurés, il se produisait une distension et un allongement, voire même une rupture de cette masse. Si la substance interstitielle devient très-large, le muscle perd par le raccourcissement toute sa force et il reste une incapacité de mettre

(1) Delpech avait déjà appelé l'attention sur ce raccourcissement spontané qui, évidemment, doit être compté parmi les phénomènes de la rétraction cicatricielle. Mais on n'oubliera pas qu'au commencement les cicatrices tendineuses sont encore extensibles, ainsi que cela a été démontré par Pirogoff, et que, par conséquent, elles tendent à s'allonger si l'action musculaire intervient trop tôt.

la jambe dans l'extension complète, jointe à une forte claudication. Dans le cas où une forte inflammation s'ajoute à une fracture de la rotule, il peut en résulter une ankylose de cet os ou de toute l'articulation.

Le traitement de la fracture transversale de la rotule est très-simple lorsque les fragments se sont peu écartés l'un de l'autre; il suffit alors de faire reposer le membre sur un plan incliné simple, le genou étendu et la hanche légèrement fléchie. Plus tard, à peu près dans la troisième semaine, on applique un bandage amidonné ou plâtré. — Mais lorsque les deux fragments sont très-écartés le traitement devient plus difficile. Si l'on essaye de pousser les fragments l'un contre l'autre à l'aide de compresses et de bandes, de frondes, etc., ou bien à l'aide de courroies et d'attelles, on reconnaît bientôt le peu d'efficacité de ces moyens qui présentent, en outre, l'inconvénient de presser la peau et le tissu sous-cutané entre les fragments ou de repousser en arrière le bord supérieur et le bord inférieur de la rotule, ce qui implique une rotation en avant des surfaces qui correspondent à la fracture. Pour ces raisons, Malgaigne s'est servi pour la fracture transversale avec déplacement considérable et opiniâtre, d'une sorte de griffe dont les pointes sont enfoncées à travers la peau dans le tendon en avant et en arrière des fragments, et qui permet de rapprocher les fragments à l'aide d'une vis serrée par un écrou. La figure 89

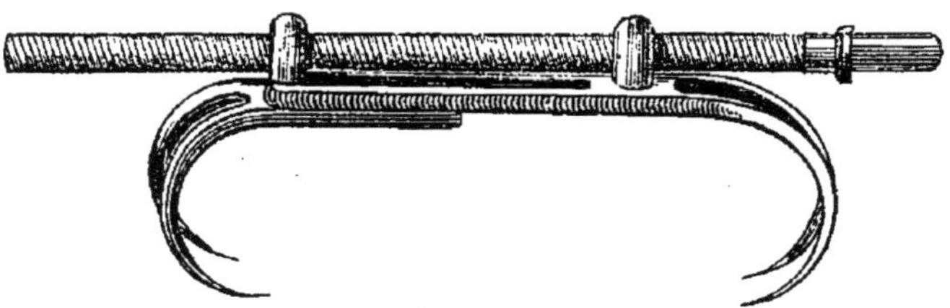

Fig. 89.

représente la disposition de cet appareil qui s'est montré fort utile dans un grand nombre de cas et n'a produit aucune suppuration fâcheuse même après une application de plusieurs semaines (1).

(1) Quoique l'application de cet appareil ait été suivie une fois de pyohémie, cela ne me paraît cependant pas être une raison suffisante pour le rejeter; car des cas de pyohémie ont été observés, même après l'application de simples points de suture. Du reste, à l'époque d'une épidémie de pyohémie, je m'abstiendrais d'employer cet appareil, et je préférerais risquer une laxité permanente du genou.

L'appareil de Malgaigne s'est montré utile même dans des cas anciens. En cas de gonflement intense, par conséquent, pendant les premiers jours, il n'y a pas lieu de l'appliquer. — L'application des griffes n'est pas toujours facile, parce qu'il peut arriver qu'elles ne pénètrent que dans les tissus superficiels et laissent ainsi échapper les fragments. — Il faut que les griffes soient dorées ou bien enduites d'huile, afin qu'elles ne puissent pas se couvrir de rouille.

Si l'on ne veut pas employer cet appareil et cependant faire plus que d'ordonner au malade le simple repos du membre fracturé, on peut faire usage de deux bandages roulés, l'un au-dessus, l'autre au-dessous de la rotule, ou bien d'un appareil amidonné dans lequel on taille une fenêtre correspondant à la rotule, ou d'un appareil plâtré également fenêtré et qui tient les fragments autant que possible rapprochés l'un de l'autre, ou d'une fronde avec des compresses que l'on fixe par des tours de bande, ou bien enfin de deux rubans appliqués sur les côtés et d'une bande dont on rapproche les tours en nouant ensemble les deux chefs des rubans latéraux. L'appareil plâtré, percé d'une fenêtre qui correspond à la rotule, est ce qu'il y a de plus sûr et de plus simple.

Il est difficile de déterminer au bout de combien de temps on doit recommencer à imprimer à l'articulation quelques mouvements passifs. Avant la cinquième semaine il ne faut pas y songer. Si l'on commence trop tôt, l'on distend la cicatrice; si l'on attend trop longtemps, le genou devient de plus en plus roide. Il peut être utile de retenir au commencement la rotule avec les doigts pendant que l'on fait exécuter des mouvements à la jambe.

La *fracture longitudinale* de la rotule est toujours le résultat d'une violence directe, de même que la *fracture comminutive*. Dans la fracture longitudinale, le pronostic serait plus favorable en ce sens qu'il y aurait ici bien plutôt à espérer une réunion osseuse, et que même, dans le cas où cette réunion ferait défaut, l'articulation n'en serait guère plus faible. Par contre, on est ici bien plus exposé au danger d'une lésion simultanée des parties molles. — Lorsque les fragments sont peu écartés l'un de l'autre, et surtout lorsqu'il y a gonflement et extravasats sanguins considérables, le diagnostic de la fracture longitudinale peut devenir difficile ou impossible. — Le traitement consiste simplement dans le repos et l'extension du membre.

Les *fractures compliquées* de la rotule, la production d'esquilles et l'écrasement de cet os avec ouverture de l'articulation sont toujours fort dangereux. Ordinairement, l'on fait dans ces cas l'amputation immédiate. Peut-être devrait-on préférer la résection, peut-être aussi y aurait-il lieu de chercher à conserver le membre; car on connaît un certain nombre de cas où, à la suite de ces lésions, l'articulation a pu être guérie même sans ankylose.

*Rupture du ligament rotulien.* — Le tendon du triceps peut se rompre au-dessus comme au-dessous de la rotule ; la rupture peut aussi se faire de telle manière qu'un petit fragment se détache encore de la rotule. — Les cas de ce genre présentent une grande analogie avec la fracture de la rotule ; les conséquences de l'un et de l'autre accident se ressemblent également. Cependant, on considérera comme la lésion la plus légère et la plus inoffensive la rupture du ligament. Cette rupture du ligament, si elle a lieu au-dessus de la rotule, guérit aussi plus rapidement. — Si le ligament se rompt, au contraire, au-dessous de la rotule, il faut s'attendre à une tendance plus ou moins grande de la rotule à se déplacer en haut, et'ce déplacement peut persister à un très-haut degré ainsi que l'impossibilité d'étendre complétement la jambe si l'on néglige de soumettre un cas de ce genre à un traitement convenable. — Il est évident que pour le traitement de cette lésion, il faut la même position tranquille de la jambe et à peu près les mêmes méthodes de pansement que pour la fracture transversale de la rotule.

*Luxation du tibia.* — Le tibia peut être luxé surtout *en avant* et *en arrière.* Latéralement, ce sont presque exclusivement des luxations incomplètes. Une luxation incomplète peut encore résulter d'une rotation exagérée. Il faut admettre qu'une forte déchirure des ligaments, surtout des ligaments croisés et des ligaments latéraux, doit se reproduire à chaque luxation violente du tibia à moins d'un relâchement morbide de ces tissus. En même temps, l'artère poplitée est compromise par cet accident, ce vaisseau pouvant se rompre sous l'influence de la tension exagérée, ou subir une déchirure de ses membranes internes (avec oblitération consécutive). Le malade est alors menacé de gangrène par infiltration sanguine ou par arrêt de la circulation. En outre, on a observé la déchirure de la veine avec fort épanchement sanguin, ensuite l'arrêt de la circulation veineuse dans la jambe, par la pression que détermine un grand extravasat du jarret.

Quant au mode de production des luxations du tibia, on s'est assuré par des expériences faites sur le cadavre que l'on peut faire naître la luxation du tibia en avant par l'extension forcée suivie de flexion (comparez p. 676), et la luxation en arrière par la flexion suivie de l'extension pendant laquelle on a soin d'empêcher l'extrémité supérieure du tibia de glisser en avant (voy. p. 808). — Après avoir fait la section des ligaments latéraux, on peut porter la rotation en dehors à un tel point sur le cadavre, que le condyle externe du fémur glisse en avant et sort complétement de la cavité articulaire correspondante du tibia qui a passé en arrière. Le condyle interne et la moitié interne du tibia subissent un déplacement peu sensible. La position fléchie du genou, en tant qu'elle est nécessaire pour la rotation normale du tibia, favorise aussi bien la production que la réduction de ce genre de déplacement. — La luxation latérale du tibia suppose une impulsion latérale très violente.

Le diagnostic de ces lésions est d'une facilité extrême, surtout pour la luxation en avant ou en arrière. On trouve une augmentation d'épaisseur d'avant en arrière, en même temps raccourcissement, abaissement de la rotule, saillie des condyles en arrière ou en avant, etc. — Pour réduire une luxation du tibia, il faut faire la traction nécessaire, combinée avec une pression directe, pour arriver à la coaptation, comme pour d'autres articulations ginglymoïdales. Ensuite, il faut fixer la jambe dans la position convenable, et prendre les mesures nécessaires pour empêcher l'inflammation. Plus tard, quand le moment de l'inflammation est passé, on cherche à empêcher la roideur permanente de l'articulation par des mouvements passifs appropriés.

Les luxations *compliquées* du genou, et surtout la complication par la déchirure de l'artère poplitée, réclament naturellement l'amputation.

La *luxation spontanée*, surtout la luxation incomplète ou subluxation, s'observe assez souvent au genou. Le tibia éprouve, dans la plupart des cas d'inflammation prolongée du genou, un déplacement progressif en arrière ; ordinairement il s'y ajoute encore un certain degré de rotation en dehors. Il faut diviser ces luxations spontanées en deux espèces : 1° Si les ligaments articulaires sont allongés, les condyles du fémur montrent une tendance continuelle à glisser en avant, ou bien le tibia montre une tendance à glisser en arrière. Souvent le poids de la jambe étendue paraît être la cause principale de ce phénomène. Peut-être aussi les muscles, surtout le biceps, agissent-ils d'une manière anormale quand l'articulation est relâchée et les cartilages semi-lunaires incomplétement fixés. — On peut à volonté faire glisser avec le doigt en avant ou en arrière le tibia de certaines personnes, surtout de celles qui sont atteintes d'un processus nécrosique du tibia. Il est utile de faire porter à ces personnes une attelle rembourrée appliquée sur le jarret, et fixée à l'aide d'une genouillère, afin que le tibia soit maintenu en avant. 2° Si l'on cherche à redresser un genou ankylosé, que cet essai soit fait par le malade lui-même, s'appuyant par exemple sur le talon, lorsqu'il est couché, ou bien par le médecin, toujours est-il qu'ordinairement le glissement du tibia en avant se trouve empêché. L'ad-

hérence de la rotule ou le raccourcissement et l'induration des
parties ligamenteuses antérieures, en outre la perte des cartilages
ou l'immobilité des cartilages semi-lunaires, et souvent l'usure
de l'os, ne permettent pas au tibia de glisser en avant. Si malgré
cela on veut essayer de redresser la jambe, le tibia, au lieu de
glisser, présente au fémur son bord articulaire antérieur que les
condyles dépassent en avant, et en même temps le bord postérieur
du tibia vient à proéminer de plus en plus dans la région du
mollet. L'extension est donc la cause de la luxation, lorsque le
tibia ne peut pas glisser en avant. On conçoit bien qu'il importe
de se rappeler ce mécanisme en traitant l'inflammation et la
roideur du genou (p. 808).

Ce que l'on a appelé *luxation des fibro-cartilages interarticulaires*
devrait plutôt porter le nom de *luxation incomplète du tibia par rotation*. En cas de relâchement des ligaments, l'un des condyles du fémur,
surtout le condyle externe, peut, à la suite d'une rotation de la jambe en
dehors, se placer au delà de la fossette formée par le fibro-cartilage
interarticulaire ; les mouvements du genou sont alors subitement
arrêtés et toute tentative de mouvement devient douloureuse.

Pour opérer la réduction, on recommande surtout dans ce cas la forte
flexion. Le procédé paraît fort rationnel en ce sens que, même à l'état
normal, la rotation du tibia sur les condyles du fémur ne devient possible que dans la flexion du genou.

Contre la tendance à la reproduction de la luxation, on a recommandé
pour ces genoux relâchés une large genouillère.

*Fracture des condyles du fémur.* — On a observé des fractures
latérales d'un seul condyle, ou ce qui arrive plus souvent, des deux
à la fois, de sorte que la fracture a pu prendre la forme d'un T ou
d'un V. On a aussi rencontré dans quelques cas rares une séparation dans la ligne épiphysaire, avec déplacement en avant. —
La lésion n'est pas toujours facile à reconnaître ; la flexion, pendant laquelle le tibia et la rotule couvrent moins les condyles,
peut faciliter le diagnostic. Lorsque la surface osseuse qui touche
la rotule devient inégale, on aperçoit un éloignement de la rotule
ou une crépitation pendant les mouvements de cet os. Dans la
fracture double, on voit quelquefois les deux condyles s'écarter
l'un de l'autre, la diaphyse paraissant enchâssée dans leur milieu
à la manière d'un coin.

Les fractures des condyles du fémur sont, comme les fractures
articulaires en général, souvent accompagnées d'un fort écrasement, et d'un engrènement réciproque des fragments. Naturel-

lement la réduction en devient plus difficile, et souvent il est impossible de l'obtenir complète. — Une lésion de ce genre est déjà d'une nature assez grave. Cependant, même en cas de fracture des deux condyles, on a généralement pu sauver le blessé sans amputation.

On place le membre dans une gouttière, ou entre deux attelles latérales ; le côté antérieur reste découvert afin que l'on puisse appliquer des compresses froides, etc. — On pourra commencer à faire exécuter les mouvements passifs au bout d'environ trente jours.

Il n'est pas toujours possible d'empêcher l'ankylose du genou. Si une suppuration se produit, il faut amputer ou réséquer.

*Fracture de l'extrémité articulaire du tibia.* — Lorsque le tibia est fracturé bien haut, il faut avoir en vue le danger d'une participation de l'articulation, d'une fêlure qui se continue jusque dans le genou. Lorsqu'une fracture oblique de l'extrémité articulaire du tibia se produit dans la direction de dedans en dehors, et de bas en haut, il faut s'attendre en même temps à la luxation du péroné. — Lorsque la fracture oblique est compliquée d'engrènement ou d'écrasement du tissu spongieux de l'os, on observe une forte tendance à la déviation du genou en dedans ou en dehors (genu varum ou valgum traumatique). — En cas de plaie par arme à feu, il ne faut supposer trop légèrement l'existence d'une fracture comminutive du tibia, allant jusque dans l'articulation, cette partie de l'os étant, à raison de sa nature spongieuse, beaucoup moins disposée à se fissurer et à éclater. Si décidément la fracture s'étend jusque dans l'articulation il faut amputer ou reséquer.

La principale indication dans la fracture élevée du tibia consiste à immobiliser l'articulation, le mieux dans l'extension. L'extension est encore la position qui convient le mieux pour combattre la tendance du fragment supérieur au déplacement, sous l'influence de la contraction du triceps.

*Lésions traumatiques de l'articulation du genou.* — Une *lésion sous-cutanée* se produit, abstraction faite des fractures et luxations déjà décrites, sous l'influence de certains tiraillements et contusions qui peuvent atteindre le genou. C'est ainsi qu'il peut se produire une rupture des ligaments, par exemple une rupture du ligament latéral interne, un extravasat intra-articulaire, peut-être aussi une rupture et un déplacement des cartilages semi-lunaires ou une contusion des replis de la membrane synoviale. A raison de l'extrême importance que prennent les inflammations du genou, il faut traiter avec d'autant plus d'attention toutes les lésions de ce genre. S'il existe une diathèse scrofuleuse, il faut qu'on redouble de soins et de précautions.

En cas de *lésion de l'articulation par instrument piquant ou tranchant*, de même après un *coup de feu superficiel* qui peut avoir ouvert l'articulation, il y a lieu de prescrire le repos le plus absolu de l'articulation en plaçant le membre dans une boîte (p. 777), ou dans une gouttière qui remonte jusqu'à la hanche, et en attendant que ces appareils soient préparés, en fixant une attelle sous le jarret. En même temps, on aura soin de fermer avec le plus grand soin la plaie extérieure. Cette précaution doit même être prise dans les cas où la lésion de l'articulation n'est pas absolument certaine, par exemple, lorsqu'il n'y a pas d'écoulement de synovie qui en prouve l'existence. — Si l'on ne réussit pas à prévenir l'inflammation de l'articulation, ou si déjà l'inflammation existe au moment où l'on arrive près du blessé, il faut chercher à la modérer par le repos le plus complet et par un traitement antiphlogistique approprié. En mettant le genou malade dans une position tranquille et sûre (p. 803), on parvient souvent à limiter les progrès de l'inflammation et à amener la guérison même sans ankylose. — S'il s'est développé une suppuration abondante et ichoreuse, il ne faut pas tarder d'évacuer le pus par des incisions et des contre-ouvertures. Une suppuration aiguë de l'articulation du genou met la vie des individus tellement en danger, et donne si peu d'espoir de guérison lors même qu'on n'a pas négligé de faire les incisions nécessaires pour évacuer le pus, qu'on est forcé de se demander s'il n'y a pas lieu de faire immédiatement l'amputation ou la résection. Mais l'opération devient plus dangereuse dans la période aiguë, à cause de la fièvre septicémique qui la rend plus difficile à supporter. Pour cette raison on attendra, toutes les fois que ce sera possible, que l'inflammation ait diminué, et que la suppuration soit entrée dans la période chronique.

S'il s'agit d'un *coup de feu* dans l'articulation, ou d'une lésion osseuse analogue qui conduit inévitablement à une suppuration ichoreuse, la question de l'amputation ou de la résection se pose immédiatement. Les médecins militaires ont soumis jusqu'à présent presque tous les cas de ce genre à l'amputation ; à l'avenir, on préférera peut-être, au moins pour les cas les plus favorables, la résection. Comme il importe d'opérer sans retard, on introduira,

en cas de plaie par arme à feu de la région du genou, immédiatement le doigt dans la plaie pour bien examiner l'état des os. Si l'on
trouve une lésion articulaire avec plaie osseuse, il faut procéder
à l'amputation ou à la résection. Mais il ne faut pas perdre de
vue qu'une balle peut pénétrer dans le tissu spongieux des os,
immédiatement à côté de la membrane synoviale, et s'y fixer sans
occasionner un grand dommage.

*Inflammation de l'articulation du genou.* — L'inflammation de
l'articulation du genou présente une foule de variétés qu'il faut
attribuer, soit à une cause externe ou interne (dyscrasique) de la
maladie, soit à la nature du tissu primitivement atteint, soit à
l'acuité ou à la chronicité du processus, soit enfin à l'âge du
malade. Il faut chercher à diagnostiquer ces variétés le mieux
possible, et se garder de les confondre, comme il arrive si souvent,
sous la dénomination vague de *tumeur blanche,* et de les traiter
d'après une règle uniforme.

Lorsque l'inflammation articulaire se complique d'une forte infiltration ou hypertrophie du tissu conjonctif qui entoure la capsule articulaire, on voit se former ce gonflement sphérique de couleur blanche
auquel on a depuis si longtemps donné le nom de tumeur blanche. Par
suite d'une certaine négligence dans le diagnostic et dans le langage,
certains médecins se sont habitués à appeler indistinctement tumeur
blanche tous les gonflements articulaires d'origine inflammatoire, surtout ceux du genou.

Le diagnostic des processus inflammatoires du genou est
entouré d'un certain nombre de difficultés particulières. Avant
tout, il faut se garder de porter le diagnostic d'un gonflement
osseux, quand les os entourés de tissu infiltré donnent la fausse
sensation d'un gonflement de leur propre tissu. Les os paraissent
gonflés à la vue et au toucher, mais ils ne le sont pas ; rien n'est
au contraire plus rare qu'un gonflement osseux dans cette région.
Quelquefois un gonflement osseux partiel s'observe entre les deux
condyles ; il passe alors facilement inaperçu parce qu'il est caché
par la rotule, et l'on ne s'aperçoit du mal que quand cet os descend pendant la flexion du genou. — Dans les cas d'ankylose
ancienne du genou, il n'est pas rare de trouver un développement d'ostéophytes sur le bord articulaire ; on sent les aspérités
osseuses, à moins qu'elles ne soient cachées par le gonflement.
— L'hypertrophie du tissu conjonctif péri-articulaire qui se
forme si fréquemment pendant l'usure osseuse, doit être soi-

gneusement distinguée du gonflement inflammatoire. (Aujourd'hui encore, beaucoup de médecins ont conservé l'habitude d'appeler tumeurs blanches, même les cas de cette espèce.) — Le gonflement élastique, fongueux, quelquefois fort remarquable, du tissu conjonctif, ne doit pas être confondu avec la fluctuation d'une collection purulente. — L'apparition d'une tumeur au-dessus de l'articulation, à la partie antérieure de la cuisse, où la membrane synoviale possède un prolongement, et montre en outre une très-grande extensibilité, et communique même souvent avec la bourse muqueuse du muscle sous-crural, ne doit pas être prise pour une formation d'abcès en dehors de l'articulation.—Il arrive assez souvent que le pus de l'articulation du genou rompt la mince membrane synoviale à sa partie supérieure et se réunit sous le triceps fémoral. L'articulation peut ainsi se vider complétement, et l'abcès s'enkyster et s'isoler au point que le pus ne se laisse plus refouler dans le genou. Il faut bien se garder de méconnaître l'origine de ces abcès, et de les confondre avec des abcès simples du tissu cellulaire de la cuisse. — Si un abcès de l'articulation du genou s'est vidé et a formé des trajets purulents du côté de la cuisse ou du mollet, il peut devenir très-difficile de reconnaître si l'articulation a été le véritable foyer morbide et si les fusées purulentes sont en rapport avec l'articulation actuellement vide et dégonflée. Cependant, pour chaque abcès de cette région qui fournit beaucoup de pus et reste longtemps sans guérir, et en l'absence d'autres causes pouvant expliquer le phénomène, on doit soupçonner l'existence d'une suppuration articulaire. — Si une nécrose ou une fracture a existé dans le voisinage de l'articulation, et si cette dernière est sensible, roide, cachée par le gonflement des parties molles, on peut rester longtemps dans le doute, si l'articulation a participé d'une manière essentielle à l'affection, ou si elle a simplement été gênée par l'affection des organes voisins.

Lorsque, sous l'influence de l'inflammation, il s'est développé un exsudat dans l'articulation, on ne doit pas se hâter d'admettre que cet exsudat devra se vider à la manière d'un abcès ordinaire. Il y a des exsudats articulaires inflammatoires qui, semblables aux épanchements pleurétiques, sont très-susceptibles de se résorber, et qui, par conséquent, tout en offrant une grande analogie avec le pus ordinaire, défendent, à raison même de cette facilité à se résorber, et de leur peu de tendance à subir une décomposition spontanée, tout essai d'évacuation artificielle.

Outre les indications générales qui ressortent de l'acuité ou de la chronicité de l'inflammation, des dyscrasies concomitantes, etc., on se sert, dans l'inflammation de l'articulation du genou, de moyens particuliers pour donner au membre une *position* aussi tranquille et aussi peu douloureuse que possible, et pour prévenir la déviation, la rotation ou le glissement des parties osseuses. On se servira donc d'un appareil de support bien approprié, et l'on ne doit pas se contenter de placer simplement un coussin sous le jarret, attendu que ce moyen ne suffit ni pour assurer le repos de l'articulation, ni pour l'empêcher de prendre une fausse direction. Le genou enflammé, si on ne lui donne pas une position convenable, montre une tendance marquée à la flexion, phénomène qu'il faut peut-être attribuer avant tout à ce fait, que les malades cherchent à préserver leur jambe de toute commotion douloureuse, et entre autres, de toute impulsion pouvant lui imprimer un mouvement de rotation, en agissant sur la pointe du pied comme, par exemple, les couvertures, et que pour arriver à ce résultat, ils placent leur jambe dans l'abduction combinée avec la rotation en dehors et la flexion, position par laquelle ils croient placer l'articulation dans le repos le plus complet. Ce qui peut encore contribuer à la flexion du genou, c'est que le gonflement et la distension des parties molles se développent surtout dans le tissu cellulaire abondant de la région antérieure, et dans la partie antérieure de la capsule qui est douée d'une souplesse beaucoup plus grande que la partie postérieure. — Dans les inflammations chroniques ou devenues chroniques de l'articulation du genou, la rotation de cette articulation s'ajoute ordinairement à la flexion. Dans le décubitus dorsal, la jambe fléchie ne peut pas, cela se conçoit aisément, être tenue en équilibre sur le talon, mais elle décrit un mouvement de rotation en dehors ; le tibia se tourne sur les condyles du fémur, et à raison de cette position, le pied cherche dans le lit un appui sur la plante. Ainsi la flexion du genou se combine avec la rotation en dehors. En même temps, la rotule glisse sur le condyle externe, probablement à cause de la rotation du tibia. Par suite du ramollissement inflammatoire du ligament et de l'usure unilatérale des os produite par la pression qui porte toujours sur le même côté (1), la plupart des inflammations prolongées de l'articulation

(1) La subluxation en arrière a pour conséquence une usure crois-

du genou se compliquent d'une subluxation du tibia en arrière, et souvent même d'un certain degré d'abduction. Si la croissance du malade n'est pas encore achevée, le condyle interne prend souvent un développement exclusif, et on voit se produire un « *genu valgum* » inflammatoire.

Il faut autant que possible chercher à prévenir ces déplacements ; mais si déjà ils se sont produits, il faut avant tout tâcher d'en limiter l'accroissement en plaçant le genou sur une planche de soutien appropriée (voy. p. 777), ou sur un appareil à extension du genou (p. 809).

Dans bien des cas dont le traitement avait été négligé au commencement, il faut que le *redressement graduel* de l'articulation soit combiné avec l'emploi d'un appareil de ce genre. Si l'on ouvre tous les jours un peu plus l'angle formé par les deux pièces de l'appareil, bien des genoux enflammés peuvent être ramenés peu à peu dans la position normale, même sans occasionner de la douleur. (Je suis en mesure de citer un grand nombre de guérisons obtenues par ce moyen.)

Le *redressement forcé* d'un genou enflammé, comme il a été préconisé par Bonnet, ne me semble pas devoir être usité, ou du moins, ne faudrait-il recourir à ce moyen qu'avec d'extrêmes précautions et sans en généraliser l'emploi, quoique ce soit encore là une méthode en faveur de laquelle on peut citer de bons résultats.

Les appareils de support simple offrent cet avantage qu'ils permettent l'emploi de compresses froides ; lorsque le membre est très-douloureux, tendu, et dans un état d'inflammation aiguë, ces appareils sont ceux qui rendent le plus de services. En cas d'inflammation subaiguë ou chronique, il faut, au contraire, accorder la préférence à l'appareil plâtré. Les appareils inamovibles constituent un moyen excellent pour assurer le repos de l'articulation. Selon le besoin, on taille des fenêtres dans l'appareil pour laisser à nu certaines places que l'on peut badigeonner de teinture d'iode ou inciser pour vider les collections purulentes, etc.!

Si un genou a beaucoup souffert par une inflammation prolon-

---

sante des surfaces osseuses qui se compriment réciproquement. On remarque donc avant tout la disparition de la convexité postérieure des condyles du fémur et celle du bord antérieur du tibia qui leur correspond. Il faut bien établir la distinction entre cette usure et la destruction carieuse.

gée et que ses fonctions ne peuvent plus se rétablir, il ne reste souvent plus d'autre ressource que de renoncer définitivement à obtenir la mobilité du membre et de garantir le patient d'une récidive inflammatoire en le faisant circuler avec un genou ankylosé dans la position étendue et entouré d'un *appareil de protection* (p. 814).

L'*usure* consécutive à une inflammation de l'articulation du genou s'élève quelquefois à un degré fort élevé. Dans certains cas, on a vu l'usure du condyle externe aller à un tel point qu'il en est résulté une abduction excessive du tibia, et qu'on a dû procéder à l'amputation de la jambe devenue excessivement gênante et ne pouvant plus rendre aucun service au malade. — Page 803, nous avons déjà eu l'occasion de dire que la subluxation qui accompagne si souvent la flexion du genou est ordinairement accompagnée d'une usure osseuse, surtout à la convexité postérieure des condyles du fémur. — Avec les degrés légers de l'usure coïncide ordinairement un gonflement notable du tissu cellulaire péri-articulaire et sous-synovial, quelquefois aussi une hydarthrose ou une production de corps mobiles intra-articulaires. Le meilleur moyen pour mettre une pareille articulation à l'abri de douleurs, d'inflammation, d'usure progressive, consiste à prescrire le repos et les appareils de protection.

En cas de *suppuration* de l'articulation du genou, on se demande d'abord s'il faut ouvrir l'abcès ou s'il faut en attendre la rupture spontanée. La réponse à cette question différera selon les particularités du cas donné. En cas de suppuration très-aiguë, avec décomposition du pus, on cherchera à procurer autant que possible un libre écoulement à ce dernier et à empêcher la rétention du pus décomposé par une ou plusieurs ouvertures pratiquées à des endroits convenablement choisis. Dans quelques cas chroniques et subaigus, l'ouverture serait, au contraire, plutôt nuisible; attendu qu'après cette opération un exsudat, auparavant bénin, prendrait plus facilement un caractère grave, une tendance à la décomposition. — Ainsi que cela a déjà été dit plus haut (p. 802), il y a quelques exsudats articulaires purulents ou semi-purulents qui se montrent encore susceptibles de résorption. Dans tous les cas qui approchent de la chronicité, il semble donc plus convenable d'attendre si la résorption ne finira pas par se faire ou au moins de suspendre l'ouverture artificielle jusqu'à ce qu'il se soit produit des abcès par congestion qui, à raison de leur isolement ou de la distance qui les sépare de l'articulation et de l'amincissement de la peau, rendent l'opération plus facile ou

la rendent nécessaire à cause des symptômes de tension, de douleur, d'inflammation cutanée. Même dans ces cas, une petite
ouverture dont le premier but est simplement de diminuer la
tension et qu'on laisse ensuite se refermer, mérite la préférence
sur les grandes incisions. Souvent, on remarque que dans ces
conditions, la suppuration se met à tarir lentement sans que l'articulation ait été ramenée auparavant dans un état inflammatoire
plus aigu.

Partout où la suppuration articulaire du genou se présente sous
forme d'une sécrétion ichoreuse profuse, soit primitivement, soit
par suite de l'inflammation progressive et de la décomposition
d'un ancien foyer purulent, l'amputation (ou la résection, p. 817)
est ce qui reste de mieux à faire. Lorsqu'une fonte purulente du
genou a détruit les cartilages dans une vaste étendue, que les os
ont pris part à l'affection ou qu'ils ont été altérés par l'usure,
que déjà des fusées purulentes considérables se montrent à la
cuisse ou au mollet, que les ligaments ont été atteints d'une
destruction purulente, ou qu'il s'est même développé une luxation spontanée manifeste du tibia en arrière, il n'y a généralement pas autre chose à conseiller que l'ablation des parties
malades. Sans doute, il serait plus avantageux de pouvoir entreprendre cette opération avant que tous ces accidents se fussent
produits, et il vaudrait mieux que le médecin et le malade s'y
décidassent aussitôt que la suppuration aurait pris ce caractère
profus et opiniâtre qui fait diminuer de plus en plus les chances
d'une guérison sans opération. Il faut entreprendre l'amputation
en temps utile et avant que les forces du malade soient tombées trop bas, et qu'une résorption putride, le décubitus, etc.,
l'aient conduit au bord du tombeau.

En cas de fonte purulente aiguë, lorsqu'un état fébrile, peut-être un
empoisonnement septique aigu du sang, ayant pour point de départ
l'articulation remplie de pus ichoreux, aggrave l'état du malade, on se
demande naturellement s'il faut entreprendre immédiatement l'amputation pour couper la source de la résorption septique, ou s'il faut
l'ajourner jusqu'à ce que le corps se soit rétabli de cette affection. Pour
résoudre cette question, on fera un raisonnement analogue à celui
qui s'applique aux cas traumatiques : on doit éviter autant que possible
l'opération intermédiaire, c'est-à-dire pendant la période d'inflammation aiguë, et l'on préférera l'opération secondaire ; mais si la fonte ichoreuse fait des progrès, si l'on est en état de couper la source de la
résorption septique par l'amputation du membre, s'il y a lieu de craindre

qu'en temporisant on ne laisse le malade s'épuiser par la septicémie et la perte d'humeurs, alors on ne se permettra plus d'ajourner l'opération.

Chez les enfants et, en général, chez les jeunes sujets, le pronostic d'une suppuration du genou est beaucoup plus favorable que chez les adultes. Chez bien des patients de cet âge, on pourra donc plutôt s'abstenir d'opérer, et on a plus de chance de conserver la jambe. Chez les enfants on ne se décidera pas non plus à faire aussi souvent la résection qu'on l'a conseillée il y a peu de temps encore, surtout en Angleterre.

*Ankylose de l'articulation du genou.* — Dans la grande majorité des cas, l'ankylose du genou dépend d'une inflammation articulaire et des adhérences et ratatinements du tissu qui en dépendent. Le diagnostic de ces affections laisse beaucoup à désirer; on se fait généralement une idée très-peu claire des adhérences qui, peut-être, existent dans l'intérieur de l'articulation, de l'état sain ou malade du cartilage, du tissu conjonctif sous-séreux, des ligaments et des cartilages interosseux, du degré de raccourcissement des muscles et des aponévroses et, par conséquent, de la tension ou du relâchement de ces appareils. On est presque réduit à rechercher s'il existe encore de la mobilité du tibia ou de la rotule, si le tibia est dévié et s'il a éprouvé un commencement de subluxation, si la rotule est déjetée en dehors ou si elle est placée de champ entre les deux condyles, si les tendons du jarret sont faiblement ou fortement tendus, si peut-être les os sont augmentés de volume (page 804), si les parties molles se montrent encore indurées ou sensibles à la pression. Quelquefois les symptômes qui ont précédé, par exemple une inflammation aiguë ou les cicatrices provenant d'une suppuration antérieure, permettent de prévoir une adhérence assez intime.

Souvent il est impossible de poser dès le début du traitement un pronostic définitif sur sa durée probable et sur la facilité ou la difficulté de la guérison. Dans bien des cas, le diagnostic n'est complété que par le traitement, par exemple, lorsque sous l'influence du chloroforme on fait une flexion ou une extension forcée et qu'on aperçoit alors des obstacles plus ou moins considérables, une immobilité absolue de la rotule, des bruits de crépitation ou de frottement, etc.

Page 804, nous avons déjà exposé de quelle manière on empêche l'ankylose du genou ou comment on redresse un genou enflammé et fléchi. Deux méthodes curatives ont été proposées pour la guérison du genou ankylosé dans la flexion, l'extension *forcée* et l'extension *graduelle*. Dans la plupart des cas, il peut être utile de combiner les deux méthodes. La section des tendons ne sera faite qu'exceptionnellement ou peut-être jamais (p. 812).

L'extension forcée se fait ordinairement de telle manière, que l'on combine avec l'opération une flexion forcée ou que l'on commence purement et simplement par cette flexion (Dieffenbach). On couche le malade, après l'avoir suffisamment chloroformé, sur l'abdomen ou sur le flanc et on cherche à produire, par une série des mouvements d'extension et de flexion ménagés, vigoureuse au besoin, mais n'agissant jamais par secousses, la rupture et la disjonction des adhérences qui peuvent exister et la distension des parties raccourcies, surtout des muscles. On entend généralement, dans ces cas, un craquement dont le son autorise quelquefois certaines suppositions, par exemple celle de la rupture d'un point d'adhérence osseuse.

Il est sans doute avantageux de commencer par la flexion, parce que c'est le plus sûr moyen de rendre la rotule mobile et parce que les parties antérieures de l'articulation qui s'opposent au glissement du tibia en avant perdent de leur solidité et de leur force de résistance à la suite de cette flexion préalable. Si la rotule est fixée en avant, elle opposera un obstacle à ce glissement du tibia. Mais du moment que la surface articulaire du tibia ne peut pas faire ce mouvement, l'extension aura pour effet de chasser la tête de cet os en arrière et d'en produire la *subluxation*. Pour mieux éviter ce dernier effet, il ne faut pas saisir la jambe par son extrémité inférieure, c'est-à-dire par l'extrémité du bras de levier, mais on renoncera plutôt au développement de force plus considérable que donnerait ce long bras de levier et on se contentera de saisir le tibia par sa moitié supérieure.

Si l'opération offre de grandes difficultés, on fait fixer la cuisse par un aide pendant que l'opérateur saisit avec les deux mains le tibia ou avec l'une d'elles même le pied. On peut aussi faire tirer sur le pied par un second aide, pour diminuer le frottement entre les condyles du fémur et le tibia et presser directement sur le tibia pour obtenir l'extension. On fera toujours mieux de se contenter provisoirement d'un demi-résultat, d'une extension incomplète, et de réserver le reste pour une seconde opération de ce genre ou pour l'action plus lente des machines, que d'exposer le malade, par l'emploi d'une force trop considérable, à une luxation ou à une facture produite artificiellement, ou à une déchirure dangereuse, ou au développement d'une inflammation violente.

Immédiatement après l'opération, on place le genou sur une gouttière bien matelassée ou sur un appareil à extension, et on le fixe dans une position aussi étendue qu'on peut la lui donner, sans employer trop de violence et occasionner trop de douleurs. On peut aussi, au besoin, placer sous la jambe une feuille de taffetas gommé on de gutta-percha et appliquer des compresses froides. S'il n'y a pas de gonflement à prévoir, on peut appliquer un appareil plâtré. Si le redressement forcé a réussi complétement ou presque complétement, on peut aussi maintenir la jambe dans la bonne position à l'aide d'une gouttière et d'une bande de flanelle. Souvent la douleur force cependant de renoncer à une contention complète. Aussitôt que les douleurs diminuent on commence à faire agir l'appareil à extension, s'il y a encore lieu d'y recourir. Le traitement ultérieur est alors le même que celui de l'extension graduelle.

Pour l'extension graduelle, on se sert de diverses *machines* ou *appareils*, ayant les unes la disposition d'un appareil à support, lorsque le malade doit être traité au lit, tandis que les autres sont au contraire des appareils dont le malade doit faire usage en marchant. Les appareils avec lesquels le malade doit rester couché sont pourvus d'une base large, d'une planche de soutien ; les appareils qu'il porte en marchant sont naturellement plus légers et moins volumineux.

Dans leurs parties essentielles, les appareils à extension du genou se composent de deux gouttières s'articulant l'une avec l'autre et embrassant l'une la cuisse, l'autre la jambe ; à ces deux pièces s'adapte un système de vis qui sert à les écarter plus ou moins en modifiant l'angle d'intersection. Les vis peuvent s'adapter en arrière ou sur les côtés, de même les charnières. Pour les appareils à extension dont le malade se sert en marchant, le plus simple est de produire l'extension à l'aide d'une roue dentée et d'une petite vis sans fin, s'appliquant l'une et l'autre à une des charnières latérales. Si l'on veut agir également contre la rotation en dehors, en redressant le pied, il faut que la pièce de l'appareil qui embrasse la jambe s'articule avec un brodequin ou bien, s'il s'agit de l'appareil avec lequel le malade doit garder le lit, avec une semelle.

Les mécanismes inventés en vue de redresser un genou fléchi à l'aide d'une simple pression agissant sur la convexité du genou ou à l'aide d'une traction sur le pied sont beaucoup plus imparfaits que ces appareils à vis; aussi ne se sont-ils montrés d'une certaine utilité que dans les cas très-légers.

L'emploi de l'appareil à extension du genou demande toujours de grandes précautions et une grande patience. Il est bien évident qu'il doit être surtout bien rembourré et bien s'adapter, et que les cuisses, le genou et la jambe doivent être solidement attachés sur les gouttières à l'aide de courroies mollement rembourrées et d'une genouillère bien faite. Il faut laisser aux parties rétractées le temps de céder. Si l'on force trop la vis, le jarret est privé d'appui et les extrémités des deux gouttières engendrent une pression douloureuse. Il paraît aussi qu'une extension trop rapide et trop impatiente augmente le danger d'une subluxation du tibia, cet os ne pouvant pas glisser en avant aussi rapidement qu'il le faudrait, parce que les parties antérieures de l'articulation cèdent plus difficilement. Il arrive alors d'autant plus facilement que pendant les efforts d'extension, le bord antérieur du tibia vient s'arc-bouter contre les condyles du fémur et que la tête de l'os reste en arrière, pendant que le reste de la jambe est poussé en avant.

Pour obvier au déplacement de la tête du tibia en arrière et le combattre, il faut que la pression de la genouillère appuie plus sur le fémur que sur le tibia. En outre, il faut suffisamment rembourrer la partie de l'appareil qui correspond à la partie supérieure du mollet ou qu'on applique à cet endroit des compresses appropriées. (On peut aussi appliquer une pelote particulière avec vis à la partie supérieure de la gouttière qui embrasse la jambe et chercher à pousser la tête du tibia en avant à l'aide de cet appareil. Cette pelote offre en même temps l'avantage de mieux tendre les lacs ou courroies qui passent sur le genou.

La subluxation du tibia constitue la principale difficulté qui s'oppose à la guérison des ankyloses du genou. Un grand nombre de malades, que l'on avait déclarés parfaitement guéris, souffrent plus ou moins d'une subluxation du tibia. Quelques-uns, il est vrai, marchent encore assez sûrement malgré ce déplacement, mais, chez d'autres, la douleur causée par la marche et l'incertitude de cette dernière semblent dépendre essentiellement de cette position vicieuse des os. — On conçoit que chez quelques-uns de ces malades, les cartilages semi-lunaires peuvent être pincés. Chez un grand nombre d'individus, ces cartilages doivent aussi avoir souffert à un tel point par l'adhérence, l'atrophie, etc., qu'ils ne peuvent plus prendre une position régulière. — Si la rotule est immobilisée par un travail d'ankylose, et surtout si elle est située très-bas et que sa face antérieure se dirige en bas, on conçoit facilement que le tibia ne puisse pas bien glisser en avant et qu'il se place forcément dans une position de subluxation. Du reste, même une luxation presque complète du tibia permet souvent encore l'usage du membre, et il ne faut pas qu'on se laisse détourner par l'ankylose de la rotule du traitement de la mauvaise position du genou.

Une fois que le traitement de l'ankylose du genou est assez avancé, et que rien qui dispose à l'inflammation ou à la douleur ne s'y oppose, on peut permettre au malade de marcher avec le secours d'un appareil à extension du genou ; ordinairement ces genoux, même après avoir été redressés complétement, montrent encore une grande tendance à la reproduction de l'ancienne position. Cette tendance, comme en général l'incertitude des mouvements et la sensibilité que l'articulation montre au commencement, indique dans la plupart des cas l'usage d'un *appareil de protection*, par exemple, d'un appareil amidonné ou plâtré ou d'un appareil à attelles composé d'attelles latérales en acier, avec ou sans articulation. Souvent il faut que le malade porte pendant des mois et même des années un appareil de ce genre, si son genou ne supporte pas à lui seul le corps assez sûrement et avec assez peu de douleur. Les attelles inférieures, qui s'appliquent contre la jambe, peuvent être mises en rapport avec la chaussure par le moyen d'une charnière. En ajoutant pour le bassin une ceinture qui s'articule avec l'attelle extérieure de la cuisse, on augmente encore la solidité de l'appareil, surtout chez les enfants. Si l'articulation est très-faible et peu solide, la pièce de l'appareil qui s'applique à la cuisse peut s'appuyer par son extrémité supérieure à l'ischion. — Si l'on veut *complétement alléger* le genou, il faut que l'appareil protecteur soit pourvu d'un étrier transmettant à la tubérosité sciatique la pression du poids du corps.

Il y a des ankyloses du genou d'une nature très-défavorable et tellement compliquées de déformation, d'adhérences osseuses ou d'un arrêt du développement des os, que l'on est forcé de renoncer à la guérison, et de soutenir le malade par un pilon ou jambe artificielle ou par une *semelle* haute, la pointe du pied étant dirigée en bas. L'appareil dont on se sert ordinairement dans ces cas, est un appareil dont la pièce supérieure appuie sur l'ischion, tandis que la pièce inférieure s'articule avec la chaussure. La semelle haute s'attache à cette dernière ; si l'on fait usage d'un pilon, on l'attache aux deux pièces de l'appareil. Si le raccourcissement est très-considérable, on adapte au pilon un soulier, pour cacher la difformité.

La plupart des ankyloses du genou sont compliquées d'adhérences internes, de fonte cartilagineuse, d'épaississement cicatriciel de la membrane synoviale, de formation d'ostéophytes tellement considérables, que l'on ne peut pas songer à rétablir le mouvement, mais seulement à transformer la flexion permanente en extension permanente. Il n'y a qu'un petit nombre de cas qui permettent encore le rétablissement des mouvements libres et volontaires. Or, pour rendre un genou ainsi fléchi non-seulement droit, mais pour lui rendre aussi sa *mobilité* on a encore mis en usage, outre les moyens ordinaires, tels que bains, frictions, manipulations, *des appareils à mouvement* qui consistent essentiellement en un siége sur lequel on attache la cuisse et en un système de traction pour la jambe, qui est mise en mouvement à l'aide d'une corde passant sur une poulie. Si l'on attache à la corde un petit poids, ou si le malade tire lui-même sur l'extrémité de la corde et qu'en même temps il fasse agir, autant que possible, les muscles qui s'attachent au genou, il en résulte une combinaison de mouvements actifs, qui produit plus d'effet que les manipulations ordinaires, exclusivement passives.

Autrefois, on faisait souvent la *ténotomie* dans le jarret pour remédier à l'ankylose du genou; mais on a reconnu que l'on peut, sinon toujours, au moins presque toujours se passer de ce moyen. Dans un assez grand nombre de cas, la ténotomie a fait beaucoup de mal, soit parce que l'on avait divisé le nerf péronier et paralysé ainsi les muscles de la partie antérieure de la jambe, soit parce qu'il en est résulté une suppuration dans le jarret qui a entraîné des conséquences fâcheuses ou même graves. On n'aura donc recours à la ténotomie qu'avec beaucoup de réserve dans le choix des sujets à opérer et seulement dans le cas d'une tension et résistance extrêmes des tendons. (Pour ma part, je ne me suis jamais vu dans le cas de faire cette opération.)

Les tendons dont on a fait la section sont surtout ceux du biceps et du demi-membraneux; outre ceux-ci, on a encore fait de semblables essais sur les tendons du demi-tendineux, du grêle interne, sur le fascia lata et sur le ligament articulaire externe. Pour éviter sûrement le nerf péronier dans la ténotomie du biceps, on fait agir le ténotome de dedans en dehors, c'est-à-dire en allant du tibia au péroné après l'avoir enfoncé entre le nerf et le muscle. On fait bien de faire la ponction par le côté antérieur, le malade étant couché sur le ventre, et après avoir soulevé un pli de la peau. Si l'on ne se croit pas assez sûr avec un instrument pointu, on peut achever l'opération avec un ténotome à extrémité mousse après avoir traversé la peau et l'aponévrose. — Pour la section des autres muscles, il n'y a pas lieu de tracer des règles spéciales.

Un genou immobilisé *dans l'extension* demande rarement un traitement chirurgical. Exceptionnellement, il peut arriver qu'on cherche à rompre avec le secours du chloroforme une adhérence partielle de la rotule. Si l'on n'y parvient pas, il ne peut plus être question de rétablir les mouvements actifs du genou, attendu qu'une extension active de cette articulation ne peut se concevoir en cas d'adhérence de la rotule. — Quelquefois, une fracture oblique du fémur ou un processus nécrosique est suivi d'une adhérence du triceps avec l'os de la cuisse, adhérence qui ne permet plus aux fibres de ce muscle de se déplacer. — En cas de paralysie des muscles fléchisseurs, 'extension excessive du membre ordinairement combinée avec l'abduction, peut exiger l'emploi d'un appareil de protection.

Les essais faits pour redresser un genou ankylosé par la rupture violente et par secousses de l'ankylose ou par l'arrachement sous-cutané de la rotule adhérente, ou par la perforation sous-cutanée ou la section sous-cutanée avec la scie, sont trop dangereux pour être recommandés. Pour ce qui concerne la résection de l'ankylose du genou, voy. p. 817.

*Déviation latérale du genou.* — La difformité connue sous le nom de *genu valgum*, jambe cagneuse, et qui consiste en une courbure de la jambe formant un angle ouvert en dehors, est beaucoup plus commune que la difformité opposée, le *genu varum*, jambe bancale ou arquée, qui forme au niveau du genou un angle ouvert en dedans. Parmi les causes d'une déviation latérale du genou il faut citer avant tout : une croissance inégale dans les lignes épiphysaires du genou ou dans l'épiphyse elle-même, ou l'inflammation articulaire chronique avec croissance inégale (particulièrement chez les enfants), ou enfin l'inflammation chronique avec usure latérale. On a cherché à attribuer une certaine forme du genu valgum, qui s'observe surtout chez les apprentis, à un relâchement de l'articulation ; mais il est certainement beaucoup plus juste d'envisager, comme cause de ces déviations, une inégalité de croissance due à cette circonstance que la station prolongée fait porter la pression principalement d'un côté. On remarque que chez la plupart de ces malades, la déviation ne se montre que dans l'extension de l'articulation, et on n'aperçoit aucune trace de relâchement articulaire, même en observant de bonne heure et attentivement les individus atteints de cette infirmité.

Dans quelques cas, j'ai cru trouver la cause de la jambe cagneuse exclusivement à l'extrémité inférieure du fémur, dans d'autres exclusivement à la tête du tibia, dans d'autres encore à ces deux endroits à la fois. Quant à la question de savoir s'il faut admettre plutôt une croissance inégale dans la ligne épiphysaire, par conséquent dans la diaphyse, ou, au contraire, dans l'épiphyse, mes observations cliniques ne m'ont pas permis d'y répondre catégoriquement. La croissance ayant son siége principal dans la ligne épiphysaire, cette dernière paraît aussi être dans le *genu valgum* le siége principal du mal. Chez quelques enfants soumis à mon observation, la cause de la difformité était une atrophie évidente, peut-être rachitique du condyle externe du fémur. Il paraît qu'une inflammation du condyle externe ou de sa ligne épiphysaire avec diminution de croissance de la partie malade peut aussi déterminer la flexion en dehors.

Il est évident que lorsqu'on ne soupçonne qu'une croissance inégale, on peut aussi espérer la guérison. Pendant l'enfance et l'adolescence, on observe quelquefois des guérisons remarquables par l'usage d'appareils de redressement, permettant de maintenir le genou attiré en dehors au moyen d'une genouillère à laquelle s'attachent les lacs nécessaires ; un appareil amidonné ou plâtré, rend également de grands services. Afin que l'appareil à attelles ne puisse pas glisser en avant, il faut qu'une ceinture partant de l'extrémité supérieure de l'attelle interne, soit conduite autour du bassin ; chez les enfants, il faut que l'attelle externe s'articule avec une ceinture du bassin. Au niveau du genou, on peut établir une articulation avec une vis sans fin agissant contre l'abduction. Avec ces appareils on fixe le genou dans l'extension ; cependant un appareil à attelles articulées latéralement peut également rendre de bons services s'il est assez solide. S'il n'y a plus de guérison ou d'amélioration à espérer, un appareil protecteur à attelles peut souvent empêcher au moins les progrès du mal, et corriger l'incertitude de la marche ou remédier aux souffrances qui l'accompagnent.

Dans quelques cas de *genu valgum*, on prétend avoir obtenu de bons résultats de la ténotomie du biceps et de l'aponévrose externe de la cuisse.

Le *genu varum*, qu'on observe surtout pendant l'enfance en cas de croissance inégale, se traite d'après les mêmes principes que le *genu valgum*.

*Hydarthrose ou hydropisie de l'articulation du genou.* — L'hydropisie du genou peut affecter une marche aiguë ou chronique. Elle peut avoir un caractère inflammatoire et fournir un

exsudat séro-plastique ou séro-purulent ; elle peut exister idio-
pathiquement ou bien être compliquée de gonflement et d'hyper-
génèse du tissu sous-séreux avec relâchement des ligaments,
procidence herniaire de quelques parties de la capsule, formation
des tubercules, érosion du cartilage, usure, formation de corps
étrangers, etc.

Le diagnostic de ces collections intra-articulaires s'appuie
d'abord sur la forme particulière que produit le gonflement de
la capsule des deux côtés du triceps, surtout pendant la flexion
du genou. Quelquefois, on peut, en percutant la rotule qui fait
saillie en avant, percevoir le choc manifeste de cet os contre le
fémur. Si la collection est abondante, on sent la fluctuation dans
la direction transversale. S'il existe des procidences herniaires ou
une communication avec des bourses muqueuses environnantes,
on peut chasser le liquide de ces diverticulums par la pression et
le voir ensuite revenir.

La cure de l'hydarthrose du genou demande le repos de l'articulation ; dans les cas chroniques et opiniâtres, les appareils
amidonnés et plâtrés se montrent très-efficaces. Mais après
l'usage de ces appareils, il ne faut permettre qu'un retour lent et
graduel au fonctionnement du genou, sans quoi la récidive se
produirait presque infailliblement. On n'attendra pas de grands
résultats de l'évacuation par ponction du liquide intra-articulaire,
attendu que la collection se reproduit avec une extrême facilité.
Uniquement en cas d'absolue nécessité, on aura recours à l'emploi d'un moyen qui, en France surtout, s'est acquis une certaine réputation, c'est-à-dire à l'injection de teinture d'iode. On
prétend avoir obtenu dans un grand nombre de cas, par la teinture d'iode, la guérison même avec conservation de la mobilité de
l'article.

*Relâchement de l'articulation du genou.* — Le relâchement de l'articulation du genou s'observe surtout à la suite d'une hydropisie articulaire. Quelquefois on voit cette infirmité compliquer un processus
inflammatoire du tibia ou du fémur ; il faut alors, sans doute, l'attribuer à un allongement hypertrophique de l'appareil ligamenteux ; ou
bien elle se présente dans l'atonie chlorotique généralisée, quelquefois
aussi après les pyrexies graves, typhus, etc. Chez quelques individus
il est impossible de trouver une cause particulière. — Un relâchement
partiel s'observe quelquefois aux parties fibreuses qui s'attachent à la
rotule (voy. p. 797) ou aux ligaments croisés (chez quelques personnes
qui placent leur genou dans l'extension forcée), ou aux parties qui
doivent servir à fixer les cartilages semi-lunaires (p. 798).

La conséquence la plus frappante et la plus ordinaire du relâchement du genou consiste dans le glissement ou l'affaissement du tibia en arrière; ordinairement, il suffit d'une légère pression directe pour ramener cet os en avant; mais il retombe immédiatement, surtout quand le malade est couché. Quelquefois on peut aussi produire un glissement latéral du tibia sur les condyles du fémur, et souvent on peut constater la possibilité de produire·des mouvements anormaux de rotation du tibia pendant l'extension de la jambe. Dans les degrés les plus élevés du relâchement, le tibia ballotte dans tous les sens, même il peut se luxer complétement en suivant, par exemple, la traction du biceps et du semi-membraneux en arrière.

Pour le traitement du relâchement du genou, il faut, outre les irritants externes, les frictions alcooliques, etc., des appareils mécaniques, par exemple des appareils amidonnés ou des genouillères en cuir, quelquefois aussi des attelles pour le genou qui empêchent les mouvements de cette articulation, au moins les mouvements ou déplacements d'une certaine étendue (voy. p. 811). Quant au ballottement que l'on remarque si souvent dans l'articulation du genou en cas d'ostéo-myélite et de nécrose du tibia, je l'ai toujours vu disparaître après la guérison de la maladie première.

*Corps mobiles dans le genou.* — Le diagnostic d'un corps mobile intra-articulaire n'est pas toujours facile. Une tumeur pédiculée ou un pli induré à base mobile peut engendrer des phénomènes et des embarras analogues à ceux d'un corps complétement libre. Plus la mobilité est grande, plus naturellement on conclut à la liberté de ce corps. Sa structure fibreuse, cartilagineuse, graisseuse, osseuse, ne peut guère être appréciée du dehors. La plupart de ces corps sont de nature fibrineuse ou cartilagineuse.

Lorsqu'un corps libre s'est formé dans l'articulation du genou et que des embarras sont de temps à autre produits par l'enclavement passager de ce corps, tels qu'une douleur subite, l'arrêt des mouvements, l'augmentation aiguë de la synovie, il faut avant tout essayer de remédier à ces embarras en faisant porter une genouillère bien adaptée ou une attelle, un appareil amidonné, etc., qui immobilisent l'articulation. Assez souvent, on parvient de cette manière à rendre le corps étranger inoffensif. Il se forme alors une sorte de diverticulum de la capsule, dans lequel le corps étranger prend une position plus fixe, et qui ne lui permet plus de s'engager entre les surfaces articulaires. Si ce résultat ne peut être obtenu et que les souffrances soient considérables, il faut procéder à l'*excision* du corps mobile. A cet effet on le fait glisser sur le bord supérieur et antérieur de l'article (au niveau du condyle interne ou externe), on tire la peau fortement de côté et on fait une incision assez grande pour donner issue au corps mobile. L'essentiel est de fixer le corps entre deux doigts, de telle manière qu'il ne puisse pas reculer, mais qu'il s'échappe immédiatement par l'ouverture. On laisse ensuite redescendre la peau tirée en haut pour détruire le parallélisme entre la plaie externe et la plaie interne, et donner ainsi à la lésion un caractère sous-cutané. On réunit la plaie cutanée aussi exactement que possible.

Si le corps étranger ne veut pas sortir, si, par exemple, il est trop grand ou s'il n'est pas tout à fait libre, mais pédiculé, on peut essayer de le retirer avec une érigne ou de le fragmenter avec un ténotome. Mais, en considération du grand danger d'une inflammation de l'articulation du genou, on ne procédera à ces opérations qu'avec une réserve et une prudence extrêmes.

Quelques auteurs ont préconisé l'opération sous-cutanée des corps mobiles de l'articulation du genou (Goyrand), opération par laquelle on évite d'inciser largement la peau, mais qui ne fait pas non plus sortir entièrement le corps étranger qu'on abandonne dans le tissu cellulaire situé en dehors de la capsule. Avec un ténotome droit ou concave sur le tranchant, on fait l'incision sous-cutanée de la capsule; on presse le corps par l'ouverture ainsi formée ou on le ramène sous la peau avec le bistouri concave (Liston). On le laisse ensuite dans le tissu conjonctif, d'où on peut le retirer plus tard. — Après l'opération, il faut recommander le repos le plus absolu du membre qu'on a soin de fixer dans une gouttière avec une bande.

Avant qu'on puisse songer à opérer un corps mobile intra-articulaire, il faut que toute trace d'irritation de l'articulation ait disparu; il serait même avantageux de maintenir pendant un certain temps l'articulation dans un repos absolu.

*Résection de l'articulation du genou.* — L'excision de l'articulation du genou est d'une exécution relativement facile et n'est pas accompagnée d'une lésion considérable des parties molles. Il suffit de faire une incision courbe transversale et de détacher la rotule du triceps pour mettre l'articulation complétement à nu, et enlever les parties osseuses sans diviser ou léser des vaisseaux. — Ce qui semble s'opposer à l'emploi plus fréquent de cette opération, c'est beaucoup moins le danger qui en résulte, que la guérison lente et imparfaite qui souvent s'en est suivie. On a obtenu, il est vrai, un certain nombre de cures heureuses dans lesquelles le fémur s'est soudé avec le tibia, de telle sorte que le membre a pu rendre encore d'excellents services, mais dans d'autres cas, la suppuration s'est prolongée pendant bien des mois ou l'on n'a obtenu qu'une adhérence difforme, non ossifiée entre les deux os, de sorte que la jambe a rendu peut-être moins de services qu'après une amputation.

Le nombre des résultats heureux et la confiance dans la résection du genou ont beaucoup augmenté dans ces dernières années, surtout en Angleterre; mais on ne peut pas dire qu'à l'heure qu'il est on possède des expériences décisives sur l'indication de la résection du genou. On ne sait pas encore suffisamment pourquoi quelques résections guérissent si difficilement et pourquoi la réunion osseuse s'obtient dans un cas et ne s'obtient pas dans l'autre. Tout ce que l'on peut donc présumer, c'est que la résection du genou mérite peut-être la préférence dans les cas où aucune dyscrasie et aucune autre cause d'épuisement n'ont miné la constitution. Chez les individus qui ont dépassé l'âge de quarante et, comme dernière limite, de cinquante ans, on s'abstiendra de faire la résection. — Chez les enfants, la résection du genou est non-seulement contre-indiquée par cette circonstance que la pédarthrocace guérit plus facilement d'elle-même, mais elle offre encore ce grave inconvénient qu'en enlevant la ligne épiphysaire, on prive le membre de son principal siége d'accroissement.

Si un malade atteint d'une fonte purulente grave de l'articulation du genou ou d'une fracture comminutive récente *refuse* absolument de se laisser amputer, on peut souvent encore lui proposer la ressource de la résection.

On fait ordinairement une incision courbe le long du bord inférieur de la rotule sur toute la largeur du genou, ou une incision transversale à laquelle on ajoute, à droite et à gauche, une petite incision longitudinale de bas en haut et au besoin encore de haut en bas ; on relève ensuite la peau tout en fléchissant un peu le genou; après cela, on contourne et on enlève la rotule y compris les parties antérieures du tissu conjonctif et de la capsule, par une section ovalaire transversale; on divise les ligaments latéraux, on fléchit encore plus fortement, on divise complétement les parties graisseuses qui couvrent l'os, au besoin en détachant les deux insertions des gastrocnémiens et on applique enfin la scie. Après avoir scié le segment du fémur, on retranche ordinairement encore un segment du tibia n'ayant, autant que possible, que quelques lignes d'épaisseur.

On peut aussi faire des incisions latérales, détacher et soulever le triceps avec la rotule et diviser les os après les avoir bien séparés des parties molles avec la scie droite ou la scie à chainette. La rotule est conservée par ce procédé ; mais l'opération devient bien plus longue et plus difficile, et ne peut pas être exécutée aussi exactement. La conservation de la rotule n'offre pas d'avantages bien sérieux, ses fonctions ne pouvant pas être rétablies.

Dans la résection du genou, on n'enlève autant que possible du fémur et du tibia que juste ce qu'il faut pour retrancher la partie couverte de cartilage, c'est-à-dire un segment ayant un peu plus d'un pouce d'épaisseur pour le fémur, et quelques lignes seulement pour le tibia. S'il s'agit de réséquer des segments plus étendus, il faut encore diviser des insertions musculaires, par exemple celles des deux gastrocnémiens ; en bas, on rencontrerait bientôt l'articulation du péroné et le biceps. Il faut que les sections osseuses soient bien horizontales, afin que les deux surfaces de section se correspondent exactement. — Le plus souvent, il est très-utile de fermer la plaie par des sutures sur les côtés.

Lorsque le segment supérieur tend à se soulever en avant et fait craindre ainsi un chevauchement entre le fémur et le tibia, il paraît avantageux d'appuyer la vis de Malgaigne (fig. 89) sur l'extrémité antérieure du fémur réséqué, et de maintenir ainsi l'os en arrière.—Dans quelques cas récents, où j'avais opéré dans une position fléchie à angle très-aigu, le redressement des parties n'a pu être obtenu que dans le second septénaire et à l'aide d'un appareil à extension consistant en un poids supporté par une corde qui passait sur une poulie (*Archiv für Heilkunde*, 1862, p. 96).

Dans quelques cas rares, on a fait avec succès des résections *partielles* de l'articulation du genou, si toutefois on veut donner le nom de résection à l'enlèvement d'un condyle détaché et nécrosé ou d'esquilles provenant de la rotule.

Au nombre des résections du genou, on peut encore compter la fameuse opération de l'Américain Rhea Barton. En cas d'ankylose osseuse du genou à angle droit, ce dernier fit l'excision d'un coin osseux immédiatement au-dessus de l'articulation. De cette manière, il parvint à obtenir le redressement du membre qui devint même apte à supporter le poids du corps. Des excisions cunéiformes de ce genre ont été faites dans ces derniers temps dans le genou même, en cas d'ankylose osseuse. J'en ai, entre autres, obtenu moi-même de bons résultats.

Pour le traitement consécutif de la résection du genou, il faut avant tout que le membre soit mis dans une bonne position. Ce but est le mieux rempli avec une grande gouttière bien rembourrée en fer-blanc ou en fil de fer, ou avec une boîte longue. On traite ensuite le cas à peu près comme s'il s'agissait d'une fracture compliquée du fémur ou du tibia. — On applique sur les deux côtés de la plaie de la charpie qu'on a soin de renouveler aussitôt qu'elle est imbibée des produits de sécrétion de la plaie. De cette manière, on peut maintenir assez propre l'appareil dans lequel repose le membre malade et on peut éviter le renouvellement trop prompt ou trop fréquent du pansement.

Quelques chirurgiens préfèrent l'appareil plâtré qu'ils renforcent avec des attelles en bois ou en fil de fer et qu'ils appliquent immédiatement après l'opération. Chez un enfant qui ne se tiendrait pas tranquille, ou en général chez un malade indocile, je me déciderais également à adopter cette méthode. Dans les cas ordinaires, cette considération que la pression de l'appareil plâtré pourrait être nuisible pendant la période aiguë devrait en défendre l'emploi immédiat.

Si après la résection du genou on n'obtient pas la réunion osseuse, il faut faire usage d'un appareil de protection avec point d'appui sur l'ischion. Si le raccourcissement est notable, on fait porter une semelle haute ou un pilon plantaire.

*Désarticulation du genou.* — Ce qui milite principalement en faveur de la désarticulation du genou, c'est que la démarche de ces amputés devient beaucoup plus sûre que celle des individus amputés de la cuisse. On peut placer le moignon directement sur un pilon et l'y attacher très-facilement à cause de sa forme renflée en massue. Quant au danger de l'opération, on ne possède pas encore un nombre suffisant d'opérations pour pouvoir dire que la désarticulation soit plus dangereuse que l'amputation. Une circonstance défavorable, c'est qu'on a à couvrir une très-grande surface osseuse, que, par conséqnent, il faut de grands lambeaux et que derrière la rotule il reste une cavité synoviale dans laquelle pourrait se développer une suppuration opiniâtre.

Dans le procédé opératoire, il faut viser à ne pas laisser la cicatrice se placer directement sur la partie qui, plus tard, devra supporter le poids du corps. On aura donc à former un grand lambeau antérieur ou postérieur. Ce qu'il y aurait de plus commode, ce serait le grand lambeau antérieur ou une incision ovalaire allant d'arrière en avant et de haut en bas. L'opération est d'une exécution prompte et facile, on taille dans la peau qui se trouve au-dessous de la paroi antérieure du genou un large et long lambeau qu'on dissèque et qu'on retrousse ; ensuite on divise transversalement les ligaments et les tendons ; naturellement, on enlève les ménisques interarticulaires qui restent attachés au tibia. Si l'on forme un grand lambeau postérieur, il est bon de reséquer le nerf sciatique qui pourrait d'abord rendre le pansement douloureux, et faire naître de la douleur plus tard pendant la pression sur le moignon.

Dans quelques cas où la désarticulation du genou ne peut plus se faire, par exemple, à cause de la lésion de la rotule ou des condyles du fémur, on peut encore exécuter l'*amputation dans l'épaisseur des condyles du fémur*, opération préconisée par Syme. On emporte dans cette opération la rotule, on scie l'extrémité des condyles et l'on couvre le moignon osseux par un grand lambeau antérieur ou postérieur. Le moignon peut devenir apte à supporter le poids du corps.

La méthode de Gritti, qui consiste, au lieu de faire la simple désarticulation du genou, à enlever les condyles du fémur et à aviver à la scie la rotule pour l'implanter ensuite sur l'extrémité du fémur, est une opération qui a souvent amené la mort et n'a été suivie que de quelques rares guérisons. Comme la désarticulation ordinaire du genou et l'amputation de Syme à travers les condyles fournissent de très-bons moignons, un procédé aussi compliqué et aussi embarrassant que la transplantation rotulienne de Gritti ne me semble nullement recommandable. J'aimerais mieux, pour ma part, laisser la rotule comprise dans le lambeau antérieur que de compliquer l'opération en la sciant et en la soudant ensuite artificiellement avec la surface de section du fémur.

*Articulation supérieure du péroné.* — Cette articulation n'est pas facilement lésée isolément ou atteinte d'une maladie isolée. — La tête du péroné peut être brisée ou arrachée dans la luxation du genou ; cette tête peut aussi être luxée en cas de fracture élevée du tibia. — On en a observé la luxation spontanée en arrière par simple relâchement ; un appareil à pelote qui fixe le péroné en avant peut devenir nécessaire dans ces cas. — Dans la nécrose du tibia, il peut se faire une luxation spontanée de la tête du péroné en haut, si le tibia reste court et que le péroné continue de s'accroître. Réciproquement, on prétend avoir observé une descente de la tête du péroné dans les cas où le tibia s'était accru plus fortement que le péroné.

Lorsque la cavité articulaire du péroné communique avec celle du genou, comme cela paraît arriver assez fréquemment, on doit s'attendre à une participation de l'articulation péronéo-tibiale aux inflammations de l'articulation du genou. De même, dans le cas d'une communication de ce genre, il faudrait craindre après

46.

une lésion de l'articulation du péroné, ou après une résection de la tête de cet os, le développement d'une inflammation du genou. — Si néanmoins on voulait faire la résection de la partie supérieure du péroné, il faudrait encore se rappeler que c'est précisément sous la tête de cet os que le nerf tibial antérieur contourne la jambe d'arrière en avant.

*Inflammation des bourses muqueuses autour du genou.* — La région du genou possède un grand nombre de bourses muqueuses. Parmi celles-ci, la bourse muqueuse pré-rotulienne est la plus considérable et son gonflement est connu sous le nom d'*hygroma de la rotule*. Souvent on trouve devant cet os deux bourses muqueuses, dont l'une appartient plus particulièrement à la couche profonde et au bord interne de la rotule. — Les exsudations dans la bourse muqueuse pré-rotulienne présentent une composition tantôt séreuse, tantôt séro-sanguine, tantôt purulente, tantôt ichoreuse. — Le plus souvent, on parvient à amener la résorption de l'exsudat par les moyens appropriés, onguent mercuriel, vésicatoire, teinture d'iode. Dans l'hydropisie chronique, on peut essayer de vider l'exsudat avec le trocart, et d'appliquer ensuite un bandage compressif, ou bien de faire une injection de teinture d'iode. S'il y a suppuration, il faut ouvrir ; en cas de suppuration aiguë, on ouvrira de bonne heure. Si l'on s'abstient de vider l'abcès, il se rompt dans le tissu conjonctif environnant, et il se fait une infiltration purulente de toutes les parties voisines. En cas de suppuration chronique et opiniâtre de la bourse prérotulienne, on peut être forcé d'ouvrir largement et s'il y a complication de bourgeonnement fongueux, de cautériser ou d'exciser le fond malade.

Quelquefois, il se développe dans la bourse pré-rotulienne des concrétions coagulées ou des végétations endogènes plus compactes. Il faudrait chercher à distinguer celles-ci des tumeurs fibreuses ou lipomateuses qui, quelquefois, se développent immédiatement à côté de la bourse muqueuse.

Les autres bourses muqueuses de la région du genou, par exemple celle de la patte d'oie, à la partie supérieure du tibia, ou celles qui se trouvent derrière le ligament rotulien, derrière le ligament latéral interne, derrière le muscle sous-crural, le biceps, le demi-membraneux, deviennent rarement l'objet d'un traitement chirurgical. Mais il faut les connaître pour pouvoir diagnostiquer les gonflements dont elles peuvent devenir le siége. La *bourse muqueuse du demi-membraneux* devient assez fréquemment le siége d'un exsudat séreux ; elle forme alors une saillie très-frappante dans la région inférieure et interne du jarret ; souvent elle communique aussi avec l'articulation du genou, et l'on peut alors faire refluer dans l'article le liquide dont elle est remplie. Une tumeur de ce genre se dissipe sous l'influence d'une compression, mais elle reparaît, quoique souvent, à raison de l'étroitesse et de l'état valvulaire de la communication, seulement au bout d'un certain temps.

Il faut se garder d'ouvrir inconsidérément une bourse muqueuse communiquant avec l'articulation et de produire ainsi une inflammation articulaire. — En cas de suppuration articulaire, une semblable bourse muqueuse peut devenir le point par où le pus se fraye une issue.

*Artère poplitée.* — L'artère poplitée, à raison de sa situation profonde ne devient pas facilement l'objet d'une opération chirurgicale ; en cas d'anévrysme ou de blessure de ce vaisseau, on se décide plutôt à lier l'artère fémorale que d'aller à la recherche de l'endroit lésé. Cependant il peut y avoir des cas où il y a lieu de chercher à arrêter directement l'hémorrhagie par la ligature de l'artère poplitée, par exemple lorsqu'il y a une plaie béante par instrument tranchant ou une plaie par instrument piquant largement fendue, ou bien lorsqu'à cause de l'infiltration sanguine (1), on est cependant forcé de faire une incision d'une certaine étendue.

On trouve l'artère poplitée en faisant une incision sur la ligne médiane ; il faut repousser en dehors le nerf sciatique et la veine, afin que l'artère à demi recouverte par la veine devienne plus apparente dans la profondeur. Au besoin, on peut sectionner le muscle gastro-cnémien interne ou le semi-membraneux pour gagner plus de place et pour pouvoir mieux voir.

Sur le cadavre, on peut très-sûrement et très-facilement mettre à nu la partie supérieure de l'artère poplitée par une incision profonde entre le grand adducteur et le couturier. Sur le vivant, il faudrait peut-être

______

(1) Je crois que dans les ruptures sous-cutanées de l'artère poplitée, il est souvent arrivé que l'infiltration sanguine a comprimé la veine et qu'ensuite la suppression de la circulation dans les deux vaisseaux, veine et artère, a conduit immédiatement à la gangrène. On pourrait, dans ce cas, empêcher la gangrène par la division de l'aponévrose ; mais s'il y avait une forte hémorrhagie, il faudrait en même temps lier la poplitée ou la fémorale.

inciser encore profondément les fléchisseurs du côté interne si l'on voulait lier l'artère à cet endroit.

Si l'on divise le gastrocnémien interne, on voit d'autant plus distinctement le point de bifurcation de l'artère poplitée ; on pourrait, en cas de nécessité, encore en lier ici les branches, la tibiale antérieure ou postérieure. — En mettant à nu l'artère poplitée, comme en général dans toute opération qui se fait à côté de ce tronc, par exemple dans une opération de nécrose, il faut se rappeler que de ce point partent plusieurs artères articulaires et qu'une lésion de ces branches, tout près du tronc, pourrait produire une hémorrhagie inquiétante.

Au milieu de la moitié inférieure du jarret, la veine saphène externe se jette dans la veine poplitée et le nerf saphène externe se sépare du nerf tibial. Il ne faut donc inciser ces parties qu'avec de grandes précautions.

L'*anévrysme* de l'artère poplitée a été souvent observé, surtout en Angleterre ; aucune artère ne paraît devenir aussi souvent le siége d'un anévrysme spontané que la poplitée. Comme le jarret offre un grand espace, l'anévrysme peut prendre de grandes dimensions sans faire une saillie considérable en avant ; la maladie peut donc passer facilement inaperçue au commencement. Souvent elle a été confondue avec un abcès ou avec un fongus médullaire. Après les résultats favorables donnés dans ces derniers temps par la compression de l'artère fémorale (p. 784), on ne songera pas si vite à la ligature pour les anévrysmes de ce genre, mais on essayera d'abord si l'on ne peut pas obtenir par la compression (avec les doigts, ou l'appareil compresseur) la coagulation et l'oblitération du sac.

<h3 style="text-align:center">§ 4. — Jambe.</h3>

Ligature d'artères. — Fracture de la jambe. — Ulcères de la jambe. — Amputation, résection de la jambe.

*Ligature d'artères à la jambe.* — La *tibiale antérieure* peut être découverte et liée sur tout son trajet dans la partie antérieure de l'espace interosseux. Cependant, à la partie supérieure de la jambe, cette opération est rendue difficile par la position profonde de l'artère, et à la partie inférieure par le tendon de l'extenseur du gros orteil qui la croise obliquement. L'artère est située, à la partie supérieure, devant l'extenseur du gros orteil (entre le jambier antérieur et l'extenseur commun), à la partie moyenne, à côté de l'extenseur du gros orteil (entre lui et l'exten-

seur commun) et, en bas, derrière ce muscle et un peu en dedans (entre l'extenseur du gros orteil et le jambier antérieur). Le
nerf tibial antérieur provient de la région peronière supérieure et
se rapproche de l'artère tibiale antérieure, la croise peu à peu en
passant au-dessus d'elle et se place sur son côté tibial.

Pour mettre l'artère tibiale antérieure à nu, on préfère généralement
une incision oblique dirigée en bas et en dedans, dans toute la largeur
de l'espace interosseux, à une incision dans la direction du trajet de
l'artère. L'incision oblique facilite la recherche de l'interstice musculaire. Si l'on voulait lier l'artère très-haut, je conseillerais d'exciser une
partie du muscle (jambier antérieur) qui la recouvre, sans quoi on n'aurait pas assez de place. La première branche de la tibiale antérieure, la
récurrente du genou, ne doit pas, dans cette recherche, être confondue
avec le tronc.

La *tibiale postérieure* est située à côté du tibia derrière l'aponévrose profonde qui sépare le soléaire de la couche musculaire profonde. Pour découvrir l'artère à la partie supérieure, il
faut inciser le soléaire parallèlement au bord interne du tibia. Il
faut évidemment faire une incision large et profonde et l'opération
devient d'autant plus difficile que le mollet du malade est plus
chargé de graisse ou plus musclé. Pour arriver jusqu'à l'origine
de la tibiale postérieure il faudrait inciser le jumeau interne.
la partie inférieure de la tibiale postérieure est beaucoup plus
facile à découvrir, parce qu'on n'a qu'à diviser l'aponévrose
située entre le tendon d'Achille et le tibia pour tomber sur l'artère. Le nerf tibial postérieur est situé plus profondément et derrière l'artère, de sorte qu'on ne le voit pas pendant l'opération.
Pour isoler l'artère des deux veines il faut prendre des précautions.

L'artère *péronière* est située si profondément, que sa ligature (en
exceptant les amputations et autres opérations semblables) ne se fait
que dans des circonstances toutes spéciales. Pour la découvrir sur le
cadavre, on fait une grande incision entre le soléaire et le péroné, à
côté du muscle grand péronier latéral, et l'on sépare ensuite du péroné
le fléchisseur propre du gros orteil. — En faisant la résection du péroné,
surtout de sa moitié inférieure, on se rapprocherait de cette artère.

*Fracture de la jambe.* — Dans la plupart des cas, les deux
os de la jambe se cassent en même temps ; cependant la fracture du péroné importe peu dans ce cas, puisque celle du tibia
est le fait principal. Comme le tibia est situé sur une grande

étendue sous la peau, tandis que le corps du péroné est presque
complétement caché par les muscles, il ne faut pas s'étonner de
ce que, dans beaucoup de cas de fracture du tibia, on ne puisse
même pas découvrir si le péroné est cassé ou non. On admet souvent la fracture du péroné par la seule raison que la fracture du
tibia est accompagnée d'un assez grand déplacement, et, réciproquement, on admet l'intégrité probable du péroné lorsque la fracture du tibia est accompagnée de peu de déplacement. Lorsque la
cause de la lésion est directe, telle qu'un coup de feu, évidemment on doit s'attendre à la fracture d'un seul os bien plutôt que
dans les cas où cette lésion a été produite par cause indirecte.

Les fractures de la jambe ne présentent pas de grandes différences dans les symptômes, qu'elles soient situées en haut ou en
bas. Ce n'est que dans les cas où l'articulation du genou (voy.
p. 798) ou l'articulation du pied, dont la lésion concomitante
se rencontre si souvent, est ouverte par la fracture, que les suites
sont autres. Le point le plus important, c'est de savoir si la fracture est transversale ou oblique, s'il y a perforation de la peau ou
non. Une fracture transversale ne présente le plus souvent qu'un
faible déplacement et le traitement n'offre que peu ou pas de difficultés; par contre, la fracture oblique montre une grande tendance au déplacement et, par conséquent, à la perforation de la
peau. En général, dans aucune fracture, on ne rencontre aussi
souvent la perforation de la peau de dedans en dehors par la
saillie des extrémités pointues de la fracture, que dans la fracture oblique du tibia. La fracture oblique qui, en général, est dirigée d'arrière en avant et de haut en bas, présente notamment
la forme pointue sur la partie antérieure du fragment supérieur
du tibia, et ce fragment est souvent pressé contre la peau au
point de la traverser, soit que la puissance première, cause de
la fracture, continue d'agir, soit que le malade essaye de marcher.
Si la coaptation est imparfaite, si l'on ne réussit pas à maintenir
les fragments réduits et à les empêcher de se déplacer continuellement, la pression sur la face profonde de la peau peut encore plus tard donner lieu à une perforation de la peau, par fonte
suppurée ou par destruction gangréneuse.

Le *diagnostic* d'une fracture du tibia ne présente de difficultés
que parfois chez les enfants, lorsque la fracture n'est accompagnée
d'aucun déplacement et que la crépitation fait défaut. Par contre, dans
beaucoup de fractures de la jambe, il est impossible de dire s'il existe
en même temps une fracture du péroné ou de déterminer l'endroit où

celle dernière a eu lieu. Dans certains cas, il est difficile de reconnaître s'il existe des esquilles d'os. Beaucoup d'esquilles échappent complétement à notre observation ; mais quelquefois on peut admettre leur existence d'après la nature de la cause productrice, telle qu'un coup de feu. Une grande esquille qui s'est détachée de la partie antérieure de l'os ne doit pas être confondue avec une fracture double.

La *réduction* d'une fracture de la jambe se fait généralement avec facilité par la simple traction sur le pied, le genou étant convenablement fixé. Quelquefois, cependant, il faut exercer une traction considérable et même employer le chloroforme pour arriver à la coaptation des fragments. Il arrive aussi que l'aponévrose, traversée par une pointe osseuse, s'interpose entre les fragments et met obstacle à la réduction. Il faut chercher, dans ces cas, à dégager l'aponévrose par des mouvements de flexion convenables. Les mêmes manœuvres deviennent nécessaires, lorsque la peau a été pénétrée ou traversée par sa face profonde. Dans la plupart des fractures de la jambe, il suffit cependant de ramener les fragments dans une direction droite, pour que les surfaces fracturées se correspondent. — Pour s'opposer à un nouveau déplacement et pour maintenir la jambe dans une bonne position, jusqu'à la consolidation des fragments, on a le choix entre un grand nombre d'appareils, car pour aucune fracture on n'a recommandé et employé un nombre si considérable et si varié de méthodes que pour la fracture de la jambe.

Les trois *indications principales* sont : 1° de maintenir les deux fragments dans une position rectiligne, pour que la jambe ne devienne pas courbe ; 2° d'empêcher la rotation de l'un ou de l'autre fragment autour de son axe longitudinal, pour que les surfaces fracturées ne s'écartent pas l'une de l'autre ; 3° de combattre la saillie du bord de la fracture et sa pression contre la peau, pour qu'il ne se produise pas de difformité, de perforation de la peau, de nécrose, etc. Il faut encore ajouter à cela la crainte du raccourcissement, lorsque dans une fracture oblique les deux fragments chevauchent l'un sur l'autre ; cependant, comme nous le verrons plus bas, on ne peut pas faire grand'chose contre ce déplacement. — Outre ces indications, résultant de la fracture elle-même, il s'agit encore d'empêcher le *décubitus au talon*. Pour cela, on place au-dessous du tendon d'Achille un petit coussin rembourré ; le talon devient ainsi libre, ou au moins la pression qu'il supporte est considérablement diminuée. — Ensuite il faut placer au-dessus de la jambe un cerceau ou un objet analogue, pour qu'elle ne puisse pas être dérangée par le poids des couvertures sur la pointe du pied.

Quant à la *position* à donner à la jambe fracturée, il importe peu, en général, qu'on fléchisse ou qu'on étende l'articulation du genou. On observe quelquefois, il est vrai, que les fragments se mettent mieux en rapport lorsque le genou est fléchi et que les gastrocnémiens sont de la sorte relâchés ; cependant, dans d'autres cas, l'extension est plus sûre, parce que dans cette position la cuisse est maintenue dans un repos plus complet et que le genou est moins porté à se tourner à droite ou à gauche que dans la position fléchie. — Plus une fracture est rapprochée du genou, plus il est nécessaire de fixer le genou lui-même et de l'empêcher d'exécuter un mouvement ; il faudra donc faire remonter au-dessus du genou les attelles, les appareils plâtrés, etc., pour qu'ils agissent sur le fragment supérieur et le maintiennent immobile. — Lorsque la fracture se trouve à proximité de l'articulation tibio-tarsienne, l'immobilisation du pied est indispensable ; le pied doit donc être compris dans l'appareil, pour que ses mouvements ne dérangent pas les fragments du tibia. — Dans ces appareils, le pied doit être placé de telle sorte qu'il forme avec la jambe un angle droit ou au moins un angle peu obtus. — Il est bien entendu que le pied ne sera pas incliné d'un côté ou de l'autre ; le dos du pied et la pointe doivent être sur la même ligne que la rotule. Il n'y a d'exception que pour quelques cas spéciaux, par exemple, pour la fracture de la malléole externe.

La *position latérale* de la jambe ne peut être employée qu'exceptionnellement dans les fractures de la jambe ; dans les fractures compliquées de l'un ou de l'autre côté, surtout lorsque la lésion de la peau ou la suppuration s'étend beaucoup en arrière, la position latérale se montre très-avantageuse. On se sert alors le mieux d'une gouttière latérale de fil de fer, de fer-blanc, de zinc, etc., qui doit avoir à peu près la forme d'une botte qu'on aurait divisée d'avant en arrière dans toute sa longueur. Évidemment il faut que, dans la position latérale, la malléole correspondante ne touche pas et soit garantie soigneusement contre le décubitus.

Parmi les *appareils* employés dans la fracture de la jambe, les uns servent principalement à donner à la jambe une position tranquille et aussi peu douloureuse que possible, par exemple les planches de support, les boîtes de différentes espèces, les bottes en fer-blanc ou en tissu métallique, ou les appareils à suspension avec leurs différentes modifications; les autres ont plutôt le caractère d'appareils de contention, tels que les appareils à attelles, les appareils plâtrés, amidonnés, etc. Certains d'entre eux, par exemple les bottes en fer-blanc ou les fanons (avec le drap fanon), remplissent les deux buts : ils servent de moyen de support en même temps que de moyen de contention.

La plupart des fractures de jambe guérissent parfaitement dans l'un ou l'autre appareil. Cependant on ne peut pas nier que, parmi les méthodes aujourd'hui en usage, les unes ne méritent la préférence sur les autres sous le rapport de la sûreté, de la commodité, du bon marché, de la facilité du transport, de la solidité, de l'économie de temps, etc. L'appareil qui, dans un cas donné, assure de la manière la plus simple la position la plus tranquille et la plus commode de tout le membre, en même temps que la contention la plus sûre des fragments, mérite la préférence. Pour faire un choix rationnel, il faut examiner convenablement les avantages et les désavantages de chaque méthode.

Les simples *planchettes de support* recouvertes d'un coussin, auxquelles on ajoute en général une autre planchette en guise de semelle, ne maintiennent le membre que d'une manière imparfaite. Cet appareil devient, il est vrai, plus solide, si l'on perce la planchette de fentes longitudinales pour y passer des rubans et si la semelle est traversée d'ouvertures en forme d'échelle ou de grille, pour pouvoir fixer le pied à la planchette; mais, malgré cela, cet appareil reste toujours incomplet, en comparaison d'une *boîte* pourvue de parois latérales, comme celle dont Petit et Heister se servaient déjà, et qui aujourd'hui encore est employée dans beaucoup de localités. Une pareille boîte (compar. fig. 88), surtout lorsque ses parois latérales sont très-élevées, présente l'avantage d'une position très-tranquille et très-commode pour le membre; en même temps le pied peut être maintenu dans une position droite, la jambe peut être empêchée de se déplacer latéralement par des coussins interposés entre elle et la boîte, et la face antérieure du membre est libre pour le cas où l'on veut surveiller son état, appliquer des compresses, panser une plaie en suppuration ou agir localement d'une manière quelconque. Aux parois latérales on peut appliquer des charnières ou des chevilles (fig. 88) qui permettent de les enlever pour un instant quand on veut examiner la jambe. Pour fixer la jambe dans la boîte, ou tend par-dessus le membre des cravates au-dessous desquelles on place des compresses ou des coussins.

Les différents *appareils à suspension* (hyponarthétiques) se divisent en ceux qui consistent en un appareil de support solide maintenu en suspension, tel qu'une planchette de support (percée de quatre trous aux coins, par lesquels on fait passer des cordes, d'après Sauter), une boîte, une botte en fer-blanc ou en fil de fer, ou bien deux fortes attelles latérales, et en ceux qui se composent d'un simple hamac pour contenir la jambe. Les deux espèces de suspension étaient très-en usage dans le temps ; les planchettes de support sont moins légères, mais plus sûres. Le hamac constitue un support plus doux, mais aussi plus changeant. Il ne peut être employé avantageusement qu'avec des attelles latérales ou avec un appareil amidonné. Il est très-facile de faire ces appareils, parce que, en cas de besoin, on peut les improviser avec un mouchoir soutenu par deux bâtonnets et avec une corde. — Ces appareils à suspension se fixent à un crochet enfoncé dans le plafond ou à une traverse placée au-dessus du lit ou bien aussi à un cerceau élevé et peu large (Craddle, Scoutetten) qui est placé dans le lit même.

Si un cercle spécial, fixé sur la planchette de support, est tendu au-dessus du pied, ce dernier peut y être supendu pour son propre compte. Dans ce cas, le pied est recouvert d'une chaussette, à la pointe de laquelle on fixe le lien suspenseur. On comprend aisément qu'une pareille *suspension du talon* (Speyer) peut également s'appliquer à la jambe non mobile et se fixer à toute planchette de support. (Une indication spéciale de cet appareil ne se rencontre que dans la fracture de l'extrémité inférieure du tibia avec déplacement du fragment inférieur en arrière.)

Il ne faudrait pas attribuer aux appareils à suspension un bien grand avantage. Ils empêchent le malade de s'appuyer sur le pied malade, parce que ce dernier ne rencontre pas de point d'appui solide, ils facilitent également les changements de position peu étendus du corps, par exemple pour aller à la selle, parce que l'ébranlement se communique moins à la jambe suspendue ; par contre, ils permettent au malade d'exécuter plus de mouvements qu'il n'est nécessaire, de sorte qu'un malade impatient ou imprudent peut plus facilement se nuire. Lorsque l'on place la cuisse dans une position à peu près horizontale, le malade demande un coussin pour le mettre sous la cuisse, et de cette façon la suspension est neutralisée jusqu'à un certain point ; lorsqu'on veut essayer de donner à la cuisse une position oblique ou même verticale (avec flexion du genou), la jambe a de la tendance à glisser en bas de l'appareil. D'un autre côté, il faut beaucoup plus de soins et des soins plus compliqués pour couvrir le malade lorsqu'on emploie la suspension.

Les appareils de support en *fil de fer*, en fer-blanc, etc., qui, sous le rapport de la forme, ressemblent à une *botte* ouverte, se montrent très-commodes dans la plupart des cas. L'application du bandage est ici excessivement simple et se fait très-rapidement. On n'a qu'à garnir l'appareil d'un peu d'ouate, y placer la jambe et fixer par-dessus une ou deux cravates. Les bottes en fil de fer facilitent le transport, permettent de voir la partie antérieure de la jambe et d'y arriver aisément, et de la placer dans différentes positions (par exemple dans un appareil à suspension), de tourner toute la jambe sur un côté, de la soulever. Plus un semblable appareil s'adapte à la forme et aux dimensions de la jambe, plus il ressemble à un appareil plâtré ou à un appareil avec attelles.

Les *bottes de fil de fer* ont l'avantage de se laisser facilement modifier, raccourcir, plier, de se laisser traverser en tout point par des rubans, en outre, on peut y glisser un coussin ou de l'ouate et y pratiquer une fenêtre. Elles permettent l'application de compresses froides, de même que le libre écoulement du pus ou la dessiccation de tout le bandage. Depuis bien des années, je donne la préférence, dans tous les cas graves, aux bottes en fil de fer galvanisé. La simplicité de cet appareil, le bon marché, la facilité avec laquelle il peut être modifié, sa solidité le recommandent tout particulièrement au médecin de campagne. Je suis convaincu que cet appareil sera un jour universellement admis pendant les guerres.

Les *attelles* qui sont employées dans les fractures de la jambe sont de trois espèces différentes : des attelles latérales (anglaises), dépassant le métatarse et portant des trous pour recevoir les malléoles ; ou bien des attelles qui à l'aide d'un drap fanon et de longs coussins de balle d'avoine assujettissent la jambe ; ou bien des attelles ordinaires, courtes, fixées par une bande circulaire immédiatement sur l'os. Les attelles latérales, suivant la méthode anglaise, présentent l'avantage de transformer pour ainsi dire la jambe et le pied en une seule pièce. Cependant elles ne suffisent guère pour donner une fixité convenable à la jambe, il faut y ajouter une planchette de support ou des sangles de suspension, etc. Cette même remarque s'applique à plus forte raison aux petites attelles courtes. Ce n'est que chez les enfants, et, en général, dans les cas très-bénins, qu'elles suffisent. Les attelles avec drap fanon constituent, pour beaucoup de cas, une méthode de pansement très-simple et très-commode, surtout si elles sont assez longues pour dépasser le genou, et assez larges pour fixer le pied des deux côtés. Si la fracture est compliquée, on ajoute généralement encore, d'après une ancienne méthode, une bande à beaucoup de chefs, pour envelopper la jambe.

Les *appareils plâtrés ou amidonnés* se recommandent surtout pour les périodes ultérieures des fractures de la jambe. On a de cette façon l'avantage de fixer avec facilité le genou et le pied ; la jambe est protégée à un haut degré contre le déplacement qui pourrait résulter de mouvements inhabiles ou d'autres causes semblables ; le malade peut être très-facilement transporté ; on peut même lui permettre de se promener avec des béquilles peu de temps après l'accident. Un appareil amidonné peut être coupé tout le long, lorsqu'il est sec. On le divise le mieux en une valve antérieure et une valve postérieure ; de cette façon on peut examiner le membre et remettre l'appareil sans perte de temps.

L'*appareil plâtré* présente dans tous les cas l'avantage de pouvoir être fait en très-peu de temps avec des moyens très-simples, et de permettre le transport immédiat des malades. Avec aucune méthode il n'est aussi facile de pratiquer une fenêtre, selon les complications, ou de laisser à découvert une très-grande partie du membre (par exemple, dans les cas où, d'après Pirogoff, on fixe par la bande plâtrée une attelle qui n'est matelassée qu'à ses extrémités).

L'appareil plâtré a cependant aussi ses inconvénients ; sans parler de ce qu'il ne réussit pas toujours aux commençants, il ne peut pas être enlevé sans imprimer au membre des secousses ; d'un autre côté, on ne peut pas bien voir quel est l'état du membre recouvert de plâtre. Je crois que l'appareil plâtré n'est exempt de danger qu'entre des mains déjà exercées ou bien lorsque les fractures sont très-simples ou à moitié guéries. Il ne devrait pas être employé par des commençants, surtout dans les cas récents. Velpeau, en parlant de l'application immédiate de l'appareil amidonné, dit qu'elle « n'admet pas la médiocrité du chirurgien » ; ceci s'applique, à plus forte raison, à l'appareil plâtré.

Les essais d'*extension* et de contre-extension dans une fracture oblique de la jambe qui menace de guérir avec raccourcissement, ne doivent être entrepris qu'avec précaution et dans une certaine mesure. La contre-extension sur le genou doit être rejetée d'une manière absolue, car si on la fait avec une certaine force, la circulation est arrêtée dans les veines cutanées, si on la fait faiblement, elle reste sans effet. Lorsqu'on veut exercer une contre-extension efficace, il faut se servir du sous-cuisse contre-extenseur (p. 776). Les anneaux extenseurs appliqués au cou-de-pied ont l'inconvénient d'étendre le pied sur la jambe et d'abaisser la pointe du pied; en même temps il se produit très-facilement une mortification de la peau, soit au-dessus des tendons extenseurs des orteils, soit sur les malléoles, lors même que l'anneau est rembourré et appliqué aussi bien que possible. Il faut reconnaître qu'avec le bandage plâtré on parvient à prévenir le raccourcissement, à cause de sa rapide solidification, beaucoup plus sûrement qu'avec tous les appareils d'extension et de contre-extension.

Un phénomène appartenant spécialement à la fracture oblique de la jambe, c'est la tendance assez fréquente et souvent presque insurmontable, que présente la pointe osseuse du fragment inférieur à *soulever* la peau ou à faire saillie à travers la plaie, lorsque la peau a été perforée. Ordinairement, on combat ce déplacement en soulevant le talon par des coussins, ou bien on donne à toute la jambe une position plus élevée en même temps qu'on fléchit le genou, ou bien on place sur la partie supérieure du tibia un coussin qu'on maintient par une écharpe liée en travers, ou bien on place le pied dans une légère rotation ou dans une faible adduction, selon le cas. Mais il existe des cas où l'emploi minutieux de toutes ces précautions dans le pansement ne conduit pas au but, où le fragment pointu menace toujours de perforer la peau ou sort de plus en plus par l'ouverture cutanée. Naturellement le raccourcissement et le danger de la suppuration et de la nécrose augmentent en même temps, la guérison de la fracture est ralentie et la cicatrisation de la peau est rendue plus difficile. C'est pour ces cas que Malgaigne a exécuté sa vis pointue (fig. 90). Cet appareil consiste en un arc d'acier, qui est fixé contre une planchette de support ou une gouttière au moyen d'une courroie garnie d'une boucle. Du centre de l'arc descend une vis à pointe très-aiguë, qui s'enfonce dans le fragment disposé à se déplacer. Cet appareil (1) est le plus souvent d'un effet surprenant. Le

(1) L'appareil est dessiné ici tel que je l'ai employé après des résections du genou. On voit sur ce dessin schématique la position de la vis au niveau d'une section transversale imaginaire du membre; la jambe est couchée sur un coussin soutenu par une gouttière.

malade n'éprouve à la suite de son application qu'une douleur légère de très-peu de durée, et l'os est maintenu dans une bonne

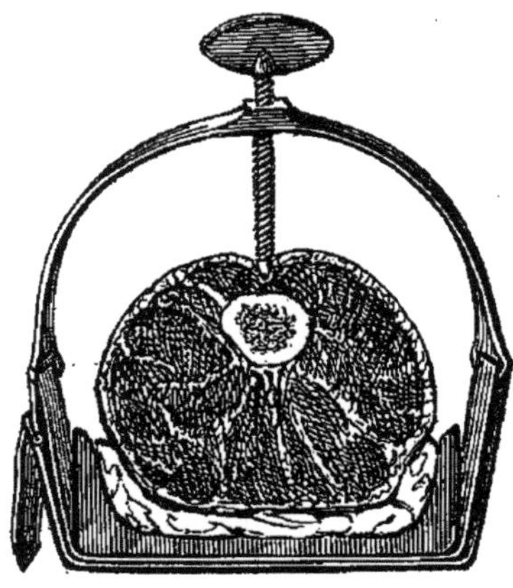

Fig. 90.

position ; on laisse l'appareil en place pendant trois à cinq semaines et la guérison est très-rapide à cause de la bonne coaptation.

La pointe enfoncée peut être comparée à une suture qui reste longtemps en place (sans couper les tissus) ou à une boucle d'oreille, tant les symptômes qu'elle provoque sont faibles ; on est frappé à l'aspect d'un pareil malade dont la jambe semble, pour ainsi dire, traversée par le clou, lorsqu'on le voit tranquillement couché ou assis dans son lit et sans nulle douleur. Les objections qu'on a faites a priori contre cet appareil tombent d'elles-mêmes lorsqu'on regarde un pareil malade. La place où la pointe est enfoncée doit se trouver, d'après Malgaigne, à 5 centimètres à peu près de l'endroit fracturé. Lorsque la peau est déjà perforée et que le fragment osseux est à nu, il est peut-être préférable d'appliquer la pointe directement sur la partie dénudée de l'os (p. 843). — L'appareil se place de la manière suivante : l'extrémité pointue de la vis est cachée par les doigts, pendant que la jambe est maintenue réduite par des aides et qu'on boucle la courroie. Pour que la vis entre rapidement et ne revienne pas spontanément en arrière, il faut qu'elle porte plusieurs pas de vis parallèles. — On peut se convaincre, par des essais sur le cadavre, que la pointe n'entre pas du tout dans l'os ou n'y pénètre que très-superficiellement. — De temps en temps, il faut faire descendre la vis, parce que le coussin placé sous la jambe se tasse ou parce que les muscles diminuent de volume, et que de cette façon la pointe se dégage.

La vis de Malgaigne peut aussi être combinée avec un appareil plâtré avec fenêtre ; dans ce cas on l'appliquera le mieux directement sur la partie saillante de l'os.

Évidemment il existe aussi des cas où les difficultés sont trop grandes pour qu'elles puissent être vaincues par la pointe. Lorsque de grandes dé-chirures, des blessures des parties postérieures, la fonte purulente, le dé-cubitus du talon, etc., s'opposent à ce traitement, lorsqu'une suppuration ichoreuse, des fusées purulentes, etc., ne permettent pas de laisser la jambe dans une position tranquille, on ne pourra pas toujours empêcher le déplacement et le chevauchement des fragments même à l'aide de cet appareil, en l'employant double ou en se servant d'autres modifica-tions inventées en vue du cas spécial.

On a également proposé, à la place de la vis de Malgaigne, la *téno-tomie* du tendon d'Achille, et l'on a réussi dans un certain nombre de cas à s'opposer par ce moyen au déplacement. Cependant on ne peut nier qu'une pareille ténotomie ne constitue une lésion plus grave que la petite plaie superficielle produite par la pointe. Ceci s'applique à plus forte raison à l'opération proposée dans le temps par Stromeyer et qui consiste à inciser la peau et à reséquer l'extrémité pointue du fragment osseux. Cette dernière opération ne mérite la préférence que lorsque la réduction ne réussit pas et que, par conséquent, la vis de Malgaigne ne peut être employée (au moins pas sans résection préalable, p. 843), soit que les dents de la fracture s'engrènent tellement que la coaptation en devient impossible, soit que les muscles opposent une trop forte ré-sistance ou que les essais de réduction se fassent trop tard, par exemple plus de quinze jours après l'accident.

.Les *fractures compliquées de la jambe* donnent lieu à un cer-tain nombre d'indications spéciales. Quelquefois, l'extrémité poin-tue d'un fragment fait une saillie telle à travers la peau perforée, qu'on a tout lieu de l'enlever avec la scie ou les tenailles inci-sives. Cette manière d'agir paraît en général plus utile que la réduction forcée ; pour faire cette dernière, il faut tirer en bas l'ouverture cutanée avec un crochet mousse, ou l'agrandir avec le bistouri. Mais malgré la réduction, il faut s'attendre dans ce cas à la suppuration, à la nécrose et à une nouvelle saillie du même frag-ment osseux. — On est rarement dans le cas d'enlever des es-quilles osseuses immédiatement après l'accident. Les esquilles sous-cutanées se ressoudent en général, et même lorsque la peau est lésée en même temps, il ne faut pas pronostiquer immédiatement la nécrose et l'élimination d'une esquille encore adhérente au périoste. Pour l'extraire, on attend donc en général que l'esquille ait été détachée par la suppuration, à moins qu'elle ne soit de prime abord libre dans la plaie.

Même dans les *plaies par arme à feu* on ne se trouvera que bien rarement dans la nécessité de reséquer toute une pièce du corps de l'os brisé en éclats. Il paraît du moins que les essais faits jusqu'ici dans l'intention de mettre une plaie par arme à feu du tibia ou du péroné dans de meilleures conditions par la résection de la portion brisée en éclats, n'ont pas été suivis de résultats qui militent en faveur de cette méthode. — Lorsque, à côté d'une fracture du tibia, il existe une forte déchirure des parties molles et surtout une large destruction de la partie antérieure de la peau, que la fracture comminutive s'étend au loin (comme c'est particulièrement le cas pour les plaies par arme à feu) et se combine avec un extravasat sanguin considérable, que l'âge du malade est défavorable à la reproduction des tissus, l'amputation devra être préférée à l'essai souvent dangereux de guérir la jambe. Il ne faut pas oublier que dans ces circonstances on n'aura, même dans les cas heureux, qu'une jambe qui ne pourra pas rendre beaucoup de services, qui sera couverte d'une cicatrice facile à ulcérer et parfois proéminente, et qui pourra être même difforme et raccourcie.

Le choix de l'appareil dans les fractures compliquées de la jambe sera fait d'après les principes développés plus haut. Le plus simple semble être la boîte ou la botte en fil de fer, dont les coussins seront recouverts de toile cirée ou de gutta-percha. — Pour soulever la jambe dans le but de renouveler les pièces sur lesquelles elle repose, il faut exercer une *traction continue* sur le pied ; c'est la seule manière d'empêcher sûrement le frottement ou le déplacement (avec douleur et hémorrhagie). — Lorsqu'un coup de feu a frappé le tibia latéralement, il vaut mieux placer la jambe sur le côté externe ; lorsque la balle a fracturé le péroné, on la placera sur le côté interne. — On ne doit pas perdre de vue la possibilité d'une fusée purulente, par exemple à l'autre bout d'une fracture oblique.

Les fractures ordinaires de la jambe demandent à peu près six semaines pour guérir. Mais lorsque les conditions sont défavorables, la guérison peut se faire attendre autant de mois et plus encore. Même dans les cas favorables, il se passe presque toujours trois mois, avant qu'un adulte puisse se servir complétement de sa jambe.

Quant aux fractures à l'extrémité inférieure de la jambe, voy. p. 848.

*Ulcères de la jambe.* — Les ulcères ordinaires à la partie antérieure de la jambe ne doivent plus être attribués, comme dans le temps, à une localisation particulière d'une affection dyscra-

sique ; car dans ce cas, les causes de l'ulcération résident avant
tout dans les conditions anatomiques et hygiéniques défavorables. On voit, surtout chez les gens de la classe ouvrière, une
blessure de la peau, un furoncle, un eczéma qui, dans d'autres
régions du corps, ne donnent pas facilement lieu à un ulcère
chronique, devenir à la jambe le point de départ d'une ulcération
progressive, et la cause en est principalement dans cette circonstance que la peau, placée au-dessus du tibia, est tendue et peu
mobile , et que le tissu cellulaire sous-cutané possède un réseau
veineux très-développé et très-exposé à l'hypérémie et à la stase.

Un endroit blessé ou malade de la région tibiale est fortement tendu, comprimé, irrité pendant la marche et la station ; les veines cutanées se remplissent outre mesure pendant
la station et par l'action des muscles de la jambe, voilà les causes
qui s'opposent à la guérison, aussi longtemps que le malade se
promène avec la jambe malade. La rétraction cicatricielle qui,
dans d'autres régions, contribue tant à la diminution et à la
guérison des plaies, ne se fait qu'à un très-faible degré sur cette
partie de la jambe, parce que la peau, très-peu mobile sur le fond
osseux, ne s'y prête que très-peu. Les plaies qu'on rencontre à
cet endroit doivent donc guérir par suite d'une formation
nouvelle de tissu cicatriciel. Mais la cicatrice contracte facilement aussi des adhérences avec l'os, et elle a, comme toutes les
cicatrices qui reposent sur le tissu osseux, la propriété fâcheuse
de s'excorier et de s'ulcérer facilement.

Plus un pareil malade néglige son affection, plus il se forme
dans la peau et le tissu cellulaire environnants un état d'hypérémie, de gonflement chronique, d'œdème, d'induration hypertrophique, de callosité torpide ; sur la surface malade elle-même,
le processus ulcératif s'étend tantôt rapidement, tantôt lentement,
l'ulcère devient plus large et plus profond, il traverse l'aponévrose, et le tissu cellulaire au-dessous de l'aponévrose s'infiltre,
la circulation souffre de plus en plus, l'inflammation se propage
également au périoste qui produit des ostéophytes souvent à une
très-grande hauteur, et la jambe finit par arriver à un état où
l'amputation est la meilleure ressource.

Il faut prévenir la formation de pareils ulcères de la jambe et
arriver à faire cicatriser les pertes de substance de la peau,
aussi longtemps qu'il en est temps encore. C'est surtout aux
individus qui sont affectés de varices aux jambes ou qui sont
prédisposés à avoir des eczémas , qu'il faut recommander de

47.

ménager leur extrémité. — Le moyen le plus simple pour guérir les ulcères de la jambe, c'est le séjour au lit ; l'influence du repos au lit s'observe souvent pour les malades qui, pendant que leurs ulcères sont en voie de guérison, se lèvent pour un moment ; on voit alors immédiatement saigner l'ulcère, et les veines sous-cutanées se gorger de sang par l'essai de marcher. Indépendamment du séjour au lit, il est bon de couvrir la plaie d'un emplâtre (emplâtre à la céruse, emplâtre agglutinatif). L'emplâtre forme une couche protectrice, comprime en même temps les veines et favorise de cette façon la résorption des callosités. — Il est inutile de dire que l'état général du malade doit également être pris en sérieuse considération.

Lorsqu'on est parvenu à guérir un ulcère de la jambe par le séjour au lit, le malade ne pourra se servir que lentement et avec précaution de son membre ; s'il essaye trop tôt de s'en servir, on s'expose à voir revenir immédiatement le mal par suite de l'hypérémie, de la stase, du gonflement et de l'ulcération de la cicatrice.

Les ulcères de la jambe plus petits et moins compliqués peuvent également se guérir pendant que les malades sont levés ; ces derniers se rétablissent, il est vrai, plus lentement, mais on a l'avantage de voir la guérison persister, parce que la jambe ne se déshabitue pas de la marche comme dans les traitements qui exigent un séjour prolongé au lit. Le traitement de l'ulcère, lorsque le malade reste levé, est à peu près le même : on enveloppe la jambe d'un emplâtre, ou on l'entoure d'une bande de flanelle pendant que l'ulcère lui-même est recouvert d'un emplâtre à la céruse ou d'une pommade protectrice ou légèrement astringente.

Lorsqu'un ulcère de la jambe est trop grand pour promettre une guérison durable, lorsqu'il comprend plus des deux tiers de la circonférence de la jambe, lorsqu'il s'est étendu en profondeur jusqu'à l'os, on est en droit de proposer au malade l'*amputation*, parce qu'un pilon lui rendra plus de services qu'une jambe toujours couverte d'ulcères. En général, les malades de cette espèce passent de temps en temps trois mois dans les hôpitaux, jusqu'à ce qu'ils finissent par accepter l'amputation. — Avant de faire l'amputation dans de pareils cas, il faudra laisser séjourner le malade pendant quelque temps au lit, pour que l'inflammation et l'hypérémie de la jambe diminuent.

*Amputation de la jambe.* — Il y a principalement ici trois

éndroits pour faire l'amputation : 1° l'amputation à la partie
supérieure, après laquelle le malade porte ordinairement un
pilon qui s'applique sous le genou ; 2° l'amputation dans la moitié
inférieure, après laquelle le moignon (ou la jambe) est placé dans
une boîte de réception et adapté à une jambe artificielle ; 3° tout
à fait en bas, dans l'articulation de la jambe avec le pied, où
l'on n'a besoin que d'un pied artificiel un peu plus élevé. Comme
le pilon est plus sûr et plus simple que la jambe artificielle, on
donnait autrefois généralement la préférence à l'amputation supérieure ; mais on peut objecter à cela que l'amputation est d'autant plus dangereuse qu'on la fait à un endroit plus rapproché du
tronc, et qu'une jambe artificielle est préférée par un très-grand
nombre de personnes, ne serait-ce que pour la conservation de la
forme du membre. D'un autre côté, les jambes artificielles que
l'on fait de nos jours sont beaucoup meilleures et moins chères
que celles d'autrefois. Si l'on veut se servir d'un pilon, un moignon long est embarrassant ; mais, si le malade a l'intention de
porter une jambe artificielle, il est préférable que le moignon
qu'on y place soit long.

Lorsqu'on est obligé d'amputer *très-haut*, on atteint les tendons des trois muscles couturier, droit interne et demi-tendineux avec leur bourse muqueuse ; plus haut encore, le couteau
atteindra l'insertion du ligament rotulien. Au-dessus de l'insertion de ce ligament, on ouvrirait la bourse muqueuse de ce dernier et, si ce ligament était complétement divisé, on s'exposerait
au déplacement de la rotule en haut. En même temps, la scie
ouvrirait l'articulation péronéo-tibiale supérieure.

On a donné le conseil d'enlever complétement la tête du péroné dans
l'amputation très-élevée de la jambe, mais cette tête est si rapprochée
de l'articulation du genou et surtout de ce prolongement de la synoviale qui descend le long du ligament externe vers le péroné et qui
souvent même communique largement avec l'articulation péronéo-tibiale,
qu'il faut rejeter ce conseil comme dangereux. D'après les communications de Fergusson, on a souvent observé la suppuration du genou
après l'ablation de la tête du péroné.

Comme l'artère poplitée ne se divise qu'à la partie inférieure
du creux poplité, et comme la tibiale antérieure traverse, chez
certains individus, le ligament interosseux plus bas que d'ordinaire, il peut arriver que dans les amputations élevées de la
jambe, on ne rencontre pas de tibiale antérieure au-devant de

l'espace interosseux. Dans ces cas, il peut devenir nécessaire de lier la récurrente tibiale. L'artère péronière peut également manquer dans la plaie, parce que, assez souvent, elle prend son origine un peu plus bas.

En général, dans les amputations de la jambe, on a à lier trois artères : la tibiale antérieure, la tibiale postérieure et la péronière. — L'hémostase devient principalement difficile, si, ce qui arrive assez souvent, une artère a été atteinte deux fois ; de sorte que, au-dessus de l'endroit divisé, il se trouve encore un point où l'artère a été entamée, ou qu'un rameau a été coupé à ras du tronc, à la place où ce dernier a été lui-même divisé. Il suit de là qu'il faut tâcher de couper tout d'un trait aux endroits où sont situées les artères. Si, malgré toutes les précautions, on avait cependant entamé l'artère au-dessus de la section, ce qui souvent ne se remarque qu'après la ligature de l'extrémité béante, il faudrait la tirer plus en dehors des tissus et la lier une deuxième fois au-dessus de l'endroit blessé.

Lorsqu'il est difficile de bien reconnaître la source de l'hémorrhagie, le plus simple c'est d'enlever du muscle qui couvre l'artère, par exemple du tibia antérieur, un morceau triangulaire avec le bistouri ou les ciseaux. Linhardt, pour éviter de pareilles difficultés sur la tibiale antérieure, conseille de circonscrire les muscles de l'espace interosseux antérieur par un lambeau quadrangulaire particulier (la base étant tournée en haut). Un opérateur peu sûr de lui n'évitera pas de cette façon des incisions multiples et sera exposé ainsi d'entamer l'artère ; mais il lui sera peut-être plus facile de retrouver l'artère derrière le petit lambeau musculaire mobile. (La tibiale antérieure ne me présente pas de semblables difficultés, parce que je suis habitué d'oblitérer de pareilles artères par la ligature médiate au moyen de l'aiguille courbe.)

Qu'on suive, dans l'amputation de la jambe, la *méthode circulaire* ou la *méthode ovalaire*, qu'on fasse un *lambeau* antérieur, postérieur, latéral, que le lambeau antérieur ou postérieur soit un peu plus grand, tout cela a très-peu d'importance. La chose principale, c'est de se ménager assez de peau. Si l'on a peu de peau saine en arrière, on en prend d'autant plus en avant et réciproquement. — Quant à la méthode à lambeau, la plupart des chirurgiens forment un lambeau antérieur court qui, évidemment, ne consiste qu'en peau, et un lambeau postérieur plus long qui renferme une portion du muscle gastrocnémien. Cependant le lambeau postérieur ne doit pas contenir trop de tissu musculaire, sans quoi il devient trop épais et s'applique plus difficilement. Un lambeau musculaire est d'autant plus rigide que le tissu musculaire et le tissu cellulaire se trouvent dans un état d'infiltration œdémateux ou sanguin plus prononcé, ou, comme c'est le cas pour les ulcères de la jambe, dans un état d'induration lardacée. C'est une raison de plus pour donner la préférence dans ces cas à un lambeau cutané ou à la méthode circulaire.

L'opinion qu'un coussinet de chair musculaire est désirable peut bien passer pour surannée. Il faut d'autant plus de peau qu'on a encore à couvrir des masses musculaires. On a donc eu raison d'abandonner complétement l'usage des couteaux longs et pointus dont on se servait dans le temps pour tailler le lambeau, et de donner la préférence à un simple bistouri un peu fort avec lequel on divise d'abord la peau et ensuite les muscles. — Le renversement de la peau dans la méthode circulaire se fait plus facilement lorsqu'on y ajoute une petite incision longitudinale. C'est surtout dans les cas où la peau est peu mobile et où la jambe présente une conicité marquée qu'il y a tout lieu de faire cette incision (sur la face interne). — Si l'on pratique une incision des deux côtés, on a deux lambeaux quadrangulaires. — Ordinairement on forme des lambeaux un peu arrondis qui, réunis, doivent être sensiblement plus longs que le diamètre transversal de la jambe au niveau de la section. — Si l'on donne au lambeau antérieur une base large, le postérieur est plus conforme à l'antérieur, surtout si le mollet est fort.

Si l'on choisit la méthode circulaire ou celle à lambeau cutané, on commence par couper la peau, on la tire en haut et on la sépare des tissus sous-jacents; ensuite on renverse la peau en haut. On coupe alors les muscles par une incision circulaire. Il reste encore à diviser les parties renfermées dans l'espace interosseux et celles qui n'auraient pas été coupées par l'incision circulaire, puis on applique la scie. — La compresse fendue servant à protéger les parties molles est presque toujours superflue. — En sciant les os, il faut faire en sorte que le tibia ne soit pas divisé complétement avant le péroné, sans quoi ce dernier serait trop mobile.— Il vaut mieux enlever trop du péroné que de le laisser plus long que le tibia, ce qui donnerait lieu, dans la plaie, à une saillie désagréable. — Le tibia doit être scié d'avant en arrière et de haut en bas plutôt que d'arrière en avant et de bas en haut, car même lorsqu'on le scie directement d'avant en arrière, il se forme déjà à la partie antérieure de l'os une arête bien tranchante, qu'il faut souvent enlever.

Lorsqu'un lambeau postérieur est formé par ponction avec le couteau long, il arrive facilement à l'opérateur, si le mollet est fort, que le lambeau renferme trop de tissu musculaire ; dans ce cas, il faut enlever le superflu après coup. — Si des tendons font saillie à la surface de section, comme c'est ordinairement le cas lorsque la jambe est amputée à la partie inférieure, il faut les attirer avec une pince à dents et les couper. — Si le tibia présente en avant une vive arête, comme cela arrive si souvent, il faut l'émousser avec la scie, le ciseau ou la pince de Liston, à moins qu'on ne fasse comme beaucoup de chirurgiens et qu'on ne l'enlève dès le commencement par un trait de scie oblique. A la partie inférieure du tibia, où cet os a une forme plus ronde, ce rebord a moins d'importance qu'à la partie moyenne où l'os a une forme triangulaire, à angles très-saillants.

Ordinairement, le malade est disposé à tourner sa jambe en dehors ; pour cette raison il est bon, lorsqu'on a fait l'amputation d'après la méthode circulaire, de réunir la plaie de dehors en dedans et d'arrière en avant, pour que la jambe ne vienne pas reposer sur l'angle de la plaie. En réunissant la plaie par des points de suture ou par les bandelettes de diachylon, il faut faire bien attention à la position de l'arête du tibia. La peau ne doit pas être pressée contre cette arête, même lorsqu'on l'aura émoussée. Aussi doit-on conserver la peau assez longue pour n'avoir pas besoin de la tendre pour couvrir le tibia. On fait bien de ne pas faire passer de bandelettes de sparadrap par-dessus l'arête du tibia, afin que la peau ne soit pas pressée contre elle.

Généralement on cherche autant que possible à obtenir une réunion par première intention. On réunira donc la plaie par des points de suture ou des bandelettes de sparadrap. On fait reposer le moignon sur un coussin ; il est bon de l'y attacher avec des serviettes. — Si le genou est fléchi, il faut le placer sur un coussin qui présente la forme d'un plan incliné ; il faut que le moignon soit placé de telle manière que le malade ne puisse pas en faire un point d'appui.

Le *pilon* dont se servent les individus amputés au tiers supérieur est très-propre à supporter le poids du corps, le genou offrant une surface large et très-apte à supporter une pression. En raison de la forme du fémur, du renflement de son extrémité inférieure, il devient aussi très-facile de fixer le pilon à la cuisse au moyen des prolongements sous forme d'attelle, qui s'y trouvent ajoutés. Pour augmenter la solidité, on peut ajouter une ceinture faisant le tour du bassin et qui communique avec l'appareil par une courroie extérieure.

Les *jambes artificielles* dont se servent les individus amputés de la jambe ont ordinairement une forme telle que le genou peut encore exécuter des mouvements. Le moignon s'engage dans une boîte de réception à l'extrémité de laquelle s'attache le pied. Pour attacher la boîte au moignon, on emploie une ceinture bien rembourrée qui s'attache au-dessus du genou et des lanières qui descendent de cette ceinture. — Si le moignon de la jambe est trop court pour prêter un appui suffisant à un appareil de ce genre, il faut employer, pour supporter le poids du corps, une boîte de réception pour la cuisse, fixée à des attelles qui descendent le long du genou. L'appareil prend alors son point d'appui sur l'ischion et ressemble beaucoup à la jambe artificielle qui sert aux individus amputés de la cuisse.

*Résection à la jambe.* — En cas de déviation rachitique très-considérable ou de consolidation très-vicieuse d'une fracture, on peut essayer de corriger la difformité par une excision cunéiforme ou par une section osseuse demi-circulaire avec la tréphine (d'après Meyer). Une opération analogue peut être motivée par une pseudarthrose qui résiste opiniâtrément à tout essai de guérison. Mais il faut bien se pénétrer des difficultés et des dangers que présentent ces opérations. Il faut le plus souvent une double opération avec incisions à part pour le tibia et le péroné, et les plaies que l'on produit ont une profondeur considérable. S'il y a eu fracture, on ne sait pas au juste d'avance quelle est l'épaisseur du cal que l'on pourra trouver dans la profondeur, ni si les deux os ne sont pas réunis peut-être par un pont osseux plus ou moins considérable. Si la section osseuse a réussi, l'on n'a pas encore la garantie complète, même en cas de suppuration modérée, qu'on obtiendra une guérison très-favorable, sans saillie osseuse, etc. Ce qui prouve combien il est souvent difficile de tenir bien affrontés les deux fragments, c'est que plusieurs fois on a dû recourir dans ces cas à une sorte de suture osseuse en forant des trous par lesquels on fait passer du fil d'or pour la suture ou à des appareils à vis analogues à celui de Malgaigne.

J'ai modifié l'appareil de Malgaigne pour ces cas, de telle sorte que la vis fait avancer en même temps deux pointes parallèles. Avec cet instrument, j'ai obtenu de très-bons résultats, par exemple, en cas de pseudarthrose, en cas de fracture anguleuse suivie de l'excision d'un coin osseux, et dans diverses fractures compliquées qui avaient rendu nécessaire la résection de la partie saillante.

Déjà, page 836, nous avons eu l'occasion de dire qu'en cas de *fracture compliquée* il n'arrive pas souvent qu'on soit forcé de faire une résection, excepté dans le cas où il faut enlever des extrémités osseuses faisant saillie à travers les parties molles. Si cependant on se croît forcé de faire la résection, on retranchera le moins possible. Plus on enlève moins les parties se correspondent. Plus la plaie extérieure et la cicatrice qui en dépend sont grandes, moins le malade trouve de profit à la conservation de son membre. Il a alors une jambe raccourcie, plus ou moins roide, extrêmement prédisposée au gonflement, à l'ulcération de la cicatrice, et il regrettera peut-être bien plus tard de n'avoir pas été amputé. — Après ces opérations sur le tibia, il faut qu'on cherche autant que possible à guérir par première intention la plaie cutanée. Comme dans cette région les cicatrices ont une grande tendance à se rouvrir, il faut que dans le choix du procédé opératoire on cherche à éviter le plus possible la formation d'une grande cicatrice.

Les *néoplasmes* ayant pour point de départ le tibia réclament presque toujours l'amputation : par contre, une tumeur du péroné pourrait être plutôt guérie par la résection. On peut retirer toute la diaphyse du péroné et ne laisser que les épiphyses, sans que la jambe soit beaucoup gênée dans ses fonctions. Quant aux épiphyses on préfère les laisser en place afin qu'il n'y ait pas d'inflammation dans les articulations respectives.

La *résection partielle* du tibia se fait assez souvent pour retirer un *séquestre nécrosé* enfermé dans un étui osseux. Ce sont tantôt des cas de nécrose centrale, tantôt des morceaux de diaphyse, surtout d'une de ses parois, qui se trouvent emprisonnés dans l'étui. On opère ici ordinairement avec la gouge ou la tréphine. A côté du cloaque, on fore un trou qui permet de voir le séquestre ou qui permet d'introduire le doigt, une pince ou une érigne. Selon les circonstances on agrandit l'ouverture avec la tréphine, le ciseau, ou les tenailles incisives, on fragmente, au besoin le séquestre, enfin on le rend mobile et on le retire en le faisant tourner sur lui-même, en tirant dessus ou en le soulevant.

*Si la nécrose s'étend à toute la diaphyse du tibia,* ou en général si elle va fort loin, la meilleure manière d'opérer consiste à diviser le séquestre en deux parties égales, quelquefois aussi en trois ou en plusieurs parties, et à dégager le fragment supérieur en l'attirant de haut en bas et le fragment inférieur en l'attirant de bas en haut.

La nécrose étendue du tibia présente cet inconvénient, que le plus souvent l'os est mis à nu sur une très-grande surface dans sa partie antérieure et que, dans ces endroits, il ne se forme plus ensuite qu'une cicatrice très-peu résistante. A cela s'ajoute encore la déviation que l'on peut bien s'expliquer après la perte d'un grand segment de la diaphyse du tibia. Quelques malades qui ont supporté heureusement la perte d'une grande partie de la diaphyse du tibia, ne peuvent plus bien se servir de leur jambe à cause d'une formation de cicatrices défavorables et de la forme rabougrie du membre, quelquefois aussi à cause de la végétation osseuse qui est venue s'y ajouter.

La *trépanation d'une des extrémités du tibia* est parfois indiquée lorsque, comme cela a déjà été observé, *un abcès osseux* s'est formé dans l'extrémité supérieure ou inférieure de cet os. On reconnaît l'abcès, comme Brodie l'a démontré, par le gonflement lent et progressif de l'os dans un endroit déterminé et les douleurs intenses qui se produisent surtout pendant la nuit. (J'ai montré que ces abcès dépendent ordinairement d'une ostéo-myélite ancienne ; on les rencontre presque exclusivement chez les individus qui portent des cicatrices de nécrose ancienne.)

### § 5. — Articulation tibio-tarsienne et tarse.



*Fractures de l'articulation tibio-tarsienne.* — L'articulation du pied avec la jambe est exposée à tant de violences extérieures que l'on ne doit pas s'étonner de voir les fractures de cette région montrer de nombreuses et de notables différences. Le plus souvent le *péroné* se rompt au-dessus de l'articulation, et le mécanisme ordinaire de ces fractures du péroné s'explique par la position oblique, l'abduction du pied quand les individus touchent la terre après un saut, une chute, etc. Le pied touche le sol par son bord interne, se renverse en dehors, et le coup frappe immédiatement le péroné qui se rompt alors ordinairement à un ou deux pouces au-dessus de l'articulation, à un endroit où il est fort mince. Le plus souvent la lésion se borne à la fracture du péroné; le fragment inférieur ne montre généralement qu'un faible déplacement en dedans, quelquefois même le déplacement est nul; mais on conçoit bien que des violences plus fortes peuvent produire une rupture du ligament articulaire interne, un arrachement de la malléole interne, une disjonction de l'articulation péronéo-tibiale, enfin une fracture de la tête du tibia. Plus la violence est grande et plus les parties sont séparées, plus le pied se déjette en dehors; en même temps sa pointe se place dans l'abduction et il décrit un mouvement de rotation autour de son axe longitudinal. Si le malade cherche à marcher sur l'articulation lésée, le déplacement primitif des parties peut encore en être augmenté. — Si le déplacement a été très-considérable, ou s'il y a eu en même temps un coup direct sur la malléole interne, ou bien s'il y a eu fracture anguleuse du tibia du côté interne, on peut s'attendre également à une déchirure de la peau. A cela s'ajoute quelquefois la déchirure plus ou moins considérable des gaînes tendineuses, par exemple de celles du tibial antérieur et du tibial postérieur, la déchirure de l'artère tibiale postérieure, etc.

Si la violence agit en sens inverse, comme il arrive surtout quand le pied frappe le sol par son bord externe, les lésions qui se produisent sont analogues aux précédentes, mais suivent l'ordre inverse. Le premier accident et celui qui se produit le plus ordinairement est alors la fracture de la malléole interne; mais dès que la violence étend son action plus loin et pousse en dedans la malléole interne avec l'astragale et le pied, les ligaments du péroné sont forcés de se déchirer ou il y aura, ce qui arrive encore plus souvent, rupture de la malléole externe. La fracture du péroné ne constitue alors qu'un arrachement de la malléole tirée en dedans par ses ligaments. La fracture se fait quelquefois tout en bas, à la pointe de la malléole, d'autres fois sur la même ligne que l'articulation, par exemple dans la ligne épiphysaire du péroné, ou bien un peu au-dessus de l'articulation. La lésion peut être accompagnée d'un fort déplacement du pied, d'une rotation de la plante en dedans, d'une perforation de la peau au niveau de la fracture du péroné et d'une saillie de cet os.

Outre ces mécanismes ordinaires des fractures de l'articulation du pied, nous avons à signaler surtout la déviation en dehors et en dedans de la pointe du pied (rotation du pied autour de l'axe longitudinal de la jambe), comme causes fréquentes des fractures de cette articulation. Si, par exemple, le métatarse est saisi ou frappé à sa partie antérieure par une force qui le pousse de dehors en dedans ou de dedans en dehors, il peut en résulter une rupture de l'articulation tibio-tarsienne, et il peut arriver surtout que le péroné se détache du tibia et se brise. Aussitôt que la malléole externe est cassée, ce genre de rotation du pied ne rencontre plus d'obstacle essentiel, et il peut se faire un déplacement très-considérable. — Une rotation exagérée du pied autour de son propre axe longitudinal (abduction et adduction de la plante du pied), et en outre les mouvements exagérés de flexion et d'extension de l'articulation du pied, peuvent également amener des fractures articulaires, surtout de la malléole externe. Il est évident que ces causes se combinent souvent entre elles, et qu'il y a des violences qui agissent non-seulement directement sur le côté, mais encore diagonalement, qu'enfin ces violences peuvent être multiples ou successives, etc. Enfin, nous avons à signaler parmi les causes de la fracture de l'articulation du pied avec la jambe les impulsions directes les plus variées de corps mousses ou pointus. — Si le déplacement du pied atteint dans ces fractures de l'articulation un degré très-élevé, le cas peut être appelé avec tout autant de droit une luxation qu'une fracture ; on se trouve alors en présence d'une *fracture avec luxation.*

Plus le déplacement est considérable, plus il est généralement facile de reconnaître ces fractures. La luxation du pied sans fracture étant un fait extrêmement rare, il faut avant tout, lorsqu'on se trouve en présence d'un déplacement traumatique dans l'articulation tibio-tarsienne, rechercher s'il y a fracture de l'une ou des deux malléoles, s'il y a fracture du tibia ou du péroné au-dessus des malléoles, ou diastasis entre le tibia et le péroné, enfin s'il existe une fracture oblique qui traverse l'articulation. — La fracture malléolaire se manifeste surtout quand l'individu essaye de renverser le pied sur le côté ou de le faire tourner autour de l'axe de la jambe. — La fracture du péroné se reconnaît souvent au bord saillant du fragment, à la mobilité, à la sensibilité locale. Dans quelques cas le fragment inférieur du péroné se montre très-mobile, si l'on applique un pouce en bas sur la malléole, l'autre plus haut, au-dessus de l'articulation et que l'on comprime l'os alternativement avec l'un ou l'autre doigt. Le fragment du péroné fait alors un mouvement de bascule entre les deux doigts.

La *réduction* des fractures de l'articulation tibio-tarsienne se montre en général assez facile. Quelquefois la coaptation devient plus difficile, parce que la fracture est comminutive, et qu'il y a engrènement réciproque entre les fragments. Souvent on n'essaye même pas de faire une réduction exacte, parce que le gonflement ne permet pas de bien se rendre compte de l'état des parties. — Quelquefois il faut que le pied soit porté avec une certaine force dans une direction opposée à celle du déplacement, afin que la réduction puisse être accomplie.

Mais tandis qu'une grande partie des fractures de l'articulation du pied avec la jambe, surtout de celles qui n'intéressent que le péroné, ne montre aucune ou presque aucune tendance au déplacement, il y a cependant quelques cas plus compliqués, où un écartement des malléoles, un *diastasis* de l'articulation, et par cela même une gêne dans les fonctions et la sûreté du pied menace de persister définitivement. Dès que l'astragale cesse d'être étroitement embrassé par les deux malléoles et leurs ligaments, le pied n'a plus non plus une position bien solide ; il est en danger de se renverser en touchant le sol, et il y a lieu de craindre, surtout après les fractures mal guéries du péroné, que le pied ne soit déjeté en dehors et qu'il ne se produise une déformation qui rappelle le valgus. Si cette déviation arrive à un haut degré, la malléole interne finit par toucher le sol. — Quelquefois on rencontre aussi des cas où il s'est produit, à la suite d'une fracture mal guérie de l'articulation du pied, une difformité opposée, rappelant celle du varus avec saillie très-prononcée de la malléole externe.

Selon la direction du déplacement ou la tendance à sa reproduction, les indications varient ainsi que le choix des appareils. S'il n'y a pas de tendance au déplacement, un simple appareil, composé, par exemple, d'attelles garnies de coussins de balle d'avoine et d'un drap fanon, etc., peut suffire (voy. p. 829 et suivantes). — S'il y a lieu de redouter une tendance à la reproduction du déplacement, il faut qu'on la combatte énergiquement. On fixera le pied de telle manière qu'il ne puisse se produire ni flexion ni extension, ni déviation de la pointe du pied, |ni abduction, ni adduction, ni glissement du pied en avant ou en arrière. Le blessé ne doit pas appuyer la plante du pied ; son talon ne doit ni être poussé en avant ni reculer en arrière ; avant tout il ne doit pas y avoir de rotation de la jambe, dans tous les cas, pas de rotation à laquelle le pied ne prend pas part. Si, par exemple, on fixait le pied contre une planchette et que la jambe fît le moindre mouvement isolé de rotation, il est clair qu'immédiatement il y aurait déplacement dans l'article. Aussi faut-il autant que possible réunir en quelque sorte le pied et la jambe en une seule pièce. Pour atteindre ce but on a employé des attelles qui se prolongent sur les côtés du pied, ou une botte en fil de fer, ou enfin un appareil plâtré. On a des attelles pour le pied, en bois, creusées en gouttière avec des trous pour les malléoles, attelles dites anglaises, ou des attelles en tissu métallique de forme analogue (d'après Mayor). Naturellement il faut que la jambe soit en même temps placée dans un appareil de support tel qu'une boîte, etc. Mais dans beaucoup de cas, l'application des attelles latérales ne peut guère se faire à cause du gonflement, de plaies sur les côtés du pied, etc.; dans ce cas, on ne peut guère se passer de bottes en tissu métallique ou en fer-blanc. Ces dernières se montrent très-utiles et très-commodes dans cette circonstance. Si l'on est forcé de placer la jambe sur le côté, on se sert d'une botte ouverte latéralement ou d'un appareil plâtré, ou bien encore d'un moule en carton, etc. Une fois que la consolidation est plus avancée, dans les périodes ultérieures du traitement, le moyen le plus simple et le plus commode à employer, c'est un appareil amidonné ou un appareil plâtré.

Quelques fractures de l'articulation du pied montrent une remarquable tendance au déplacement. Le tibia, quelle que soit la manière de faire ce pansement, glisse toujours en avant. Dans les cas de ce genre, la vis à pointe inventée par Malgaigne paraît avoir immédiatement vaincu toutes les difficultés; mais quelquefois, d'après Malgaigne, l'appareil plâtré seul, en se durcissant instantanément, serait en état de vaincre le déplacement qui, de toute autre manière, aurait une continuelle tendance à se reproduire.

Pour mieux vaincre, dans les fractures du péroné, la tendance souvent observée du pied à dévier et à se renverser en dehors, et exercer sur le fragment inférieur déplacé une traction indirecte, Dupuytren a imaginé un appareil consistant en un coussin long et en une attelle, qu'on applique sur le côté interne de la jambe, de telle manière que l'attelle proémine fortement en bas. Contre cette extrémité proéminente de l'attelle, on attire le pied avec quelques compresses ou tours de bande, et on le force ainsi à se placer dans l'adduction à la manière du pied bot varus. Le fragment du péroné suit ce mouvement d'adduction.— Cette méthode de pansement a été recommandée à tort même pour les cas qui ne faisaient craindre aucun déplacement. Son emploi n'a de sens qu'autant que l'indication existe formellement d'agir contre le déplacement du pied en dehors. Cette indication peut, du reste, encore être remplie d'une autre manière, par exemple, à l'aide d'une attelle externe fortement garnie à sa partie inférieure, celle qui correspond au pied, et d'une attelle interne également garnie, mais à sa partie supérieure, celle qui correspond à la diaphyse du tibia.

*Fractures compliquées de l'articulation tibio-tarsienne.* — On peut distinguer à peu près les types suivants de fracture compliquée : fractures des malléoles avec lésion de la peau, fractures avec luxation ayant perforé la peau, fractures comminutives, surtout fracture par coup de feu de la tête inférieure du tibia ou de la malléole externe ou de l'astragale. Le cas le plus simple serait peut-être un coup de hache qui aurait séparé la malléole interne, ou une fracture malléolaire par renversement du pied ayant mis à nu l'arête d'un des fragments à la suite d'une déchirure simultanée de la peau. Pour les fractures compliquées avec luxation, il faut déjà forcément admettre une déchirure considérable de la capsule, une infiltration sanguine et un arrachement des parties molles de l'os. A cela il faut ajouter, s'il s'agit d'une fracture par un coup de feu, la production d'esquilles et le broiement, peut-être aussi la présence de la balle ou de débris de vêtement entraînés dans la plaie. Si l'astragale est brisé, la suppuration peut s'emparer non-seulement de l'articulation tibio-tarsienne, mais encore des deux articulations de l'astragale avec le scaphoïde et le calcanéum.

Ces fractures compliquées de l'articulation se traitent en général d'après les mêmes principes que les fractures compliquées de la jambe (p. 835).

On n'ampute qu'en cas de lésion considérable des parties molles, de broiement et de production d'esquilles nombreuses des os, ou de vastes destructions gangréneuses. On scie les aspérités anguleuses des fragments lorsqu'elles ont perforé la peau, on retire les fragments osseux complétement détachés ou adhérant simplement encore aux parties molles, et on fait partout où cela peut être nécessaire des incisions et des contre-ouvertures. Il faut donner au pied une position sûre et tranquille dans une boîte ou dans une botte en fil de fer ou dans un appareil plâtré percé de fenêtres. Dans beaucoup de cas de ce genre on obtient un résultat très-favorable, et souvent le pied peut encore rendre des services alors même que son articulation avec la jambe s'est ankylosée. — En cas de déplacement considérable et invincible d'une fracture avec luxation et surtout aussi secondairement, après le développement d'une suppuration, en cas de dénudation des os et de nécrose, la résection peut encore rendre d'utiles services. Il en est de même des fractures comminutives, surtout des fractures par arme à feu ; la résection immédiate de la tête du tibia ou de la malléole externe brisée par un coup de feu n'a jamais été pratiquée jusqu'à présent ; mais après les résultats favorables obtenus par B. Langenbeck, au moyen de la résection dans quelques plaies par arme à feu suppurées de l'articulation tibio-tarsienne, on n'osera plus rejeter complétement ce moyen. Plus les os paraissent dénudés, en éclats ou broyés, plus on sera forcé 'de faire le débridement immédiat de la plaie et de retrancher les parties osseuses qui ne sont plus susceptibles de guérir.

*Luxation de l'articulation tibio-tarsienne.* — L'astragale est si bien engagé entre les deux malléoles que le déplacement de cet os vers l'un ou l'autre *côté* n'est possible qu'autant qu'il y a fracture malléolaire ou diastasis (voy. p. 846). C'est uniquement en *avant* ou en *arrière* que le pied peut être luxé sans fracture des malléoles, quoique généralement même ces luxations soient compliquées de fracture, surtout de la malléole externe.

La luxation du pied *en arrière* (ou du tibia en avant) suppose une très-violente flexion plantaire de l'articulation du pied. Une force qui pousse fortement en bas la pointe du pied fait éclater la capsule en avant et fait glisser la poulie de l'astragale derrière le tibia (1). La partie antérieure du pied s'en trouve raccourcie, la partie calcanéenne allongée ; au cou-de-pied, la tête du tibia proémine avec les tendons des fléchisseurs qu'elle chasse au-devant d'elle. La malléole externe peut proéminer également si elle n'est pas cassée. Le pied reste dans la flexion plantaire et ne peut pas être redressé.

Pour réduire convenablement cette luxation, il faut avoir présent à l'esprit son mode de production ; dans la flexion plantaire exagérée, l'astragale a glissé en arrière avec le pied ; il faut donc, pour réduire la luxation, également exagérer cette flexion

---

(1) Ordinairement, c'est plutôt le pied qui est la partie fixe, et le tibia glisse par-dessus la poulie de l'astragale en avant. Le résultat est naturellement le même dans les deux cas. Le mécanisme des luxations du pied est ici exposé tel qu'il a été constaté expérimentalement par le docteur Henke (*Zeitschrift für rationelle Medicin*, 1858). J'ai assisté à ces expériences, et je me suis assuré de leur parfaite concordance avec les faits de la chirurgie clinique.

plantaire. On abaisse d'abord la pointe du pied autant que possible ; dans cette position l'on tire ou l'on pousse le pied en avant, ensuite on cherche à le ramener dans la flexion dorsale.

Si la réduction n'a pas réussi ou si elle n'a pas été tentée, la peau tendue devant la tête du tibia peut tomber en gangrène, et la nécrose peut s'emparer des tendons des extenseurs et de la tête du tibia elle-même. Il faut alors faire la résection de cette tête saillante. (Dans ces conditions, j'ai fait deux fois l'opération. L'excision était facile à faire au moyen d'une petite incision pour agrandir la plaie, et d'une tréphine.)

La *luxation du pied en avant* peut être produite par une flexion dorsale forcée. La poulie de l'astragale, couverte par les tendons des extenseurs, vient se placer en avant, le tibia se place en arrière, sur la saillie du talon formée par le calcanéum. La malléole externe ordinairement se brise. La partie antérieure du pied s'allonge dans cette luxation, le talon se raccourcit. Le pied reste dans une flexion dorsale modérée ; toujours ou au moins le plus généralement, on peut s'attendre à un certain degré d'abduction due à la forte tension des tendons externes. La malléole interne touche presque le sol ; le malade, si l'on n'a pas fait la réduction, est forcé de marcher sur cette malléole.

Pour la réduction il faut une flexion dorsale forcée accompagnée d'une pression d'avant en arrière pour repousser la poulie de l'astragale dans la mortaise péronéo-tibiale. Il est évident, pour peu que l'on songe au mode de production de cette luxation, que des tractions sur la partie antérieure du pied ne pourront donner aucun résultat. Si l'on voulait exercer des tractions, ce serait le talon qu'il faudrait tirer en arrière. — Si la réduction a été négligée, il peut être indiqué de reséquer la tête du tibia pour rendre au pied une forme convenable et à la plante du pied une bonne direction. (J'ai fait cette opération une fois en 1852 avec succès ; dans deux autres cas, je l'ai déconseillée parce que les malades pouvaient encore marcher convenablement malgré leur infirmité.)

Dans les *luxations compliquées de l'articulation tibio-tarsienne*, on a scié plusieurs fois avec succès les parties saillantes du tibia ou du péroné ; cependant, cette résection ne peut se justifier que lorsqu'il est impossible de réduire. Pour la luxation compliquée de l'astragale, voy. p. 856.

La *luxation spontanée* de l'articulation du pied avec la jambe ne se rencontre qu'à l'état incomplet. C'est ce qui arrive entre autres dans les degrés extrêmes du pied-bot et du pied équin.. — A la suite d'un relâchement de l'articulation, on observe parfois un glissement du tibia en avant, sur l'astragale, pendant que le malade pose le pied à terre. — En appuyant le talon sur le lit, étant couché, le malade peut, si l'articulation n'a pas de solidité, produire un déplacement opposé, c'est-à-dire qu'il fait glisser son astragale en avant. Ce déplacement a été souvent observé après l'amputation de Chopart.

*Luxation entre l'astragale et le pied.* — L'articulation entre l'astragale et le pied servant principalement à l'adductien et à l'abduction du pied, on conçoit facilement que les luxations de cette articulation s'observeront aussi de préférence dans la direction de ces mouvements, par conséquent dans le sens de l'adduction et de l'abduction. Par une adduction violente et exagérée du pied, le scaphoïde vient dépasser la tête de l'astragale et se place en dedans de cet os ; la tête de l'astragale proémine sur le dos du pied et le pied prend la forme du pied bot (varus). Par une abduction forcée, le scaphoïde est déjeté en dehors et il se forme une espèce de pied plat (valgus) traumatique (1) avec saillie considérable de la tête de l'astragale à l'intérieur. — Le talon éprouve dans ces deux luxations un déplacement correspondant quoique moins prononcé ; mais plus l'astragale proémine au-dessus du scaphoïde, plus le talon paraît allongé. L'adduction du pied se combinant ordinairement avec la flexion plantaire et l'abduction avec la flexion dorsale, on trouvera également ces positions du pied dans les luxations dont il est ici question. Comme presque toute luxation est modifiée par des influences secondaires, par exemple, par les mouvements du malade, on doit bien s'attendre ici également à quelque modification de la position primitive du pied luxé.

On a observé différentes modifications de la luxation sous-astraga-

(1) J'ai vu une série de cas invétérés, qui peut-être rentrent dans cette càtégorie. Ils se distinguaient du pied plat ordinaire surtout par la saillie plus grande de la tête de l'astragale, et la déviation plus grande du talon en dehors. Les malades donnaient généralement pour cause une très-forte entorse pendant leur jeunesse ; de plus amples renseignements confirmaient le plus souvent cette assertion. — J'ai encore cherché à distinguer des cas de ce genre, un « pied plat traumatique » qui n'est pas, à vrai dire, une luxation, mais simplement une subluxation développée secondairement après une déchirure des ligaments, complétement négligée (p. 875).

lienne ; la luxation peut être plus ou moins complète, compliquée de déplacements secondaires ou latéraux; elle peut aussi avoir pris naissance d'une manière primitive dans une direction qui s'écarte plus ou moins de l'axe de l'articulation antérieure de l'astragale. On observe aussi des déplacements qui se rapprochent de la luxation complète de l'astragale (voy. p. 856). Dans quelques-uns des cas de ce genre, l'articulation entre le calcanéum et le cuboïde peut également être lésée, ses ligaments peuvent être déchirés, les os subluxés.

La fracture des malléoles, l'arrachement de petits fragments osseux qui restent adhérents aux ligaments, la fracture de l'astragale ou du calcanéum peuvent se combiner de diverses manières avec la luxation. — Au lieu de la luxation entre la tête de l'astragale et le scaphoïde, il peut aussi se produire une fracture de la tête de l'astragale, de sorte qu'il n'y a que le calcanéum qui éprouve un déplacement immédiat par le fait de la luxation. Les tendons qui se trouvent placés au devant de la tête de l'astragale, par conséquent, avant tout, ceux du tibial antérieur et du tibial postérieur, sont forcément tirés de côté dans ces luxations ; ils peuvent même se rompre. La peau se déchire souvent à son tour ; même l'artère tibiale postérieure a été déchirée.

Le *diagnostic* de ces luxations est rendu difficile par le gonflement du dos du pied qui s'y ajoute. Cependant il paraît que les nombreuses erreurs qui ont été commises sous ce rapport doivent être attribuées à l'imperfection des connaissances chirurgicales, et surtout à l'ignorance dans laquelle on se trouvait autrefois sur le mécanisme de l'articulation inférieure de l'astragale. Si le pied se trouve placé dans l'adduction ou l'abduction forcée il faut toujours, à moins que la cause de la déviation ne se trouve dans l'articulation supérieure de l'astragale, c'est-à-dire qu'il n'y ait fracture articulaire, songer à une luxation dans l'articulation inférieure de cet os.

Pour la *réduction* on a généralement éprouvé de grandes difficultés et le plus souvent elle n'a pas réussi. Même dans les cas où une solution de continuité des parties molles rendait l'examen local plus facile, on a vu les essais de réduction souvent échouer. Peut-être ces essais ont-ils surtout échoué, parce que l'on essayait de tirer sur le pied au lieu de faire les mouvements d'adduction et d'abduction qui correspondent à cette articulation. Les prolongements osseux plus ou moins crochus qui se trouvent à l'articulation postérieure et externe de l'astragale pourront peut-être s'arc-bouter contre des parties dures ou molles ; mais cette résistance on la vaincra le mieux, comme d'ailleurs dans d'autres luxations, en faisant retourner les os luxés, pour les faire rentrer dans leur situation normale, par le même chemin qu'ils ont décrit pour en sortir. Si, par conséquent, par un mouvement d'adduction et de flexion plantaire, le pied a pris la position du varus, et si en même temps la tête de l'astragale s'est luxée en haut et en dehors, il faut avant tout porter le pied dans la flexion plantaire et l'adduction exagérées et le réduire de là par un mouvement d'abduction. De même lorsqu'un mouvement d'abduction et de flexion dorsale a provoqué la luxation du pied en dehors, on cherchera à réduire le pied en le plaçant d'abord dans une abduction exagérée. (J'ai eu l'occasion de montrer plusieurs fois à la clinique l'utilité de cette méthode.)

Pour éviter autant que possible la tension du tendon d'Achille, on fléchira la jambe. Pendant que l'on fixe ainsi la jambe, on fait agir sur le talon et la partie antérieure du pied les tractions, les flexions, mais surtout l'abduction et l'adduction nécessaires, quelquefois des mouvements de rotation. On peut aussi essayer de repousser directement la tête de l'astragale en appuyant contre elle le pouce, l'éminence thénar ou même le genou.

On se demande ce qu'il faut faire quand les tentatives de réduction n'ont amené aucun résultat. S'il n'y a pas eu de déchirure concomitante de la peau, on n'a pas de raison pour faire une incision ou des sections tendineuses; il semble préférable d'attendre. Quelques patients ont pu faire encore un assez bon usage de leur pied malgré la luxation du tarse. — Les cas dans lesquels on a reséqué ou retiré ultérieurement l'astragale ou des fragments de cet os paraissent avoir pris plus souvent une issue favorable que les cas dans lesquels on avait immédiatement entrepris une opération de ce genre. La difficulté et le peu de chance de réussite que peut présenter dans ces cas la résection immédiate de tout l'astragale se conçoivent si l'on songe au peu d'espace que l'on a devant soi, en voisinage de plusieurs tendons, artères et nerfs, aux formes compliquées des os et des appareils ligamenteux. Si à une luxation de ce genre correspond une plaie ouverte, il peut y avoir indication de diviser au besoin les tendons du tibial antérieur ou du tibial postérieur, si par leur tension ils paraissent s'opposer à la réduction. La tête de l'astragale, si elle faisait saillie à travers la plaie cutanée, pourrait aussi être sciée ou coupée avec les tenailles incisives dans le cas où elle ne pourrait être réduite. — En cas de complication plus grave, de grande déchirure de la peau, de broiement, de fracture comminutive, l'amputation immédiate mériterait la préférence.

*Luxation de l'astragale.* — Par luxation de l'astragale on entend le cas dans lequel cet os se luxe à lui seul et complétement, et quitte ses rapports avec le pied, la jambe et le talon. Un pareil échappement de l'astragale s'est fait dans différentes directions, en avant et en dedans, en avant et en dehors et même en arrière. On prétend même avoir observé une rotation complète de l'os luxé, de telle sorte que sa face inférieure regardait en haut. — Dans un certain nombre de cas on a vu seulement un fragment de l'astragale se séparer des parties voisines ; ainsi, par exemple, il y avait fracture de la tête de l'astragale et ce fragment se détachait à son tour de l'os scaphoïde, et quittait ainsi seul ses rapports avec les os du tarse.

On n'est pas encore parvenu à imiter d'une manière instructive la luxation de l'astragale sur le cadavre ; mais on peut à peine se figurer sa production d'une autre manière qu'en admettant une combinaison des forces qui entrent en action pour luxer l'articulation supérieure et l'articulation inférieure de l'astragale. On est donc forcé d'admettre que dans la luxation de l'astragale en *avant*, une flexion dorsale exagérée avec adduction ou abduction violente est venue rompre les ligaments aussi bien dans l'articulation tibio-tarsienne que dans l'articulation inférieure de l'astragale et chasser ainsi ce dernier os de sa cavité articulaire. Une rotation simultanée du pied autour de son axe longitudinal peut contribuer à la séparation de l'astragale ou déterminer son échappement d'un côté ou de l'autre. Le mécanisme de la luxation de l'astragale se compose donc d'une luxation de l'articulation du pied avec la jambe et d'une luxation entre l'astragale et le pied. Ce sont en quelque sorte deux luxations qui prennent naissance simultanément ou immédiatement l'une après l'autre.

On reconnait la tête de l'astragale faisant saillie au-dessous de la peau et en même temps la déformation correspondante du pied. La peau peut être tendue à l'extrême par l'astragale, au point d'être menacée de gangrène. L'os chassé de sa cavité peut quelquefois être déplacé avec les doigts, dans d'autres cas il est fixé davantage par les tendons, quelquefois aussi le bord postérieur saillant de l'astragale est comme engréné dans la gouttière de la face supérieure du calcanéum.

La luxation éminemment rare de l'astragale *en arrière* dépend peut-être d'une forte flexion dorsale avec rotation du pied. L'os déplacé proémine contre le tendon d'Achille et peut être senti en cet endroit.

Pour la *réduction* des luxations de l'astragale, les règles sont les mêmes que pour la forme précédente de la luxation. On comprend facilement que très-souvent la réduction échoue. S'il en est ainsi, on procèdera, dans le cas où il existerait déjà une plaie extérieure, à l'excision de l'astragale, mais s''il n'y a pas de plaie on peut attendre que l'os se fixe dans ses nouveaux rapports ou qu'il se nécrose. — La nécrose se fera d'autant plus facilement que la déchirure capsulaire aura été plus complète et que la peau sera plus fortement tendue au-dessus de l'os luxé ; l'astragale n'ayant presque pas d'autres rapports qu'avec ces trois articulations, il sera, en cas de déchirure de ces trois capsules, presque absolument privé de toute connexion organique avec le reste du corps. — Il faut donc que l'on retire ultérieurement l'astragale nécrosé à peu près comme une esquille secondaire dans une plaie par arme à feu. Il pourrait être avantageux, pour y parvenir, de le diviser avec les tenailles incisives. Si par des circonstances particulières on se voyait forcé de l'enlever auparavant, la fragmentation de l'os avec la pince de Liston mériterait encore la préférence sur toute autre méthode. (J'ai opéré de cette manière avec un plein succès.)

On a vu le pied rendre encore de bons services après l'excision de l'astragale.

*Luxation des os antérieurs du tarse.* — Dans l'articulation de Chopart, il ne paraît pas se rencontrer de luxation. Le travail de Broca donne fort à supposer que l'on prenait autrefois pour une luxation dans l'articulation de Chopart, la luxation entre le pied et l'astragale. Du reste, une luxation complète de cette articulation devrait entraîner une déformation très-remarquable. — Dans quelques cas rares, on a observé des séparations violentes et compliquées de quelques os isolés du tarse, par exemple, du scaphoïde ou du premier cunéiforme. Mais ces accidents ne peuvent guère porter le nom de luxations. La luxation du métatarse se complique quelquefois avec la luxation entre le premier cunéiforme et le scaphoïde.

*Fracture de l'astragale.* — Une fracture de l'astragale sans déplacement ne peut guère être distinguée au commencement d'une entorse. On pourrait soupçonner une pareille fracture si une crépitation évidente démontrait l'existence d'une fracture et que rien ne pût être découvert sur les autres os de l'articulation du pied avec la jambe. — L'unique cas, pour ainsi dire, où la fracture de l'astragale pourrait devenir l'objet d'une intervention chirurgicale serait celui où la luxation entre l'astragale et les os de la jambe se combinerait avec la fracture du premier, ou peut-être celui où au lieu d'une luxation entre l'astragale et le scaphoïde, il se produirait une fracture de la tête de l'astragale (voy. p. 856.)

*Fracture du calcanéum.* — Quelquefois il se fait une fracture de *la saillie postérieure* du calcanéum qui se trouve attirée en haut par le tendon d'Achille. Les cas de ce genre réclament à peu près le même traitement que les ruptures de ce tendon ; on fera donc fléchir le genou et on mettra le pied dans la flexion plantaire ; en même temps, on peut encore attirer le fragment osseux en bas au moyen d'une bande de sparadrap dont les bouts se croisent en avant, sous la plante du pied.

Par l'effet d'une chute sur le talon, il se produit principalement une *fracture comminutive* du calcanéum avec ou sans lésion de la peau. En même temps, les fragments sont ordinairement enchâssés l'un dans l'autre et engrenés par l'astragale qui presse avec beaucoup de force sur le calcanéum. — On pourrait facilement confondre les cas de ce genre avec la fracture du péroné, vu que généralement ils sont accompagnés d'un gonflement considérable de la région malléolaire. On reconnaît la lésion à la crépitation qui cependant peut aussi faire défaut, et en outre à la diminution de la cambrure du dos du pied, ou bien aussi à la saillie des fragments. Souvent le diagnostic reste douteux. — La marche ne redevient possible que très-tard, par exemple au bout de soixante jours. Le blessé conserve souvent à la suite de cet accident un épaississement et un aplatissement remarquables du talon.

Les fractures de ce genre doivent presque toujours être complétement abandonnées à la nature. Il n'y a pas possibilité de les réduire ; il n'y a donc guère autre chose à prescrire qu'une position tranquille et des compresses froides. Naturellement une fracture comminutive bornée au calcanéum, même accompagnée de déchirure de la peau, ne justifiera pas encore une amputation.

En cas de plaie du calcanéum *par arme à feu*, il n'y a guère autre chose à faire non plus qu'à retirer les esquilles, surtout les esquilles secondaires et nécrosées.

*Fracture des os antérieurs du tarse.* — On n'observe guère la fracture de ces os qu'accompagnée d'une lésion extérieure. Les plaies contuses de toutes sortes, par exemple, par coup de hache, et avant tout par des projectiles, peuvent se compliquer de fractures de ce genre. En même temps, les articulations sont presque toujours ouvertes et les os ordinairement fracassés et broyés, à tel point qu'il faut s'attendre à une nécrose plus ou moins étendue.

Pour le traitement de ces cas, il n'y a ordinairement rien de particulier à prescrire. On n'ampute qu'en cas de lésion très-considérable des parties molles. Au début, des compresses froides, plus tard des fomentations chaudes, des bains de pieds chauds, voilà le plus important ; en outre, on a soin de placer le pied dans une position tranquille et de le laisser reposer mollement. Même en cas de plaie par arme à feu, il n'y a guère autre chose à faire qu'à débrider les ouvertures si l'écoulement du pus est arrêté, ou bien à pratiquer des contre-ouvertures si le pus menace de fuser. On extrait les esquilles secondaires après qu'elles se sont détachées.

*Rupture du tendon d'Achille.* — Quelle que soit la force de ce tendon, on n'en observe pas moins quelquefois la rupture sous l'influence d'une rapide contraction musculaire. Ces ruptures surviennent principalement chez les personnes âgées quand elles essayent de faire un effort musculaire instantané, inaccoutumé, par exemple, quand après avoir fait un faux pas elles cherchent à se remettre en équilibre par une violente contraction des muscles du mollet. — Le diagnostic de la lésion est généralement très-facile, parce qu'à l'endroit douloureux on aperçoit facilement la lacune que les bouts rompus du tendon laissent entre eux, lacune qui naturellement devient plus large dans la flexion dorsale du pied et qui se rétrécit quand les muscles du mollet sont dans le relâchement.

Le *pansement* a pour tâche de relâcher les muscles du mollet et d'obtenir par conséquent une position modérément fléchie du genou avec extension du pied sur la jambe (flexion plantaire). On y arrive le plus facilement à l'aide d'une attelle en carton qui s'attache sur le dos du pied et d'un drap qui attire le pied vers la hanche. Naturellement on peut obtenir des résultats semblables avec un appareil amidonné, un appareil plâtré, un appareil en sparadrap, etc. Dans le temps on se servait de la pantoufle de Petit dont le talon communiquait avec une ceinture attachée au-dessus du genou.

On laisse l'appareil en place pendant environ trois semaines, et ensuite on fait revenir le malade lentement à l'usage de son membre. Ordinairement on obtient la réunion complète des bouts séparés du tendon, soit que ces bouts se ressoudent d'une manière immédiate et primitive; soit qu'ils se réunissent par l'intermédiaire d'un tissu cicatriciel de structure analogue ; même dans les cas négligés, on voit souvent les bouts primitivement bien écartés l'un de l'autre se rapprocher entre eux par le fait d'une rétraction cicatricielle sous-cutanée.

Après la *ténotomie sous-cutanée* du tendon d'Achille, on observe un processus curatif analogue; mais ici, les bouts séparés du tendon s'écartent peu l'un de l'autre, parce que le pied dévié ne permet pas de grands mouvements (p. 866).

Lorsqu'un coup de sabre a divisé le tendon d'Achille en même temps que la peau qui le couvre, l'aponévrose postérieure qui sépare le tendon d'Achille des muscles plus profonds est ordinairement divisée du même coup. De cette manière l'écartement des parties se trouve encore augmenté et le traitement devient plus long et plus difficile. Il faut donc d'autant plus attentivement maintenir les muscles dans un relâchement continuel. — Ordinairement on sera forcé de réunir par suture la plaie de la peau pour procurer au processus curatif du tendon l'avantage d'une cicatrisation sous-cutanée. Un appareil plâtré largement fenêtré sera le moyen le plus commode pour fixer le membre dans une bonne position.

*Ligatures d'artères dans la région tibio-tarsienne.* — La *tibiale postérieure* se trouve, entre la malléole interne et le tendon d'Achille, couverte par l'aponévrose profonde et côtoyée par ses deux fortes veines. Derrière l'artère est situé le nerf. En bas et en avant de la malléole interne, elle passe derrière l'abducteur du gros orteil et là, au commencement de la plante du pied, elle se bifurque en *plantaire externe* et en *plantaire interne.* L'une et l'autre se rendent au métatarse couvertes par les petits muscles de la plante du pied. Dans les différentes amputations qui se font entre les os du tarse, on est dans le cas de lier ces artères.

La *tibiale antérieure* est située au niveau de l'articulation tibio-tarsienne, entre le tendon de l'extenseur du gros orteil et celui de l'extenseur commun. Il n'est pas très-facile de la lier à cet endroit où la saillie des tendons prend beaucoup de place. Dans la région du métatarse où l'artère prend le nom d'artère pédieuse, il est plus facile de la lier. Cependant le tendon du premier faisceau du muscle pédieux passe encore au-dessus d'elle en cet endroit. Au-dessous de ce tendon il n'y a que l'aponévrose du dos du pied qni couvre l'artère pédieuse.

*Lésions traumatiques de l'articulation tibio-tarsienne et du tarse.* — L'articulation tibio-tarsienne est plus que toutes les autres sujette à l'entorse. Si le pied ne touche pas le sol bien d'aplomb, s'il se renverse en dedans ou en dehors, s'il décrit un mouvement de rotation en venant toucher le sol, les ligaments qui unissent le péroné au tibia peuvent se rompre ou il peut se produire des ruptures plus ou moins étendues des ligaments latéraux ou des gaînes tendineuses (surtout au dos du pied), des épanchements sanguins dans l'articulation ou dans le tissu cellulaire, des contusions des parties spongieuses des os, de la membrane synoviale, etc. — Avant tout il faut mettre toute son attention à distinguer la simple entorse de la fracture du péroné (p. 845), de l'astragale (p. 857), du calcanéum (p. 858). L'entorse des articulations des os du tarse entre eux, comme elle se rencontre surtout chez les individus atteints de pied plat, ne doit pas non plus être confondue avec l'affection correspondante de l'articulaion tibio-tarsienne.

Comme on ne peut pas se rendre compte de l'étendue des ruptures internes, on est réduit à se régler pour le traitement sur le degré et la durée du gonflement, des douleurs, etc. Si, par conséquent, il y a beaucoup de gonflement et de douleur, il y a lieu de prescrire l'application longtemps continuée de compresses froides et le repos prolongé de l'extrémité atteinte. Si l'on néglige ce soin, il peut en résulter des inflammations articulaires chroniques très-opiniâtres.

Si l'articulation a été ouverte par une plaie par instrument piquant ou tranchant, il s'en échappe ordinairement une quantité de synovie assez considérable. La principale condition à remplir dans le traitement de ces plaies, c'est le repos complet de l'articulation, que l'on cherche à obtenir par des pansements et des appareils de support appropriés (p. 849).

Pour les plaies par arme à feu et autres analogues, voyez page 859.

*Inflammation de l'articulation tibio-tarsienne et du tarse.* — On observe des inflammations articulaires très-variées dans ces parties. Le rhumatisme aigu atteint principalement l'articulation tibio-tarsienne et l'articulation antérieure de l'astragale; les articulations inférieures du tarse sont plus particulièrement sujettes à l'inflammation scrofuleuse. — L'usure des surfaces articulaires s'observe principalement dans l'articulation astragalo-scaphoïdienne et dans l'articulation calcanéo-cuboïdienne. — Dans l'articulation du pied avec la jambe, l'inflammation se développe souvent isolément ; dans le tarse, plusieurs articulations contiguës sont plutôt atteintes simultanément. Mais généralement le gonflement étendu des parties molles ne permet pas de juger facilement l'étendue de l'inflammation articulaire.

Un exsudat liquide dans l'articulation tibio-tarsienne se trahit surtout par le gonflement qui se montre à droite et à gauche des tendons des extenseurs. — Si la suppuration en résulte, on observe quelquefois des fusées purulentes derrière les malléoles, en remontant le mollet. — Les conditions anatomiques favorisent beaucoup la formation de fusées purulentes dans la profondeur de la plante du pied et dans la direction du métatarse.— Les os du tarse et leurs articulations sont souvent atteints pendant l'enfance de fonte purulente, surtout de processus carieux et nécrosiques ; mais ces affections osseuses des enfants présentent relativement peu de danger et guérissent souvent spontanément. Quant aux adultes atteints de ces affections il faut au contraire souvent les amputer.

Le *traitement* des processus inflammatoires et purulents de ces parties ne se distingue par aucune particularité. Avant tout il faut procurer à l'articulation le repos nécessaire. Dans les cas aigus il faut absolument que les individus gardent le lit ; dans les cas chroniques on fait souvent bien, pour améliorer la constitution, de leur permettre de circuler avec une béquille, la jambe suspendue et convenablement fixée. Pour immobiliser l'articulation ou pour combattre son relâchement, peut-être aussi la tendance à l'usure et à la subluxation il y a lieu de conseiller l'appareil amidonné ou plâtré ou une botte en fil de fer. Si l'articulation tibio-tarsienne reste faible et lâche, disposée à l'entorse, au gonflement et à l'inflammation ou habituellement tuméfiée, il convient de faire porter, comme traitement consécutif et pour protéger l'article, une bottine lacée garnie d'attelles.

Pour la suppuration de l'articulation tibio-tarsienne on se guide sur les mêmes principes que pour les autres abcès articulaires. On ouvre ou agrandit les cavités purulentes quand cela est rendu nécessaire par la tension et la douleur trop grandes ou par la décomposition du pus, ou bien quand, dans un processus par trop atonique, on croit devoir irriter les trajets purulents, ou bien enfin quand il s'agit d'extraire des fragments nécrosés.

Les *bourses muqueuses* et les gaînes tendineuses de la région tibio-tarsienne se montrent disposées aux mêmes affections que les bourses muqueuses et les gaînes tendineuses du poignet. Le plus souvent, c'est la gaîne du tendon du tibial postérieur qui paraît être atteinte d'exsudation. — Aux tendons des extenseurs du dos du pied il n'est pas rare de rencontrer des kystes ou ganglions. On trouve encore assez souvent dans cette région des procidences herniaires de la membrane synoviale. — Sous le talon, il se développe quelquefois une bourse muqueuse dont la fonte purulente, à raison de l'état calleux et rigide de la peau minée par la suppuration, peut être suivie d'une guérison extrêmement lente et difficile. Chez les individus atteints de pied bot, on voit des bourses muqueuses accidentelles. Quelquefois on est forcé d'extirper les végétations endogènes d'une bourse muqueuse de cette espèce.

*Déviations de l'articulation tibio-tarsienne et du tarse.* — A l'état normal déjà, et pendant les mouvements volontaires, les os du tarse sont susceptibles de glissements très-variés, quoique peu étendus, les uns sur les autres ; sous l'influence de causes pathologiques, ces déplacements se multiplient dans les combinaisons les plus nombreuses, et la déviation du pied se présente ainsi sous les aspects les plus variés. On a divisé les pieds déviés en quatre formes principales : *pied bot* ou *varus*, *pied équin*, *pied plat* ou *valgus* et *pied talus* ; pour chacun de ces types on a en outre distingué une série de gradations ; mais on conçoit facilement que cette division n'a rien d'absolu, qu'il y a des formes combinées intermédiaires (par exemple, entre le pied équin et le valgus), et qu'il existe encore d'autres déviations qui ne rentrent pas dans ces quatre types principaux. Ainsi, outre le varus et le pied équin, le valgus et le pied talus, nous avons encore à mentionner les formes qui représentent plus particulièrement une *déviation du pied lui-même* dans sa partie antérieure (pied voûté, pied large, pied crochu, pied fléchi en dedans, etc.). Il est très-vrai que ces dernières formes ne se présentent, pour ainsi dire, jamais isolément, mais le plus souvent accompagnées d'une déviation de tout le pied, voire même des orteils.

Si l'on voulait faire une division anatomique des déviations, on distinguerait naturellement celles de l'articulation tibio-tarsienne, celles de l'articulation inférieure de l'astragale, celles de l'articulation médio-tarsienne, etc. Mais ce serait encore là une division dont on ne pourrait guère se servir, parce que généralement plusieurs déplacements articulaires se rencontrent simultanément, vu qu'ils sont tous produits par un seul muscle ou un seul groupe musculaire.

La contracture musculaire et surtout le raccourcissement congénital ne se trouvent nulle part aussi souvent qu'au pied; la cause de ces contractures musculaires congénitales réside soit dans une compression subie par le pied du fœtus, compression qui ne permet pas aux muscles de se développer, soit dans une maladie fœtale de l'organe central consistant en une paralysie partielle avec prédominance des groupes musculaires antagonistes qui conservent leur activité. La paralysie partielle du pied se montre aussi assez souvent plus tard, pendant la dentition et dépend alors évidemment d'une maladie aiguë ou latente du cerveau. Naturellement, à chaque raccourcissement musculaire correspond une rétraction secondaire des parties fibreuses et, surtout à raison de la croissance rapide des os chez les enfants, une modification des cartilages et des os en rapport avec l'inégalité de la pression qu'ils subissent. De cette manière les effets produits diffèrent extrêmement entre eux. Le pied obéit d'une part à la traction exercée par les muscles atrophiés et rétractés ou prédominants à raison de la paralysie des muscles antagonistes, d'autre part la souplesse des ligaments et le glissement des surfaces osseuses aux différentes jointures du tarse ou la traction exercée par les autres muscles, enfin le poids du corps quand le pied est posé à terre déterminent une série de modifications et de déplacements secondaires, qui compliquent la maladie. Dans ces conditions, le pied se dévie de bien des manières, il peut même être fléchi dans un sens ou dans l'autre; les ligaments du côté concave de la déviation se raccourcissent, les surfaces articulaires s'aplatissent sous l'influence de la pression inégale, ou elles se déplacent et il se produit des subluxations; les os du tarse se réunissent entre eux par formation d'ankylose, ou il se forme de nouvelles facettes articulaires si dans les déviations extrêmes il se produit quelque part un frottement, par exemple entre le calcanéum et le bord postérieur du tibia ou bien entre les malléoles et les os externes ou internes du tarse; de même il se forme des bourses muqueuses sous-cutanées aux endroits où le pied supporte le plus grand frottement. Les tendons se déplacent, ils avancent ou reculent davantage; les os eux-mêmes changent de dimensions, quoique cette modification frappe peu et ne soit que de quelques lignes. Par la suite il se développe souvent une position vicieuse et une rotation dans l'articulation du genou, le bassin s'abaisse du côté du pied raccourci, il se forme une scoliose, etc.

Les indications générales qui se présentent pour le traitement des difformités du pied découleront de ce que nous aurons à dire ci-dessous sur le pied équin, le pied plat, etc.

*Pied équin.* — Le pied équin dépend le plus souvent d'une rétraction des muscles du mollet; on trouve le tendon d'Achille fortement tendu et le calcanéum relevé en conséquence ; le dos du pied se continue sur une seule ligne avec le tibia et le pied ne peut être porté dans la flexion dorsale. En même temps on observe généralement une atrophie très-frappante des muscles jumeaux. Le pied lui-même participe souvent jusqu'à un certain point à la déviation, en ce que les muscles plantaires et l'aponévrose plantaire se raccourcissent à leur tour, ce qui tend à exagérer la voûte formée par la plante du pied (pied voûté (1)). Les orteils d'un individu atteint de pied équin se placent ordinairement dans la flexion dorsale exagérée, les individus étant forcés de marcher exclusivement sur eux ; naturellement il en est autrement dans le pied équin paralytique, ou bien dans le cas où les fléchisseurs des orteils sont eux-mêmes contracturés. Les degrés les plus élevés du pied équin sont ceux dans lesquels on observe en même temps cette contracture des fléchisseurs (pied crochu) ; la difformité peut alors aller tellement loin que le pied se plie en deux et que le dos du pied regarde le sol.

Le raccourcissement du tendon d'Achille dans le pied équin peut être congénital, ou se produire après la naissance par l'irritation des nerfs musculaires, ou par la paralysie des muscles antagonistes. Quelquefois on voit des ulcères ou des abcès au mollet, ou bien des lésions traumatiques, des brûlures entraîner cette difformité. On l'a aussi vue se développer à la suite d'une inflammation rhumatismale des petites articulations du tarse. Quelques

---

(1) Cette exagération de la voûte plantaire peut aussi exister isolément, par exemple, lorsque les muscles gastrocnémiens sont paralysés et que les petits muscles de la plante du pied ont conservé leur contractilité. Le calcanéum est alors tiré en bas par ces muscles. — Le pied peut aussi présenter une flexion anguleuse de la voûte plantaire, lorsque pendant la vie intra-utérine il a été comprimé d'avant en arrière.

malades s'habituent involontairement ou même par nécessité à cette position du pied, parce qu'ils ont une jambe trop courte, par exemple lorsqu'ils sont atteints d'une ankylose du genou qui les oblige à marcher sur les orteils. Certains pieds équins sont dus à un séjour prolongé au lit, lorsqu'on a négligé de bien soutenir la plante du pied, par exemple chez un individu atteint d'une affection du genou, qui est forcé de rester couché sur le dos et dont les orteils supportent continuellement la pression de la couverture.

Le traitement chirurgical du pied équin consiste dans la *section sous-cutanée du tendon d'Achille rétracté*. Plus la difformité est prononcée et plus on trouve que la maladie est entretenue par cette rétraction du tendon d'Achille, plus l'indication de la ténotomie est formelle. On la fait à un pouce environ au-dessus du talon en enfonçant latéralement un ténotome pointu. On presse le tranchant du ténotome contre le tendon et en même temps on lui fait décrire quelques mouvements de scie. Pendant qu'on divise ainsi le tendon il faut qu'on le maintienne fortement tendu. On peut appuyer le tranchant sur le côté du tendon qui touche la peau, ou bien on fait la section en allant de la profondeur à la surface. Le premier procédé est d'une exécution beaucoup plus facile dans le cas où l'on aperçoit moins distinctement la limite du tendon, surtout chez les petits enfants. On sent sous la lame les bouts divisés du tendon s'écarter par une petite secousse et du dehors on reconnaît, après avoir retiré le ténotome, la lacune et la cessation de la résistance. Si tout n'a pas été bien divisé, il faut encore introduire un ténotome à pointe mousse pour couper complétement le reste des fibres tendues. Si l'on fait d'abord la ponction avec le ténotome pointu sur le côté du tendon et qu'ensuite on introduise le ténotome mousse, on est sûr de ne pas enfoncer l'instrument dans l'épaisseur même du tendon ; il faut donc, dans le cas où la peau s'appuie étroitement contre le tendon d'Achille, donner la préférence à ce dernier procédé.

Si l'*aponévrose plantaire* est fortement tendue et a ainsi donné lieu à la production du pied voûté, il peut être utile de faire encore la section sous-cutanée de cette aponévrose. On l'exécute en introduisant sous la peau un couteau long, étroit et pointu, dont on appuie le tranchant contre la plante du pied. Il ne faut évidemment pas qu'on incise les muscles trop profondément pour ne pas léser en même temps les nerfs et les vaisseaux.

Après la ténotomie on attend ordinairement quelques jours avant d'appliquer un appareil. Si on veut l'appliquer immédiatement, il ne faut pas qu'il soit trop fortement tendu pour ne pas produire d'inflammation dans la plaie sous-cutanée. Lorsque la petite plaie de la peau est cicatrisée, on place le membre dans un appareil mécanique ou dans un appareil plâtré.

Les *appareils* dont on se sert ordinairement pour le traitement du pied équin consistent en une pièce pour la jambe et en une semelle pour le pied. Ces deux pièces s'inclinent plus ou moins l'une sur l'autre à l'aide d'un mécanisme. Avec des courroies on fixe la jambe sur une gouttière bien rembourrée ou entre deux attelles latérales en acier, une ceinture passant au-dessus du talon et quelques lacs passant sur le dos du pied fixent le pied sur la semelle, l'articulation entre les deux pièces, pour correspondre à celle du pied, doit se faire sur les deux côtés. Par un mécanisme à vis ou par des courroies, etc., on rapproche alors les deux pièces l'une de l'autre. En diminuant tous les jours l'inclinaison, on ramène peu à peu le pied dans la position normale.

Naturellement il ne faut procéder que lentement et avec une extrême prudence ; il faut visiter le pied très-fréquemment, diminuer de temps à autre la pression ou laisser le pied par moments complétement libre pour éviter la production d'eschares. De même, il faut avoir soin de bien rembourrer les appareils, de placer sous les courroies des compresses de flanelle ou de petits coussins de cuir, de bien envelopper la jambe d'une bande de flanelle, afin que la pression soit partout la même. On seconde encore le traitement orthopédique par des frictions avec des corps gras, par le massage, par des mouvements et des exercices passifs et actifs. — Un fait très-remarquable, c'est la reproduction du mollet disparu et le retour de l'activité du muscle auparavant contracturé, comme on l'observe dans un certain nombre de cas. — Une fois que le traitement est assez avancé pour que le pied forme avec la jambe un angle droit, le malade peut se remettre à la marche ; il faut pour cela lui faire porter une bottine garnie d'attelles, d'après le modèle de Scarpa. Mais il importe de bien distinguer les appareils destinés à *redresser* le pied de ceux qui ont pour unique but de le maintenir droit. Cette différence a été souvent méconnue ; on a surtout abusé de la bottine de Scarpa comme appareil redresseur et probablement sans jamais atteindre ce but. Ce moyen peut tout au plus empêcher une déviation nouvelle ; et encore, l'expérience a prouvé que

même ce dernier résultat n'est que très-incomplétement obtenu
par l'emploi de la bottine de Scarpa ; on observe en effet de nombreuses récidives même chez les individus qui se servent de ce
moyen.

L'*appareil plâtré* rend sans doute, dans la plupart des cas, plus
de services que tous les appareils mécaniques, et ces services, il
les rend d'une manière beaucoup plus simple et plus commode.
On place le pied dans une position aussi bonne que possible
et on l'entoure d'un appareil plâtré qu'on renouvelle au bout de
huit à quinze jours. Une fois. le redressement obtenu on peut
permettre au malade de marcher avec son appareil. Naturellement, il faut que pour cela l'appareil soit rendu assez solide ;
pour obtenir le degré de solidité voulu on entourera le pied et
la jambe de plusieurs couches d'une bouillie de plâtre et de
bandes de gaze (1).

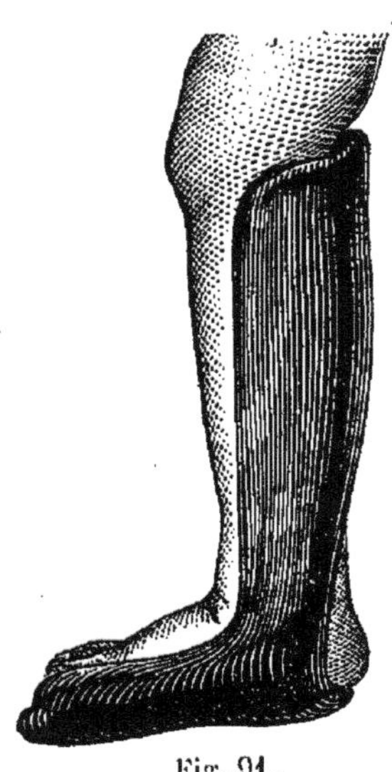

Fig. 91.

Pour les petits enfants, chez lesquels il est impossible d'employer un appareil ordinaire à cause du contact de l'urine, il est

(1) Autrefois, je recommandais vivement la combinaison entre l'appareil amidonné et l'appareil plâtré ; mais depuis que j'applique des
bandes de gaze mouillées immédiatement sur la jambe, entre les couches de plâtre et au-dessus, j'ai obtenu une solidité telle, que j'ai pu
me passer de l'appareil amidonné.

très-avantageux d'employer un *appareil au sparadrap* combiné avec le plâtre ou avec une gouttière en fer-blanc, en cuivre jaune, en gutta-percha, en carton vernissé, etc. La gouttière doit être percée d'un trou correspondant au talon, afin qu'elle puisse bien s'appliquer (fig. 94). Partout où cela peut devenir nécessaire, il faut encore rembourrer avec de l'ouate ou de la flanelle. Avec des bandes de sparadrap on fixe le pied dans la gouttière dans une position aussi normale que possible, et on enveloppe le tout de telle manière que l'urine ne puisse pas y pénétrer. Tous les quatre à huit jours on renouvelle l'appareil. À mesure que le traitement avance, on rembourre davantage les deux extrémités de la gouttière, ou l'on remplace cette derrière par une autre, à plus forte courbure.

Lorsque le pied lui-même se recourbe en-dessous et prend la position du pied voûté, il peut être utile de soumettre isolément à la flexion dorsale la partie antérieure du pied. On obtiendra peut-être le mieux ce résultat en fixant, sous cette partie antérieure, une demi-semelle qu'on attire au moyen de courroies ou de vis contre la pièce de l'appareil qui embrasse la jambe.

Partout où les appareils peuvent suffire à eux seuls et sans ténotomie pour achever le traitement, par conséquent dans les cas où le tendon ne forme pas un obstacle bien considérable, on s'abstiendra d'en faire la section. — Si la difformité est d'origine paralytique, la ténotomie ne peut être que d'une utilité purement temporaire ; elle ajoute une paralysie temporaire des antagonistes contracturés à la paralysie primitive ; avec le retour de l'action musculaire, la récidive aura lieu immanquablement. C'est uniquement dans la paralysie incomplète que la section du muscle antagoniste peut quelquefois amener une amélioration durable, parce qu'elle procure plus de jeu à l'autre muscle demi-paralysé. Si une inflammation articulaire a été la cause de la déviation, le redressement forcé mérite quelquefois la préférence sur le simple usage des appareils.

*Pied bot (varus).* — Par pied bot ou varus on entend une difformité d'adduction dans laquelle la plante du pied est tournée en dedans et le bord externe du pied appuyé sur le sol. Le pied décrit, en un mot, un mouvement de rotation autour de son axe longitudinal. Cette difformité montre beaucoup de degrés intermédiaires et de modifications. Souvent aussi il arrive que d'autres types de difformité, par exemple le pied équin et le pied voûté, se combinent avec le pied bot. Ordinairement le talon est en même temps plus élevé et le tendon d'Achille tendu ; dans quelques cas le talon prend part à la déviation, parce que le calcanéum décrit, comme le reste du pied, le mouvement de rotation autour de l'axe longitudinal de cette extrémité ; dans d'autres cas la rotation se fait pour ainsi dire exclusivement dans l'articulation médio-tarsienne, autrement dit dans l'articulation de Chopart. Quelquefois une courbure en croissant, une adduction de la pointe du pied qui se rapproche de la malléole interne et du côté interne du talon, se combine avec la déviation qui caractérise le varus. Parfois on observe même une sorte de courbure en spirale du métatarse, en vertu de laquelle le côté externe du talon et le côté interne du gros orteil touchent le sol. Quelquefois le métatarse montre une convexité transversale augmentée, comme s'il était comprimé par les deux côtés. Les orteils peuvent être placés dans l'extension ou dans la flexion.

Dans quelques pieds bots, surtout dans les cas très-prononcés et invétérés, on rencontre aussi une subluxation de l'articulation tibio-tarsienne, l'astragale s'étant à moitié échappé de la mortaise formée par le tibia et le péroné. — Dans tout pied bot ayant pris un certain développement, le scaphoïde s'approche de la malléole interne et il se forme une sorte d'articulation nouvelle, une bourse muqueuse entre ces deux parties osseuses. — Si le pied bot s'élève à un haut degré, le malade marche sur la partie externe du dos du pied ; là il se forme une callosité et une bourse muqueuse et l'individu marche souvent encore d'un pas très-sûr.

La plupart des pieds bots sont congénitaux ; une brièveté et une tension congénitales du tendon d'Achille accompagnent quelquefois cette infirmité et s'opposent plus ou moins au redressement du pied. Souvent une contracture du muscle tibial postérieur peut essentiellement y contribuer, mais il n'est pas possible de s'en apercevoir extérieurement, parce que la tension du tibial postérieur ne peut être reconnue par la palpation à cause de l'application d'autant plus étroite de son tendon contre la malléole interne. A l'état normal, déjà, les pieds du fœtus et de l'enfant nouveau-né ont une position qui se rapproche de celle du pied bot, par conséquent, une disposition à cette difformité ; on peut bien se figurer qu'en cas de laxité plus grande du côté interne, la tension du tendon d'Achille, devenu trop court, doit aussi produire une obliquité du calcanéum.

L'opinion de Stromeyer, d'après laquelle il faudrait considérer un spasme fœtal des muscles du mollet comme la cause du pied bot ordinaire, a été généralement abandonnée de nos jours. La plupart des pieds bots congénitaux dépendent évidemment d'un arrêt de développement et de la position comprimée et repliée du pied du fœtus; le plus petit nombre dépendent d'une paralysie fœtale partielle.

Le pied bot paralytique, dû à la paralysie des muscles péroniers ou de tout le groupe des muscles antérieurs, est assez souvent le résultat d'une affection cérébrale pendant l'évolution dentaire. — Il est rare que cette difformité dépende d'une inflammation articulaire. — Plus haut (p. 853), nous avons déjà eu l'occasion de dire qu'il y a une sorte de pied bot due à la luxation entre le pied et l'astragale.

Lorsqu'une forte tension du tendon d'Achille existe dans le pied bot, la *ténotomie* est indiquée. Quelquefois on est dans le cas de diviser également l'aponévrose plantaire ou le tendon du muscle tibial antérieur, ou d'autres muscles qui s'opposent à la guérison par leur tension exagérée.

Le tendon du muscle tibial postérieur, le vrai adducteur du pied, n'a généralement pas été divisé, quoique sa section pourrait souvent être considérée comme très-utile. Comme ce tendon s'applique très-étroitement contre la malléole interne, on aurait beaucoup de peine à le découvrir chez les individus atteints de pied bot. En effet, au-dessus de la malléole, il est à moitié caché par l'os et le tendon du fléchisseur des orteils, et au devant de la malléole on trouve immédiatement le scaphoïde où il s'insère. Si l'on voulait le diviser dans cette région, on ouvrirait du même coup l'articulation du scaphoïde et les deux bouts divisés ne s'écarteraient pas librement l'un de l'autre, à raison même de la large insertion du tendon au scaphoïde, et de ses connexions avec l'appareil ligamenteux de ce dernier.

Les *appareils orthopédiques* qu'on met en usage pour le traitement du pied bot sont tout à fait analogues à ceux dont il a été question à l'occasion du pied équin. On se sert d'*attelles*, surtout chez les très-petits enfants et au commencement du traitement; pour les cas graves, il faut un appareil plâtré ou un appareil redresseur du pied, plus tard une bottine articulée lacée et garnie d'attelles. Pour le pied bot d'un petit enfant, on peut employer au début du traitement de petites attelles creuses qu'on applique sur le côté interne du membre, depuis le genou jusqu'au gros orteil, et qu'on garnit et fixe avec du sparadrap. Ces attelles creuses que l'on construit le mieux en cuivre jaune, ont le bord replié et une échancrure au niveau de l'articulation; elles doivent être choisies ou modifiées selon les progrès du traitement. Au début, l'on est obligé de leur donner la courbure d'adduction, plus tard on choisit des attelles droites, plus tard encore on place le pied dans l'abduction et on donne par conséquent aussi à l'attelle une courbure correspondante. Partout où cela paraît nécessaire, on rembourre avec de l'ouate; pour empêcher la pénétration de l'urine, on enveloppe le tout avec du sparadrap et on fait porter un bas de laine qu'on a soin de renouveler fréquemment. De cette manière on peut ordinairement, dans l'espace de quinze jours, changer la position d'adduction du pied bot d'un nouveau-né en position d'abduction. Le traitement du pied équin qui reste après cette transformation du pied bot se fait ultérieurement s'il y a lieu. Cette méthode qui consiste à porter le pied bot de l'adduction dans l'abduction avant de combattre le simple pied équin qui reste, doit son efficacité à une condition mécanique très-évidente: on a, quand le pied est dans la position du pied équin, deux longs bras de levier qui permettent d'agir sur une seule et même ligne dans le sens de l'abduction ; si l'on combattait premièrement la position en pied équin ou flexion plantaire, on perdrait la position favorable des deux bras de levier (l'un de l'astragale au gros orteil, l'autre de l'astragale au genou).

Au lieu d'attelles, on peut aussi employer l'appareil plâtré pour la guérison du pied bot des nouveau-nés ; on enveloppe le pied de bandes de sparadrap, qu'on couvre ensuite d'un appareil plâtré qui est recouvert à son tour de bandes de sparadrap pour être mis à l'abri du contact de l'urine.

L'*appareil plâtré*, le mieux avec une couche immédiate et une enveloppe extérieure de bandes de gaz (voy. p. 868), a été reconnu pour un remède si efficace et si commode contre le pied bot, qu'excepté chez les nouveau-nés, il mérite à peu près toujours la préférence sur toute autre espèce d'appareil.

Aussitôt que la plante du pied est de nouveau dirigée vers le sol, il est utile de laisser marcher le malade dans l'appareil plâtré, ou avec un appareil mécanique approprié, afin que le poids du corps contribue encore au redressement. Le malade a généralement encore besoin par la suite de la bottine de Scarpa avec une attelle articulée qui longe le péroné, pour rendre l'articulation tibio-tarsienne plus solide et plus sûre. — Pour les enfants qui déjà savent marcher, surtout quand le pied bot existe des deux côtés, il peut être utile entre autres de fixer la plante du pied à une ceinture faisant le tour du bassin au moyen de longues attelles latérales. C'est en même temps un moyen de placer la jambe dans la rotation en dehors et de combattre ainsi la tendance du genou à la rotation en dedans et celle du pied à l'adduction de la pointe.

- Toutes les mesures de précaution recommandées pour le traitement du pied équin conviennent également pour celui du pied bot, dont le traitement se montre ordinairement plus long et plus difficile que celui du pied équin, à cause des déplacements compliqués des petits os. — Dans les cas invétérés et très-avancés de pied bot, le traitement est tellement long et pénible, et surtout, si la formation osseuse est achevée, tellement incomplet dans ses résultats, qu'on ne se décidera à entreprendre le traitement qu'autant que les cas seront légers et qu'on aura affaire à des sujets sur la patience et la persévérance desquels l'on se croira en droit de compter.

*Pied plat.* — On appelle pied plat (valgus) tous les cas dans lesquels le dos du pied a perdu sa convexité et la plante sa concavité. La maladie a généralement son principal siége dans l'articulation inférieure et antérieure de l'astragale, par conséquent principalement dans la jointure entre l'astragale et le scaphoïde. — On l'observe ordinairement sous la forme autrefois connue sous le nom de *pied plat atonique* et que l'on avait sans doute attribuée, à tort, à un relâchement des ligaments dans la partie inférieure de l'articulation médio-tarsienne. C'est une maladie qu'on observe surtout chez les jeunes gens, et entre autres chez les apprentis et les jeunes servantes qui, forcés de se tenir trop souvent debout, fatiguent outre mesure les articulations du tarse par le poids du corps. Encore, chez les jeunes gens qui, ayant une jambe malade, ne peuvent se servir que très-imparfaitement de ce membre, et qui pour cette raison supportent constamment le poids du corps sur la jambe saine, l'on peut souvent observer l'aplatissement du tarse. La maladie consiste principalement ici en un changement de forme des os qui ne présentent plus cet aspect de voussoirs qu'on observe à l'état normal.

On peut être en droit de considérer, d'après Stromeyer, le relâchement de l'appareil ligamenteux sous l'articulation du scaphoïde comme la cause première de certains pieds plats. Mais cette atonie à elle seule ne saurait expliquer la maladie ; car la plupart de ces individus ne sont pas affectés d'une trop grande mobilité, mais d'une mobilité insuffisante, d'un état de roideur de l'articulation médio-tarsienne. Évidemment il faut admettre pour le pied plat ordinaire des jeunes gens une nutrition insuffisante à la face dorsale des os qui forment la voûte du pied, par conséquent une atrophie ou un arrêt de développement de la partie supérieure de l'articulation du scaphoïde et de celle du cuboïde, en un mot un état analogue à celui que nous avons été forcé d'admettre plus haut (p. 813) pour le] *genu valgum* des apprentis (1).

Si le pied perd sa conformation voûtée, toute la plante touche le sol quand l'individu se tient debout; la marche et la station, surtout cette dernière, deviennent fatigantes et douloureuses; souvent il s'y ajoute encore un certain gonflement du tissu cellulaire. Chez beaucoup d'individus affectés de pied plat, l'on remarque une teinte bleuâtre et un refroidissement accompagné d'une légère moiteur de la peau, ce qui provient probablement de cette circonstance que les vaisseaux plantaires éprouvent une compression pendant la station. — Si le pied a pris depuis un certain temps la forme aplatie, les ligaments de sa face dorsale commencent à se raccourcir, les os de la voûte plantaire perdent de plus en plus leur forme, et le pied ne peut plus exécuter de mouvements d'adduction dans l'articulation médio-tarsienne. Mais dans un certain nombre de cas, il s'y ajoute dès le commencement une véritable contracture musculaire et l'articulation devient tellement *roide*, que l'on pourrait être tenté d'attribuer la maladie à une contracture musculaire primitive, spasmodique. Il paraît que dans ce cas, les malades maintiennent instinctivement et involontairement les muscles qui meuvent l'articulation tibio-tarsienne dans un état de contraction, uniquement pour mettre l'articulation médio-tarsienne aplatie à l'abri de toute pression ou de toute tension, et s'appuient davantage sur le talon en marchant. De cette manière, l'empire de la volonté sur les muscles est bientôt perdu, comme dans quelques affections rhumatismales.

Outre cette espèce qui dépend d'un arrêt de développement, il y en a encore quelques-unes qui dépendent d'autres causes. Le pied plat peut être congénital et accompagné d'une contracture musculaire du long péronier et quelquefois aussi du tendon d'Achille; souvent il est le résultat d'une contracture musculaire par antagonisme (2) consécutive à la paralysie des adducteurs et

(1) J'ai développé cette manière de voir dans *Archiv für Heilkunde,* 1861.

(2) Si l'on se représente une paralysie des deux muscles, dont les tendons se croisent sous la voûte plantaire, du tibial postérieur et du

des fléchisseurs ; il peut aussi dépendre d'une inflammation des articulations entre les os du tarse, d'une destruction purulente et nécrosique (pédarthrocace), ou de cicatrices provenant de brûlures à la partie externe du dos du pied, etc.

Si l'inflammation de l'articulation tibio-tarsienne s'est étendue sur le cartilage, il se produit une usure osseuse, et tout naturellement, comme le poids du corps presse de haut en bas, il y aura tendance à la production du pied plat. C'est surtout à la suite d'un rhumatisme aigu incomplétement guéri que l'on observe ces *pieds plats par usure osseuse*.

Un léger degré de pied plat ne doit pas être considéré comme un état pathologique, vu qu'il constitue une des particularités appartenant à certaines familles ou à certaines races, par exemple, aux nègres. — Le relâchement de l'articulation médio-tarsienne, comme il se développe par exemple chez quelques danseurs, et, par l'effet duquel cette articulation laisse beaucoup de jeu aux mouvements, doit être bien distingué du pied plat ordinaire, accompagné de roideur. Les pieds de ces personnes paraissent souvent très-normalement conformés, et c'est seulement lorsqu'elles appuient le pied à terre, lorsque le poids du corps se fait sentir, que l'on voit leur articulation médio-tarsienne s'aplatir. — La démarche particulière que l'on observe chez les individus atteints d'une paralysie du pied et qui consiste à ne prendre le point d'appui que sur le talon, doit également être distinguée du pied plat. Cette paralysie peut, du reste, finir par dégénérer en pied plat (pied plat paralytique).

Il existe aussi un *pied plat traumatique* qui dépend d'une sorte d'entorse du tarse, d'une déchirure violente des ligaments et d'une espèce de subluxation de l'articulation astragalo-scaphoïdienne (p. 853). On remarque en effet qu'un pied plat a quelquefois succédé immédiatement à une forte entorse du pied. Dans quelques cas, il est vrai, on pourrait faire dériver le pied plat provenant d'entorse d'une exsudation inflammatoire due à celle dernière, et ce serait cette exsudation qui aurait été la cause directe de la difformité. Si un individu qui a été atteint d'une rupture des ligaments de la plante du pied se remet trop tôt à marcher, rien n'est plus naturel que le développement d'un pied plat. De là, il résulte qu'en cas d'entorse très-violente de l'articulation médio-tar-

long péronier, on doit s'attendre au développement d'un pied plat. Une autre forme devrait résulter de la paralysie des courts fléchisseurs plantaires et de l'action prédominante du tendon d'Achille ; une autre forme encore de la prédominance des muscles péroniers après la paralysie du tibial postérieur, etc. Naturellement, l'effet de ces paralysies partielles est d'autant plus grand, que la paralysie s'est montrée de bonne heure, les os étant encore peu développés, ou n'ayant au moins pas achevé leur croissance.

sienne, il y a tout lieu de chercher à prévenir le développement du pied plat, de défendre pour quelque temps à l'individu de marcher ou de lui appliquer un appareil plâtré, etc. Si, d'un autre côté, un individu déjà atteint de pied plat contracte une entorse, il faut prendre des précautions d'autant plus grandes. — Le pied plat peut encore résulter d'autres causes traumatiques que l'entorse ou la sub-luxation de l'articulation astragalo-scaphoïdienne ; ainsi, par exemple, une fracture du calcanéum, surtout de son apophyse interne, en outre un déplacement dans les articulations des os cunéiformes ou dans l'articulation tarso-métatarsienne peuvent également entraîner le développement d'un pied plat. Ces sortes de lésions ont déjà été méconnues et confondues avec de simples entorses.

Les jeunes gens qui ont l'articulation médio-tarsienne faible ou aplatie ne doivent pas se fatiguer en restant trop longtemps debout ; ainsi ils doivent éviter les travaux qui les forcent de conserver cette position, ils doivent aussi s'abstenir de faire de longues courses à pied jusqu'à ce qu'ils aient dépassé l'âge où la disposition au pied plat est le plus prononcée. Il faut en même temps qu'ils portent des chaussures convenables. Le mieux serait une bottine solide lacée sur le dos du pied avec une pelote placée sous le tarse et fixée sur la semelle. La semelle peut être renforcée par une plaque ou un ressort d'acier afin que ses extrémités ne puissent pas se recourber de bas en haut. Cet appareil doit être porté pendant tout le jour, en un mot aussi longtemps que l'individu marche ou s'appuie sur son pied.](En même temps, l'on pourrait faire quelques frictions irritantes, résolutives, appliquer de la teinture d'iode, des vésicatoires, etc.)

Si le mal s'est développé d'une manière aiguë ou qu'il ait pris une grande intensité, le malade doit rester couché et renoncer pendant un certain temps à l'usage de son membre. Quelques pieds plats avec roideur et appartenant à la première forme, celle qui se développe pendant la jeunesse, reprennent de la mobilité après peu de jours de repos au lit. Si une forte contracture musculaire est venue se joindre à cette formation de pied plat, il est le plus souvent très-utile de chloroformer les individus. On parvient alors immédiatement, et souvent sans la moindre violence, à placer le pied dans l'adduction, position qu'il était auparavant impossible de lui donner à cause de la tension musculaire involontaire. On peut alors appliquer un appareil inamovible autour du pied ainsi placé dans l'adduction. Le résultat thérapeutique que l'on obtient de la sorte est très-frappant ;

naturellement il se montre d'autant plus favorable qu'on a perdu moins de temps à commencer le traitement.

Le traitement du pied plat ne se distingue par aucune autre particularité ; il s'appuie sur les mêmes principes que celui du pied équin ou du varus. — Il peut y avoir indication à faire la ténotomie lorsque les tendons trop fortement tendus du dos du pied s'opposent par trop au redressement. Les tendons des muscles péroniers sont faciles à sentir à l'état normal déjà ; en cas de tension exagérée, on les sent d'autant plus facilement au devant de la malléole externe. — Après la ténotomie ou bien, lorsque celle-ci n'a pas été nécessaire dès le début, on fait usage des appareils plâtrés ou des différents appareils mécaniques qui toutefois agiront dans un sens inverse à celui de leur action dans le pied bot. Dans les cas invétérés, chez les malades qui ont dépassé l'âge où les os peuvent encore s'accroître, les chances de succès sont naturellement très-faibles. — Souvent, par exemple, en cas de paralysie incurable du pied, il n'y a rien à faire, si ce n'est de protéger les individus à l'aide d'une bottine à attelles bien rembourrée contre les progrès de l'infirmité. — Il y a des personnes qui tout en ayant des pieds plats fort développés se montrent encore très-capables de travailler et n'accusent pas de douleurs, tout en faisant supporter à leurs pieds de longues fatigues.

*Pied talus.* — Par pied talus on entend une déviation dans laquelle le dos du pied est attiré en haut à un tel point que le malade ne peut plus marcher que sur le talon. Le mal consiste premièrement et principalement dans la flexion dorsale de l'articulation tibio-tarsienne. En même temps, la pointe du pied se trouve presque toujours dans l'abduction et la plante dirigée en dehors, c'est-à-dire que le pied talus est compliqué de pied valgus. Si à leur tour les orteils se trouvent dans l'extension exagérée, autrement dit dans la flexion dorsale, la difformité devient encore plus frappante.

Le pied talus est relativement assez rare ; sans doute il dépend dans la grande majorité des cas d'une contracture congénitale des muscles de la face antérieure de la jambe et dorsale du pied, et en particulier du tibial antérieur, du court péronier et des extenseurs des orteils. Une position gênée du pied fœtal, par laquelle ce dernier était maintenu dans une flexion dorsale continue, le dos du pied pressé contre la face antérieure de la jambe, explique le pied talus congénital tel qu'il s'observe habituellement. Dans des conditions analogues, le pied talus peut encore se développer après la naissance, par exemple, dans la flexion ankylosée du genou, lorsque l'extrémité antérieure de la plante du pied est continuellement appuyée. Quelquefois cette difformité, portée à un très-haut degré, dépend aussi de cicatrices du dos du pied provenant de brûlures, le plus souvent éprouvées pendant l'enfance.

Le traitement se fonde sur les mêmes principes que celui du valgus, du varus, du pied équin, etc.

*Amputation tibio-tarsienne.* — L'amputation tibio-tarsienne présente sur l'amputation de la jambe cet avantage que le malade n'a pas besoin de jambe artificielle, mais seulement d'une chaussure un peu élevée, avec laquelle il peut, au moins dans la plupart des cas, marcher d'une manière très-sûre. En outre, l'amputation tibio-tarsienne a pour elle d'enlever moins de parties, de laisser à la jambe une plus grande longueur que l'amputation au-dessus des malléoles. D'après cela il est permis d'établir en principe que l'amputation tibio-tarsienne mérite d'être préférée à l'amputation de la jambe, lorsque l'état des parties, surtout celui de la peau, lui est favorable.

Comme les deux malléoles feraient une saillie désagréable dans la simple désarticulation du pied, on les enlève ordinairement, ou même on fait, d'après Syme, l'ablation de toute la surface articulaire de la jambe. Les incisions de la peau sont généralement faites de telle sorte qu'on conserve un petit lambeau antérieur et un grand lambeau du côté du talon. La méthode primitive de Syme, dans laquelle on énucléait péniblement le calcanéum du tissu cutané et graisseux qui entoure le talon, avant de faire la désarticulation, cette méthode, on l'a modifiée avantageusement en entrant immédiatement en avant dans l'articulation du pied, en coupant la capsule à droite et à gauche et ensuite en arrière et en commençant à énucléer le talon par le côté postérieur, le pied étant tiré en avant. Pendant ce dernier temps on ouvre d'abord, en rasant l'os, la bourse muqueuse du tendon d'Achille, on divise ensuite ce dernier à son insertion au calcanéum, on sépare cet os des tissus avoisinants sur les côtés et tout en tirant sur lui l'on rase la partie inférieure de l'os d'arrière en avant à petits coups de bistouri jusqu'à ce que tout le talon soit énucléé.

Il faut bien faire attention à ne pas percer involontairement la peau par le côté profond, dans le voisinage du tendon d'Achille. Certains auteurs conseillent, du reste, d'inciser avec intention la peau à cet endroit, pour que le pus puisse s'écouler librement du cul-de-sac profond que présente le lambeau postérieur après l'énucléation du calcanéum. — En séparant les parties molles sur le côté interne de l'articulation du pied, il faut faire attention à ne pas diviser la tibiale postérieure trop haut ; il y a avantage à ce que cette artère ne soit coupée que sur le bord du lambeau, après sa division en plantaire externe et en plantaire interne.

Après que le lambeau postérieur est formé et que le pied est complétement désarticulé, l'on scie les deux os de la jambe immédiatement au-dessus de l'articulation. On coupe le peu de parties molles qui recouvrent ces os, et qui sont constituées principalement par les gaînes tendineuses, et l'on applique la scie de telle sorte, qu'on n'enlève que les cartilages. — Quelques chirurgiens ne coupent que les malléoles et laissent le reste de la surface articulaire ; il est difficile de dire de quel côté est l'avantage. — Les artères (tibiale antérieure, plantaires externe et interne), sont liées, les tendons saillants sont coupés et la plaie est réunie, généralement par la suture. — Dans un certain nombre de cas on a observé la guérison par première intention, dans d'autres cas, par contre, on a vu survenir l'inflammation des gaînes tendineuses, des abcès au fond des lambeaux, des perforations gangréneuses de la peau si mince qui se trouve à la partie postérieure, la formation de fistules qui retardaient beaucoup la guérison. Il est évident que les conditions pour une cicatrisation rapide ne sont pas si favorables dans une plaie aussi anfractueuse et comprenant une large surface osseuse, que dans la plaie plus simple d'une amputation circulaire au-dessus des malléoles, il résulte de là que chez les individus d'une mauvaise constitution, cette méthode opératoire est moins applicable.

On peut faire, au lieu du lambeau postérieur, un lambeau interne ou externe, c'est-à-dire un lambeau dont la base se trouve sur le côté interne ou externe et qui est formé aux dépens de la peau du talon. On commence, dans ce cas, l'opération par une incision transversale qui, partant du tendon d'Achille, passe sous la malléole et décrit sur la partie antérieure du pied une courbe à concavité postérieure. — On a fait également avec succès la division de la peau du talon en deux lambeaux latéraux, ou l'on a formé un grand lambeau antérieur. Le lambeau talonnier de Syme présente surtout cet avantage, que la cicatrice est placée en haut, et qu'en même temps la peau durcie du talon recouvre le moignon d'une manière très-favorable à la marche.

Lorsque le calcanéum est sain il faut donner la préférence à la modification que Pirogoff a fait subir au procédé de Syme : cette modification consiste à conserver dans le lambeau la partie postérieure du calcanéum et à l'appliquer sur les extrémités sciées de la jambe pour augmenter la longueur du membre. On obtient de cette façon une plaie plus simple, plus petite et moins anfractueuse ; les os se soudent le plus souvent sans difficulté, comme l'expérience l'a prouvé. L'opération devient plus facile et plus simple, parce qu'on évite ainsi la dissection longue et minutieuse du calcanéum. — Après que les lambeaux antérieur et postérieur ont été formés, que l'articulation tibio-tarsienne a été largement ouverte, que les extrémités des os de la jambe ont été coupées, on place la scie derrière l'astragale, sur le calcanéum dont on enlève à peu près la moitié antérieure. Il n'est pas nécessaire que la ligne de section soit perpendiculaire à l'axe longitudinal du calcanéum ; il est même plus avantageux de scier obliquement, car de cette façon on conserve plus de cet os et l'on obtient une surface de réunion plus grande ; un autre avantage de cette section oblique, c'est que le calcanéum n'est pas obligé de décrire un arc aussi considérable autour de son axe transversal pour se mettre en rapport avec les os de la jambe. L'opération est aussi plus facile à faire lorsqu'on scie obliquement.

Pour le reste, le procédé opératoire est le même que dans la méthode de Syme, décrite plus haut. On réunit par des sutures et l'on a noté plusieurs fois une réunion immédiate ou presque immédiate de la plaie. Le lambeau postérieur avec l'os qu'il renferme est un peu lourd, il est vrai, et il faut réagir contre ce poids ; dans cette intention il sera bon de soutenir les sutures par de larges bandelettes de sparadrap qui maintiennent le lambeau postérieur appliqué contre la jambe ; plus tard, un appareil plâtré pourra rendre de bons services pour fixer les parties.

Il est évident qu'on modifie les lignes de section selon les circonstances. Lorsqu'on scie les os de la jambe d'avant en arrière et de bas en haut, et le calcanéum dans un plan parallèle, autant que possible, avec cette dernière section, le calcanéum tourne d'autant moins autour de son axe transversal.

Pirogoff ne jugeait pas nécessaire (dans ses cas traumatiques) de diviser le tendon d'Achille ; certains faits plus récents semblent parler en faveur de cette division; l'avantage de la section tendineuse consiste à permettre au fragment calcanéen de s'appliquer plus facilement sur les os de la jambe, et à faire disparaître la traction exercée sur ce fragment par les muscles du mollet. Si l'on a l'intention de faire la section tendineuse, le mieux est de commencer toute l'opération par la division sous-cutanée du tendon d'Achille ; il est assez difficile et peu sûr de couper le tendon par le côté antérieur, après avoir séparé les surfaces articulaires. Il m'est arrivé plusieurs fois de ne pas faire la section tendineuse, quoique le fragment calcanéen ne pût pas être mis en contact avec les os de la jambe, et cependant les deux surfaces osseuses se rapprochèrent plus tard, et les malades guérirent.

*Amputation au-dessous de l'astragale.* — Lorsque l'articulation tibio-tarsienne et l'astragale sont parfaitement sains, mais que le calcanéum et la peau, par exemple, à son côté externe, sont malades, ou bien quand la peau est détruite dans la région métatarsienne, au point que l'opération de Chopart en devienne impossible, on peut faire l'amputation au-dessous de l'astragale. Le mieux est de faire une espèce d'incision ovalaire qui, commençant au côté externe du tendon d'Achille et passant au-dessous de la malléole externe, divise les téguments du dos du pied et passe transversalement sous la plante, à deux travers de doigts environ au devant de l'articulation astragalo-scaphoïdienne, et va rejoindre la région de la malléole externe. — Si l'on enlève un peu plus de peau sur le côté externe au-dessous de la malléole du péroné, la plaie prend plutôt le caractère d'un lambeau interne. — Le tendon d'Achille sera séparé du calcanéum dès le début. Par l'articulation antérieure de l'astragale on pénètre alors entre l'astragale et le calcanéum, et l'on divise avec un couteau pointu et étroit le ligament interosseux. Dès que ce dernier est coupé, le calcanéum devient assez mobile, pour qu'on puisse lui imprimer tous les mouvements nécessaires à la division des autres parties molles.

L'articulation tibio-tarsienne se rapproche beaucoup, en avant comme en arrière, des deux articulations inférieures de l'astragale ; il faut donc faire bien attention à ne pas l'ouvrir par une incision imprudente. Dans certains cas, il vaudra peut-être mieux amputer d'abord le pied dans l'articulation de Chopart, et enlever ensuite le calcanéum en faisant l'incision latérale nécessaire. Pour ces opérations, il faut avoir sous la main une forte pince à dents pour saisir l'os et peut-être aussi des tenailles incisives pour le diviser dans les cas où cette manière d'agir paraît avantageuse.

Le nombre des cas où l'on a entrepris ce genre d'opération n'est pas grand; cependant, il paraît que le résultat a été en général très-favorable. La proximité de l'articulation tibio-tarsienne a fait craindre que cette dernière ne s'enflammât ou, du moins, ne se relâchât à la suite de la section des ligaments et des tendons qui la fixent; mais cette crainte ne s'est pas confirmée.

*Amputation médio-tarsienne* (Chopart). — L'avantage que présente un moignon bien réussi après cette opération est très-remarquable; mais ce qu'il y a de plus avantageux, c'est la possibilité pour le malade de marcher sur le talon. La cicatrice doit être placée sur le côté supérieur et ne doit pas être trop tendue, pour qu'elle ne gêne pas pendant la marche. La jambe dans ces cas n'est pas raccourcie, et il est facile de faire porter une bottine pour cacher la difformité.

On fait ordinairement dans l'amputation de Chopart un petit lambeau dorsal et un grand lambeau plantaire. La première incision décrit une courbe à deux ou trois travers de doigt, au devant de l'articulation tibio-tarsienne. On divise les tendons dorsaux, on cherche et l'on ouvre l'articulation du scaphoïde qu'on sent facilement à la saillie que fait cet os ; à partir de l'articulation astragalo-scaphoïdienne, on coupe le ligament interosseux et l'on ouvre de la sorte l'articulation cuboïdo-calcanéenne ; après la division de tous les ligaments, on coupe un lambeau plantaire suffisamment long, c'est-à-dire un lambeau qui va jusqu'au tiers antérieur du métatarse.

Lorsqu'après la formation du lambeau on trouve le bord inférieur du calcanéum très-saillant, il sera convenable de l'enlever, parce qu'on a déjà vu ce bord exercer une pression désagréable pendant la marche. D'après le conseil de Fergusson, quelques chirurgiens anglais enlèvent toujours avec la scie les deux surfaces articulaires de la tête de l'astragale et de la partie antérieure du calcanéum ; leur but est de pouvoir recouvrir plus facilement les os avec le lambeau plantaire ; peut-être aussi évite-t-on plus facilement le développement de fistules partant de la surface cartilagineuse.

Sur le côté dorsal, on a à lier l'artère pédieuse ; dans le lambeau plantaire, ce sont les branches de l'arcade plantaire qui donnent. — On obtient assez souvent encore la guérison par première intention après la désarticulation de Chopart. Une suture convenable ou un bon pansement avec des bandelettes de sparadrap sont nécessaires dans ce cas. — Il faut toujours prendre la précaution de ne pas permettre trop tôt au malade de s'appuyer sur le moignon, la cicatrice doit avoir quelques mois de date avant que l'opéré puisse commencer à se servir de son pied.

L'articulation médio-tarsienne est ordinairement facile à trouver, mais il faut se garder de la chercher avec le couteau trop près de l'articulation tibio-tarsienne, qu'on pourrait ouvrir. Si, au lieu d'entrer dans l'articulation astragalo-scaphoïdienne, on arrivait entre le scaphoïde et les cunéiformes, l'erreur se reconnaîtrait immédiatement aux trois facettes articulaires du scaphoïde, et elle peut facilement être réparée sur-le-champ. — Le ligament interosseux forme la clef de l'articulation du cuboïde ; dès qu'il est divisé, les os s'écartent facilement et l'articulation cuboïdale devient visible. Il faut cependant savoir éviter une erreur : c'est qu'au lieu de tomber sur le ligament interosseux et dans l'articulation cuboïdale, on ne pénètre dans le sinus du tarse situé plus en arrière. — On peut faire également un grand lambeau interne, ou deux lambeaux latéraux ou demi-latéraux, ou bien suivre le procédé ovalaire, la pointe de l'ovale étant dirigée en haut et en dedans, au-dessus de l'astragale ; le point essentiel, c'est qu'on ait assez de peau et (ce qui sans doute est moins dans le pouvoir de l'opérateur) qu'elle adhère immédiatement aux tissus qu'elle recouvre. En effet, s'il survient une suppuration abondante, des inflammations interminables dans les gaînes tendineuses, etc., les lambeaux se rétractent facilement et s'unissent aux os d'une manière défavorable.

Comme dans l'amputation de Chopart, on divise tous les tendons des muscles de la jambe, excepté le tendon d'Achille, il faut craindre que ce dernier n'élève le talon. On tâchera de combattre cette tendance déjà pendant la première incision dorsale, en laissant les tendons des muscles jambiers et péroniers en contact avec les autres parties molles, pour qu'ils contractent des adhérences avec la cicatrice. Pendant la cicatrisation, il peut devenir nécessaire d'appliquer un appareil plâtré ou amidonné, pour prévenir la rétraction du tendon d'Achille et l'élévation du calcanéum. La ténotomie est également indiquée, lorsque le tendon d'Achille se tend trop fortement. Mais il y a des cas où même la ténotomie ne porte pas remède, et où il faut se décider après coup à faire l'amputation dans l'articulation tibio-tarsienne, parce que le talon est trop élevé, que les douleurs produites par la marche sont trop fortes par suite du frottement de la cicatrice contre le sol. — Il paraît que quelquefois le relâchement de l'articulation tibio-tarsienne, une subluxation, par suite de laquelle l'astragale fait saillie entre les deux malléoles, est la cause de ces difficultés. Dans quelques cas, c'est probablement à une inflammation dans la partie de l'articulation antérieure de l'astragale restée ouverte après l'amputation de Chopart, qu'il faut attribuer les douleurs qui se déclarent plus tard, et les fistules qui se forment.

*Amputation dans la ligne du scaphoïde* (Bona).—Au lieu de l'opération de Chopart, on peut quelquefois désarticuler dans l'articulation antérieure du scaphoïde et scier transversalement le cuboïde. Lorsque l'état des parties molles et des os ne contre-indique pas une pareille opération, on a tout lieu de la préférer à la désarticulation de Chopart. On conserve de cette manière l'insertion du muscle jambier postérieur, et l'on obtient pour le moignon une base de sustentation plus considérable. Le procédé est simple ; on désarticule d'abord les parties situées au devant du scaphoïde et du cuboïde (c'est-à-dire les trois cunéiformes et les quatrième et cinquième métatarsiens), puis l'on enlève à la scie la partie saillante du cuboïde. Ou bien, après avoir ouvert l'articulation antérieure du scaphoïde et formé par ponction le lambeau plantaire, on applique la scie immédiatement derrière le cinquième métatarsien et l'on divise les os dans la direction de l'articulation scaphoïdienne.

Si l'on voulait conserver le scaphoïde sans la moitié postérieure du cuboïde, la saillie du scaphoïde pourrait s'opposer à la réunion immédiate du lambeau cutané. Il en serait de même si l'on voulait conserver tout le cuboïde à côté du scaphoïde. Cependant ces deux variétés de la méthode ont déjà été suivies de bons résultats.

*Résection de l'articulation tibio-tarsienne.* — Les petites résections partielles qu'on est obligé de faire de temps en temps en cas de fracture compliquée et de fracture comminutive de l'articulation tibio-tarsienne, ont déjà été mentionnées. Il ne reste donc qu'à résoudre la question : dans quelles conditions est-il convenable d'enlever toute l'extrémité du tibia ou du péroné ou la poulie de l'astragale? — On fait rarement la résection de l'articulation tibio-tarsienne ; dans la plupart des cas de carie la guérison est trop incertaine, et dans la plupart des cas de lésion grave, l'essai de guérir le malade sans amputation paraît trop dangereux. D'après cela, on ne peut guère considérer comme favorables à la résection que les cas de fracture ou de luxation compliquées de l'articulation tibio-tarsienne, dans lesquels, à côté d'une lésion peu considérable des parties molles, les os sont brisés en un grand nombre d'éclats sur une faible étendue où dans lesquels il existe un déplacement qui revient sans cesse. Exceptionnellement, la résection peut être faite pour cause de difformité, lorsque le pied est devenu impropre à la marche par suite de luxation ou de pied équin. — Après ces résections, les pieds sont assez propres à la marche, qu'une ankylose osseuse se soit formée ou non. On a même observé dans quelques cas d'excision isolée d'une portion du tibia ou du péroné, que le pied prenait une solidité à laquelle on ne pouvait pas s'attendre. — A. Cooper a remarqué qu'après l'ankylose de l'articulation tibio-tarsienne, les articulations antérieures du pied devenaient plus mobiles.

Pour faire l'excision de l'articulation tibio-tarsienne on pratique sur les malléoles deux incisions longitudinales, auxquelles on ajoute en cas de besoin une petite incision transversale dans la ligne articulaire : le péroné est d'abord mis à nu, il est isolé à droite et à gauche des tendons et des ligaments, puis on applique la tréphine, ou la pince de Liston, ou l'ostéotome, et l'os est coupé. Ensuite on détache complétement le fragment du péroné en engageant derrière lui un ciseau dont on se sert en guise de levier. — Puis la malléole interne est découverte de la même façon et isolée des tissus environnants, le pied est luxé en dehors, pour que le tibia fasse une saillie en dedans, les tendons sont détachés tout autour, aussi loin que c'est nécessaire, et le fragment du tibia est enlevé par la scie à chaînette, la scie droite, l'ostéotome, la tréphine, le ciseau, etc. — Si on le juge à propos, on peut également enlever la convexité de l'astragale avec la scie droite ou d'autres instruments semblables. Ordinairement on n'a pas fait jusque-là cette ablation dans les résections pour cause traumatique.

Le traitement consécutif après une résection de l'articulation tibio-tarsienne sera à peu près le même qu'après les fractures compliquées de cette articulation. Les incisions longitudinales peuvent être réunies par la suture et les incisions transversales restent ouvertes. La jambe sera placée dans une botte en fer-blanc ou en fil de fer, ou enfermée dans un appareil plâtré.

*Résection des os du tarse.* — Nous avons déjà parlé de la résection de l'*astragale.* En dehors de la luxation, on n'aura presque jamais de motifs suffisants pour extirper l'astragale. Si cet os est devenu le siége d'une destruction carieuse, les parties environnantes seront presque toujours affectées au point que l'extirpation de cet os seul ne conduirait pas à un résultat certain.

L'excision du calcanéum avec l'astragale a été exécutée heureusement par Wakley.

Le *calcanéum* peut surtout donner lieu à la résection *partielle,* lorsqu'il s'est développé dans son intérieur un abcès nécrosique et qu'une nécrose centrale enkystée ou les parois d'une caverne carieuse doivent être enlevées. On opère principalement dans ces cas avec la gouge. — La portion postérieure du calcanéum est facile à enlever ; on n'a qu'à diviser le tendon d'Achille et l'insertion des courts fléchisseurs pour pouvoir retrancher à la scie la partie postérieure du calcanéum. — Dans ces derniers temps, on a même complétement extirpé le calcanéum atteint de carie, et le pied était encore très-propre à la marche. Du reste, presque tous les opérés étaient jeunes, et c'est en général à cet âge que la guérison des suppurations osseuses et articulaires se rencontre le plus fréquemment.—Pour une opération de ce genre, on fera, selon les circonstances, un lambeau ou une incision en T, le lambeau ayant sa base en haut ou en bas ou en dedans. Il faudra éviter la tibiale postérieure et l'endroit où elle se divise en plantaire externe et plantaire interne. Il en sera de même du nerf tibial postérieur, des tendons des fléchisseurs des orteils et, sur le côté externe, des tendons des péroniers. On opère le plus commodément avec les cisailles et le ciseau en enlevant le calcanéum par fragments. On ménagera autant que possible les petits muscles pour favoriser la reproduction de l'os.

Dans quelques cas, on a enlevé complétement le *scaphoïde* ou le premier *cunéiforme*, lorsque ces os ont été détachés de leurs voisins par une cause traumatique. — On a également vu parfois d'autres os du tarse, par exemple le *cuboïde*, s'éliminer ou être enlevés, surtout à la suite de carie nécrosique et souvent on a observé, principalement chez les sujets jeunes, une cicatrisation solide de la perte de substance, et par suite le retour assez parfait des fonctions du pied. Le même résultat a été noté également à la suite de certaines lésions compliquées du tarse, surtout des plaies par arme à feu, après que les esquilles se sont détachées et ont été extraites. On comprend que le pied peut, après ces pertes osseuses, se déformer de différentes manières, qu'il peut prendre la forme du pied plat ou du pied bot, etc.

Les résections proprement dites d'une certaine étendue ne peuvent guère être entreprises avec quelque espoir de succès; on a à craindre des fusées purulentes, des caries progressives, des fistules de longue durée; même en cas de guérison rapide, on serait peu sûr de ne pas obtenir un tarse faible, relâché et déformé.

### § 6. — Métatarse et orteils.

Amputation tarso-métatarsienne. — Amputation au milieu du métatarse. — Résection du métatarse. — Amputation des orteils. — Ligature de l'artère pédieuse. — Luxation du métatarse. — Luxation des orteils. — Fractures des métatarsiens et des phalanges. — Déviation des orteils. — Cors aux pieds. — Exostose du gros orteil. — Ongle incarné.

*Amputation tarso-métatarsienne* (Lisfranc). — Lorsqu'on désarticule entre le tarse et le métatarse, non-seulement on obtient pour le moignon une base de sustentation très-large, mais on conserve aussi l'insertion du jambier antérieur et au moins une plus grande longueur des tendons des autres muscles; du reste, l'expérience a démontré que l'utilité du moignon est beaucoup plus grande et la marche plus sûre qu'après l'amputation de Chopart. Les anfractuosités qui restent entre les trois cunéiformes et la suppuration possible de leurs surfaces articulaires ne sauraient contre-balancer les avantages que présente cette opération.

La ligne articulaire du métatarse se dirige obliquement de

dehors en dedans et d'arrière en avant ; d'après cela l'articulation du premier métatarsien avec le premier cunéiforme se trouve plus en avant que celle du cinquième métatarsien avec le cuboïde. Le deuxième cunéiforme se trouvant placé plus en arrière et le premier cunéiforme faisant une saillie plus considérable, l'articulation décrit une ligne en zigzag qui, du reste, n'est pas également prononcée chez les différents individus. Chez les individus jeunes et chez les femmes, les trois cunéiformes sont placés davantage sur la même ligne ; chez les hommes à systèmes osseux et musculaire développés, c'est surtout la saillie du premier cunéiforme qui est très-marquée.

Il n'est pas facile, surtout chez les individus de cette dernière catégorie, de tomber dans l'articulation du premier coup ; en général, il faudra découvrir l'articulation par une série de petites incisions qui sont faites aux environs de l'origine des métatarsiens et qui entament en partie le périoste et en partie les ligaments tarso-métatarsiens. On reconnaît plus facilement la saillie du cinquième métatarsien ; à partir de ce point il n'est pas difficile de trouver la ligne articulaire du quatrième et du troisième métatarsien ; il est plus difficile de trouver la ligne entre le premier métatarsien et le premier cunéiforme. Cependant cette ligne aussi se découvre, si on la cherche à l'aide de petites incisions transversales très-rapprochées, vers le milieu de la distance qui sépare la malléole interne de l'extrémité postérieure du gros orteil. Dès qu'on voit devant soi les deux extrémités de la ligne articulaire, on est à peu près sûr de trouver l'endroit où il faut séparer le deuxième cunéiforme du deuxième métatarsien qui fait saillie en arrière.

On conseille ordinairement de former un petit lambeau dorsal et un lambeau plantaire plus long ; mais, en général, on n'est pas libre de choisir, il faut prendre la peau où elle est encore saine. Selon les circonstances, on se trouvera donc dans le cas de faire un long lambeau dorsal et un court lambeau plantaire, ou bien un seul lambeau plantaire, etc. — Après que l'incision sur la face dorsale a divisé la peau et les tendons et que la ligne articulaire a été mise à nu, l'opérateur commence par ouvrir les articulations des trois derniers métatarsiens, puis celle du premier métatarsien, enfin l'articulation plus reculée du deuxième métatarsien. Avec la pointe d'un bistouri étroit on divise les forts ligaments interosseux qui se trouvent des deux côtés du deuxième cunéiforme, après avoir enlevé cet obstacle toute l'articulation s'entr'ouvre, de sorte qu'on peut également diviser les ligaments plantaires, et l'on forme alors le lambeau plantaire avec un long couteau. En général, on taille le lambeau plantaire aussi grand que possible, surtout du côté du gros orteil où il s'agit de recouvrir le premier cunéiforme qui se distingue par sa hauteur et sa largeur. En formant le lambeau le couteau peut être arrêté par les os sésamoïdes du gros orteil, il faut donc éviter cet obstacle. — Lorsque le premier cunéiforme fait une saillie considérable, ou que la peau ne suffit pas pour le recouvrir, on peut enlever une portion de cet os avec la scie.

En général, l'arcade plantaire est comprise dans le lambeau, de sorte qu'on n'a à lier que les petites branches artérielles qui partent de cette arcade. A la face dorsale, il faut lier la terminaison de l'artère tibiale antérieure, c'est-à-dire la pédieuse. — Comme toute l'opération dure quelquefois un peu longtemps à cause des difficultés qu'on a à découvrir l'interligne articulaire, on fait bien d'appliquer le tourniquet pour empêcher l'hémorrhagie. — Le pansement et le traitement consécutif n'offrent rien de particulier.

La *désarticulation isolée des métatarsiens*, par exemple, du premier ou du dernier, ou du quatrième et du cinquième ensemble, ou du deuxième et du troisième ensemble, peut se présenter avec un grand nombre de variétés. Mais il est évident qu'on aimera mieux diviser les extrémités supérieures des métatarsiens avec les tenailles incisives et laisser le bout articulaire en place, plutôt que de faire sans raison suffisante la désarticulation, qui est bien plus pénible. — Une longue incision sur la face dorsale avec une petite incision transversale au niveau de l'articulation correspondante, une incision circulaire ou ovalaire autour de la racine de l'orteil, puis une dissection des tissus qui entourent l'os, qu'on rase d'aussi près que possible : voilà la méthode qu'on suivra dans ces désarticulations. — Dans quelques cas, on a fait l'excision du premier cunéiforme avec le premier métatarsien, ou bien celle du cuboïde en même temps que celle du quatrième et du cinquième métatarsien, et ces essais ont été suivis de quelques résultats favorables.

*Amputation dans le métatarse.* — Lorsqu'il est possible de conserver l'extrémité supérieure des métatarsiens, ne fût-ce que sur une longueur d'un centimètre, il ne faudra pas négliger de le faire. On évite par là d'ouvrir les articulations des cunéiformes, et l'on conserve plusieurs insertions tendineuses (celles du long et du court péronier et du jambier antérieur). Le procédé est excessivement simple ; on forme un lambeau dorsal ou un lambeau plantaire ou, le mieux, les deux à la fois, on divise transversalement les autres parties molles, surtout les muscles interosseux et l'on applique la scie.

Si l'on ne veut amputer qu'un *seul métatarsien* avec l'orteil, ou bien deux ou trois métatarsiens, il faut former un lambeau de la dimension correspondante ou faire une incision ovalaire calculée pour le cas particulier. L'os est divisé le plus simplement avec la pince de Liston. On fera l'opération autant que possible par le côté dorsal, parce que de ce côté l'on est le plus près des os, qu'ensuite la cicatrice est située en haut et qu'on évite plutôt l'arcade plantaire (excepté à sa communication avec l'artère métatarsienne entre le premier et le deuxième métatarsien).

*Résection du métatarse.* — L'excision régulière d'une grande portion du métatarse est rarement indiquée, car les cas bénins de carie (pedarthrocace) guérissent le plus souvent spontanément, tandis que dans les cas graves il faut s'attendre à une grande extension de la maladie osseuse, à la participation de l'articulation tarso-métatarsienne, et à la guérison très-lente de la plaie faite par la résection. Si l'on enlève une grande portion du métatarse, il faut craindre une lésion si grave des tendons et une rétraction si considérable de la cicatrice, que le malade n'a pas beaucoup d'avantage à conserver des orteils à moitié paralysés ou roides, peut-être dirigés en haut et contracturés. Dans ce cas, l'amputation mérite donc généralement d'être préférée à la résection.

Le *gros orteil* fait cependant une exception; ici il vaut la peine d'enlever le métatarsien à lui seul, parce que cette opération n'est pas d'une exécution difficile; à cet effet, on fait sur le côté interne de la face dorsale une incision aux deux extrémités de laquelle on pratique deux petites incisions transversales; on ménagera le tendon dorsal qu'on écarte. — Si l'on n'a à enlever que la moitié antérieure de ce métatarsien, de manière à laisser intacte l'articulation avec le cunéiforme, l'opération présente encore plus d'avantage, car la conservation du gros orteil paraît cependant être d'une grande utilité pour les fonctions du pied. — Il faudrait tâcher d'éviter l'artère pédieuse, et surtout sa branche terminale qui s'enfonce dans la profondeur et s'y anastomose.

Quant aux résections des orteils, voy. p. 892 et 893.

*Amputation des orteils.* — Comme les têtes des métatarsiens sont très-grosses et, par conséquent, difficiles à recouvrir, l'amputation dans l'étendue de la première phalange mérite d'être préférée à la désarticulation toutes les fois que cela est possible. Mais si l'on fait la désarticulation d'un orteil et que la peau ne soit pas suffisante pour recouvrir l'os, il vaudra mieux enlever encore la tête du métatarsien, plutôt que de s'exposer à une cicatrisation défavorable, avec un os insuffisamment couvert et un moignon qui s'ulcère sans cesse. Cela s'applique tout spécialement au gros orteil, où il faut une grande étendue de peau pour recouvrir la tête volumineuse du métatarse, de même que les os sésamoïdes qu'on laisse ordinairement dans la plaie.

Lorsqu'il trouvait sur le métatarse des extrémités osseuses incomplétement recouvertes de peau saine et qui, pour cette raison, s'ulcéraient sans cesse, telles qu'on les rencontre surtout après la congélation des orteils, Dieffenbach faisait une incision transversale sur le dos du pied pour rendre la peau plus mobile, avivait les extrémités des moignons, ramenait la peau par-dessus et la fixait par des points de suture. (Les cas de ce genre que j'ai observés n'admettaient pas cette opération anaplastique ; les parties molles étaient dans des conditions trop mauvaises, et les os étaient augmentés de volume par le développement d'ostéophytes, ; il fallait donc faire une nouvelle amputation.)

Pour enlever les orteils, on opère ordinairement par la méthode ovalaire ; pour le premier et le cinquième orteil, on commence l'incision sur le bord extérieur, pour les trois autres sur la face dorsale de l'articulation. Une incision circulaire au devant de la base de la première phalange, avec une incision longitudinale perpendiculaire à la première, est encore plus facile à faire que l'incision ovalaire, au moins pour le commençant ; le résultat est à peu près le même.

Lorsqu'on veut enlever à la fois plusieurs ou tous les orteils, on peut former un lambeau dorsal et plantaire commun. Il faut se rappeler que les articulations des orteils ne se trouvent pas toutes sur la même ligne, mais que l'articulation du deuxième orteil s'avance le plus, que celle du quatrième et surtout celle du cinquième se trouvent plus en arrière et cachées dans la peau.

La deuxième et la troisième phalange sont si courtes, surtout aux quatre derniers orteils, qu'il est presque impossible de les diviser avec la scie ; il faudra toujours les désarticuler. Même pour la première phalange, on emploiera rarement la scie, on se servira plutôt des tenailles incisives. — Une incision circulaire à laquelle on ajoute une incision longitudinale sur la face dorsale est ce qu'il y a de plus commode pour de pareilles opérations. Du reste, presque toutes les remarques que nous avons faites à propos de l'amputation des doigts (voy. p. 721) s'appliquent également aux orteils.

*Ligature de l'artère pédieuse.* — L'artère, couverte par l'aponévrose, longe le premier espace interosseux. Elle est facile à découvrir à cet endroit. Sur le dos du pied elle est couverte par le tendon du premier faisceau du muscle pédieux. A l'extrémité du métatarse l'artère se dirige en bas pour s'anastomoser avec l'arcade profonde de la plante du pied. — Une anomalie assez fréquente de cette artère et qu'il faut, par conséquent, s'attendre à rencontrer, c'est que pour se rendre dans la profondeur de la plante elle passe entre les deux métatarsiens beaucoup plus haut, au commencement de l'espace interosseux.

Sur la face plantaire du métatarse, l'*arcade plantaire profonde* pourrait entraîner de grandes difficultés, en cas de blessure. Comme la ligature de cette artère est presque inexécutable, vu la position profonde de ce vaisseau, il faudra plutôt aller à la recherche des deux vaisseaux afférents, la pédieuse et la tibiale postérieure, pour arrêter l'hémorrhagie.

*Luxation du métatarse.* — Il arrive quelquefois qu'une luxation complète ou incomplète du métatarse en *haut* est produite par une force directe considérable, entre autres par un saut d'une grande hauteur. Le premier métatarsien est le plus exposé à un pareil déplacement ; quelquefois cependant il conserve ses rapports avec le premier cunéiforme et c'est ce dernier os qui se luxe sur le scaphoïde, tandis que les métatarsiens voisins se luxent sur leurs cunéiformes. On a également observé dans le métatarse la luxation coïncidant avec une fracture, de telle sorte, par exemple, que la luxation des trois métatarsiens internes était accompagnée d'une fracture des deux externes.

La luxation du métatarse a presque toujours passé inaperçue et a été prise pour une contusion, parce que le gonflement considérable du dos du pied cache les os déplacés. Après le dégonflement on a reconnu, le plus souvent trop tard, la déformation analogue à celle du pied plat et les saillies osseuses.

La réduction ne peut guère s'exécuter autrement que par une pression directe sur le métatarse, le pied étant dans l'extension. — Dans un cas où la réduction d'un métatarse luxé ne voulait pas réussir, Malgaigne s'est servi d'un trocart avec lequel il replaça l'os d'une manière sous-cutanée.

*Luxation des orteils.* — Ces sortes de luxations ne se rencontrent que très-rarement et ne se produisent que sur la face dorsale, au moins en ce qui concerne le déplacement primitif. Le gros orteil pourra peut-être se porter secondairement de la face dorsale vers la face interne, si la force productrice continue d'agir. — On a observé quelquefois pour le *gros orteil* une difficulté très-grande à la réduction, semblable à celle que nous avons notée pour le pouce (p. 708) ; dans ce cas encore la résistance consiste dans l'interposition des os sésamoïdes. Il faudra ici, commepour le pouce, tourner l'obstacle : on placera l'orteil dans la flexion dorsale la plus forte et, en faisant glisser en avant la base de l'orteil, on tâchera de repousser les parties interposées et de réduire ensuite l'orteil lui-même.

Dans quelques cas de *luxation compliquée* du gros orteil, on a reséqué la tête saillante du métatarsien, qui paraissait sans doute irréductible ; dans quelques autres cas, l'on a obtenu la guérison sans résection, même après une déchirure considérable des ligaments et la saillie à l'extérieur de la tête métatarsienne.

*Fractures du métatarse et des orteils.* — La plupart des fractures qui se rencontrent dans cette région sont compliquées, de sorte qu'il s'agit plutôt dans ces cas d'extraire des esquilles, de couper des pointes osseuses ou d'amputer un article broyé, que de faire des réductions et d'appliquer des pansements. — Une fracture simple du métatarse n'est pas toujours facile à reconnaître à cause de la position profonde et du déplacement souvent peu considérable ; si plusieurs métatarsiens sont fracturés en même temps, le déplacement doit être plus sensible. Pour immobiliser les parties, le mieux est de se servir d'une botte en fil de fer. Dans le cas d'un déplacement notable, il serait peut-être utile d'appliquer quelques courtes attelles maintenues par des bandelettes de diachylon. — De même pour le gros orteil, qui est quelquefois cassé, on peut employer avec avantage les bandelettes. — Quant aux autres orteils, il ne reste guère autre chose à faire en cas de fracture, que de reséquer l'os s'il fait saillie à travers la plaie ou d'enlever même l'orteil s'il est broyé.

*Déviation des orteils.* — On observe particulièrement deux espèces de déviation des orteils : la déviation latérale dans l'articulation métatarso-phalangienne, dans laquelle les orteils se placent au-dessus ou au-dessous les unes des autres, et la flexion exagérée dans l'articulation des phalanges où l'orteil ressemble à une griffe.

La plupart des déviations des orteils sont produites par une chaussure trop étroite ou trop courte. Surtout le *gros orteil* peut prendre une position transversale très-remarquable par l'usage de souliers pointus et trop courts, il se croise avec les autres orteils, en passant au-dessus ou au-dessous d'eux (*déviation par adduction*). C'est une espèce de luxation incomplète, la tête du métatarsien forme dans ce cas une saillie considérable qui peut encore s'augmenter par suite d'un travail hypérostosique, lorsque l'articulation est exposée à un état d'irritation continue.

Même les degrés légers de position transversale ou oblique du gros orteil entraînent déjà des incommodités nombreuses, parce qu'il se développe à la tête métatarsienne des cors et au-dessous d'eux des bourses muqueuses sous-cutanées. S'il s'y ajoute des engelures, on peut observer, comme conséquence de l'obliquité de l'orteil, des ulcérations et des fistules des bourses muqueuses (qui d'ordinaire récidivent facilement).

On a rarement essayé de traiter cette difformité par l'orthopédie, parce qu'elle se rencontre ordinairement chez des individus qui n'y ajoutent pas assez d'importance pour vouloir se soumettre à un traitement.

Les *orteils crochus*, qui forment sur la face dorsale un angle aigu, très-exposé à la pression de la chaussure, peuvent provoquer beaucoup de douleur. Les cas les plus graves sont ceux où la première phalange est dans l'extension exagérée, la deuxième et la troisième dans la flexion. Les orteils sont exposés dans ce cas à une pression douloureuse presque inévitable, qui peut entraîner l'ulcération et même la formation d'une fistule articulaire.

Pour combattre ces orteils crochus, on a le choix entre le redressement par section tendineuse, l'amputation de la partie déviée, et peut-être la résection de l'os proéminent. Lorsqu'on peut atteindre le but par une section tendineuse sous-cutanée, suivie d'un redressement forcé, il faudra préférer cette méthode. On fait la section tendineuse avec un ténotome fin, en tendant fortement le tendon ; le couteau est pressé contre le tendon par le côté cutané. Immédiatement après on redresse l'orteil avec force. Pour maintenir la position étendue du membre, on applique des bandelettes de sparadrap avec une petite pelote de coton ou une attelle rembourrée. — Lorsque la saillie du dos de l'orteil est trop considérable, ou lorsqu'il est ulcéré, il faudra en faire l'amputation ; lorsque la tête articulaire est hypertrophiée, la résection est préférable.

*Cors aux pieds.* — Ce qu'on appelle ordinairement cors aux pieds, est une induration et une végétation de l'épiderme aux endroits de la peau qui sont particulièrement comprimés par la chaussure. Ces endroits sont généralement la tête du premier puis la partie supérieure et externe du petit orteil et la face dorsale des articulations phalangiennes. — Le petit point induré de l'épiderme constitue pour ainsi dire un corps étranger qui est pressé par la chaussure contre les papilles nerveuses de la peau. C'est ainsi que s'expliquent les douleurs qu'un pareil état peut provoquer. Certains cors sont tout particulièrement douloureux, soit que la peau s'y trouve dans un état d'irritation ou d'inflammation, soit que peut-être la proximité d'un filet nerveux provoque des douleurs plus considérables. Assez souvent, le développement des cors est accompagné de la formation d'une bourse muqueuse accidentelle, à la suite du frottement considérable subi par la partie cutanée en question. Si cette bourse s'enflamme et suppure, on comprend facilement qu'un pareil cor puisse devenir un mal très-incommode et quelquefois très-opiniâtre.

Éviter les chaussures trop étroites, c'est naturellement la première condition pour guérir les cors. — L'épiderme durci s'enlève superficiellement avec le bistouri ou les ciseaux. — Au moyen de substances grasses ou d'onguents, on peut diminuer le frottement et l'induration de l'épiderme qui en est la conséquence, lorsque ces remèdes sont appliqués d'une manière suivie. — Un emplâtre fenêtré, formé par deux ou trois couches de diachylon, peut souvent garantir l'endroit sensible. — Lorsqu'au moyen d'irritants locaux, tels que l'emplâtre vésicatoire ou la pommade au nitrate d'argent, on fait tomber toute la couche épidermique sur l'endroit malade, le cor part évidemment avec elle ; mais si la pression continue de s'exercer sur le même endroit, le cor se reproduira presque forcément.

Lorsque les moyens simples ne font pas d'effet et que les douleurs sont considérables, on extirpe la petite portion cutanée par une excision ovalaire ou on la détruit par un caustique, par exemple la pâte de Vienne.

*Exostose du gros orteil.* — Sous l'ongle du gros orteil il se produit quelquefois une exostose, qui pousse l'ongle en haut et qui provoque ainsi des douleurs. Quelquefois on observe cette maladie sur des enfants très-jeunes, comme si l'affection était congénitale et représentait le vestige d'un orteil surnuméraire : les cas que j'ai observés me semblaient tous être congénitaux).

Ces exostoses doivent être enlevées avec des forts ciseaux, ou avec des tenailles incisives, et, au besoin avec la gouge; on fendra, s'il le faut, l'ongle et même la matrice de l'ongle. Si l'exostose est par trop volumineuse, l'amputation de la phalange peut devenir nécessaire.

*Ongle incurné.*—Cette maladie ne s'observe pour ainsi-dire que sur le gros orteil. Elle se montre principalement sur les ongles qui sont très-convexes dans le sens transversal et qui possèdent des sillons latéraux très-profonds, ce qui coïncide toujours avec la convexité exagérée. Lorsque la peau s'enflamme sur le bord latéral de l'ongle et se gonfle, et surtout lorsque le bord unguéal correspondant se détache de la peau, ce bord latéral s'enfonce, semblable à un corps étranger, dans la peau enflammée et entretient par sa pression l'inflammation et la suppuration. Cette affection peut se développer lorsque l'on coupe l'ongle d'une manière irrationnelle, par exemple lorsque le bord antérieur se termine par une pointe aiguë sur le côté, qu'on porte une chaussure trop étroite qui presse la peau contre le bord unguéal. Si le malade laisse aller la chose, le gonflement de la peau en suppuration et la saillie du bord de l'ongle dans la tumeur inflammatoire peuvent atteindre un haut degré. — La marche en devient souvent fort douloureuse. Dans les cas intenses, les symptômes sont si graves, que le malade ne peut plus se chausser.

Lorsque le malade ne coupe l'ongle que du côté sain et le laisse subsister sur le côté malade, cette dernière partie peut successivement perforer la peau, de telle sorte que l'ongle apparaît de nouveau à la partie antérieure.

On rencontre quelquefois des cas d'inflammation au sillon unguéal où la maladie est produite et entretenue par d'autres causes, par exemple par la syphilis. Il est évident qu'une pareille inflammation ne doit pas être confondue avec celle qui est d'origine purement mécanique.

Il est clair que, pour obtenir la guérison du mal, il faut avant tout combattre la cause mécanique prochaine, l'enfoncement de l'ongle. Dans les cas légers il suffit de faire couper l'ongle convenablement, et de faire porter des chaussures bien faites, pour guérir le mal. On enlève de l'ongle tout ce qui est miné et décollé et on retranche ces parties, dans une direction telle qu'il n'y ait pas d'angle tranchant. On fait ordinairement bien d'ajouter à ces mesures de précaution un pansement au sparadrap, afin que la peau ne puisse pas de nouveau être pressée contre l'arête de l'ongle. On applique donc un petit rouleau de sparadrap dans l'enfoncement qui existe le long du bord latéral de l'ongle et on le fixe à l'aide de quelques bandelettes de sparadrap très-étroites placées les unes en long, les autres circulairement autour de l'orteil. Ce traitement suffit pour amener, dans beaucoup de cas, la guérison. Mais si le mal est ancien, si le gonflement est très-considérable, l'inflammation très-opiniâtre ou la sensibilité très-grande, ce pansement ne suffit pas pour amener la guérison. Il faut alors que le côté malade de l'ongle soit complétement enlevé, et qu'au besoin on extirpe la matrice de la partie malade.

Le bord malade de l'ongle ou l'une de ses moitiés latérales s'enlève par *arrachement*, l'ongle ayant d'abord été fendu dans toute sa longueur avec de forts ciseaux. On enfonce sous l'ongle la lame pointue d'une paire de ciseaux épais et solides et on la fait avancer jusqu'à la matrice de l'ongle; ensuite on fend ce dernier par une pression vigoureuse. Cela fait, on prend une pince à pansement avec laquelle on saisit en travers la partie qu'il s'agit d'enlever, et on la détache de la peau et de sa rainure par un mouvement de rotation. En même temps il faut faire en sorte que la partie de l'ongle que l'on veut enlever ne soit pas cassée ; le reste serait d'autant plus difficile à extraire. Il peut souvent être utile d'appliquer pendant quelques jours avant d'opérer des cataplasmes ou de petits linges enduits d'un corps gras, afin que l'ongle se ramollisse autant que possible.

L'opération par laquelle on éloigne la partie malade de l'ongle n'est pas à beaucoup près aussi offensive qu'on pourrait le croire au premier abord. Elle ne consiste en effet que dans l'enlèvement d'un produit épidermoïde de la surface de la peau, et généralement elle n'est pas aussi douloureuse que l'extraction d'une dent. — La guérison est le plus souvent rapide, la partie dénudée se recouvrant d'une couche membraneuse. — Si un bourgeonnement fongueux s'est développé près du bord de l'ongle, il peut être avantageux d'en retrancher également une partie. — La simple extirpation de ces parties fongueuses sans enlever l'ongle n'est pas à recommander, attendu qu'infailliblement les granulations fongueuses se reproduiraient.

Même l'extraction de la partie malade de l'ongle ne suffit pas toujours, et dans les cas surtout où l'ongle montre un bord fortement recourbé en dedans, il est fort à craindre qu'à mesure qu'il repousse il ne s'incarne de nouveau. Si l'on veut se mettre à l'abri de ces récidives, il faut aussi corriger la matrice de la partie recourbée de l'ongle. Cela se fait le plus simplement au moyen d'une incision en V qu'on dirige à travers la peau, à partir de l'extrémité du coup de ciseaux qui a fendu l'ongle dans sa longueur, et par laquelle on circonscrit la partie correspondante du bord de la matrice de l'ongle. On arrache l'ongle suivant le procédé indiqué plus haut, et on enlève ensuite le segment triangulaire de sa matrice avec les pinces et le bistouri ou avec les ciseaux. Comme la matrice de l'ongle s'étend souvent assez profondément dans la rainure postérieure de la peau, surtout chez les personnes qui ont la partie visible de l'ongle très-courte, on peut aussi donner à la petite incision en V une longueur d'environ trois lignes.

Comme après l'extirpation de la matrice de l'ongle, cet organe n'a plus de rainure à la partie correspondante, mais se continue directement avec la peau de la face dorsale, et comme de là doivent nécessairement résulter un aplatissement et une reproduction incomplète de l'ongle, il n'est guère admissible qu'une récidive du mal puisse encore avoir lieu après une extirpation semblable.

Si, au lieu d'enlever la matrice de l'ongle, on cherche à la détruire à l'aide d'un caustique, par exemple de la pâte de Vienne, on peut encore obtenir la guérison par ce moyen ; mais l'incertitude des limites de l'action cautérisante est telle, qu'on n'a pas de raison pour donner la préférence à cette méthode. Il ne faudrait donc consciller la cautérisation que pour les personnes qui ont une peur invincible des instruments tranchants.

FIN.

# TABLE DES MATIÈRES

# CHAPITRE IV.

## BOUCHE ET CAVITÉ BUCCALE.

# CHAPITRE V.

## COU.



# CHAPITRE VI.

## POITRINE.

# CHAPITRE VII.

## COLONNE VERTÉBRALE.



# CHAPITRE VIII.

## ABDOMEN.



# CHAPITRE IX.

## RECTUM.



# CHAPITRE X.

## ORGANES GÉNITO-URINAIRES DE L'HOMME.

# CHAPITRE XI.

## ORGANES GÉNITO-URINAIRES DE LA FEMME.

# CHAPITRE XII.

## EXTRÉMITÉ SUPÉRIEURE.

# CHAPITRE XIII.

## EXTRÉMITÉ INFÉRIEURE.

FIN DE LA TABLE DES MATIÈRES.

# ERRATA.

| Pages. | Lignes. | |
|---|---|---|
| 21, | 7, | *au lieu de* écrou, *lisez* étau. |
| 24, | 43, | *au lieu de* sudation, *lisez* exsudation. |
| 26, | 7, | *au lieu de* ces tissus, *lisez* les tissus. |
| 101, | 4, | *au lieu de* carotide, *lisez* maxillaire. |
| 141, | 1, | *au lieu de* inciser, *lisez* implanter. |
| 157, | 27, | *au lieu de* et ensuite en retirer un de chaque côté, *lisez* et dont ensuite l'un est retiré. |
| 635, | 24, | *au lieu de* qui détermine, *lisez* que déterminent. |

Paris. — Imprimerie de E. MARTINET, rue Mignon, 2.

**Éléments de pathologie chirurgicale spéciale et de médecine opératoire**, par W. ROSER, professeur de chirurgie à l'école de Marbourg. Ouvrage traduit de l'allemand sur la cinquième édition par les docteurs CULMANN et SENGEL (de Forbach). 1 vol. in-18 jésus de 930 pages, avec 91 figures dans le texte dessinées par LÉVEILLÉ et gravées par BADOUREAU. Prix.......... 12 fr.

**Éléments de chirurgie opératoire**, par M. Alph. GUÉRIN, membre de l'Académie impériale de médecine, chirurgien de l'hôpital Saint-Louis, membre titulaire de la Société de chirurgie, ancien aide d'anatomie à la Faculté, et prosecteur de l'amphithéâtre des hôpitaux. 4e édit., 1 vol. in-18 jésus, avec 306 fig. intercal. dans le texte, dessinées par LÉVEILLÉ, gravées sur bois par BADOUREAU.

 Prix : broché......................................... 7 fr. 50
 —   cartonné en toile........................... 8 fr. 50

**Traité pratique des maladies de l'enfance**, par M. BARRIER, professeur de chirurgie à la Faculté de médecine de Lyon, chirurgien en chef de l'hôpital de Lyon. 3e édition, 2 vol. grand in-8. Au lieu de 18 fr. prix réduit........................ 6 fr.

**Clinique médicale sur les maladies des femmes**, par MM. G. BERNUTZ, médecin de la Pitié, et E. GOUPIL, médecin du Bureau central, 2 vol. gr. in-8.............................. 18 fr.

**Traité d'anesthésie générale**, par Maurice PERRIN et Ludger LALLEMAND, professeur agrégé à l'École impériale de médecine et de pharmacie militaires, lauréats de l'Institut (prix Montyon de 1860), chevaliers de la Légion d'honneur. 1 vol. grand in-8..... 6 fr.

**Du rôle de l'alcool et des anesthésiques dans l'organisme.** Recherches expérimentales, par Ludger LALLEMAND et Maurice PERRIN, chevaliers de la Légion d'honneur, médecins-majors, professeurs agrégés à l'École impériale de médecine et de pharmacie militaires, et DUROY, membre de la Société de pharmacie. 1 vol. in-8, orné de 10 figures intercalées dans le texte........ 7 fr.

**Atlas des maladies du fond de l'œil**, par A. DE MONTMÉJA, ancien interne provisoire des hôpitaux de Paris, ancien chef de clinique ophthalmologique, rédacteur en chef de la *Revue photographique* des hôpitaux de Paris. 1 vol. in-4 avec 40 sujets coloriés à la main et des figures sur bois intercalées dans le texte.

**Principes de pathologie générale**, par P. EM. CHAUFFARD, professeur agrégé à la Faculté de médecine de Paris, médecin des hôpitaux. 1 vol grand in-8 de 730 pages................. 9 fr.

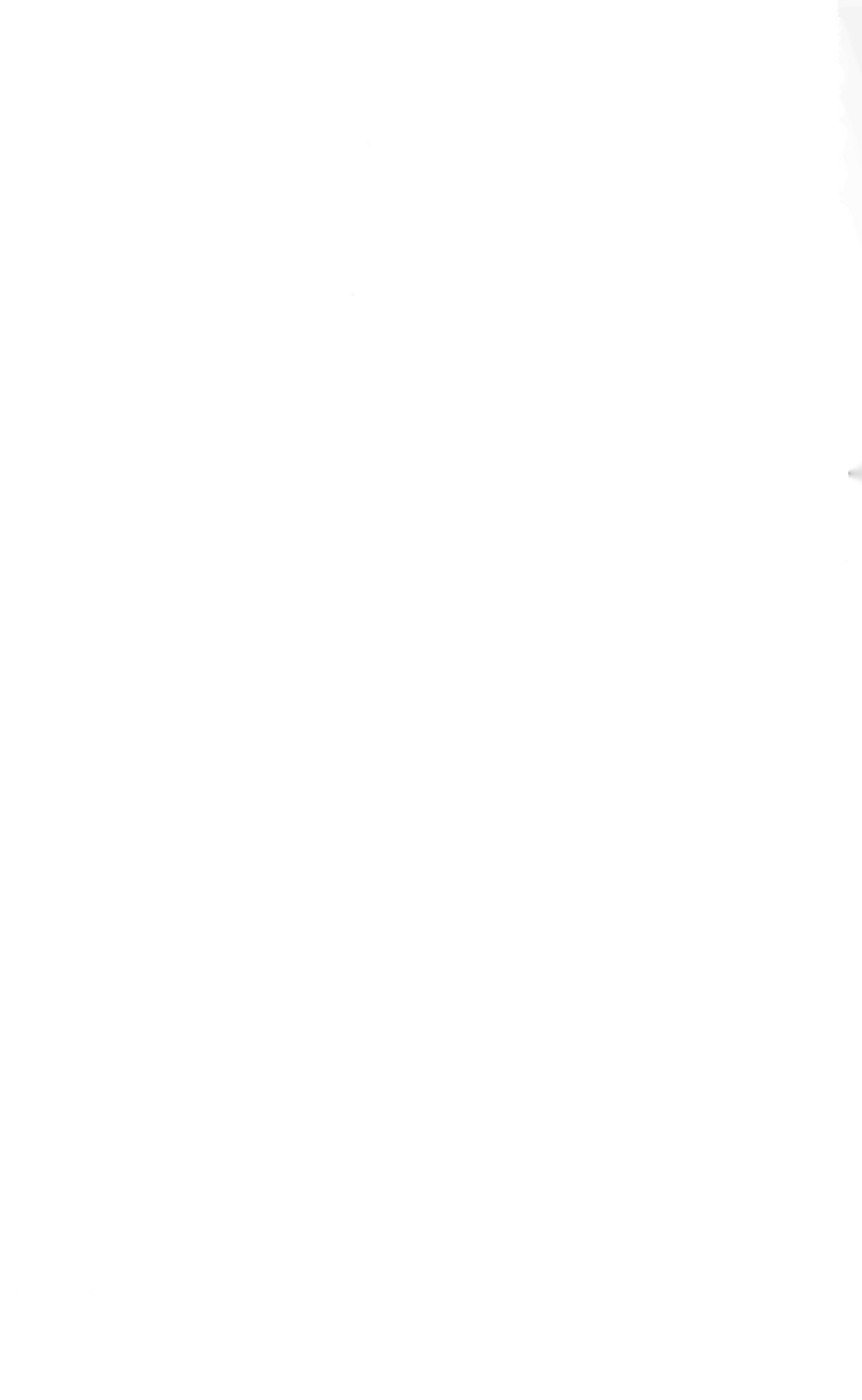